Klinik der Frauenheilkunde
und Geburtshilfe
Band 3

Klinik der Frauenheilkunde und Geburtshilfe

Begründet von
Horst Schwalm und Gustav Döderlein

Herausgegeben von
Karl-Heinrich Wulf, Würzburg, und
Heinrich Schmidt-Matthiesen, Frankfurt/Main

Band 1   Endokrinologie und Reproduktionsmedizin I
Band 2   Endokrinologie und Reproduktionsmedizin II
Band 3   Endokrinologie und Reproduktionsmedizin III
Band 4   Schwangerschaft I
Band 5   Schwangerschaft II
Band 6   Geburt I
Band 7   Geburt II
Band 8   Gutartige gynäkologische Erkrankungen I
Band 9   Gutartige gynäkologische Erkrankungen II
Band 10 Allgemeine gynäkologische Onkologie
Band 11 Spezielle gynäkologische Onkologie I
Band 12 Spezielle gynäkologische Onkologie II

3. Auflage

Urban & Schwarzenberg · München – Wien – Baltimore

Klinik der Frauenheilkunde und Geburtshilfe
Band 3

Endokrinologie und Reproduktionsmedizin III

Reproduktion, Infertilität und Sterilität

Herausgegeben von
D. Krebs und H. P. G. Schneider

unter Mitarbeit von
M. Bals-Pratsch, P. Berle, P. Betz, U. Cirkel, K. Diedrich, H. Frenzel,
Ch. De Geyter, B. Karbowski, D. Krebs, P. Mallmann,
J. Mikulasch-Gyba, E. Nieschlag, H. Ochs, C. Pape, R. Penning,
H.-M. Sass, H. P. G. Schneider, K.-W. Schweppe, W. Spann, M. Stauber,
H. H. van der Ven, L. Wildt

Urban & Schwarzenberg · München – Wien – Baltimore

Wichtiger Hinweis für den Benutzer dieses Buches:

Die in diesem Werk enthaltenen Angaben zu diagnostischen und therapeutischen Maßnahmen sind durch die Erfahrungen der Autoren und den aktuellen Stand der Wissenschaft bei Drucklegung begründet. Dies entbindet den Benutzer jedoch nicht von der Pflicht, die Indikation zu therapeutischen Interventionen für jeden Patienten sorgfältig abzuwägen. Die Gabe von Medikamenten erfordert in jedem Fall die Beachtung der Herstellerinformationen und die Prüfung von Zweckmäßigkeit, Dosierung und Applikation.

Anschriften der Herausgeber:

Prof. Dr. med. D. Krebs
Direktor der Universitäts-Frauenklinik
Sigmund-Freud-Straße 25
53127 Bonn

Prof. Dr. med. H. P. G. Schneider
Direktor d. Klinik u. Poliklinik für
Frauenheilkunde u. Geburtshilfe
Westfälische Wilhelms-Universität
Albert-Schweitzer-Straße 33
48149 Münster

Gesamtwerk
Prof. Dr. med. K.-H. Wulf
Direktor der Universitäts-Frauenklinik
Josef-Schneider-Straße 4
97080 Würzburg

Prof. em. Dr. med. H. Schmidt-Matthiesen
Ehem. Direktor des Zentrums für Frauenheilkunde
und Geburtshilfe
Universität Frankfurt
Theodor-Stern-Kai 7
60596 Frankfurt/Main

Die Deutsche Bibliothek – CIP-Einheitsaufnahme

Klinik der Frauenheilkunde und Geburtshilfe / begr. von Horst
Schwalm und Gustav Döderlein. Hrsg. von Karl-Heinrich Wulf
und Heinrich Schmidt-Matthiesen. – München ; Wien ;
Baltimore : Urban und Schwarzenberg.
   Früher Losebl.-Ausg.
NE: Schwalm, Horst [Begr.]; Wulf, Karl-Heinrich [Hrsg.]
Bd. 3 Endokrinologie und Reproduktionsmedizin. – 3.
   Reproduktion, Infertilität und Sterilität / hrsg. von D. Krebs
   und H. P. G. Schneider. Unter Mitarb. von M. Bals-Pratsch
   … [Die Zeichn. erstellten Gillian F. Duncan …]. – 3. Aufl. –
   1994
   ISBN 3-541-15033-5
NE: Krebs, Dieter [Hrsg.]; Bals-Pratsch, M.

Lektorat und Planung: Dr. med. Burkhard Scheele, München, und Dr. med. Jochen Bredehöft, Münster
Redaktion: Pola Nawrocki, München
Herstellung: Petra Laurer, München

Die Zeichnungen erstellten Gillian F. Duncan, Homburg; Andrea Schnitzler, Grins (Österreich); Michael Budowick, München; Henriette Rintelen, Velbert.
Einbandgestaltung von Dieter Vollendorf, München.

Gebrauchsnamen, Handelsnamen, Warenbezeichnungen und dergleichen, die in diesem Buch ohne besondere Kennzeichnung aufgeführt sind, berechtigen nicht zu der Annahme, daß solche Namen ohne weiteres von jedem benützt werden dürfen. Vielmehr kann es sich auch dann um gesetzlich geschützte Warenzeichen handeln.

Alle Rechte, auch die des Nachdruckes, der Wiedergabe in jeder Form und der Übersetzung in andere Sprachen behalten sich Urheber und Verleger vor. Es ist ohne schriftliche Genehmigung des Verlages nicht erlaubt, das Buch oder Teile daraus auf fotomechanischem Weg (Fotokopie, Mikrokopie) zu vervielfältigen oder unter Verwendung elektronischer bzw. mechanischer Systeme zu speichern, systematisch auszuwerten oder zu verbreiten (mit Ausnahme der in den §§ 53, 54 URG ausdrücklich genannten Sonderfälle).

Satz und Druck: Kösel, Kempten. Buchbinderische Verarbeitung: Monheim GmbH, Monheim · Printed in Germany.
© Urban & Schwarzenberg 1994

ISBN 3-541-15033-5

Geleitwort zur dritten Auflage

Die *Klinik der Frauenheilkunde und Geburtshilfe* wurde von H. Schwalm und G. Döderlein 1964 begründet und später zusammen mit K.-H. Wulf herausgegeben. Die erste Auflage erschien im Loseblatt-System in acht Bänden mit entsprechenden Ergänzungslieferungen bis 1984. Von 1985 bis 1990 wurde die zweite Auflage in Form von zwölf festen Einzelbänden ausgeliefert. Die Bände bzw. Bandgruppen präsentieren in monographischer Weise geschlossene Themenkomplexe der Gynäkologie und Geburtshilfe einschließlich ihrer Grenzgebiete.

Im Rahmen der jetzigen, dritten Auflage werden die einzelnen Bände in neubearbeiteter Form vorgelegt, wobei die aktuelle klinisch-wissenschaftliche Entwicklung und auch Wünsche der Leser berücksichtigt werden. So wurde die Stoffpräsentation didaktisch geändert, systematischer und optisch anschaulicher gestaltet. Schließlich erfolgte eine Straffung des Textes, wo dies ohne Verzicht auf Wesentliches möglich war.

Für Handlungsentscheidungen im klinischen Alltag werden konkrete Empfehlungen gegeben, um die Umsetzung des rein theoretischen Wissens zu erleichtern. Das Schwergewicht liegt auch weiterhin auf der Darstellung anwendbaren Wissens. Demgegenüber sind wissenschaftliche Aspekte nur so weit integriert, wie sie zum Verständnis der klinischen Problematik oder zur Abschätzung zukünftiger Entwicklung erforderlich scheinen. Gleiches gilt für die Bibliographie. Diese ist auf das Wesentliche beschränkt und nur dort ausführlicher berücksichtigt, wo es sich um innovative Methoden handelt.

Jährlich sind nach dem Perma-Nova-Prinzip zwei Banderneuerungen mit der oben erwähnten Zielsetzung vorgesehen. Dem Leser wird damit im Austauschverfahren eine Facharztbibliothek ständiger Aktualität angeboten.

Die *Klinik der Frauenheilkunde und Geburtshilfe* will auch in Zukunft dem praktisch tätigen Frauenarzt sowie den Ärzten, die sich in der Weiterbildung befinden, ein hilfreicher Ratgeber sein und alle Kenntnisse vermitteln, die für die tägliche Arbeit erforderlich sind.

Die Herausgeber

K.-H. Wulf
H. Schmidt-Matthiesen

Vorwort

Die dritte Auflage der Klinik der Frauenheilkunde und Geburtshilfe hat zu einer weitgehenden Neuordnung der Bände 1 bis 3 veranlaßt unter dem Titel Endokrinologie und Reproduktionsmedizin I bis III. Während der Band 1 sich gliedert in die Grundlagen der gynäkologischen Endokrinologie sowie die Klinik der endokrinologischen Störungen, werden in dem vorliegenden Band 3 die Grundlagen der Reproduktion sowie die Infertilität und Sterilität aus heutiger Sicht dargestellt. Der neu zu gestaltende Band 2 wird dann das Thema Sexualmedizin, Bevölkerungsentwicklung und Familienberatung sowie Kontrazeption fortführen.

Unter Grundlagen der Reproduktion wurde zunächst die sehr bewährte Darstellung der Physiologie dem gegenwärtigen Stand des Wissens angepaßt. Ein weiteres Kapitel befaßt sich mit der Reproduktionsimmunologie, deren Bedeutung für den Ablauf der Reproduktion zwar unbezweifelt ist, deren praktische und klinische Anwendung jedoch erst am Anfang steht.

Das Thema Infertilität und Sterilität ist erheblich umgestaltet worden. Nach Darstellung der psychosozialen Aspekte der Kinderlosigkeit sowie der allgemeinen diagnostischen Grundlagen galt unsere besondere Aufmerksamkeit der Pathobiologie und therapeutischen Strategie zervikaler, uteriner und tubarer Faktoren. Auch unsere im Wandel begriffenen Vorstellungen der Ursachen und Konsequenzen einer Endometriose sind Gegenstand eines neu erstellten Beitrages. Ebenso verlangte unser erheblicher Kenntniszuwachs zur praktischen Bedeutung der ovariellen Funktionsstörung eine völlig neue Bearbeitung. Erstmals kann sich der Leser auch davon überzeugen, welche Kenntnisse der Hypophysenerkrankungen, endokriner Funktionsstörungen und von Autoimmunerkrankungen der Schilddrüse sowie des adrenogenitalen Syndroms und der Nebenniereninsuffizienz auch für den Frauenarzt vorausgesetzt werden müssen, um ein infertiles Paar erfolgreich zu betreuen.

Die auch in diesem Band sehr praxisnahe Erörterung aller unter den Oberbegriff „Infertilität" fallenden Ursachen der Kinderlosigkeit münden in den Beitrag zu den modernen Reproduktionstechniken, sozusagen die Ultima ratio aller Bemühungen um das infertile Paar.

Anschließend stellen wir die juristischen und ethischen Probleme der menschlichen Fortpflanzung dar. Zwischen Zeugungsvorgang und Geburt des Kindes sind alle menschlichen Handlungen in die Überlegungen einbezogen. Damit fließen sehr bewährte Abhandlungen aus dem ehemaligen Band 2 in die Klinik der Infertilität ein. Den Abschluß bilden die in der Praxis sehr bedeutsamen Probleme eines Versagens der Fortpflanzungsfunktion wie Fehlgeburt und Extrauteringravidität.

Es gilt, die hohe Fachkompetenz der Autoren anzuerkennen und zugleich die nicht geringen Opfer zu würdigen, die viele Kollegen erbringen mußten, um neben ihrer alltäglichen fachlichen Beanspruchung diese Neuauflage zu ermöglichen. Der Leser wird schnell erkennen, daß wesentlich mehr geschaffen wurde als eine revidierte Fassung des Altbewährten. Dem Verlag schulden wir hohe Anerkennung nicht nur für die großzügige Unterstützung, sondern auch bei der Erarbeitung des neuen Gesamtkonzeptes sowie im ständigen Dialog mit den Autoren, bei der redaktionellen Bearbeitung der Beiträge und der Drucklegung dieses neuen Bandes.

Angesichts der großzügigen Ausstattung und didaktisch knappen Darstellung einer Klinik der Fortpflanzungsmedizin möge es dem Leser Vergnügen bereiten, sich dieses bedeutende und ungebrochen fortschrittliche Arbeitsgebiet unseres Faches zu erschließen.

Die Bandherausgeber

D. Krebs
H. P. G. Schneider

Inhalt

Grundlagen der Reproduktion

1 Physiologie der Reproduktion
  K. Diedrich, H. H. van der Ven, L. Wildt, D. Krebs 3

2 Immunologie und Reproduktion
  P. Mallmann 69

Infertilität und Sterilität

3 Einführung in die Thematik der Infertilität und Sterilität
  H. P. G. Schneider 89

4 Psychosoziale Aspekte der ungewollten Kinderlosigkeit
  M. Stauber 93

5 Endoskopische Diagnostik und Therapie der weiblichen Sterilität
  H. P. G. Schneider, B. Karbowski 103

6 Zervixfaktor der weiblichen Sterilität
  B. Karbowski, H. P. G. Schneider 119

7 Uteriner Faktor der weiblichen Sterilität
  H. P. G. Schneider, H. Ochs 131

8 Tubenfaktor der weiblichen Sterilität
  H. P. G. Schneider, B. Karbowski 143

9 Endometriose und weibliche Sterilität
  K.-W. Schweppe, U. Cirkel, H. P. G. Schneider 159

10 Ovarielle Funktionsstörungen bei weiblicher Sterilität
   Ch. De Geyter, H. P. G. Schneider 173

11 Weibliche Sterilität durch Erkrankungen der Hypophyse, der Schilddrüse und der Nebenniere
   M. Bals-Pratsch, H. P. G. Schneider 195

12 Störungen der männlichen Fertilität und ihre Behandlung
   E. Nieschlag 207

13	Moderne Reproduktionstechniken *D. Krebs*	249
14	Juristische Aspekte moderner Reproduktionstechniken *W. Spann, H. Frenzel*	281
15	Ethische Aspekte moderner Reproduktionstechniken *H.-M. Sass*	289
16	Adoption *R. Penning, P. Betz, W. Spann,* unter Mitarbeit von *J. Mikulasch-Gyba*	297
17	Fehlgeburt *P. Berle*	311
18	Extrauteringravidität *C. Pape*	351

Sachverzeichnis 377

Autorenverzeichnis

Frau Dr. med. M. Bals-Pratsch
Klinik u. Poliklinik für Frauenheilkunde u.
Geburtshilfe
Westfälische Wilhelms-Universität
Albert-Schweitzer-Straße 33
48149 Münster

Professor Dr. med. P. Berle
Chefarzt der Gynäkologischen Abteilung
Dr. Horst Schmidt-Kliniken
Ludwig-Erhard-Straße 100
65199 Wiesbaden

Priv.-Doz. Dr. med. P. Betz
Institut für Rechtsmedizin
Ludwig-Maximilians-Universität
Frauenlobstraße 7a
80337 München

Dr. med. U. Cirkel
Klinik u. Poliklinik für Frauenheilkunde u.
Geburtshilfe
Westfälische Wilhelms-Universität
Albert-Schweitzer-Straße 33
48149 Münster

Professor Dr. med. K. Diedrich
Direktor der Klinik für Frauenheilkunde u.
Geburtshilfe
Medizinische Universität zu Lübeck
Ratzeburger Allee 160
23538 Lübeck

Dr. med. H. Frenzel
Bayerische Landesärztekammer
Mühlbaurstraße 16
81677 München

Dr. med. Ch. De Geyter
Klinik u. Poliklinik für Frauenheilkunde u.
Geburtshilfe
Westfälische Wilhelms-Universität
Albert-Schweitzer-Straße 33
48149 Münster

Frau Priv.-Doz. Dr. med. B. Karbowski
Klinik u. Poliklinik für Frauenheilkunde u.
Geburtshilfe
Westfälische Wilhelms-Universität
Albert-Schweitzer-Straße 33
48149 Münster

Professor Dr. med. D. Krebs
Direktor der Universitäts-Frauenklinik
Rhein. Friedrich-Wilhelms-Universität
Sigmund-Freud-Straße 25
53127 Bonn

Priv.-Doz. Dr. med. P. Mallmann
Universitäts-Frauenklinik
Rhein. Friedrich-Wilhelms-Universität
Sigmund-Freud-Straße 25
53127 Bonn

Frau J. Mikulasch-Gyba
Bayerisches Landesjugendamt
Zentrale Adoptionsvermittlungsstelle
Richelstraße 11
80634 München

Professor Dr. med. E. Nieschlag
Direktor des Instituts für Reproduktionsmedizin
der Westfälischen Wilhelms-Universität
Steinfurter Straße 107
48149 Münster

Frau Dr. med. H. Ochs
Klinik u. Poliklinik für Frauenheilkunde u.
Geburtshilfe
Westfälische Wilhelms-Universität
Albert-Schweitzer-Straße 33
48149 Münster

Professor Dr. med. C. Pape
Allg. Krankenhaus Heidberg
Gynäkologische Abteilung
Tangstedter Landstraße 400
22417 Hamburg

Priv.-Doz. Dr. med. R. Penning
Institut für Rechtsmedizin
Ludwig-Maximilians-Universität
Frauenlobstraße 7a
80337 München

Professor Dr. phil. H.-M. Sass
International Scholar
Director, European Professional Ethics Program
Joseph and Rose Kennedy Institute of Ethics
Georgetown University
Washington/DC 20057, USA
und
Institut für Philosophie der Ruhr-Universität
Universitätsstraße 150
44801 Bochum

Professor Dr. med. H. P. G. Schneider
Direktor d. Klinik u. Poliklinik für Frauenheilkunde
u. Geburtshilfe
Westfälische Wilhelms-Universität
Albert-Schweitzer-Straße 33
48149 Münster

Professor Dr. med. K.-W. Schweppe
Chefarzt d. Geburtshilflich-Gynäkologischen Abteilung
Kreiskrankenhaus Ammerland
Lange Straße 38
26655 Westerstede

Professor Dr. med. Dr. h.c. mult. W. Spann
Institut für Rechtsmedizin
Ludwig-Maximilians-Universität
Frauenlobstraße 7a
80337 München

Professor Dr. med. M. Stauber
I. Universitäts-Frauenklinik
Ludwig-Maximilians-Universität
Maistraße 11
80337 München

Professor Dr. H. H. van der Ven
Department of Obstetrics and Gynecology
University of Chicago
5841 South Maryland Avenue
Chicago/Ill. 60637, USA

Professor Dr. med. L. Wildt
Abteilung für Endokrinologie u. Reproduktions-
medizin
Universitäts-Frauenklinik
Universitätsstraße 21–23
91054 Erlangen

Grundlagen der Reproduktion

1 Physiologie der Reproduktion

K. Diedrich, H. H. van der Ven, L. Wildt, D. Krebs

Inhalt

1	Aufbau und Funktion des weiblichen Genitaltraktes	4
1.1	Embryonale und fetale Entwicklung	4
1.2	Morphologie des Ovars	7
1.3	Morphologie der Follikel	8
1.3.1	Der Primärfollikel	9
1.3.2	Der präantrale oder Sekundärfollikel	11
1.3.3	Der Tertiärfollikel	11
1.3.4	Der präovulatorische Follikel	12
1.4	Das Corpus luteum	14
1.5	Die ovariellen Steroidhormone	15
1.6	Follikel- und Eizellreifung	19
1.6.1	Der Primärfollikel	19
1.6.2	Der Sekundärfollikel	19
1.6.3	Der Tertiärfollikel	20
1.6.4	Der präovulatorische Follikel	24
1.7	Die Ovulation	25
1.8	Die Kontrolle des Corpus luteum	27
1.9	Die Follikelflüssigkeit	28
1.10	Atresie der Follikel	29
1.10.1	Atresie der Keimzellen	29
1.10.2	Atresie der kleinen Follikel	29
1.10.3	Atresie der Follikel in der Reifungsphase	29
2	Aufbau und Funktion des männlichen Genitaltraktes	30
2.1	Embryonale und fetale Entwicklung	30
2.2	Hoden (Testis)	31
2.2.1	Tubulärer Apparat	32
2.2.1.1	Spermatogenese	32
2.2.1.2	Sertoli-Zellen	34
2.2.2	Interstitielles Gewebe – Leydig-Zellen	35
2.2.3	Endokrine Kontrolle der Spermatogenese	36
2.3	Nebenhoden und akzessorische Geschlechtsorgane	38
2.3.1	Nebenhoden (Epididymis)	38
2.3.2	Akzessorische Geschlechtsorgane	39
2.4	Spermatozoentransport durch den männlichen Genitaltrakt	40
2.5	Das Ejakulat	40
2.5.1	Spermatozoen	41
2.5.2	Samenplasma	43
3	Spermatozoentransport durch den weiblichen Genitaltrakt	45
3.1	Aufenthalt in der Vagina	45
3.1.1	Passage des Zervikalkanals	46
3.1.2	Passage durch den Uterus	49
3.1.3	Passage durch die Tube	49
3.2	Kapazitation	50
3.2.1	Physiologische Grundlagen der Kapazitation	50
3.2.2	Molekulare Aspekte der Kapazitation und der akrosomalen Reaktion	51
3.3	Fertilisation	52
3.3.1	Penetration des Cumulus oophorus	53
3.3.2	Penetration der Zona pellucida	55
3.3.3	Fusion mit der vitellinen Membran	56
3.3.4	Kortikale Reaktion und Zonareaktion	60
3.4	Transport der befruchteten Eizelle durch die Tube	61
3.4.1	Eiaufnahmemechanismus	61
3.4.2	Transport durch die Tube	61
3.5	Implantation	62

1 Aufbau und Funktion des weiblichen Genitaltraktes

1.1 Embryonale und fetale Entwicklung

Die indifferenten Gonaden setzen sich aus drei Zellarten zusammen: dem Zölomepithel, dem Mesenchym und den Urkeimzellen.

Die Differenzierung der Gonaden findet im weiblichen Geschlecht etwas später statt als im männlichen und ist als solche erkennbar, wenn die ersten Keimzellen im Bereich der Rinde des Ovars auftreten und in die meiotische Prophase übergehen. Die Verdickungen des Zölomepithels treten bei dem menschlichen Embryo im Alter von 31 bis 35 Tagen auf [47].

Die Entwicklung und Rückbildung der indifferenten Geschlechtsorgane wird durch die genetische Information gesteuert, wobei an der morphologischen und histologischen Differenzierung noch andere Faktoren, z. B. Hormone, beteiligt sind. So wird durch Testosteron die Umwandlung des Wolff-Ganges zu Nebenhoden und Samenleiter gesteuert. Durch den im Testes gebildeten Ovidukt-Repressorfaktor wird die Differenzierung des Müller-Ganges unterdrückt [57]. Beim Fehlen dieses Faktors kommt es zur Differenzierung des Müller-Ganges in Tube und Uterus, und zusätzlich unterbleibt durch das Vorliegen eines Testosteronmangels die Entwicklung des Wolff-Ganges (Abb. 1-1; siehe auch Abschnitt 2.1 sowie Bd. 1, Kap. 1).

Urkeimzellen

Die weiblich determinierten Urkeimzellen sind erstmals in einem 24 Tage alten Embryo erkennbar (Tab. 1-1; sie wandern amöboid und aktiv in die indifferente Keimdrüsenanlage ein und induzieren dort, in

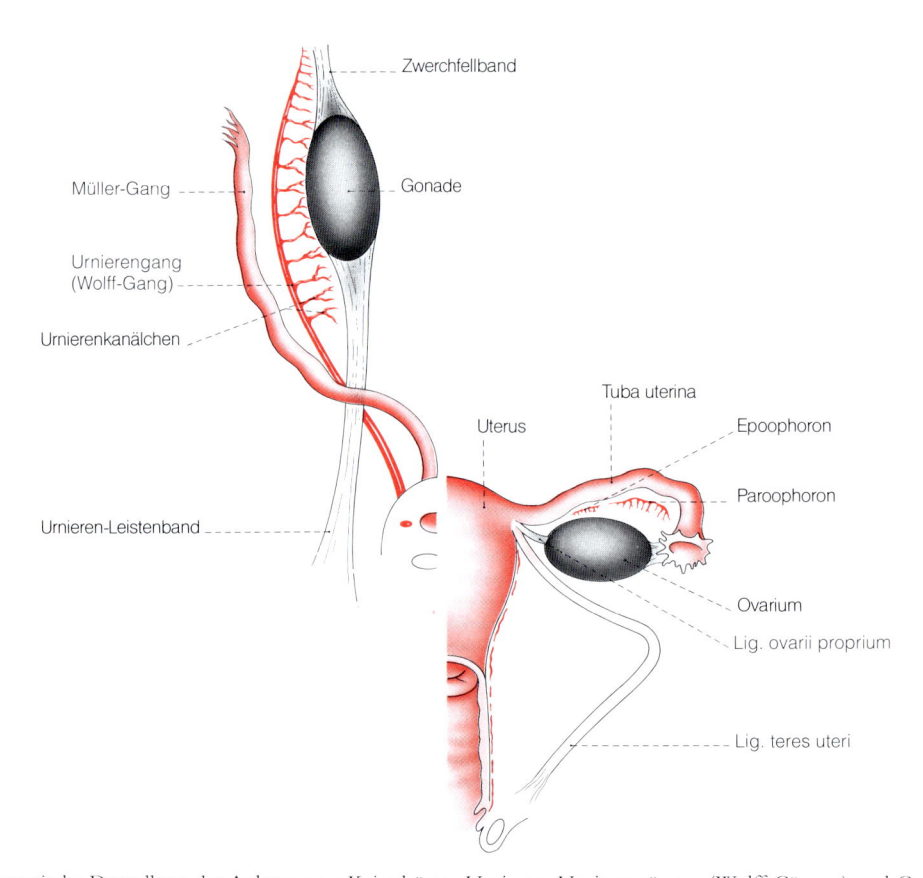

Abb. 1-1 Schematische Darstellung der Anlagen von Keimdrüsen, Urnieren, Urnierengängen (Wolff-Gängen) und Geschlechtsgängen (Müller-Gängen) sowie deren weitere Gestaltung bei der Frau mit Anlage der Ovarien, Eileiter, Uterus und Vagina.

Tabelle 1-1 Das indifferente Stadium des menschlichen Geschlechts

Alter des Embryos	Stand der Entwicklung
24 Tage	erste Urgeschlechtszellen sind erkennbar
31–35 Tage	die Vorläufer der Keimdrüsen erscheinen als Verdickung des Zölomepithels
28–35 Tage	die Keimzellen wandern in die primordiale Gonadenanlage
44–48 Tage	der Müller-Gang entwickelt sich

Abhängigkeit von der Konstellation der Geschlechtschromosomen, die Entwicklung des Ovars.

Die in die primitive Keimanlage eingedrungenen weiblichen Urkeimzellen sind die Vorläufer der Oogonien und vermehren sich bis zum 4. Monat des Fetallebens durch *Mitose*. Nach mehreren aufeinanderfolgenden Teilungswellen entstehen große Zellhaufen unter dem Oberflächenepithel. Die *Oogonien* sind voluminöse Zellen, die histochemisch durch ihre hohe alkalische Phosphataseaktivität identifiziert werden können. Elongierte Pseudopodien sind charakteristisch für die amöboide Wanderungsphase der Oogonien, jedoch werden diese Zellausläufer nach Erreichen des eigentlichen Keimdrüsenorts zurückgebildet. Die Gesamtzahl der Keimzellen in diesem Entwicklungsstadium wird auf 5 bis 6 Mio. geschätzt. Die Vermehrungsphase der Oogonien ist im 5. Fetalmonat abgeschlossen.

Es war lange Zeit umstritten, ob die im Ovar verbleibenden Oogonien später zu den *Oozyten* heranreifen oder degenerieren und durch andere Zellen, die sich dann zu den Oozyten entwickeln, ersetzt werden. Inzwischen ist jedoch die bereits 1870 von Waldeyer vorgeschlagene These, daß die reifen Eizellen im fetalen Ovar aus den vorhandenen Oogonien entstehen, durch histologische, histochemische und autoradiographische Untersuchungen bestätigt worden. Eine Erneuerung der Oozyten kann nach Zerstörung der Oogonien durch Bestrahlung, zytotoxische und karzinogene Substanzen nicht stattfinden. Die reife Eizelle ist damit ein direkter Nachkomme der Urkeimzelle, die in die Gonaden eingewandert ist (Abb. 1-2).

Oogenese

Nach Abschluß der mitotischen Vermehrungsphase der Oogonien werden die Keimzellen, jetzt Oozyten

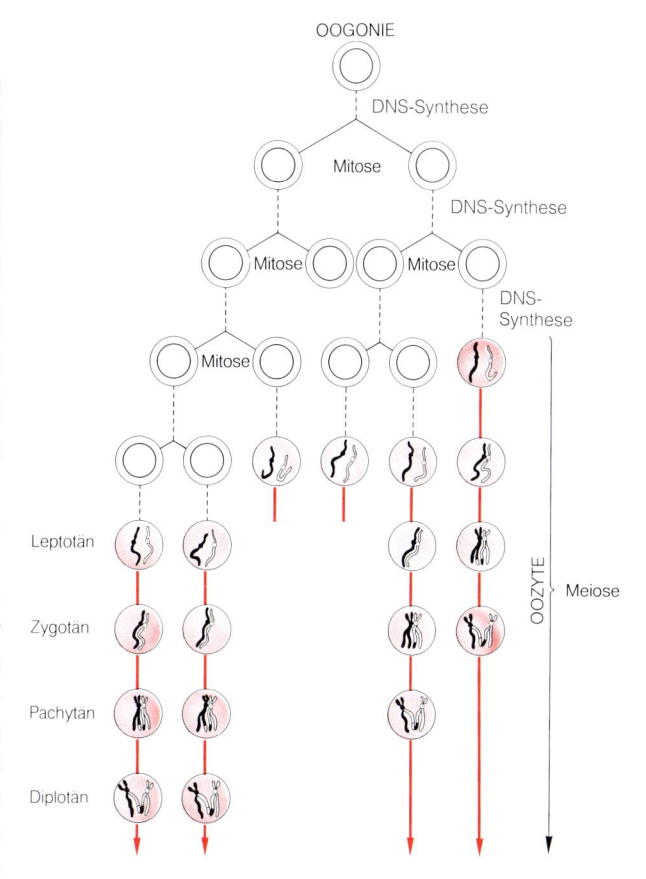

Abb. 1-2 Schematische Darstellung der Entwicklung der Oogonien zu den Oozyten und Ablauf der meiotischen Prophase. Zusätzlich ist die DNS-Synthese in den Oogonien erkennbar. Die DNS-Synthese findet in den mitotisch sich teilenden Oogonien während der Interphase zwischen zwei Zellteilungen statt. Die in den Oozyten enthaltene DNS wird in der letzten prämeiotischen Interphase synthetisiert.

genannt, von Follikel- oder Granulosazellen umgeben. Die Follikelzellen dringen aktiv zwischen die Oogonien, trennen diese und bilden mit den Oozyten zusammen den *Primordial-* oder *Primärfollikel*. Die Oozyte geht in die meiotische Prophase über, die länger dauert als die Prophase in jeder anderen Zelle (Abb. 1-2). In somatischen Zellen ist die Prophase innerhalb weniger Stunden beendet, während sie in der Oozyte über Wochen, Monate oder Jahre andauern kann.

Die verschiedenen *Stadien der meiotischen Prophase* können durch die Anordnung der Chromosomen in der Zelle definiert werden und sind auch morphologisch zu unterscheiden. Sie können in eine *Übergangsphase* (Leptotän, Zygotän, Pachytän) und eine *stationäre Phase* (Diplotän) unterteilt werden. Nach Verdoppelung der DNS-Menge und damit der einzelnen Chromosomen kommt es zunächst zu einer Verkürzung und Zusammenziehung der Chromosomen, *Leptotän*, und anschließend zu einer Annäherung der väterlichen und mütterlichen Chromosomen, *Zygotän*. Nach dieser Paarung folgt das *Pachytänstadium*, in dem die Spiralisation der gepaarten Chromosomen auftritt. Nach Verdickung und Verkürzung der

Chromosomen entsteht eine Längsspaltung, in der Abschnitte der mütterlichen und väterlichen homologen Chromatiden ausgetauscht werden, *Crossing-over*. Damit wird die große Variationsbreite in der Genkombination ermöglicht. Im *Diplotänstadium* haben sich die Chromosomenstränge bis auf einige Stellen, an denen das Crossing-over stattgefunden hat, getrennt (Abb. 1-3).

Die einzelnen Phasen der Meiose haben eine unterschiedliche Zeitdauer und verlängern sich mit fortschreitender Prophase; während das Leptotänstadium am kürzesten ist, dauert das Diplotän am längsten. Wenn die Oozyte das Diplotänstadium erreicht hat, beginnt die stationäre Phase, in der die Oozyte bis kurz vor der Ovulation bleibt. Diese langdauernde Ruhephase wird auch *Diktyotänstadium* genannt.

Die Oogenese in der Embryonalzeit mit Bildung, Entwicklung und Reifung der Oozyte läuft nicht synchron ab, sondern kann zu unterschiedlichen Zeiten beginnen. So können einige Oogonien sich durchaus noch weiter mitotisch teilen, während andere bereits in die meiotische Prophase übergehen, so daß gleichzeitig Oogonien und Oozyten nachgewiesen werden können (Abb. 1-2). Kurz vor der Geburt haben im Fetus des Säugetiers alle Oozyten das Diplotänstadium erreicht. Wenn diese stationäre Phase vorliegt, bildet sich ein Kern heraus, der als Germinal vesicle bezeichnet wird [29] (Abb. 1-3 und 1-4).

In allen mitotisch sich teilenden Zellen wird die DNS in der Interphase zwischen den Zellzyklen synthetisiert, auch in den Keimzellen bis zum Beginn der meiotischen Prophase. Mit der letzten prämeiotischen Interphase ist jedoch die DNS-Synthese in diesen Zellen abgeschlossen. Die DNS der Oozyten, die bis zum Beginn der meiotischen Prophase gebildet wird, bleibt in der später wachsenden und reifenden Eizelle erhalten.

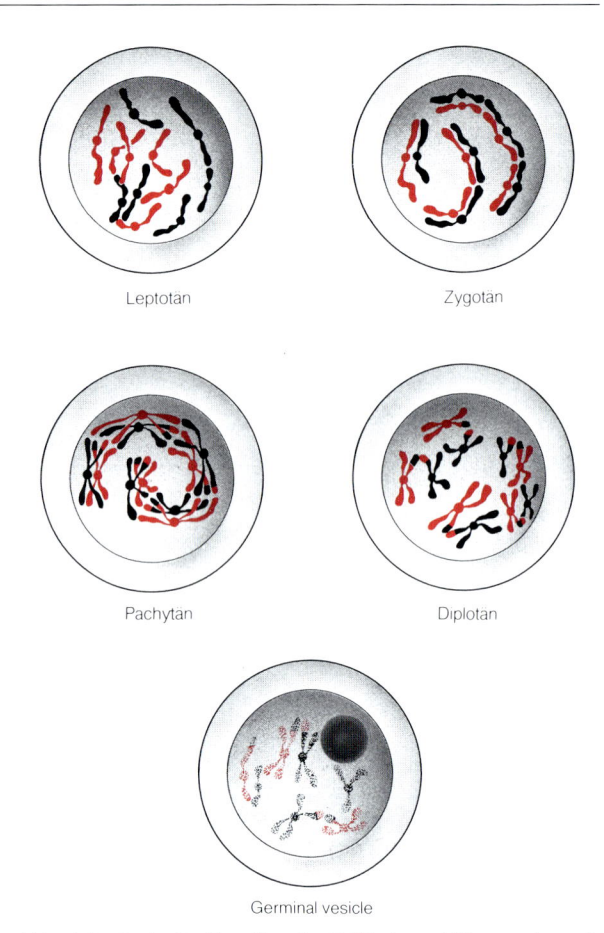

Abb. 1-3 Frühe Reifestadien der Follikelentwicklung: schematischer Ablauf der meiotischen Prophase mit dem Leptotän-, Zygotän-, Pachytän- und Diplotänstadium.

Atrophie der Keimzellen

Nur ein kleiner Teil der Oozyten, die während der Oogenese entstehen, überlebt die Embryonalzeit, die anderen gehen zugrunde. Diese Atrophie der Keimzellen ist in drei Phasen erkennbar: während der Mitosephase der Oogonien, im Pachytänstadium der Oozyten und im Diplotänstadium.

In den menschlichen Ovarien steigt zunächst während der Transformation der Oogonien in Oozyten die Zahl der Keimzellen von 600 000 im 2. Embryonalmonat auf etwa 6 Mio. im 5. Monat an. Nach Beendigung dieser mitotischen Vermehrungsphase sinkt die Zahl der Oozyten bis zur Geburt auf etwa 2 Mio., von denen wiederum nur die Hälfte bestehenbleiben. Lediglich ca. 300 000, d. h. weniger als 5% der Ausgangszahl, überleben mehr als sieben Jahre [6].

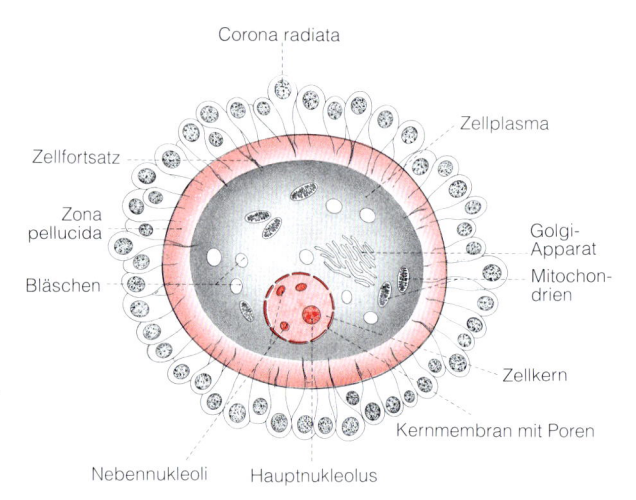

Abb. 1-4 Halbschematische Darstellung einer menschlichen Eizelle.

Primordialfollikel

Der Primordial- oder Primärfollikel besteht aus der *Oozyte*, umgeben von einem einschichtigen flachen *Granulosazellverband* (Abb. 1-5), der aus dem umgebenden Epithel des embryonalen Ovars stammt. Oozyte und umgebendes Epithel bilden eine funktionelle Einheit (siehe Abschnitt 1.3). Für die weitere Entwicklung der Oozyten in der Embryonalzeit sind die umgebenden Granulosazellen von großer Wichtigkeit. Über ihren Ursprung besteht keine vollständige Klarheit, jedoch scheint ihr Entstehungsort am ehesten das intraovarielle Retesystem zu sein. Die Granulosazellen sezernieren eine Substanz, den meioseinduzierenden Faktor, durch den die meiotische Reifung der Eizelle bis zum Diplotänstadium ausgelöst wird [19].

Die Rolle der *Gonadotropine* in dieser frühen Phase der ovariellen Differenzierung ist noch unklar. jedoch können bereits ab der 9. Embryonalwoche follikelstimulierendes Hormon (FSH) und luteinisierendes Hormon (LH) sezernierende Zellen in der Adenohypophyse nachgewiesen werden. Während die FSH-Sekretion in den ersten Embryonalmonaten ansteigt, kommt es nach einem Gipfel zu einem ständigen Absinken bis zur Geburt, wahrscheinlich durch den sich entwickelnden Östrogen-Feedback-Mechanismus bedingt [26]. Zwar scheinen die Gonadotropine für die Induktion der Meiose in den Keimzellen keine Rolle zu spielen, jedoch gehen die erhöhten FSH-Spiegel im fetalen Serum mit einer Phase einher, in der die Zahl der Oogonien und Oozyten am höchsten ist. Durch experimentelle Untersuchungen am Affen konnte gezeigt werden, daß die Sekretion aus der fetalen Hypophyse zwar nicht für die Reifung, jedoch für die Vermehrung und das weitere Leben der Keimzellen erforderlich ist.

1.2 Morphologie des Ovars

Die Ovarien liegen rechts und links lateral im kleinen Becken in der Fossa ovarica. Sie sind an der Beckenwand durch das Lig. suspensorium ovarii (Lig. infundibulum pelvicum) aufgehängt und nach medial mit dem Uterus durch das Lig. ovarii proprium verbunden.

Histologisch ist eine äußere Rindenzone von einer Mark- und Hiluszone zu unterscheiden (Abb. 1-6). Eine genaue Abgrenzung zwischen Rinde und Mark ist nicht erkennbar. Im Bereich des Hilus münden die Nerven, Lymph- und Blutgefäße des Ovars ein. In der Rindenzone des Ovars sind zum einen in großer Zahl

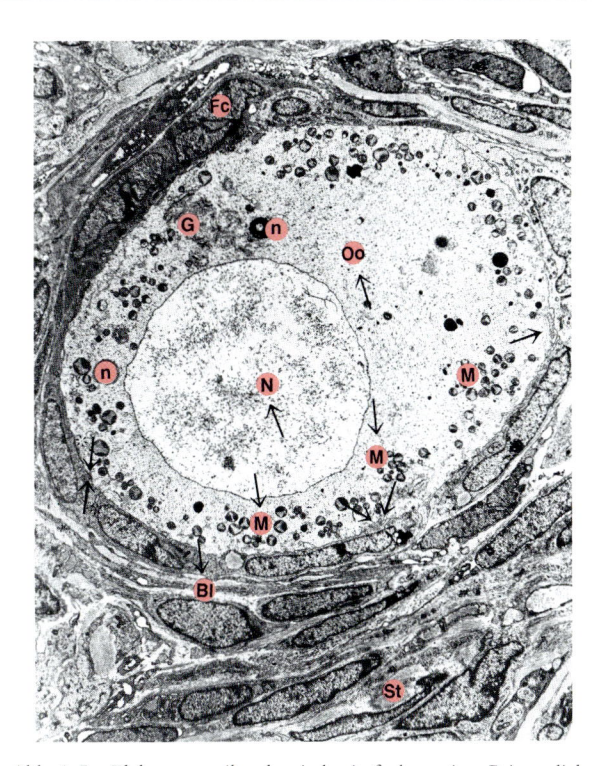

Abb. 1-5 Elektronenmikroskopische Aufnahme eines Primordialfollikels mit einer Oozyte (Oo), umgeben von einer einzelnen Schicht dichter Granulosazellen (Fc). Die Golgi-Strukturen (G) und Mitochondrien (M) sind in der Nähe des Nukleus (N) erkennbar, der in dieser Zellphase sehr groß ist. Eine Basalmembran (Bl) umgibt den Primordialfollikel und grenzt ihn gegen das umliegende Stroma (St, rechts unten) der ovariellen Cortex ab, n: „nuage" entspricht zytoplasmatischen, nukleolusähnlichen Strukturen (aus van Blerkom und Motta [17]).

die Primärfollikel, die die Oozyten in der Ruhephase enthalten, vorhanden, zum anderen eine verhältnismäßig kleine Zahl von größeren Follikeln. Die Mark- und Hiluszone enthalten einzelne oder in Komplexen beieinanderliegende interstitielle Zellen, die an dem Steroidstoffwechsel beteiligt sind. Gelegentlich sind in diesen Gewebszonen persistierende Tubulussysteme des Wolff-Ganges erkennbar.

Die Oberfläche des Ovars wird von einer serösen Membran überzogen, die sich in das Mesothel des Peritoneums fortsetzt. Das Oberflächenepithel besteht aus einer einfachen Schicht kubischer Zellen, die fest mit der darunterliegenden dichtfaserigen Tunica albuginia verbunden ist. Die freie Oberfläche dieser Epithelzellen ist mit zytoplasmatischen Ausstülpungen und zahlreichen Mikrovilli ausgestattet, die in unterschiedlicher Dichte verteilt sind. Durch diese Zunahme des zytoplasmatischen Volumens und die zahlreich entwickelten Zellorganellen werden die zelluläre Aktivität und die mannigfaltige Funktion in dem Ober-

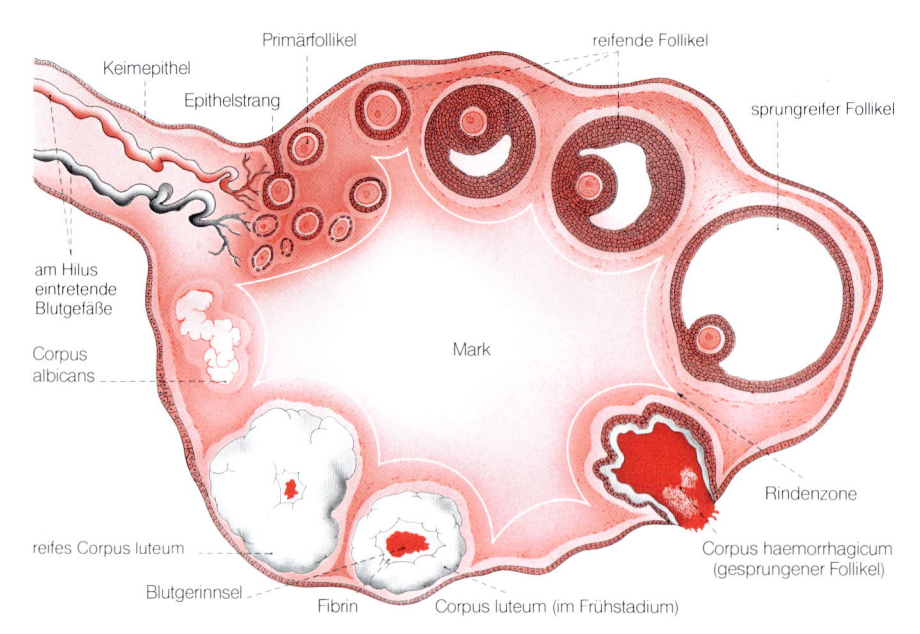

Abb. 1-6 Menschliches Ovar mit Darstellung der Follikelreifung, Ovulation und Entwicklung des Corpus luteum.

flächenepithel verdeutlicht. Es findet durch Pinozytose im Bereich der zahlreichen Mikrovilli ein Flüssigkeits- und Ionentransport statt. In der Fetalzeit werden die atretischen Oozyten oder in der Geschlechtsreife die ovulierten Eizellen durch dieses Oberflächenepithel transportiert. Entgegen früherer Auffassung ist diese Zellschicht nicht direkt an der Entwicklung der Oozyten oder Granulosazellen beteiligt [81].

1.3 Morphologie der Follikel

In der frühen Phase der ovariellen Entwicklung liegen die Keimzellen dicht zusammen und werden bereits in der Embryonalzeit von flachen Epithelzellen aus dem Rete ovarii und von einer Basalmembran umschlossen und getrennt. Mit der Bildung dieser *Primär-* oder *Primordialfollikel* entsteht eine funktionelle Einheit und beginnt die Follikulogenese. Für die Entwicklung dieser follikulären Struktur ist das Rete ovarii unbedingt erforderlich und bei Entfernung dieses Gewebes ein normaler Aufbau der Follikel nicht möglich [19].

Die Follikulogenese beginnt im inneren Anteil der Ovarrinde, in dem die Oozyten in engem Kontakt mit dem Rete ovarii stehen. Die Zellen aus dem Rete ovarii bilden Pseudopodien, Mikrotubuli und Mikrofilamente und sind durch diese Zellelemente in der Lage, sich zu bewegen und zwischen die Oozyten zu wandern und sich an ihrer Oberfläche anzulagern. Diese Zellen differenzieren sich später zu den Granulosazellen. Möglicherweise ist auch das Oberflächenepithel an der Bildung der Granulosazellen beteiligt. Hier gibt es jedoch Unterschiede zwischen den verschiedenen Spezies.

Ein Follikel besteht aus der Eizelle und einer Hülle, die sich aus einer Zellschicht und der äußeren Membran zusammensetzt. Mit zunehmender Reifung der Oozyten und Differenzierung der umgebenden Zellen ändert sich die Morphologie. Während der Primordial- oder Primärfollikel von einer einzigen Schicht von Granulosazellen umgeben ist, unabhängig davon, ob sich die Oozyte noch in der Ruhephase oder bereits in der frühen Reifungsphase befindet (Abb. 1-5 und 1-7), ist der Follikel fortgeschrittener Reifegrade *(Sekundärfollikel)* von einer unterschiedlich dicken Granulosazellschicht umgeben (Abb. 1-8). Die Entwicklung des Follikels bis hin zum Sekundärfollikel ist also durch ein Wachstum der Oozyte und eine Vermehrung der Granulosazellen charakterisiert. Die Sekundärfollikel liegen im mittleren und tiefen Kortikalbereich des Ovars.

Der Übergang vom Sekundär- zum *Tertiär-* oder *Graaf-Follikel* mit Ausbildung einer Follikelhöhle ist langsam und kontinuierlich. Für die Klassifikation und Beurteilung des Reifegrads einer Eizelle und eines Follikels kann neben der Größe der Oozyte und der Größe und Morphologie des Follikels zusätzlich die Zahl der Granulosazellen eingesetzt werden.

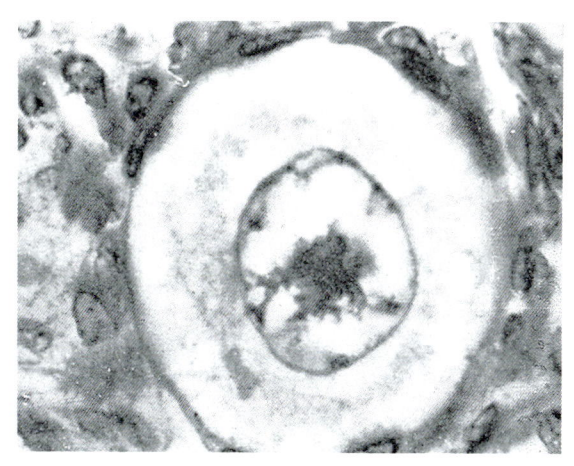

Abb. 1-7 Mikroskopische Aufnahme eines Primärfollikels mit wenigen flachen Granulosazellen und einer Basalmembran (Vergrößerung 1200fach).

Nachfolgend werden vier *Stadien in der Follikulogenese* [68, 69] unterschieden (Abb. 1-9):

– die kleinen, nicht wachsenden Primordial- oder Primärfollikel (Abb. 1-9a)
– der präantrale Sekundärfollikel, in dem sowohl die Oozyte als auch die umgebenden Granulosazellen wachsen und sich verändern (Abb. 1-9b)
– der antrale oder Tertiärfollikel, in dem die Eizelle bereits ihr Wachstum beendet hat, während die Umgebung sich weiter differenziert und vergrößert (Abb. 1-9c)
– der präovulatorische Graaf-Follikel, der durch die Wiederaufnahme der Meiose in der Oozyte und zusätzlich durch Vergrößerung und Wachstum seiner Hülle charakterisiert ist (Abb. 1-9d)
– Vergrößerung des Graaf-Follikels mit Darstellung des aufgelockerten Cumulus oophorus, der Membrana granulosa, der Basalmembran, der Theca interna und externa (Abb. 1-9e)

1.3.1 Der Primärfollikel

Der Primärfollikel (Primordialfollikel) besteht aus einer kleinen *Eizelle*, wenigen flachen *Granulosazellen* und einer *Basalmembran* (Abb. 1-5 und 1-7). Die meisten der Primärfollikel findet man in der prä- und postpubertalen Phase, wobei sie mit fortschreitendem Alter ihr Aussehen und ihre Größe nur wenig ändern. Die Primärfollikel bilden den Vorrat für die Follikelreifung mit Entwicklung der Sekundär-, Tertiär- und Graaf-Follikel. Die Oozyte in einem Primärfollikel ist nur wenig größer als eine nackte Eizelle vor der Follikulogenese. Beim Menschen hat in dieser Phase die Eizelle

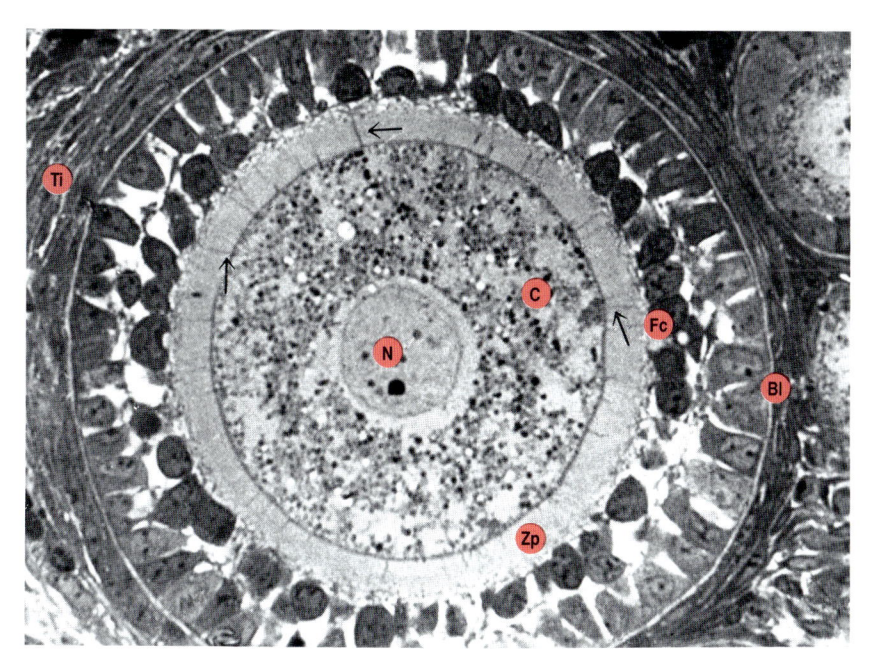

Abb. 1-8 Mikroskopische Aufnahme eines Sekundärfollikels. Von den Zellen der Corona radiata (Granulosazellschicht = C) gehen mehrere Ausläufer durch die Zona pellucida (Zp) (→); die Theca interna (Ti) ist als abgeflachte Zellschicht zu erkennen. N = Nukleus, Bl = Basalmembran, Fc = Granulosazellen, die um die Oozyte verteilt sind. 650fache Vergrößerung (aus van Blerkom und Motta [17]).

1 Physiologie der Reproduktion

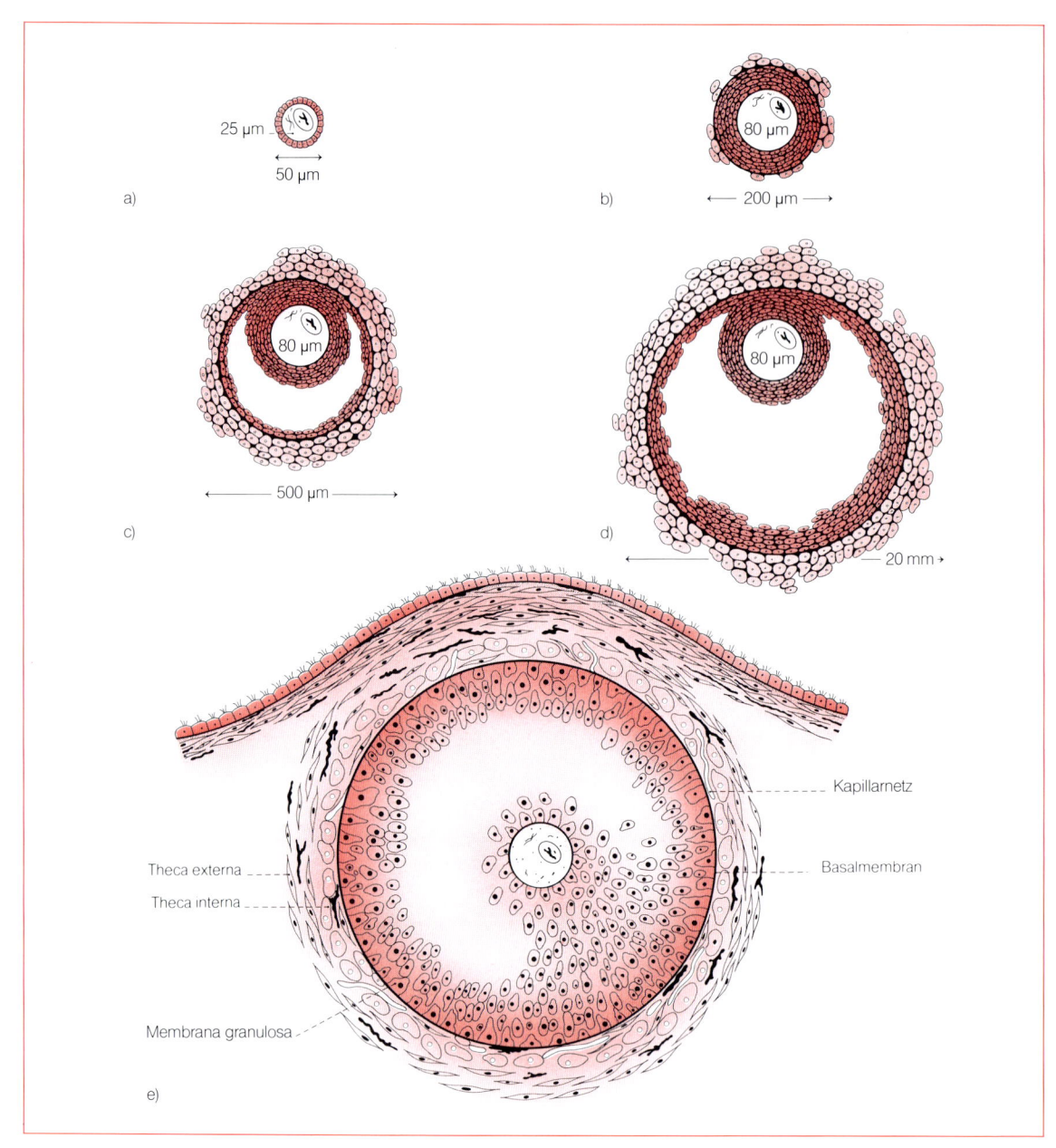

Abb. 1-9 Schematische Darstellung der verschiedenen Follikel.
a) Primärfollikel mit Oozyte, b) Sekundärfollikel, c) Tertiärfollikel, d) präovulatorischer Follikel, e) Vergrößerung eines präovulatorischen Follikels, der dicht unterhalb der Ovaroberfläche liegt und diese vorwölbt

einen Durchmesser von 25 µm. Der Kern befindet sich im Diplotänstadium der meiotischen Prophase, in dem sie bis kurz vor Ovulationsbeginn bleibt. Der Nukleus in dieser kleinen Eizelle hat eine besondere Form des Diplotäns, das sog. Diktyotänstadium, in dem das Chromatin verteilt ist und sich innerhalb der Eizelle nur gering anfärben läßt. In den kleinen Eizellen findet sich kaum eine metabolische Aktivität. Die DNS-Synthese ist bereits vor dem Beginn der meiotischen Prophase beendet, und auch RNS wird nur geringfügig synthetisiert.

Die umgebenden Granulosazellen treten mit ihren zytoplasmatischen Ausstülpungen in engen Kontakt mit den Mikrovilli der Oozytenmembran. In diesen frühen Granulosazellen findet man zahlreiche Mitochondrien, endoplasmatisches Retikulum und Lipidanlagerungen. Durch die Basalmembran wird der Primärfollikel von dem umgebenden Gewebe getrennt, wobei vor allen Dingen in der frühen Entwicklungsphase des Ovars Öffnungen und Verbindungen zum intraovariellen Rete ovarii gesehen werden können, bevor der Follikel eine unabhängige Funktionseinheit wird. Eine Thekaschicht ist meist in dieser Phase noch nicht ausgebildet.

1.3.2 Der präantrale oder Sekundärfollikel

Während der Entwicklung zum Sekundärfollikel kommt es zu einem Wachstum der Oozyte und zu einer Vermehrung der umgebenden kuboidalen Granulosazellen (Abb. 1-8). Die mehrschichtigen Granulosazellen bilden die *Membrana granulosa*.

Zu Beginn der Follikulogenese hat die Eizelle eine Größe von 25 μm und entwickelt im Sekundärfollikel schnell ihre endgültige Größe von 80 μm (Abb. 1-9b). Im Zytoplasma der Oozyte kommt es zusätzlich zu Veränderungen im Bereich der Zellorganellen mit Zunahme der Mitochondrienzahl, Wanderung des Golgi-Apparats an den Zellrand und Auftreten von Granula im Bereich des randständigen Zytoplasmas. Während die RNS-Synthese in den kleinen Oozyten noch gering war, ist mit dem Wachstum der Eizelle eine deutliche Steigerung erkennbar mit einem Gipfel kurz vor der Bildung des Antrums (Abb. 1-10).

Mit Beginn der Oozytenentwicklung und des Follikelwachstums entwickelt sich auch die *Zona pellucida*, eine amorphe, mukopolysaccharidhaltige Masse zwischen der Oberfläche und den umgebenden Granulosazellen. Es ist bisher nicht vollständig geklärt, ob diese Membran ein Produkt des Golgi-Apparats der Eizelle ist oder von den Granulosazellen sezerniert wird.

Das Zytoplasma der Granulosazellen ist reich an Mitochondrien und Golgi-Komplexen als Ausdruck ihrer synthetisierenden und sekretorischen Aktivität. Die Granulosazellen sezernieren eine Flüssigkeit, die sich im Interzellulärraum verteilt. Es kommt hierdurch zu einer Erweiterung dieses Raums, wobei jedoch die Zellen untereinander durch Desmosomen verbunden bleiben. Gefäße entwickeln sich in dieser Membrana granulosa nicht. Mit Beginn des Follikelwachstums formiert sich um die Membrana granulosa noch die *Thekaschicht*, die von zahlreichen Blutgefäßen durchzogen wird. Bei einigen Säugetieren besteht diese Thekaschicht aus zwei unterschiedlichen Schichten: der Theca interna, in der sich die Gefäße entwickeln, und der weniger vaskularisierten Theca externa, die ohne klare Grenze in das Stroma des Ovars übergeht. Mit fortschreitender Entwicklung des Follikels verdickt sich die Theka, die Zellen differenzieren sich,

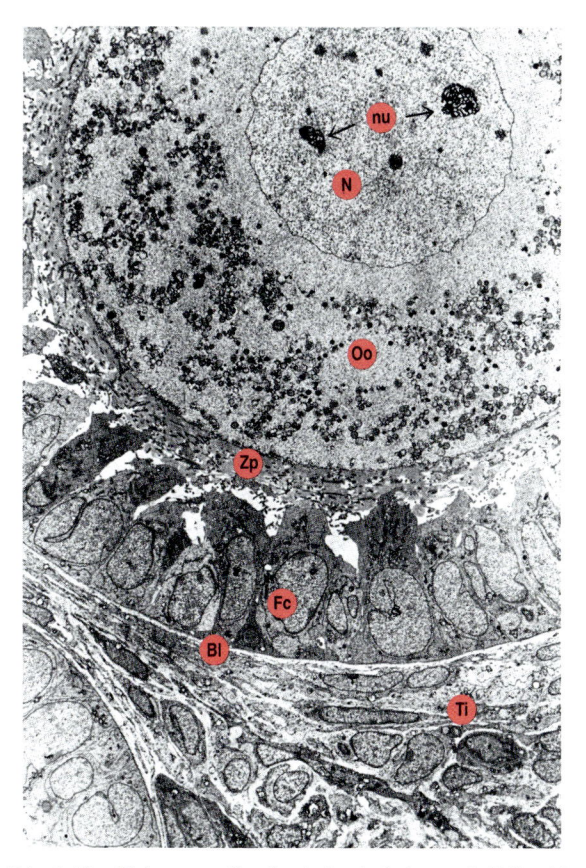

Abb. 1-10 Elektronenmikroskopische Aufnahme mit Teilansicht eines sich entwickelnden Follikels. Innerhalb des Zytoplasmas der Oozyte (Oo) sind die Mitochondrien und Golgi-Membranen im kortikalen Bereich angeordnet. Der Nukleus (N) ist groß und enthält zwei Nukleolen (nu). Die Zona pellucida (Zp) bildet sich zwischen der Oozytenoberfläche und den umgebenden Follikelzellen (Fc). Eine Basalmembran (Bl) umgibt den Follikel und trennt ihn von der Theca interna (Ti) (aus van Blerkom und Motta [17]).

und es werden große Golgi-Komplexe und ein endoplasmatisches Retikulum sowie Lipideinlagerungen erkennbar.

1.3.3 Der Tertiärfollikel

Der Übergang vom Sekundär- zum Tertiärfollikel mit Ausbildung der *Follikelhöhle* ist langsam und kontinuierlich. Die Granulosazellen vermehren sich weiter unter dem stimulierenden Einfluß der Steroide und Gonadotropine, und eine zunehmende Flüssigkeitsansammlung entwickelt sich im Interzellulärraum der Granulosazellen. Durch die intrafollikuläre Flüssigkeitszunahme kommt es zu einer Auseinanderdrängung der Granulosazellen und dadurch zum Entstehen der Follikelhöhle. Die Eizelle wird durch den *Cumulus oophorus* geschützt und im Follikel in eine exzentrische Lage gebracht (Abb. 1-9c und 1-11).

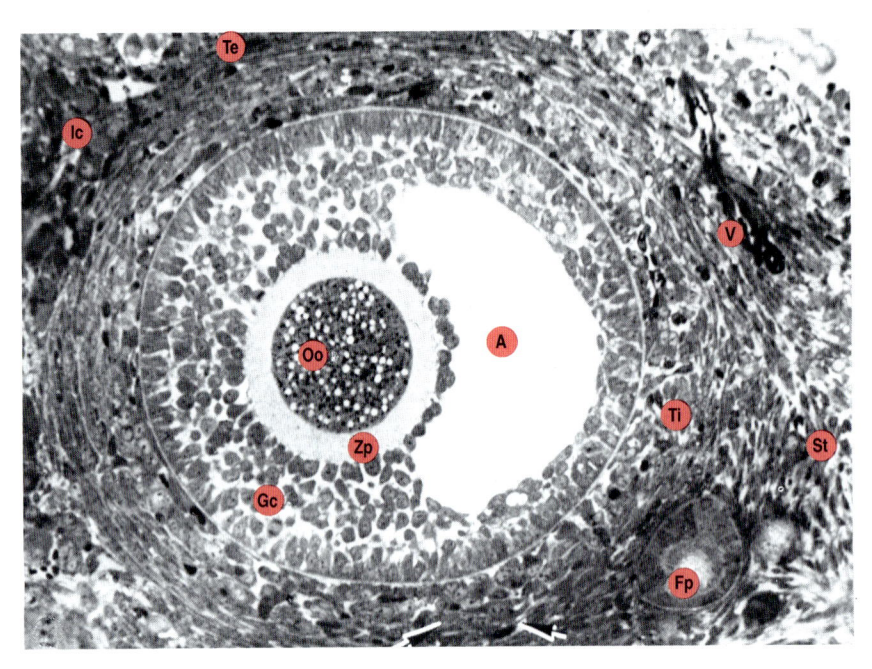

Abb. 1-11 Lichtmikroskopische Aufnahme eines Tertiärfollikels. A = Antrum, Fp = angehender Primordialfollikel, Gc = Granulosazellen, Ic = Interstitialzellen, Oo = Oozyte, St = Stroma, Te = Theca externa, Ti = Theca interna, V = Blutgefäße, Zp = Zona pellucida.

Die Größe der Oozyte verändert sich nach Bildung der Follikelhöhle nur wenig. Sie verbleibt weiterhin im Diplotänstadium, jedoch ereignen sich deutliche Veränderungen im Bereich des Zytoplasmas mit einer Umverteilung der Zellorganellen und Anreicherung der Mitochondrien, des endoplasmatischen Retikulums, des Golgi-Komplexes und der kortikalen Granula im Bereich des Randes der Eizelle. Die periphere Lokalisation dieser Zellorganellen läßt vermuten, daß sie für die Resorption und den intrazellulären Materialtransport verantwortlich sind. Die zahlreichen Mikrovilli der Oozytenoberfläche treten in engen Kontakt.

Die Granulosazellen, die die Oozyte umgeben, bilden die *Corona radiata*. Es entsteht ein enger Kontakt zwischen diesen Granulosazellen mit Ausbildung von zytoplasmatischen Fortsätzen, die die Zellen untereinander verbinden und die Zona pellucida durchdringen, um so in engen Kontakt mit den zahlreichen Mikrovilli der Oozyte zu treten. Die Zellfortsätze der Granulosazellen enthalten Mitochondrien, Lipidtropfen und lysosomähnliche Körperchen und ermöglichen den Transport von Hormonen und Nährstoffen aus der Thekaschicht zur gefäßlosen Membrana granulosa, dem Cumulus oophorus und der Oozyte [69]. Durch diesen engen Kontakt wird das Fehlen eines versorgenden Gefäßsystems in günstiger Weise ersetzt.

1.3.4 Der präovulatorische Follikel

Während der letzten Phase der Follikelreifung vor der Ovulation treten nochmals erhebliche Veränderungen im Follikel auf, die sowohl das Oberflächenepithel, die Granulosa- und Thekazellen als auch die Oozyte selbst betreffen. Es kommt nochmals zu einer erheblichen Vergrößerung des Follikels. Beim Menschen vergrößert sich dieser direkt vor der Ovulation auf etwa 25 mm (Abb. 1-9d). Der Follikel liegt jetzt dicht unter der Oberfläche des Ovars und wölbt sich stark vor (Abb. 1-9e). Die oberflächliche Schicht des Ovars weicht in einem eng umschriebenen Bereich auseinander, um die Eizelle aus dem Follikel zu entlassen (Abb. 1-12).

Die Dissoziierung im Bereich des sich vorwölbenden Follikels beginnt im Oberflächenepithel und setzt sich dann auf die Basalmembran und die Thekaschicht fort. Die abgeflachten Thekazellen des präovulatorischen Follikels vakuolisieren und degenerieren. Ebenso löst sich die Basalmembran der Granulosazellen im Bereich des Stigmas auf, so daß die Follikelflüssigkeit von der Umgebung des Ovars lediglich durch eine einfache Granulosazellschicht getrennt ist. Letztlich weichen auch diese Granulosazellen auseinander und geben den Weg zur Ovulation für die Eizelle frei. In dem präovulatorischen Follikel sind die Thekazellen

Physiologie der Reproduktion 1

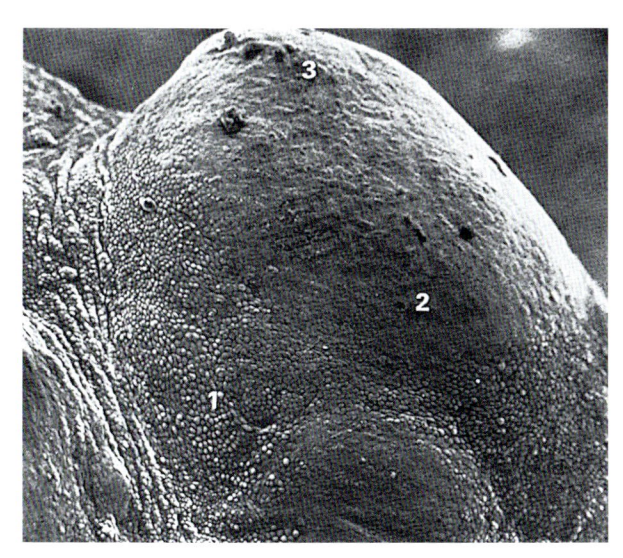

Abb. 1-12 Präovulatorischer Follikel mit Vorwölbung der Oberfläche des Ovars (oberflächenelektronenmikroskopische Aufnahme). Man beachte das unterschiedliche Aussehen des Oberflächenepithels basal ①, lateral ② und an der Spitze ③ des Follikels. Vergrößerung 162fach (aus van Blerkom und Motta [17]).

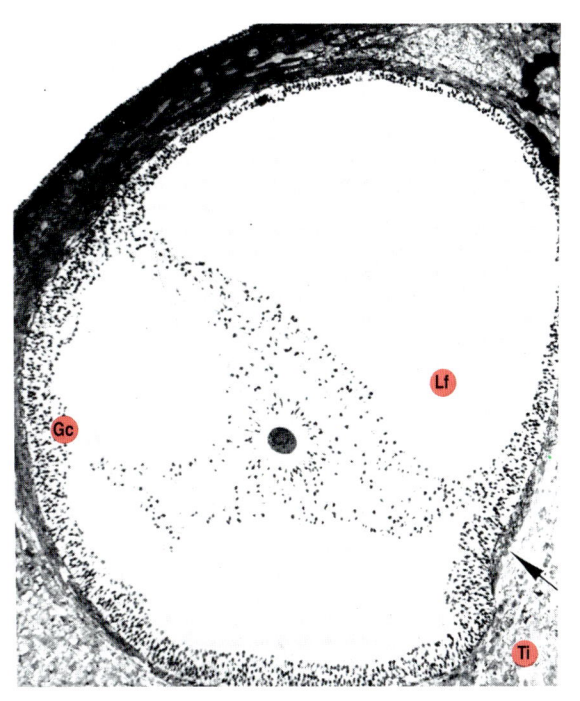

Abb. 1-13 Präovulatorischer Follikel mit ausgedehntem Antrum als Folge der vermehrten Follikelflüssigkeit (Lf). Die Granulosazellen (Gc) sind dissoziiert, und die Eizelle erscheint fast frei beweglich im Antrum (→). Ti = Theca interna, 65fache Vergrößerung (aus van Blerkom und Motta [17]).

groß und abgerundet und zeigen in der Ultrastruktur die charakteristischen Zeichen von steroidproduzierenden Zellen mit lipidhaltigen Einschlüssen. Die Thekazellschicht läßt eine deutliche Hyperämie und verstärkte Durchblutung mit vermehrter Permeabilität der Kapillaren erkennen. Dieses ist für die zunehmende Steroidproduktion im präovulatorischen Follikel von großer Bedeutung.

Auch in den Granulosazellen kommt es sowohl im muralen Teil als auch im Kumulusteil vor der Ovulation zu deutlichen Veränderungen. Einige Stunden bis einen Tag vor der Ovulation ist eine Luteinisierung der Granulosazellen erkennbar. Zu diesem Zeitpunkt löst sich der Cumulus oophorus aus dem Verband der randständigen Granulosazellen, und die die Eizelle umgebenden Zellen beginnen auseinanderzuweichen. In dieser Phase wird auch langsam der enge Kontakt durch die zytoplasmatischen Ausläufer der Coronaradiata-Zellen, die die Zona pellucida durchdringen, mit der Eizelle aufgegeben (Abb. 1-13). Kurz vor der Ovulation schwimmt in der Follikelflüssigkeit ein Zellhaufen, bestehend aus einem lockeren Granulosazellverband, der die Eizelle umgibt.

Während der Wachstumsphase des Follikels verbleibt die Oozyte zunächst in dem Diplotänstadium, in dem der Kern einen vollständigen diploiden Chromosomensatz hat. Die Eizelle ist in diesem Stadium mit einer somatischen Zelle in der G_2-Phase vergleichbar.

Erst einige Stunden vor der Ovulation nimmt die Oozyte die Meiose mit den entscheidenden letzten Reifungsvorgängen auf. Die Kernmembran der Eizelle löst sich auf, die Chromosomen bewegen sich an die Peripherie der Eizelle und verdichten sich. In der Metaphase I liegen die Chromosomen parallel, und nach Ausbildung der Teilungsspindel vollzieht sich die erste meiotische Teilung, eine Reduktionsteilung, bei der der Chromosomensatz halbiert wird. Es bildet sich die sekundäre Oozyte mit einem haploiden Chromosomensatz und das erste Polkörperchen, das mit einem kleinen Zytoplasmaanteil und ebenfalls haploidem Chromosomensatz ausgestoßen wird. Der Kern der Eizelle verbleibt in der Metaphase II bis zur Ovulation. Sowohl in der Eizelle als auch im Polkörperchen liegen die Chromosomen frei im Zytoplasma ohne eine Kernmembran (Abb. 1-14).

Die *2. meiotische Teilung* vollzieht sich erst nach Eindringen eines Spermatozoons in die Eizelle. Aus dieser Teilung geht eine reife, befruchtete Eizelle und ein zweites Polkörperchen hervor. Nach der Penetration eines Spermatozoons werden die Chromosomen der reifen Eizelle von einer Kernmembran umschlossen und bilden den weiblichen Vorkern, der dann mit dem

13

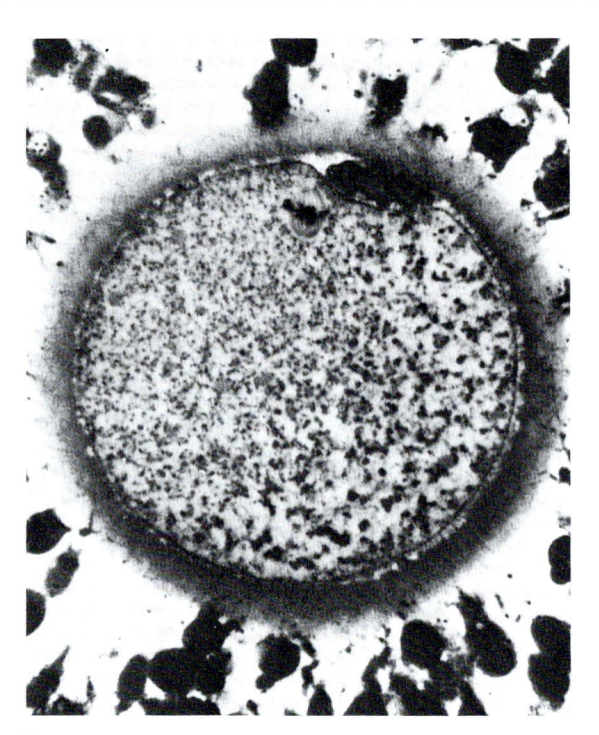

Abb. 1-15 Lichtmikroskopische Aufnahme einer Oozyte in der Metaphase II.

nicht nur den Ablauf der Meiose, sondern auch erhebliche Veränderungen im Stoffwechsel der Eizelle, die als zytoplasmatische Reifung bezeichnet werden. Obwohl auch diese Reifungsvorgänge für die erfolgreiche Fortpflanzung von großer Bedeutung sind, ist hierüber nur wenig bekannt [97].

1.4 Das Corpus luteum

Das Corpus luteum ist die endokrine Drüse, die sich normalerweise aus den zellulären Bestandteilen des Follikels wie den Granulosazellen, Teilen der Theka und des umgebenden Stromas nach der Ovulation entwickelt. Nach der Ruptur des an der Oberfläche des Ovars liegenden Follikels füllt sich die Follikelhöhle mit Blut und Lymphflüssigkeit. Die follikulären Granulosazellen werden in die lutealen Zellen umgewandelt. Dieser Vorgang der *Luteinisierung* beinhaltet eine Hypertrophie der Granulosazelle, begleitet von Veränderungen in den zytoplasmatischen Organellen und einer Ansammlung von Lipiden und gelben Pigmenten. Die Zellen vergrößern sich, ohne jedoch ihre Zellzahl zu verändern. Mit der Bildung des Corpus luteum geht eine starke Vaskularisierung einher, wobei Blut- und Lymphgefäße mit ihren Kapillaren aus der Theka in das Corpus luteum einwachsen (Abb. 1-16).

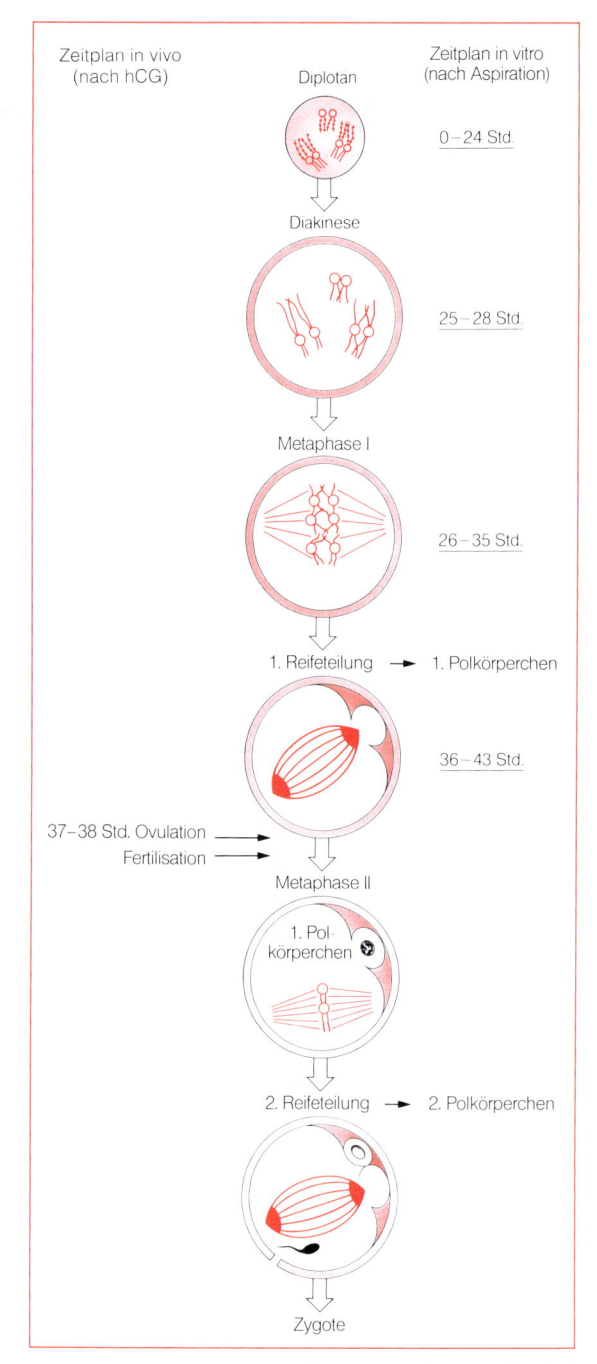

Abb. 1-14 Schematische Darstellung des zeitlichen Ablaufs der Meiose unter In-vitro- und In-vivo-Bedingungen.

männlichen Pronukleus verschmelzen kann und eine diploide Zygote entstehen läßt (Abb. 1-14).

Der Ablauf dieser meiotischen Reifung ist von entscheidender Bedeutung für die Fortpflanzung, da die Eizelle nur nach der Entwicklung des Nukleus zur Metaphase II (Abb. 1-15) fertilisierbar ist. Darüber hinaus beinhaltet diese kurze Phase der Oogenese

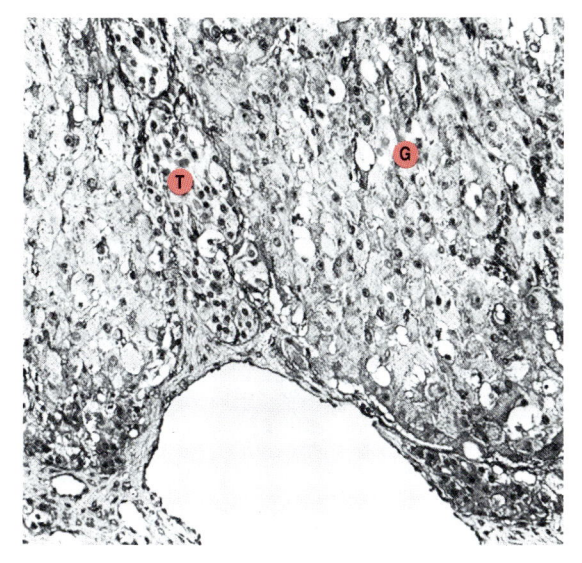

Abb. 1-16 Lichtmikroskopische Aufnahme eines menschlichen Corpus luteum. Die größeren luteinisierten Granulosazellen (G) und die kleinen Theka-Luteinzellen (T) sind erkennbar. 95fache Vergrößerung.

Die Funktion des Stromas und des interstitiellen Gewebes für das Corpus luteum ist noch weitgehend ungeklärt. In der Follikelreifungsphase scheint sie eng verbunden zu sein mit der Reifung und Atresie der Follikel. Zusätzlich kann das Stroma und auch das interstitielle Gewebe von einem nicht hormonproduzierenden Zustand in einen hormonproduzierenden transformiert werden. Bei engem Kontakt dieses Gewebes zu den Primärfollikeln können sich die Zellen zu Thekazellen umwandeln.

1.5 Die ovariellen Steroidhormone

Das Ovar hat neben der Bereitstellung einer reifen und befruchtungsfähigen Eizelle die wichtige zusätzliche Funktion der Synthese und Sekretion der Sexualsteroide. Die Steroidsynthese im Ovar wird von allen drei Kompartimenten vollzogen, dem Stroma, dem Follikel und dem Corpus luteum. Die Interstitialzellen, Granulosazellen und Thekazellen unterscheiden sich in ihrer endokrinen Funktion sowohl in quantitativer als auch in qualitativer Weise. Die *drei ovariellen Steroidklassen* werden in alters- und zyklusabhängiger Menge produziert. Sie können unterteilt werden in Androgene, Gestagene und Östrogene.

Vorläufer für die Biosynthese dieser Steroidhormone ist *Cholesterin*, das wiederum aus Acetat synthetisiert wird. Cholesterin wird intrazellulär in den zytoplasmatischen Lipideinschlüssen gespeichert und für die weitere Synthese bis hin zum Pregnenolon in die Mitochondrien transportiert. Von diesem Steroid geht dann die weitere Biosynthese zum Progesteron und zu den Androgenen und Östrogenen aus (Abb. 1-17).

Das Ovar ist eine wichtige Quelle für die *Androgene*, Androstendion und Testosteron. Es gibt zwei Wege für

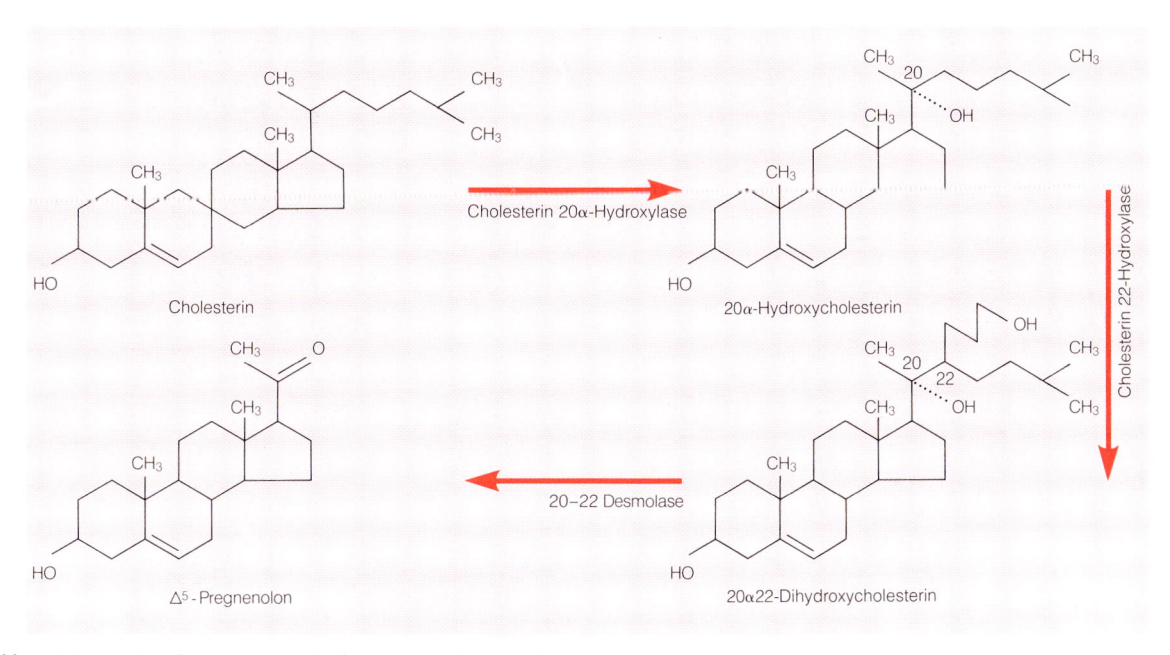

Abb. 1-17 Der Syntheseweg vom Cholesterin zum Pregnenolon.

ihre Biosynthese, die beide vom Pregnenolon zum Androstendion führen:

- über das 17α-Hydroxypregnenolon und Dehydroepiandrosteron
- über das Progesteron und 17α-Hydroxyprogesteron

Alle drei endokrinen Gewebe des Ovars – das Stroma, die Theka- und die Granulosazellen – sind in der Lage, Androgene zu synthetisieren. Das Stroma- und Thekagewebe scheint jedoch der Hauptsitz für die Produktion der Androgene aus Acetat zu sein. Die für die Synthese der Androgene notwendigen Enzyme sind in den Mikrosomen dieser Zellen lokalisiert.

Androstendion ist ein biologisch schwaches Androgen, es ist jedoch ein wichtiger Vorläufer des wirksameren Testosterons. Das Ovar sezerniert große Mengen Androstendion, das dann andernorts zu Testosteron und Dehydrotestosteron umgewandelt wird.

Progesteron aus der Gruppe der *Gestagene* (Abb. 1-18) ist eines der Hauptumbauprodukte des Pregnenolons und wird in großer Menge von den luteinisierten Zellen des Corpus luteum synthetisiert. Die beiden hierfür erforderlichen Enzyme konnten in den Lutealzellen nachgewiesen werden. Neben den Granulosazellen sind auch die Thekazellen in der Lage, Gestagene zu synthetisieren. Hierzu gehört das Progesteronderivat 17α-Hydroxyprogesteron, das für eine kurze Zeit vor der Ovulation produziert wird und eine wichtige Funktion für die Transformation des Follikels von einem östrogen- zu einem progesteronsezernierenden Gewebe hat.

17β-Estradiol (E_2) und Estron (E_1) sind die wichtigsten *Östrogene*, die im Ovar synthetisiert werden. Alle

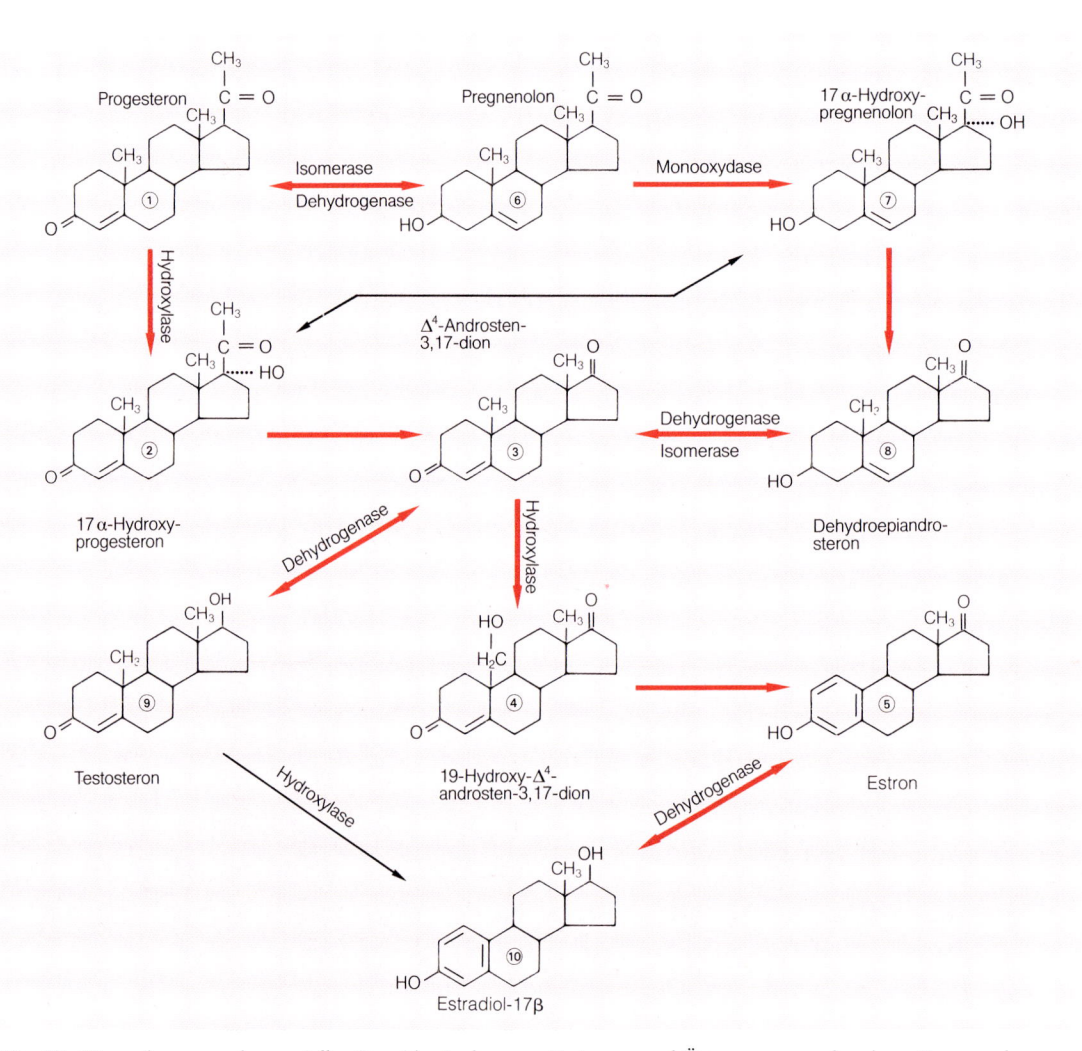

Abb. 1-18 Die Biosynthesewege der ovariellen Steroide: Androgene, Gestagene und Östrogene, ausgehend von Pregnenolon.

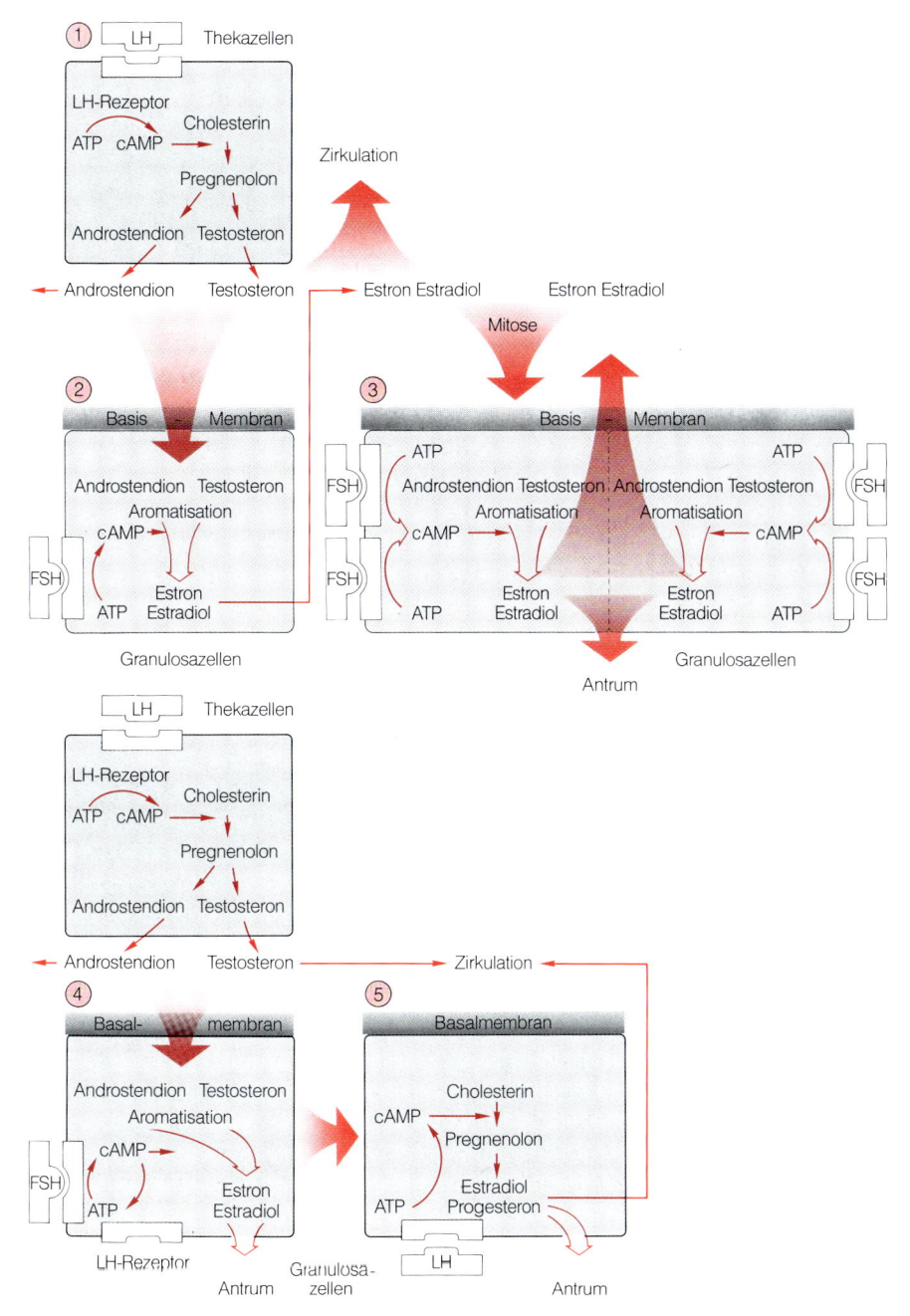

Abb. 1-19 Das Zweizell- und Zweigonadotropinkonzept der follikulären Steroidgenese:
1. LH stimuliert die Androgenproduktion in den Thekazellen
2. Androstendion und Testosteron aus den Thekazellen werden zum E₁ und E₂ konvertiert durch die FSH-induzierte Aromatisierung in den Granulosazellen
3. FSH induziert einen Anstieg seiner eigenen Rezeptorenentwicklung. FSH und Östrogene stimulieren die Granulosazellproliferation, wodurch der FSH-Rezeptorgehalt ansteigt und die Östrogenproduktion verstärkt wird. Die Östrogene werden in das Antrum und den Kreislauf abgegeben
4. FSH induziert die Rezeptorenentwicklung für LH in den Granulosazellen. Diese LH-Rezeptorenentwicklung wird durch die Aromatisierung der Androgene auf den Thekazellen zu E₂ in den Granulosazellen
5. Nach Bindung an den Rezeptor der Granulosazellen induziert LH die Luteinisierung mit anschließender Progesteronproduktion.

ovariellen Östrogene entstehen aus den Androgenen (Abb. 1-18). Androstendion und Testosteron sind die entscheidenden Vorläufer für die Östrogenbiosynthese. Die Reaktionsfolge, durch die ein C_{19}-Steroid (Androgen) in ein C_{18}-Steroid (Östrogen) umgewandelt wird, ist noch nicht vollständig geklärt. Das für diese Reaktion verantwortliche Enzym konnte in den Mikrosomen nachgewiesen werden. Die Östrogene werden hauptsächlich in den Theka- und Granulosazellen des Follikels synthetisiert, während das Stroma kaum in der Lage ist, Östrogene aus Androgenen aufzubauen.

In den Granulosazellen der reifenden Follikel werden deutlich mehr Östrogene als Androgene produziert. Das entscheidende und limitierende Enzym für die Umwandlung der Androgene zu den Östrogenen ist die Aromatase. Diese wird durch FSH induziert und aktiviert. An den Granulozellen der Sekundärfollikel konnten spezifische Rezeptoren für FSH nachgewiesen werden [28, 53, 69].

Die Granulosazellen sind in der Lage, in Gegenwart von FSH begrenzte Mengen von Androgenen in Östrogene zu aromatisieren und können sich dadurch ihre eigene östrogenhaltige Umgebung schaffen. Zusätzlich ist FSH in Verbindung mit Östrogenen an den Granulosazellen mitogen wirksam und stimuliert deren Proliferation. Die Androgene sind nicht nur das Substrat für die FSH-induzierte Aromatisierung, sondern sie verstärken auch selbst die Aromataseaktivität. Somit kommt den Androgenen eine wichtige Rolle in der Reifung der Follikel zu, und die Entwicklung des Follikels hängt entscheidend vom Androgengehalt ab. Während niedrigere Androgenkonzentrationen ihre eigene Aromatisierung verstärken und somit zur Östrogenproduktion beitragen, wird in höheren Konzentrationen das Androstendion zu dem stärker wirksamen Androgen Dihydrotestosteron umgewandelt und kann dann nicht mehr zu einem Östrogen konvertiert werden. Auf diesem Weg kommt es dann zu einer Hemmung der Aromataseaktivität, wodurch der Follikel letztlich androgenisieren und atretisch werden kann [69]. Durch einen ähnlichen Mechanismus kann die Fehlentwicklung der Follikel bei dem sog. polyzystischen Ovarsyndrom (PCO-Syndrom) erklärt werden. Die androgenreiche Umgebung der polyzystischen Ovarien ist nicht in der Lage, den FSH-Rezeptorgehalt, die Aromatisierung und die nachfolgende Östrogenproduktion in den Granulosazellen zu induzieren. Es kommt dadurch zu einer Follikelatresie, Vermehrung des Stromagewebes und einer erhöhten Androgenbildung (Abb. 1-19 und 1-20).

Ähnlich der Östrogenbiosynthese ist auch der Beginn der Progesteronproduktion von einem extrazellulären Signal auf die Granulosazellen, in denen die Enzyme und Vorläufer für die Synthese bereitgestellt sind, abhängig. Diese extrazellulären Signale werden durch die *Hypophysenhormone*, das luteinisierende Hormon (LH), das follikelstimulierende Hormon (FSH) und Prolaktin übermittelt. Spezifische zellgebundene Rezeptoren für diese Hypophysenhormone sind in der Lage, über das Adenylcyclasesystem dieses Signal in die Zelle weiterzugeben. Es wird dabei zunächst das Hormon an die spezifischen Membranrezeptoren gebunden und ein Rezeptor-Protein-Komplex aufgebaut.

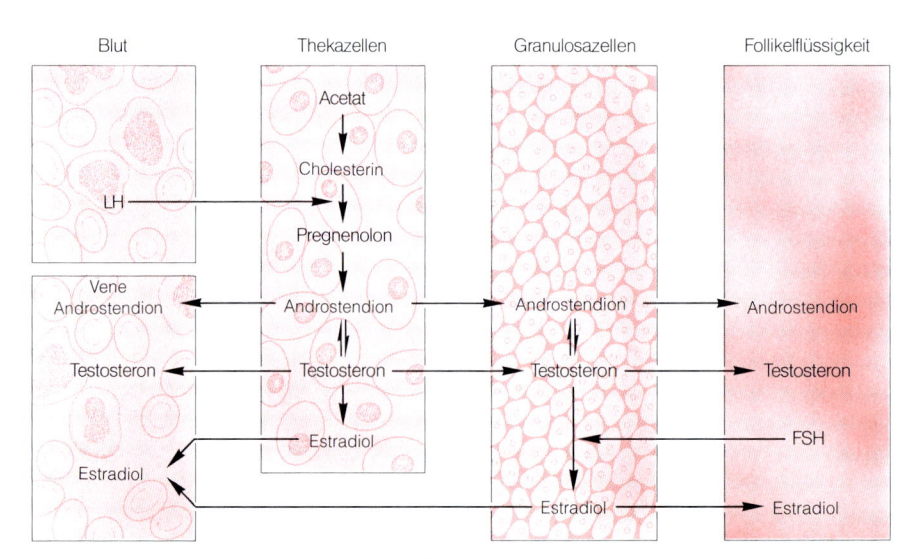

Abb. 1-20 Syntheseweg für die Sekretion der Androgene und Östrogene eines Tertiärfollikels. LH induziert in den Thekazellen die Synthese von Androstendion und Testosteron und auch geringen Östrogenmengen, die in die V. ovarica und die Follikelflüssigkeit sezerniert werden. Die Granulosazellen aromatisieren in Abhängigkeit von FSH die Androgene aus den Thekazellen zu Estradiol, das in die Follikelflüssigkeit und die V. ovarica abgegeben wird.

Dieser Komplex wird an ein sog. Regulatorprotein gebunden, wodurch wiederum der Adenylcyclasekomplex aktiviert wird. Das auf diese Weise aktivierte Enzym Adenylcyclase ist für die Umwandlung des Adenosintriphosphates (ATP) zum zyklischen Adenosinmonophosphat (AMP) verantwortlich. Das zyklische AMP ist der Aktivator vieler Proteinkinasen, durch die zahlreiche Moleküle phosphoryliert werden können (Abb. 1-21).

Die Zahl und auch die Affinität der Rezeptoren für die verschiedenen hypophysären Proteohormone kann sich während der Zelldifferenzierung im Zyklus ändern. Die Membranrezeptoren für die verschiedenen Hypophysenhormone sind nicht gleichmäßig im Ovargewebe verteilt; es konnten Rezeptoren für LH im Stromagewebe, in den Thekazellen und in den Granulosa- und Luteinzellen nachgewiesen werden, jedoch nicht im Cumulus oophorus oder der Oozyte. FSH-Rezeptoren wurden dagegen nur in Granulosazellen lokalisiert.

Die ovarielle Steroidgenese ist das Ergebnis einer genauen Reihenfolge von Vorgängen, die durch die Hypophysenhormone im Bereich der Zellmembran in Gang gesetzt werden. Die bisher am besten untersuchte zelluläre Reaktion auf Hypophysenhormone ist die der Granulosa-Luteinzellen auf LH (Abb. 1-21).

1.6 Follikel- und Eizellreifung

Die Reifung einer Eizelle und eines Follikels wird durch ein kompliziertes Zusammenspiel von Hypothalamus, Hypophyse und Ovar hormonell kontrolliert. Der Gonadotropin-releasing-Faktor (GnRH) stimuliert die Synthese und Sekretion des follikelstimulierenden Hormons (FSH) und des luteinisierenden Hormons (LH) im Hypophysenvorderlappen; die Gonadotropine stimulieren im Ovar Wachstum und Reifung eines Follikels. Der heranreifende Follikel bietet der darin enthaltenen Eizelle die Bedingungen, die für die Erlangung der Befruchtungsfähigkeit erforderlich sind. Erst nach Ausreifung kommt es zur Ovulation, d. h. zur Ausstoßung der befruchtungsfähigen Eizelle aus dem Follikelmilieu und möglicherweise zu dem Kontakt mit einem Spermatozoon. Aus dem Follikel bildet sich dann das Corpus luteum, dessen Gelbkörperhormon (Progesteron) das Endometrium auf die Einnistung der befruchteten Eizelle vorbereitet.

1.6.1 Der Primärfollikel

Die Follikelreifung beginnt mit der Vergrößerung der Eizelle in einem kleinen ruhenden Follikel und der Anlagerung von Granulosazellen. Die beginnende Stimulierung dieser Follikelreifung ist ein immer wieder ablaufender Prozeß, der von der Fetalperiode bis zur Geschlechtsreife stattfindet.

1.6.2 Der Sekundärfollikel

Schon vor der Geschlechtsreife findet ein Wachstum einer bestimmten Anzahl von Primärfollikeln statt. Während der auslösende Faktor für dieses frühe Follikelwachstum nicht geklärt ist, läuft die weitere Zelldifferenzierung und Entwicklung nur in Abhängigkeit von Gonadotropinen und ovariellen Steroiden ab. Die weitere Entwicklung des Follikels bis hin zum Sekundärfollikel ist charakterisiert durch ein Wachstum der Oozyte und eine Vermehrung der umgebenden Granulosazellen, die in der Lage sind, alle drei Klassen der ovariellen Steroide in begrenzter Menge zu synthetisieren, sowohl Androgene als auch Gestagene und Östrogene.

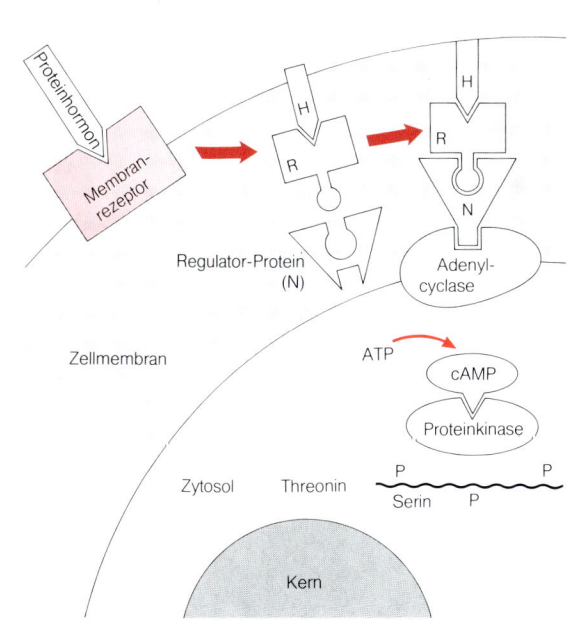

Abb. 1-21 Wirkungsmechanismus von LH auf die Steroidproduktion der Theka- und Granulosazellen über die Aktivierung eines vom zyklischen AMP abhängigen Proteinkinasesystems (vgl. hierzu Abb. 1-18). Das Proteohormon (LH) wird zunächst an einen spezifischen Membranrezeptor gebunden, und es bildet sich der Rezeptor-Protein-Komplex. Dieser Rezeptor-Protein-Komplex wird an das Regulatorprotein (N) gebunden und aktiviert das Enzym Adenylcyclase. Dieses Enzym phosphoryliert Adenosintriphosphat zu zyklischem AMP. Das gebildete zyklische AMP aktiviert wiederum verschiedene Proteinkinasen, durch die Threonin in der Zelle phosphoryliert wird.

In den Granulosazellen des Sekundärfollikels werden deutlich mehr Östrogene als Androgene synthetisiert. An den Granulosazellen des Sekundärfollikels konnten spezifische Rezeptoren für FSH nachgewiesen werden (siehe auch Abschnitt 1.5). Die Androgene spielen für diese Phase der Follikelentwicklung ebenfalls eine wichtige Rolle. Es konnten spezifische Androgenrezeptoren im Zytoplasma der Granulosazellen des Sekundärfollikels identifiziert werden.

Die wichtigsten Charakteristika des Sekundärfollikels sind:

– Wachstum der Oozyte
– FSH-induzierte Aromatisierung der Androgene in den Granulosazellen und Synthese der Östrogene
– Stimulation der Granulosazellproliferation durch FSH und Östrogene und Anstieg des FSH-Rezeptorengehalts im Follikel
– deutliches Wachstum des Follikels in dieser östrogenhaltigen Umgebung

1.6.3 Der Tertiärfollikel

Endokrinologie

Unter dem synergistischen Einfluß der Östrogene und FSH kommt es zu einer deutlichen Zunahme der Produktion der Follikelflüssigkeit (siehe auch Abschnitt 1.3.3). Mit der Bildung der Follikelhöhle und der darin enthaltenen Follikelflüssigkeit wird für die Eizelle und die Granulosazellen die für jeden Follikel einzigartige endokrine Umgebung aufgebaut.

In der Follikelflüssigkeit ist weder FSH noch LH nachweisbar, solange die Gonadotropinspiegel im Plasma noch niedrig sind. Mit dem Auftreten von FSH in der Follikelflüssigkeit übersteigt die Östrogenkonzentration die der Androgene. Umgekehrt überwiegen die Androgene in der Abwesenheit von FSH [69]. LH ist normalerweise in der Follikelflüssigkeit erst kurz vor oder nach dem mittzyklischen Anstieg nachweisbar. Kommt es jedoch vorzeitig zu einem Anstieg im Plasma oder in der Follikelflüssigkeit, führt dies zu einer Verminderung der mitotischen Aktivität in den Granulosazellen und durch den erhöhten intrafollikulären Androgenspiegel zu einer degenerativen Veränderung im Follikel.

Die Anwesenheit von FSH und Östrogenen in der Follikelflüssigkeit des Tertiärfollikels ist für die weitere Entwicklung der Granulosazellen und das Wachstum von entscheidender Bedeutung [68, 69]. Tertiärfollikel mit hoher Proliferationsaktivität der Granulosazellen enthalten die höchsten Östrogenkonzentrationen und

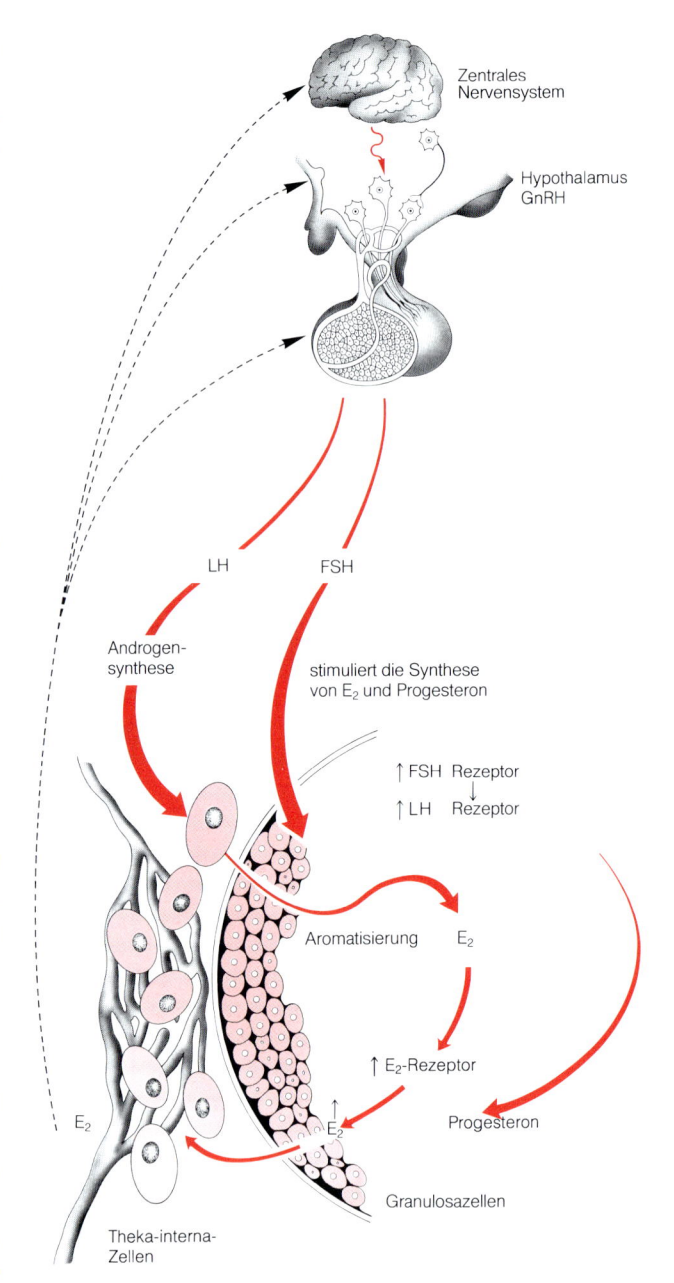

Abb. 1-22 GnRH- und gonadotropinabhängige Steroidsynthese in den verschiedenen Zellgeweben des Tertiärfollikels.

weisen die niedrigste Androgen-Östrogen-Ratio auf; sie sind am ehesten in der Lage, die für die weitere Entwicklung der Eizelle besondere endokrine Umgebung aufrechtzuerhalten. Während eine östrogene Umgebung die Granulosazellproliferation und in FSH-Abhängigkeit auch die Aromatisierung stimuliert, antagonisiert ein androgenes Milieu die Granulosazellproliferation und führt zu einer degenerativen Veränderung in der Oozyte (siehe auch Abschnitt 1.5).

In der Follikelflüssigkeit liegen die Steroide in weitaus größerer Konzentration vor als im Plasma und lassen Rückschlüsse auf die funktionelle Kapazität der umgebenden Granulosa- und Thekazellen zu. Die Synthese der verschiedenen Steroide scheint innerhalb des Follikels einem funktionell bestimmten Anteil zugeordnet zu sein. Obwohl jeder Teil des Follikels die Fähigkeit beibehält, Progesteron, Androgene und Östrogene zu produzieren, ist die Aromataseaktivität in den Granulosazellen weitaus stärker vorhanden als in den Thekazellen [52, 53]. FSH-Rezeptoren sind in den Thekazellen nicht nachweisbar. Daraus ergibt sich, daß die Granulosazellen ein bevorzugter Ort der Östrogenproduktion sind, während die Androgene hauptsächlich in den Thekazellen synthetisiert werden. Die Androgenproduktion in den Thekazellen wird durch LH stimuliert. Diese Androgene können dann durch die FSH-induzierte Aromatase in Östrogene konvertiert werden. Dieses „Zweizell- und Zweigonadotropinkonzept" der ovariellen Steroidgenese konnte durch In-vitro-Studien an isolierten Granulosa- und Thekazellgeweben bestätigt werden [7] (Abb. 1-19 und 1-20).

Abbildung 1-22 zeigt die GnRH- und gonadotropinabhängige Steroidsynthese in den verschiedenen Zellgeweben des Tertiärfollikels, die an der Sekretion der Androgene und Östrogene beteiligt sind. Als Antwort auf die LH-Sekretion werden in den Thekazellen Androstendion und Testosteron sowie in geringer Menge Estradiol synthetisiert, das in die Vene des Ovars und in die Follikelflüssigkeit sezerniert wird. Die Androgene aus dem Thekazellgewebe werden in den Granulosazellen unter Einfluß von FSH zu Estradiol umgewandelt, das wiederum in die Follikelflüssigkeit und das venöse Blut des Ovars abgegeben wird. Die Interaktion zwischen den Granulosazellen und dem Thekagewebe, aus dem die verstärkte Östrogenproduktion resultiert, ist erst in der späten Entwicklungsphase des Tertiärfollikels voll funktionsfähig. Die Schaffung dieses östrogenhaltigen Milieus wird noch durch die Zunahme der FSH-Rezeptoren und die wachsende Granulosazellproliferation begünstigt und ermöglicht erst den präovulatorischen Östrogenanstieg.

Selektion des dominanten Follikels

Durch den Ablauf des ovariellen Zyklus wird auch die Funktion des Hypothalamus und der Hypophyse entsprechend beeinflußt und reguliert durch das positive oder negative Feedback die Freisetzung der Gonadotropine. Obwohl mehrere Follikel zunächst in die Entwicklung eingehen, erreicht in jedem ovariellen Zyklus normalerweise nur ein Follikel die vollständige Reife, während die anderen atretisch werden (Abb. 1-23).

Abbildungen 1-23 und 1-24 stellen ein Modell dar, das die Selektion eines Follikels, der zur Ovulation gelangt, erläutern soll. Es ist erkennbar, wie ein Follikel das präantrale Stadium verläßt und zur weiteren Entwicklung bis hin zur Ovulation stimuliert wird. Eine entscheidende Rolle bei der Auswahl dieses Follikels, der schließlich zur Ovulation gelangt, spielt die Wechselwirkung zwischen den Östrogenen, die von den heranreifenden Follikeln gebildet werden, und dem FSH aus dem Hypophysenvorderlappen. Während die Östrogene einen positiven Einfluß auf die FSH-Wirkung innerhalb des heranreifenden Follikels haben, führt das negative Feedback auf die hypothalamo-

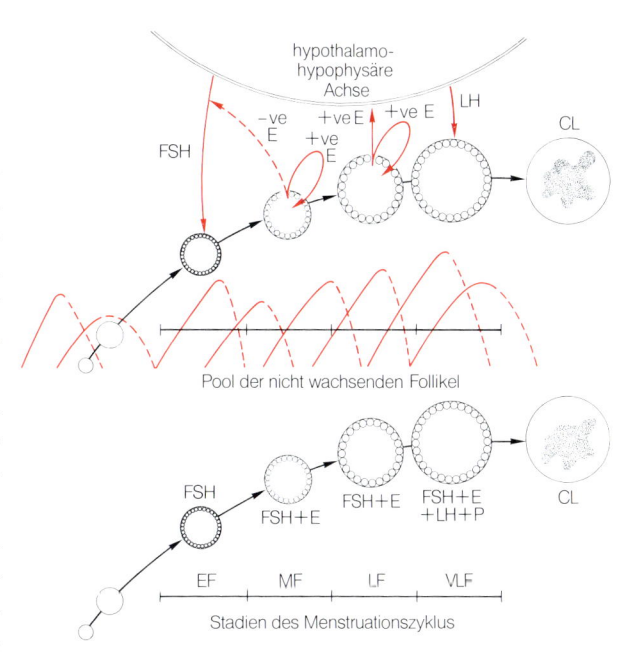

Abb. 1-23 Schematische Darstellung der Selektion eines Follikels (nach McNatty [69]).
Ein Sekundärfollikel wird zur weiteren Entwicklung stimuliert und schert aus dem Pool der atretisch werdenden Follikel aus (durchbrochene Linie). Die durchgezogenen Pfeile von der hypothalamohypophysären Achse zeigen die Sekretion von FSH und LH. – veE stellt das negative Feedback des Estradiols aus den heranreifenden Follikeln auf die FSH-Sekretion dar. + veE deutet den stimulatorischen Effekt der ansteigenden Estradiolkonzentration auf die FSH- und LH-Sekretion an (positives Feedback). Auf dem unteren Teil der Abbildung sind die Hormone in der Follikelflüssigkeit während der Entwicklung eines normalen Follikels dargestellt. E = Estradiol, P = Progesteron, CL = Corpus luteum, EF = frühe Follikelreifungsphase, MF = mittlere Follikelreifungsphase, LF = späte Follikelreifungsphase und VLF = sehr späte Follikelreifungsphase.

1 Physiologie der Reproduktion

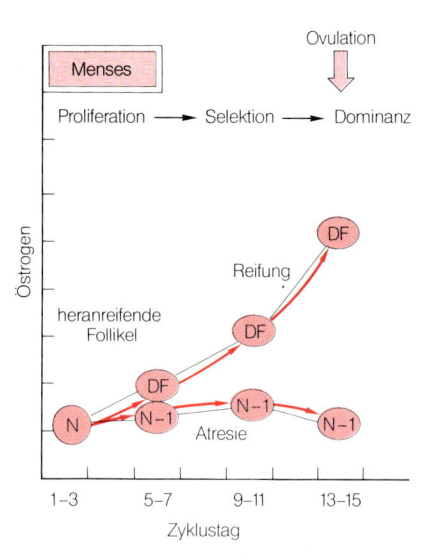

Abb. 1-24 Schematisierter Ablauf der Follikelreifung und der Selektion des dominanten Follikels (DF = dominanter Follikel, N = Anzahl der wachstumsinduzierten Follikel).

hypophysäre Achse zu einer Verminderung der FSH-Sekretion [54] (Abb. 1-25). Der Abfall der Gonadotropinsekretion führt zu einem Mangel an FSH bei den weniger weit entwickelten Follikeln. Dieser Abfall der FSH-Sekretion kann zu einem Absinken der FSH-abhängigen Aromataseaktivität führen, wodurch die Östrogenproduktion in diesem Follikel vermindert wird. Hierdurch wird auch die Proliferation der Granulosazellen herabgesetzt, und es kommt in der weiteren Folge zu einer Veränderung des Milieus in diesen Follikeln. Es entsteht eine androgene Umgebung, wodurch die Atresie irreversibel induziert wird. Durch diesen Mechanismus wird möglicherweise der Selektionsprozeß in Gang gesetzt [54, 68, 69].

Der *Oocyte-maturation-Inhibitor*, kurz OMI genannt, und auch der *luteinisierende Inhibitor* (LI) sind zwei nicht-steroidale Inhibitoren, die in der Follikelflüssigkeit nachweisbar sind. Während der OMI die vorzeitige Reifung der Oozyte verhindern soll, scheint der luteinisierende Inhibitor die Aufgabe zu haben, die spontane Luteinisierung der Granulosazellen zu hemmen und die Zahl der LH-Rezeptoren zu vermindern (Abb. 1-26) [22, 23]. Möglicherweise enthalten die kleinen, zunächst mitreifenden Follikel einen Überschuß an dem luteinisierenden Inhibitor, so daß diese auf eine FSH-Sekretion nicht mit einer Erhöhung der LH-Rezeptoren antworten und daher nicht entsprechend heranreifen können. Das Zusammenwirken von LH, FSH, dem luteinisierenden Inhibitor und dem *ovariellen Inhibin* (siehe auch Abschnitt 1.8.2) scheint letztlich auch für die Auswahl des zur Ovulation heranreifenden Follikels maßgebend zu sein.

Zu den im Ovar produzierten nicht-steroidalen Verbindungen, die bei der Follikelselektion und Eizellreifung eine Rolle spielen können, gehören auch die erst in letzter Zeit beschriebenen *Gonadokrine*. Sie sind GnRH-ähnliche Polypeptide mit eigenen Rezeptoren am Ovar und vermögen sowohl die Gonadotropine zu beeinflussen als auch die präovulatorischen Reifungs-

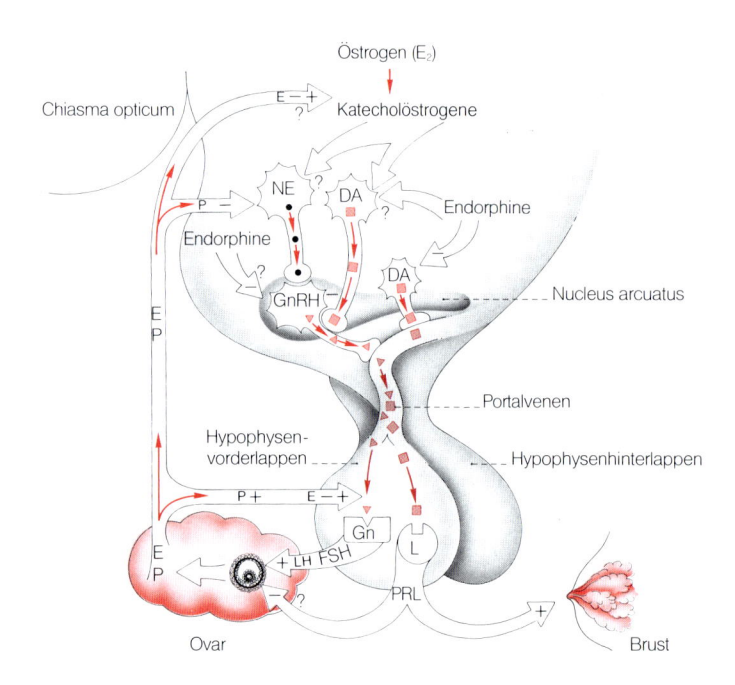

Abb. 1-25 Die endokrine Kontrolle der Gonadotropinsekretion (nach Fritz und Speroff [36]).
Der Hypothalamus und die Hypophyse bilden eine funktionelle Einheit und sezernieren die Gonadotropine (FSH und LH) in einem pulsatilen Rhythmus. Der Hypothalamus reguliert diese Gonadotropinsekretion durch die ebenfalls pulsatile Neurosekretion von GnRH. Die GnRH-Sekretion wiederum wird durch Neurotransmitter (Dopamin = DA, Norepinephrin = NE) kontrolliert. Norepinephrin scheint einen stimulierenden Effekt auf die GnRH-Sekretion zu haben, während Dopamin diese hemmt.

Auch die Endorphine greifen durch Modulation des Neurotransmittermechanismus noch zusätzlich in die Gonadotropinsekretion ein. Durch die Gonadotropine wird im Ovar die Steroidsekretion bewirkt. Die ovariellen Steroide wiederum hemmen oder verstärken die Sekretion der Gonadotropine (negativer und positiver Feedback).

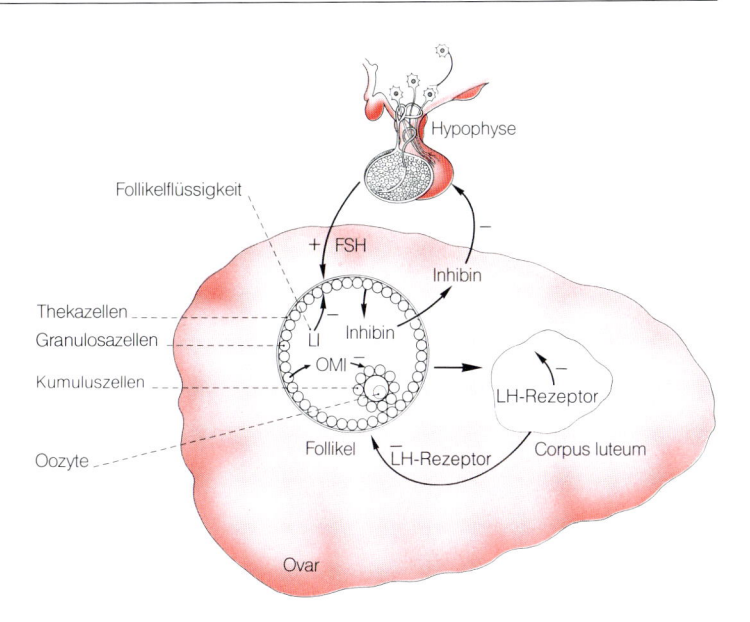

Abb. 1-26 Schematische Darstellung der nicht-steroidalen ovariellen Regulation in einem Follikel.

veränderungen im Follikel, ähnlich wie das GnRH selbst, zu induzieren. Die Klärung der exakten Wechselwirkungen zwischen Gonadotropinen, extra- und intraovariellen Steroiden und nicht-steroidalen Faktoren bei der Follikelselektion gehört zu den wichtigen anstehenden Aufgaben.

Eine Asymmetrie in der ovariellen Östrogenproduktion als Ausdruck der Selektion des dominanten Follikels wird erstmals im venösen Blut der Ovarien zwischen Tag 5 und 7 des normalen Zyklus gesehen [111, 112]. Das negative Feedback der Östrogene auf die FSH-Sekretion hemmt deutlich das Wachstum der anderen Follikel und die Ansprechbarkeit dieser Follikel auf Gonadotropine. Es konnte tierexperimentell gezeigt werden, daß am 7. Tag, nach Entfernung des dominanten Follikels, die übrigen Follikel im Ovar nicht mehr in der Lage sind, auf exogen zugeführte Gonadotropine mit Wachstum zu reagieren. Eine zeitgerechte Ovulation ist in diesen Fällen nicht mehr möglich. Die Phase zwischen dem 5. und 7. Tag ist für die Durchführung der ovariellen Stimulation – wie z.B. mit dem Ziel der In-vitro-Fertilisation und der Gewinnung mehrerer reifer Eizellen – von entscheidender Bedeutung. Wenn mehrere Follikel zur präovulatorischen Reife gebracht werden sollen, muß die Stimulation der Ovarien bereits vor dieser Selektion beginnen [29] (Abb. 1-24).

Auf den ersten Blick erscheint dieses Zusammenspiel zwischen Hypothalamus, Hypophyse und Ovar paradox: Die Wirkung der Östrogene mit dem negativen Feedback auf die FSH-Sekretion dient der Hemmung der Follikelreifung, außer der des dominanten Follikels, während dieser selbst FSH-abhängig bleibt und seine präovulatorische Entwicklung trotz fallender FSH-Spiegel fortsetzen muß. Der dominante Follikel kompensiert die Folgen dieser FSH-Sekretionshemmung durch eine beschleunigte Östrogenproduktion und vermehrte Proliferation der Granulosazellen, wodurch auch die Zahl der Rezeptoren in dem dominanten Follikel zunimmt. Dadurch wird die Aromatisierung der Androgene weiter unterhalten, während sie in weniger weit entwickelten Follikeln abfällt. So kommt es bald zu einer verstärkten Östrogenproduktion des Leitfollikels, der die Produktion der anderen Follikel bei weitem übersteigt. Zusätzlich ist mit der Vermehrung der Granulosazellen auch eine verstärkte Vaskularisation des Thekagewebes verbunden. Am 9. Tag ist die Vaskularisation des Thekagewebes im dominanten Follikel zweimal so groß wie in den anderen Tertiärfollikeln [110]. Durch diese verbesserte Durchblutung wird auch das Angebot an FSH für diesen Follikel erhöht, der zusätzlich eine große Zahl an FSH-Rezeptoren besitzt. Hierdurch ist der Follikel in der Lage, ausreichende FSH-Mengen zurückzuhalten und seine weitere präovulatorische Entwicklung trotz der abfallenden FSH-Spiegel fortzusetzen.

Der selektierte Follikel wird jetzt weiterhin durch seinen hohen Rezeptorgehalt und die Gonadotropinzufuhr in seinem Wachstum begünstigt. FSH induziert die Entwicklung der LH-Rezeptoren auf den Granulosazellen des großen Tertiärfollikels. Die Zahl der LH-Rezeptoren wächst mit ansteigender Estradiolkonzentration. Die Fähigkeit zur Fortsetzung der Follikelentwicklung trotz abfallender FSH-Spiegel und die daraus resultierende vermehrte Östrogenbildung in dem dominanten Follikel schaffen ideale Bedingungen für die LH-Rezeptorenentwicklung. Nachdem der Follikel hinreichend LH-Rezeptoren ausgebildet hat, wird durch die vermehrte Östrogenproduktion dieses Leitfollikels der LH-Anstieg ausgelöst (Abb. 1-22).

Noch nicht vollständig geklärt ist bis heute der Einfluß des *Prolaktins* auf die Follikulogenese. Während der Follikelreifung fällt die Konzentration des Prolaktins in der Follikelflüssigkeit ständig ab.

Die niedrigsten Spiegel werden im präovulatorischen Follikel gefunden. Es konnte gezeigt werden, daß bei anovulatorischen hyperprolaktinämischen Frauen die Ovarien für exogene Gonadotropine refraktär sind. Dieses läßt vermuten, daß Prolaktin einen hemmenden Einfluß im Ovar ausübt [56].

Die wichtigsten Charakteristika des Tertiärfollikels sind (siehe auch Abb. 1-25 und 1-26):

- Es kommt zu einem deutlichen Anstieg der peripheren E_2-Spiegel am 7. Tag, kurz nachdem der Prozeß der Follikelselektion stattgefunden hat.
- Die hauptsächlich vom dominanten Follikel gebildeten Östrogene steigen an und beeinflussen über einen negativen Feedback-Mechanismus die FSH-Sekretion, die abfällt.
- Der präovulatorische Östrogenanstieg führt zu einem positiven Feedback auf die LH-Sekretion. Die zunehmende Östrogenproduktion des dominanten Follikels initiiert den Wechsel von der Hemmung zur Stimulation der LH-Sekretion.
- Während der späten Follikelphase steigen die LH-Spiegel ständig an und stimulieren dadurch die Androgenproduktion in dem Thekagewebe.
- Der dominante Follikel nutzt diese Androgene als Substrat für die weitere beschleunigte Östrogenproduktion.
- Verstärkt durch den wachsenden Östrogeneinfluß, induziert FSH die Entwicklung der LH-Rezeptoren in den Granulosazellen.

1.6.4 Der präovulatorische Follikel

Mit zunehmender Proliferation der Granulosazellen bildet der präovulatorische Follikel ansteigende Östrogenmengen. Die Östrogenwerte wachsen schnell bis zu einem Gipfel etwa 24 bis 36 Stunden vor der Ovulation (Abb. 1-27). Als Folge fällt die FSH-Sekretion auf einen Tiefpunkt ab, bevor es dann zusammen mit dem LH mittzyklisch ansteigt. Die anhaltend erhöhte E_2-Konzentration löst den LH-Anstieg aus.

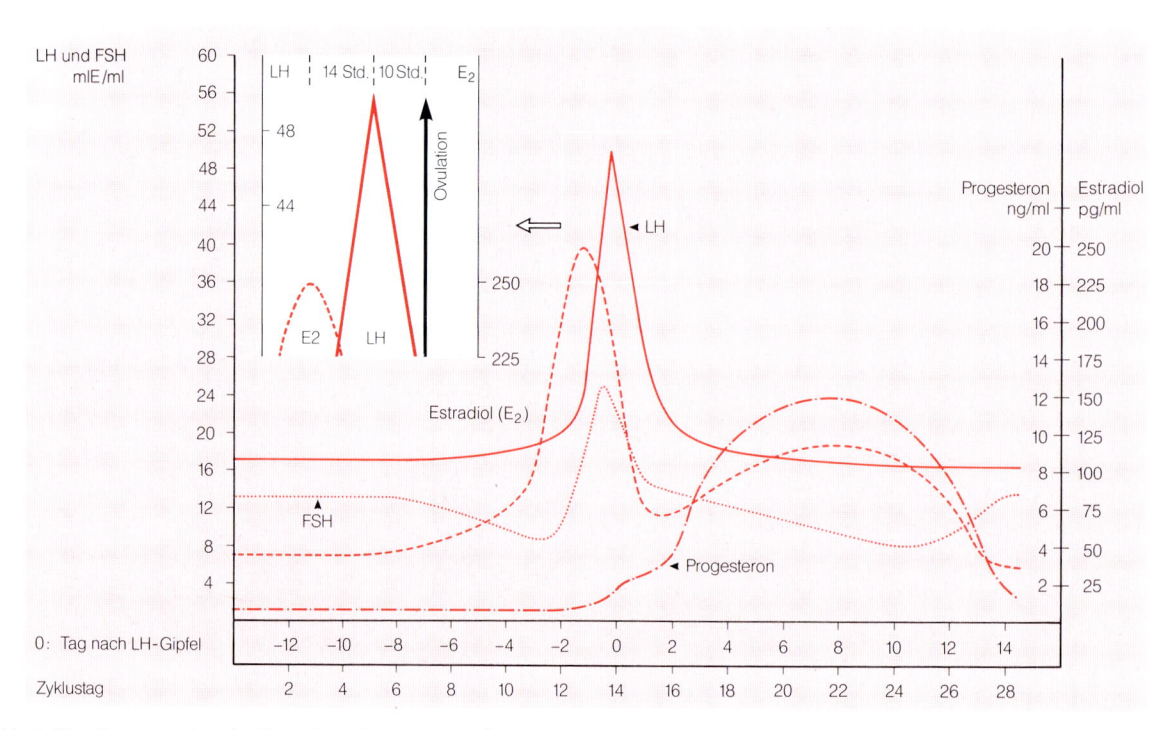

Abb. 1-27 Konzentration der Gonadotropine und ovariellen Steroide während des normalen menstruellen Zyklus und zum Zeitpunkt der Ovulation.

In Anwesenheit von FSH oder entsprechenden Östrogenen reagiert der Follikel auf die LH-Gabe eher mit einer Atresie als mit einer Luteinisierung, so daß durch eine vorzeitige hCG-Applikation die präovulatorische Entwicklung des Follikels unterbrochen und die Ovulation verhindert werden kann. Durch den LH-Anstieg wird auch das Schicksal der anderen Follikel endgültig besiegelt. Das an die Rezeptoren gebundene LH bewirkt eine Luteinisierung der Granulosazellen, wodurch es nachfolgend zur Progesteronsekretion kommt [103]. Im venösen Blut des Ovars, das den präovulatorischen Follikel enthält, kommt es 24 bis 48 Stunden vor der Ovulation zu einem Anstieg der Progesteronproduktion. Deutlich ist dieser Anstieg des Progesteronspiegels am Tag des LH-Peaks zu erkennen, etwa 12 bis 24 Stunden vor der Ovulation. Dieser kleine, aber doch deutliche Anstieg des Progesterons in der präovulatorischen Phase hat eine wichtige physiologische Bedeutung. Er bewirkt eine Verstärkung des positiven Feedbacks auf die hypothalamo-hypophysäre Achse, die durch die hohe E_2-Produktion ausgelöst wird, und ist dadurch an der Induktion des mittzyklischen LH-/FSH-Anstiegs beteiligt (Abb. 1-27). Progesteron beeinflußt das positive Feedback der Östrogene auf die Gonadotropinausschüttung sowohl in zeit- als auch in dosisabhängiger Form. Nur wenn Progesteron nach adäquatem Östrogenanstieg nachweisbar ist, wird das positive Feedback verstärkt.

Wird Progesteron vor dem Östrogenanstieg oder in hohen Dosen bei grenzwertigen E_2-Werten gegeben, blockiert dieses Hormon den mittzyklischen LH-Anstieg. Beim Menschen gibt es Hinweise, daß ohne den präovulatorischen Progesteronanstieg der mittzyklische FSH-Peak, der den LH-Anstieg begleitet, nicht stattfindet.

Mit dem Anstieg des luteinisierenden Hormons wird auch die meiotische Reifung des Oozyte in Gang gesetzt.

Die wichtigsten Charakteristika des präovulatorischen Follikels sind:

- Die Östrogenproduktion des präovulatorischen Follikels bewirkt eine ausreichende und anhaltende Konzentration des E_2 in der Peripherie, wodurch der LH-Anstieg induziert wird.
- Durch die Bindung an den Rezeptor induziert LH die Luteinisierung.
- Der auftretende präovulatorische Anstieg des Progesterons verstärkt das positive Feedback der Östrogene und ist erforderlich, um den mittzyklischen FSH-Anstieg zu induzieren.
- Durch den LH-Anstieg wird die Meiose der Oozyte in Gang gesetzt.

1.7 Die Ovulation

Der Beginn des LH-Anstiegs scheint der verläßlichste Indikator für die bevorstehende Ovulation zu sein und findet etwa 28 bis 36 Stunden vor der Ruptur des Follikels statt (Abb. 1-28). Durch ihn werden auch die Granulosazellen luteinisiert und die Synthese von Prostaglandinen, die für die Follikelruptur nötig sind, induziert [38, 99]. Mit steigendem LH-Spiegel steigt die Konzentration des zyklischen AMP (cAMP) im Gewebe des präovulatorischen Follikels an. Dieser LH-induzierte Anstieg der cAMP-Aktivität scheint sowohl für die Reifung der Oozyte als auch für die Luteinisierung der Granulosazellen verantwortlich zu sein. So kann die Meiose auch dadurch induziert werden, daß direkt in den Follikel cAMP gegeben wird. Die ansteigenden Spiegel dieses zyklischen Nukleotids treten parallel zu der ansteigenden Progesteronsekretion in den luteinisierenden Granulosazellen auf. cAMP scheint jedoch nicht direkt wirksam zu sein, sondern eher über eine lokale Hemmung sowohl die Meiose als auch die Luteinisierung zu beeinflussen (Abb. 1-29).

Mit dem Anstieg des LH steigen auch die Progesteronspiegel in dem präovulatorischen Follikel bis zur

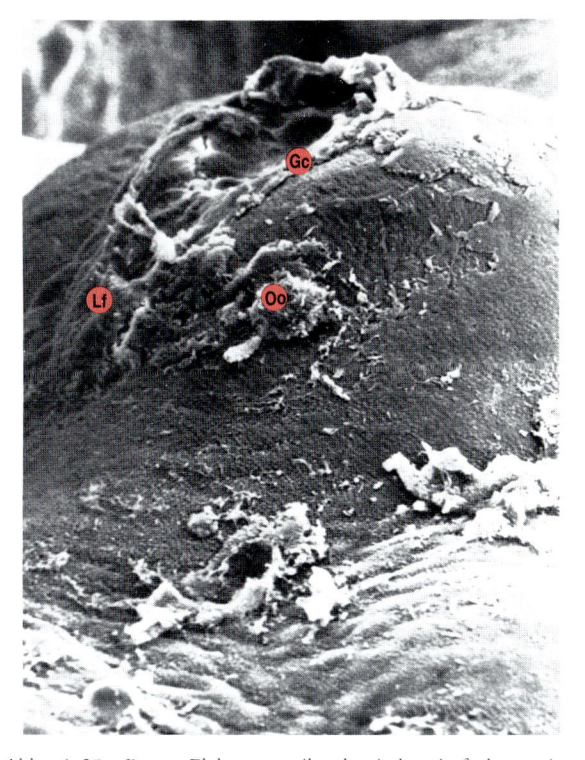

Abb. 1-28 Raster-Elektronenmikroskopische Aufnahme einer Ovulation. Gc: = Granulosazellen, Lf = Ansammlung von Coronazellen und Follikelflüssigkeit, Oo = Oozyte (aus van Blerkom und Motta [17]).

Ovulation an. Der anhaltende Anstieg des Progesterons während der präovulatorischen Phase ist wahrscheinlich dafür verantwortlich, daß der LH-Anstieg über ein negatives Feedback beendet wird. Zusätzlich zu der günstigen Beeinflussung des östrogeninduzierten LH-Anstiegs bewirkt Progesteron auch eine Dehnung der Follikelwand (Abb. 1-29).

Die Veränderungen im elastischen Gerüst der Follikelwand sind eine mögliche Erklärung für eine schnelle Zunahme des Follikelflüssigkeitsvolumens kurz vor der Ovulation ohne eine Erhöhung des intrafollikulären Drucks. Es wird vermutet, daß LH durch die Stimulation der cAMP-Aktivität und/oder der Progesteronproduktion die Aktivität der proteolytischen Enzyme verstärkt, wodurch das Kollagen der Follikelwand verändert wird und eine vermehrte Wanddehnung zuläßt. Proteolytische Enzyme, wie z. B. Kollagenase oder Plasmin, werden in der Follikelflüssigkeit gefunden und sind in der Lage, unter In-vitro-Verhältnissen die Dehnbarkeit der Follikelwand zu erhöhen.

Prostaglandin F und E scheinen ebenfalls an diesem Prozeß beteiligt zu sein. Die Konzentrationen im präovulatorischen Follikel oder nach hCG-Gabe steigen steil an und sind am höchsten zum Zeitpunkt der Ovulation. Eine Hemmung der Prostaglandinsynthese blockiert die Follikelruptur, ohne daß dadurch die anderen LH-induzierten Abläufe der Luteinisierung und Oozytenreifung beeinflußt werden.

Der Mechanismus, durch den die Prostaglandine die Ruptur des Follikels induzieren, ist nicht bekannt. Möglicherweise kommt es durch sie zu einer Freisetzung von lysosomalen Enzymen, die die Follikelwand andauen. Es wurden jedoch auch glatte Muskelzellen im Ovar gefunden, die durch Prostaglandin F zu einer Kontraktion gebracht werden können. Auch in der Theca externa werden glatte Muskelfasern gefunden, die eine Rolle bei der Austreibung der Oozyte mit dem Cumulus oophorus spielen können [99].

Das Estradiol sinkt vor Erreichen des LH-Peaks ab. In einigen endokrinen Systemen kann es durch länger anhaltende, hohe Konzentrationen von Hormonen zu einem Abfall der Reaktionsfähigkeit des Zielgewebes kommen. Diese sog. *Down-Regulation*, die sich dabei am LH-Rezeptor abspielt, kann den beträchtlichen E_2-Abfall in Zyklusmitte erklären. Thekagewebe aus Tertiärfollikeln zeigt eine deutliche Suppression der Steroidgenese, wenn sie hohen LH-Spiegeln ausgesetzt ist, hingegen stimuliert eine niedrige Konzentration eher die Steroidproduktion.

Der mittzyklische LH-Anstieg ist von einer gleichzeitigen Freisetzung von FSH begleitet, obwohl diese weniger hoch ist. Der FSH-Peak ist abhängig vom präovulatorischen Progesteronanstieg und ist möglicherweise eine Antwort auf GnRH. Der mittzyklische FSH-Anstieg hat verschiedene Auswirkungen. So ist die Produktion eines Plasminogenaktivators für die Umwandlung des Plasminogens zu dem aktiven proteolytischen Enzym Plasmin, das an der Auflösung der Follikelwand beteiligt ist, eher von der FSH-Stimula-

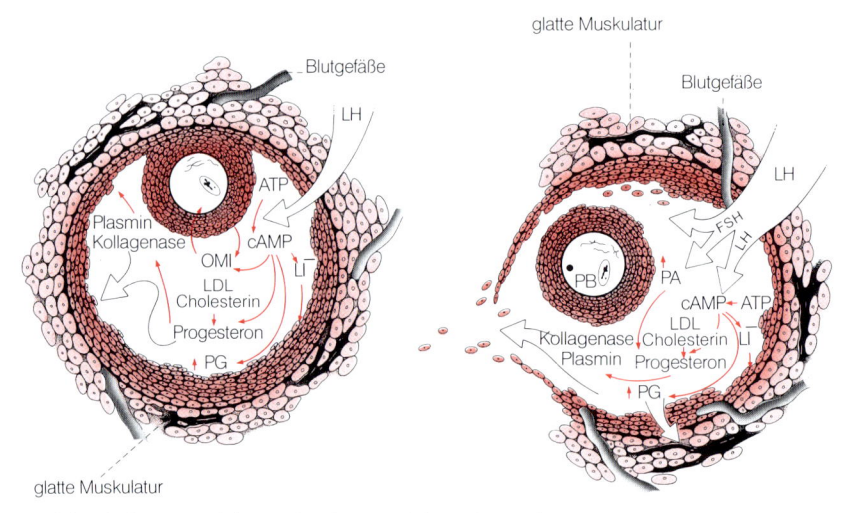

Abb. 1-29 Zusammenspiel zwischen steroidalen und nicht-steroidalen Faktoren bei der Ovulation (nach Fritz und Speroff [36]).
Der Anstieg des LH stimuliert die Bildung des cAMP. Durch cAMP werden die Luteinisierung und der Beginn der Meiose induziert. cAMP hemmt die lokalen Inhibitoren, d. h. den Luteinisierungsinhibitor (LI) und den Oozytenmaturationsinhibitor (OMI). Mit fortschreitender Luteinisierung steigt die Progesteronkonzentration, wodurch die Aktivität der proteolytischen Enzyme verstärkt und die Follikelwand erweicht wird. Die Prostaglandinkonzentration (PG) steigt an, und zusammen mit Plasmin und Kollagenase wird hierdurch die Follikelwand angedaut. Es findet die erste Reduktionsteilung statt mit Bildung des 1. Polkörperchens (PB). Durch das ebenfalls mittzyklisch gebildete FSH wird die Ausdehnung des Cumulus oophorus verstärkt und mehr Plasminogenaktivator (PA) gebildet. Nach enzymatischer Andauung reißt die Follikelwand ein. Durch die Prostaglandine wird möglicherweise die glatte Muskulatur in der Theca externa zur Kontraktion gebracht, wodurch die Oozyte ausgetrieben wird.

tion abhängig als von der LH-Stimulation [96]. Tierexperimentell bei der Maus führt FSH und nicht LH zu einer Verschleimung der Kumuluszellen, die den Oozyten im Follikel umgeben. Durch diese Ausdehnung des Kumulus löst sich die Oozyten-Kumulus-Masse ab und schwimmt kurz vor der Follikelruptur frei in der Follikelflüssigkeit. An diesem Prozeß ist eine Hyaluronidase beteiligt, deren Synthese durch FSH unter In-vitro-Verhältnissen stimuliert wird.

Die wahrscheinlich wichtigste Funktion, die durch FSH aktiviert wird, ist die Induktion von LH-Rezeptoren auf den Granulosazellen, die von entscheidender Bedeutung für den Prozeß der Luteinisierung und die nachfolgende Synthese von Progesteron sind. Verkürzte oder insuffiziente Lutealphasen sind häufig mit niedrigen oder supprimierten FSH-Spiegeln verbunden.

Die wichtigsten Charakteristika der Ovulation sind:

– Durch den LH-Anstieg wird die Meiose in Gang gesetzt, die Granulosazellen luteinisiert und Progesteron- und Prostaglandinsynthese aktiviert.
– Progesteron verstärkt die Aktivität der proteolytischen Enzyme, die zusammen mit den Prostaglandinen für die Aufweichung und Ruptur der Follikelwand verantwortlich sind.
– Der progesteronabhängige mittzyklische Anstieg der FSH dient zur Befreiung der Oozyte aus ihren follikulären Verbindungen und zur Induktion von genügend LH-Rezeptoren, um eine ausreichende Progesteronproduktion in der nachfolgenden Lutealphase zu gewährleisten.

1.8 Die Kontrolle des Corpus luteum

Mit der Freisetzung der Eizelle ist die Follikelphase des menstruellen Zyklus abgeschlossen. Die im kollabierten Follikel verbliebenen Granulosazellen hypertrophieren und wandeln sich in *Granulosa-Luteinzellen* um, wobei sie durch Einsprossen von Gefäßen aus der Theka vaskularisiert werden [34]. Das charakteristische Sekretionsprodukt der Granulosa-Luteinzellen ist das Progesteron, welches in steigenden Mengen ins Blut abgegeben wird und sechs bis acht Tage nach erfolgter Ovulation seine Maximalwerte im Plasma erreicht. Neben Progesteron werden auch Peptidhormone wie Oxytocin und Relaxin im Corpus luteum gebildet, deren Bedeutung und Regulation aber noch nicht bekannt ist. Die in das Corpus luteum integrierten *Theka-Luteinzellen* stellen den Syntheseort der in der Lutealphase wieder vermehrt gebildeten Östrogene dar, deren Plasmakonzentrationen zu einem breiten Maximum in der Mitte der Lutealphase ansteigen. Dieser Estradiolanstieg wird bei Spezies, deren Corpora lutea keine Theka-Luteinzellen enthalten, nicht beobachtet [60].

Progesteronbiosynthese steht unter der Kontrolle hypophysärer Luteotropine. Beim Primaten stellt LH das einzige zur Aufrechterhaltung der Lutealfunktion notwendige hypophysäre Luteotropin dar. Seine Wirkung wird über Rezeptoren in der Zellmembran der Lutealzellen vermittelt [60]. Die Progesteronproduktion wird, wenn keine Schwangerschaft eintritt, für etwa 14 Tage aufrechterhalten. Durch den dann einsetzenden Prozeß der *Luteolyse* wird das Corpus luteum zerstört und der Abfall der Plasmaprogesteronkonzentration eingeleitet.

Trotz intensiver Untersuchungen ist der Mechanismus, der beim Primaten zur Luteolyse führt, nicht genau bekannt. Im Gegensatz zum Schaf, bei dem die uterine Bildung von Prostaglandin zur Luteolyse führt, ist die Hysterektomie bei der Frau nicht von einer Verlängerung der Lutealfunktion gefolgt [9]. Im Corpus luteum selbst könnten jedoch unter dem Einfluß von Östrogen gebildete *Prostaglandine* auslösende Faktoren für das Einsetzen der Luteolyse darstellen [3]. Im Ovarvenenblut des Ovars, welches das Corpus luteum trägt, sind jedenfalls deutliche Anstiege von Prostaglandin beim Einsetzen der Luteolyse beobachtet worden. Es ist das Verdienst von Hoffmann, bereits 1961 aufgrund einfacher, aber hervorragend durchdachter Experimente auf die Rolle der Östrogene beim Einsetzen der Luteolyse hingewiesen zu haben. Mit modernen Methoden vorgenommene Untersuchungen haben die Gültigkeit von Hoffmanns Hypothesen voll bestätigt [58].

Die Induktion der Prostaglandinsynthese durch Estradiol stellt einen lokalen, intraovariellen Mechanismus dar, über den die Lebensdauer des Corpus luteum geregelt werden könnte. Es ist jedoch denkbar, daß ein – wenn auch minimaler – Abfall der LH-Konzentrationen im peripheren Blut durch die inhibierende Wirkung von Estradiol auf die hypophysäre Sekretion der Gonadotropine zumindest an einem Prozeß der Luteolyse beteiligt ist.

Die Luteolyse geht mit einem Verlust von LH-Rezeptoren an den Lutealzellen und einer verminderten Empfindlichkeit dieser Zellen gegenüber der Stimulation von LH oder hCG in vivo und in vitro einher [95], was in den absinkenden Progesteronkonzentrationen im Plasma zum Ausdruck kommt. Eine Verminderung der Durchblutung trägt möglicherweise mit zu dem letztlich erfolgten Zusammenbruch der Lutealfunktion bei.

Die Funktion des Corpus luteum während des menstruellen Zyklus wird somit durch drei verschiedene Prozesse kontrolliert, die in zeitlich geordneter Reihenfolge ablaufen und deren Dauer bemerkenswert genau geregelt ist:

– Der Mittzyklusgipfel von LH induziert die Bildung von Corpus luteum.
– Die basale LH-Sekretion während der Lutealphase unterhält seine Funktion.

– Die Bildung von Estradiol im Corpus luteum selbst inhibiert die Gonadotropinwirkung und terminiert seine Funktion.

Der Ablauf dieser Prozesse wird unterbrochen, wenn eine Konzeption erfolgt und das von dem Trophoblasten gebildete hCG die Progesteronproduktion durch das Corpus luteum erneut stimuliert und seine Umwandlung in das Corpus luteum graviditate induziert [60].

1.9 Die Follikelflüssigkeit

Die Komponenten der Follikelflüssigkeit bestehen aus Plasmaexsudat und Sekretionsprodukten der Follikelzellen und spiegeln in ihrer Zusammensetzung die Veränderungen in der sekretorischen Leistung der Granulosazellen und der Theca interna wider. Die Follikelflüssigkeit enthält Plasmaproteine und die Steroide, die von den Zellen außerhalb und innerhalb der follikulären Membran synthetisiert werden [33].

Physikalische Eigenschaften

Die Follikelflüssigkeit ist leicht viskös. Der Grad ihrer Viskosität ist während des Follikelwachstums nicht konstant, sondern steigt im präovulatorischen Follikel an [68, 69]. Dies ist hauptsächlich auf Veränderungen in der Zusammensetzung der Mukopolysaccharide in der Follikelflüssigkeit zurückzuführen. Der pH der Follikelflüssigkeit entspricht dem des Serums oder Plasmas oder ist etwas niedriger (pH 7,26). Der pH-Wert wird hauptsächlich durch den pCO_2 reguliert. Der osmotische Druck liegt in der Follikelflüssigkeit bei 280 mOsm, im Serum bei 278 mOsm.

Biochemische Eigenschaften

In der Follikelflüssigkeit entspricht die Konzentration der meisten anorganischen Bestandteile denen des Serums [33, 69]. Biochemische Analysen der Follikelflüssigkeit haben gezeigt, daß die Glukose mit einem Spiegel von 40 mg/dl etwa drei Viertel der gesamten *Kohlenhydrate* ausmacht. Ihre Konzentration schwankt gering während des ovariellen Zyklus.

Verschiedene *Mukopolysaccharide* konnten in der Follikelflüssigkeit nachgewiesen werden. Da diese Substanzen in zystischen Follikeln ohne Granulosazellen nicht nachweisbar sind, werden sie am ehesten von den Granulosazellen produziert. Die in der Follikelflüssigkeit gefundenen *Proteine* stammen zum einen aus dem Plasma, aus dem sie als Transsudat abgegeben werden, und zum anderen aus den Follikelzellen. Vor allem die Granulosazellen sind an der Proteinsynthese beteiligt. Die Gesamtkonzentration der Proteine in der Follikelflüssigkeit entspricht der des Serums und unterscheidet sich nur wenig in Follikeln unterschiedlicher Größe (Tab. 1-2). Jedoch gibt es durchaus qualitative Unterschiede während der Follikelreifungsphase zwischen einem normalen und einem atretischen oder zystischen Follikel. In normalen Follikeln steigt mit zunehmender Reifung der Anteil der Proteine mit einem erhöhten Molekulargewicht, wahrscheinlich als Folge der Permeabiliätsänderungen in der Follikelwand.

In der Follikelflüssigkeit vorhandene *Enzyme* ändern ebenfalls ihre Konzentration in Abhängigkeit vom Reifegrad des Follikels. In der Follikelflüssigkeit lassen sich eine Reihe von *Peptiden* nachweisen, deren Bedeutung für die Eireifung nicht völlig geklärt ist:

– *Oocyte-maturation-Inhibitor (OMI;* siehe auch Abschnitt 1.6.3): Dieser liegt in der Follikelflüssigkeit von kleinen Follikeln in höherer Konzentration vor und ist hier auch wirksamer. Sowohl unter In-vivo- als auch In-vitro-Bedingungen kann OMI durch die Gabe von LH gehemmt und dadurch die Meiose der Oozyte in Gang gesetzt werden [23].
– *ovarielles Inhibin*, eine nicht-steroidale Substanz, die in die Regulation der Follikelreifung eingreift. Das Ovar sezerniert dieses Inhibin, wodurch die FSH-Sekretion spezifisch gehemmt wird. Es wird von den Granulosazellen vor allen Dingen der kleinen Follikel gebildet. Der wahrscheinliche Angriffs-

Tabelle 1-2 Proteine der Follikelflüssigkeit

Proteine	Molekulargewicht (angenähert)	relative Proteinkonzentration (% der Serumkonzentration)
α-Subunit (LH, FSH oder TSH)	16 000	≤ 140
LHβ	16 000	≤ 100
FSH	34 000	≤ 60
LH	32 000	≤ 30
Prolaktin	21 000	9–180
Albumin	68 000	58–133
IgG	160 000	45–74
Haptoglobin	340 000	29,7
α$_2$-Makroglobulin	820 000	12
IgM	900 000	12
β$_1$-Lipoprotein	1 000 000	nicht nachweisbar

punkt für die hemmende Aktivität des Inhibins liegt im Hypophysenvorderlappen.
- ein *luteinisierender Inhibitor* (siehe auch Abschnitt 1.6.3)
- der *Luteinizing-Binding-Inhibitor,* durch den die Bindung des LH an die Rezeptoren des Corpus luteum gehemmt wird

Hormonelle Eigenschaften

Es wurde bereits im Abschnitt 1.6 darauf hingewiesen, daß der Tertiärfollikel große Mengen an Steroiden produziert, die in die Follikelflüssigkeit abgegeben werden. Die Konzentrationen dieser Steroide sind teilweise 4000- bis 100 000fach höher als die im Blut. Die hauptsächlichen Steroide in der Follikelflüssigkeit sind die Gestagene, Androgene und Östrogene [69]. Jeder Follikel baut sich sein spezifisches hormonelles Milieu auf. Während die meisten Tertiärfollikel mehr Androgene als Östrogene enthalten, kann in den weiterreifenden Tertiärfollikeln ein erhöhter Östrogenanteil im Vergleich zu dem Androgenanteil gefunden werden. Die unterschiedlichen Steroidkonzentrationen in der Follikelflüssigkeit sind Zeichen der unterschiedlichen Stimulation im Ovar und spiegeln die hormonellen Veränderungen während der Follikelreifung wider.

1.10 Atresie der Follikel

Der Begriff „Follikelatresie" wird benutzt, um drei verschiedene Vorgänge zu beschreiben:

- das Verschwinden der Keimzellen, bevor sie von einem Follikelepithel umgeben sind
- die Degeneration von kleinen Follikeln, die noch nicht mit dem Wachstum begonnen haben
- die Degeneration von Follikeln, die sich bereits entwickelt haben, deren weitere Reifung und Differenzierung jedoch unterbrochen wird

Die Gründe und Mechanismen für diese verschiedenen Arten der Atresie sind unterschiedlich in Abhängigkeit von den drei Entwicklungsphasen.

1.10.1 Atresie der Keimzellen

Eine große Zahl der Keimzellen verschwindet, bevor ihre Oberfläche von Granulosazellen umgeben ist. Viele von ihnen gehen bereits in frühen Stadien der meiotischen Prophase während des embryonalen Lebens verloren. Beim Menschen beträgt die Rate der Keimzellendegeneration etwa 90%. Nur 5% der Keimzellen in den Gonaden überleben bis zur Geburt [6]. Die Gründe für diesen großen Verlust an Keimzellen sind nicht bekannt. Da im menschlichen Embryo die meisten Keimzellen zur Zeit des FSH-Gipfels gefunden werden, ist möglicherweise der Abfall des FSH bei dem Embryo für diesen Verlust an Keimzellen und die Atresie verantwortlich.

1.10.2 Atresie der kleinen Follikel

Nach Beginn der Follikelbildung degenerieren die Eizellen, die nicht von Granulosazellen umgeben sind. Es setzt sich jedoch auch die Degeneration der bereits gebildeten kleinen und nicht wachsenden Follikel fort. Das Verschwinden dieser kleinen Follikel und Eizellen ist vor allen Dingen während der frühen Neonatalperiode erkennbar. Es kommt zur Nekrose der Eizellen und Phagozytose durch die Granulosazellen mit anschließender Ausstoßung dieser kleinen degenerierten Follikel durch die Oberfläche des Ovars [69]. Die Ursache für diese frühe Degeneration der kleinen Follikel ist nicht bekannt.

1.10.3 Atresie der Follikel in der Reifungsphase

Nur wenige Follikel aus der großen Zahl der reifenden kleinen Follikel wachsen bis zur Ovulation, während die meisten degenerieren. Diese Follikelatresie kann in jedem Lebensalter und auch in jeder Phase des ovariellen Zyklus auftreten. Nur 0,1% der heranreifenden Follikel erreichen beim Menschen die volle Reife bis zur Ovulation [19]. Die Inzidenz dieser Follikelatresie ist in jeder Spezies konstant und tritt häufiger in den Anfangsstadien des Follikelwachstums auf, jedoch kann die Follikelreifung auch zu jedem Zeitpunkt unterbrochen werden. Mit den zur Zeit zur Verfügung stehenden Untersuchungsmethoden ist es nicht möglich, nach morphologischen Kriterien zu beurteilen, ob ein Follikel in der Wachstumsphase weiterhin normal heranreifen oder atretisch werden wird.

Die degenerativen Veränderungen während der Atresie können in der Eizelle, in den Granulosazellen oder auch in den Thekazellen beginnen. Bei der Degeneration der Eizelle sind verschiedene Verläufe beschrieben, die abhängig sind von der Follikelreifungsphase, in der es zu dieser Atresie kommt. So können in der Anfangsphase Zellen die Zona pellucida penetrieren und invasiv in die Eizelle wachsen. Die eingedrungenen Granulosazellen können auch die Eizellen verdrängen, so daß als Rest der degenerierten

Eizelle nur noch eine geschrumpfte Zona pellucida erkennbar ist. Auch eine primäre Fragmentierung der Eizelle ist beschrieben.

Bei der Atresie eines Tertiärfollikels können *drei Stadien* unterschieden werden:

Im *Stadium I* kommt es zunächst zum Auftreten von pyknotischen Zellkernen in den Granulosazellen, die direkt der Follikelhöhle anliegen. Diese Degeneration der Granulosazellen kann fortschreiten, es können jedoch an anderen Stellen der Membrana granulosa durchaus noch Proliferationen der Granulosazellen stattfinden. Die Basalmembran des Follikels ist intakt, und Leukozyten sind innerhalb der Membrana granulosa nicht erkennbar.

Im *Stadium II* bei weiter fortschreitender Atresie des Follikels hat die Zahl der pyknotischen Granulosazellen im Vergleich zu den proliferierenden zugenommen. Das Auftreten von Kernfragmenten wird zahlreicher, die Basalmembran des Follikels ist teilweise durchbrochen und die Membrana granulosa durch Leukozyten infiltriert.

Im *Stadium III* der Atresie ist der Follikel zusammengezogen, die Follikelhöhle ist verschwunden, und es sind nur noch wenige Granulosazellen verblieben. Proliferationen sind in der Membrana granulosa nicht mehr erkennbar, die Basalmembran zeigt große Löcher, und es sind zahlreiche Leukozyten vorhanden. Die Thekaschicht ist hypertrophiert. In den Zellen sind Lipidtropfen erkennbar.

Diese drei Phasen der Follikelatresie gehen fließend ineinander über [19].

Der Mechanismus für das Ingangsetzen und die Kontrolle der Atresie von großen Follikeln ist wenig geklärt. Einige auslösende Faktoren, die zum Absterben der Eizelle und zur Umwandlung der umgebenden Granulosazellen in dem Follikel führen, sind bekannt. So kann die Follikelatresie sowohl durch Hormone aus extraovariellen als auch aus intraovariellen Quellen induziert werden. Diese Hormone beeinflussen die Lebensfähigkeit der Zellen, die Rezeptorbildung, die Granulosazellproliferation und die Steroidgenese. Auch Hormone oder Enzyme aus anderen degenerierten Follikeln können das Schicksal von Follikeln der Nachbarschaft entsprechend beeinflussen. Die Rolle der Theca interna für das Ingangsetzen der Follikeldegeneration ist noch nicht geklärt, obwohl von einigen Autoren vermutet wird, daß eine ungenügende Entwicklung der Theka zu einer Follikelatresie führen kann. Als weitere möglicherweise auslösende Ursachen für die Degeneration eines Follikels wird heute der Verlust an Rezeptoren angesehen, da diese für die Bindung der Hormone unbedingt erforderlich sind, und die Weiterentwicklung eines Follikels ohne Hormone nicht stattfinden kann.

Steroide und Proteohormone beeinflussen in unterschiedlicher Weise die Atresie eines großen Follikels. So kann die Atresie durch Androgene und LH verstärkt werden. Dies konnte durch intrafollikuläre Gaben von Testosteron tierexperimentell nachgewiesen und durch die vorzeitige Induktion des präovulatorischen LH-Anstiegs, die zu einer schnellen Regression des Follikels ohne nachfolgende Ovulation führen kann, gezeigt werden [69]. Auch durch Neutralisierung der endogenen Gonadotropine kann eine Degeneration großer Follikel induziert werden, während durch exogene Gonadotropingabe der Zahl der normalerweise degenerierenden Follikel vermindert werden kann. Diese Verhinderung der Atresien in den Follikeln wird vor allen Dingen auf die Vermeidung der Degeneration der Granulosazellen und die Fortsetzung der Proliferation im Bereich der Membrana granulosa zurückgeführt. Lokale Östrogene verstärken diesen Effekt.

Ob ein Follikel atretisch wird oder seine Entwicklung fortsetzt, hängt in erster Linie von dem Gleichgewicht zwischen den Gonadotropinen, den Östrogenen und Androgenen in dem Milieu des Follikels selbst ab.

2 Aufbau und Funktion des männlichen Genitaltraktes

2.1 Embryonale und fetale Entwicklung

Die *Hoden* entwickeln sich an der dorsalen Wandlung der embryonalen Leibeshöhle aus den sog. primitiven Genitalleisten, die in der 5. bis 6. Embryonalwoche aus einer Proliferation des Zölomepithels und des darunterliegenden Mesenchyms hervorgehen. Die *primordialen Keimzellen,* Vorstufen der Spermatogonien und auch der Oogonien, sind bereits in der 4. Embryonalwoche im Dottersackentoderm in der Nähe der Allantois nachweisbar und wandern anschließend mit aktiven Bewegungen an den dorsalen Mesenterien entlang. In der 6. Embryonalwoche erreichen sie die Genitalleisten und werden in die sich dort entwickelnden Keimepithelstränge inkorporiert.

Die *sexuelle Differenzierung* der zunächst indifferenten Gonadenanlage erfolgt beim Menschen in der 7. bis 8. Embryonalwoche. Bei männlich determinierten Embryonen entstehen aus proliferierenden primordialen Keimzellen und dazwischenliegenden, undifferenzierten Vorläufern der Sertoli-Zellen die Testikularstränge, aus denen sich in der weiteren embryonalen Entwicklung die Tubuli seminiferi und das Rete testis bilden. Dieses Stadium der testikulären Differenzierung ist von der Anwesenheit eines Y-Chromosoms abhängig. Das Y-Chromosom trägt das Genom zur Bildung eines spezifischen Proteins, das auf der Zelloberfläche als sog. HY-Antigen nachweisbar ist und die Differenzierung der indifferenten Gonadenanlage zum Testis induziert.

Zwischen der 8. und 10. Embryonalwoche entstehen im Bindegewebe zwischen den Testikularsträngen die fetalen *Leydig-Zwischenzellen*. Die Testosteronsekretion dieser fetalen interstitiellen Zellen bewirkt die Maskulinisierung des paarig angelegten, potentiell bisexuellen Genitaltrakts. Unter Testosteroneinfluß entwickeln sich aus den Wolff-Gängen (mesonephrische Gänge) die Nebenhoden, Samenleiter und Samenbläschen, und aus dem indifferenten äußeren Genitale entstehen Penis und Skrotum. Die Prostata, Urethra und Bulbourethraldrüsen entwickeln sich aus dem Sinus urogenitalis. Beim Fehlen von maskulinisierenden Hormonen bleibt dagegen die Differenzierung der Wolff-Gänge aus. Die Entwicklung der Müller-Gänge (paramesonephrische Gänge) zu Uterus und Eileitern wird in genetisch männlich determinierten Embryonen durch einen in den undifferenzierten Sertoli-Zellen der Testis gebildeten Hemmfaktor, das sog. Anti-Müllerian-Hormon, unterdrückt [57].

Im Verlauf der Embryonalentwicklung deszendieren die Testes von der oberen Lumbalregion bis zur Leistengegend, die im 7. Monat erreicht wird, und gelangen normalerweise bis zum Ende der Schwangerschaft durch den Leistenkanal in das Skrotum. Durch den Deszensus bedingt, bleibt der Hoden zum Teil von einer Fortsetzung des Peritoneums, der Tunica vaginalis testis, umfaßt.

Eine ausführlichere Beschreibung dieser Vorgänge findet sich im Band 1, Kapitel „Geschlechtsspezifische Entwicklung".

2.2 Hoden (Testis)

Beim Erwachsenen liegt der Hoden innerhalb des Skrotums und besitzt eine Größe von ca. 2,5 × 2,5 × 5,0 cm (Abb. 1-30). Das Hodenparenchym ist unmittelbar von einer derben bindegewebigen Kapsel, der Tunica albuginea, umschlossen, die dorsal den Bindegewebskörper des Mediastinum testis bildet. Von der Tunica albuginea ausgehend, unterteilen zahlreiche

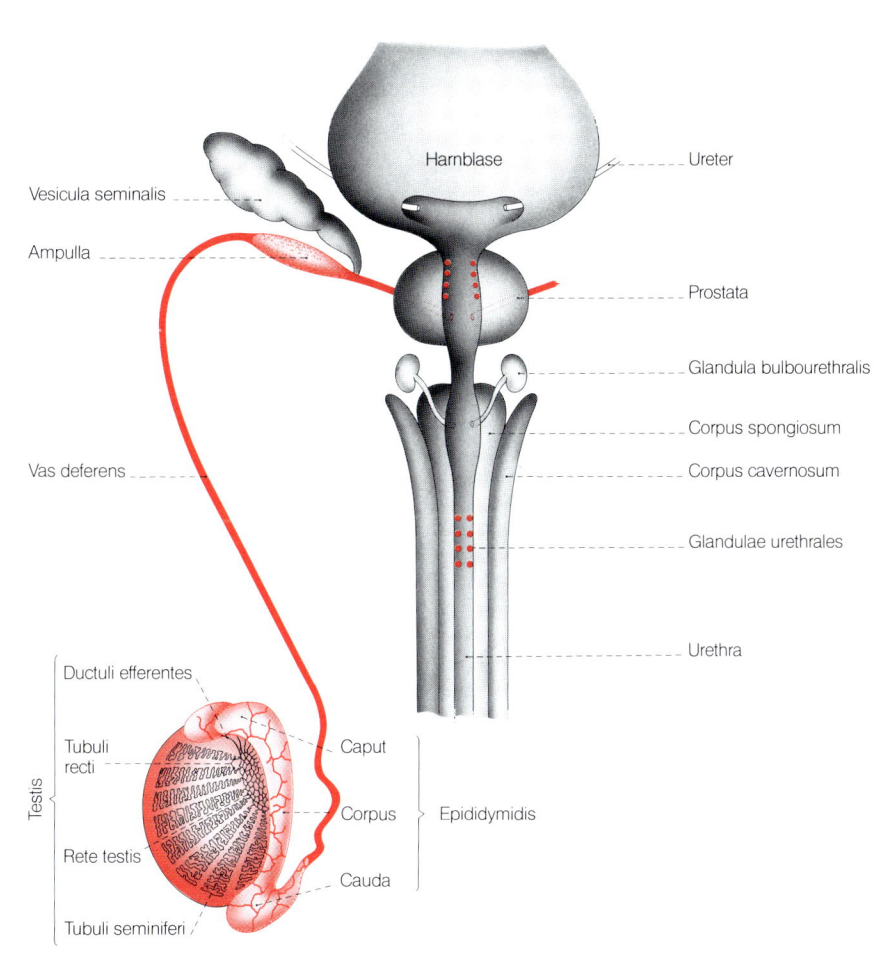

Abb. 1-30   Schematische Darstellung des männlichen Genitaltraktes.

bindegewebige Septen den Hoden in ungefähr 250 Hodenläppchen (Lobuli testis), die wiederum jeweils zwei bis vier stark geknäulte Hodenkanälchen (Tubuli seminiferi) enthalten. Die Hodenkanälchen können eine Länge bis zu 100 cm erreichen und bilden etwa 80 bis 90 % des Hodenvolumens. Die Spermatogenese erfolgt auf der gesamten Länge der Tubuli seminiferi. Nach der Freisetzung der Spermatozoen in das Lumen der Hodenkanälchen werden sie in das Rete testis weitergeleitet. Die feste, bindegewebige Umhüllung des Hodens, durch die ein gleichbleibender Hodeninnendruck erzeugt wird, unterstützt hierbei den Transport der testikulären Sekrete und Spermatozoen. Das Rete testis steht schließlich über mehrere Ductuli efferentes mit dem Nebenhoden in Verbindung, in dem die Spermatozoen zur Erlangung des Befruchtungsvermögens einen weiteren Reifungsprozeß durchlaufen. Die für die Spermatogenese optimale Temperatur liegt unterhalb der Körperinnentemperatur und wird durch verschiedenartige anatomische Strukturen von Skrotum, Testis und deren Gefäßversorgung reguliert.

Das Parenchym des Hodens besteht aus dem Keimepithel der Tubuli seminiferi und aus den im interstitiellen Bindegewebe gelegenen Leydig-Zellen. Im Keimepithel der Tubuli seminiferi finden sich Zellen der Spermatogenese, die verschiedene Reifegrade aufweisen und zwischen Sertoli-Zellen eingebettet sind. Den Sertoli-Zellen kommt eine wichtige Aufgabe bei der Regulation und Koordination der Spermatogenese zu. Die Leydig-Zellen sind demgegenüber durch Synthese verschiedener Steroide, insbesondere von Androgenen, vorrangig an der endokrinen Beeinflussung der Spermatogenese, der Aktivität der akzessorischen Geschlechtsorgane sowie der Entwicklung der sekundären Geschlechtsmerkmale beteiligt. Der Aufbau und die Funktion dieser wichtigen Zellen des Hodenparenchyms werden im folgenden näher dargestellt.

2.2.1 Tubulärer Apparat

2.2.1.1 Spermatogenese

Die Entwicklung von Stammzellen der Spermatogenese, den Spermatogonien, zu Spermatozoen ist ein dynamischer Vorgang von mehrfachen Zellteilungen und komplexen Differenzierungsvorgängen, bei dem

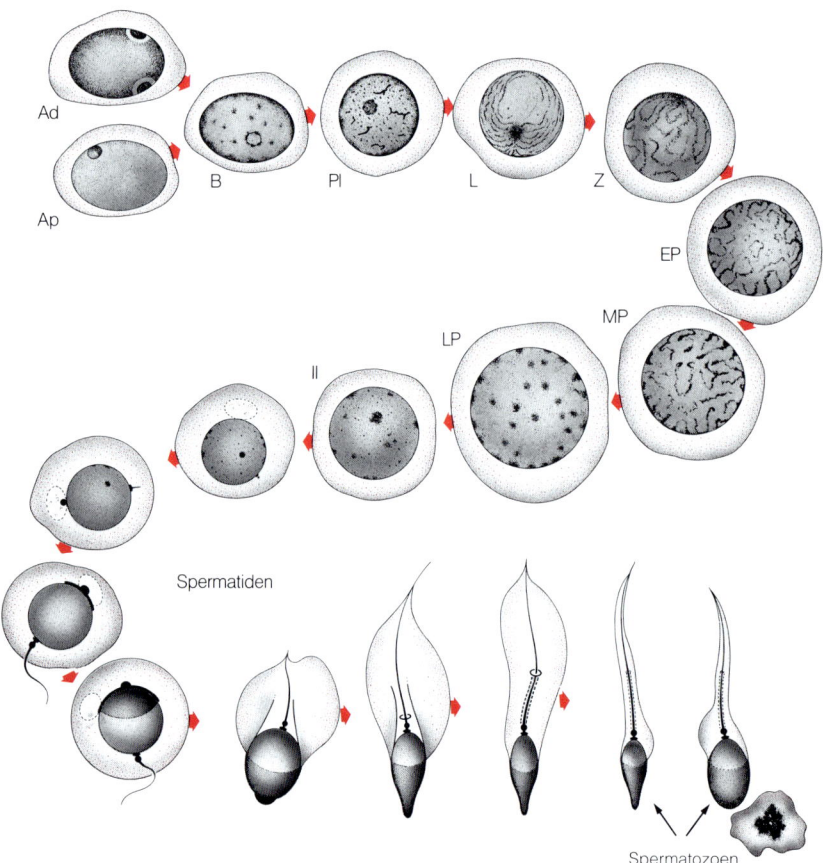

Abb. 1-31 Ablauf der Spermatogenese.

Spermatogonien:
Ad dunkler Typ (A1)
Ap heller Typ (A2)
B B-Spermatogonie
Primäre Spermatozyten:
Pl Präleptotänstadium
L Leptotänstadium
Z Zygotänstadium
EP frühes Pachytänstadium
MP mittleres Pachytänstadium
LP spätes Pachytänstadium
II sekundärer Spermatozyt

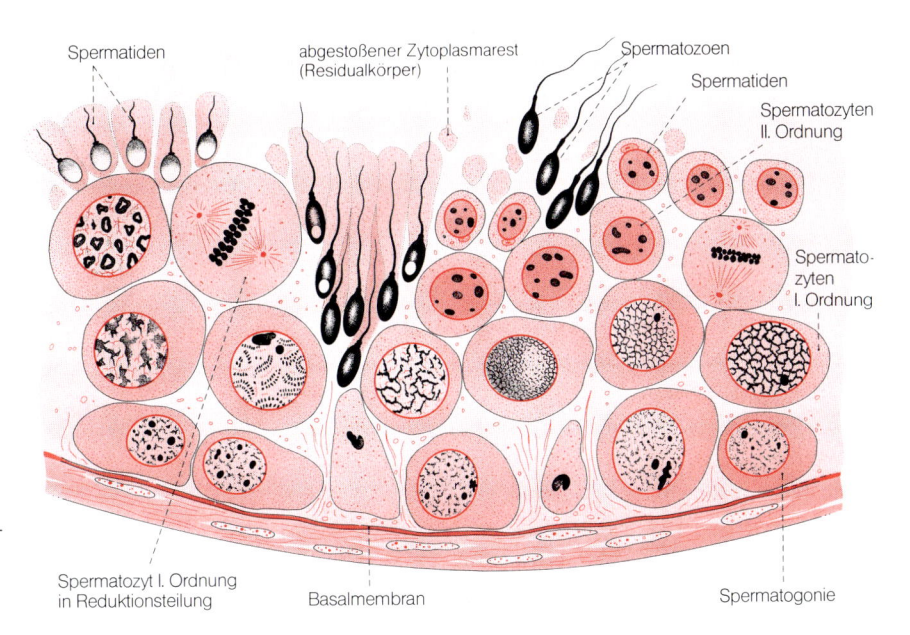

Abb. 1-32 Querschnitt durch einen Tubulus seminiferus mit schematischer Darstellung von Spermatogenesezellen verschiedener Entwicklungsstadien.

drei Phasen unterschieden werden können: Spermatozytogenese, Meiose und Spermiogenese.

Spermatozytogenese

Histologisch lassen sich verschiedene Arten von Spermatogonien unterscheiden, von denen die sog. *dunklen Spermatogonien* (A1, Abb. 1-31) die eigentlichen Stammzellen darstellen. Sie liegen der Basalmembran der Tubuli seminiferi an und besitzen ein stark färbbares, homogenes Chromatin und eine zentrale Kernvakuole. Durch mitotische Teilung gehen aus ihnen die *hellen Spermatogonien* (A2) hervor, die ein fein granuliertes Chromatin und ein oder mehrere Nukleoli enthalten. Ein Teil der Spermatogonien durchläuft anschließend mehrfache mitotische Zellteilungen und differenziert sich über die Typ-B-Spermatogonien zu *primären Spermatozyten*. Andere Spermatogonien entwickeln sich nach ihrer Teilung zunächst nicht weiter und dienen der Erneuerung der Spermatogonien. Durch Proliferation von Spermatogonien können also neue Stammzellen entstehen, die die Stammzellen ersetzen, die sich zu Spermatozyten differenziert haben. Die mitotische Aktivität der Spermatogonien setzt mit Beginn der Pubertät ein, und die Neubildung von Spermatogonien sowie die Produktion von Spermatozoen bleibt meist bis ins hohe Alter erhalten. Dieses steht im deutlichen Gegensatz zur Situation beim weiblichen Geschlecht, in dem eine Neubildung von Oogonien nach Ablauf der Embryonalentwicklung nicht mehr möglich ist.

Mit Fortschreiten der Differenzierungsvorgänge während der Spermatogenese entfernen sich die Keimzellen von der Basalmembran und werden in Richtung auf das Tubuluslumen transportiert (Abb. 1-32). Die B-Spermatogonien, die nur noch teilweise mit der Basalmembran in Kontakt stehen, teilen sich jeweils zu zwei primären Spermatozyten. Diese primären Spermatozyten, die noch den vollständigen diploiden Chromosomensatz von 44 Autosomen und zwei Geschlechtschromosomen tragen, zeigen einen dunkleren und stärker granulierten Zellkern als die B-Spermatogonien. In Vorbereitung auf die nachfolgende Meiose erfolgt in den primären Spermatozyten durch aktive DNS-Synthese die Replikation der Chromosomen in zwei Chromatiden. Dieses der meiotischen Prophase vorausgehende Stadium wird auch als *Präleptotän* bezeichnet.

Meiose

Wie bei der Oogenese, so erfolgt auch bei der Spermatogenese die Reduktion der Chromosomenzahl während der Meiose durch zwei aufeinanderfolgende Zellteilungen nach nur einmaliger Duplikation der Chromosomen. Auf diese Weise entstehen aus einem diploiden primären Spermatozyten zwei haploide *sekundäre Spermatozyten* und schließlich vier haploide Spermatiden.

Zu Beginn der ersten meiotischen Teilung, die einer Reduktionsteilung entspricht, treten die präleptotänen Spermatozyten in das Prophasestadium ein und durchlaufen die Phasen des *Leptotän, Zygotän, Pachytän, Diplotän* und der *Diakinese* (siehe auch Abb. 1-3). Hierbei kommt es zur Annäherung der homologen Chromosomenpaare, zur Längsspaltung der Chromosomen in zwei Chromatiden und durch das Crossing-over zum Genomaustausch zwischen homologen väterlichen und mütterlichen Chromatidabschnitten. In der anschließenden Metaphase, Anaphase und Telophase der ersten meiotischen Teilung werden die väterlichen und mütterlichen Chromosomen in zufälliger Zuordnung auf die neu entstehenden sekundären Spermatozyten verteilt. Während der sich unmittelbar anschließenden zweiten meiotischen Teilung, die wie die mitotische Kernteilung einer Äquationsteilung entspricht, werden schließlich die beiden Schwesterchromatiden jedes Chromosoms voneinander getrennt, so daß aus jeder sekundären Spermatozyte zwei Spermatiden entstehen. Im Verlauf der Meiose bewegen sich die primären Spermatozyten in Richtung auf das Tubuluslumen und nehmen gleichzeitig an Größe zu. Nach Abschluß der zweiten meiotischen Teilung entstehen aus einer primären Spermatozyte insgesamt vier haploide Spermatiden, wobei durch die Aufteilung der Geschlechtschromosomen im Verlauf der ersten meiotischen Teilung je zwei Spermatiden ein X- bzw. Y-Chromosom tragen.

Spermatogenese

Im Anschluß an die Entstehung von Spermatiden laufen keine weiteren Zellteilungsvorgänge ab. Die Differenzierung von Spermatiden zu den hochspezialisierten Strukturen der Spermatozoen wird ermöglicht durch eine Folge morphologischer Veränderungen, bei der verschiedene Stadien unterschieden werden können [55]:

– Das Kernchromatin verdichtet sich und bildet feste Komplexe mit nukleären Proteinen, während sich der Kern abflacht und in die Peripherie verlagert.
– Eine Vielzahl kleiner lysosomähnlicher Vesikel (proakrosomale Granula) vereinigen sich und formen ein großes Vesikel, das sich dem in der Nähe der Spermatidmembran gelegenen Pols des Nukleus auflagert und zum Akrosom entwickelt.
– Die Zentriolen wandern zum entgegengesetzten hinteren Pol des Nukleus. Vom distalen Zentriol ausgehend, bildet sich schrittweise der Komplex von Axialfilamenten und fibrillären Strukturen des Spermatozoonschwanzes.
– Das Zytoplasmavolumen reduziert sich, und aus der Peripherie des Zytoplasmas wandern Mitochondrien in die Nähe der Geisel und umhüllen schließlich die sich neubildenden äußeren Fibrillen des Spermatozoonschwanzes im Bereich des Mittelstückes.
– Kurz vor der Freisetzung des Spermatozoons in das Lumen der Tubuli seminiferi, der sog. Spermiation, wird das überflüssige Zytoplasma der Spermatiden durch die enganliegenden Sertoli-Zellen von den Spermatiden abgestreift und als Residualkörper ausgeschieden.

Die Dauer der Spermatogenese, d. h., die für die Differenzierung einer Spermatogonie zum Spermatozoon benötigte Zeit, beträgt etwa 74 Tage. An bestimmten Stellen der Tubuli seminiferi beginnen große Gruppen ruhender Spermatogonien gemeinsam in die Spermatogenese einzutreten, und die verschiedenen Stadien der Spermatogenese werden gleichzeitig durchlaufen. Auf diese Weise differenzieren sich größere Gruppen oder Generationen von Keimzellen synchron zu Spermatozoen. Beim Menschen wird etwa alle 16 Tage ein neuer Zyklus der Spermatogenese durch mitotische Teilung der basalständigen Spermatogonien begonnen.

2.2.1.2 Sertoli-Zellen

Die Sertoli-Zellen sitzen der Basalmembran der Tubuli seminiferi unmittelbar auf und erstrecken sich bis in das Tubuluslumen. Von ihren weit verzweigten Zytoplasmaausläufern werden alle Spermatogenesezellen umfaßt. Durch die lumenwärts gerichtete Bewegung der Keimzellpopulation während der Spermatogenese besitzen die Sertoli-Zellen eine unregelmäßige, wechselhafte Form. Benachbarte Sertoli-Zellen stehen über spezielle Zellverbindungen miteinander in engem Kontakt. Durch diese engen Zellverbindungen wird das Keimepithel in zwei getrennte Kompartimente geteilt (Blut-Testes-Schranke). Das eine (basale) Kompartiment enthält die Spermatogonien und die präleptotänen Spermatozyten, während oberhalb der Sertoli-Zell-Verbindungen im sog. adluminalen Kompartiment die Spermatozyten und Spermatiden gefunden werden. Obwohl die engen Sertoli-Zell-Verbindungen für den Durchtritt der Spermatogenesezellen zeitweilig durchlässig sein müssen, ist ein direkter Stoffaustausch zwischen dem basalen und dem adluminalen Kompartiment im allgemeinen nicht möglich, sondern kann nur indirekt und wahrscheinlich kontrolliert über die Sertoli-Zellen erfolgen.

Die physiologische Bedeutung der Sertoli-Zellen ist noch nicht vollständig geklärt. Sie scheinen aber in erster Linie die Regulation und Koordination der Spermatogenese zu beeinflussen. Aufgrund ihrer anatomischen Anordnung dienen die Sertoli-Zellen als mechanische Stützzellen für die Zellen der Spermatogenese und gewährleisten durch ihre metabolische und sekretorische Aktivität ein biochemisch günstiges Milieu für die Differenzierung der Keimzellen.

Im Zytoplasma der Sertoli-Zellen finden sich in großem Umfang Golgi-Apparate, endoplasmatisches Retikulum und Mikrosomen, die auf eine ausgeprägte Stoffwechselaktivität der Sertoli-Zellen schließen lassen. Die metabolische Aktivität der Sertoli-Zellen steht größtenteils unter Kontrolle von FSH und Androgenen. Ein spezifisches Sekretionsprodukt der Sertoli-Zellen ist das *androgenbindende Protein*, das in das Tubuluslumen abgegeben wird und damit dort die lokale Androgenkonzentration erhöht. Obwohl die Sertoli-Zellen wahrscheinlich zu keiner größeren Neusynthese von Steroiden befähigt sind, können sie Androgenvorstufen wie Pregnenolon oder Progesteron zu Androgenen und Östrogenen auf- bzw. abbauen [96]. Ein weiteres spezifisches Sekretionsprodukt der Sertoli-Zellen ist der sog. *Sertoli-cell-Faktor* bzw. das *Inhibin*, eine Substanz, die spezifisch die FSH-Sekretion der Hypophyse unterdrückt, ohne die LH-Synthese zu beeinflussen (siehe auch Abb. 1-34).

Neben der sekretorischen Funktion besitzen die Sertoli-Zellen eine ausgeprägte Phagozytoseaktivität. Degenerierte Keimzellen und die bei der Freisetzung der Spermatozoen in das Tubuluslumen (Spermiation) entstandenen Residualkörper werden auf diese Weise aus dem Keimepithel entfernt.

2.2.2 Interstitielles Gewebe – Leydig-Zellen

Die Leydig-Zellen stellen das eigentliche endokrine Organ des Hodens dar und finden sich im interstitiellen Gewebe zwischen den Tubuli seminiferi meist in Form epithelartiger Zellkomplexe in der Nähe von Kapillaren. Die wichtigste Funktion der Leydig-Zellen besteht in der Produktion von Androgenen, die für die funktionelle Aktivität des männlichen Genitaltraktes und die Ausprägung der männlichen Geschlechtsmerkmale verantwortlich sind.

Die Bildung von Testosteron steht unter Kontrolle von LH, für das die Leydig-Zellen einen spezifischen Rezeptor besitzen. Die Bindung von LH an diese spezifischen Rezeptoren führt zur Aktivierung eines „Second-Messenger", der Adenylcyclase. Anschließend folgt die Bildung von intrazellulärem, zyklischem AMP (cAMP) und eine daraus resultierende Veränderung des Zellmetabolismus, die zur Bildung von Testosteron führt. Das cAMP bewirkt hierbei die Aktivierung der Proteinkinase, die für die Phosphorylierung bestimmter Proteine verantwortlich ist. Die phosphorylierten Proteine, die unter der Einwirkung des LH beobachtet werden können, bewirken wahrscheinlich eine Zunahme von freiem Cholesterin und dessen Konversion zu Pregnenolon. Cholesterin wird größtenteils in den Leydig-Zellen selbst aus Acetat

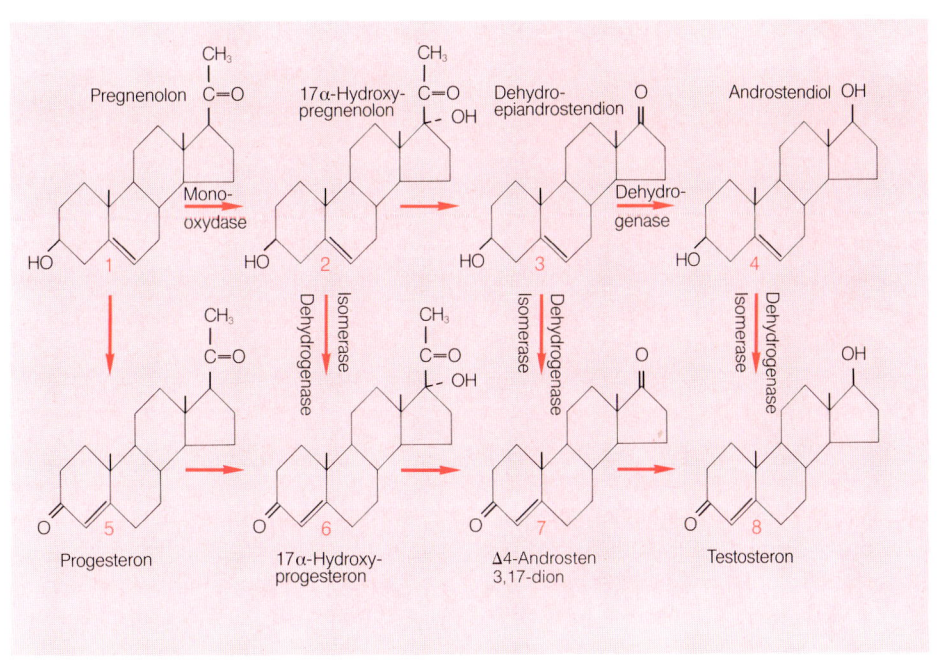

Abb. 1-33 Biosynthesewege des Testosterons in den Leydig-Zellen.

gebildet, da es nur in geringem Umfang aus der Blutbahn aufgenommen werden kann. Für die Biosynthese des Testosterons, ausgehend vom Pregnenolon, stehen hauptsächlich zwei Synthesewege zur Verfügung (Abb. 1-33):

– der Δ4-Syntheseweg über Progesteron, 17α-Hydroxyprogesteron und Androstendion
– der Δ5-Syntheseweg über 17α-Hydroxypregnenolon, Dehydroepiandrosteron und Androstendiol

Die individuelle Bedeutung dieser beiden Synthesewege für die Steroidbiosynthese ist noch nicht hinlänglich geklärt. Ein Übergang zwischen den beiden Synthesewegen erscheint auf jeder Stufe möglich.

Die Testosteronproduktion der Leydig-Zellen ist erheblich und beträgt beim Erwachsenen pro Tag etwa 6 bis 8 mg. Der Blutplasmaspiegel liegt beim geschlechtsreifen Mann zwischen 4 und 10 ng/ml. Die Testosteronkonzentration zeigt tageszeitliche Schwankungen mit Höchstwerten am Morgen und niedrigen Werten am Abend. Testosteron ist im Serum größtenteils an Proteine gebunden, und nur etwa 0,2 bis 3% finden sich in ungebundener, biologisch aktiver Form. Ein spezifisches sexualhormonbindendes Globulin (SHBG) zeigt, im Gegensatz zu Albumin, eine hohe Spezifität bei geringer Kapazität für die Bindung von Androgenen [102].

In den Testes wird ungefähr 30 bis 50% der Serumöstrogene gebildet, der Großteil der Östrogene entsteht jedoch durch Aromatisierung von Testosteron in peripherem Gewebe. An der testikulären Östrogenproduktion scheinen sowohl die Leydig-Zellen als auch die Sertoli-Zellen beteiligt zu sein.

2.2.3 Endokrine Kontrolle der Spermatogenese

Die beiden physiologisch bedeutsamen Funktionen des Hodens, Spermatogenese und Steroidproduktion, werden hauptsächlich durch das *follikelstimulierende Hormon* (FSH) und das *luteinisierende Hormon* (LH) reguliert. Die Sekretion der hypophysären Gonadotropine ist seinerseits abhängig vom *Gonadotropin-Releasing-Hormone* (GnRH), ein im Hypothalamus gebildetes Dekapeptid, das über das neurovaskuläre Pfortadersystem die Adenohypophyse erreicht [20]. Durch Verbindung von Hypothalamus und Neokortex können auch exogene Stimuli wie visuelle, olfaktorische oder auditive Signale die Sekretion von GnRH beeinflussen. Eine vereinfachte schematische Darstellung der hormonellen Regulationsmechanismen des Hypothalamus-Hypophyse-Testes-Systems findet sich in Abbildung 1-34.

Im Verlauf der Pubertät ist eine ausreichende Serumkonzentration von FSH für die Induktion der Spermatogenese erforderlich. Im Gegensatz zu einigen Tierspezies ist aber auch zum Erhalt der Spermatogenese während der Geschlechtsreife die Wirkung von FSH neben der des LH notwendig. Während der Kindheit besteht eine erhöhte Rückkopplungssensibilität der hypothalamischen GnRH-Sekretion gegenüber den Sexualsteroiden und dadurch bedingt eine niedrige Gonadotropinkonzentration im Serum. Erst im Verlauf der Pubertät kommt es durch Verminderung dieser Rückkopplungssensibilität zur Erhöhung der Gonadotropinsekretion [41]. Bei Knaben erhöht sich zu Beginn der Pubertät die LH-Konzentration schneller als die von FSH. Die LH-Sekretion, die zunächst nur während des Schlafes erfolgt, stimuliert zunehmend die Androgensynthese in den Testes. Eine normale pulsatile Freisetzung beider Gonadotropine wird erst am Ende der Pubertät erreicht. In der Geschlechtsreife liegt beim Mann die Serumkonzentration für LH bei 1 bis 4 ng/ml und für FHS bei 1 bis 5 ng/ml.

Durch *Wirkung der Gonadotropine* bzw. der Androgene wird während der Pubertät die Entwicklung der primären und sekundären Geschlechtsmerkmale gefördert. Unter FSH-Einfluß läßt sich eine Verlängerung der Tubuli seminiferi und eine Vergrößerung des Hodenvolumens beobachten. Ein vorrangiger Angriffspunkt für das FSH und auch für die in den Leydig-Zellen gebildeten Androgene stellen die Sertoli-Zellen des Keimepithels dar [86]. Einige tierexperimentelle Untersuchungen deuten darauf hin, daß auch eine direkte Wirkung von FSH und Androgenen auf Zellen der Spermatogenese möglich ist. So ließen sich Androgenrezeptoren und eine Androgenbindung an Spermatiden sowie eine Bindung von FSH an Spermatogonien nachweisen [105]. Eine weitere Wirkung des FSH besteht wahrscheinlich in der Induktion von LH-Rezeptoren an den Leydig-Zellen.

Einige molekulare Aspekte der hormonellen Regulation, die vorrangig auf experimentellen Untersuchungen an der Ratte beruhen, sind in Abbildung 1-35 dargelegt. FSH bindet sich an einen spezifischen Rezeptor der Sertoli-Zell-Membran. Danach folgt:
– Aktivierung der Adenylcyclase
– Bildung von cAMP
– Aktivierung von Proteinkinase
– Steigerung der DNS-abhängigen nukleären RNS-Synthese
– Synthese von Proteinen

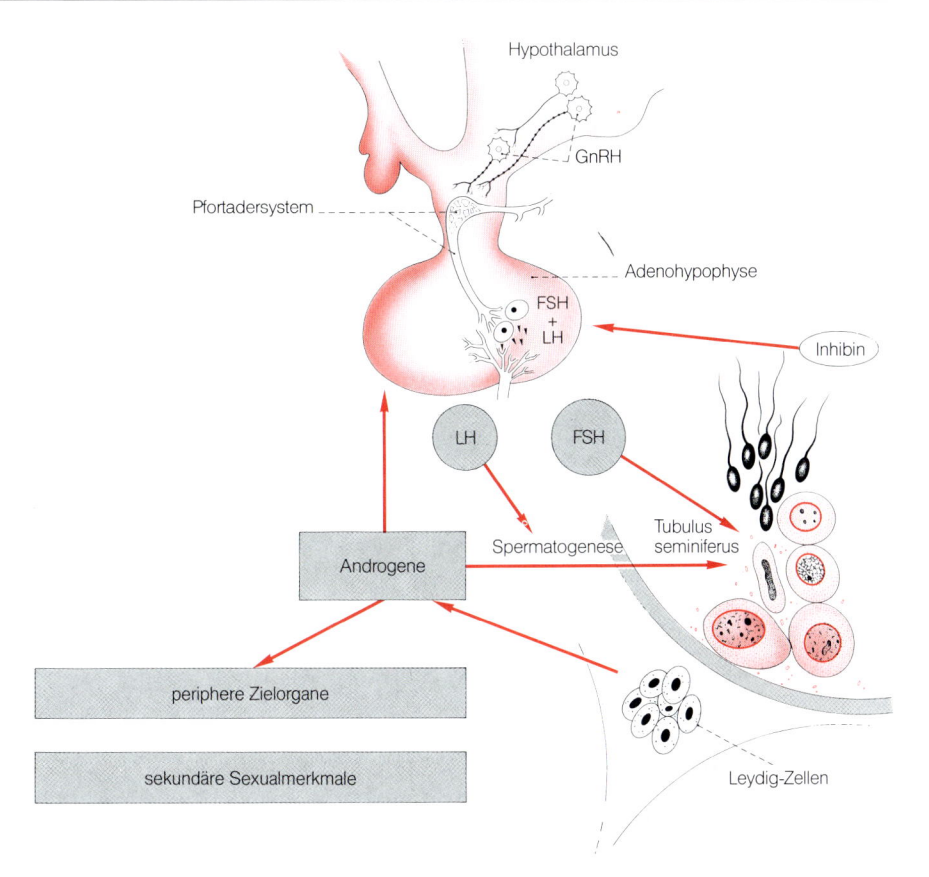

Abb. 1-34 Endokrine Regulationsmechanismen des männlichen Reproduktionstrakts.
GnRH aus dem Hypothalamus erreicht über das Pfortadersystem die Adenohypophyse. FSH und LH stimulieren die Zellen der Spermatogenese und die Leydig-Zellen. Androgene und auch Östrogene der Gonaden bewirken eine negative Rückkopplung auf die neuroendokrine Funktion von Hypothalamus und Hypophyse.

Ein spezifisches Protein, das in den Sertoli-Zellen gebildet wird, ist das erstmals an der Ratte entdeckte *androgenbindende Protein* (ABP), das auch beim Menschen vorzukommen scheint und dem sexualhormonbindenden Globulin (SHBG) ähnelt. Das ABP zeigt eine große Affinität für Testosteron und Dehydrotestosteron und bewirkt eine Zunahme der intrazellulären Androgenkonzentration. Es wird schließlich in das Tubuluslumen abgegeben, wo hohe Konzentrationen von Testosteron möglicherweise für die Aktivität androgenabhängiger Zellen des Nebenhodens, aber auch der Zellen der Spermatogenese im Keimepithel erforderlich sind. Die Bildung von ABP wird sowohl durch FSH als auch durch Testosteron und 5α-Dehydrotestosteron stimuliert [63]. Dem allgemeinen Wirkungsmechanismus der Steroidhormone entsprechend, können Androgene in den Sertoli-Zellen zunächst an spezifische zytoplasmatische Rezeptoren gebunden werden und nach Transport in den Nukleus die Bildung bestimmter Proteine induzieren, die für die Funktion der Sertoli-Zellen und die Spermatogenese von Bedeutung sind (z. B. das ABP).

Zahlreiche Untersuchungen zeigen, daß die Sertoli-Zellen in Abhängigkeit vom Zyklus der Spermatogenese erhebliche *morphologische und metabolische Veränderungen* durchlaufen [79]. So werden die Sertoli-Zellen beeinflußt von dem Ausmaß der FSH-Bindung, der maximalen Konzentration von Testosteron und ABP sowie der Zusammensetzung der Sekretionsprodukte in Abhängigkeit vom Zyklus der Spermatogenese [79]. Die Sertoli-Zellen erzeugen auf diese Weise, wahrscheinlich durch die Blut-Testes-Schranke unterstützt, ein kontrolliertes, optimales Milieu für die Entwicklung der verschiedenen Keimzellarten. In ihrer Zusammensetzung unterscheiden sich die Sekrete der Tubuli seminiferi erheblich vom Serum und enthalten an spezifischen Substanzen z. B. einen meiosinduzierenden Faktor und eine dem GnRH ähnliche Substanz, die wahrscheinlich eine intrazelluläre Kommu-

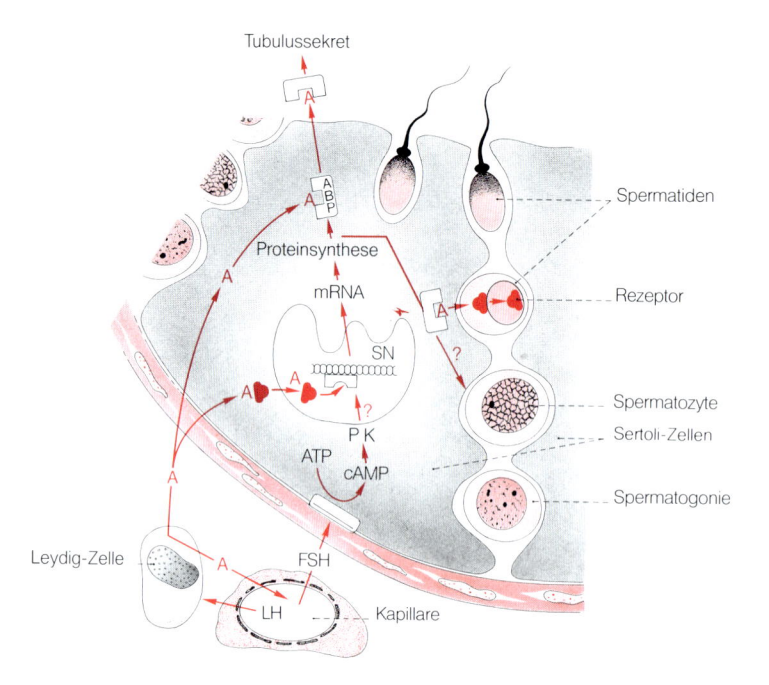

Abb. 1-35 Molekulare Mechanismen der hormonellen Kontrolle der Spermatogenese.
SN Nukleus der Sertoli-Zelle
PK cAMP-abhängige Phosphokinase
A   Androgen
FSH Follikel-stimulierendes Hormon
LH Luteinisierendes Hormon
ABP Androgen-bindendes Hormon.

nikation zwischen Leydig-Zellen und Sertoli-Zellen ermöglicht.

Ein weiteres spezifisches Sekretionsprodukt der Sertoli-Zellen ist das *Inhibin* (s. Abschnitt 2.2.1.2 und Abb. 1-34). Es handelt sich wahrscheinlich um ein Protein, das spezifisch die hypophysäre FSH-Sekretion hemmt und außerdem die GnRH-Produktion am Hypothalamus beeinflussen soll [35]. Die physiologische Bedeutung des Inhibins für die Hemmung der FSH-Freisetzung ist noch nicht eindeutig geklärt, denn hauptsächlich scheinen Östrogene und Androgene die negative Rückkopplung auf die hypophysäre Sekretion von FSH und auch von LH zu bewirken.

2.3 Nebenhoden und akzessorische Geschlechtsorgane

2.3.1 Nebenhoden (Epididymis)

Nach Freisetzung in das Lumen der Tubuli seminiferi besitzen testikuläre Spermatozoen noch nicht die Fähigkeit, Eizellen zu fertilisieren. Nach dem Transport durch das Rete testis und die Ductuli efferentes erreichen die Spermatozoen den Nebenhoden, in dem eine Vielzahl biochemischer und bei einigen Spezies auch struktureller Veränderungen an den Spermatozoen ablaufen. Diese posttestikulären Reifungsvorgänge umfassen insbesondere molekulare Veränderungen der Plasmamembran und des Spermatozoenmetabolismus und führen außerdem zur Ausbildung des Bewegungsvermögens. Das Nebenhodenepithel bzw. die Sekrete unterstützen diese Reifungsvorgänge aktiv. Die normale Struktur und Funktion des Nebenhodens ist auf die Anwesenheit von Androgenen angewiesen. So geht das Fertilisierungsvermögen epididymaler Spermien nach Entzug von Androgenen z.B. durch Kastration schnell verloren, kann jedoch durch Androgenzufuhr wieder erreicht werden. Androgene erreichen den Nebenhoden über den Blutstrom und über die Testessekrete, die eine hohe Konzentration von Androgenen, meist an das androgenbindende Protein (ABP) gebunden, enthalten.

Der Nebenhoden besteht aus einem vielfach geknäuelten Kanal von etwa 4 bis 5 m Länge, der dem Hoden unmittelbar aufliegt. Morphologisch lassen sich drei Abschnitte des Nebenhodens unterscheiden: Kaput, Korpus und Kauda. Das Befruchtungsvermögen erlangen die Spermatozoen nach Erreichen des distalen Abschnitts, der Cauda epididymis, in der die Spermatozoen auch bis zur Ejakulation gelagert werden können. Eine ausgeprägte sekretorische und resorptive Aktivität des Nebenhodenepithels, bei dem histologisch acht verschiedene Regionen unterschieden werden können, sind für die besondere Zusammensetzung des Nebenhodensekrets verantwortlich [108]. Während der Nebenhodenpassage kommt es zu einer ca. 20fachen Konzentration der Spermatozoen. Das Nebenhodensekret besitzt einen sauren pH, zeigt einen hohen Kalium-/Natrium-Quotienten und enthält auffällig hohe Konzentrationen von Carnitin und Glycerylphosphorylcholin, deren biochemische Bedeutung für den Befruchtungsvorgang noch nicht vollständig geklärt sind.

Obwohl an menschlichen Spermatozoen morphologische Veränderungen während der Nebenhodenpassage nicht beobachtet wurden, scheint eine strukturelle Stabilisierung insbesondere des Nukleus zu erfolgen. Die Veränderungen an der Plasmamembran betreffen u. a. die Zunahme der Elektronegativität, die Abnahme des Gehalts von Cholesterin und Phospholipiden sowie die Bindung und Entfernung verschiedener Proteine [108].

Bestimmte Glykoproteine scheinen für die Ausbildung des Befruchtungsvermögens der Spermatozoen im Nebenhoden von Bedeutung zu sein [73]. So die für die Kapazitation und akrosomale Reaktion wichtigen Coating-Proteins; das Forward-motility-Protein, das die Ausbildung des Bewegungsvermögens der Spermatozoen fördert, und Glykoproteine, die an der Sperma-Eizell-Bindung beteiligt sind. Alle sind wahrscheinlich epidydymalen Ursprungs. Im spezifischen Milieu der Nebenhodensekrete sind Spermatozoen wahrscheinlich unbeweglich. Sie entwickeln aber während der Nebenhodenpassage alle Fähigkeiten zur aktiven Vorwärtsbeweglichkeit. Durch Veränderungen des Milieus, z. B. nach Vermischung mit den Sekreten der akzessorischen Geschlechtsdrüsen während der Ejakulation, wird die Eigenbeweglichkeit aktiviert.

Von der Vielzahl der Bestandteile des Nebenhoden- und Hodensekrets konnten bisher nur relativ wenige biochemisch charakterisiert und ihnen eine physiologische Funktion zugeordnet werden. Zahlreiche dieser Substanzen sind aber wahrscheinlich an der Stabilisierung des Genoms, an der Spermametabolismus und -motilität, an der Kapazitation und akrosomalen Reaktion sowie an der Sperma-Eizell-Interaktion und der Pronukleusbildung beteiligt [10, 25, 107].

2.3.2 Akzessorische Geschlechtsorgane

Die Funktion der akzessorischen männlichen Geschlechtsorgane (Samenblase, Prostata und Bulbourethraldrüsen) besteht unter anderem darin, ein optimales Milieu für die Spermatozoen während des Aufenthaltes im männlichen und zum Teil auch im weiblichen Reproduktionstrakt zu gewährleisten, indem den Spermatozoen bestimmte protektive und nutritive Substrate bereitgestellt werden. Die Sekrete von Prostata und Samenblasen dienen als Vehikel für die Spermatozoen und sind an der Koagulation und Liquefikation des Ejakulats beteiligt. Der Ductus deferens ist am Transport und an der Lagerung von Spermatozoen beteiligt.

Alle Sekrete der akzessorischen Geschlechtsdrüsen weisen eine spezifische Zusammensetzung auf, die sich zum Teil erheblich von der anderer Körperflüssigkeiten, wie z. B. des Serums, unterscheidet. Wie die Nebenhoden sind auch die akzessorischen Geschlechtsorgane für eine ungestörte Funktion auf ausreichend hohe Androgenkonzentrationen angewiesen. Im folgenden sind lediglich einige besondere Sekretionsprodukte der verschiedenen akzessorischen Geschlechtsdrüsen aufgeführt. Eine detaillierte Zusammensetzung der einzelnen Bestandteile findet sich in Arbeiten von Mann [66] und Zaneveld [108].

Samenblase (Glandula vesiculosa)

Die Samenblasen liegen neben den Ampullen der Samenleiter am Boden der Harnblase. Sie bestehen aus einem vielfach aufgeknäuelten muskulären Schlauch, der von einem Zylinderepithel mit großer Sekretionsaktivität ausgekleidet ist. Sie leiten sich embryologisch von den mesonephrischen Gängen ab. Die Samenblasen stellen nicht, wie früher fälschlicherweise angenommen, einen Samenspeicher dar. Sie bilden ein visköses, alkalisches Sekret, das etwa 50% des Ejakulatvolumens ausmacht und mit seiner hohen Pufferkapazität wahrscheinlich an der Alkalisierung des vaginalen Milieus im Anschluß an die Ejakulation beteiligt ist. Ein charakteristisches Sekretionsprodukt der Samenblase ist die Fruktose, die zugleich eine der wichtigsten Energiequellen für Spermatozoen darstellt. Weiterhin finden sich im Sekret der Samenblase eine hohe Kaliumkonzentration sowie große Mengen von Proteinen, z. B. Albumin, verschiedene Immunglobuline und Lactoferrin, das möglicherweise ein Spermatozoon-coating-Protein darstellt. Das Sekret der Samenblase enthält außerdem eine Vielzahl verschiedener Prostaglandine, die möglicherweise durch Induktion muskulärer Kontraktionen des weiblichen Genitaltraktes nach der Ejakulation die Spermatozoenaszension fördern.

Prostata

Die Prostata ist ein etwa kastaniengroßes, drüsiges Organ, das der Harnblase direkt anliegt und die Harnröhre umfaßt. Der Drüsenkörper besteht aus 30 bis 50 tubulo-alveolären Einzeldrüsen, zwischen denen

Muskelfasern angeordnet sind, die während der Ejakulation die Kontraktion der Prostata bewirken.

Das Prostatasekret bildet ungefähr 30 % des Ejakulatvolumens. Das Sekret reagiert sauer (pH 6,4) und zeigt eine auffällig hohe Zinkkonzentration, die das 50fache der Serumkonzentration ausmacht. Die physiologische Bedeutung des Zinks wird im Zusammenhang mit der antibakteriellen Wirkung des Prostatasekrets gesehen. Weiterhin finden sich im Prostatasekret sehr hohe Konzentrationen an Zitronensäure. Zitronensäure soll direkt oder indirekt an der Koagulation des Ejakulats beteiligt sein. Eine weitere Besonderheit des Prostatasekrets ist der hohe Gehalt an saurer Phosphatase, deren physiologische Bedeutung im Ejakulat unbekannt ist.

Bulbourethraldrüsen (Cowper-Drüsen) und Urethraldrüsen (Littré-Drüsen)

Über die Sekrete der Bulbourethral- und Urethraldrüsen ist relativ wenig bekannt. Sie produzieren bei sexueller Erregung ein klares, alkalisches Sekret, das reich an Mukopolysacchariden ist und als Gleitmittel und zur Vorbereitung der Urethra auf den nachfolgenden Spermatransport dienen soll.

2.4 Spermatozoentransport durch den männlichen Genitaltrakt

Nach ihrer Bildung in den Tubuli seminiferi werden die Spermatozoen insbesondere durch den Fluß des Testessekrets, das in relativ großer Menge insbesondere von den Sertoli-Zellen gebildet wird, in den Nebenhoden transportiert [87]. Die feste Umhüllung des Hodens durch die Tunica albuginea gewährleistet hierbei einen konstanten Hodeninnendruck, der den Sekretabfluß unterstützt. Zusätzlich sind muskuläre Kontraktionen der Hodenkanälchen sowie das zilientragende Epithel der Ductuli efferentes am Transport in den Nebenhoden beteiligt.

Der Ductus epididymis, dessen Epithel zum Teil mit Kinozilien besetzt ist, verengt sich zunehmend vom Caput bis zum Übergang auf die Cauda epididymis, während gleichzeitig die Stärke der muskulären Umhüllung zunimmt. Das Lumen in der Cauda epididymis selbst ist stark erweitert und bildet zusammen mit dem proximalen Anteil des Ductus deferens den Samenspeicher. Der Transport durch den Nebenhoden, bei dem die Spermatozoen zur Erreichung der Befruchtungsfähigkeit weitere Reifungsvorgänge durchlaufen, erfolgt innerhalb von 10 bis 14 Tagen.

Auch der weitere Spermatozoentransport durch den Ductus deferens und die Urethra bis zur Ejakulation erfolgt ausschließlich passiv durch Sekretfluß, Zilienaktivität des Epithels und durch muskuläre Kontraktionen des Gangsystems. Eine aktive Spermatozoen-Eigenbeweglichkeit wird erst nach der Ejakulation induziert. Die Länge dieses Gangsystems beträgt etwa 5 bis 6 m, wobei der Nebenhoden eine Länge von 4 bis 5 m aufweist. Die Länge der Tubuli seminiferi beträgt etwa 35 bis 60 cm und die des Ductus deferens 30 bis 40 cm. Bei Männern mit regelmäßiger sexueller Aktivität erfolgt der Spermatransport von den Testes bis zur Ejakulation innerhalb von 8 bis 17 Tagen.

Während der Ejakulation wird das Sperma zusammen mit den Sekreten der akzessorischen Geschlechtsdrüsen durch kraftvolle Kontraktionen der Cauda epididymis und des Ductus deferens aus dem Genitaltrakt herausgeschleudert. Der Vorgang der Ejakulation erfolgt in einer spezifischen Sequenz. Bereits vor der eigentlichen Ejakulation wird in der Exzitationsphase das Sekret der Bulbourethral- und Urethraldrüsen in die Urethra abgegeben. Bei der Emission wird dann durch Kontraktionen des Ductus deferens ein Sog auf die Cauda epididymis erzeugt und der Inhalt bis in den hinteren Harnröhrenanteil transportiert, in den anschließend auch die Sekrete von Prostata und Samenblase entleert werden. Durch reflektorisch ausgelöste Kontraktionen der Mm. bulbospongiosus und ischiocavernosus wird schließlich der Samen während der eigentlichen Ejakulation aus der Harnröhre ausgetrieben. Durch diesen geordneten Ablauf bedingt, finden sich in der ersten Ejakulatfraktion hauptsächlich Spermatozoen und Prostatasekret und im darauffolgenden Anteil insbesondere das Sekret der Samenblase.

Nicht alle Spermatozoen, die im Hoden produziert werden, gelangen schließlich zur Ejakulation, denn zum Teil werden degenerierte oder avitale Spermatozoen vom Epithel des Nebenhodens aufgenommen. Außerdem erfolgt, z. B. bei sexueller Abstinenz, durch von der Ejakulation unabhängige Kontraktionen des Nebenhodengangs ein Abtransport von Spermatozoen.

2.5 Das Ejakulat

Das menschliche Ejakulat ist keine homogene Körperflüssigkeit, sondern besteht aus den Sekreten von Hoden, Nebenhoden und den akzessorischen Geschlechtsdrüsen. Der Anteil von Spermatozoen im Ejakulat macht ungefähr 5 % aus.

2.5.1 Spermatozoen

Struktur

Spermatozoen sind hochspezialisierte, bewegliche Zellen, deren strukturelle Organisation und biochemische Zusammensetzung die Penetration der verschiedenen Schichten der Eizelle und die Fusion mit der Eizellmembran ermöglichen und auf diese Weise das paternale, chromosomale Material in die Eizelle einbringen.

Die Morphologie von Spermatozoen zeigt erhebliche speziesspezifische Unterschiede. Grundsätzlich kann jedoch ein Kopf von einem Schwanz unterschieden werden. Der Kopf enthält das chromosomale Material und das sog. Akrosom, das für die Eizellpenetration während des Fertilisationsprozesses von Bedeutung ist. Der Schwanz besteht aus fibrillären Strukturen und Mitochondrien, die für die Motilität und den Stoffwechsel der Zelle verantwortlich sind. Die wichtigsten Strukturen des Spermiums sind in Abbildung 1-36 dargestellt.

Kopf

Das humane Spermatozoon hat eine Länge von ungefähr 50 µm, der Kopf besitzt die Gestalt eines abgeflachten Ellipsoids und ist etwa 5 µm lang, 3,5 µm breit und 2 µm dick. Etwa 65% des Spermatozoonkopfes bestehen aus dem Nukleus, in dem das genetische Material in stark kondensierter Form vorliegt. Zum Teil finden sich in dem homogenen Chromatin kleinere Vakuolen, deren Funktion unbekannt ist. Der Nukleus wird von einer zweischichtigen Membran eng umhüllt. Im vorderen Anteil des Kopfes liegen diese Kernmembranen eng aneinander, während sie im hinteren Anteil auseinanderweichen und Poren bilden. Zwischen diesen Bereichen kommt es zur Fusion der Plasmamembran des Spermatozoons mit der Kernmembran und damit zu einer intrazellulären Trennung zwischen Kopf und Schwanz. Die Kernmembran verläuft anschließend weiter nach distal und umfaßt im Bereich des Halses das proximale Zentriol.

Akrosom

Das Akrosom ist eine sackartige Struktur, die während der Spermiogenese aus Anteilen des Golgi-Apparats hervorgeht und im vorderen Anteil des Spermatozoonkopfes dem Nukleus eng aufliegt. Die sog. innere akrosomale Membran steht in direktem Kontakt mit der Kernmembran, während die äußere akrosomale Membran der Plasmamembran zugewandt ist. Der

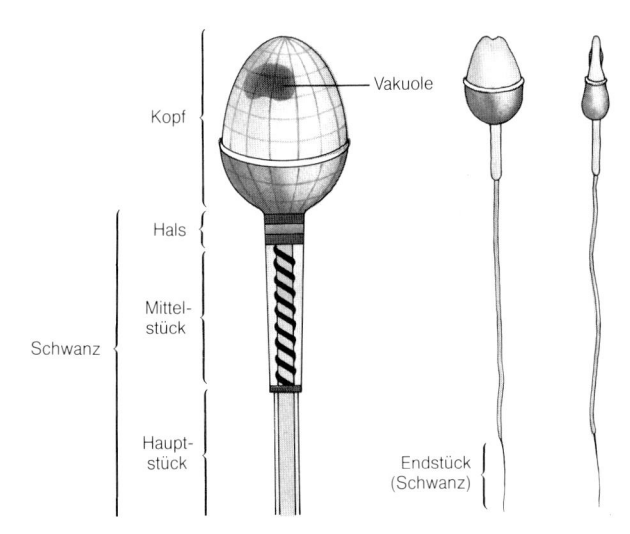

Abb. 1-36 Schematische Darstellung eines Spermatozoons.

Inhalt des Akrosoms, die Matrix, enthält eine Vielzahl unterschiedlicher Enzyme, die für die Penetration des Spermiums in die Eizelle von Bedeutung zu sein scheinen.

Schwanz

Der Spermatozoonschwanz läßt sich in vier Abschnitte einteilen: Hals, Mittelstück, Hauptstück, Endstück.

Der *Hals* ist eine etwa 2 µm lange, morphologisch komplex aufgebaute Struktur unmittelbar unterhalb des Kopfes. Er enthält das proximale Zentriol und verbindet durch spezifische anatomische Strukturen die Fasern des Schwanzes mit der an der Unterfläche des Nukleus gelegenen Basalmembran.

Der Achsenfaden des Schwanzes ist mit seinen fibrillären Strukturen ähnlich aufgebaut wie andere Zilien oder Geißeln. Er besteht aus einem zentralen und neun peripheren Mikrotubulipaaren. Die peripheren Mikrotubulipaare stehen mit den zentralen (radial link) und mit den ihnen benachbarten Paaren (nexin link) in Verbindung. Durch Ausbildung zusätzlicher reversibler Verbindungen zwischen den peripheren Fasern über sog. Dyneinarme kann es zum Verschieben der Fasern gegeneinander kommen und auf diese Weise eine Bewegung des Schwanzes erzeugt werden.

Im Bereich des *Mittelstücks* sind die peripheren Mikrotubulipaare noch von den äußeren Begleitfasern umgeben, die wahrscheinlich nicht direkt dem kontraktilen Apparat angehören, sondern den Spermatozoonschwanz stabilisieren. Das Mittelstück ist etwa 5 µm lang und ist spiralförmig von einer Vielzahl Mitochondrien umgeben. Wie in anderen Zellen, so stellen auch in Spermatozoen die Mitochondrien einen Großteil der chemischen Energie bereit.

Bis auf den Bereich des *Endstücks* ist der gesamte Achsenfaden des Schwanzes von fibrillären Strukturen umhüllt *(Hauptstück)*. Im Endstück verlieren sich auch die peripheren Mikrotubulipaare, und nur das zentrale Paar persistiert.

Biochemie und Motilität

Nukleus: Der Nukleus von Spermatozoen enthält DNS ($93,12 \times 10^{-12}$g), RNS und basische Nukleoproteine [14]. Die Nukleoproteine, sog. Protamine, unterscheiden sich von den Histonen somatischer Zellen und sind wahrscheinlich durch Bildung zahlreicher Disulfidbindungen mit der DNS für die extreme Kondensation und ungewöhnliche Form des Spermatozoonkopfes verantwortlich. Neben ihrer stabilisierenden Wirkung hemmen die Nukleoproteine wohl auch die DNS-Aktivität, bis die Spermatozoen in die Eizelle eingedrungen sind und der Nukleus dispergiert ist.

Plasmamembran: Eine Vielzahl von Vorgängen während des Fertilisationsprozesses beruhen auf molekularen Veränderungen und Fusionen von Membranen, wie Kapazitation, akrosomale Reaktion und Sperma-Eizell-Bindung und -Fusion. Bereits während der Spermatogenese und Spermatozoenreifung im Nebenhoden [10] sowie nach Kontakt mit den Sekreten der akzessorischen Geschlechtsdrüsen kommt es zu erheblichen molekularen Veränderungen an der Plasmamembran [107]. Ein normaler Aufbau der Plasmamembran ist daher für eine erfolgreiche Befruchtung von vorrangiger Bedeutung.

Die Plasmamembran von Spermatozoen ist negativ geladen und enthält eine Vielzahl verschiedener Glykoproteine, die zum Teil aus dem Samenplasma stammen und sich der Membran aufgelagert haben *(coating proteins)*. Menschliche Spermatozoen enthalten hohe Konzentrationen von Phospholipiden, insbesondere Phosphatidylcholin und Sphingomyelin sowie ungesättigte, phospholipidgebundene Fettsäuren. Weiterhin finden sich reichlich Cholesterin, Palmitinsäure und Glykolipide. Durch Untersuchungen mit spezifischen Antikörpern, Lektinen und anderen Markersubstanzen konnten erhebliche regionale und auch speziesspezifische Unterschiede in Auftreten und Verteilung dieser Substanzen der Spermatozoonmembran nachgewiesen werden [61]. Die verschiedenartige Funktion der Membranbestandteile könnte die lokalen Unterschiede erklären; so ist z.B. der vordere Anteil des Akrosoms an der akrosomalen Reaktion beteiligt, während an der äquatorialen Region bzw. der postakrosomalen Reaktion die Gametenfusion beginnt.

Akrosom: Biochemische Untersuchungen zeigen, daß das Akrosom von der Struktur her einem Lysosom ähnelt. Es enthält eine Vielzahl von Enzymen, wie Hyaluronidase, verschiedene Proteinasen, Esterasen, Neuraminidase, saure Phosphatase, Phospholipase, Arylsulfatase, Beta-Glukuronidase und Kollagenasen [14]. Obwohl einige dieser Enzyme wahrscheinlich in oder auf der akrosomalen Membran lokalisiert sind, finden sich auch eine Vielzahl verschiedener Enzyme unmittelbar in der Matrix des Akrosoms. Bestimmte Enzyme des Akrosoms scheinen für die Penetration des Spermatozoons durch die verschiedenen Schichten der Eizelle von Bedeutung zu sein. So wird z.B. Hyaluronidase für die Penetration des Cumulus oophorus und Akrosin für die Penetration der Zona pellucida verantwortlich gemacht.

Hyaluronidase konnte insbesondere in der Matrix der akrosomalen Kappe und zum Teil auch in der inneren akrosomalen Membran nachgewiesen werden [75]. Akrosin dagegen scheint hauptsächlich an der inneren akrosomalen Membran lokalisiert zu sein [75]. Akrosomale Enzyme sollen auch an der Induktion der akrosomalen Reaktion, an der Bindung des Spermatozoons an die Eizelle, an der Penetration der vitellinen Membran und an der Dekondensation des Spermatozoonkopfes innerhalb des Eizellzytoplasmas beteiligt sein (siehe Abschnitt 2.8). Das *Corona-penetrating-Enzym*, wahrscheinlich eine Esterase, kann an Kanincheneizellen die Corona radiata dispergieren [109]. Ein hochmolekularer Bestandteil des Samenplasmas, der Dekapazitationsfaktor, befindet sich auf der Spermatozoonmembran und kann die Aktivität des Corona-penetrating-Enzyms inhibieren.

Trotz der Bedeutung des Spermatozoonkopfes für den Befruchtungsvorgang ist über die biochemische Bedeutung eines Großteils der akrosomalen Enzyme zur Zeit nur wenig bekannt.

Motilität und Metabolismus

Die Fähigkeit zur Vorwärtsbeweglichkeit erlangen Spermatozoen erst während der posttestikulären Reifungsphase im ca. 5 m langen, gewundenen Nebenhodenkanal. Die Epithelzellen des Nebenhodenkopfes sezernieren eine Reihe spezifischer Sekretionsprodukte in das Lumen (z.B. L-Carnitin, Glycerophosphorocholin, α-Glukosidase). Die Muskelbewegung des Nebenhodens bewirkt eine Durchmischung mit den zunächst noch unbeweglichen Spermatozoen. Einige dieser Sekretionsprodukte werden in die Spermatozoonmembran eingebaut und erfüllen wichtige Funktionen im Hinblick auf die Spermatozoenmotilität und die Fähigkeit, an die Eizelle zu binden.

Die durchschnittliche Geschwindigkeit menschlicher Spermatozoen in unverdünnter Samenflüssigkeit liegt bei 30 bis 70 μm/s. Im allgemeinen sieht man in der ersten Ejakulatfraktion einen höheren Prozentsatz sowie eine höhere Geschwindigkeit beweglicher Spermatozoen im Vergleich zu den weiteren Ejakulatfraktionen.

Die Bewegung des Spermatozoonschwanzes wird durch die kontraktile Aktivität der Mikrotubulipaare erzeugt. Hierbei kommt es nicht zu einer wirklichen Verkürzung der Tubuli, sondern zu einer Verschiebung der Mikrotubulipaare gegeneinander, ähnlich der Wirkung von Aktin und Myosin bei Muskelzellen. Die Verschiebung der Filamente ist hierbei von einer spezifischen ATPase (Dynein) abhängig, die durch Magnesium bzw. Kalzium aktiviert werden kann. In Anwesenheit von ATP können über die Dyneinarme reversible Verbindungen zwischen benachbarten, in der Peripherie gelegenen Mikrotubulipaaren ausgebildet werden, die dann zur Verschiebung der Filamente gegeneinander führen [82].

Die für die Spermatozoenmotilität notwendige Produktion von ATP erfolgt durch metabolische Prozesse im Zytoplasma und in den Mitochondrien des Mittelstücks durch Glykolyse und oxidative Phosphorylierung. Die Motilität steht damit in direkter Abhängigkeit vom Spermatozoenmetabolismus. Unter anaeroben Bedingungen erfolgt die Bildung von ATP in den Spermatozoen ausschließlich durch Glykolyse (Fruktolyse), während unter aeroben Bedingungen sowohl die Glykolyse als auch die oxidative Phosphorylierung zur ATP-Produktion beitragen. Während des aeroben Metabolismus erfolgt eine Sauerstoffaufnahme (Respiration) und die Aktivierung des in den Mitochondrien gelegenen Zytochromoxydasesystems. Während der Glykolyse werden Glukose bzw. Fruktose zu Milchsäure abgebaut. Unter aeroben Bedingungen nimmt normalerweise das Ausmaß der Glykolyse ab, und Milchsäure wird weiter zu Kohlendioxid und Wasser abgebaut. Obwohl die oxidative Phosphorylierung in bezug auf die Produktion von ATP effektiver ist als die Glykolyse, zeigen menschliche Spermatozoen nur einen geringen Sauerstoffverbrauch, und der größte Teil des ATP wird durch Glykolyse erzeugt. Die Hauptmetaboliten für Spermatozoen sind Fruktose, die in sehr hohen Konzentrationen im Samenplasma enthalten ist, und Glukose, die in allen Sekreten des weiblichen Genitaltrakts nachgewiesen werden kann.

Unter aeroben Bedingungen können Spermatozoen neben Glukose, Fruktose und Milchsäure eine Vielzahl weiterer exogener und auch endogener Substrate verstoffwechseln. Spermatozoen enthalten u. a. Enzyme zur Metabolisierung von Brenztraubensäure, Phospholipiden, Carnitin und verschiedenen Aminosäuren [66, 82].

Das Ausmaß des Spermatozoenmetabolismus ist abhängig von der intrazellulären Konzentration verschiedener Nukleotide (ATP, ADP, AMP, cAMP). Absinkende ATP-Konzentrationen führen hierbei zur Aktivierung von Enzymen der Glykolyse, wie z. B. Hexokinase und Phosphofruktokinase. Koffein, Theophyllin und andere Phosphodiesteraseinhibitoren, die den Abbau von cAMP zu AMP verhindern und dadurch die intrazelluläre Konzentration von cAMP erhöhen, führen zu einer Aktivierung des Spermatozoenmetabolismus und der -motilität [37]. Der Wirkungsmechanismus des cAMP könnte direkt am Bewegungsapparat des Spermatozoons ansetzen oder entsprechend der typischen cAMP-Wirkung über Phosphorylierung von Proteinen erfolgen, die ihrerseits auf zur Zeit noch unbekannte Weise die Motilität beeinflussen [82]. Eine Steigerung der Spermatozoenmotilität ließ sich auch durch Kallikrein, Acetylcholin und Taurin erzielen [8].

2.5.2 Samenplasma

Das normale Ejakulat besitzt ein Volumen von 2 bis 6 ml und enthält 20 bis 250 Mio. Spermatozoen/ml, die nur etwa 5% des Gesamtvolumens ausmachen. Die Sekrete der akzessorischen Geschlechtsdrüsen werden in einer charakteristischen Sequenz ejakuliert:

- Bulbourethral- und Urethralsekret (etwa 0,1 ml)
- Prostatasekret (etwa 0,5 ml) und ein Großteil der Spermatozoen
- die Sekrete der Samenblase (etwa 2,5–3,0 ml)

Die menschliche Samenflüssigkeit *koaguliert* unmittelbar nach der Ejakulation und verflüssigt sich innerhalb von 5 bis 20 Minuten. Das Koagel besteht aus einem feinen Netzwerk von Fibrillen. Ein Großteil der Spermatozoen wird in dem Koagel fest eingeschlossen und bleibt bis zur Verflüssigung unbeweglich. Die Proteinkomponente der Fibrillen stammt insbesondere aus der Samenblase. Bei der Verflüssigung des Koagels, an der vor allem proteolytische Enzyme des Prostatasekrets, u. a. das Seminin, beteiligt sind, kommt es zur Aufspaltung der langen Fibrillen in kleine Fragmente. Die genauen biochemischen Vorgänge und die physiologische Bedeutung der Koagulation und der anschließenden Verflüssigung des Ejakulats sind noch nicht vollständig geklärt. Störungen der Verflüssigung sollen nach Untersuchungen verschiedener Autoren zu einer Einschränkung der Fertilität führen.

Obwohl bisher mehr als hundert verschiedene Substanzen im menschlichen Samenplasma nachgewiesen wurden, ließ sich für den größten Teil dieser samenplasmatischen Bestandteile eine biologische Bedeutung für den Befruchtungsvorgang nicht beweisen. Einige charakteristische Substanzen des Samenplasmas sind in Tabelle 1-3 dargestellt. Einige dieser Substanzen sind charakteristische Sekretionsprodukte bestimmter akzessorischer Geschlechtsorgane und werden klinisch zur Beurteilung der Sekretionsaktivität benutzt, z.B. saure Phosphatase, Zitronensäure und Zink für die Prostataaktivität, Fruktose für die Aktivität der Samenblase und Carnitin sowie Glycerylphosphorylcholin für die Nebenhodenaktivität.

Durch den Kontakt mit dem Samenplasma kommt es im Anschluß an die Ejakulation an den Spermatozoen zu ausgeprägten molekularen Veränderungen der Plasmamembran und des Spermatozoenmetabolismus [107]. Immunologische Untersuchungen zeigen, daß sich verschiedene samenplasmatische Bestandteile an die Spermatozoonoberfläche binden. Diese Substanzen werden daher auch als Sperm-coating-Antigens bezeichnet. Sie sind zum Teil relativ fest an die Oberfläche gebunden und können nicht durch einfaches Waschen von den Spermatozoen entfernt werden. Zu den samenplasmatischen Bestandteilen, die sich den Spermatozoen auflagern, gehören auch bestimmte Proteinaseinhibitoren und der sog. Dekapazitationsfaktor, ein hochmolekulares Glykoprotein [85]. Diese Substanzen stabilisieren wahrscheinlich die Spermatozoonmembran bzw. bestimmte Enzymsysteme und verhindern auf diese Weise, daß die Fähigkeit der Spermatozoen, mit Eizellen zu fusionieren, nicht frühzeitig erreicht wird. Erst während des Kapazitationsprozesses innerhalb des weiblichen Genitaltrakts kommt es zur kontrollierten Inaktivierung oder Entfernung dieser samenplasmatischen Bestandteile von der Spermatozoonoberfläche (siehe Abschnitt 3.2).

Einige weitere Funktionen des Samenplasmas bestehen wahrscheinlich in der Bereitstellung von Fruktose

Tabelle 1-3 Zusammenstellung einiger samenplasmatischer Bestandteile (nach Herrmann [50])

Natrium	117	mmol/l
Kalium	23	mmol/l
Calcium	6	mmol/l
Zink	3	mmol/l
Harnstoff	720	mg/l
Phosphorylcholin	3	g/l
Glycerylphosphorylcholin	660	mg/l
Carnitin	50	mg/l
Spermin	600	mg/l
Harnsäure	60	mg/l
cAMP	7	mg/l
Gesamteiweiß	40–60	g/l
Albumin	700	mg/l
Transferrin	70	mg/l
IgG	50	mg/l
IgA	30	mg/l
Lactoferrin	1,8	g/l
Fruktose	5–35	mmol/l
Glukose	0–6	mmol/l
Milchsäure	2–6	mmol/l
Brenztraubensäure	1–5	mmol/l
Zitronensäure	18–35	mmol/l
Phospholipide	2	g/l
Cholesterin	1	g/l
PGE_1	25	mg/l
PGE_2	23	mg/l
$19\text{-}OH\text{-}PGE_1$	100	mg/l
$19\text{-}OH\text{-}PGE_2$	100	mg/l

für den Spermatozoenmetabolismus, der Alkalisierung des sauren Scheidenmilieus und der Unterstützung des Spermatozoentransports durch „spasmogene" Substanzen, möglicherweise Prostaglandine, die den weiblichen Genitaltrakt zu Kontraktionen anregen.

Der Kontakt mit den Sekreten der akzessorischen Geschlechtsdrüsen ist keine absolute Notwendigkeit für das Erreichen des Befruchtungsvermögens. In einer Vielzahl von Tierspezies können mit epididymalen Spermatozoen unter In-vivo- und In-vitro-Bedingungen Befruchtungen erzielt werden [88]. Verschiedene Untersuchungen deuten aber darauf hin, daß die Samenflüssigkeit Substanzen enthält, die die Überlebensfähigkeit, Motilität und Befruchtungsvermögen von Spermatozoen im weiblichen Genitaltrakt begünstigen [73, 101]. Die Inkubation von Spermatozoen in Samenplasma für mehr als 30 bis 60 Minuten führt dagegen zur Abnahme von Motilität und Befruchtungsfähigkeit menschlicher Spermatozoen [11].

3 Spermatozoentransport durch den weiblichen Genitaltrakt

Bei der Wanderung der Spermatozoen durch den weiblichen Genitaltrakt zum ampullären Teil der Tube – zu dem Ort der Befruchtung – stehen zwei Prinzipien in Konkurrenz:

- durch physiologische Veränderungen die bestmöglichen Voraussetzungen zu schaffen, damit die Samenzelle die Eizelle sicher erreicht
- den Weg in die Bauchhöhle für jeden Fremdkörper und jeden entzündungsauslösenden Erreger möglichst zu erschweren

Die Erfüllung beider Bedingungen hat zu einem differenzierten System geführt, welches es gestattet, sowohl die Erhaltung der Art zu gewährleisten, als auch dem Aufsteigen von Entzündungen entgegenzuwirken.

Abbildung 1-37 gibt einen Überblick über die Spermatozoenpassage durch den weiblichen Genitaltrakt.

3.1 Aufenthalt in der Vagina

Mit der Ejakulation werden im Normalfall 3 bis 4 ml einer differenziert zusammengesetzten Flüssigkeit mit durchschnittlich 125×10^6 Spermatozoen in der Vagina deponiert. Diese gelangen in ein von Temperatur und pH-Wert ungünstiges Milieu. Der pH-Wert der Vagina schwankt zwischen 3,5 und 5,5. Eine eindeutige Abhängigkeit des pH vom menstruellen Zyklus konnte nicht beobachtet werden. Durch die Pufferkapazität des mit in die Vagina eingebrachten Samenplasmas kommt es postkoital über ca. 50 Minuten zu einer ausreichenden Alkalisierung im Scheidengewölbe. Nur dadurch dürfte es möglich sein, daß Spermatozoen über 2 bis 2,5 Stunden in der Scheide motil bleiben. Ob neben dem sauren Milieu noch andere Bestandteile des Vaginalsekrets zur Immobilisierung der Spermatozoen beitragen können, ist bis heute nicht geklärt. Die Proteinzusammensetzung des vaginalen Sekrets zeigt keine wesentliche Abweichung im Vergleich zum zervikalen Mukus.

Innerhalb der ersten Minute nach Deponierung des Ejakulats in der Vagina tritt eine Koagulation des Samenplasmas ein, und innerhalb der nächsten 5 bis 15 Minuten kommt es wieder zur Verflüssigung. Das Koagulum besteht aus einem Netzwerk von Fibrillen, die einen derart schmalen Zwischenraum aufweisen,

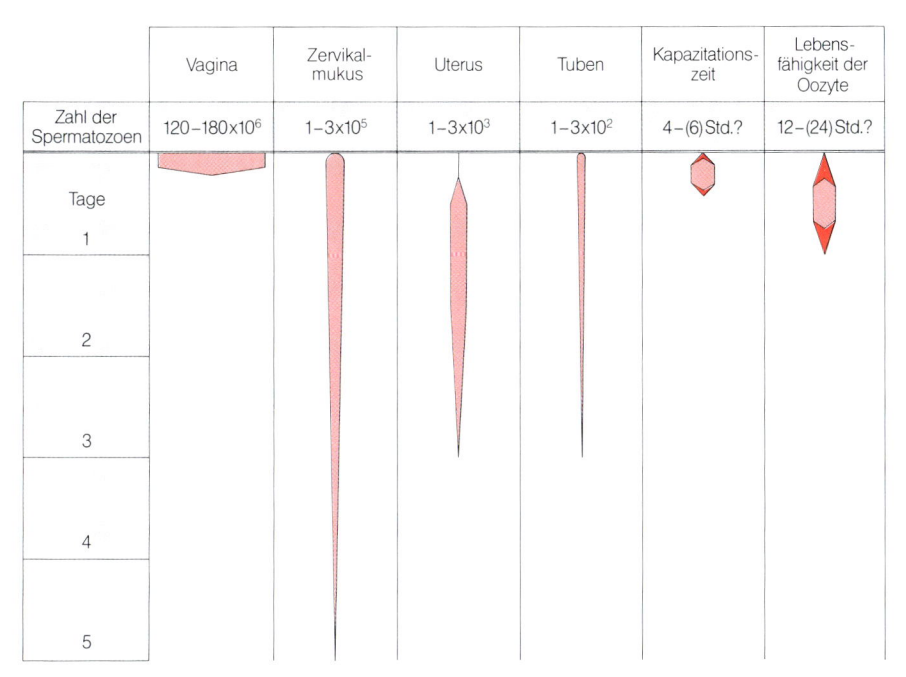

	Vagina	Zervikalmukus	Uterus	Tuben	Kapazitationszeit	Lebensfähigkeit der Oozyte
Zahl der Spermatozoen	120–180×10⁶	1–3×10⁵	1–3×10³	1–3×10²	4–(6) Std.?	12–(24) Std.?
Tage 1						
2						
3						
4						
5						

Abb. 1-37 Überblick über die Spermatozoenpassage durch den weiblichen Genitaltrakt; deutliche Abnahme der Spermatozoenzahl von der Vagina bis zur Tube.

daß im Stadium der Koagulation eine Bewegung der Spermatozoen unmöglich ist. Bei der Verflüssigung, die enzymatisch gesteuert wird, werden die fibrösen Stränge umorganisiert, und es bildet sich ein kugeliges Material, das die Spermatozoen entläßt. Bemerkenswerterweise ist die Koagulation bei den drei verschiedenen Portionen eines Split-Ejakulats unterschiedlich. Während die erste Portion, die den wesentlichen Anteil der Spermatozoen enthält, flüssig bleibt, koaguliert die zweite und in noch stärkerem Maße die dritte Portion vollständig. Das Phänomen der Koagulation und Lysis tritt beim Menschen sowohl in vivo als auch in vitro auf und ist in seiner Bedeutung nicht klar. Störungen der Verflüssigung soll jedoch nach Untersuchungen verschiedener Autoren zu eingeschränkter Fertilität oder zur Infertilität führen.

3.1.1 Passage des Zervikalkanals

Die Bildung des Koagulums in der Vagina verhindert nicht ein schnelles Eindringen der Spermatozoen in den Zervikalmukus. Wahrscheinlich kommt hierbei die unterschiedliche Koagulationsbereitschaft der einzelnen Ejakulatportionen zum Tragen. Innerhalb von 90 bis 180 Sekunden kommt es zum Eindringen der Spermatozoen in den Zervikalmukus. Dabei tritt eine Oberflächenvergrößerung der in die Vagina hineinreichenden Mukusoberfläche durch die Ausbildung von fingerartigen Einstülpungen auf (siehe Abb. 1-39). Ein Bahnungsspermatozoon an der Spitze der Einstülpung überwindet den ersten Widerstand, danach folgen ungehindert die anderen. Es ist anzunehmen, daß Enzyme des Samenplasmas und der Spermatozoenoberfläche den Eintritt der Spermatozoen in den Zervikalmukus fördern [72]. So konnte eine Penetrationsverbesserung der Spermatozoen durch Vorbehandlung des zervikalen Mukus mit gereinigter Protease aus menschlichem Samenplasma und durch gereinigtes Akrosin erreicht werden. Auch Bestandteile des Kininsystems verbessern das Eindringen der Spermatozoen in den Mukus.

Sobald die Spermatozoen in den zervikalen Mukus eingetreten sind, bewegen sie sich unter optimalen Bedingungen mit einer Geschwindigkeit von ca. 30 bis 40 µm/s. Mit dem Eintritt in den Zervixschleim gelangen die Spermatozoen in den spindelförmig gestalteten Zervikalkanal, der zur Vagina hin durch den äußeren und zum Uterus hin durch den inneren Muttermund grenzt und mit zervikalem Mukus gefüllt ist. Dieser Abschnitt auf dem Weg der Spermatozoen zum Befruchtungsort erfüllt eine Reihe von wichtigen Funktionen:

– Passageorgan für den schnellen Spermatozoentransport
– Spermareservoir mit kontinuierlicher Spermatozoenabgabe
– Versorgung der Spermatozoen mit Energiequellen
– Schutz der Spermatozoen vor Phagozytose
– Filterorgan für pathologische Spermatozoenformen und Barriere für Fremdstoffe
– möglicherweise Kapazitationsvorgänge der Spermatozoen

Beim Spermatozoentransport durch die Zervix und durch den übrigen Genitaltrakt muß, wie bei manchen Tierarten, zwischen einer *schnellen* und *langsamen Phase* unterschieden werden. Während der Eintritt der Spermatozoen in den zervikalen Mukus im wesentlichen von der Motilität der Spermatozoen und enzymatischen Vorgängen abzuhängen scheint, weist die Beobachtung, daß Spermatozoen schon kurz nach der Ejakulation im ampullären Teil der Tube auftauchen [98], auf einen passiven Spermatozoentransport durch den weiblichen Genitaltrakt in der raschen Phase hin (Abb. 1-37). Diese Transportbeschleunigung dürfte durch Kontraktionen und Motilitätsänderungen des Uterus und der Tuben bei und nach der Kohabitation bedingt sein. Verursacht werden derartige Kontraktionen und Motilitätsänderungen durch eine Oxytocinausschüttung und durch die Wirkung der im Samenplasma enthaltenen Prostaglandine. Die Art der prostaglandinbedingten Motilitätsänderung ist von der Dosis und der Art der Prostaglandine abhängig. Daß die zuerst im ampullären Teil der Tube auftauchenden Spermatozoen allerdings für die Fertilisation von Bedeutung sind, erscheint unwahrscheinlich, da die Spermatozoen eine gewisse Zeit der Reifung im weiblichen Genitaltrakt benötigen, um ihre Fertilisationsfähigkeit zu erlangen (siehe Abschnitt 3.2). Wahrscheinlich dient die rasche Phase des Spermatozoentransports der Besiedlung der Reservoirs und damit einem schnellen Entzug der Spermatozoen aus dem schädigenden Vaginalmilieu.

In der langsamen Phase des Spermatozoentransports kommt es zu einer kontinuierlichen Abgabe von Spermatozoen aus den besiedelten Reservoirs der zervikalen Drüsen. Die Besiedlung der mit Mukus gefüllten zervikalen Krypten erfolgt sehr schnell. Dabei dürfte die unterschiedliche Struktur und Anordnung des zervikalen Mukus hilfreich sein (Abb. 1-38). Innerhalb der ersten 30 Minuten kommt es zu einem langsamen

Feuchtgewicht in Abhängigkeit vom Zyklustag zwischen 20 bis 60 mg/Tag über 250 bis 350 mg [72] bis zu 700 mg/Tag [77]. Den Hauptanteil des zervikalen Mukus bildet das Muzin. Dieses Muzin stellt ein Netzwerk aus langen Glykoproteinfilamenten dar, die durch Sulfidbrücken verbunden sind. Die einzelnen Filamente setzen sich aus Untereinheiten zusammen mit einem Molekulargewicht von 30000. Jede dieser Untereinheiten besteht aus zwei Komponenten: einem größeren Segment, das 45 Aminosäuren und den gesamten Kohlenhydratanteil umfaßt, und einem kleineren „nackten" Segment, das aus 19 Aminosäuren zusammengestzt ist und keine Kohlenhydratseitenketten aufweist. Bereits 1959 stellte Odeblad unter Zuhilfenahme verschiedener physikalischer Techniken ein Modell über die Struktur des zervikalen Mukus auf (Abb. 1-40). Dieses Modell ist mit Hilfe verschiedener Methoden, wie z.B. chemischen Strukturanalysen, elektronenmikroskopischen Untersuchungen und Untersuchungen mit Laserstrahlen, im wesentlichen bestätigt worden [82]. Die Viskosität des Mukus ändert sich in Abhängigkeit vom hormonellen Zyklus durch unterschiedliche Wasserbindung und Zusammensetzung des Kohlenhydratanteils. So steigt z.B. der Gehalt an n-Acetylneuraminsäure postovulatorisch signifikant an. Durch diese Veränderungen ist es möglich, einmal einen freien Durchtritt für Spermatozoen zu gewährleisten – unter Umständen sogar mit einer Richtungsgebung –, ein anderes Mal den Durchtritt unmöglich zu machen. Nach neueren Untersuchungen lassen sich drei Mukusfaktoren (E_S, E_L und G) isolieren, die unterschiedliche physikalische Eigenschaften und chemische Zusammensetzung aufweisen. Mit Hilfe dieses neuen Modells lassen sich einige bisher offene Fragen des zervikalen Spermatozoentransports, insbesondere die Besiedlung der zervikalen Krypten, erklären.

Die Krypten stellen Einstülpungen im zervikalen Kanal dar, und unter hormonellem Einfluß kommt es zu einer ständigen Veränderung dieser Krypten. Unter Östrogeneinfluß steigt die Anzahl der Krypten, insbesondere in den unteren Zervixabschnitten, und die Größe der Krypten nimmt zu (Abb. 1-39). Unter Gestageneinfluß geht die Zahl der Krypten zurück, und sie verkleinern sich [12]. Damit ist die Möglichkeit gegeben, zum Zeitpunkt der Ovulation Raum für Spermatozoen bereitzustellen. Im Bereich der Krypten sind die Spermatozoen vor einer Phagozytose durch Lymphozyten geschützt, und zugleich besteht die Möglichkeit, durch Energiezufuhr die Überlebenszeit der Spermatozoen zu verlängern.

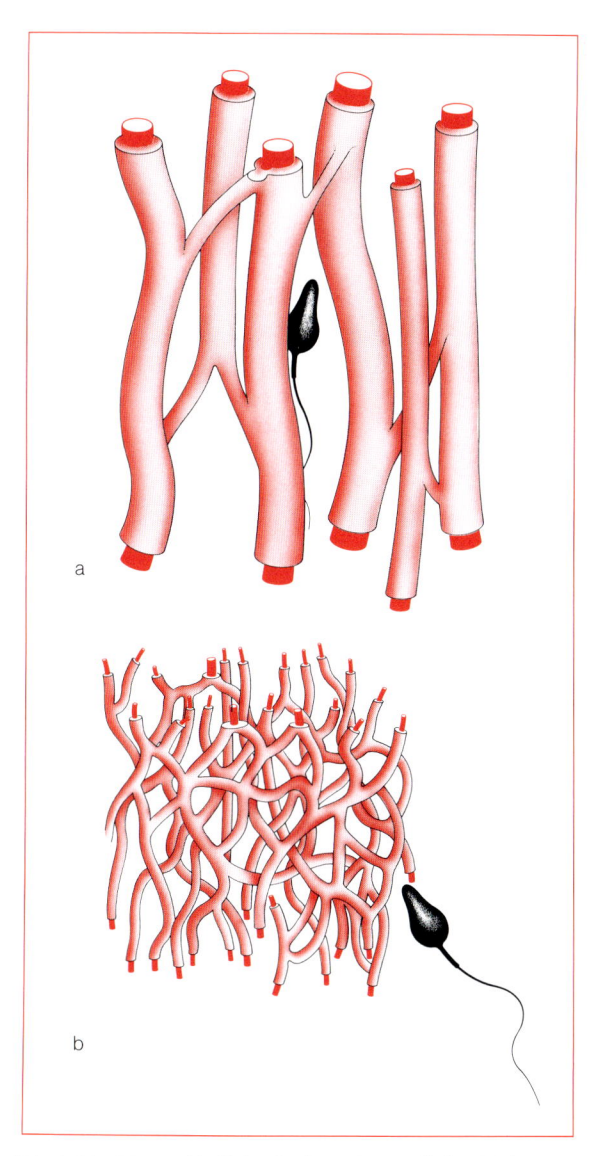

Abb. 1-38 Unterschiedliche Struktur des zervikalen Mukus. a) Ovulationsphase, b) Follikel- oder Lutealphase

Abfall der in dem Zervixmukus feststellbaren Spermatozoenzahlen, es folgt eine Periode mit relativ konstanten Zahlen über eine Zeit von 30 Minuten bis zu 24 bis 48 Stunden [92].

Voraussetzung für den schnellen Durchtritt der Spermatozoen durch den Zervikalkanal wie auch, bis zu einem gewissen Grad, für die kontinuierliche Abgabe der Spermatozoen aus den Reservoirs, ist die optimale Beschaffenheit des Zervikalmukus. Gebildet wird der Mukus durch sekretorische Zylinderzellen, die sich in der Auskleidung des zervikalen Kanals finden. Menge, physikalische Eigenschaften und Zusammensetzung des Mukus variieren in Abhängigkeit vom hormonellen Zyklus (Abb. 1-39). So ändert sich z.B. das

1 Physiologie der Reproduktion

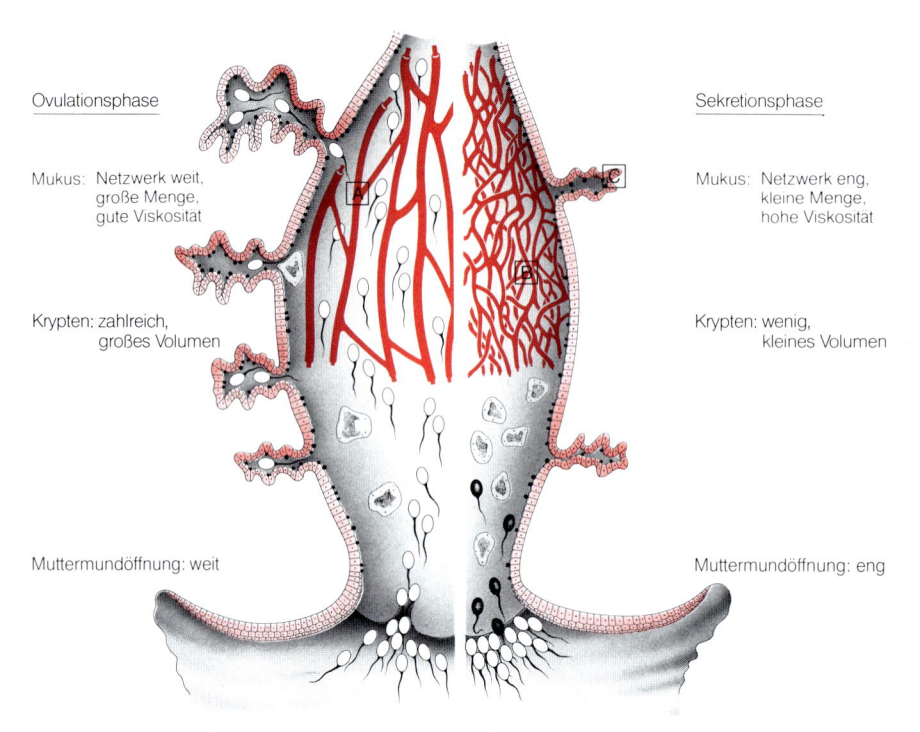

Abb. 1-39   Veränderungen im Zervikalkanal in Abhängigkeit vom Zyklustag.

Die Überlebenszeit der Spermatozoen im Zervikalkanal beträgt fünf bis sechs Tage, wobei eine Abhängigkeit vom Zyklustag gegeben ist. Diese lange Überlebenszeit im zervikalen Mukus legt die Vermutung nahe, daß eine Energiezufuhr im zervikalen Milieu möglich ist (siehe Abschnitt 2.5.1, Motilität und Metabolismus). Die glykolytischen und anderen metabolischen Enzyme finden sich im Mittelstück und die respiratorischen Enzyme in den Mitochondrien des Mittelstücks der Spermatozoen. Spermatozoen sind in der Lage, exogene und endogene Substrate zu verwerten. Die wesentliche exogene Energiequelle dürfte in der Glukose zu suchen sein, deren Gehalt im zervikalen Mukus in der Ovulationsphase ansteigt. Inwieweit die Ausnutzung dieser Energiequelle durch andere Einflüsse gesteigert werden kann und Abhängigkeiten zeigt, bedarf noch eingehender Untersuchungen. Es konnte gezeigt werden, daß Prolaktin, das in relativ hohen Mengen im Zervikalmukus vorhanden ist, den Glukosemetabolismus der Spermatozoen günstig beeinflußt. Änderungen des Metabolismus in Zervikalmukus finden auch Ausdruck durch eine pO_2-Erhöhung um den Ovulationstermin herum.

Neben physikalischen Veränderungen in Abhängigkeit von der hormonellen Steuerung des menstruellen Zyklus kommt es zu zyklischen Änderungen des Gehalts an Enzymen, Antienzymen, löslichen Proteinen und Elektrolyten, deren Bedeutung für den Spermatozoentransport und die Fertilisation nicht immer bekannt sind. Am auffälligsten erscheint der Abfall enzymatischer Aktivität und des Gehalts an löslichen Proteinen – einschließlich der Antikörper – um den Ovulationstermin. Es muß angenommen werden, daß dadurch Wechselwirkungen zwischen den Enzymen der Spermatozoenoberfläche und Antigenen niedrig

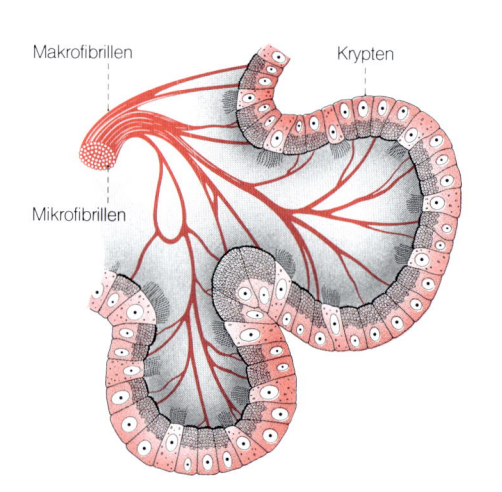

Abb. 1-40   Postulierter Verlauf der Makro- und Mikrofibrillen des zervikalen Mukus in den Krypten (modifiziert nach Odeblad [77]).

gehalten werden, um den Spermatozoentransport möglichst wenig zu beeinflussen [62].

Während alle Veränderungen im zervikalen Mukus darauf ausgerichtet sind, zum Ovulationstermin optimale Bedingungen für das Aufsteigen der Spermatozoen zu schaffen, wird zugleich eine Selektion pathologischer Spermatozoenformen vorgenommen [80], obwohl dabei nicht alle pathologischen Formen eliminiert werden. Es ist nicht sicher geklärt, ob es sich hier um eine Filterfunktion des zervikalen Mukus handelt oder um eine primäre Insuffizienz der abnormalen Spermatozoen, den zervikalen Mukus zu durchdringen. Sicher ist, daß eine Selektion, besonders hinsichtlich der Kopfform der Spermatozoen, stattfindet. Da bekannt ist, daß pathologische Kopfformen der Spermatozoen häufig mit einem Mangel oder Fehlen des Akrosoms einhergehen, liegt die Vermutung nahe, daß die Selektion in den Spermatozoen begründet ist.

3.1.2 Passage durch den Uterus

Das rasche Auftauchen von Spermatozoen im ampullären Teil der Tube spricht für eine schnelle Überbrückung des Uteruskavums. Verantwortlich dafür dürfte die steroidabhängige Kontraktion des Uterus im menstruellen Zyklus sein. Ob es dabei auch zu einer Besiedlung der uterinen Drüsen im Sinne eines zweiten Spermareservoirs kommt, ist nicht sicher. Experimentelle Untersuchungen am Affen zeigten doppelt bis dreifache Zahlen von Spermatozoen in den endometrialen Drüsen im Vergleich zu den Zahlen im Uteruskavum. Die höchsten Zahlen im Uteruskavum werden 6 bis 12 Stunden nach dem Koitus beobachtet, und das nur in der Ovulationsphase [45] (siehe Abb. 1-37). Die Zahlen sind im Vergleich zur Anzahl der inseminierten Spermatozoen sehr gering.

Innerhalb der ersten 90 Minuten nach der Insemination bzw. Ejakulation finden sich im Uterus keine Spermatozoen trotz Spermatozoennachweis in den Tuben [92]. Es kommt dann zu einem Anstieg bis zu etwa 24 Stunden und danach zu einem Abfall. Die höchsten Spermatozoenzahlen werden etwa 12 bis 14 Stunden post coitum beobachtet. Nach tierexperimentellen Untersuchungen am Kaninchen und am Affen findet eine wesentliche Leukozyteninvasion in das Uteruskavum nach acht bis zwölf Stunden statt. Es ist nicht sicher geklärt, ob eine Elimination von Spermatozoen im wesentlichen bei toten Spermatozoen stattfindet oder ob auch intakte, motile Spermatozoen phagozytiert werden. Sicher besteht eine Abhängigkeit der Phagozytose vom hormonellen Status.

Während des Durchtritts der Spermatozoen durch den weiblichen Genitaltrakt machen sie eine Veränderung durch, die sie befähigt, die Befruchtung der Eizelle vorzunehmen. Diese als *Kapazitation* und *akrosomale Reaktion* bezeichneten Veränderungen stellen einen Reifungsprozeß dar, der offenbar im gesamten Abschnitt des weiblichen Genitaltrakts stattfinden kann, wobei die wesentlichen Veränderungen offenbar erst kurz vor der Fertilisation in Gang gesetzt werden.

3.1.3 Passage durch die Tube

Der Spermatozoentransport durch die Tube zum Ort der Fertilisation eröffnet besonders interessante Aspekte, in dem hier ein gegensätzlicher Transport von Spermatozoen und befruchteter Eizelle stattfinden muß. Neben der Eigenbeweglichkeit der Spermatozoen werden Kontraktionen der Tubenmuskulatur und ein Weitertransport durch den Zilienschlag diskutiert. Daneben muß wahrscheinlich auch die Zusammensetzung der Tubenflüssigkeit in ihrer Bedeutung für den Spermatozoentransport untersucht werden.

Die Zahl der in der Tube gefundenen Spermatozoen steigt innerhalb der ersten 15 Minuten nach der Insemination an, bleibt über die folgenden zwei Stunden relativ hoch, fällt dann ab, um während der nächsten 24 Stunden relativ konstant niedrig zu bleiben [92]. Es wurden 8 bis 15 Spermatozoen innerhalb von 10 bis 18 Stunden nach Insemination gefunden [1]. In der Mehrzahl der Fälle dürfte die Zahl zwischen 100 und 500 liegen und damit deutlich niedriger als die Zahl der in der Vagina deponierten Spermatozoen. Der dauernde Verlust von Spermatozoen in die Bauchhöhle wird deutlich durch die wesentlich höheren Spermatozoenzahlen in Saktosalpingen, wo bis zu 23000 gezählt wurden [1], und durch den Nachweis von Spermatozoen – auch motiler – in der Peritonealflüssigkeit [48]. Der hohe Prozentsatz positiver Ergebnisse beim Peritoneal-Sperm-Migration-Test (PSM-Test) auch in der postovulatorischen Phase [48] weist auf die Bedeutung der Spermatozoenreservoirs hin.

Inwieweit dem *Zilienschlag* eine Bedeutung für den Spermatozoentransport in den menschlichen Tuben zukommt, ist nicht entschieden. Der Besatz an zilientragenden Zellen wechselt in verschiedenen Tierarten stark, und die Anzahl der zilientragenden Zellen steigt vom Uterus zu den Fimbrien [44]. Weiterhin besteht eine Abhängigkeit im Zilienbesatz vom hormonellen Status. Der Zilienschlag ist zum Uterus hin gerichtet, im ampullären und isthmischen Teil der Tube ließen sich signifikante Unterschiede in der Frequenz des

Zilienschlags nicht nachweisen. Eine Bedeutung für den Spermatozoentransport muß bezweifelt werden. Auch zeigen Untersuchungen am Kaninchen, daß es nach intraperitonealer Insemination ebenfalls zu einer Besiedlung der Tuben und – allerdings in geringen Zahlen – auch des Uterus kommt.

Ein Einfluß der *Tubenflüssigkeit* auf die wandernden Spermatozoen kann angenommen werden, da zumindest die Atmung der Spermatozoen ansteigt. Dies dürfte auf den erhöhten Bikarbonatgehalt der Tubenflüssigkeit zurückzuführen sein. Ob noch andere Faktoren einen Einfluß auf die Spermatozoen im Sinn einer nutritiven oder motilitätsändernden Funktion ausüben, ist bisher nicht bekannt. Die Zusammensetzung des Tubensekrets ist aber hinsichtlich Protein-, Enzym- und Elektrolytgehalt zum Teil unterschiedlich vom Serum, so daß spezifische Wirkungen durchaus vermutet werden können.

3.2 Kapazitation

Bereits im Jahr 1951 konnten Austin und Chang unabhängig voneinander beobachten, daß sich Spermatozoen zunächst für einige Stunden im weiblichen Genitaltrakt aufhalten müssen, bevor sie in der Lage sind, reife Eizellen zu penetrieren. Diese Vorgänge, die zum Erreichen der vollen Befruchtungsfähigkeit der Spermatozoen erforderlich sind, wurden später von Austin unter dem Begriff „Kapazitation" zusammengefaßt. In den vergangenen Jahren ist der Begriff der Kapazitation jedoch auf biochemische und funktionelle Veränderungen der Spermatozoen eingeschränkt worden, und er wird von den anschließend ablaufenden morphologischen Veränderungen des Spermatozoenakrosoms, der sog. akrosomalen Reaktion, unterschieden.

3.2.1 Physiologische Grundlagen der Kapazitation

Unter physiologischen Bedingungen unterscheiden sich die einzelnen *Abschnitte des weiblichen Genitaltrakts* in ihrer Fähigkeit, die Kapazitationsvorgänge auszulösen. Uterus und Tube – möglicherweise auch die Zervix – scheinen bei der Auslösung der Kapazitationsvorgänge zusammenzuwirken, wobei eine vollständige Kapazitation der Spermatozoen wahrscheinlich erst am Ort der Befruchtung oder in unmittelbarer Eizellennähe erreicht wird [74].

Die Kapazitation ist ein *speziesspezifischer Vorgang*. So führt eine Inkubation von Spermatozoen in dem weiblichen Genitaltrakt einer heterologen Spezies normalerweise nur zu einer partiellen Kapazitierung. Auch die minimal erforderliche Zeit für das Durchlaufen der Kapazitation zeigt speziesspezifische Unterschiede. Unter physiologischen Bedingungen liegt sie für die meisten Säugetierspezies zwischen einer und acht Stunden [88]. Beim Menschen werden Kapazitationszeiten von etwa zwei bis vier Stunden vermutet.

Sicher ist, daß die Kapazitation vom *hormonellen Status* des weiblichen Organismus abhängig ist. Für den Ablauf der Kapazitation ist eine Minimalkonzentration an Östrogenen erforderlich, und optimale Kapazitationsbedingungen finden sich normalerweise nur unmittelbar vor der Ovulation. Gestagene reduzieren das Kapazitationspotential, insbesondere des Uterus. Diese Beeinflussung der Kapazitation durch den hormonellen Zyklus beruht wahrscheinlich nicht auf einer direkten Wirkung auf die Spermatozoen, obwohl spezifische Rezeptoren für Steroidhormone an der Spermatozoonoberfläche nachgewiesen werden konnten.

Der Vorgang der Kapazitation beinhaltet wahrscheinlich die Entfernung und Umverteilung von Membranbestandteilen der *Spermatozoonoberfläche*. Diese Oberflächenveränderungen betreffen eine Vielzahl der makromolekulären Bestandteile, die sich während der Passage durch den männlichen Reproduktionstrakt im Spermium aufgelagert haben, und auch spermatozoenspezifische Membranstrukturen (Abb. 1-41). Samenplasmabestandteile haben einen direkten Einfluß auf die Kapazitation. Kapazitierte Kaninchenspermatozoen können durch Inkubation mit Samenplasma dekapazitiert werden, d.h., sie verlieren ihre Fähigkeit zu fertilisieren. Dieser sog. Dekapazitationsfaktor des Samenplasmas ist ein hochmolekulares Glykoprotein und kann wahrscheinlich durch Stabilisierung der Plasmamembran die akrosomale Reaktion verhindern. Beim Kaninchen ist der Dekapazitationsfaktor außerdem in der Lage, daß Corona-penetrating-Enzym (CPE) zu inaktivieren, das die Spermapenetration durch die Corona radiata der Eizelle unterstützen soll [109]. Auch im menschlichen Samenplasma läßt sich ein hochmolekulares Glykoprotein nachweisen, das unter In-vitro-Bedingungen die Kapazitation und/oder die akrosomale Reaktion verhindert [101]. Weitere Substanzen, die sich der Spermamembran auflagern und auf diese Weise den Befruchtungsvorgang hemmen, sind verschiedene Enzyminhibitoren, z.B. Proteinaseinhibitoren [14].

Biochemische Untersuchungen an verschiedenen Tierspezies zeigen, daß es während der Kapazitation in bestimmten Regionen der Plasmamembran des Akro-

Physiologie der Reproduktion 1

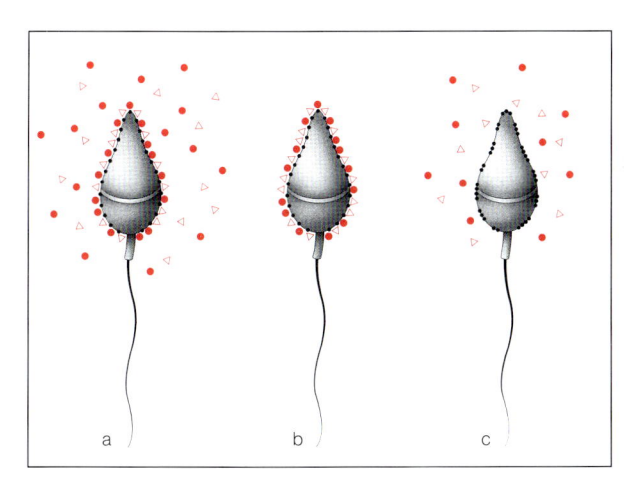

Abb. 1-41 Membranveränderungen während des Kapazitationsvorgangs.
a) ejakuliertes Spermatozoon. Verschiedene samenplasmatische Bestandteile, u. a. Enzyminhibitoren (Dreiecke) und membranstabilisierende Proteine (Punkte), lagern sich der Spermatozoonoberfläche an.
b) Spermatozoon in der Zervix. Durch Aszension verlassen Spermatozoen das Samenplasma.
c) Kapazitiertes Spermatozoon. In Uterus und Eileitern erfolgt die Entfernung der gebundenen, samenplastischen Bestandteile von der Spermatozoenoberfläche (Punkte) und die Veränderung spermatozooneigener, intramembraner Strukturen.

Während der Kapazitation erfolgt die Entfernung oder Veränderung samenplasmatischer Bestandteile, die u. a. Kalziumtransportinhibitoren darstellen. Die Entfernung dieser Faktoren aktiviert und eröffnet spezifische Membrantransportmechanismen für Kalzium oder aktiviert spezifische ATPase-abhängige Kalziumtransportproteine. Damit ist eine wesentliche Voraussetzung für das Ingangkommen der akrosomalen Reaktion geschaffen.

3.2.2 Molekulare Aspekte der Kapazitation und der akrosomalen Reaktion

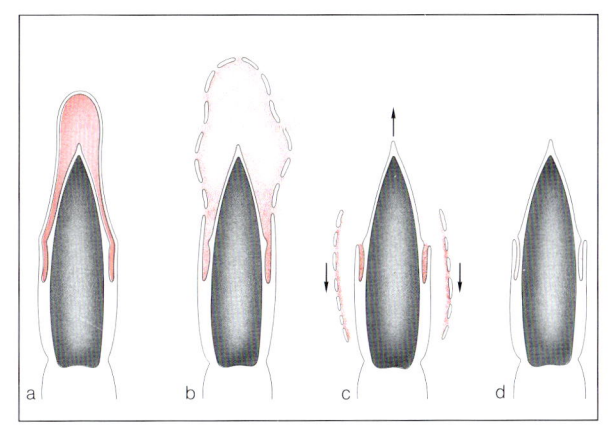

Der typische Ablauf der akrosomalen Reaktion bei Säugetierspermatozoen ist in der schematischen Abbildung 1-42 dargestellt. Die akrosomale Reaktion ist gekennzeichnet durch die Fusion der äußeren akrosomalen Membran mit der Plasmamembran des Spermatozoonkopfes. In einigen Membranbezirken entstehen dann Poren und kleinere Membranvesikel, die das Austreten der akrosomalen Inhaltsstoffe ermöglichen. Mit Fortschreiten der Reaktion geht schließlich die akrosomale Kappe verloren, und die innere akrosomale Membran wird entblößt. Die akrosomale Reaktion bleibt aber auf den vorderen Anteil des Akrosoms beschränkt und erstreckt sich nur bis zum vorderen Rand des äquatorialen Segments des Spermatozoonkopfes [67].

Während die Entfernung oder Veränderung membranstabilisierender Substanzen der Kapazitation zuzu-

soms zu einer Verminderung der Konzentration bestimmter *intramembranaler Proteine* bei gleichzeitiger Erhöhung der Konzentration anionischer Phospholipide kommt [25]. Auch die Plasmamembran von Säugetierspermatozoen besitzt wahrscheinlich bestimmte Eigenschaften, die dem allgemeinen „fluid mosaic model" von Singer und Nicolson [93] entsprechen. So können sich auch innerhalb der Plasmamembran von Spermatozoen membranständige Proteine bewegen und umordnen, falls sie nicht durch bestimmte intrazelluläre Strukturen oder oberflächliche Membrankomponenten fixiert sind.

Veränderungen der verschiedenen *Membranlipide* spielen ebenfalls eine wichtige Rolle im Ablauf der Kapazitation und der akrosomalen Reaktion. Beim Kontakt von Spermatozoen mit dem Samenplasma kommt es wahrscheinlich zum Übergang von Cholesterin aus Lipoproteinvesikeln des Samenplasmas in die Spermatozoonmembran und auf diese Weise zu einer Stabilisierung der Plasmamembran mit Veränderung des Fließvermögens. Während der Kapazitation sollen dann bestimmte Serumproteine, z. B. Albumin, Cholesterin aus der Plasmamembran von Spermatozoen aufnehmen können, wodurch es zur Reduktion des Cholesterin-/Phospholipid-Quotienten und damit zur Destabilisierung der Membran kommen soll.

Abb. 1-42 Ablauf der akrosomalen Reaktion.
a) intaktes Spermatozoon
b) Fusion der Plasmamembran mit der äußeren akrosomalen Membran, Vesikelbildung und Austritt der akrosomalen Inhaltsstoffe (Enzyme)
c) und d) akrosomreagiertes Spermatozoon: Verlust des Akrosoms mit Ausnahme des äquatorialen Segments.

ordnen sind, die damit auch die mögliche Freilegung spezifischer Rezeptoren für die „die akrosomale Reaktion induzierenden Faktoren" oder auch die Freilegung von Rezeptoren für die Sperma-Eizell-Bindung beinhaltet, wird der Einstrom von Kalzium zwischen die Plasmamembran und die akrosomale Membran als Schlüsselereignis für die Initiierung der akrosomalen Reaktion dargestellt [37] (Abb. 1-43). Durch eine Erhöhung der intrazellulären Kalziumkonzentration, insbesondere in der Region zwischen der Plasmamembran und der äußeren akrosomalen Membran, ist es möglich, die gegenseitige negative Ladung dieser beiden Membranen zu neutralisieren und damit eine Annäherung zu ermöglichen [107]. Einige Autoren vertreten den Standpunkt, daß eine ATPase an der äußeren akrosomalen Membran Kalzium in das Akrosom pumpt. Diese Erhöhung des Kalziums soll dann die Konversion von Proakrosin zu Akrosin fördern, und Akrosin würde enzymatisch Membranbestandteile verändern und damit die Fusion der Membranen begünstigen oder andere Enzyme, wie z. B. Phospholipase, aktivieren [25, 70]. Eine Aktivierung der Phospholipase kann auch direkt durch Kalzium erfolgen [107]. Diese membranständige Phospholipase kann daraufhin nahegelegene Phospholipide in Lysophospholipide und freie Fettsäuren spalten. Da ein Teil der freien Fettsäuren möglicherweise an extrazelluläre Moleküle gebunden wird, können die Lysophospholipide eine Membranfusion begünstigen [107]. Auch eine direkte Wirkung von Kalzium auf bestimmte membranständige Phospholipide soll das Fließvermögen dieser Membranen verändern können und über eine Destabilisierung der Membran deren Fusionsvermögen steigern. Schließlich können auch, wie im Abschnitt 3.1.3 dargelegt, Umverteilungen bestimmter Membranlipide, wie z. B. Cholesterin oder Phospholipide, zur Destabilisierung der Membranen beitragen [25].

Unter In-vivo-Bedingungen erfolgt die normale akrosomale Reaktion wahrscheinlich in der Nähe des Cumulus oophorus oder der Zona pellucida. Als sog. falsche akrosomale Reaktion wird dagegen der unspezifische Verlust des Akrosoms avitaler Spermatozoen bezeichnet. Welche spezifischen Faktoren unter In-vivo-Bedingungen die Membranfusion einleiten, ist zur Zeit noch unbekannt. Substanzen der Follikelflüssigkeit, des Cumulus oophorus, der Zona pellucida oder der Eizelle selbst werden hierfür verantwortlich gemacht [25, 107]. In jedem Fall handelt es sich um eine spezifische Funktion des weiblichen Genitaltrakts, wobei die Vorbereitung der akrosomalen Reaktion, wahrscheinlich als koordinierter schrittweiser Prozeß während der Spermatozoenpassage durch die Zervix, den Uterus und die Eileiter abläuft.

3.3 Fertilisation

Einen Überblick über die wichtigsten Vorgänge der Fertilisation gibt Abbildung 1-44.

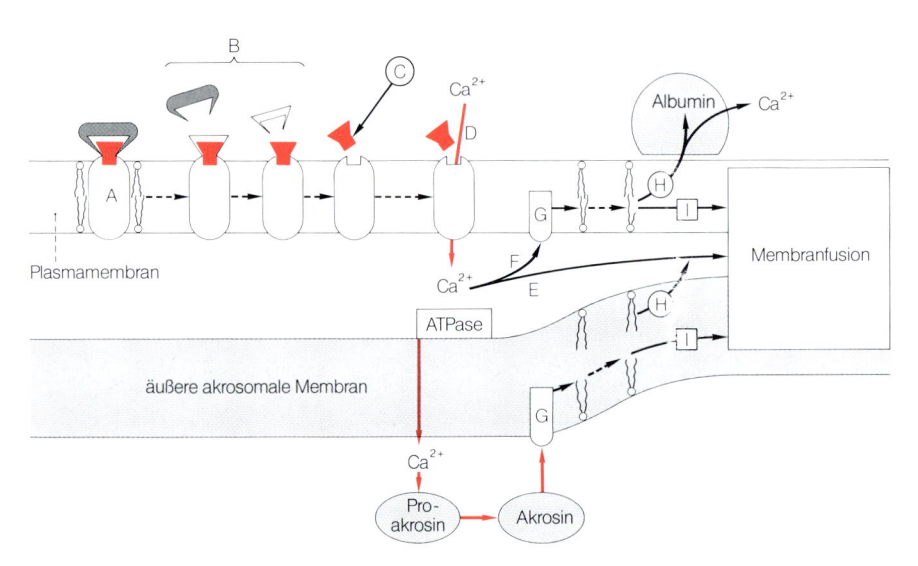

Abb. 1-43 Mögliche molekulare Mechanismen für den Ablauf der akrosomalen Reaktion.
(A) intramembranales Protein, (B) Kapazitation mit Entfernung von Coating-Material, möglicherweise durch spezifische Faktoren (C). (D) Ca^{2+}-Transport durch die Plasmamembran. Ca^{2+} begünstigt eine Membranfusion durch Neutralisierung des negativen Oberflächenpotentials (E) oder durch Aktivierung einer Phospholipase (G), die Membranphospholipide in fusionsfördernde Lysophospholipide (I) und freie Fettsäuren spaltet. Eine Aktivierung der Phospholipase ist auch durch Akrosin möglich.

Physiologie der Reproduktion 1

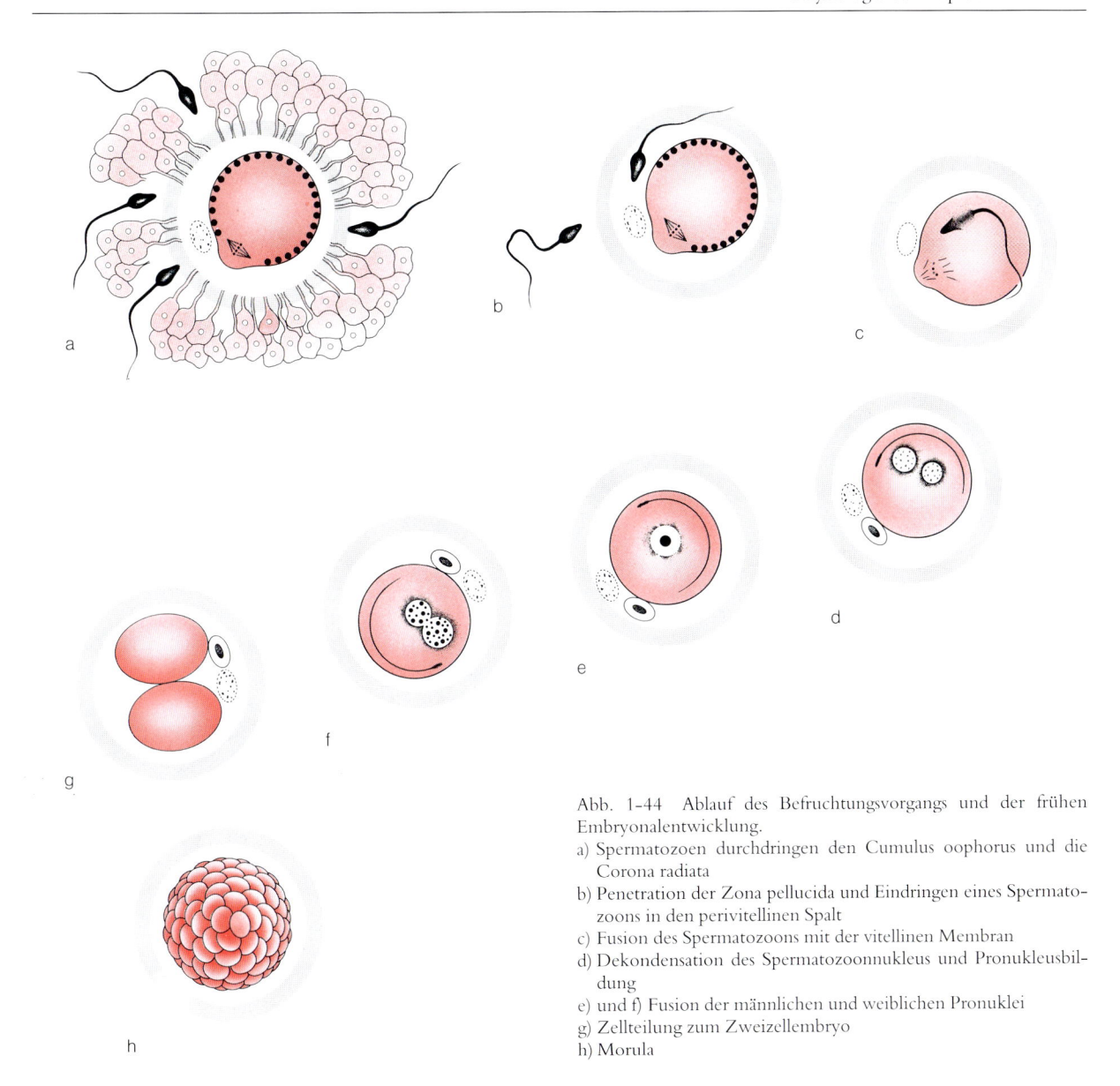

Abb. 1-44 Ablauf des Befruchtungsvorgangs und der frühen Embryonalentwicklung.
a) Spermatozoen durchdringen den Cumulus oophorus und die Corona radiata
b) Penetration der Zona pellucida und Eindringen eines Spermatozoons in den perivitellinen Spalt
c) Fusion des Spermatozoons mit der vitellinen Membran
d) Dekondensation des Spermatozoonnukleus und Pronukleusbildung
e) und f) Fusion der männlichen und weiblichen Pronuklei
g) Zellteilung zum Zweizellembryo
h) Morula

3.3.1 Penetration des Cumulus oophorus

Reife Eizellen sind unmittelbar nach der Ovulation von einer Vielzahl Follikelzellen des Cumulus oophorus umgeben (Abb. 1-44a und 1-45). Der Cumulus oophorus kann unterteilt werden in eine der Zona pellucida anliegende Zellschicht, die Corona radiata, und in eine äußere Region, die aus einer gelatinösen Matrix mit vereinzelt eingestreuten Zellen besteht [4] (Abb. 1-46). Vor der Ovulation stehen die Koronazellen durch dünne zelluläre Ausläufer, die die Zona pellucida durchdringen, direkt mit der Eizelloberfläche in Verbindung (siehe auch Abschnitt 1.3.3). Diese Zellausläufer erleichtern während der Oogenese den Stoffaustausch zwischen der heranreifenden Eizelle und den sie umgebenden Follikelzellen, die entscheidend an der Regulation der Eizellreifung beteiligt sind. Kurze Zeit vor der Ovulation lösen sich diese Zellverbindungen, und in den meisten Säugetierspezies erreicht die Eizelle das Stadium der Metaphase II. Der Kumuluskomplex ist normalerweise zum Zeitpunkt der Fertilisation noch erhalten. Er wird erst später beim Transport der Eizelle durch den Eileiter wahrscheinlich durch enzymatische Wirkung der Tubensekrete oder der akrosomalen Enzyme abgelöst.

Die genaue Bedeutung des Cumulus oophorus für den Befruchtungsvorgang ist noch unbekannt. Die Anwesenheit von Kumuluszellen ist jedoch für eine

1 Physiologie der Reproduktion

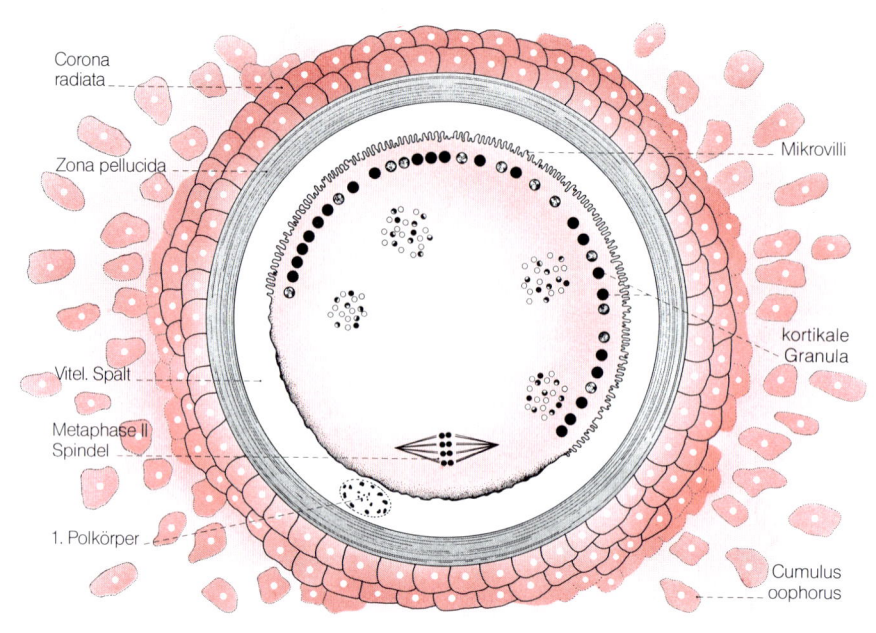

Abb. 1-45 Schematische Darstellung einer ovulierten Oozyte im Stadium der Metaphase II.
Die Eizelle ist von Kumuluszellen und einer azellulären glykoproteinreichen Schicht, der Zona pellucida, umgeben. Die Zellen in der Nähe der Zona pellucida sind dicht gelagert (Corona radiata), während die weiter peripher gelegenen Zellen des Cumulus oophorus in eine hyaluronsäurehaltige Matrix eingebettet sind. Im perivitellinen Spalt ist das erste Polkörperchen in der Nähe des Eizellkortex mit der Metaphase-II-Spindel sichtbar. Während des Befruchtungsvorgangs wird die Meiose durch Ausstoßung des 2. Polkörperchens abgeschlossen. Außer dem Bereich der Metaphase-II-Spindel ist die Eizelloberfläche reich an Mikrovilli. Darunter finden sich die aus dem Golgi-Apparat hervorgegangenen kortikalen Granula, deren Inhalt nach der Fusion des Spermatozoons mit der Eizelloberfläche in den perivitellinen Spalt ausgeschüttet werden. Hierdurch werden Veränderungen der Eizelloberfläche und der Zona pellucida hervorgerufen, die eine Penetration überzähliger Spermatozoen in die Eizelle verhindern.

erfolgreiche Befruchtung keine unbedingte Notwendigkeit. In verschiedenen Tierspezies konnten Eizellen nach mechanischer oder enzymatischer Entfernung der Kumuluszellen sowohl unter In-vivo- als auch unter In-vitro-Bedingungen befruchtet werden. Im Vergleich zu kumulusintakten Eizellen führt die Entfernung der Kumuluszellen aber meist zu einer Reduktion der Befruchtungsrate dieser Eizellen [71]. Der Cumulus oophorus scheint daher zumindest eine den Befruchtungsvorgang unterstützende Funktion zu haben, möglicherweise durch Beeinflussung des Kapazitationsprozesses, der akrosomalen Reaktion und der Spermatozoenmotilität [43].

Kumuluszellen sind in der Lage, verschiedene Proteine, Steroide und Enzyme zu sezernieren. Ähnlich wie bei den Hamsterspermatozoen scheinen bestimmte Sekretionsprodukte der Kumuluszellen, insbesondere Glukuronidasen, und der direkte Zellkontakt mit Kumuluszellen auch bei den menschlichen Spermatozoen den Kapazitationsprozeß zu unterstützen. Unter In-vitro-Bedingungen können jedoch menschliche Oozyten auch nach Entfernung der Kumuluszellen fertilisiert werden.

Eine weitere Funktion des Cumulus oophorus wird darin gesehen, die Eizellaufnahme vom Ovar in die Eileiter und den Transport durch die Eileiter zu erleichtern. Durch die notwendige Kumuluspassage wird außerdem die Anzahl von Spermatozoen reduziert, die die Eizelloberfläche erreichen, und somit möglicherweise das Auftreten polyspermer Befruchtungen reduziert [4].

Ein chemotaktischer Effekt des Cumulus oophorus, wie er wegen der geringen Spermatozoenzahl am Ort der Befruchtung oftmals vermutet wurde, ließ sich bisher nicht zweifelsfrei nachweisen.

Im allgemeinen wird angenommen, daß die Spermatozoenpenetration durch den Cumulus oophorus und die Corona radiata (Abb. 1-44a) durch Enzyme unterstützt wird, die während der akrosomalen Reaktion aus dem Akrosom freigesetzt werden. Da die Matrix des Cumulus oophorus hauptsächlich aus Polymeren der Hyaluronsäure besteht, wird insbesondere die akrosomale Hyaluronidase für die Kumuluspenetration verantwortlich gemacht. Auch andere akrosomale Enzyme, Proteinasen und die Arylsulfatase, sind in der Lage, die Kumulusmatrix zu depolymerisieren und unterstützen möglicherweise die Wirkung der Hyaluronidase. Die Aktivität eines weiteren akrosomalen Enzyms, wahrscheinlich eine Esterase (zona-penetrating enzyme) scheint zumindest beim Kaninchen die Spermatozoenpenetration durch die Corona radiata zu erleichtern [109].

Untersuchungen an verschiedenen Tierspezies und auch beim Menschen deuten darauf hin, daß die In-vivo-Akrosomreaktion mit der Kumuluspassage beginnt und kurz vor oder nach Kontakt mit der Zona pellucida abgeschlossen ist [27, 67]. Auf diese Weise können wahrscheinlich die akrosomalen Enzyme während der Kumuluspassage leicht freigesetzt werden.

3.3.2 Penetration der Zona pellucida

Nach der Passage des Cumulus oophorus und der Corona radiata treten die Spermatozoen in Kontakt mit der Zona pellucida (Abb. 1-44a und b und 1-47). Die Zona pellucida ist eine azelluläre Glykoproteinschicht, die die Eizelle vollständig umgibt. Im Rahmen des Reproduktionsprozesses kommen der Zona pellucida mehrere wichtige Funktionen zu. Sie stellt eine Schutzhülle für die Eizelle und den frühen Embryo in der Präimplantationsphase dar. Weiterhin gewährleistet sie die Speziesspezifität des Befruchtungsvorgangs, da normalerweise nur spezieseigene Spermatozoen zur Zonabindung und Zonapenetration befähigt sind. Schließlich wird durch funktionelle Veränderung der Zona pellucida im Anschluß an den Fertilisationsprozeß eine weitere Bindung und Penetration von Spermatozoen verhindert.

Die Zona pellucida wird während der Oogenese von der Eizelle selbst und von den umliegenden Granulosazellen gebildet. Sie erreicht in den verschiedenen Spezies eine Dicke von 3 bis 15 μm [4]. Die biochemischen Eigenschaften der Zona pellucida sind bisher noch nicht vollständig geklärt. Sie reagiert sensibel auf proteolytische Enzyme und ist hauptsächlich aus Mukopolysacchariden und Glykoproteinen aufgebaut, die durch Disulfidbindungen stabilisiert sind [31]. Elektronenmikroskopische Untersuchungen deuten darauf hin, daß die menschliche Zona pellucida in mehreren Schichten aufgebaut ist. Die äußere Oberfläche der Zona pellucida ist netzartig und enthält eine Vielzahl von Poren [83]. Die gefensterte Struktur der Zona pellucida ist wahrscheinlich durch die zytoplasmatischen Ausläufer der Follikelzellen bedingt, die während der Eizellreifung durch die Zona pellucida hindurch mit der Eizelle in Kontakt stehen. Die der

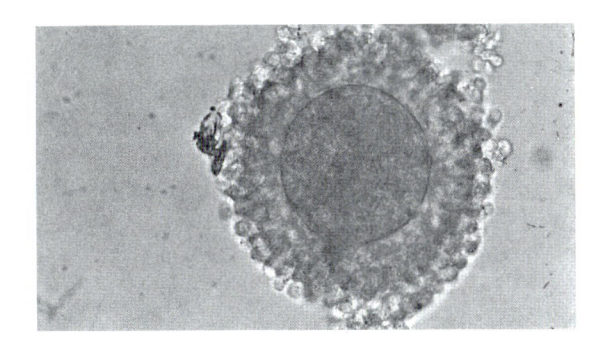

Abb. 1-46 Eizelle nach der Ovulation.

Eizelle zugewandte Oberfläche der Zona pellucida zeigt in einigen Tierspezies eine wesentlich homogenere Struktur mit nur kleinen Poren. Nach der Ovulation ist die Zona pellucida für große Moleküle wie Immunglobulin M und Ferritin durchgängig.

Die Spermatozoen lagern sich zunächst der Zonaoberfläche an, bevor sie in der Lage sind, die Zona pellucida ganz zu durchdringen. Die Bindung der Spermatozoen läuft wahrscheinlich in einer spezifischen Sequenz ab, wobei es zunächst zu einer relativ unspezifischen lockeren Adhäsion von Spermatozoen an die Zonaoberfläche kommt, die erst nach mehreren Minuten in eine feste spezifische Bindung übergeht

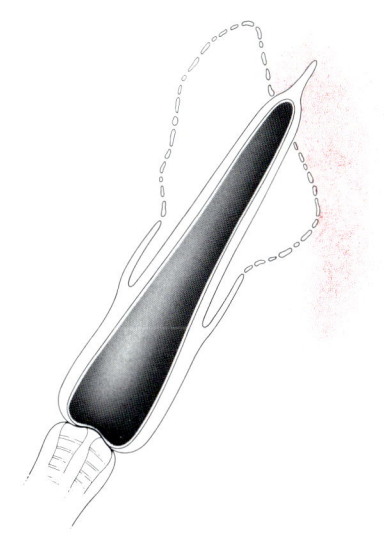

Abb. 1-47 Schematische Darstellung der Interaktion eines Spermatozoons mit der Zona pellucida.
Beim Menschen bindet sich das Spermatozoon wahrscheinlich noch vor dem vollständigen Verlust der akrosomalen Kappe im Stadium der Fenestration der akrosomalen Kappe bzw. der frühen Vesikelbildung. Durch die Bindung der akrosomalen Kappe an die Zona pellucida wird möglicherweise eine stabile Basis geschaffen, von der aus das Spermatozoon durch seine Eigenbeweglichkeit und unterstützt von akrosomalen Enzymen die Zona pellucida durchdringen kann.

[16]. Bei der Maus und wahrscheinlich auch beim Menschen erfolgt die Kontaktaufnahme des Spermatozoons mit der Zona pellucida noch vor Abschluß der akrosomalen Reaktion. Nach vollständigem Verlust der akrosomalen Kappe und Freilegung der inneren akrosomalen Membran sind Maussspermatozoen dagegen nicht mehr in der Lage, sich an die Zona pellucida zu binden [16]. Die Bindung zwischen der Zona pellucida und dem Spermatozoon ist äußerst speziesspezifisch [91]. Auf diese Weise wird eine Kreuzfertilisation zwischen unterschiedlichen Spezies verhindert. Zwischen sehr nah verwandten Spezies ist jedoch eine Penetration der Zona pellucida und sogar eine Hybridenbildung möglich.

Die Kontaktaufnahme der Spermatozoen mit der Zona pellucida erfolgt wahrscheinlich über spezifische Rezeptoren, wie sie bei Mäusen aus der Zona pellucida isoliert werden konnten [15]. Eine Verhinderung der Spermatozoenbindung und der Zonapenetration kann u. a. durch Vorbehandlung der Zona mit Proteasen [49] oder durch Zonaantikörper erreicht werden. Auch nach der Fusion eines Spermatozoons mit der Eizelle kommt es durch Einwirkung eines trypsinähnlichen Enzyms aus den kortikalen Granula der Eizelle zu Veränderungen der spezifischen Spermatozoenrezeptoren und dadurch zur Verhinderung des Eindringens weiterer Spermatozoen in die Eizelle [43]. Die spezifischen Bindungsstellen der Spermatozoen liegen offenbar auf der Plasmamembran, denn in mehreren Spezies binden sich die Spermatozoen mit der Plasmamembran im Bereich des Akrosoms an die Zonaoberfläche. Bei der initialen Kontaktaufnahme zwischen Spermatozoon und Eizelle ist das Akrosom also noch vollständig oder zum Teil erhalten [74].

Eines der drei aus der Zona pellucida der Maus isolierten Glykoproteine (ZP 3) wurde als Spermatozoenrezeptor identifiziert und soll zusätzlich eine Rolle bei der Induktion der akrosomalen Reaktion spielen [15]. Durch den Fertilisationsprozeß kommt es zu Veränderungen dieses Rezeptors, so daß keine weiteren Spermatozoen gebunden werden können. Die anderen beiden Zonaproteine, ZP 1 und ZP 2, scheinen keine Rezeptoreigenschaften zu besitzen und sind möglicherweise an den ultrastrukturellen Veränderungen der Zona pellucida, die nach der Fertilisation eine weitere Spermatozoenpenetration verhindern, beteiligt [16].

Elektronenmikroskopische Untersuchungen von Eizellen verschiedener Tierspezies und auch des Menschen konnten zeigen, daß nur akrosomreagierte Spermatozoen in die Zona pellucida eindringen können. Die vollständige akrosomale Reaktion ist also Voraussetzung für die Penetration von Spermatozoen durch die Zona pellucida. Bereits im Jahr 1961 wurde vermutet, daß bestimmte Enzyme des Akrosoms, die während der akrosomalen Reaktion freigesetzt werden, die Zonapenetration erleichtern [4]. Da die proteolytische Aktivität des Akrosins auch gegen die Proteine der Zona pellucida gerichtet ist, und spezifische Akrosininhibitoren die Befruchtung zonaintakter Eizellen unter In-vivo- und In-vitro-Bedingungen behindern können, wird die enzymatische Wirkung des Akrosins für die Zonapenetration verantwortlich gemacht [13].

Akrosin liegt in intakten Spermatozoen als inaktives Proenzym (Proakrosin) vor und wird während oder im Anschluß an den Kapazitationsvorgang zu Akrosin aktiviert [70] (siehe auch Abb. 1-43). Das Akrosin scheint relativ fest an die innere akrosomale Membran gebunden und kann daher nach Ablauf der akrosomalen Reaktion während der Penetration direkt auf das Zonamaterial einwirken. Offensichtlich zum Schutz vor einer vorzeitigen Aktivierung dieser aktiven Proteinase finden sich in den Sekreten des männlichen und weiblichen Genitaltraktes und auch auf der Spermatozoenoberfläche eine Vielzahl Akrosininhibitoren.

Neben dem Akrosin sollen auch eine Reihe anderer Enzyme, z. B. β-N-Acetylhexosaminidase, Arylsulfatase und Hyaluronidase, an der Zonapenetration beteiligt sein.

Trotz aller indirekter Hinweise besteht keine einhellige Meinung über die Bedeutung akrosomaler Enzyme, insbesondere des Akrosins für die Penetration der Zona pellucida. Von einigen Autoren wird die Meinung vertreten, daß die Form und Rigidität des Spermatozoonkopfes sowie die aktive Spermatozoeneigenbeweglichkeit für die Zonapenetration von vorrangiger Bedeutung sind [74]. Die bei einigen Tierspezies beobachtete Aktivierung der Spermatozoenmotilität während des Eikontaktes oder beim Ablauf der Kapazitation findet beim Menschen allerdings wohl nicht statt.

3.3.3 Fusion mit der vitellinen Membran

Nach der Penetration der Zona pellucida gelangen die Spermatozoen in den engen perivitellinen Spalt zwischen der Zona pellucida und der Eizelloberfläche (Abb. 1-44b und 1-48). Spermatozoen können innerhalb des perivitellinen Spaltes für einige Zeit ihre Beweglichkeit erhalten. In den meisten Fällen nehmen sie nach wenigen Sekunden Kontakt mit der Eizellmembran auf (Abb. 1-44c). Normalerweise findet sich nur ein Spermatozoon innerhalb des perivitellinen Spalts, denn mit Beginn der Membranfusion werden von der Eizelle Mechanismen in Gang gesetzt, die durch molekulare Veränderungen im Bereich der Zona pellucida die Zonapenetration weiterer Spermatozoen verhindern. Die Bindung und anschließende Fusion beruht auf einem spezifischen Membranerkennungssystem und beginnt im Bereich der postakrosomalen Region und/oder des äquatorialen Segments des Spermatozoons [21] sowie in einer mikrovillireichen Region der Eizelloberfläche. Abbildung 1-49a zeigt rasterelektronenmikroskopische Beobachtungen der beschriebenen Fertilisationsvorgänge. An Eizellen, die nicht mehr von der Zona pellucida umgeben sind, müssen für die Fusion des Spermatozoons mit der Eizellmembran die Vorgänge der Kapazitation und der akrosomalen Reaktion vollständig abgelaufen sein. Erst hierdurch werden Veränderungen im Aufbau der Plasmamembran im Äquatorialsegment oder in der postakrosomalen Region möglich, die eine Fusion mit der Eizelloberfläche zulassen.

Die Mikrovilli der Eizelloberfläche scheinen für die initiale Kontaktaufnahme zwischen Spermatozoon und Eizelle von Bedeutung zu sein und sind möglicherweise aktiv an der Inkorporation des Spermatozoons in das Zytoplasma der Eizelle beteiligt. Mit Ausnahme des Bereiches über der Metaphase-II-Spindel besitzt die Oberfläche reifer Eizellen eine Vielzahl von Mikrovilli. Offenbar erleichtert die Anwesenheit von Mikrovilli die Fusion von Plasmamembranen. Dementsprechend läßt sich in dem mikrovilliarmen Bezirk über der Metaphase-II-Spindel nur selten eine Fusion der Gameten beobachten. Nach der anfänglichen Kontaktaufnahme zwischen der postakrosomalen Region des Spermatozoons mit der Eizelloberfläche umfassen die Mikrovilli den Spermatozoonkopf, und die Membranen fusionieren direkt. Mit Beginn der Membranfusion kommt es meist zur sofortigen Immobilisierung des Spermatozoons, die möglicherweise durch die Polarisierung der Eizellmembran oder durch die Veränderung der Ionenpermeabilität bedingt ist.

Das gesamte Spermatozoon wird schließlich in das Zytoplasma der Eizelle inkorporiert. Untersuchungen mit spezifischen Spermatozoenantikörpern haben gezeigt, daß durch den Fusionsvorgang Bestandteile der Spermatozoenmembran direkt in die eigentliche

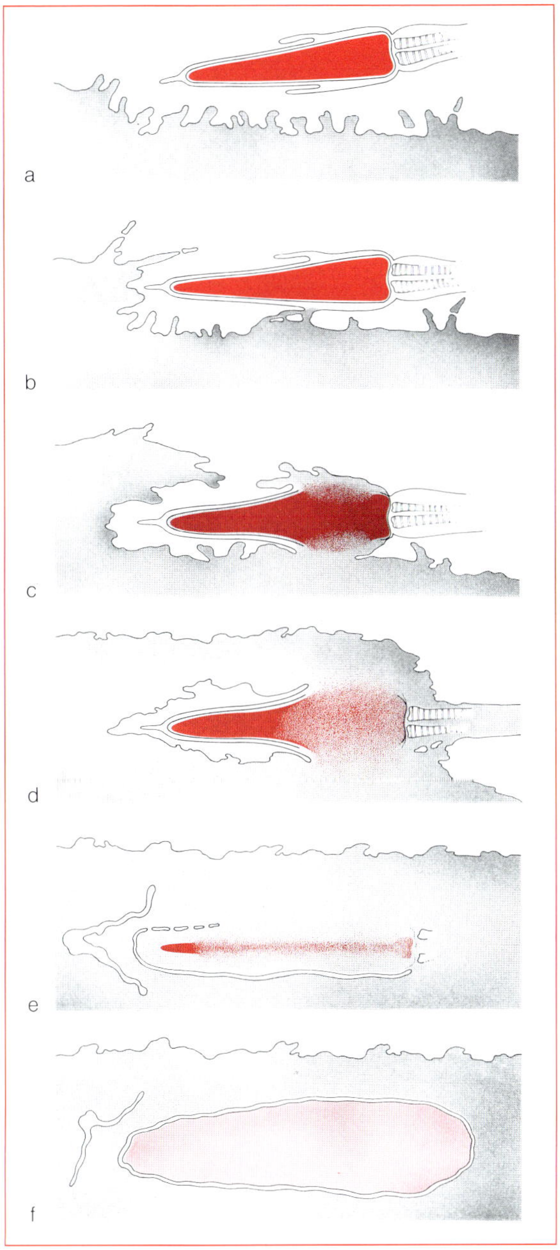

◄
Abb. 1-48 Schematische Darstellung der Fusion des Spermatozoons mit der Eizelloberfläche und der Inkorporation des Spermatozoons in die Eizelle.
a) Nach Penetration der Zona pellucida nähert sich das akrosomreagierte Spermatozoon der Eizelloberfläche.
b) Im Bereich des äquatorialen Segments des Spermatozoons kommt es zur Bindung und Membranfusion mit einem mikrovillireichen Bezirk der Eizelle.
c) und d) Der Fusionsbereich weitet sich in den Bereich der postakrosomalen Region aus, und Mikrovilli der Eizelloberfläche umfassen den Spermatozoonkopf. Die Membran um den Spermatozoonnukleus löst sich auf, und der Nukleus beginnt zu dekondensieren.
e) und f) Nach Eindringen des Spermatozoons in die Eizelle und Dekondensierung des Nukleus erfolgt eine vollständige Umhüllung des männlichen chromosomalen Materials. Der auf diese Weise entstandene männliche Pronukleus wandert im weiteren Verlauf des Fertilisationsprozesses zum Zentrum der Eizelle, um mit dem weiblichen Pronukleus zu verschmelzen.

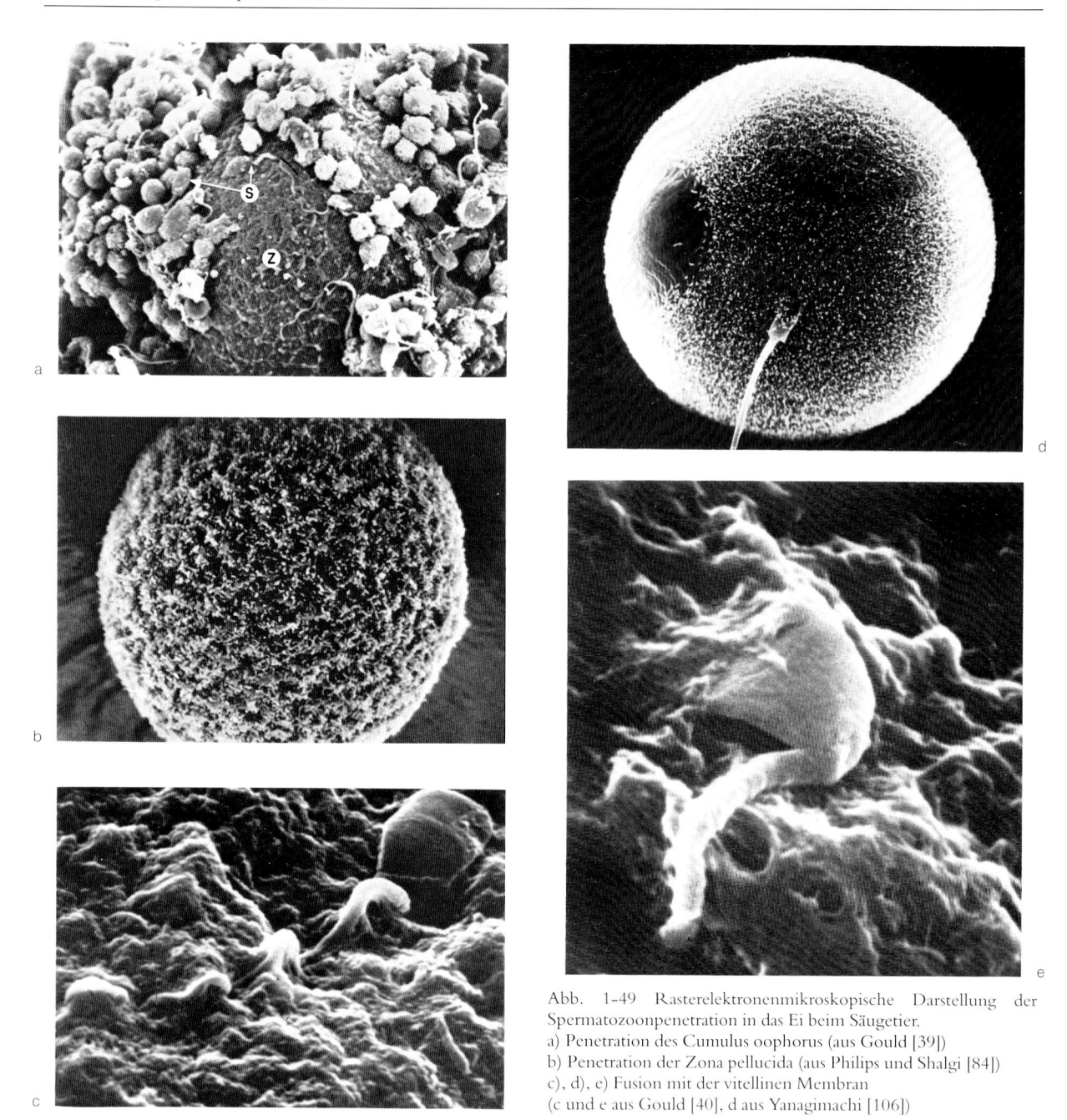

Abb. 1-49 Rasterelektronenmikroskopische Darstellung der Spermatozoonpenetration in das Ei beim Säugetier.
a) Penetration des Cumulus oophorus (aus Gould [39])
b) Penetration der Zona pellucida (aus Philips und Shalgi [84])
c), d), e) Fusion mit der vitellinen Membran
(c und e aus Gould [40], d aus Yanagimachi [106])

Eizellmembran einbezogen werden. Die innere akrosomale Membran, an die wahrscheinlich ein Großteil des proteolytisch aktiven Akrosins gebunden ist, fusioniert dagegen nicht mit der Eizelloberfläche, sondern wird ähnlich dem Vorgang der Phagozytose in die Eizelle eingebracht und unterliegt nach Einschluß in einen Membranvesikel lytischen Prozessen innerhalb der Eizelle.

Im Gegensatz zur Zona pellucida besitzt die vitelline Membran keine stark ausgeprägte Speziesspezifität in bezug auf eine Spermatozoenbindung bzw. -fusion. So ist auch nach Entfernung der Zona pellucida eine heterologe Membranfusion durch den Gameten verschiedener Spezies möglich. Menschliche Spermatozoen sind nach Ablauf von Kapazitation und akrosomaler Reaktion in der Lage, mit zonafreien Hamstereizellen zu fusionieren. Diese Fähigkeit menschlicher Spermatozoen wird in zunehmendem Maß als sog. *Hamsteroozyten-Penetrationstest* (HOP-Test) zur Beurteilung des Fertilisationsvermögens klinisch eingesetzt [89].

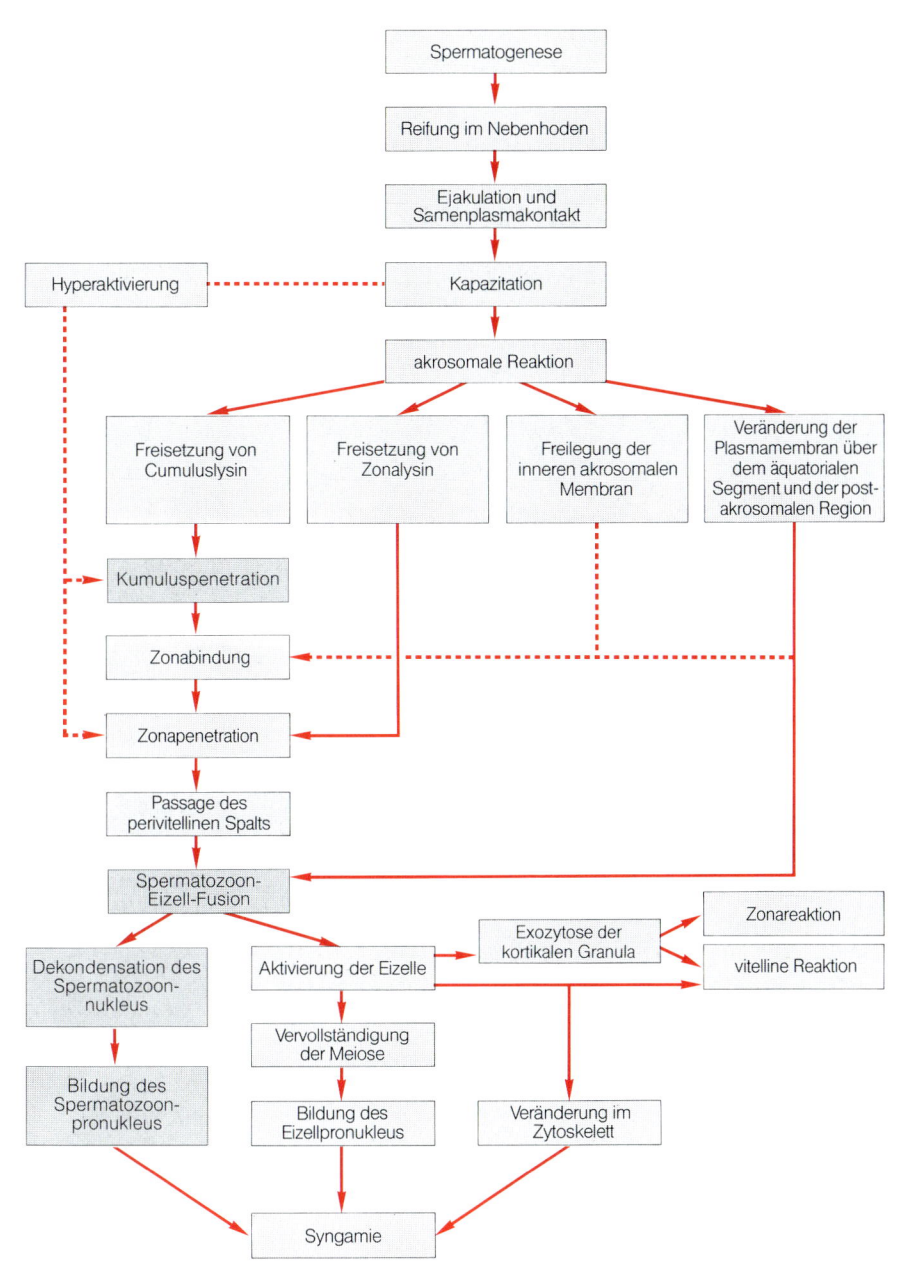

Abb. 1-50 Schematische Darstellung wichtiger Reaktionen vor und während des Befruchtungsvorgangs.

Die genauen Zeiten, die für die Induktion der akrosomalen Reaktion, die Penetration der Zona pellucida und die Fusion mit der Plasmamembran der Eizelle erforderlich sind, sind für menschliche Spermatozoen noch nicht genau bekannt. Für den Ablauf der Kapazitation und Penetration der Zona pellucida reifer menschlicher Eizellen wird eine Zeit zwischen 2,5 und 7 Stunden angegeben [67]. Beim Fertilisationsvorgang der Maus werden für die Zonapenetration etwa 20 Minuten, die Überwindung des perivitellinen Spalts eine Sekunde und für die Membranfusion etwa 15 Minuten gebraucht.

Durch die Fusion von Spermatozoon und Eizellmembran werden weitere für die Fertilisation wichtige Reaktionen in Gang gesetzt, die auch als *Aktivierung der Eizelle* bezeichnet werden. So erfolgt durch Ausschüttung der kortikalen Granula eine Verhinderung der Penetration überzähliger Spermatozoen. Durch nukleäre, zytoplasmatische und metabolische Aktivierung der Eizelle kommt es zur Vervollständigung der

Meiose mit Abschnürung des zweiten Polkörperchens und zur Dekondensation des Spermatozoonkopfes (siehe Abb. 1-44d und e). Der väterliche und mütterliche Pronukleus wird gebildet, und schließlich findet die Vereinigung des chromosomalen Materials, die *Syngamie*, mit anschließender Vorbereitung zur ersten Furchung (Abb. 1-44e bis g) (siehe Abschnitt 1.3.4), statt. Abbildung 1-50 faßt die wichtigsten Schritte vor und während des Befruchtungsvorgangs, von der Spermatogenese bis zur Syngamie, zusammen.

3.3.4 Kortikale Reaktion und Zonareaktion

Im Verlauf eines ungestörten Befruchtungsvorgangs wird durch das Eindringen eines Spermatozoons in die Eizelle der vollständige diploide Chromosomensatz erreicht. Das Eindringen überzähliger Spermatozoen in die Eizelle, eine polysperme Befruchtung, scheint unter In-vivo- [5] und In-vitro-Bedingungen [2] in ca. 10% möglich zu sein [5]. In den meisten Fällen stellt eine polysperme Befruchtung bereits in der frühen Embryonalphase einen Letalfaktor dar. Es wurden jedoch auch beim Menschen nach polysperme Befruchtung Entwicklungen bis in das III. Trimenon und sogar Lebendgeburten erheblich fehlgebildeter Kinder beobachtet.

Unter In-vivo-Bedingungen tragen mehrere Faktoren dazu bei, die Penetration überzähliger Spermatozoen in die Eizelle zu verhindern:

– Während der Aszension des Spermatozoons durch den weiblichen Genitaltrakt erreichen insgesamt nur wenige Spermatozoen den Ort der Befruchtung, und nur eine kleine Zahl von Spermatozoen erreicht Kontakt mit der Eizelle.
– Die äußeren Schichten der Eizelle (Cumulus oophorus, Corona radiata und Zona pellucida), verhindern den direkten Zugang der Eizelle.
– Verschiedene Mechanismen der Eizelle führen zu Veränderungen im Aufbau und in der Funktion der vitellinen Membran und der Zona pellucida, die eine Bindung und Passage überzähliger Spermatozoen verhindern.

Die während der Fertilisation zur Verhinderung einer polyspermen Befruchtung ablaufenden Veränderungen der äußeren Schichten der Eizelle werden durch die Fusion eines Spermatozoons mit der Eizelloberfläche in Gang gesetzt. Ein wichtiger Vorgang scheint hierbei die Exozytose der kortikalen Granula, die sog. *kortikale Reaktion* zu sein (Abb. 1-51).

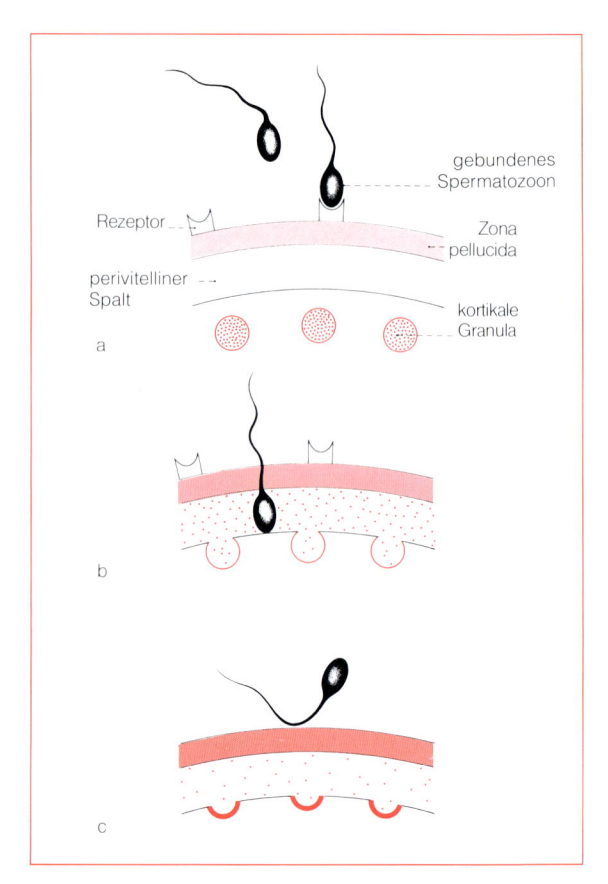

Abb. 1-51 Ablauf der kortikalen Reaktion.
a) Ein Spermatozoon wird an die Zona pellucida gebunden.
b) Nach der Fusion eines Spermatozoons mit der vitellinen Membran erfolgt die Exozytose der kortikalen Granula.
c) Die Inhaltsstoffe der kortikalen Granula bewirken Veränderungen im molekularen Aufbau der Zona pellucida und der vitellinen Membran, die eine Bindung und Penetration überzähliger Spermatozoen verhindern.

Die kortikalen Granula werden während der Oogenese vom Golgi-Apparat gebildet und wandern im Verlauf der weiteren Eizellreifung in die Peripherie der Eizelle. In unbefruchteten reifen Säugetiereizellen liegen die kortikalen Granula unmittelbar unter der Oberfläche der Plasmamembran, wobei sich die größte Konzentration in den der meiotischen Spindel entfernten Anteilen der Eizelle findet. Die kortikale Reaktion ist durch Fusion der kortikalen Granula mit der Eizelloberfläche und durch Freisetzung der Inhaltsstoffe der kortikalen Granula in den perivitellinen Spalt gekennzeichnet. Die auch an der menschlichen Eizelle [65] beobachtete Exozytose der Granula führt zu erheblichen Veränderungen im Aufbau und der Organisation der vitellinen Membran, die auch als *vitelline Reaktion* bezeichnet werden, und verhindern dadurch die Fusion weiterer Spermatozoen mit der Eizelloberfläche. Die Veränderung der vitellinen Membran erfolgt zum einen durch Wirkung der Inhaltsstoffe der kortikalen Granula und zum anderen dadurch, daß im Verlauf der Exozytose Membranbestandteile der kortikalen Granula direkt in die Plasmamembran der Eizelle inkorporiert werden [42, 43].

Die im Anschluß an die kortikale Reaktion ablaufenden Veränderungen der vitellinen Membran lassen sich u. a. durch Veränderungen im Bindungsvermögen von Concanavalin-A und einem Anstieg der Aktivität membrangebundener Enzyme, z. B. der alkalischen Phosphatase und Adenylcyclase, nachweisen.

Der Zeitraum zwischen der Fusion des Spermatozoens mit der Eizelloberfläche und dem vollständigen Freisetzen der kortikalen Granula beträgt etwa 15 Minuten [90]. Weiterhin deuten In-vitro-Untersuchungen an zonafreien Mäuseeizellen darauf hin, daß der vitelline Block erst etwa 60 Minuten nach der Spermatozoen-Eizell-Fusion vollständig ausgebildet ist [90].

Ein weiterer wichtiger Mechanismus bei der Verhinderung polyspermer Befruchtungen besteht in der Veränderung der Zona pellucida nach Ablauf der kortikalen Reaktion. So sind unbefruchtete Eizellen nach Kontakt mit den Inhaltsstoffen kortikaler Granula für kapazitierte Spermien nicht mehr penetrierbar. Die Verhinderung der Spermatozoenpenetration auf der Ebene der Zona pellucida, die sog. *Zonareaktion*, erfolgt wahrscheinlich durch Inaktivierung spermatozoenspezifischer Rezeptoren an der Zona pellucida, möglicherweise durch Wirkung proteolytischer Enzyme aus den kortikalen Granula. An Mäuseeizellen konnte gezeigt werden, daß bestimmte Inhaltsstoffe der kortikalen Granula, möglicherweise eine Peroxidase [91] zu einer erhöhten Resistenz der Zona pellucida gegenüber enzymatischer bzw. chemischer Auflösung führen [104]. Die Bedeutung dieses „Zonahardening" für die Verhinderung einer polyspermen Befruchtung ist bisher nicht vollständig geklärt und zeigt speziesspezifische Unterschiede. An Kanincheneizellen läßt sich das Zona-hardening nachweisen, ohne daß eine Spermatozoenpenetration durch die Zona pellucida verhindert würde.

Die Wirksamkeit der verschiedenen Mechanismen zur Verhinderung einer polyspermen Befruchtung zeigt erhebliche speziesspezifische Unterschiede. An menschlichen Eizellen scheint die Verhinderung polyspermer Befruchtungen insbesondere durch die Zonareaktion zu erfolgen. Die Bedeutung der vitellinen Reaktion für den menschlichen Befruchtungsvorgang ist bisher noch nicht geklärt.

Die Fähigkeit, eine polysperme Befruchtung zu verhindern, ist vom Reifegrad der Eizelle abhängig [5]. Wegen der noch unzureichenden Anzahl kortikaler Granula in der Peripherie unreifer Eizellen ist dieser Mechanismus vor der Ovulation möglicherweise noch nicht vollständig ausgebildet. Auch mit zunehmendem Alter der Eizelle steigt in einigen Spezies die Häufigkeit polyspermer Befruchtungen an.

3.4 Transport der befruchteten Eizelle durch die Tube

3.4.1 Eiaufnahmemechanismus

Vergleichende Untersuchungen bei verschiedenen Tierspezies [32] haben gezeigt, daß erhebliche Unterschiede in dem Mechanismus der Eiaufnahme durch die Tube existieren und tierexperimentelle Untersuchungen nur wenig über die Verhältnisse beim Menschen aussagen. Nur wenige Untersuchungen liegen beim Menschen vor. Es kann davon ausgegangen werden, daß die Annäherung des Fimbrientrichters an die Oberfläche des Ovars durch Kontraktionen der Tuben- und Fimbrienmuskulatur sowie durch passive Bewegung des Ovars, bedingt durch Kontraktionen des Mesenteriums und der Ligamenta des Ovars, erreicht wird. Laparoskopische Beobachtungen haben gezeigt, daß zum Zeitpunkt der Ovulation kurze, aber wiederholte Kontakte zwischen Fimbrien und Ovaroberfläche bestehen. Unterstützt wird der Eiaufnahmemechanismus durch die Öffnung des Tubenostiums und die büschelförmige Gestalt der Fimbrien zum Zeitpunkt der Ovulation, was auf eine vermehrte Durchblutung und venöse Stase zurückzuführen ist. Inwieweit der Zilienschlag, der Flüssigkeitsstrom in der Tube, die Viskosität von Follikel- und Tubensekret für die Eiaufnahme ebenfalls von Bedeutung sind und warum nur jeweils die Tube auf der Seite der Ovulation eine vermehrte Aktivität aufweist, sind beim Menschen nicht geklärt.

3.4.2 Transport durch die Tube

Drei Wirkungsprinzipien werden für den Transport der Eizelle durch die Tube verantwortlich gemacht: der Schlag der Zilien, der Sekretstrom und die Kontraktionen der Tubenmuskulatur. Alle drei Wirkungsprinzipien verändern sich während des menstruellen Zyklus, so daß eine hormonelle Beeinflussung dieser Parameter eine wesentliche Rolle spielen dürfte.

Der *Zilienbesatz* nimmt im Eileiter vom Uterus zum Fimbrienende hin zu. Die Abhängigkeit der Zilienzahl von der Östrogenbildung, die früher postuliert wurde, konnte nicht bestätigt werden. Sicher verändert sich aber die Struktur der Zilien in Abhängigkeit von der hormonellen Situation. Ebenfalls läßt sich eine Änderung des Rhythmus des zum Uterus hin gerichteten Zilienschlages in Abhängigkeit vom Tag des Zyklus beobachten und eine Frequenzerhöhung der Zilienschläge pro Minute um 20 % post cohabitationem, aber erst zwei bis drei Tage später und dann bis zur Menstruation anhaltend, nachweisen [32]. Eine physiologische Bedeutung allerdings muß sowohl für den Transport des Eies als auch für den der Spermatozoen (siehe Abschnitt 3.1.3) bezweifelt werden. Auch die Tatsache, daß Frauen mit einem angeborenen Fehlen zilientragender Zellen (Kartagener-Syndrom) normal schwanger werden können, läßt an der Bedeutung des Zilienschlags für den Eitransport zweifeln.

Die *Sekretbildung* in der Tube ist abhängig von der hormonellen Situation und ist in den verschiedenen Anteilen der Tube unterschiedlich ausgeprägt. Sie ist am stärksten während der Ovulation und nimmt dann nach drei Tagen ab.

Koester [198] stellte 1970 die folgende Theorie über den Einfluß des Tubensekrets auf den Eitransport auf: Der Flüssigkeitsstrom ist vom Uterus zum Ovar hin gerichtet. Zum Zeitpunkt der Ovulation und unmittelbar danach findet eine verstärkte Sekretproduktion statt, wobei die Strömung des Tubensekrets im isthmischen Anteil sehr stark, im ampullären Anteil sehr langsam ist. Dies führt dazu, daß die Eizelle nach ihrem Eintritt in die Tube durch den Zilienschlag gegen den langsamen Strom des Tubensekrets bis zur ampullär-isthmischen Verbindung transportiert wird. Im Bereich der ampullär-isthmischen Verbindung verharrt sie, da der nunmehr entgegenwirkende Strom des Tubensekrets sich verstärkt und die Zahl der zilientragenden Zellen in diesem Bereich vermindert ist. Am 3. Tag nach der Ovulation sinkt die Produktion des Tubensekrets, und ein Transport durch den isthmischen Teil ist möglich durch Verminderung des Sekretstroms und durch einen unter Progesteroneinfluß vermehrten Zilienschlag.

Das dritte Wirkungsprinzip beim Transport der Eizelle durch die Tube – die *Muskelkontraktionen* – unterliegen mit Sicherheit einer hormonellen Steuerung. Es liegt eine Fülle von tierexperimentell gewonnenen Daten über den Einfluß von Steroiden auf den Eitransport vor (Übersichten bei [32] und [78]). Eine Interpretation ist bis heute schwierig, da in Abhängigkeit von der Dosis eines verabreichten Steroids und dem Zeitpunkt der Verabreichung vom Tag der Ovulation an gerechnet die Reaktion der Tubenmuskulatur variiert. Auch dürften derartige tierexperimentelle Ergebnisse nur zum Teil auf die Situation beim Menschen übertragbar sein. Neben den Steroiden wird auch der Einfluß des autonomen Nervensystems auf den Eizelltransport und die Möglichkeit einer Regulation der Muskelkontraktionen über die Bildung verschiedener Prostaglandine [94] diskutiert.

Bezüglich der Prostaglandinwirkung wurde folgende Theorie aufgestellt: Der präovulatorisch hohe Östrogenwert führt zu einer vermehrten Prostaglandinsynthese und damit zu erhöhten Konzentrationen von $PGF_{2\alpha}$ im isthmischen Bereich. Diese Prostaglandinkonzentrationen erreichen ihren höchsten Wert zu einem Zeitpunkt, an dem postovulatorisch das Östrogen abfällt. Vermutlich führt ein niedriges Hormonniveau zu einer erhöhten Bindung und Reaktion der Muskulatur des Eileiters für $PGF_{2\alpha}$ [94]. Damit wird ein erhöhter Muskeltonus im isthmischen Bereich hervorgerufen und ein vorzeitiger Transport in den Uterus verhindert. Durch den postovulatorischen Wiederanstieg der Östrogene und nunmehr zusätzlich der Progesterons erfolgt eine Abnahme der Prostaglandinkonzentration in tubaren Gewebe. Der isthmische Bereich verliert seine Empfindlichkeit für $PGF_{2\alpha}$, und gleichzeitig steigt die Empfindlichkeit für PGE_1. Diese Veränderungen unterstützen dann über einen verminderten Muskeltonus im isthmischen Bereich einen zeitgerechten Übertritt der befruchteten Eizelle in den Uterus.

Zusammengefaßt läßt sich feststellen, daß der Transport der Eizelle durch die Tube offenbar das Zusammenspiel verschiedener Wirkungsprinzipien benötigt, um ungestört und zeitgerecht abzulaufen. Alle diese Wirkungsprinzipien unterliegen einer hormonellen Steuerung, wobei über die Veränderungen der Östrogen- und Progesteronkonzentration offenbar unterschiedliche Mechanismen in Gang gesetzt werden – wie Veränderungen des Sekretstroms und der Kontraktionsfähigkeit der Tuben –, die dann ihrerseits für den ungestörten Transport sorgen.

3.5 Implantation

Nach dem Fertilisationsvorgang im ampullären Teil der Tube folgen während der Wanderung durch den Eileiter meiotische Teilungen zum Zwei-, Vier- und Achtzeller usw., durch die die Zahl der Blastomeren gleichmäßig erhöht wird, ohne daß sich die Gesamtmasse der Zygote verändert. Die für die Teilungen erhöhte Stoffwechselaktivität macht sich morphologisch in einer erhöhten Aktivität des Golgi-Feldes mit einer vermehrten Bildung endoplasmatischer Bläschen – den Vorstadien der benötigten Membranstrukturen – bemerkbar. Auch diese ersten Teilungsschritte unterliegen einem strengen Schema, wie aus In-vitro-Befruchtungsstudien menschlicher Eizellen und In-vivo-Untersuchungen bekannt ist [51]. Eine Differenzierung der Blastomeren zum Embryo- und Trophoblasten findet wahrscheinlich zwischen dem 8. und 16. Zellstadium während der Wanderung in der Tube statt [17].

Obwohl die sich teilende Zygote als ein autarker Zellverband angesehen werden kann, da sie während der Wanderung durch die Tube von der Zona pellucida umgeben ist, ist eine Abhängigkeit von physikalischen und biochemischen Faktoren der Umgebung zu beobachten. Dies haben besonders auch die in den letzten Jahren intensivierten In-vitro-Fertilisationsstudien gezeigt, die gute Untersuchungsmöglichkeiten bezüglich des Bedarfs der sich teilenden Eizelle darstellen. So ließ sich zeigen, daß die Energiegewinnung bis zum Achtzellstadium aus Pyruvat und Laktat geschieht, während später Glukose bevorzugt wird. In der Kultur muß nach dem Achtzellstadium das Angebot an Aminosäuren gesteigert werden. Zusätzlich ist eine vermehrte Inkorporation von Vorstufen der RNS- und DNS-Synthese festzustellen, wodurch auf die Abhängigkeit von Umgebungsfaktoren hingewiesen wird. Von der Vollständigkeit des Substratangebots der Umgebung ist auch die Geschwindigkeit der einzelnen Teilungsschritte abhängig. In-vitro-Studien der letzten Zeit haben gezeigt, daß durch Ergänzung des Kulturmediums mit bestimmten Substanzen die Geschwindigkeit der einzelnen Teilungsschritte verändert werden kann [2]. In vivo trägt der Organismus dieser Notwendigkeit Rechnung, indem Menge und Zusammensetzung der Tubenflüssigkeit entsprechend dem Entwicklungsstadium der befruchteten Eizelle wechseln.

Abbildung 1-52 zeigt die *Entwicklungsstufen,* die der Embryo während des Implantationsvorganges durchläuft. Am 4. Tag post ovulationem gelangt der sich entwickelnde junge Embryo in den Uterus. Zwei Tage verbleibt er frei im Cavum uteri (Abb. 1-52a). Während dieser Zeit, wahrscheinlich unmittelbar vor der eigentlichen Fixierung an der Endometriumoberfläche, schlüpft die Blastozyste aus der Zona pellucida. Der Zeitpunkt des Ausschlüpfens zeigt Speziesunterschiede. Die experimentellen Untersuchungen haben eine hormonelle Beeinflussung des Ausschlüpfungsvorgangs aufgezeigt. Eine östrogenabhängige Produktion proteolytischer Enzyme im Uterussekret wird angenommen. Allerdings konnten bisher auch bei ultrastrukturellen Untersuchungen keine Hinweise auf eine Verdünnung der Zona pellucida gefunden werden, und auch die Tatsache, daß beim Menschen eine extrauterine Implantation möglich ist, spricht gegen die absolute Beteiligung uteriner Sekretbestandteile.
Die Fixierung der Blastozyste an der Endometriumoberfläche, am 6. bis 7. Tag post ovulationem (Abb. 1-52b und c), ist wahrscheinlich auf eine Kollagenproduktion der Trophoblastzellen zurückzuführen [91]. Die tierexperimentellen Untersuchungen haben gezeigt, daß die Anheftung stets unmittelbar über einer subepithelialen Kapillare erfolgt, wofür ein Stoffwechselgefälle verantwortlich gemacht wird. Ob dies auch beim Menschen der Fall ist, ist bisher nicht zu beurteilen. Auch die Frage, ob die Implantation stets am embryonalen Pol der Blastozyste stattfindet (Abb. 1-52b), ist bisher nicht endgültig geklärt. Vermutlich spielen bestimmte Areale des Trophoblasten, die sich in der Nähe des Embryoblasten ausbilden, hierbei eine Rolle [18].

In der ersten Phase der Implantation, vor der Ausbildung vaskulärer Beziehungen zum Endometrium, ist die Blastozyste hinsichtlich ihres Substratbedarfs auf die unmittelbare Umgebung angewiesen. Dabei dürfte insbesondere die Grundsubstanz zwischen den Zellen von besonderer Bedeutung sein, die unter hormonellen Einflüssen zyklusabhängig ihre Zusammensetzung ändert und zum Zeitpunkt der Implantation reich an niedermolekularen Verbindungen ist. Durch dieses Angebot ist die Ernährung der Blastozyste während des Implantationsvorgangs gesichert.

Das Eindringen der Blastozyste in den Endometriumverband ist auf ein Wechselspiel von Enzymaktivitäten und Inhibitorsystem zurückzuführen. In den Blastozysten verschiedener Tierspezies ist es möglich, Enzymaktivitäten von Proteinasen und Glukosidasen im Trophoblasten nachzuweisen. Gleichzeitig finden sich hormonell abhängig ähnliche Enzymsysteme in den uterinen Sekreten [18]. Dabei dürfte die Blastozyste ihrerseits eine gewisse Steuerungsmöglichkeit durch Initiierung von Enzymen im Endometrium besitzen, wie es sich für die Produktion der Arylamidase zeigen ließ. Ob Aktivitäten der Blastozyste den wesentlichen Anteil an der Implantation haben oder ob die hormonell vorbereitete Endometriumoberfläche mit ihren Enzymaktivitäten und ihrem Substratangebot den wesentlichen Anteil am Gelingen der Implantation hat, kann nicht entschieden werden. Die Tatsache, daß auch extrauterin Implantationen möglich sind, und die Beobachtung, daß bei extrakorporalen Befruchtungen eine Abhängigkeit bezüglich des Eintretens einer Schwangerschaft von der morphologischen Qualität zu sehen ist [30], sprechen dafür, der Blastozyste und ihrer Aktivität die wesentliche Rolle zuzusprechen.

Die Implantationsvorgänge sind von einer Reihe *morphologischer Veränderungen* gekennzeichnet. Zunächst kommt es durch Lückenbildungen im Verband der Morula zur Entstehung der Blastozyste. Es erfolgt die Bildung der Blastozystenhöhle und die Trennung des

1 Physiologie der Reproduktion

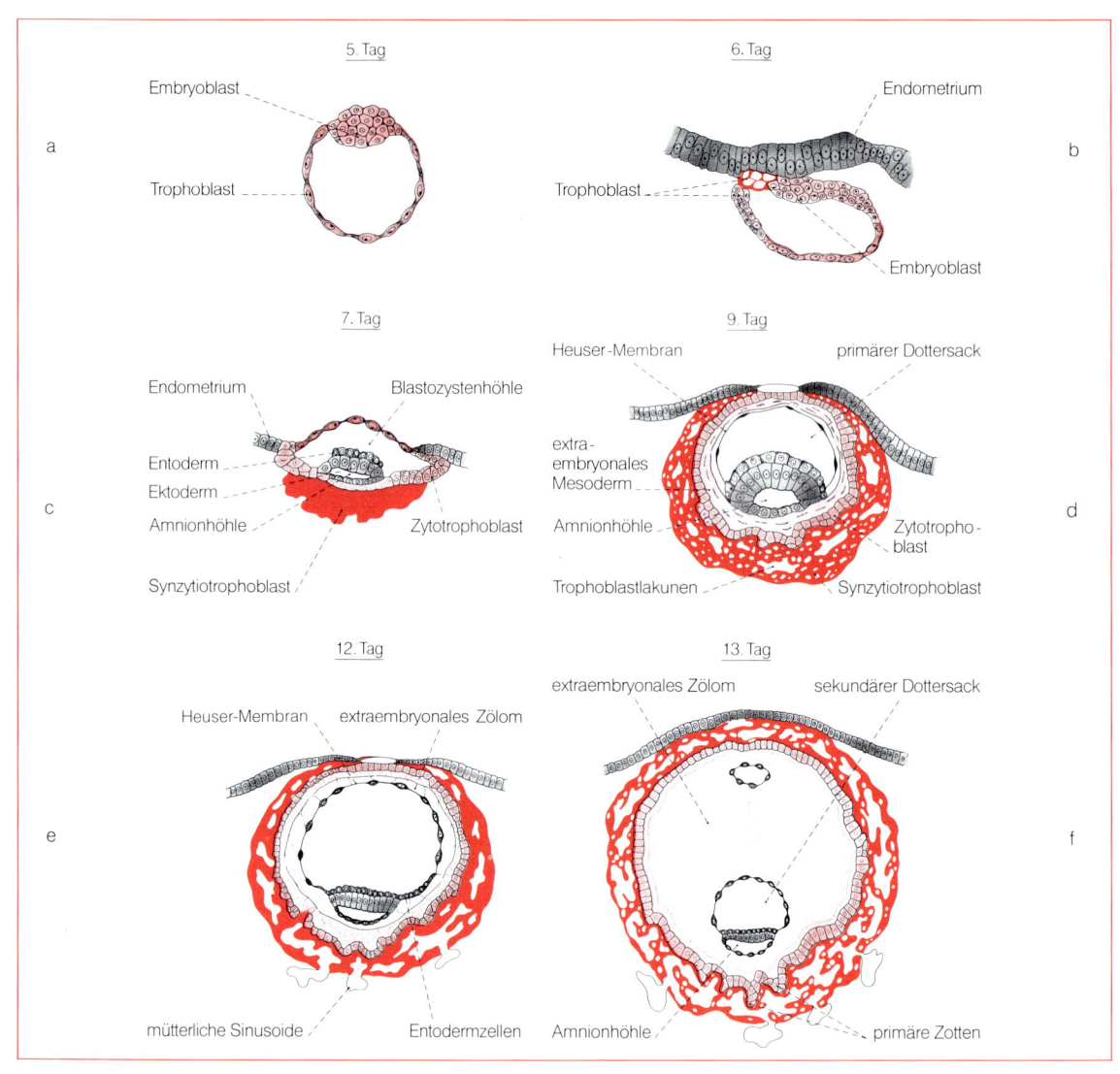

Abb. 1-52　Entwicklungsstufen des Embryos während des Implantationsvorgangs in Abhängigkeit vom Tag post ovulationem.
a) 5. Tag: Stadium der Differenzierung in Embryoblast und Trophoblast und Blastozystenhöhle
b) 6. Tag: Fixierung der Blastozyste mit dem embryonalen Pol an der Endometriumoberfläche
c) 7. Tag: Differenzierung in Synzytio- und Zytotrophoblast, Ektoderm und Entoderm, Ausbildung der Amnionhöhle
d) 9. Tag: Ausbildung von Trophoblastlakunen
e) 12. Tag: Endometrium schließt sich über der Implantationsstelle, Ausbildung mütterlicher Sinusoide
f) 13. Tag: Proliferation des Zytotrophoblasten zu primären Chorionzotten

Trophoblasten vom Embryoblasten. Tierexperimentelle Untersuchungen [46] haben gezeigt, daß selbst in diesem Stadium noch eine artefizielle Teilung möglich ist. Im folgenden kommt es zu einer starken Vermehrung der Trophoblasten, während der Embryoblast langsamer wächst. Eine in vitro befruchtete Blastozyste von 107 Zellen enthielt einen Embryoblasten aus 8 großen vakuolisierten Zellen, 30 Zellen lagen über dem Embryoblasten, und 69 Zellen bildeten die Wand der Blastozystenhöhle [64].

Die Blastozyste beginnt mit Hilfe enzymatischer Vorgänge (siehe oben), in das Endometrium einzuwachsen (Abb. 1-52c). Es erfolgt eine Differenzierung in den *Synzytiotrophoblasten,* der vielkernig und ohne erkennbare Zellgrenzen in das Uterusstroma vordringt und den *Zytotrophoblasten,* der die Blastozyste umgibt. Bereits jetzt entwickelt sich im Bereich der Blastozystenhöhle das embryonale Entoderm.

Am 8. Tag tritt eine Spaltbildung zwischen Embryoblast und Trophoblast auf, die Amnionhöhle bildet

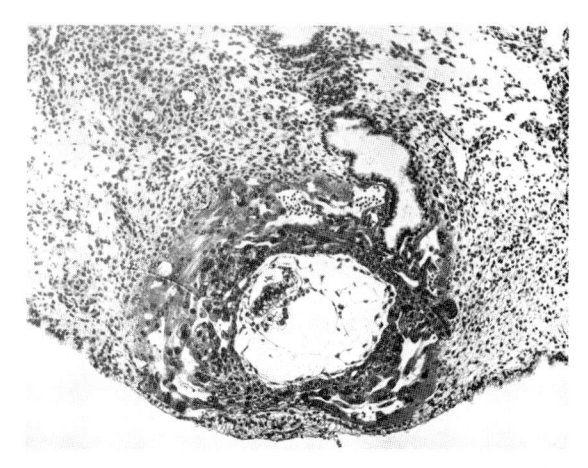

Abb. 1-53 11. Tag post ovulationem, eben implantierter Embryo.

sich. Die Keimscheibe besteht nunmehr aus Ektoderm und Entoderm. Zellen des Zytotrophoblasten bilden eine zweite Innenschicht in der Blastozystenhöhle – die Heuser-Membran –, wodurch der *primitive Dottersack* entsteht.

Bereits am 9. Tag (Abb. 1-52d) entstehen im Synzytiotrophoblasten *Lakunen,* die mit mütterlichem Blut aus eröffneten Kapillaren sowie Sekreten aus den eröffneten endometrialen Drüsen gefüllt sind und nunmehr die Ernährung des jungen Embryos sicherstellen.

Am 12. Tag (Abb. 1-52e und 53) schließt sich das Endometrium über der Implantationsstelle. Damit ist der Embryo insgesamt vom Synzytiotrophoblasten umgeben, und im Bereich des embryonalen Pols kommt es nunmehr durch die Eröffnung mütterlicher Kapillaren und das Zusammenfließen von Lakunen zu einem Durchfließen des Lakunensystems mit mütterlichem Blut.

Während der gesamten Zeit wächst das extraembryonale Mesoderm, das Amnionhöhle und Dottersack umgibt. Es bilden sich Hohlräume in diesem Bereich, die zusammenfließen und um den 13. Tag (Abb. 1-52f) herum zum *extraembryonalen Zölom* werden. Durch Proliferation des Zytotrophoblasten entstehen die primären *Chorionzotten.*

Alle diese Befunde sind durch subtile histomorphologische Untersuchungen an jungen, frisch implantierten menschlichen Embryonen in verschiedenen Entwicklungsstadien gewonnen worden.

Die wesentliche Rolle im Verlauf des Implantationsvorgangs dürfte der *hormonellen Synchronisation* zwischen den Vorgängen in der sich teilenden Eizelle und der Vorbereitung des Endometriums auf die Implantation zukommen. Dabei ergibt sich eine Zuordnung von bestimmten hormonellen Konstellationen zum jeweiligen Entwicklungsstand des Embryos.

Hormonelle Einflüsse bestimmen die Sekretproduktion, die Sekretzusammensetzung und den Sekretfluß in der Tube, den Transport der sich teilenden Eizelle durch die Tube, die Vorbereitung des Endometriums auf die Implantation, die Zusammensetzung der uterinen Sekrete, den Ausschlüpfungsvorgang der Blastozyste aus der Zona pellucida, die Adhäsion der Blastozyste an das Endometrium sowie die Produktion der für die Implantation notwendigen Enzym- und Enzyminhibinsysteme. In zahlreichen tierexperimentellen Untersuchungen konnte gezeigt werden, daß eine künstliche Verschiebung der Steroidspiegel zu einer Störung des Implantationsvorgangs führt.

Insbesondere hat sich auch gezeigt, daß eine Desynchronisation zwischen jungem Embryo und Endometrium zu einer Störung der Implantation und damit zum Absterben der Blastozyste führt.

Unter *immunologischen Aspekten* ist der Implantationsvorgang ein besonderes Phänomen (siehe auch Kap. 2 und Bd. 5). Da der Embryo aus einer Fusion von mütterlichen und väterlichen Gameten entsteht, wäre eine Abstoßungsreaktion gegenüber dem väterlichen Anteil zu erwarten. Verschiedene Theorien haben versucht zu erklären, warum es nicht zu einer Abstoßungsreaktion kommt [59]:

- Der Uterus ist ein Ort besonderer immunologischer Toleranz.
- Die Trophoblastzellen enthalten keine Histokompatibilitätsantigene.
- Der Embryo produziert Substanzen, die zu einer unspezifischen Suppression führen.
- Der immunologische Kontakt wird durch die Bildung besonderer Grenzschichten verbunden.

Die ersten beiden Punkte sind inzwischen widerlegt worden. Es ist nachgewiesen worden, daß die Trophoblastzelle Histokompatibilitätsantigene besitzt. Die Beobachtung, daß der Embryo sich auch extrauterin ansiedeln und entwickeln kann, zeigt, daß das Postulat des Uterus als Ort immunologischer Toleranz nicht haltbar ist. Dagegen ist eine immunsuppressive Wirkung für verschiedene vom Embryo produzierte Substanzen nachgewiesen, so unter anderem: α_1-Fetoprotein, hCG, β_2-Glykoprotein, hPL, β_1-Glykoprotein, Progesteron. Eine alleinige Erklärung über eine immunsuppressive Wirkung der Substanzen ist allerdings nicht möglich, da die Frau zu einer immunologischen Antwort gegenüber Antigenen durchaus in der Lage ist. Die Möglichkeit, daß sich Grenzschichten zwischen Trophoblast und mütterlichem Gewebe bilden, hat sich bei weiterführenden Studien nicht halten lassen. Dementsprechend muß das Ausbleiben der Abstoßungsreaktion auch heute noch als ein immunologisches Phänomen betrachtet werden. Eine neue mögliche Erklärung bieten elektronenmikroskopische Befunde aus der Anfangszeit der Implantation [18].

Diese zeigen, daß es offenbar nicht immer zu einer Lyse der Endometriumzellen kommt, sondern daß auch eine Fusion zwischen embryonalen und mütterlichen Zellen mit einem gemeinsamen Zytoplasma und einem gemeinsamen Zellkern kommen kann. Damit wäre eine neutrale Zwischenzone gegeben. Bei Mäusechimären konnte ein Austausch von mütterlichem und embryonalem Chromosomenmaterial nachgewiesen werden. Auch damit ließe sich eine Immuntoleranz der Frucht erklären.

Literatur

1. Ahlgren, M., K. Bostrom, R. Malmquist: Sperm transport and survival in women with special reference to the fallopian tube. In: Hafez, E. S. E., C. G. Thibault (eds.): Biology of Spermatozoa: Transport, Survival and Fertilizing Ability. Karger, Basel 1975.
2. Al-Hasani, S., H. H. van der Ven, K. Diedrich, U. Hamerich, D. Krebs: Polyploidien bei der In-vitro-Fertilisation menschlicher Eizellen. Häufigkeit und mögliche Ursachen. Geburtsh. u. Frauenheilk. 44 (1984) 395–399.
3. Auletta, F. J., H. Agins, A. Scomegna: Prostaglandin F mediation of the inhibitory effect of estrogen on the corpus luteum of the rhesus monkey. Endocrinology 103 (1978) 1183.
4. Austin, C. R.: The Mammalian Egg. Thomas, Springfield 1961.
5. Austin, C. R., M. W. H. Bishop: Fertilization in mammals. Biol. Rev. 32 (1957) 296.
6. Baker, T. G.: A quantitative and cytological study of germ cells in human ovaries. Proc. Roy. Soc. 158 (1963) 417.
7. Batta, S. K., A. C. Wentz, C. P. Channing: Steroid genesis by human ovarian cell types in culture: influence of mixing cell types and effects of added testosterone. J. clin. Endocr. 50 (1980) 274.
8. Bavister, B. D., B. J. Rogers, R. Yanagimachi: The effects of cauda epididymal plasma on the motility and acrosome reaction of hamster and guinea pig spermatozoa in vitro. Biol. Reprod. 19 (1978) 358–363.
9. Beling, C. G., S. L. Marcus, S. M. Markham: Functional activity of the corpus luteum following hysterectomy. J. clin. Endocr. 30 (1970) 30.
10. Bellve, A. R., D. A. O'Brien: The mammalian spermatozoon structure and temporal assembly. In: J. F. Hartmann (ed.): Mechanisms and Control of Animal Fertilization. Academic Press, New York–London 1983.
11. Bentwood, B. J., M. Bermudez, B. J. Rogers: The inhibition of human sperm fertilization in vitro by prolonged exposure to seminal plasma and by the presence of inflammatory cells. J. cell. Biol. 91 (1981) 179.
12. Bernstein, D., M. Gletzermann, L. Zeidel, V. Insler: Quantitative study of the number and size of cervical crypts. In: Insler, V., G. Bettendorf (eds.): The Uterine Cervix in Reproduction. Thieme, Stuttgart–New York 1977.
13. Beyler, S. A., L. J. D. Zaneveld: Inhibition of in vitro fertilization of mouse gametes by proteinase inhibitors. J. Reprod. Fert. 66 (1982) 425.
14. Bhattacharyya, A., L. J. D. Zaneveld: The sperm head. In: Zaneveld, L. J. D., R. T. Chatterton (eds.): Biochemistry of Mammalian Reproduction. Wiley, New York 1982.
15. Bleil, J. D., P. M. Wassarman: Structure and function of the zona pellucida: identification and characterization of the proteins of the mouse oocyte's zona pellucida. Develop. Biol. 76 (1980) 185.
16. Bleil, J., P. M. Wassarman: Sperm-egg interactions in the mouse. Sequence of events and induction of the acrosome reaction by a zona pellucida glycoprotein. Develop. Biol. 95 (1983) 317.
17. Blerkom, J. P. van, P. Motta: The Cellular Basis of Mammalian Reproduction. Urban & Schwarzenberg, Baltimore–München 1979.
18. Boving, B. G., R. L. Boving: Implantation perspective. In: Ludwig, H., P. F. Tauber (eds.): Human Reproduction. Thieme, Stuttgart–New York 1978.
19. Byskov, A. G.: Regulation of initiation of meiosis in fetal gonads. Int. J. Andrology, suppl. 2 (1978) 29–38.
20. Carmel, P. W., S. Araki, M. Ferrin: Pituitary stalk portal blood collection in rhesus monkeys: evidence for pulsatile release of gonadotrophin-releasing hormone (GnRH). Endocrinology 99 (1976) 243–248.
21. Chacon, R. S., P. Talbot: Early stages in mammalian sperm-oocyte plasma membrane fusion. J. cell. Biol. 87 (1980) 131.
22. Channing, C. P., J. M. Marsh, W. A. Sadler (eds.): Ovarian Follicular and Corpus Luteum Function. Plenum Press, New York 1979.
23. Channing, C. P., S. H. Pommerantz: Studies on an oocyte maturation inhibitor partially purified from porcine and human follicular fluids. In: Franchimont, P., P. J. Channing (eds.): Intragonadal Regulation of Reproduction. Academic Press, London 1981.
24. Chretien, F. C., A. Psychoyos: Cervical mucus (man). In: Hafez, E. S. E. (ed.): Scanning Electron Microscopic Atlas of Mammalian Reproduction. Thieme, Stuttgart–New York 1975.
25. Clegg, E. C.: Mechanisms of mammalian sperm capacitation. In: Hartmann, J. F. (ed.): Mechanism and Control of Animal Fertilization. Academic Press, New York–London 1983.
26. Clements, I. A., F. I. Reyes, I. S. D. Winter, C. Faiman: Studies on human sexual development. Fetal pituitary and serum, and amniotic fluid concentrations of LH, HCG and FSH. J. clin. Endocrin. 42 (1976) 9.
27. Cummins, J. M., R. Yanagimachi: Sperm-egg ratios and the site of the acrosome reaction during in vivo fertilization in the hamster. Gamete Res. 5 (1982) 239.
28. Daniel, S. A. J., D. T. Armstrong: Enhancement of follicle stimulating hormone-induced aromatase activity by androgens in cultured rat granulosa cells. Endocrinology 107 (1980) 1027.
29. Diedrich, K., S. Al-Hasani, H. Ven, F. Lehmann, D. Krebs: Ovarielle Stimulation in einem In-vitro-Fertilisationsprogramm. Geburtsh. u. Frauenheilk. 43 (1983) 486.
30. Diedrich, K., H. H. van der Ven, S. Al-Hasani, D. Krebs: Einfluß des Embryotransfers auf die Implantation in einem In-vitro-Fertilisationsprogramm. Berichte Gynäk. Geburtsh. 120, Heft 7 (1984).

31. Dunbar, B. S.: Morphological, biochemical, and immunological characterization of the mammalian zona pellucida. In: Hartmann, J. F. (ed.): Mechanisms and Control of Animal Fertilization. Academic Press, New York 1983.
32. Eddy, C. A., C. J. Pauerstein: Ovum transport and fertility regulation. In: Ludwig, H., P. R. Tauber (eds.): Human Fertilization. Thieme, Stuttgart–New York 1978.
33. Edwards, R. G.: Conception in the Human Female. Academic Press, London – New York – Toronto 1980.
34. Espey, L. L.: Ovulation. In: R. E. Jones (ed.): The Vertebrate Ovary, p. 503. Plenum Press, New York 1978.
35. Franchimont, P. A., A. Demoulin, L. Verstraeten-Proyard, P. T. Hazee-Hagelsteen, J. P. Bouguigonon: Inhibin: nouvelle hormone gonadique. Bull. Mem. Acad. roy. Med. Belg. 134 (1979) 129.
36. Fritz, M. A., L. Speroff: The endocrinology of the menstrual cycle: the interaction of folliculogenesis and neuroendocrine mechanisms. Fertil. and Steril. 5 (1982) 519.
37. Garbers, D. L., G. S. Kopf: The regulation of spermatozoa by calcium and cyclic nucleotides. Advanc. cycl. Nucleot. Res. 13 (1980) 251–306.
38. Garcia, I. E., G. S. Jones, G. L. Wright jr.: Prediction of the time of ovulation. Fertil. and Steril. 36 (1981) 308.
39. Gould, K. G.: Mammalian fertilization. In: Hafez, E. S. E. (ed.): Scanning Electron Microscopic Atlas of Mammalian Reproduction, p. 157. Thieme, Stuttgart – New York 1975.
40. Gould, K. G., L. J. D. Zaneveld, W. J. Humphreys, W. L. Williams: Rabbits gametes: scanning electron microscopy at early stage of fertilisation. J. reprod. Med. 6 (1971) 19.
41. Grumbach, M. M., J. C. Roth, S. L. Kaplan, R. P. Kelch: Hypothalamic-pituitary regulation of puberty in man: evidence and concepts derived from clinical research. In: Grumbach, M. M., M. M. Grave, F. C. Mayer (eds.): Control of the Onset of Puberty. Wiley, New York 1974.
42. Gulyas, B. J.: Cortical granules of mammalian eggs. Int. Rev. Cytol. 63 (1980) 357.
43. Gwatkin, R. B. L.: Fertilization Mechanisms in Man and Mammals. Plenum Press, New York 1977.
44. Hafez, E. S. E.: The female reproductive tract (nonhuman primates). In: Hafez, E. S. E. (ed.): Scanning Electron Microscopic Atlas of Mammalian Reproduction, p. 142. Thieme, Stuttgart–New York 1975.
45. Hafez, E. S. E., S. Jaszczak: Sperm transport in the female tract of nonhuman primates. In: Hafez, E. S. E., C. G. Thibault (eds.): The Biology of Spermatozoa, p. 48. Karger, Basel 1975.
46. Hahn, J.: Embryotransfer beim Tier. In: D. Krebs (Hrsg.): Praktikum der extrakorporalen Befruchtung. Urban & Schwarzenberg, München–Wien–Baltimore 1984.
47. Hamilton, W. I., H. W. Mossman: Human Embryology. Williams & Wilkins, Baltimore 1972.
48. Hammerstein, J., F. Zielske, E. Kratsch, U. J. Koch: Sperm migration throughout the female genital tract in relation to the time of ovulation. In: Insler, V., G. Bettendorf (eds.): The Uterine Cervix in Reproduction. Thieme, Stuttgart–New York 1977.
49. Hartmann, J. F., R. B. L. Gwatkin: Alteration of sites on the mammalian sperm surface following capacitation. Nature (London) 234 (1971) 479.
50. Herrmann, W. P.: Sekrete des männlichen Genitaltraktes und Spermatozoentransport. In: Kaiser, R., G. F. B. Schuhmacher (Hrsg.): Menschliche Fortpflanzung. Thieme, Stuttgart–New York 1981.
51. Hertig, A. T., J. Rock: Searching for early fertilized human ova. Gynec. Invest. 4 (1973) 121.
52. Hillier, S. G., L. E. Reichert, E. V. van Hall: Control of preovulatory follicular estrogen biosynthesis in the human ovary. J. clin. Endocr. 52 (1981) 847.
53. Hillier, S. G., F. A. de Zwart: Evidence that granulosa cell aromatase induction/activation by follicle-stimulating hormone is an androgen receptor-regulated process in vitro. Endocrinology 109 (1981) 1303.
54. Hodgen, G. D., A. L. Goodman, R. L. Stouffer et al.: Selection and maturation of the dominant follicle and its ovum in the menstrual cycle. In: Beier, H. M., H. R. Linder (eds.): Fertilization of the Human Egg in vitro. Springer, Berlin–Heidelberg–New York 1983.
55. Holstein, A. F., H. Wartenberg: On the cytomorphology of human spermatogenesis. In: Holstein, A. F., E. Harstmann (eds.): Morphological Aspects of Andrology. Grosse, Berlin 1970.
56. Jaffe, R. B.: Physiologic and pathophysiologic aspects of prolactin production in humans. In: Jaffe, R. B. (ed.): Prolactin, p. 182. Elsevier, North Holland 1981.
57. Josso, N., J. Y. Picard, D. Tran: The anti-müllerian hormone. Recent Progr. Hormone Res. 33 (1977) 117.
58. Karsch, F. J., G. P. Sutton: An intraovarian site for the luteolytic action of estrogen in the rhesus monkey. Endocrinology 98 (1976) 553.
59. Kaye, M.: Immunological relationships between mother and fetus during pregnancy. In: Heran, J. P. (ed.): Immunological Aspects of Reproduction and Fertility Control. MTP Press, Cleveland 1980.
60. Knobil, E.: On the regulation of the primate corpus luteum. Biol. Reprod. 8 (1973) 246.
61. Koehler, J. K.: Lectins as probes of the spermatozoon surface. Arch. Androl. 6 (1981) 197–217.
62. Krumme, D., O. Wallner, H. Fritz: Proteinases and proteinase inhibitors in human cervical mucus. Selected properties in view of their clinical relevance. In: Insler, V., G. Bettendorf (eds.): The Uterine Cervix in Reproduction. Thieme, Stuttgart–New York 1977.
63. Lamb, D. J., Y. H. Tsai, A. Steinberger, M. Sanborn: Sertoli cell nuclear transcriptional activity: stimulation by follicle stimulating hormone and testosterone in vitro. Endocrinology 108 (1981) 1020.
64. Langman, J.: Medizinische Embryologie, 8. Aufl. Thieme, Stuttgart – New York 1989.
65. Lopata, A., A. H. Sathananthan, J. C. McBrain, W. I. H. Johnston, A. L. Speirs: The ultrastructure of the preovulatory human egg fertilized in vitro. Fertil and Steril. 33 (1980) 12.
66. Mann, T., C. Lutwak-Mann: Male Reproductive Function and Semen. Springer, Berlin–Heidelberg–New York 1981.
67. McMaster, R., R. Yanagimachi, A. Lopata: Penetration of human eggs by human sperm in vitro. Biol. Reprod. 19 (1978) 212.
68. McNatty, K. P., A. Makris, C. de Grazia, R. Osathanondh, K. J. Ryan: The production of progesterone, androgens, and estrogens by granulosa cells, thecal tissue, and stromal tissue from human ovaries. In: McNatty, K. P., H. Peters: The Ovary [69].
69. McNatty, K. P., H. Peters: The Ovary. A Correlation of Structure and Function in Mammals. Elek, Granada, London–Toronto–Sydney–New York 1979.
70. Meisel, S.: The mammalian sperm acrosome reaction: a biochemical approach. In: Johnson, M. H. (ed.): Development in Mammals, Vol. 3. Elsevier, Amsterdam 1978.
71. Miyamoto, H., M. C. Chang: Fertilization in vitro of mouse and hamster eggs after the removal of follicle cells. J. Reprod. Fertil. 30 (1972) 309–312.
72. Moghissi, K. S., E. C. Yurewicz: Biochemistry and cyclic changes of human cervical mucus. In: Ludwig, H., P. Tauber (eds.): Human Fertilization, p. 84. Thieme, Stuttgart–New York 1978.
73. Moore, H. D. M.: Glycoprotein secretions of the epididymis in the rabbit and hamster: localization on epididymal spermatozoa and the effect of specific antibodies on fertilization in vivo. J. exp. Zool. 21 (1981) 77–85.

74. Moore, H. D., J. M. Bedford: The interaction of mammalian gametes in the female. In: J. F. Hartmann (ed.): Mechanism and Control of Animal Fertilization. Academic Press, New York 1983.
75. Morton, D. B.: Acrosomal enzymes: immunological localization of acrosine and hyaluronidase in ram spermatozoa. J. Reprod. Fertil. 45 (1975) 375–378.
76. Nieschlag, E., G. F. Weinbauer, T. G. Cooper: Reproduktion. In: Deetjen, P., E. J. Speckmann: Physiologie. Urban & Schwarzenberg, München – Wien – Baltimore 1992.
77. Odeblad, E.: The physics of the cervical mucus. Acta obstet. gynaec. scand. 38 (1959) 44.
78. Overstreet, J. W.: Transport of gametes in the reproductive tract of the female mammal. In: Hartmann, J. F. (ed.): Mechanism and Control of Animal Fertilization. Academic Press, New York 1983.
79. Parvinen, M., A. Ruokonen: Endogenous steroids in rat seminiferous tubules. Comparision of different stages of the epithelial cycle isolated by transillumination-assisted microdissection. J. Androl. 43 (1982) 211.
80. Pery, G., M. Glezermann, V. Insler: Selective filtration of abnormal spermatozoa by the cervical mucus in vitro. In: Insler, V., G. Bettendorf (eds.): The Uterine Cervix in Reproduction. Thieme, Stuttgart–New York 1977.
81. Peters, H.: Folliculogenesis in mammals. In: Jones, R. E. (ed): The Vertebrate Ovary, pp. 121–144. Plenum Press, New York 1978.
82. Peterson, R. N.: The sperm tail and midpiece. In: Zaneveld, L. J. D., R. T. Chatterton (eds.): Biochemistry of Mammalian Reproduction. Wiley, New York 1982.
83. Philips, D. M., R. M. Shalgi: Surface properties of the zona pellucida. J. exp. Zool. 213 (1980) 1–8.
84. Philips, M. D., R. Shalgi. In: Edwards, R. G. (ed.): Conception in the Human Female. Academic Press, London 1980.
85. Reddy, J. M., T. K. Andhya, J. C. Goodpasture, L. J. D. Zaneveld: Properties of a highly purified antifertility factor from human seminal plasma. Biol. Reprod. 27 (1982) 1076.
86. Ritzen, E. M., V. Hansson, F. S. French: The Sertoli cells. In: Burger H., D. de Kretser (eds.): The Testis: Comprehensive Endocrinology, p. 171. Raven Press, New York 1981.
87. Rodriguez-Rigau, L. J., E. Steinberger: The testis and spermatogenesis. In: Zaneveld, L. J. D., R. T. Chatterton (eds.): Biochemistry of Mammalian Reproduction. Wiley, New York 1982.
88. Rogers, B. J.: Mammalian sperm capacitation and fertilization in vitro. A critique of methodology. Gamete Res. 1 (1978) 165–223.
89. Rogers, B. J., H. van Campen, M. Ueno, H. Lamberg, R. Bronson, R. Hale: Analysis of human spermatozoal fertilizing ability using zona-free ova. Fertil. and Steril. 32 (1979) 664.
90. Sato, K.: Polyspermia-preventing mechanisms in mouse eggs fertilized in vitro. J. exp. Zool. 210 (1979) 353–360.
91. Schmell, E. D., B. J. Gulyas: Ovoperoxidase activity in ionophore treated mouse eggs. II. Evidence for the enzyme's role in hardening the zona pellucida. Gamete Res. 3 (1980) 279.
92. Settlage, D. S. F., M. Motoshima, D. R. Tredway: Sperm transport from the vagina to the fallopian tubes in women. In: Hafez, E. S. E., C. G. Thibault (eds.): The Biology of Spermatozoa. Karger, Basel 1975.
93. Singer, S. J., G. L. Nicolson: The fluid mosaic model of the structure of cell membranes. Science 175 (1972) 720–731.
94. Spilman, C. H.: Prostaglandins, oviductual motility and egg transport. In: Harper, M. J. K., C. J. Pauerstein, C. E. Adams, E. M. Coutinho, H. B. Croxatto, D. M. Paton (eds.): Ovum Transport and Fertility Regulation, pp. 197–211. Scriptor, Kopenhagen 1976.
95. Stouffer, R. L., W. E. Nixon, B. J. Gulyas, G. D. Hodgen: Gonadotropine sensitive progesterone production by rhesus monkey luteal cells in vitro: a function of the age of the corpus luteum during the menstrual cycle. Endocrinology 100 (1977) 506.
96. Stickland, S., W. H. Beers: Studies on the role of plasminogen activator in ovulation. J. biol. Chem. 251 (1976) 5694.
97. Szöllösi, D., M. Gerad: Part I. Follicle and ovum maturation. In: Beier, H. M., H. R. Lindner (eds.): Fertilization of the Human Egg in vitro. Springer, Berlin–Heidelberg–New York 1983.
98. Tredway, D. R., D. S. F. Settlage, R. M. Nakamura, M. Motoshima, C. U. Umezaki, D. R. Mishell: Significance of timing for the postcoital evalution of cervical mucus. Amer. J. Obstet. Gynec. 121 (1975) 387.
99. Tsafriri, A., S. Bar-Ami: Oocyte maturation inhibitor: a 1981 perspective. In: Channing, C. P., S. I. Segal (eds.): Intraovarian Control Mechanisms. Plenum Press, New York 1982.
100. Tsafriri, A., S. Bar-Ami, H. R. Lindner: Control of the development of meiotic competence and of oocyte maturation in mammals. In: Beier, H. M., H. R. Lindner (eds.): Fertilization of the Human Egg in vitro. Springer, Berlin–Heidelberg–New York 1983.
101. van der Ven, H. H., Z. Binor, L. J. D. Zaneveld: The effect of heterologous seminal plasma on the fertilizing capacity of human spermatozoa as assessed by the zona-free hamster egg test. Fertil. and Steril. (1983) 512–520.
102. Vermeulen, A.: The physical state of testosterone in plasma. In: James, V. H. T., M. Serio, L. Martini (eds.): The Endocrine Function of the Human Testis, pp. 157–170. Academic Press, New York 1973.
103. Williams, R. F., G. D. Hodgen: Disparate effects of human choronic gonadotropin during the late follicular phase in monkeys: normal ovulation, follicular atresia, ovarian acyclicity, and hypersecretion of follicle-stimulating hormone. Fertil. and Steril. 33 (1980) 64.
104. Wolf, D. F.: The mammalian egg's block to polyspermy. In: Mastroianni, L., J. D. Biggers (eds.): Fertilization and Early Embryonic Development in vitro. Plenum, New York 1981.
105. Wright, W. W., A. I. Frankel: An androgen receptor in the nuclei of late spermatids in testes of male rats. Endocrinology 107 (1980) 314.
106. Yanagimachi, R., in: Mastroianni, L., J. D. Biggers (eds.): Fertilization and Early Embryonic Development in vitro, pp. 136, 141. Plenum Press, New York 1981.
107. Yanagimachi, R.: Mechanisms of fertilization in mammals. In: Mastroianni, L., jr., J. D. Biggers (eds.): Fertilization and Early Embryonic Development in vitro, pp. 81–182. Plenum Press, New York 1981.
108. Zaneveld, L. J. D.: The epididymis. In: Zaneveld, L. J. D., R. T. Chatterton (eds.): Biochemistry of Mammalian Reproduction, p. 37. Wiley, New York 1982.
109. Zaneveld, L. J. D., W. L. Williams: A sperm enzyme that disperses the corona radiata and its inhibition by decapacitation factor. Biol. Reprod. 2 (1970) 363–368.
110. Zeleznik, A. J., H. M. Schuler, L. E. Reichert: Gonadotropin-binding sites in the rhesus monkey ovary: role of the vasculature in the selective distribution of human chorionic gonadotropin to the preovulatory follicle. Endocrinology 109 (1981) 356.
111. Di Zerega, G. S., G. D. Hodgen: The primate ovarian cycle: suppression of human menopausal gonadotropin-induced follicular growth in the presence of the dominant follicle. J. clin. Endocr. 50 (1980) 819.
112. Di Zerega, G. S., E. L. Marut, C. K. Turner, G. D. Hodgen: Asymmetrical ovarian function during recruitment and selection of the dominant follicle of the menstrual cycle of the rhesus monkey. J. clin. Endocr. 51 (1980) 698.

2 Immunologie und Reproduktion

P. Mallmann

Inhalt

1 Einleitung 70

2 Immungenetische Aspekte der Reproduktion 70

3 Immunologie des Reproduktionstraktes und der Gameten 72
3.1 Immunologie des männlichen Reproduktionstraktes.............. 72
3.2 Immunologie des weiblichen Reproduktionstraktes.............. 73

4 Immunologie der Fertilisation 74

5 Immunologie der Implantation 77

6 Immunologische Aspekte der Sterilität 81
6.1 Immunologische Sterilität durch Gametenantikörperbildung 81
6.1.1 Autoantikörper gegen Ovar und Oozyten 81
6.1.2 Antikörper gegen Spermatozoen 81
6.1.3 Sonstige immunologische Störungen .. 82
6.2 Immungenetische Aspekte der Sterilität 83
6.3 Therapie der immunologischen Störungen bei der Frau............. 84

7 Ausblick 85

1 Einleitung

Aus immunologischer Sicht muß der Befruchtungsvorgang als der erfolgreiche Verlauf einer immunologischen Toleranzreaktion verstanden werden, die das Eindringen und die Vereinigung der immunologisch differenten männlichen und weiblichen Gameten erlaubt. Eine Schwangerschaft stellt den einzigen uns bekannten erfolgreichen Verlauf eines natürlichen Allotransplantats dar. Auf allen Ebenen des Fortpflanzungsprozesses, auch auf der Ebene der Gameten, kommen paternale und andere fremde Antigene in direkten Kontakt mit dem maternalen Immunsystem.

Wir wissen heute, daß alle bislang bekannten Abläufe der menschlichen Reproduktion direkt oder indirekt durch immunologische Vorgänge beeinflußt werden. Es ist allerdings ein noch weitgehend ungeklärtes Phänomen, warum die lokalen und systemischen Abwehrmechanismen, die normalerweise das Eindringen eines fremden Antigens und damit jede Störung der körperlichen Integrität verhindern, im Rahmen der Reproduktion eine selektive Immuntoleranz gegenüber den allogenen „Transplantaten", nämlich zunächst gegenüber den Spermatozoen und später gegenüber dem Feten zeigen.

Obwohl große Ähnlichkeiten zwischen Reproduktions- und Transplantationsimmunologie bestehen, ist es zu einfach, die erfolgreiche Konzeption immunologisch lediglich als die Folge einer Unterdrückung der mütterlichen Immunabwehr gegen die immunologisch fremden Spermatozoen zu verstehen. Vielmehr ist man heute aufgrund einer großen Zahl experimenteller Daten überzeugt, daß die Konzeption ein immunologisch dynamischer und aktiver Prozeß ist.

Das mütterliche Immunsystem hat nicht nur eine aktive und entscheidende Funktion im Ablauf der Reproduktion, sondern man glaubt, daß der Befruchtungsvorgang und die Entwicklung des Embryos erst durch immunologische Reaktionen ermöglicht werden. Die für die Reproduktion essentielle Aktivierung des Immunsystems beginnt dabei bereits mit dem Eindringen der Spermatozoen in den weiblichen Reproduktionstrakt. Dieser zunächst paradox erscheinende positive Effekt einer mütterlichen Immunantwort gegenüber dem Feten ist auch der entscheidende Unterschied zwischen Reproduktions- und Transplantationsimmunologie.

Es muß dabei ausdrücklich betont werden, daß trotz vieler Bemühungen das „Rätsel des erfolgreichen fetalen Allotransplantats" (Sir Peter Medawar, 1953) auch heute nicht geklärt ist. Es gibt eine große Zahl von Einzelbeobachtungen und Theorien, aber auch eine weitaus größere Zahl von ungeklärten Phänomenen. Die Immunologie der Reproduktion befindet sich derzeit in einer dynamischen Entwicklung, deren Ende noch nicht abgeschätzt werden kann. So kann auch diese Übersicht nur eine aktuelle Bestandsaufnahme sein.

2 Immungenetische Aspekte der Reproduktion

Bei kritischer Betrachtungsweise muß der Prozeß der Reproduktion beim Menschen als uneffektiv angesehen werden. Ungefähr 65 bis 80% [21] aller befruchteten Eizellen sterben ab (25–50% Prä- und Periimplantationsverluste, 10–25% klinisch manifeste Spontanaborte, 20–35% erfolgreiche Schwangerschaften) [21].

Bedeutung des Haupthistokompatibilitätskomplexes

Es gibt eine Reihe von Hinweisen, die eine Beteiligung immungenetischer Effekte an der Reproduktion nahelegen:

- verminderte Fertilität bei erhöhter HLA-Kompatibilität
- erhöhte Frequenz bestimmter HLA-Haplotypen bei infertilen Frauen
- erhöhte Frequenz einer HLA-B-Homozygotie bei Frauen mit ungeklärter Sterilität
- Selektionsvorteil der HLA-Heterozygotie in geschlossenen Populationen

Eine wesentliche Bedeutung wird dabei den Antigenen des Haupthistokompatibilitätskomplexes (major histocompatibility complex, MHC) zugeordnet. Es handelt sich hierbei um ein Gensystem, das bei allen bisher untersuchten Spezies die immunologische Differenzierung zwischen Selbst und Nicht-Selbst ermöglicht. Beim Menschen ist der MHC auf dem kurzen Arm des Chromosoms 6 kodiert (Abb. 2-1). Man unterscheidet hier HLA-(human leucocyte antigen)-Klasse-I-Antigene, die auf fast allen Körperzellen exprimiert werden, und Klasse-II-Antigene, die auf aktivierten T-Lymphozyten, Monozyten und B-Lymphozyten nachweisbar sind und eine wichtige Funktion bei dem Ablauf einer Immunantwort haben. Die einzelnen HLA-Genorte weisen einen ausgeprägten Polymorphismus auf, so daß es sehr unwahrscheinlich ist, daß zwei nichtverwandte Personen bezüglich ihrer HLA-Merkmale übereinstimmen. Auch das Schwangerschaftsprodukt ist normalerweise im paternalen HLA-Haplotyp different zur Mutter.

HLA-Übereinstimmung (HLA-Sharing) und Reproduktion

Die ersten Hinweise für eine Beteiligung von MHC-Genen bei der menschlichen Reproduktion ergaben sich durch retrospektive Untersuchungen, in denen eine erhöhte HLA-Übereinstimmung der Eltern bei Paaren mit ungeklärter Sterilität und idiopathischen habituellen Aborten gefunden wurden [6]. Weiterhin beobachtete man in geschlossenen Populationen, z.B. bei den Hutterern, einen Selektionsdruck gegenüber einer HLA-Homozygotie zwischen Mutter und Fetus, die ja die Folge einer erhöhten HLA-Übereinstimmung der Eltern ist [45].

Seit der ersten 1977 publizierten Studie [36], in der über ein HLA-Sharing bei Frauen mit habituellen Aborten berichtet wurde, gibt es eine große Zahl weiterer Studien, die sehr verwirrende und zumeist völlig widersprüchliche Ergebnisse erbracht haben. Auch bezüglich des Effekts eines HLA-Sharings der Eltern auf den reproduktiven Erfolg gibt es sehr widersprüchliche Untersuchungen. Studien an Hutterern zeigten, daß bei höherer HLA-Kompatibilität der Eltern zwar die Zeit bis zur ersten Schwangerschaft und die Abstände zwischen zwei Geburten verlängert, daß aber die Paare trotzdem fertil waren [45].

Dies bedeutet, daß ein HLA-Sharing zwar mit einer reduzierten Fertilität assoziiert zu sein scheint, aber auch in einer gesunden, fertilen Population vorkommen kann. Auch bezüglich der von einigen Autoren berichteten erhöhten Frequenz einzelner HLA-Antigene oder -Haplotypen bei Infertilität gibt es widersprüchliche Ansichten [35].

Den negativen Effekt einer erhöhten HLA-Übereinstimmung der Eltern auf die Fertilität erklärt man damit, daß bei antigener Kompatibilität der Eltern die für die Reproduktion existentiell wichtige allogene Reaktion der Mutter gegen paternale Antigene vermindert ist (siehe auch Abschnitt 5).

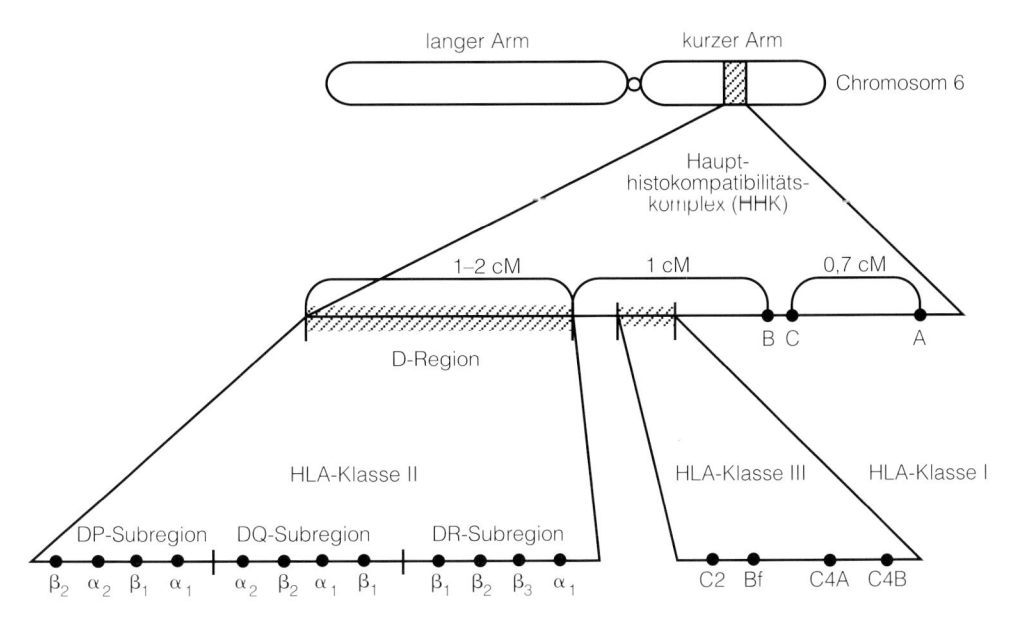

Abb. 2-1 Genkarte des Haupthistokompatibilitätskomplexes (HLA-Region) auf dem kurzen Arm des Chromosoms 6 (nach Spielmann und Seidel [51]).

Fertilitätsgene

Basierend auf der Beobachtung, daß auch bei HLA-kompatiblen oder sogar HLA-identischen Eltern die Fertilität voll erhalten sein kann, wurde die Existenz bestimmter „Fertilitätsgene" postuliert, die mit dem MHC-Komplex assoziiert sind. Diese für die Fertilität verantwortlichen Gene sind genetisch mit dem Chromosomenbezirk verbunden, der die Histokompatibilitätsantigene kodiert [21].

Letalgene

Daneben wurde auch vermutet, daß bei Frauen mit wiederholten Schwangerschaftsverlusten rezessive MHC-gekoppelte sog. Letalgene vorhanden sind, die bei Homozygotie zum Absterben des Feten führen [21]. Diese Vermutung wird durch die Beobachtung nahegelegt, daß Kinder von Frauen mit wiederholten Aborten gehäuft Entwicklungsdefekte zeigen. Auch die Beobachtung, daß Frauen mit wiederholten Aborten bei Partnerwechsel in der Regel unauffällige Schwangerschaften durchlaufen, wird als Beweis für die Existenz rezessiver MHC-assoziierter Letalgene angesehen. Die erhöhte HLA-Kompatibilität der Eltern bei pathologischen Schwangerschaftsverläufen läßt sich ebenfalls durch die Existenz von Letalgenen erklären. Eine MHC-Kompatibilität zwischen zwei Partnern, die heterozygot bezüglich dieser Gene sind, ist natürlich mit einer erhöhten Wahrscheinlichkeit einer Homozygotie der Nachkommen bezüglich dieser Gene verbunden. Dies führt dazu, daß die MHC-Kompatibilität mit einer erhöhten Wahrscheinlichkeit des Schwangerschaftsverlustes verbunden ist.

3 Immunologie des Reproduktionstraktes und der Gameten

Es gibt zuverlässige Hinweise darauf, daß die Gameten im autogenen und allogenen System immunogen sind und daß eine immunologische Reaktion hiergegen für den erfolgreichen Ablauf der Reproduktion erforderlich ist. Möglicherweise führt dabei sowohl eine zu schwache als auch eine bezüglich der Stärke, der Zeit und des Ortes inadäquate immunologische Reaktion zu Störungen der Reproduktion.

3.1 Immunologie des männlichen Reproduktionstraktes

Antigenität von Spermatozoen

Es ist bekannt, daß Spermatozoen und Seminalplasma eine große Zahl antigener Determinanten exprimieren, die mit immunologischen Methoden definiert werden können, und die in der Lage sind, eine zellvermittelte und humorale Immunantwort zu induzieren [11] (Tab. 2-1).

Hierzu gehören eine Reihe unspezifischer Antigene, die auch von anderen Zellen des menschlichen Körpers exprimiert werden, wie z. B. Blutgruppenantigene und embryonale Antigene, wahrscheinlich jedoch keine Histokompatibilitätsantigene (MHC-Klasse-Iund -Klasse-II-Antigene), obwohl diese Frage mit letzter Sicherheit noch nicht geklärt ist. Daneben exprimieren Spermatozoen auch eine große Zahl spezifischer Determinanten, die nur in den wenigsten Fällen funktionell zugeordnet werden können: Lactatdehydrogenase, angelagerte Antigene des Seminalplasmas, Hyaluronidase und eine Reihe weiterer Antigene, die in Tabelle 2-1 aufgelistet sind.

Obwohl diese antigenen Determinanten mit Hilfe mono- und polyklonaler Antikörper zum Teil eindeutig definiert werden konnten, ist ihre funktionelle Zuordnung schwierig. So vermutet man, daß die F9-Antigene eine wesentliche Bedeutung bei der Zell-zu-Zell-Interaktion zwischen Spermatozoen und der Zona pellucida haben [43]. Es ist aber insbesondere nicht sicher bekannt, welche dieser Strukturen in der Lage sind, eine entsprechende Immunantwort, z. B. die Bildung von Spermatozoenantikörpern, zu induzieren. Man glaubt heute, daß Spermatozoenantikörper einen Komplex von Immunglobulinen darstellen, die gegen mehrere, unterschiedliche Epitope gerichtet sind.

Die Immunogenität dieser auf der Zellmembran von Spermatozoen exprimierten Strukturen wurde in tierexperimentellen Untersuchungen eindeutig nachgewiesen [11]. Weiterhin konnte sowohl im Tierexperiment als auch in ersten klinischen Untersuchungen beim Menschen durch eine Immunisierung mit diesen Antigenen eine Verminderung der Fertilität beobachtet werden, was zu Überlegungen einer klinischen Anwendung im Rahmen einer aktiven und passiven immunologischen Kontrazeption führte.

Spermaautoantikörper beim Mann

Im Rahmen der Spermatogenese werden die Spermatozoen vor Autoimmunmechanismen geschützt, die aufgrund der fehlenden immunologischen Toleranz prinzipiell möglich sind. Dies erfolgt zum einen über

Tabelle 2-1 Übersicht über die nachgewiesenen antigenen Determinanten von Spermatozoen

Unspezifische Antigene

- AB0-Blutgruppenantigene
- Histokompatibilitätsantigene
- embryonale Antigene
- Seminalplasma-coating-Antigene (SCA)

Spezifische Antigene

- Lactatdehydrogenase (LDH-X)
- akrosomale Antigene
- Hyaluronidase
- Spermatozoenpeptidantigene
- RSA 1
- Ma 29
- FA-1
- SO3, S37, S61, S20

eine Kompartimentierung durch die Sertoli-Zellen [58], zum anderen über deren Sekretion immunsuppressiver Proteine im Hoden, die z. B. die mitogene Stimulierbarkeit peripherer Lymphozyten und eine Komplementaktivierung unterdrücken können.

Antigenität des Seminalplasmas

Auch das Seminalplasma reagiert nicht mit monoklonalen Anti-HLA-Antikörpern, es konnten hier jedoch serologisch gegen Trophoblasten und Lymphozyten kreuzreagierende Antigene (TLX-Antigene) nachgewiesen werden, die man für die immunologische Sensibilisierung der Frau während des Verkehrs oder der Insemination verantwortlich macht (siehe auch Abschnitt 4).

Solche immunsuppressiven Faktoren sind auch in hoher Konzentration in den Drüsensekreten des männlichen Reproduktionstraktes, insbesondere im Seminalplasma enthalten [32]. Sie sind in der Lage, sowohl den afferenten als auch den efferenten Arm der Immunantwort zu blockieren. Auch die im Seminalplasma enthaltenen Prostaglandine sind über ihren Einfluß auf die natürliche Killerzell-Aktivität immunsuppressiv wirksam.

Antikörper gegen Spermatozoen können auch *beim Mann selbst* nachgewiesen werden. Der Nachweis spermaagglutinierender Antikörper ist jedoch nicht grundsätzlich mit einer Infertilität verbunden, da sich diese in unterschiedlichem Umfang sowohl bei fertilen als auch bei infertilen Männern, aber auch bereits in der Präpubertät nachweisen lassen [58]. Es wird allgemein angenommen, daß der Nachweis von Spermaautoantikörpern mit einer männlichen Subfertilität verbunden ist. Dieser negative Einfluß von Spermaautoantikörpern ist nicht in Störungen der Spermaeigenschaften begründet, da aufgrund der immunologischen Eigenschaften des Seminalplasmas die Spermaantikörper hier offenbar inert sind. Der negative Einfluß von Spermaantikörpern auf die Fertilität besteht vielmehr darin, daß Spermatozoen, die Autoantikörper an ihrer Oberfläche gebunden haben, im Rahmen der Spermienmigration im weiblichen Reproduktionstrakt ausgesondert und zerstört werden.

Da sich die meisten immunologisch wirksamen Bestandteile des Seminalplasmas direkt an der Oberfläche des Spermatozoons anlagern, sind sie auch im weiteren Verlauf der Reproduktion wahrscheinlich wesentlich an dem Schutz der Spermatozoen vor dem immunologischen Angriff im weiblichen Reproduktionstrakt beteiligt.

Das Phänomen, daß man nach der Kohabitation üblicherweise keine Hinweise auf eine systemische Immunantwort gegen allogene und damit immunologisch differente Spermatozoen findet, wird unter anderem auch auf die immunmodulatorischen und immunsuppressiven Eigenschaften von *Proteinen des Seminalplasmas* zurückgeführt, wodurch die antigenen Determinanten der Spermatozoen immunologisch „maskiert" werden können. Daneben besitzt das Seminalplasma ausgeprägte immunsuppressive Eigenschaften. Hierzu gehört z. B. die Hemmung der mitogen- und antigeninduzierten Lymphozytentransformation und die Blockierung der Reaktivität in der gemischten Lymphozytenkultur (MLC) [4]. Auch die Komplementaktivität wird durch Seminalplasma reduziert, wobei dieser Effekt möglicherweise auf die Wirkung verschiedener Proteaseninhibitoren im Seminalplasma zurückgeführt werden kann [37, 48].

In welchem Umfang eine zytotoxische Reaktion der Frau gegen Spermatozoen tatsächlich nur durch die gleichzeitige Exposition gegenüber Seminalplasma verhindert wird und ob umgekehrt das Fehlen der Immunmodulation durch das Seminalplasma zur Entwicklung von Antikörpern gegen Spermatozoen und damit zur immunologischen Sterilität führt, ist unklar. In klinischen Untersuchungen bestand eine Korrelation zwischen dem Ausmaß der in vitro nachweisbaren immunsuppressiven Aktivität des Seminalplasmas und dem Titer von Spermienantikörpern weder bei fertilen noch bei infertilen Frauen. Auch die Erfolgsraten intrauteriner Inseminationen, bei denen das Seminalplasma durch Waschvorgänge weitgehend entfernt ist, legen die Existenz anderer immunologischer Vorgänge zur Modulation der immunologischen Vorgänge gegen Spermatozoen nahe.

3.2 Immunologie des weiblichen Reproduktionstraktes

Immunantwort gegen Spermatozoen

Obwohl Frauen während des Geschlechtsverkehrs mit spermatozoenassoziierten Antikörpern konfrontiert werden, führt dies üblicherweise nicht zur Induktion einer immunologischen Abstoßungsreaktion gegen Spermien [23]. Man erklärte dies früher aufgrund des fehlenden Nachweises von Haupthistokompatibilitätsantigenen auf Spermatozoen mit deren fehlender immunologischer Erkennbarkeit. Nach einer anderen Theorie wurde der weibliche Reproduktionstrakt als „immunologisch privilegiert" angesehen, der das Eindringen und die Entwicklung eines allogenen Transplantats toleriere. Beide Theorien wurden zwischenzeitlich widerlegt. Wir wissen heute, daß Spermatozoen immunogen sind und daß der weibliche

Reproduktionstrakt ein immunologisch hochaktives Gebiet ist, wo bereits frühzeitig eine immunologische Auseinandersetzung mit den eindringenden Spermien stattfindet [23].

Der erste Ort der immunologischen Auseinandersetzung ist die *Zervix*. Als Zeichen der lokalen immunologischen Reaktion können im Zervixschleim – unabhängig von der Zyklusphase – immobilisierende, zytotoxische und agglutinierende Antikörper nachgewiesen werden. Auch im Serum sowohl fertiler als auch infertiler Frauen konnten als Zeichen der immunologischen Auseinandersetzung Spermaantikörper nachgewiesen werden.

Aus der im Tierexperiment beobachteten Tatsache, daß immotile, aber nicht die motilen Spermatozoen entsprechende Antikörper an ihrer Oberfläche banden, schloß man, daß diese Antikörper eine natürliche Funktion bei der Selektion von Spermatozoen im weiblichen Reproduktionstrakt haben, d. h., das Immunsystem ist physiologischerweise an diesem Selektionsprozeß beteiligt [10].

So lassen sich an immotilen Spermatozoen Immunglobuline nachweisen, die an deren Fc-Rezeptor gebunden sind und die auf motilen Spermatozoen nicht nachweisbar sind.

Immunkompetenz des weiblichen Reproduktionstraktes

Eine große Zahl experimenteller Befunde weist darauf hin, daß der weibliche Reproduktionstrakt – im Gegensatz zu der früher vermuteten „immunologischen Privilegierung" – immunologisch außerordentlich aktiv ist. Nach intravaginaler Immunisierung mit bakteriellen und viralen Antigenen werden spezifische antibakterielle und antivirale Antikörper sezerniert, die in der Scheide nachweisbar sind [46]. Im Endometrium der späten Lutealphase und in der Dezidua der frühen Schwangerschaft ist eine ausgeprägte leukozytäre Infiltration nachweisbar [25, 34]. Die In-vitro-Inkubation endometrialer Zellen mit Beta-Interferon führt zur Induktion von HLA-DR-Antigenen, was darauf hinweist, daß das Endometrium ebenfalls die Eigenschaft der Antigenpräsentation und -prozession besitzt [54].

Eine immunologische Reaktion ist im weiblichen Reproduktionstrakt natürlich nicht nur gegen Spermatozoen möglich, sondern kann sich auch gegen die weiblichen Gameten richten, die ebenfalls eine Vielzahl antigener Strukturen exprimieren, die eine entsprechende Immunantwort induzieren können. Eine solche Antigenität wurde unter anderem bezüglich der Follikelflüssigkeit, des Cumulus oophorus, der Corona-radiata-Zellen, der Zona pellucida und vielen anderen Strukturen eindeutig nachgewiesen [43].

4 Immunologie der Fertilisation

Der Vorgang der Fertilisation beschreibt die erfolgreiche allogene Interaktion von Spermatozoen und Oozyten und umfaßt die Kapazitation, die Akrosomenreaktion und die Sperma-Eizell-Interaktion. Die immunologische Auseinandersetzung findet dabei in allen Bereichen des weiblichen Reproduktionstraktes, in der Vagina, der Zervix, dem Cavum uteri und der Peritonealhöhle statt. Es liegen eine Reihe tierexperimenteller Befunde vor, die darauf hinweisen, daß auch hierbei immunologische Faktoren beteiligt sind.

Ablauf der Immunantwort gegen Spermatozoen im weiblichen Reproduktionstrakt

Die immunologischen Veränderungen im Rahmen der Fertilisation sind in Abbildung 2-2 grob zusammengefaßt. Bereits wenige Stunden nach der Kohabitation sind in Scheide und Zervix ausgeprägte leukozytäre Infiltrationen nachweisbar. Hierdurch werden in der Vagina und Zervix Plasmazellen aktiviert, die große Mengen von Immunglobulinen verschiedener Typen sezernieren, die im weiblichen Reproduktionstrakt und in der Peritonealhöhle nachgewiesen werden können [47].

Wie bereits in Abschnitt 3.1 beschrieben, sind sowohl Spermatozoen als auch Seminalplasma in der Lage, eine immunologische Reaktion bei der Frau zu induzieren. Die nach Antigenerkennung aktivierten T-Zellen des Endometriums produzieren verschiedene Lymphokine, unter anderem den makrophagenaktivierenden Faktor (MAF), den makrophagenstimulierenden Faktor (MSTF) und den migrationsinhibierenden Faktor (MIF) [1, 41]. MAF und MSTF haben einen stimulierenden Effekt auf die Migration von Makrophagen und verhindern dadurch, daß Makrophagen an dem Ort ihrer immunologischen Sensibi-

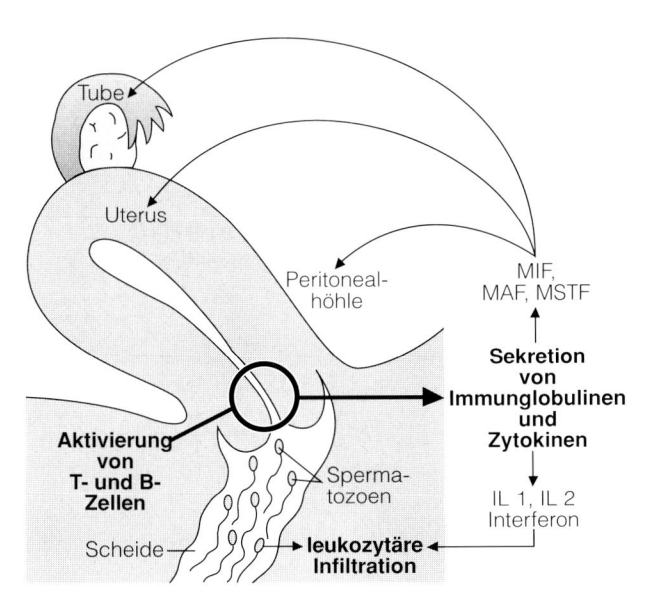

Abb. 2-2 Immunologische Veränderungen im weiblichen Reproduktionstrakt nach Eindringen der Spermatozoen; Beschreibung im Text.

lisierung verharren. Offenbar stellt die Sekretion von MAF und MSTF den physiologischen Zustand der zellulären Sensibilisierung fertiler Frauen dar [41, 44]. Es läßt sich bei Frauen eine Konzentrationsabhängigkeit der zellulären Sensibilisierung in vitro derart nachweisen, daß bei ansteigenden Spermatozoenkonzentrationen auch eine verstärkte MIF-Sekretion nachgewiesen werden kann [38]. Die Induktion von MAF und MSTF nach antigener Stimulation durch Spermatozoen in fertilen Frauen könnte die normalerweise ungestörte Migration von Spermatozoen vom Uterus in die Tube, den üblichen Ort der Befruchtung, erklären [49].

Eine immunologische Sensibilisierung gegen spermatozoenassoziierte und paternale Antigene, d. h. ein ungestörter Ablauf der oben beschriebenen Vorgänge, ist dabei möglicherweise eine wesentliche Voraussetzung der Fertilität. Im Tierexperiment konnte durch eine präkonzeptionelle intrauterine Immunisierung mit paternalen Zellen die Fertilität im Sinne einer erhöhten Nachkommenzahl pro Wurf drastisch gesteigert werden. Umgekehrt führte im Tierexperiment die lokale Immunsuppression, etwa durch die intrauterine Applikation von Kortikoiden, zu Sterilität [5].

Bedeutung von Komplementfaktoren für die Fertilisation: Auch der Befruchtungsvorgang selbst wird durch immunologische Vorgänge beeinflußt. Es wurde postuliert, daß Komplementfaktoren bei der Auslösung und Unterstützung der Akrosomenreaktion beteiligt sind. Durch die Zugabe von Antikörpern gegen die C3-Komponente des Komplements konnte in vitro die Akrosomenreaktion gehemmt werden. Weiterhin liegen Hinweise vor, daß durch den alternativen Weg der Komplementaktivierung die Akrosomenreaktion initiiert wird. Auch die Sperma-Eizell-Interaktion wird durch immunologische Faktoren beeinflußt. Durch komplementbindende Antikörper gegen antigene Determinanten des Spermienkopfes konnte die Fähigkeit von Spermatozoen, in die Eizelle einzudringen, verbessert werden [11].

Bedeutung von Spermaantikörpern bei der Fertilisation: Spermaantikörper haben eine physiologische Funktion im Rahmen der Reproduktion bei der Selektion von Spermatozoen, der Kapazitation und der Akrosomenreaktion sowie bei der Unterstützung der Sperma-Eizell-Interaktion. Neben Spermaantikörpern, die die Fertilität verbessern, gibt es offenbar auch Antikörper, die den erfolgreichen Ablauf des Befruchtungsvorgangs blockieren. Diese Antikörper können sowohl die Akrosomenreaktion als auch die Bindung an die Zona pellucida unterdrücken. Möglicherweise können sie auch nach der Fertilisation die Reproduktion negativ beeinflussen. So führt im Tierexperiment die Immunisierung mit Spermatozoen zu einer Reduktion der Implantationsraten und zu einem dramatischen Verlust von Embryonen [42] sowie zu Störungen der frühen Embryonalentwicklung. Es gibt jedoch keine eindeutigen Hinweise darauf, daß Spermaantikörper für das Entstehen von Aborten verantwortlich sind. Das Abortrisiko von Frauen mit nachweisbaren Spermaantikörpern ist im Vergleich zu Frauen ohne entsprechende Antikörper nicht erhöht.

Bedeutung von Zytokinen bei der Fertilisation: Die lokal im Bereich des Cavum uteri und der Peritonealhöhle sezernierten Zytokine haben einen Einfluß auf den Befruchtungsvorgang. Zytokine haben eine entscheidende Bedeutung bei der Regulation der Immunantwort, die für den Erhalt, aber auch für eine Abstoßung des Schwangerschaftsproduktes notwendig ist. Viele Zytokine zeigen zumindest in tierexperimentellen Untersuchungen einen negativen Effekt auf den Befruchtungsvorgang. Interferon-gamma und Tumornekrosefaktor können sowohl die Spermamotilität als auch das Eindringen in die Eizelle verhindern. Interferon-gamma kann weiterhin die Entwicklung und Proliferation des frühen Embryos hemmen und über die Induktion von MHC-Klasse-I-Antigenen auf dem Trophoblasten eine Abstoßungsreaktion des fetalen Allografts unterstützen. Diese Zytokine können in anderen Konzentrationen eine essentielle Funktion im Verlauf der Fertilisation und frühen Embryonalentwicklung einnehmen, indem sie im Sinne des Immunotropismus (siehe auch Abschnitt 5) für die Induktion und Regulation der für die Entstehung und den Erhalt der Schwangerschaft notwendigen Immunantwort verantwortlich sind [4].

Verhinderung einer immunologischen Abstoßung von Spermatozoen

Wie in Abschnitt 2 beschrieben, gehört eine immunologische Sensibilisierung der Frau gegenüber den allogenen Spermatozoen zum physiologischen Ablauf der Reproduktion. Eine weitergehende immunologische Reaktion der Frau, die im Sinne einer Transplantatabstoßung zur Abtötung oder Abstoßung der Spermatozoen führen würde, wird jedoch im Regelfall durch eine Reihe von Mechanismen verhindert. An diesen immunregulatorischen Mechanismen sind zunächst einmal die verschiedenen immunologisch aktiven Bestandteile des Seminalplasmas wesentlich beteiligt (siehe auch Abschnitt 3.1).

Eine wesentliche immunologische Bedeutung kommt auch dem *Endometrium* zu. Neben der lokalen Sekretion von Zytokinen, die den Ablauf der Immunantwort im Bereich des Endometriums gegenüber den allogenen Spermatozoen steuern, stellt das Endometrium auch eine immunologische Grenze dar. Es besteht hier nämlich eine einbahnige immunologische Barriere, die sog. „One-way-traffic-barrier" des Endometriums, die zwar die Emigration polymorphkerniger Leukozyten und Makrophagen in das Cavum ermöglicht, jedoch umgekehrt die Immigration antigener Stoffe, z.B. von Spermatozoen oder von Phagozyten, mit prozessierten Spermaantigenen verhindert. Weiterhin wird eine hier möglicherweise ablaufende immunologische Reaktion auch durch die geringe lymphatische Drainage des Endo- und Myometriums wahrscheinlich im wesentlichen auf die Mukosa beschränkt [5, 40].

Interaktion zwischen Hormonen und Immunsystem

Eine Vielzahl von Hormonen ist über die neurohypophysäre Achse an der Regulation des Immunsystems beteiligt. Hierzu gehören insbesondere die Glukokortikoide, die Wachstumshormone und die Endorphine,

Tabelle 2-2 Immunologische Eigenschaften von Steroidhormonen

Östrogene
- Hemmung der PHA-induzierten Lymphozytentransformation
- Verlängerung der Überlebenszeit von Allotransplantaten
- Steigerung der Phagozytoserate von Monozyten
- Hemmung der IL-1-Freisetzung stimulierter peripherer Lymphozyten

Progesteron
- Hemmung der PHA-induzierten Lymphozytentransformation
- Hemmung der Reaktivität in der gemischten Lymphozytenkultur
- Verlängerung der Überlebenszeit von Allotransplantaten
- Induktion eines „Lymphocyte-blocking-Faktors"
- Hemmung der durch Con-A induzierten Lymphozytentransformation

aber auch ACTH, TSH und die Gonadotropine. Eine wesentliche Funktion bei der Regulation der maternalen Immunantwort im Rahmen des Reproduktionsvorgangs kommt auch den weiblichen Sexualhormonen zu (Tab. 2-2).

Östrogene können über eine Hemmung der Suppressorzellaktivität die Antikörpersekretion, und im Tierexperiment die uterine Immunglobulinsynthese steigern. Alle peripheren T-Zellen exprimieren Östrogenrezeptoren, deren Nachweis eine direkte immunologische Interaktion zwischen Östrogenen und dem T-Zell-System nahelegt. Der Östrogengipfel während des weiblichen Zyklus führt zu einer Aktivierung östrogenrezeptor-positiver T-Zellen, die entweder selbst, oder über die von ihnen sezernierten Zytokine für den erfolgreichen Ablauf der Reproduktion von existentieller Bedeutung sind [57].

In den Anfängen der Reproduktionsimmunologie, als man den Befruchtungsvorgang noch als den erfolgreichen Verlauf einer Unterdrückung der Immunantwort ansah, wurde dem *Progesteron* eine entscheidende Funktion bei diesem Prozeß zugeordnet. Progesteron gilt als natürliches Immunsuppressivum, da es viele immunologische Funktionen zumindest in vitro negativ beeinflußt. Diese In-vitro-Daten zeigen jedoch, daß eine Immunsuppression lediglich bei sehr hohen Konzentrationen erfolgt, die in vivo selbst während der Schwangerschaft kaum erreicht werden. Man glaubt daher heute, daß im Rahmen der Konzeption Progesteron keine relevante immunsuppressive Funktion besitzt [15].

Als immunologisch wichtiger Faktor, zumindest in der frühen Schwangerschaft, wird *Prolactin* angesehen.

Man vermutet, daß die Regulation der Migration mononukleärer Zellen und die leukozytäre Infiltration der Dezidua wesentlich über Prolactin erfolgt, da alle hierfür verantwortlichen Zellen, insbesondere die polymorphkernigen Granulozyten, an ihrer Oberfläche Prolactinrezeptoren exprimieren [7].

5 Immunologie der Implantation

Der Vorgang der Implantation umfaßt eine Serie von Ereignissen, die immunologisch als direkte Kontaktaufnahme zwischen dem allogenen Embryo und dem mütterlichen Organismus verstanden werden müssen.

Der Embryo kann in der Präimplantationsphase über verschiedene humorale Mechanismen Vorgänge im Bereich des Uterus und der Dezidua steuern (siehe auch Abb. 2-2). Zu diesen Mechanismen gehören der Early pregnancy factor (EPF), der 6 bis 48 Stunden nach der Fertilisierung nachweisbar ist, und der Embryo-derived platelet activating factor (EDPAF; Abb. 2-3). Die genaue Wirkungsweise dieser beiden Stoffe ist unklar; man vermutet, daß über eine direkte Bindung von EPF an Lymphozyten in der Dezidua die Sekretion suppressiver Zytokine induziert wird. Neben EPF sind mehrere weitere immunologisch aktive humorale Faktoren an der Regulation der Immunantwort in der frühen Schwangerschaft beteiligt, deren genaue immunologische Funktion zwar noch nicht bekannt ist, die aber alle eine ausgeprägte immunsuppressive Eigenschaft besitzen [8, 52]. Zu ihnen gehören:

- schwangerschaftsassoziiertes Alpha-2-Glykoprotein
- Alpha-Fetoprotein
- humanes Choriongonadotropin (hCG)
- schwangerschaftsassoziiertes Beta-1-Makroglobulin
- schwangerschaftsassoziiertes Plasmaprotein A (PAPP-A)
- schwangerschaftsassoziierter Prostaglandinsynthetase-Inhibitor (PAPSI)

Theorien über den immunologischen Ablauf

Nach unserem heutigen Verständnis ist auch die Verschmelzung zweier histoinkompatibler Strukturen ein immunologisch aktiver Vorgang, dessen genauer Ablauf zwar noch völlig unklar ist, zu dessen Erklärung jedoch derzeit zwei Theorien diskutiert werden: die Theorie des Immunotropismus und die Idiotypen-Antiidiotypen-Netzwerk-Theorie.

Theorie des Immunotropismus: Die erfolgreiche Implantation und Entwicklung wird nach dieser Theorie durch Lymphokine unterstützt, die von aktivierten lokalen T-Zellen sezerniert werden. Dabei soll die allogene Erkennung des Embryos durch den mütterlichen Organismus zur Induktion einer Immunantwort und der Sekretion von Zytokinen führen, die zumindest in wesentlichen Teilen für die ungestörte Plazentar- und Embryonalentwicklung verantwortlich sind [55].

Den Ablauf dieser Immunantwort stellt man sich vereinfacht so vor (Abb. 2-4), daß nach immunologischer Erkennung der allogenen Blastozyste die antigenpräsentierenden Zellen des Endometriums Interleukin 1 (IL-1) sezernieren, das die T-Zellen zur Produktion von Interleukin 2 (IL-2) und zur Expression von IL-2-Rezeptoren anregt. Unter dem Einfluß von IL-1 und IL-2 werden T-Helferzellen aktiviert. Die aktivierten T-Helferzellen differenzieren in IL-2- und Interferon-gamma-(IFN-gamma-)produzierende Zellen sowie in nach Ausbildung des IL-2-Rezeptors IL-2-reaktive T-Zellen. T-Helferzellen sezernieren weiterhin den Makrophagenaktivierungsfaktor (MAF), der zur Aktivierung von Makrophagen und deren Sekretion von IL-1 führt. Durch diese Aktivierung von T-Zellen kommt es zu deren Proliferation und klonaler Expansion.

Es werden im Verlauf dieser Immunkaskade eine große Zahl verschiedener Zytokine freigesetzt. Diese Zytokine führen zu einem Anstieg des Gewebefaktors, der wiederum zu einer Aktivierung des extrinsischen Weges der Blutgerinnung führt. Es kommt hierdurch zur Fibrinbildung und sukzessiv zur Entstehung von Mikrothromben im Bereich der Implantationsstelle.

Nach dieser Theorie führt eine gestörte oder inadäquate mütterliche Erkennung fetaler Antigene oder eine Störung in Ablauf der Immunantwort zu einer Störung der Implantation und damit zur

```
befruchtete Eizelle
        ↓
Sekretion von Embryo-derived platelet-activating factor (EDPAF)
        ↓
      Ovar
        ↓
Sekretion von Early pregnancy factor (EPF)
        ↓
   Lymphozyten
        ↓
Sekretion suppressiver Faktoren
```

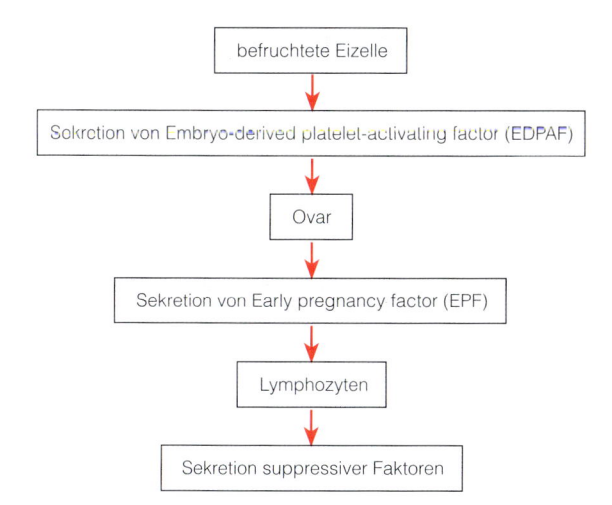

Abb. 2-3 Regulation der Immunantwort in der frühen Schwangerschaft: Interaktion zwischen Embryo und mütterlichem Immunsystem.

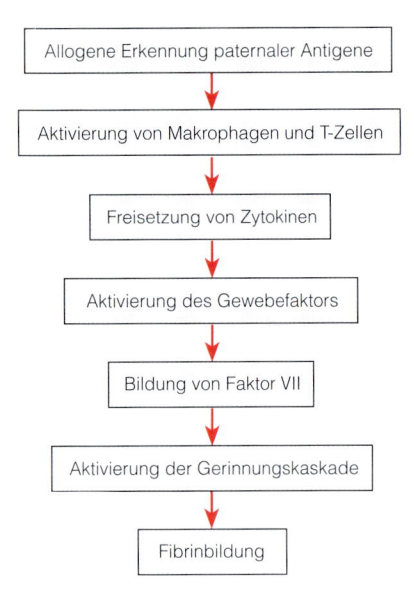

Abb. 2-4 Immunologische Regulation der Fibrinbildung im Rahmen der frühen Implantation (Theorie des Immunotropismus).

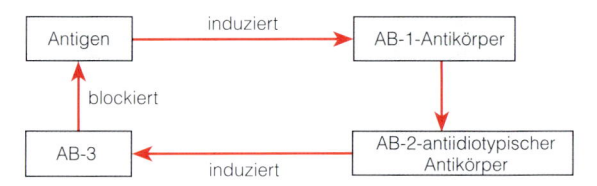

Abb. 2-5 Idiotypen-Antiidiotypen-Netzwerktheorie bei der Regulation der mütterlichen Immunantwort gegen das paternale Allotransplantat; Erklärung im Text.

Infertilität bzw. frühem Verlust der Schwangerschaft. Danach ist auch die lokale Aktivierung der Blutgerinnung in der Folge immunologischer Abläufe von zentraler Bedeutung für die ungestörte Plazentation. Dies wird z.B. durch klinische Beobachtungen belegt, wonach ein Faktor-XIII-Mangel gehäuft mit Störungen der Fertilität verbunden war.

Idiotypen-Antiidiotypen-Netzwerktheorie: Nach dieser Theorie führt die Erkennung embryonaler Antigene zu einer Induktion und Aktivierung des Idiotypen-Antiidiotypen-Netzwerkes [50] (Abb. 2-5). Es konnte gezeigt werden, daß paternale Antigene des Schwangerschaftsproduktes die Bildung entsprechender AB-1-Antikörper induzieren. Diese Antikörper induzieren ihrerseits wiederum die Bildung neuer sog. Antiantikörper AB-2, die gegen die Antigenbindungsstelle, den Idiotypen des ersten Antikörpers, gerichtet sind. Dieser neue Antiantikörper trägt einen spiegelbildlichen Abdruck des ursprünglichen Antigens. Der Antiantikörper kann daraufhin selbst wieder die Bildung von Antikörpern induzieren, die gegen seinen eigenen Idiotypen und somit gegen das ursprüngliche Antigen gerichtet sind. Diese im Überschuß vorhandenen AB-2-Antikörper können an die antikörperproduzierenden B-Zellen binden und damit deren Antikörperproduktion herunterregulieren. Weiterhin werden im Ablauf dieser Immunantwort auch Antikörper gegen den Idiotypenrezeptor maternaler T-Zellen induziert, die gegen paternale Antigene allosensibilisiert sind. Somit erklärt die Idiotypen-Antiidiotypen-Netzwerktheorie die Regulation sowohl der humoralen als auch der zellulären Immunantwort.

Die Regulation der mütterlichen Immunantwort gegen allogene paternale Antigene von Embryo und Trophoblasten wird durch das Gleichgewicht zwischen der Produktion von Antikörpern und Antiantikörpern bestimmt. Bei Störungen dieses Ablaufs, z.B. im Sinne der gestörten Bildung von antiidiotypischen Antikörpern, kommt es zu einer unkontrollierten mütterlichen Immunreaktion und damit zum Verlust des Schwangerschaftsproduktes [53] (Abb. 2-6).

Bezüglich der Antigene des TLX-Systems [39] (siehe unten) konnte tatsächlich gezeigt werden, daß bei normalen fertilen Frauen eine Balance zwischen AB-1- und AB-2-Antikörpern mit TLX-Spezifität bestand, während die Abwesenheit von Anti-Anti-TLX-Antikörpern besonders bei infertilen Frauen oder Frauen mit habituellen Aborten gefunden wurde (Abb. 2-7). Man glaubt daher, daß bei fertilen Frauen paternale TLX-Antigene im Seminalplasma oder auf dem Trophoblasten für die Induktion des Idiotypen-Antiidiotypen-Netzwerks und damit für die Regulation der zellulären und humoralen mütterlichen Immunantwort verantwortlich sind.

Antigenität der Blastozyste und des frühen Embryos

Die wesentliche Voraussetzung für die Induktion einer Immunantwort besteht in der Existenz entsprechender antigener Determinanten der Blastozyste. Im Tiermodell konnten maternale Antikörper identifiziert werden, die gegen antigene Determinanten der Blastozyste

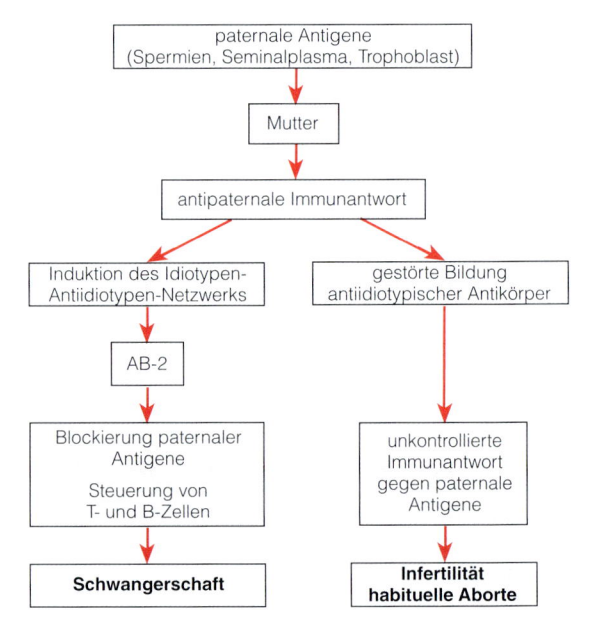

Abb. 2-6 Regulation der mütterlichen Immunantwort gegen paternale Antigene im Rahmen der Idiotypen-Antiidiotypen-Bildung. Bei regelrechtem Ablauf der Netzwerkkaskade ist die Schwangerschaft ungestört, bei gestörter Bildung antiidiotypischer Antikörper kommt es zur unkontrollierten Immunantwort gegen paternale Antigene mit der Folge einer Infertilität bzw. habitueller Aborte.

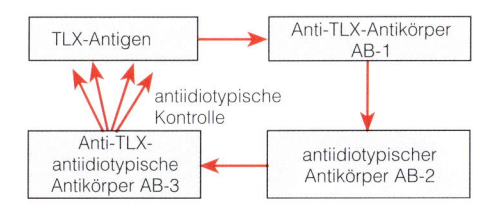

Abb. 2-7 Idiotypen-Antiidiotypen-Netzwerk bei der Regulation der Immunantwort gegen TLX-Antigene.

gerichtet waren, die vorübergehend im Vier- bis Achtzellstadium exprimiert werden. Man folgerte hieraus, daß zum einen natürlicherweise Antikörper gegen die Blastozyste bereits in der Periimplantationsphase gebildet werden [46], zum anderen, daß die Blastozyste bereits in der frühen Embryonalentwicklung immunogen ist. Für diese Antigenität sind MHC-Antigene wahrscheinlich nicht verantwortlich. Auch wenn es hier widersprüchliche Ergebnisse gibt, nach denen im Achtzellstadium paternale MHC-Antigene der Klasse I nachgewiesen wurden, die zum Zeitpunkt der Implantation wieder verschwanden [46], jedoch nicht der Klasse II, geht man doch heute davon aus, daß der frühe Embryo im Präimplantationsstadium keine MHC-Antigene der Klasse I und II exprimiert [20].

Antigenität des Trophoblasten

Der Trophoblast stellt die zelluläre Verbindung zwischen mütterlichem Blut und dem dezidualisiertem Endometrium auf der einen und den extraembryonalen Membranen und dem Embryo auf der anderen Seite dar. Die verschiedenen Trophoblastpopulationen stehen in direktem Kontakt mit maternalem Blut und Gewebe. Die Vermutung, daß der Trophoblast die physiologische immunologische Barriere zwischen Mutter und Embryo darstellt, konnte nicht bestätigt werden; vielmehr besteht über die Abgabe antigener Strukturen ein ständiger Kontakt mit dem mütterlichen Immunsystem [19].

Auch der Trophoblast exprimiert eine große Zahl unterschiedlicher antigener Determinanten, die mit Hilfe mono- und polyklonaler Antikörper identifiziert werden können [19]. Es ist dabei noch nicht mit letzter Sicherheit geklärt, ob der Trophoblast Histokompatibilitätsantigene exprimiert. Obwohl in mehreren Studien übereinstimmend die Existenz von MHC-Antigenen auf dem Synzytiotrophoblasten abgelehnt wurde, konnten andere Autoren durch In-situ-Hybridisierung von Messenger-RNS der MHC-Klasse I und damit die Existenz entsprechender MHC-Antigene nachweisen. Nur auf Zellen des extravillösen Trophoblasten lassen sich eindeutig der monomorphe Teil von HLA der Klasse I und das nichtklassische MHC-Klasse-I-Antigen HLA-G nachweisen, dem eine entscheidende Bedeutung bei der feto-maternalen zellulären Interaktion zugeordnet wird [13].

Trophoblast-Lymphozyt-kreuzreagierende Antigene (TLX-Antigene)

Es konnten mit Hilfe von Antiseren zwei Trophoblastantigene identifiziert werden, von denen das eine, das TA_1-Antigen, auf Synzytiotrophoblasten und das andere, das TA_2-Antigen, auf dem Trophoblasten und einer Reihe anderer Strukturen nachgewiesen werden [39]. Zu den Strukturen, die das TA_2-Antigen exprimieren, gehören das Seminalplasma, Thrombozyten und Lymphozyten. Aufgrund der Kreuzreaktion mit Lymphozyten wird das TA_2-Antigen auch als Trophoblast-Lymphozyt-kreuzreagierendes Antigen (TLX-Antigen) bezeichnet. TLX-Antigene sind dabei nicht mit HLA-Antigenen identisch.

Man vermutet, daß TLX-Antigene im Rahmen der Reproduktion die Bildung von TLX-spezifischen Alloantikörpern induzieren, die dann im Sinne blockierender Antikörper die TA_2-Antigene maskieren. Nach einer anderen Hypothese führen die TA_2-Antigene neben der Bildung von TLX-Antikörpern auch zur Induktion antiidiotypischer Antikörper, die dann über eine Induktion der Idiotypen-Antiidiotypen-Netzwerkkaskade einen positiven Effekt auf den Reproduktionsprozeß haben [19].

Auch wenn bislang die entscheidene antigene Struktur von Embryo und Trophoblasten noch nicht eindeutig definiert werden konnte, wird es doch allgemein akzeptiert, daß das Schwangerschaftsprodukt bereits von den frühesten Entwicklungsstadien an unterschiedliche antigene Determinanten exprimiert, deren Expression im Verlauf der Entwicklung noch häufig moduliert wird, so daß hieraus eine unterschiedlich starke Immunstimulation des maternalen Organismus resultiert.

Der frühe Embryo tritt bereits in der Präimplantationsphase in Kontakt mit der Mutter. Die fertilisierte Eizelle sezerniert *EDPAF, den Embryo-derived platelet-activating factor,* der die Sekretion von EPF im Ovar induziert. EPF bindet direkt an Lymphozyten, die daraufhin eine Reihe immunsuppressiver Zytokine sezernieren.

Immunologische Veränderungen des Endometriums und der Dezidua

In der Präimplantationsphase: Das Endometrium enthält eine große Zahl immunkompetenter Zellen wie Lymphozyten, Plasmazellen, Makrophagen und natürlicher Killerzellen (Tab. 2-3). Den größten Anteil nehmen die antigenpräsentierenden Zellen, insbesondere MHC-Klasse-II-positive Makrophagen ein, die während des gesamten weiblichen Zyklus nachweisbar sind und deren Konzentration prämenstruell ansteigt [34]. Die Zahl der Lymphozyten ändert sich im Verlauf des menstruellen Zyklus ständig, wobei in der späten Sekretionsphase insbesondere die Zahl der CD-2-positiven Lymphozyten dramatisch ansteigt.

Die funktionelle Bedeutung dezidualer T-Zellen ist noch im wesentlichen unklar. Eine wichtige Funktion nehmen offenbar CD-3- und CD-8-positive T-Zellen ein, die funktionell als Suppressorzellen charakterisiert werden konnten [9]. Diese Zellen sind über die nachgewiesene Expression des Progesteronrezeptors offenbar hormonabhängig. Aus tierexperimentellen Untersuchungen weiß man, daß das Fehlen dezidualer T-Zellen mit hohen fetalen Verlustraten assoziiert ist [14]. Daneben ist im Bereich der zellulären Infiltration der frühen Dezidua noch ein großer Anteil an Granulozyten nachweisbar, die mit einer natürlichen Killerzellaktivität und einer antikörpergesteuerten Killerzellaktivität in Verbindung gebracht wurden.

Eine besondere Rolle im Rahmen der Reproduktion übernehmen offenbar die eosinophilen Granulozyten. Während man in der Präpubertät, in der Postmenopause, nach Ovarektomie oder in der späten Schwangerschaft keine Eosinophilen im Uterus nachweisen kann, ist deren Konzentration während der Geschlechtsreife sehr hoch. Auch im peripheren Blut zeigt die Konzentration der Eosinophilen eine ausgeprägte Zyklusabhängigkeit derart, daß in der Proliferationsphase deren Konzentration sehr hoch ist, während der Ovulation auf ein Viertel der ursprünglichen Konzentration abfällt und dann in der Sekretionsphase wieder leicht ansteigt.

Daneben sind Endometriumzellen auch direkt immunkompetent. Isolierte Endometrium- bzw. Deziduazellen sezernieren einen löslichen Faktor, der die mitogen induzierte Lymphozytentransformation, die Reaktivität in der gemischten Lymphozytenkultur und die Sekretion verschiedener Zytokine durch periphere und endometriale Lymphozyten unterdrücken kann. Eine Störung der lokalen Suppression der Zytokinsekretion führt im Tierexperiment zu einer lokalen Aktivierung von lymphokinaktivierten Killerzellen (LAK-Zellen) und der sukzessiven Lyse von Trophoblastzellen.

Tabelle 2-3 Phänotypische und funktionelle Differenzierung dezidualer Leukozyten

Phänotyp	funktionelle Zuordnung
Granulozyten (CD-2-, CD-3-, CD-38-, CD-56-, CD-16-pos.)	– natürliche Killerzellaktivität – Immunsuppression – Sekretion von Zytokinen
T-Lymphozyten (CD-3-, CD-8-pos.)	– Zytokinsekretion – Immunsuppression
Makrophagen (CD-14-, HLA-DR-pos.)	– Antigenpräsentation – Immunsuppression via Sekretion von Prostaglandin E_2 – Zytokinsekretion

Während und nach der Implantation: Im Rahmen der Implantation der Eizelle kommt es zu charakteristischen Veränderungen im Bereich der Dezidua. 48 Stunden nach der Befruchtung nimmt die mononukleäre Infiltration des Endometriums stark ab; anschließend kommt es zu einer erneuten und verstärkten Infiltration der Dezidua mit mononukleären Zellen und Makrophagen im Sinne einer entzündungsähnlichen Reaktion. Vor und während der Implantation wird die Blastozyste von einer ausgeprägten lymphozytären Infiltration umgeben. Bei der Regulation dieser Infiltrate sind Endometriumzellen ursächlich beteiligt, da diese sowohl den Granulocyte macrophage colony stimulating factor (GMCSF) als auch Interferon-alpha in großen Mengen sezernieren können [4].

Die zellulären Infiltrate um die Blastozyste sind durch eine ausgeprägte Suppressorzellaktivität gekennzeichnet, deren Bedeutung für die Entwicklung des Embryos man daran erkennen kann, daß im Mausmodell ein Ausschalten der Suppressorzellaktivität im Bereich der Dezidua in der Regel mit einem Spontanabort fünf bis acht Tage post implantationem verbunden war.

In der frühen Schwangerschaft: Auch nach der Implantation ist eine allogene mütterliche Immunantwort noch wesentlich an der Regulation und der Unterstützung der embryonalen Entwicklung beteiligt. Tierexperimentellen Ergebnissen zufolge führt die allogene Erkennung des Embryos zur Induktion und Freisetzung von wachstumsstimulierenden Faktoren aus maternalen T-Zellen. Umgekehrt führte die Depletion maternaler T-Zellen in diesen Studien zu einer signifikanten Unterdrückung der plazentaren Proliferation.

Der sich entwickelnde Embryo gibt Signale ab, die immunologisch auf seine Existenz hinweisen. Diese frühen embryonalen Signale induzieren immunmodulatorische und antiluteolytische oder luteotrope Aktivitäten. Zu den am besten untersuchten immunmodulatorischen Faktoren gehört der Early pregnancy factor (EPF), der innerhalb von 6 bis 48 Stunden nach Fertilisation produziert wird [8, 27]. Auch eine Reihe von Plazentaproteinen zeigen zumindest in vitro und in tierexperimentellen Untersuchungen ausgeprägte immunmodulatorische Eigenschaften:

- humanes Choriongonadotropin (hCG)
- humanes Plazentalaktogen (hPL)
- Schwangerschaftsprotein 1 (SP-1)
- schwangerschaftsassoziiertes Plasmaprotein A (PAPP-A)
- Plazentaprotein 14 (PP14)

Eine wesentliche immunologische Funktion übt auch nach der Implantation die dezidual umgewandelte Schleimhaut aus. Einmal dient sie als selektive Barriere für antigene Strukturen von Embryo und Trophoblasten, die dadurch die benachbarten afferenten lymphatischen Gewebe nicht erreichen, zum anderen verhindert sie zumindest zu Beginn der Schwangerschaft das Einwandern sensibilisierter mütterlicher Lymphozyten zum Feten. Daneben zeigt die Dezidua eine eigene immunologische Aktivität, indem sie eine Reihe von Faktoren sezerniert, die in verschiedenen immunologischen Testsystemen einen immunsuppressiven Effekt zeigten.

6 Immunologische Aspekte der Sterilität

Bei etwa 10 bis 15% aller ungewollt kinderlosen Paare kann nach dem heutigen Stand der Diagnostik nach Ausschluß tubarer, endokrinologischer, anatomischer und andrologischer Faktoren keine Ursache der Sterilität gefunden werden. Als Ursache dieser „ungeklärten" Sterilität wird häufig die Vermutung einer „immunologischen" Sterilität geäußert.

Da eine Beteiligung immunologischer Mechanismen bei der Reproduktion als gesichert angesehen werden kann, richtet sich ein besonderes Interesse darauf, Störungen dieser mit dem erfolgreichen Reproduktionsprozeß verbundenen immunologischen Veränderungen nachzuweisen und diese Ergebnisse mit einer möglicherweise dann „immunologisch" bedingten Sterilität zu korrelieren.

6.1 Immunologische Sterilität durch Gametenantikörperbildung

6.1.1 Autoantikörper gegen Ovar und Oozyten

Bei der Frau können Autoantikörper gegen Ovarialantigene gebildet werden, deren Nachweis man zum einen mit der vorzeitigen Ovarialinsuffizienz, zum anderen mit der ungeklärten Infertilität in ursächlichen Zusammenhang bringt. Man vermutet, daß in 30% aller Frauen mit vorzeitiger Ovarialinsuffizienz eine autoimmunologische Ätiologie besteht, die laborchemisch über den Nachweis von Antikörpern gegen ovarassoziierte Antigene im Serum und klinisch über eine Wiederherstellung der Ovarialfunktion nach immunsuppressiver Therapie nahegelegt werden kann. Wesentlich unklarer ist die Beziehung zwischen dem Nachweis von Anti-Zona-pellucida-Antikörpern und der Fertilität. Man vermutet, daß hier eine Störung der Immunregulation im Sinne eines Verlustes der Selbst-Erkennung besteht [16]. Während bei 6% aller fertilen Frauen Anti-Zona-pellucida-Antikörper im Serum nachweisbar waren, schwankte die Nachweisrate bei Frauen mit ungeklärter Sterilität zwischen 5 und 26%.

6.1.2 Antikörper gegen Spermatozoen

Der Nachweis von *Spermienantikörpern im Zervikalmukus und im Serum* gehört zu den klassischen Methoden zur Diagnose einer vermuteten immunologischen Sterilität. Die Interaktion zwischen Spermatozoen und Zervikalmukus ist schon aus rein praktischen Gründen ein primäres Ziel immunologischer Untersuchungen bei der Sterilität. Diese Untersuchungen beruhen auf der Vorstellung, daß lokale Immunreaktionen im Bereich der Zervix, insbesondere die Induktion immobilisierender und agglutinierender Antikörper gegen Spermatozoen, zu einer Hemmung der Spermienmigration führen. Die häufigsten Antikörper führen nach Bindung an Spermatozoen zur Agglutination (agglutinierende Antikörper), zur Immobilisation (immobilisierende Antikörper) oder zu deren Membranschädigung (zytotoxische Antikörper) [58].

Die *spermatozoenagglutinierenden Antikörper* sind in der Mehrzahl IgA-Antikörper und komplementunabhängig. Sie können in verschiedenen Agglutinationstests nachgewiesen werden. Im Unterschied hierzu sind *spermatozoenimmobilisierende Antikörper* komplementbindende IgG- und IgM-Antikörper, die im wesentlichen gegen sog. Coating-Antigene des Seminalplasmas gerichtet sind. Zu ihrem Nachweis stehen eine Reihe von Spermienimmobilisationstests zur Verfügung. *Zytotoxische Antikörper* sind ebenfalls komplementabhängige IgG- und IgM-Antikörper. Sie können mit Hilfe von Zytotoxizitätstests oder radio- bzw. enzymimmunologisch nachgewiesen werden.

Hierfür stehen eine große Zahl *biologischer Testsysteme* zur Verfügung, z.B. der Spermaagglutinationstest (SAT), der Spermatozoen-Immobilisationstest (SIT), der spermatozoentoxische Antikörpertest (STT) und der direkte Antikörpernachweis im Immunobead-Test, im ELISA oder Radioimmuno-Binding-Assay. Ziel dieser Testsysteme ist der Nachweis einer spezifischen immunologischen Abwehrreaktion der Frau gegen Spermien ihres Partners. Hierfür werden im wesentlichen Immunglobuline der Klassen A und G verantwortlich gemacht, die gegen die entsprechenden antigenen Determinanten der Spermatozoen gerichtet sind und zu deren Immobilisation führen.

Der Nachweis von Spermienantikörpern im Serum und im weiblichen Genitaltrakt wird immer wieder als Sterilitätsursache angenommen. Nach wie vor ist die klinische Bedeutung der Spermienantikörper ungeklärt und die Validität ihrer Nachweismethoden zweifelhaft, da diese sowohl bei fertilen als auch bei infertilen Frauen im Zervikalsekret, Endometrium, Tuben und Follikelflüssigkeit nachgewiesen werden konnten [12]:

Anteil der Patientinnen mit positivem Spermatozoenantikörper-Nachweis
- Mädchen 0 %
- schwangere Frauen 0,5 %
- Frauen mit Sterilität bekannter Ursache 0,9 %
- Frauen mit ungeklärter Sterilität 13,2 %

Obwohl eine Reihe von Arbeitsgruppen über eine erhöhte Inzidenz entsprechender Antikörper bei Frauen mit ungeklärter Sterilität berichten, finden andere Autoren in großen Studien mit längeren Nachbeobachtungszeiten bei Frauen mit ungeklärter Sterilität und positivem Antikörpernachweis keine reduzierte Schwangerschaftsrate. Es besteht in einigen Untersuchungen ein Zusammenhang zwischen der Bindung von entsprechenden Antikörpern an Spermatozoen und der Fertilisation derart, daß bei einem hohen Anteil IgA- und IgG-positiver Spermatozoen der Anteil fertilisierter Oozyten signifikant reduziert ist (Abb. 2-8).

Für die *klinische Praxis* bedeutet dies, daß der Nachweis zirkulierender Spermienantikörper nicht notwendigerweise ursächlich die Sterilität erklärt. Vielmehr zeigen die Erfolgsraten der Sterilitätsbehandlung, daß es auch trotz nachgewiesener Spermienantikörper häufig zu einer Konzeption kommt. Möglicherweise besteht eine klinische Anwendung von Gametenantikörpern im Rahmen der *immunologischen Kontrazeption*. Im Tierexperiment konnte durch eine aktive Isoimmunisierung gegen Spermatozoen- und Zonapellucida-Antigene die Fertilisationsrate deutlich reduziert werden. Auch durch monoklonale Antikörper gegen Antigene des Trophoblasten konnte bei einer Frau die Einbettung des Embryos verhindert werden.

6.1.3 Sonstige immunologische Störungen

Bedeutung der Peritonealflüssigkeit und peritonealer Faktoren bei der Infertilität

Eine Reihe klinischer Befunde deutet darauf hin, daß bei Frauen mit ungeklärter Sterilität eine allgemeine Aktivierung des Immunsystems vorliegt, die mögli-

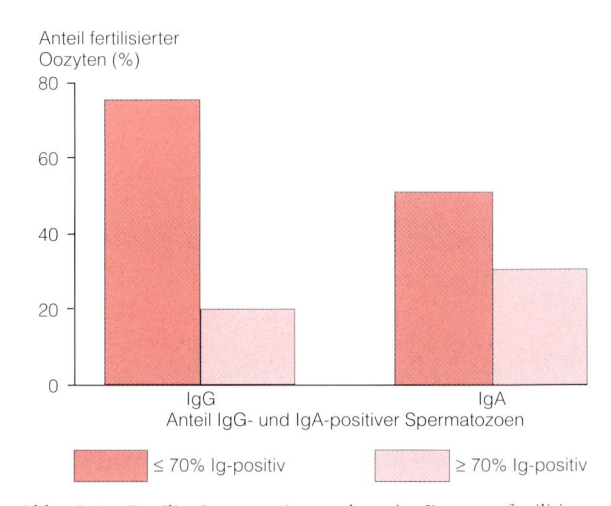

Abb. 2-8 Fertilisationsrate (angegeben in Prozent fertilisierter Oozyten) in Abhängigkeit von dem Anteil immunglobulinbindender Spermatozoen (modifiziert nach Bronson et al. [12]).

cherweise zur Abstoßung von Spermatozoen und damit zur Sterilität führt. Eine besondere Bedeutung kommt dabei der Peritonealflüssigkeit zu. Sofort nach Eintritt in den weiblichen Reproduktionstrakt unterliegen die Spermatozoen dem Einfluß der Peritonealflüssigkeit. Obwohl die genaue Funktion der Peritonealflüssigkeit bei der allogenen Erkennung von Spermien und bei der Fertilisation nicht genau bekannt ist, gibt es klinische Hinweise aus den Erfolgsraten der assistierten Reproduktion, die dafür sprechen, daß die Peritonealflüssigkeit einen positiven Einfluß sowohl auf die Fertilisation als auch auf die Implantation hat [24].

Die dominierenden Zellen in der Peritonealflüssigkeit sind die Makrophagen [3]. Wahrscheinlich beeinflussen die Makrophagen in ihrem Ruhezustand den Fertilisierungsprozeß nicht. Es gibt jedoch Hinweise darauf, daß das Vorhandensein von aktivierten Makrophagen mit einer verminderten Fertilität einhergeht. So fand man in einigen Arbeiten in der Peritonealflüssigkeit infertiler Frauen eine erhöhte Konzentration von Makrophagen und einen Anstieg des Anteils CD-8-positiver Lymphozyten und des IL-2-Rezeptorspiegels [29]. Es konnte weiterhin gezeigt werden, daß die Peritonealflüssigkeit von Frauen mit ungeklärter Sterilität die mitogeninduzierte Lymphozytentransformation stimulieren kann [22]. In der Peritonealflüssigkeit von Frauen mit Endometriose und Infertilität und von Frauen mit ungeklärter Sterilität können erhöhte IL-1- und IL-2-Spiegel nachgewiesen werden [1, 3]. Diese Befunde legen eine Aktivierung sowohl des afferenten als auch des efferenten Arms der Immunantwort nahe. Man kann hieraus vermuten, daß die Peritonealflüssigkeit infertiler Frauen T-Zell-Wachstums- und -Aktivierungsfaktoren enthält, die zu einer Aktivierung und Proliferation von Makrophagen und bestimmten T-Zell-Subpopulationen führen [28]. Man weiß, daß die von diesen aktivierten Zellen sezernierten Zytokine, besonders Interferon-beta und Tumornekrosefaktor, eine Vielzahl von reproduktionsentscheidenden Vorgängen negativ beeinflussen können, so z. B. die Befruchtungskapazität von Spermatozoen im zonafreien Hamsterei-Penetrationstest [30].

Neben ihrer Wirkung auf die Funktion von Spermatozoen können die von diesen aktivierten Zellen sezernierten Zytokine auch die Immunogenität von Trophoblastzellen steigern und deren Vitalität unterdrücken [31]. Durch die In-vitro-Inkubation mit Interferon kann die Expression von MHC-Klasse-I-Antigenen auf Trophoblastzellen induziert und expandiert werden [26], die dann als Targetzellen einer zytotoxischen Reaktion dienen. Eine Differenzierung von T-Zell-Subpopulationen im Endometrium infertiler Frauen ergab in einigen Untersuchungen einen wesentlich erhöhten Prozentsatz aktivierter T-Zellen.

Wie in Abschnitt 3.2 beschrieben, findet man bei fertilen Frauen in vitro eine dosisabhängige Korrelation zwischen der MAF- und MSTF-Sekretion und der Konzentration von Spermaantigenen derart, daß steigende Spermatozoenkonzentrationen zu einer Steigerung der Lymphokinsekretion führen [38, 49]. Bei Frauen mit ungeklärter Sterilität hingegen ist die MAF- und MSTF-Sekretion signifikant vermindert [49]. Hier findet man statt dessen eine gesteigerte Sekretion anderer Lymphokine, wie z. B. des Makrophagen-Migrations-Inhibitions-Faktors (MIF), der mittelbar für eine gesteigerte phagozytäre Aktivität von Makrophagen verantwortlich ist.

6.2 Immungenetische Aspekte der Sterilität

Wir wissen, daß ca. 85 % der Reproduktionsverluste aus Postfertilisationsverlusten resultieren, die sich vor der Implantation ereignen. Frauen mit rezidivierenden Reproduktionsverlusten vor der Implantation leiden klinisch an einer ungeklärten Infertilität. Man vermutet, daß rezidivierende habituelle Aborte und Infertilität unterschiedliche Manifestationen einer gemeinsamen zugrundeliegenden Pathologie sein könnten [17].

Ähnlich wie bei habituellen Aborten wurde bei infertilen Paaren eine erhöhte Frequenz bestimmter Kombinationen von Histokompatibilitätsantigenen gefunden [33]. Wie in Abschnitt 2 beschrieben, nimmt man derzeit an, daß eine mütterliche allogene immunologische Reaktion gegen paternale Antigene die Voraussetzung für die Entstehung und den Erhalt einer normalen Schwangerschaft ist. Störungen dieser allogenen Immunreaktion infolge einer erhöhten paternalen Histokompatibilität führen danach zu einer reduzierten Fertilität bzw. zur Infertilität.

Nach unserem heutigen Wissensstand ist eine Sensibilisierung der Frau gegen Histokompatibilitätsantigene des Partners und die dadurch bedingte Aktivierung des Immunsystems eine wesentliche Voraussetzung für die Reproduktion. Eine Histoinkompatibilität zwischen den Partnern ist dabei reproduktionsmedizinisch ein selektiver Vorteil. Bei paternaler HLA-Übereinstimmung hingegen erfolgt die für die Entstehung und den Erhalt der Schwangerschaft essentielle maternale allogene Immunreaktion nicht.

Diese theoretisch überzeugenden Überlegungen werden jedoch nur in begrenztem Umfang durch entsprechende Studien belegt. Während in einigen Studien eine erhöhte HLA-Kompatibilität bei infertilen Paaren beschrieben wurde, gelang es in den meisten anderen Studien zum HLA-Sharing bei infertilen Paaren nicht, eine entsprechende signifikante Beziehung nachzuweisen [33].

Weiterhin erscheint es bei der vermuteten Bedeutung des HLA-Systems für die Fertilität erstaunlich, daß bei der Mehrzahl der fertilen Frauen keine antipaternalen lymphozytotoxischen Antikörper nachweisbar sind. Coulam und Mitarbeiter [17] fanden bei Paaren mit ungeklärter Sterilität häufiger eine Homozygotie des B-Lokus. Es wurde postuliert, daß das TLX-Antigen eng mit dem B-Lokus assoziiert ist, so daß eine B-Lokus-Homozygotie eine Homozygotie des TLX-Antigens widerspiegeln könnte. Ob hier tatsächlich ein derartiger immungenetischer Zusammenhang besteht, wird derzeit noch diskutiert.

6.3 Therapie der immunologischen Störungen bei der Frau

Behandlung der immunologischen Infertilität durch intrauterine Insemination

Die klassische Therapie von Frauen mit aufgrund des Nachweises von Spermaantikörpern vermuteter immunologischer Sterilität ist die intrauterine Insemination. So entspricht auch die Schwangerschaftsrate nach intrauteriner Insemination bei Frauen mit positivem Nachweis von Spermaantikörpern der bei Frauen ohne entsprechende Befunde.

Der Nachweis von Spermaantikörpern sollte nur in Verbindung mit dem Nachweis von Störungen der Zervix-Mukus-Interaktion, z. B. im Rahmen eines Sims-Huhner-Tests, gewertet werden. Nach drei frustranen Inseminationsversuchen sollte nach den aktuellen Empfehlungen die Indikation für die In-vitro-Fertilisation gestellt werden. Eine Therapie mit Kortikosteroiden kann den bisherigen Studien zufolge nicht zur Therapie einer immunologischen Sterilität empfohlen werden [12].

Aus immunologischer Sicht ist die intrauterine Insemination mit einem gewissen theoretischen Risiko verbunden. Bei dieser Form der Sterilitätsbehandlung kommen die Spermatozoen nicht mit ihrem physiologischen Kapazitätsmedium, dem zervikalen Mukus, in Kontakt, so daß ihre Antigenität im Vergleich zu den natürlichen Verhältnissen möglicherweise verändert ist. Weiterhin können durch den hierbei durchgeführten Waschvorgang angelagerte immunologisch aktive Substanzen des Seminalplasmas entfernt werden. Wenn man eine Dosis-Wirkungs-Kinetik der Immunantwort voraussetzt, dürfte die unphysiologisch hohe Zahl der intrauterin applizierten Spermatozoen bei der intrauterinen Insemination eine wesentlich gesteigerte immunologische Reaktion induzieren. Dies konnte jedoch in den bislang durchgeführten Untersuchungen nicht eindeutig gefunden werden [49].

Immuntherapie der weiblichen Infertilität?

Auch wenn viele der vorliegenden Befunde zur immunologisch bedingten Sterilität aufgrund methodischer und prinzipieller Unzulänglichkeiten noch widersprüchlich und unvollkommen bleiben, wird trotzdem aus den vorliegenden Erkenntnissen heraus eine Immuntherapie der weiblichen Infertilität diskutiert. Wie mehrfach geschildert, ist es möglich, daß eine „immunologische Sterilität", ähnlich wie habituelle Aborte, durch Störungen der feto-maternalen Immuntoleranz verursacht wird. Diese Vermutung wird durch Untersuchungen des Beta-hCG und des Early-pregnancy-Faktors in IVF-Zyklen nahegelegt, wo ein erhöhter Anteil früher Schwangerschaftsverluste nach der Implantation bei Ehepaaren mit HLA-Homozygotie und fehlendem Nachweis blockierender antipaternaler Antikörper gefunden wurde [18]. Man vermutet, daß in 10 bis 15% aller infertilen Frauen eine immunologische Störung vergleichbar derjenigen bei Paaren mit habituellen Aborten vorliegt [2].

Basierend auf diesen Befunden, nach denen eine Immunisierung der Mutter gegen paternale Antigene offenbar eine Voraussetzung für die Fertilität darstellt, und basierend auf der Vermutung, daß eine Homozygotie des TLX-Antigens mit einem Verlust der Fertilität einhergeht, wird derzeit in einer Reihe laufender Studien eine Immuntherapie mit paternalen oder fremden Lymphozyten untersucht [56]. Die immunologische Wirkung dieser Therapie besteht darin, daß hierdurch die Bildung von TLX-idiotypischen und antiidiotypischen Antikörpern und damit eine schwangerschaftsprotektive maternale Immunantwort induziert wird. Da diese Therapie bislang noch nicht in eindeutigen, prospektiv-randomisierten Doppelblindstudien überprüft wurde, ist eine Beurteilung der klinischen Wertigkeit dieses therapeutischen Ansatzes bislang noch nicht möglich.

7 Ausblick

Auch wenn die Reproduktionsimmunologie erst am Anfang steht und die Zahl der ungeklärten Phänomene, der Hypothesen und Vermutungen noch unüberschaubar ist, darf man es als gesichert ansehen, daß immunologische Vorgänge an dem erfolgreichen Ablauf der Reproduktion entscheidend beteiligt sind und daß umgekehrt Störungen der Immunantwort auch zu Störungen der Fertilität führen.

Trotz dieser gesicherten Hinweise ist die praktische und klinische Bedeutung der Reproduktionsimmunologie noch äußerst gering. Dies ist sicherlich darin begründet, daß es im wesentlichen keine gesicherten Therapiemöglichkeiten in der Reproduktionsimmunologie gibt. Auch die Durchführung der allogenen Sensibilisierung mit paternalen Lymphozyten, die aufgrund theoretischer Überlegungen und empirischer Daten bei der Therapie idiopathischer habitueller Aborte Anwendung findet, ist eine rein experimentelle Therapie ohne gesicherte Daten.

Somit scheint derzeit die größte praktische Bedeutung der Reproduktionsimmunologie in einer immunologischen Kontrolle der Reproduktion zu liegen. Vom theoretischen Ansatz her steht eine große Zahl immunologischer Möglichkeiten zur Kontrazeption zur Verfügung, insbesondere Vakzination oder Gabe von Antikörpern gegen schwangerschaftsspezifische Hormone wie hCG, Spermatozoenantigene, Oozytenantigene, Konjugationselemente oder z. B. Nidationsfaktoren. Tierexperimentelle und klinische Phase-I-Studien liegen vor allem mit hCG-Vakzinen vor. Der entscheidende Vorteil der immunologischen Kontrazeption besteht in den langen zeitlichen Intervallen zwischen den einzelnen Applikationen, die diese Methode besonders für eine Anwendung in Gebieten mit schlechter medizinischer Versorgung sinnvoll erscheinen läßt.

Literatur

1. Anderson, D. J., J. A. Hill: Criteria for the use of lymphokines and monokines in reproductive test systems. Fertil. and Steril. 48 (1987) 894–895.
2. Anderson, D. J., J. A. Hill: Cell-mediated immunity in infertility. Amer. J. reprod. Immunol. 17 (1988) 22–27.
3. Badaway, S. Z., V. Cuenca, L. Marshall, R. Munckback, A. C. Rinos, D. A. Coble: Cellular components in peritoneal fluid in infertile patients with and without endometriosis. Fertil. and Steril. 42 (1984) 704–708.
4. Bazer, F. W., H. M. Johnson: The actions of lymphokines and cytokines on reproductive tissue. Prog. neuroendocr. Immunol. 2 (1989) 50.
5. Beer, A. E., R. E. Billingham: Host responses to intrauterine tissue, cellular and fetal allografts. J. Reprod. Fertil. Suppl. 21 (1974) 59–61.
6. Beer, A. E., J. F. Quebbeman, J. W. T. Ayers, R. F. Haines: Major histocompatibility complex antigens, maternal and paternal immune responses, and chronic habitual abortions in humans. Amer. J. Obstet. Gynec. 141 (1981) 987–999.
7. Berton, E. W.: Prolactin and immune host defenses. Progr. neuroendocr. Immunol. 2 (1989) 21.
8. Bose, R., K. Cheng, E. Sabbadini, J. McCoshen, M. M. Mahadevan, J. Fleetham: Purified early pregnancy factor from preimplantation embryo possesses immunosuppressive properties. Amer. J. Obstet. Gynec. 160 (1989) 954.
9. Brierley, J., D. A. Clark: Characterization of hormone dependent suppressor cells in the uterus of mated and pseudopregnant mice. J. reprod. Immunol. 10 (1987) 201.
10. Bronson, R. A.: Immunologic abnormalities of the female reproductive tract. In: Gondos, B., D. H. Riddick (eds.): Pathology of Infertility, pp. 13–32. Thieme, Stuttgart – New York 1987.
11. Bronson, R. A.: Immunity to spermatozoa. In: Coulam, C. C., W. P. Faulk, J. A. McIntyre (eds.): Immunological Obstetrics, p. 689. Norton Medical, New York – London 1992.
12. Bronson, R., G. Cooper, D. Rosenfeld: Sperm antibodies: their role in infertility. Fertil. and Steril. 42 (1984) 171–183.
13. Bulmer, J. N., P. M. Johnson: Antigen expression by trophoblast populations in the human placenta and their possible immunobiological relevance. Placenta 6 (1985) 127.
14. Clark, D. A., G. Chaouat, J. L. Guenet, N. Kiger: Local active suppression and successful vaccination against spontaneous abortion in CBA/J mice. J. reprod. Immunol. 10 (1987) 79.
15. Clemens, L. E., P. K. Siiteri, D. P. Stites: Mechanism of immunosuppression of progesterone on maternal lymphocyte activation during pregnancy. J. Immunol. 122 (1979) 197.
16. Coulam, C. B.: Premature gonadal failure. Fertil. and Steril. 38 (1982) 645.
17. Coulam, C. B., S. B. Moore, W. M. O'Fallon: Investigating unexplained infertility. Amer. J. Obstet. Gynec. 158 (1988) 1374–1381.
18. Edmonds, D. K., K. S. Lindsay, J. F. Miller, E. Williamson, P. J. Wood: Early embryonic mortality in women. Fertil. and Steril. 38 (1982) 447–453.
19. Faulk, W. P., J. A. McIntyre: Trophoblast survival. Transplantation 32 (1981) 1.
20. Fenderson, B. A., A. C. Hahnel, E. M. Eddy: Immunohistochemical localization of two monoclonal antibody-defined carbohydrate antigens during early murine embryogenesis. Develop. Biol. 100 (1983) 318.
21. Gill, T. J., S. Siew, H. W. Kunz: Major histocompatibility complex (MHC)-linked genes affecting development. J. exp. Zool. 228 (1983) 335.
22. Halme, J., S. Becker, M. G. Hammond, M. H. G. Raj, S. Raj:

Increased activation of pelvic macrophages in infertile women with mild endometriosis. Amer. J. Obstet. Gynec. 145 (1983) 333–337.
23. Hancock, R. J. T.: Immune response to sperm. Oxford Rev. reprod. Biol. 3 (1981) 182.
24. Haney, A. F., J. J. Muscato, J. B. Weinberg: Peritoneal fluid cell populations in infertility patients. Fertil. and Steril. 35 (1983) 696–698.
25. Head, J. R., R. E. Billingham: Concerning the immunology of the uterus. Amer. J. reprod. Immunol. Microbiol. 10 (1986) 76.
26. Head, J. R., B. L. Drake, F. A. Zuckermann: Major histocompatibility antigens on trophoblast and their regulation. Implications in the maternal-fetal relationship. Amer. J. reprod. Immunol. Microbiol. 15 (1987) 12.
27. Hearn, J. P., A. A. Gidley-Baird, J. K. Hodges, P. M. Summers, G. E. Webley: Embryonic signals during the peri-implantation period in primates. J. Reprod. Fertil. Suppl. 36 (1988) 49.
28. Hill, J. A., D. J. Anderson: Lymphocyte activity in the presence of peritoneal fluid from fertile women and infertile women with and without endometriosis. Amer. J. Obstet. Gynec. 161 (1989) 861–864.
29. Hill, J. A., R. L. Barbieri, D. J. Anderson: Detection of T8 (suppressor/cytotoxic) lymphocytes in human ovarian follicular fluid. Fertil. and Steril. 47 (1987) 114–117.
30. Hill, J. A., J. Cohen, D. J. Anderson: The effects of lymphokines and monokines on human sperm fertilizing ability in the zona-free hamster egg penetration test. Amer. J. Obstet. Gynec. 160 (1989) 1154.
31. Hill, J. A., C. Wickersham, D. J. Anderson: Supernatants from mitogen- and MLC-stimulated lymphocyte cultures inhibit the development of mouse embryos in vitro. J. reprod. Immunol. Suppl. 153 (1986) 1.
32. James, K., T. B. Hargreave: Immunosuppression by seminal plasma and its possible clinical significance. Immunol. Today 5 (1984) 357–359.
33. Jeabbet, M., P. Bischop, B. Bourrit, P. Vugnat: Sharing of HLA antigens in fertile, subfertile, and infertile couples. Transplant. Proc. 17 (1985) 903.
34. Kamat, B. R., P. G. Isaacson: The immunocytochemical distribution of leukocyte subpopulations in human endometrium. Amer. J. Path. 127 (1987) 66.
35. Koenig, U. D., P. Mallmann: Examinations for histocompatibility and rate of frequency of lymphocytotoxic antibodies in sterility patients. J. reprod. Immunol. Suppl. (1989) 107.
36. Komlos, L., R. Zamir, H. Joshua, I. Halbrecht: Common HLA antigens in couples with repeated abortions. Clin. Immunol. Immunopath. 7 (1977) 330.
37. Lord, E. M., G. F. Sensabaugh, D. P. Stites: Immunosuppressive activity of human seminal plasma. Inhibition of in vivo lymphocyte activation. J. Immunol. 118 (1977) 1704.
38. Mallmann, P., W. Schröder, H. van der Ven, K. Diedrich, D. Krebs: Cellular sensitization against spermatic and seminal antigens in women. Andrologia 23 (1991) 41–43.
39. McIntyre, J. A.: In search of trophoblast-lymphocyte cross-reactive (TLX) antigens. Amer. J. reprod. Immunol. Microbiol. 17 (1988) 100.
40. McRae, A. C.: The blood-uterine lumen barrier and its possible significance in early embryo development. Oxford Rev. reprod. Biol. 6 (1984) 129.
41. McShane, P. M., J. Schiff, D. E. Trentham: Cellular immunity to sperm in infertile women. J. Amer. med. Ass. 253 (1985) 3555–3558.
42. Menge, A. C., R. K. Naz: Immunologic reactions involving sperm cells and preimplantation embryo. Amer. J. reprod. Immunol. Microbiol. 18 (1988) 17.
43. Mettler, L.: Sterilität und Schwangerschaft. In: Gemsa, D., J. R. Kalden, K. Resch (Hrsg.): Immunologie, S. 539. Thieme, Stuttgart – New York 1991.
44. Mettler, L., D. Shirwani: Macrophage migration inhibitory factor in female sterility. Amer. J. Obstet. Gynec. 121 (1975) 117–120.
45. Ober, C., S. Elias, E. O'Brien, D. Kostyu, W. W. Hauck, A. Bombard: HLA sharing and fertility in Hutterite couples: evidence for prenatal selection against compatible fetuses. Amer. J. reprod. Immunol. Microbiol. 188 (1988) 111.
46. Ogra, P. L., T. Yamanaka, G. A. Losonsky: Local immunologic defenses in the genital tract. In: Gleicher, N. (ed.): Reproductive Immunology, p. 381. Liss, New York 1981.
47. Pandya, I. J., J. Cohen: The leukocytic reaction of the human uterine cervix to spermatozoa. Fertil. and Steril. 43 (1985) 417–421.
48. Petersen, B. H., C. J. Lammel, D. P. Stites, G. F. Brooks: Human seminal plasma inhibition of complement. J. Lab. clin. Med. 96 (1980) 582.
49. Schröder, W., P. Mallmann, H. van der Ven, K. Diedrich, D. Krebs: Cellular sensitization against spermatic and seminal plasma antigens in women after intrauterine insemination. Arch. Gynec. 248 (1990) 67–74.
50. Singal, D. P., L. Butler, S. K. Liao, S. Joseph: The fetus as an allograft: evidence for antiidiotypic antibodies induced by pregnancy. Amer. J. reprod. Immunol. 6 (1984) 145.
51. Spielmann, W., S. Seidel: Immunhämatologie und Transfusionsmedizin, S. 45. Thieme, Stuttgart – New York 1989.
52. Stimson, W. H.: The influence of pregnancy-associated serum proteins and steroids on the maternal immune response. In: Wegmann, T. C., T. J. Gill (eds.): Immunology of Reproduction, p. 281. Oxford Univ. Press, Oxford 1983.
53. Suciu-Foca, N., K. Reemtsma, D. W. King: The significance of the idiotypic-antiidiotypic network in humans. Transplant. Proc. 18 (1983) 230.
54. Tabibzadeh, S. S., M. A. Gerber, P. G. Satyaswaroop: Induction of HLA-DR antigen expression in human endometrial epithelial cells in vitro by recombinant beta-interferon. Amer. J. Path. 125 (1986) 90.
55. Thaler, C. J., J. A. McIntyre: Fetal wastage and nonrecognition in human pregnancy. Immunol. Allergy Clin. North Amer. 10 (1990) 79.
56. Westphal, E., L. Olofsson: Intradermal immunization by paternal and non-paternal cells in patients with infertility and sterility. J. reprod. Immunol. Suppl. (1989) 23.
57. Wira, C. R., C. P. Sandoe: Hormonal regulation of immunoglobulins. Influence of estradiol on immunoglobulins A and G in the rat uterus. Endocrinology 106 (1980) 1020.
58. Wokalek, H.: Andrologische Funktionsstörungen. In: Bettendorf, G., M. Breckwoldt (Hrsg.): Reproduktionsmedizin, S. 488. Fischer, Stuttgart – New York 1989.

Infertilität und Sterilität

3 Einführung in die Thematik der Infertilität und Sterilität

H. P. G. Schneider

Inhalt

1 Einleitung 90	2.1 Allgemeine Diagnostik 91
	2.2 Allgemeines praktisches Vorgehen 92
2 Ursachenklärung bei der Frau 91	

1 Einleitung

Die Fruchtbarkeit betrachteten alte Kulturen als ein göttliches Geschenk. Die kinderlose Ehe galt in der Kulturgeschichte der Menschheit immer als ein großes Unglück. Jede Kultur hat ihre eigenen Methoden entwickelt, mit dem Problem der Unfruchtbarkeit umzugehen. Kaum eine andere menschliche Unvollkommenheit ist derart von Aberglauben und Magie umgeben wie die Unfruchtbarkeit der Frau. Schon Hippokrates und Soranus beschäftigten sich besonders mit den medizinischen Problemen der Sterilität; letzterer verwendete ein Vaginalspekulum, um die Cervix uteri zu beobachten.

Begriffe

In unserer modernen Zivilisation hat der Prozentsatz ungewollt kinderloser Ehen deutlich zugenommen und dürfte sich gegenüber den Verhältnissen im 17. Jahrhundert etwa verfünffacht haben. Gegenwärtig sind 10 bis 20% der Ehen betroffen. Bei der Kinderlosigkeit kann es sich um eine Sterilität oder Infertilität handeln. Wir sprechen als Frauenärzte von einer *Sterilität*, wenn nach zwei Jahren eines normalen Partnerschaftsverhältnisses keine Schwangerschaft eingetreten ist. Diese Definition geht auf die bereits ältere Erkenntnis zurück, nach der selbst im Alter optimaler Konzeptionserwartung erst im Verlauf des zweiten Jahres bei gesunden Partnern mit einer nahezu hundertprozentigen Konzeption gerechnet werden kann. Eine *primäre Sterilität* liegt vor, wenn eine Frau bisher noch nicht schwanger war, eine *sekundäre Sterilität* bei Ausbleiben weiterer Schwangerschaften. Unter *Infertilität* verstehen wir die Unfähigkeit, eine Schwangerschaft bis zur Geburt eines lebensfähigen Kindes auszutragen. Rezidivierende Aborte nach vorangegangener ausgetragener Schwangerschaft würden entsprechend eine sekundäre Infertilität bedeuten.

Diese strenge Differenzierung ist jedoch nicht international gebräuchlich. Im angelsächsischen Schrifttum wird generell von *infertility* gesprochen, auch im Sinne eines Sterilitätsbegriffes, obwohl der Terminus „sterility" auch gebräuchlich ist. „Infertility" ist zweifellos der sprachlich treffendere Begriff für die Umschreibung der Kinderlosigkeit. „Sterilität" ist ein übergeordneter, inhaltlich mehrdeutiger Begriff (z.B. in der Hygiene). Deshalb setzt sich auch bei uns der globale Gebrauch des Begriffes Infertilität zunehmend durch. In der Praxis hat der Begriff „Infertilität" auch den Vorteil, weniger zu werten und nicht den Nachteil begrifflicher Unschärfe, denn Infertilität und Sterilität sind ohnehin keine trennbaren Krankheitsbegriffe, beinhalten sie doch beide sowohl organische als auch funktionelle Läsionen.

Unter *Fekundität* wird die Fähigkeit verstanden, sich an der Schaffung eines Kindes zu beteiligen. Begriffe wie „Fekundabilität" und „Potentia coeundi" sollen die Wahrscheinlichkeit einer Konzeption näher beschreiben.

Zeitpunkt der Behandlung

Die Frage, zu welchem Zeitpunkt eine Infertilität behandelt werden sollte, richtet sich nach dem Wunsch des betroffenen Paares. Sicherlich ist es nicht richtig, vor Beginn einer Behandlung grundsätzlich zwei Jahre unerfüllten Kinderwunsches abwarten zu wollen, nur um der Definition der Infertilität zu genügen. Sind Ursachen der Kinderlosigkeit bereits vorher klar erkennbar, so ist der frühzeitige Therapiebeginn vorzuziehen. Die Frage, bis zu welchem Alter eine Behandlung noch durchgeführt werden sollte, ist in der älteren Literatur häufig im Sinne einer Limitation mit dem 35. Lebensjahr der Frau beantwortet worden. Angesichts unserer modernen geburtshilflichen Behandlungsmöglichkeiten, besonders nach Einführung der pränatalen Diagnostik, sowie im Lichte der modernen Reproduktionsmedizin wurde diese Grenze ins höhere Alter hinaus verlagert, aber auch im Rahmen der besonders im höheren Alter erfolgversprechenden In-vitro-Fertilisation wird generell ein Limit bei 40 Lebensjahren wegen der dann drastisch abfallenden Erfolgschancen gezogen.

Ursachen

Die Ursachen für Sterilität und Infertilität sind etwa wie folgt verteilt:
- 30% beim Mann
- 50% bei der Frau
- 20% bei beiden Partnern

Dementsprechend haben wir Frauenärzte es nicht mit einer sterilen Frau, sondern mit einer sterilen Ehe zu tun. Die Ursachenforschung muß beide Partner von Anfang an einbeziehen. Abbildung 3-1 gibt als vereinfachtes Schema einen Hinweis auf die möglichen

Ursachen seitens der Frau, wenn Anatomie und Physiologie der Befruchtung, Eiwanderung und Implantation bedacht werden. Die Abklärung von Sterilität und Infertilität muß also stets beide Partner berücksichtigen. Die Untersuchung des Mannes sollte auch dann erfolgen, wenn bei der Frau eine mögliche Ursache gefunden wurde. Sollte der Mann zeugungsunfähig sein, würden sich weitere Untersuchungen der Frau erübrigen.

Für die *Abklärung der möglichen Ursachen* wird in praktisch bewährter Reihenfolge vorgegangen. Dabei ergeben sich folgende Fragen:
- Bestehen ovulatorische Zyklen?
- Ist die Corpus-luteum-Phase als normal anzusehen?
- Ist der Mann zeugungsfähig?
- Ist die Penetration des Zervikalsekretes durch die Spermien möglich?
- Ist die Aszension der Spermien in die Eileiter möglich?
- Ist der Eileiter in der Lage, das Ei bei der Ovulation abzunehmen und nach der Befruchtung passieren zu lassen?
- Kann sich das Ovum in ein normal entwickeltes Endometrium implantieren?

Schließlich können noch *psychosexuelle Probleme* vorliegen, die die Konzeption erschweren.

Als Hauptursache für eine organische Sterilität und Infertilität sind *Erkrankungen des Eileiters* anzusehen. Neben entzündlichen Erkrankungen können auch vorausgegangene operative Eingriffe, Endometriose oder Fehlbildungen Ursache einer tubaren Sterilität sein. Entzündlich bedingte oder traumatische Serosaläsionen induzieren Fibrinniederschläge mit nachfolgender Fibroblastenproliferation und führen zu peritubaren oder periovariellen Adhäsionen, die im Bereich der den Trichter tragenden Pars ampullaris den Eiauf-

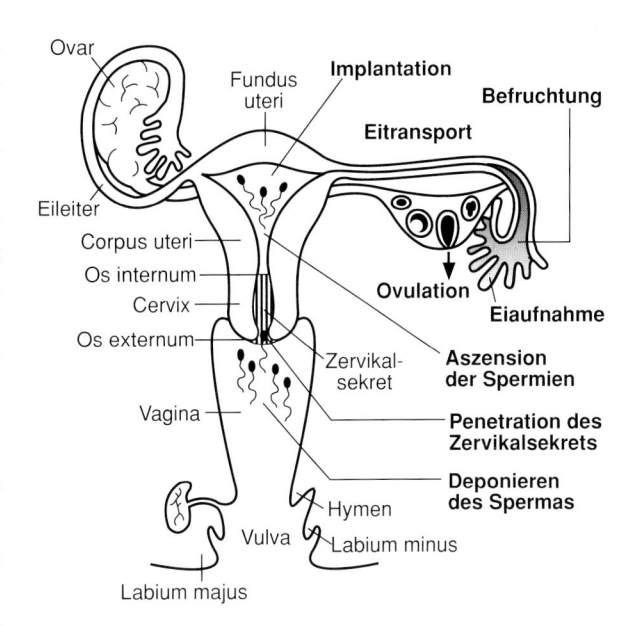

Abb. 3-1 Schematische Darstellung der Lokalisation wichtiger Sterilitätsursachen bei der Frau (modifiziert nach Schmidt-Matthiesen [1]).

fang-Mechanismus beeinträchtigen können. Des weiteren sind perisalpingitische Adhäsionen, partielle Agglutinationen der Fimbrien, Hydro-, Pyo- und Hämatosalpinx, Tubenendometriose, Tubentuberkulose, organisierte Extrauteringraviditäten, intramurale Polypen sowie Tubenwinkelmyome oder abknickende Adhäsionsbildungen auszuschließen. Ein solcher differentialdiagnostischer Katalog am Beispiel der Tube zeigt, daß es generell um die Klärung organischer Läsionen an der Tube selbst, an ihrem tragenden Organ, dem Uterus, sowie den benachbarten Ovarien geht und dabei ein Spektrum von angeborenen Fehlbildungen bis zur Tumorentartung abgegriffen werden muß.

2 Ursachenklärung bei der Frau

2.1 Allgemeine Diagnostik

Wenn wir uns kurz die organische Gesamtfunktion des weiblichen Reproduktionstraktes vergegenwärtigen, so hat die *uterine Zervix* die dichotome Aufgabe, auf der einen Seite eine Barriere gegen unerwünschte mikrobiologische Invasion zu bilden und auf der anderen Seite die periovulatorische Penetration der Spermien zu erlauben. In diesem Sinne muß der zervikale Mukus ein biochemisches Milieu vorhalten, das wegbereitend für vitale Spermatozoen ist, während es die Passage abnormaler und gealterter Spermien verhindert. Desgleichen muß die Immunantwort der Zervix angesichts drohender Infektion prompt sein, während die gleiche Immunreaktion gegenüber dem Spermium als fremdem Antigen gedämpft wird.

Zervikale Infertilität ist Folge einer Balancestörung dieser Aufgaben.

Der Uterus erfüllt vielfältige reproduktive Funktionen. Auf zervikaler Ebene wird Samenflüssigkeit entweder in Krypten gespeichert für spätere Bereitstellung, oder es erfolgt ein sofortiger Transport in die Tuben. Der Uterus beginnt nach der Samendeposition im Fornix posterior der Vagina mit einer Serie rhythmischer Kontraktionen, um den Spermatozoentransport in die Tuben zu unterstützen.

Das *Endometrium* ist Ort der Nidation der Blastozyste. Seine exquisiten morphologischen Variationen auf hormonale Stimuli während des Reproduktionszyklus werden nur noch erreicht durch die Compartmentfunktion in der Schwangerschaft, um dem Feten das Wachstum bis zur Maturität zu erlauben. Vor einer Schwangerschaft hält die uterine Blutzirkulation 1 bis 2% des gesamten Herzminutenvolumens, in späten Schwangerschaftsmonaten etwa 25%. Ruhigstellung während der Schwangerschaft und Austreibungsfunktion unter der Geburt repräsentieren eine weitere biologische Kernfunktion. Die wesentlichen uterinen Ursachen reproduktiven Versagens von Anlageanomalien aus der Fetalzeit bis zu neoplastischen oder inflammatorischen Erkrankungen während der Reproduktionsjahre einer Frau müssen erkannt und ausgeschlossen werden.

2.2 Allgemeines praktisches Vorgehen

Das allgemeine praktische Vorgehen hat sich in folgender Weise bewährt:

– *Allgemeine Erkrankungen:* Manche nichtgynäkologischen Erkrankungen der Frau können sich auf deren Fertilität auswirken. Diese Möglichkeit muß geprüft werden. Die einschlägigen Zusammenhänge sind in Kapitel 11 dargestellt.
– *Anamnestische Hinweise:* Hier interessieren frühere oder jetzige Krankheiten, Operationen, frühere Geburten oder Fehlgeburten. Wichtig ist eine Exploration über das Sexualverhalten, z.B. Beachtung des Konzeptionsoptimums.
– *Zyklusablauf:* Zur Abklärung tragen die Basaltemperaturmessung, endokrine Analysen und Funktionstests bei. Im einzelnen siehe die Kapitel 1 und 10.
– *Endometriumbeschaffenheit und Reaktion:* Selbst bei einer normalen hormonalen Stimulation kann es vorkommen, daß das Endometrium, z.B. nach früheren intrauterinen Infektionen, Mehrfachkürettagen, Pyometra oder bei Hypoplasia uteri, Fehlbildung oder Myomatosis nicht normal reagiert und die für eine Implantation erforderlichen Voraussetzungen nicht bietet. Bei gegebenem Verdacht ist eine Strichbiopsie indiziert, gegebenenfalls auch eine Hysteroskopie mit oder ohne gezielte Gewebeentnahme.
– *Organische Integrität:* Die Kontrolle der anatomischen Normalität und Integrität (Vagina, Zervix, Uterus, Adnexe) erfolgt mittels Spekulumuntersuchung, Abstrichen (Vaginalzytologie, Kulturen), Palpation, Sonographie und gegebenenfalls unter zusätzlichem Einsatz endoskopischer Methoden. Eine besondere Beachtung muß der Eileiterbeschaffenheit gewidmet werden; zur Abklärung dienen die Pertubation, Hysterosalpingographie sowie Chromolaparoskopie.
– *Wechselwirkungen zwischen Spermien und weiblichem Genitaltrakt:* Zur Prüfung der Interaktion weiblicher und männlicher Gameten stehen verschiedene spezifische Testmethoden zur Verfügung (siehe Kap. 6 und 12).
– *Psyche:* Auch psychische Faktoren von Sterilität und Infertilität sind denkbar, eine Exploration ratsam (siehe Kap. 4). Es ist z.B. auffallend, daß manche Frau, die sich nach Jahren erfolgloser Therapie zur Adoption entschließt, dann ohne weitere Maßnahmen spontan empfängt. Auch kennen wir das Phänomen, daß nach einem aufklärenden Gespräch in der Sterilitäts-Sprechstunde eine Konzeption ohne weitere medizinische Maßnahmen eintritt.

Im folgenden werden die Wege beschrieben, die nach dem hier kurz skizzierten Grundprinzip zur Ursachenabklärung der Infertilität und Sterilität führen.

Während die Mehrzahl der obengenannten Methoden sehr spezielle Teilbereiche betrifft, bieten die endoskopischen Abklärungen ein großes Spektrum wichtiger Erkenntnisse. Sie sind auch therapeutisch nutzbar. Deshalb wird der speziellen Diagnostik (Kap. 5) eine allgemeine Darstellung der endoskopischen Verfahren und ihrer Möglichkeiten vorausgeschickt.

Literatur

1. Schmidt-Matthiesen, H.: Gynäkologie und Geburtshilfe, 8. Aufl. Schattauer, Stuttgart–New York 1992.

4 Psychosoziale Aspekte der ungewollten Kinderlosigkeit

M. Stauber

Inhalt

1	Motivation des Kinderwunsches	94
2	Leidensdruck durch den unerfüllten Kinderwunsch	94
3	Ergebnisse aus psychosozialen Untersuchungen steriler Paare	95
3.1	Häufigkeit psychosomatischer Störungen	95
3.2	Verarbeitungsstrategien	95
3.3	Psychogene Fertilitätsstörungen beim männlichen Partner	96
3.4	Schwangerschaftsverlauf und Geburt nach Sterilitätsbehandlung	96
3.5	Psychosomatische Aspekte bei erfolgloser Sterilitätsbehandlung	97
4	Ganzheitliche Betreuung steriler Paare	97
5	Psychosomatische Aspekte der modernen Reproduktionsmedizin	98
5.1	Psychosomatische Pflichtberatung zur künstlichen Befruchtung	100
5.2	Anmerkungen zum Embryonenschutzgesetz	100

1 Motivation des Kinderwunsches

Nach einer repräsentativen Erhebung in der Bundesrepublik Deutschland [4] zum Thema „Kinderzahl – Wunsch und Wirklichkeit" wird der Wunsch nach einem Kind in der Mehrheit so begründet: „Wir haben die Kinder einfach bekommen" oder: „Ein Kind gehört eben dazu", oder: „Wenn ich schon heirate, dann will ich auch Kinder".

Diese trivial erscheinenden Antworten spiegeln die Schwierigkeiten wider, den Wunsch nach einem Kind rational zu begründen, er wird als selbstverständlich angesehen.

Die Frage nach der Motivation des Kinderwunsches stellt sich natürlich für ein Paar, das sich vergeblich ein Kind wünscht, viel bewußter. Dementsprechend reflektiert fallen auch die Antworten aus, die wir in unserer Kinderwunschsprechstunde, in der beide Partner betreut werden, gewonnen haben [9]. So sagte uns eine Patientin: „Kinder zu haben ist eben ein Bedürfnis, genau wie Hunger, Schlaf oder Vermeiden von Schmerz." Eine andere Patientin drückte es so aus: „Ich kann meinen Kinderwunsch rational nicht begründen, er basiert auf einem Urbedürfnis, ein Kind ist mein Sinn im Leben."

Der Wunsch nach Selbsterfüllung, das Bedürfnis, Leben zu geben und sich selbst und seinen Partner im Kind wiederzuerkennen und damit auch selbst in irgendeiner Weise weiterzuleben, spiegeln sich in vielen Antworten wider (siehe auch [2, 3]).

Wahrscheinlich steckt hinter jedem Kinderwunsch – und dies ist eine Hypothese, die sich aus unserem langjährigen Umgang mit dieser Patientengruppe herausgebildet hat – auch ein Bedürfnis nach Symbiose, ein Schutz vor fehlenden stabilen Objektbeziehungen. Gemeint ist damit eine Art prophylaktischer Abwehr gegenüber Gefühlen der inneren Leere, des Alleingelassenseins und der Enttäuschung.

2 Leidensdruck durch den unerfüllten Kinderwunsch

In der Praxis einer Kinderwunschsprechstunde fallen drei Gruppen von Paaren auf, die sich nach der Ausprägung des Kinderwunsches unterscheiden. Die folgende Aufstellung faßt die wichtigsten Punkte zusammen:

Sterile Paare mit „überwertigem" Kinderwunsch

– Leidensdruck +++ (anfallsweiser „Kinderhunger", Spezialistensuche)
– Agieren vorwiegend der Patientinnen (Ärzteverschleiß)
– erschwerte Arzt-Patient-Beziehung (psychologische Führung!)

Sterile Paare mit „starkem" Kinderwunsch

– Leidensdruck ++ (Drängen auf invasive medizinische Eingriffe)
– depressive Reaktionen und negative soziale Resonanz
– in vertrauensvoller Arzt-Patient-Beziehung gut führbar

Sterile Paare mit „gesundem" Kinderwunsch

– Leidensdruck + (Zögern gegenüber invasiven medizinischen Eingriffen)
– frustraner Kinderwunsch wird sozial untergebracht
– ausgewogene Arzt-Patient-Beziehung

Der *überwertige oder fixierte Kinderwunsch* wird oft schon aus der Anamnese deutlich. Solche Paare pilgern meistens von einem Arzt zum anderen, scheuen keine finanziellen Opfer und geben die Hoffnung nicht auf, doch noch zu einem eigenen Kind zu kommen. Die Unangemessenheit der Reaktion, die ein versagter Kinderwunsch auslösen kann, fällt auf. Ziel der psychosomatisch-ärztlichen Führung ist die Bearbeitung des überwertigen Kinderwunsches und der Versuch, dem Paar Verarbeitungshilfen näherzubringen, die die dritte Patientengruppe mit gesundem Kinderwunsch einsetzt.

Zur zweiten Gruppe mit sehr *starkem Kinderwunsch* gehören Frauen, die sich aufgrund der bisher erfolglosen Bemühungen in einer tiefen Lebenskrise befinden.

Die Patientinnen und Patienten aus dieser Gruppe wollen auf jeden Fall alle ärztlichen Möglichkeiten ausschöpfen, bevor sie in den nicht erfüllbaren Kinderwunsch einwilligen. Sie drängen in der Regel frühzeitig auf die Durchführung invasiver medizinischer Eingriffe, wie Insemination, Operation oder extrakorporale Fertilisation. Gegenüber der ersten Patientengruppe bleibt jedoch ein ausreichend großer gesunder Ich-Anteil für den Aufbau einer vertrauensvollen Arzt-Patient-Beziehung. Innerhalb der Kinderwunschsprechstunde sind diese Patientinnen im Rahmen einer integrativen psychosomatischen Medizin gut zu führen. Sie akzeptieren schließlich auch eine notwendige vorzeitige Einstellung der ärztlichen Bemühungen. Dabei kann auch der Gefahr der neurotischen Verarbeitung des unerfüllt bleibenden Kinderwunsches begegnet und somit die häufig beobachtete Einschränkung der Lebensqualität vermieden werden.

Zu den sterilen Paaren mit dem sog. *gesunden Kinderwunsch* zählen wir jene Patientinnen und Patienten, die zwar unter dem nicht erfüllten Kinderwunsch leiden, jedoch kritisch und realitätsgerecht mit den Grenzen der Behandlungsmöglichkeiten umgehen. Es handelt sich meistens um Patientinnen, die bei der Besprechung des Behandlungsplans gegenüber invasiven medizinischen Eingriffen zögern. Es werden auch frühzeitig Fragen nach Adoptionsmöglichkeiten gestellt. Sie räumen anderen Zielen Priorität ein und hoffen, keine so großen Schwierigkeiten zu haben, den frustran gebliebenen Kinderwunsch zu verarbeiten, wie dies bei Paaren der ersten und zweiten Gruppe der Fall ist.

3 Ergebnisse aus psychosozialen Untersuchungen steriler Paare

3.1 Häufigkeit psychosomatischer Störungen

Bei einer retrospektiven Untersuchung an 2000 betreuten Kinderwunschpaaren haben wir festgestellt, daß man bei der Erstaufnahme von Sterilitätspaaren mit 28,3% psychosomatischen Konzeptionshindernissen rechnen muß. Es fiel hier einmal auf, daß keine organischen Ursachen zu finden waren. Bei einem großen Teil des Kollektivs konnte man zusätzlich in den routinemäßigen psychosomatischen Begleituntersuchungen eine Reihe von Symptomen finden, die auf eine Psychogenese hindeuteten. Auch die kritische Bewertung der Therapieerfolge von 1000 erzielten Schwangerschaften bestätigte indirekt dieses Ergebnis. Es hat sich hier gezeigt, daß die meisten Schwangerschaften außerhalb unserer organischen Behandlung zu registrieren waren. Vor allem während Behandlungspausen oder im Urlaub, nach Adoption, nach Aufgabe der Kinderwunschbetreuung, war der Großteil der Schwangerschaften eingetreten. Hier kann man, da somatische Konzeptionshindernisse fehlten, von *passageren funktionellen Sterilitäten* sprechen. Wenn man die eingetretenen Schwangerschaften außerdem in Beziehung zu den diagnostischen Eingriffen setzt, so ist auch die hohe Schwangerschaftsrate nach Laparoskopien interessant. Hier scheint der Hinweis, daß Eileiter und Eierstöcke gesund sind, den Druck von vielen Patienten zu nehmen, der als Hindernis für den Eintritt einer Konzeption angesehen werden kann.

In Testuntersuchungen schätzt sich die durchschnittliche Kinderwunschpatientin und in geringem Maße auch der Partner ängstlich, selbstkritisch und depressiv ein. Weiterhin empfindet sich die durchschnittliche Kinderwunschpatientin negativ sozial resonant, d.h., sie fühlt sich in ihrer Wirkung auf die Umgebung unattraktiv, mißachtet und unbeliebt. Interpretativ darf man annehmen – und dies ließ sich in mehreren Statistiken genauer zeigen –, daß der nicht erfüllte Kinderwunsch eine erhebliche Störung im Selbstwertgefühl dieser Paare darstellt und mit den äußeren Zeichen einer depressiven Stimmungslage einhergeht.

3.2 Verarbeitungsstrategien

Zur Abwehr der narzißtischen Kränkung des nicht erfüllten Kinderwunsches wurden vor allem zwei Mechanismen beobachtet:

– die *Verleugnung*, die diesen Patientinnen trotz mitgeteilter pathologischer Befunde völlig unrealistische Hoffnungen auf eine Erfüllung ihres Kinderwunsches beläßt und sie von einem Spezialisten zum anderen treibt
– die *Projektion*, d.h., die Patientinnen verschieben ihre innere Unzufriedenheit über den nicht erfüllten Kinderwunsch auf andere, z.B. auf die für sie insuffizienten Ärzte oder auch auf den subfertilen Partner

Aufgrund der Tatsache, daß Kinderwunschpatientinnen im Durchschnitt sehr ängstlich, bedrückt und leicht kränkbar sind, sollte die Arzt-Patient-Beziehung dieser Situation angepaßt werden. Der Arzt wird bewußt überflüssige Ausdrücke, wie „zu kleine Gebärmutter", „geknickte Gebärmutter", „hypoplastisches Genitale" vermeiden.

Die Partnerbeziehung bei psychsomatisch sterilen Paaren erscheint gehäuft anklammernd-symbiotisch. Dieses Beziehungsmuster ist oft auch ein Hinweis dafür, daß der nicht erfüllte Kinderwunsch einen tiefen Einbruch in die Lebensperspektive dieses Paares gebracht hat. Ein für die Praxis besonders wichtiges Phänomen und zur Diagnostik der psychogenen Sterilität wertvoller Hinweis ist aus den *Symptomlisten* zu gewinnen. Frauen aus sterilen Partnerschaften zeigen im Vergleich zu einem Normalkollektiv vermehrt psychosomatische Symptome, vor allem signifikant mehr Sexualstörungen.

3.3 Psychogene Fertilitätsstörungen beim männlichen Partner

Klinisch besonders relevant sind die männlichen psychogenen Fertilitätsstörungen. Die Korrelation von Spermiogrammen in einem andrologisch-psychosomatischen Fragebogen hat gezeigt, daß ein signifikanter Zusammenhang zwischen Spermaqualität und subjektiv erlebtem psychosozialem Streß besteht. Vor allem in den Gruppen hochgradig subfertiler Parameter ergab sich eine signifikant gehäufte Anzahl sich gestreßt fühlender Patienten. Wir haben dazu eine Reihe von Untersuchungen durchgeführt und kamen zu dem für die Praxis wichtigen Schluß, daß sowohl Spermienzahl als auch Spermienmotilität und Spermienmorphologie durch psychische Belastungen negativ beeinflußt werden können. An einem Kollektiv von Neurotikern haben wir auch gesehen, daß starke Schwankungen in den Spermiogrammparametern vorhanden sind. Diese Ergebnisse erlauben bei der Interpretation von Spermiogrammbefunden eine Relativierung und helfen im Einzelfall, beim Patienten Verhaltensänderungen herbeizuführen.

3.4 Schwangerschaftsverlauf und Geburt nach Sterilitätsbehandlung

Ergebnisse aus Nachuntersuchungen von Paaren mit schließlich erfülltem Kinderwunsch sind für das Verständnis der Sterilitätsproblematik hilfreich. Es geht dabei um die Frage: Wie gestalten sich Schwangerschaft, Geburt und Wochenbett bei früher sterilen Paaren?

Schwangerschaftsverlauf

Eine Untersuchung mit der Auswertung von 655 Patientenakten im Vergleich zu einem Normalkollektiv zeigte eine behandlungsbedürftige Hyperemesis gravidarum rund fünfmal so häufig bei früheren Kinderwunschpatientinnen [1]. Die Rate aller schwangerschaftsbedingten Beschwerden lag doppelt so hoch wie bei der Vergleichsgruppe. Gerade dieser Befund zeigt in der Verlängerung des oft primär funktionell nicht erfüllten Kinderwunsches die noch innerlich erlebte ambivalente Einstellung zum Kind an. Gestosesymptome wurden ebenfalls in einem deutlich höheren Maße als im Klinikdurchschnitt registriert. Die Rate der mit einem Abort endenden Kinderwunschgraviditäten war mit 26% mehr als doppelt so hoch als beim Klinikdurchschnitt. Hier dürfte es sich weniger um ein psychisches Phänomen handeln als vielmehr um organische Probleme in der Fruchtanlage.

Geburt

Die Geburt war bei früheren Kinderwunschpatientinnen in deutlich höherem Maße kompliziert. So wurde gegenüber dem Klinikdurchschnitt eine dreimal so hohe Sectiorate registriert. Auch die Anzahl der operativen vaginalen Entbindungen war gegenüber dem Vergleichskollektiv mehr als doppelt so hoch. Eine Erklärung hierfür liegt sicher sowohl auf seiten der Patientin als auch auf seiten der Ärzte. So werden Patientinnen mit einer starken Ambivalenz zum Kind die Geburt von vornherein ängstlicher und damit verspannter erleben. Zum anderen wird aber auch der Arzt den Risikofaktor „Kinderwunschpatientin" selbst in seine Überlegungen zur Indikationsfindung einfließen lassen. Ein Parallelbeispiel findet sich in der extrem hohen Sectiorate bei extrakorporal fertilisierten Frauen.

Postpartalphase

In der Postpartalphase spiegelt sich die anfangs bestehende Ambivalenz vor allem im Stillverhalten wider. Sowohl die Stillfrequenz als auch die Stilldauer ist bei Kinderwunschmüttern geringer. Der innere Konflikt einer ambivalent erlebten Schwangerschaft drückt sich in der Funktion der Laktogenese aus.

3.5 Psychosomatische Aspekte bei erfolgloser Sterilitätsbehandlung

Bei den Ergebnissen aus einer Nachuntersuchung von Paaren, deren Sterilität therapeutisch frustran blieb, fiel auf, daß die Frauen aus steril gebliebenen Ehen im Vergleich zu den Frauen ohne Kinderwunschproblematik Tendenzen und signifikante Hinweise zeigen, die auf eine eingeschränkte Lebensverwirklichung schließen lassen [7]. So fühlt sich z.B. die Frau mit frustranem Kinderwunsch in ihrer beruflichen Situation weniger zufrieden. Auch ihre Partnerbeziehung sieht sie im Vergleich zu der Frau in der Kontrollgruppe negativer. Dies drückt sich außerdem in einem deutlichen Nachlassen des Verlangens zum Sexualverkehr aus. Im sozialen Bereich fiel in der Untersuchungsgruppe eine mangelnde Kontaktfreudigkeit auf.

Auch der Mann aus steril gebliebenen Ehen zeigte im Durchschnitt ähnliche Verarbeitungsstörungen wie seine Frau. So blieb die Freude am Beruf bei den Männern mit frustranem Kinderwunsch gegenüber einem Vergleichskollektiv deutlich zurück. Von diesen Männern gaben 29% an, daß seit dem Zeitpunkt der zunehmenden Gewißheit des unerfüllbaren Kinderwunsches funktionelle Sexualstörungen eingetreten waren. Besonders auffällig war dies bei Männern, die mit der Tatsache pathologischer Spermiogrammparameter konfrontiert worden waren. Hier dürfen wir annehmen, daß das Bewußtsein subfertil oder infertil zu sein, für viele Patienten eine kaum verarbeitbare Kränkung darstellte und im Zusammenhang mit neu auftretenden funktionellen Sexualstörungen gesehen werden kann.

Besonders eindrucksvoll zeigte sich, daß bei den steril gebliebenen Frauen vermehrt psychosomatische Symptome nach Abschluß der Behandlung auftraten. Bei diesen Frauen imponierten signifikant mehr Unterbauchschmerzen, Dysmenorrhöen, Obstipation und sexuelle Funktionsstörungen. Hierbei fiel auch auf, daß die frustran steril gebliebenen Frauen unrealistische Hoffnungen an die Kinderwunschbehandlung und die Ärzte hatten. Es wurde auch nicht selten der erneute Weg zu einem Spezialisten gesucht. Bemerkenswert war dabei auch, daß der Wunsch nach einem Adoptivkind nur sehr selten geäußert wurde.

Schlußfolgernd kann man aus dieser Nachuntersuchung sagen, daß der nicht erfüllbare Kinderwunsch für die meisten Patientinnen eine starke narzißtische Kränkung bedeutete. Dies zeigte sich auch in Form einer depressiven Grundstimmung, in einer vermehrten Isolierung und in verschiedensten Somatisierungen. Bei beiden Partnern wurde eine Einschränkung der Lebensperspektive schon alleine durch das Auftreten vermehrter psychosomatischer Symptome gesehen.

Durch die Darstellung der Nachuntersuchungsergebnisse wird deutlich, daß der nicht erfüllbare Kinderwunsch häufig einen schwer lösbaren Konflikt für die betreffenden Paare darstellt, der in seinen Auswirkungen ein Krankheitsbild mit hohem Leidensdruck zur Folge hat. Es ließ sich aber auch zeigen, daß bei Erfüllung des Kinderwunsches, vor allem bei Paaren mit funktioneller Sterilität, der innere Konflikt, z.B. die Ambivalenz gegenüber einem Kind, noch zu sehen ist. An Einzelbeobachtungen wird gelegentlich deutlich, welche Konfliktstoffe eine psychogene Sterilität bedingen können. So fanden wir nicht selten eine unbewußte Ablehnung einer Schwangerschaft, eine innere Abwehr der Mutterrolle. Diese unbewußte Ablehnung einer Schwangerschaft ist häufig verschlüsselt im Symptom einer Anovulation oder einer sekundären Amenorrhö. Neben diesem hormonellen pathogenetischen Weg kann sich die innere Ablehnung einer Schwangerschaft auch in Tubenspasmen, also auf neurovegetativem Weg, ausdrücken.

4 Ganzheitliche Betreuung steriler Paare

Die Betreuung steriler Paare erfordert ein psychosomatisches Einfühlungsvermögen. Durch eine gelungene Arzt-Patient-Beziehung tritt häufiger ein Therapieerfolg ein. Bereits eine vermehrte Zuwendung kann zu einem Nachlassen der inneren Spannung, zu einer bereitwilligeren Klärung des inneren Konfliktes und somit zu einer Konzeption führen. Eine isolierte Betrachtung der sterilen Frau und des infertilen Mannes, wie es in der Praxis oft üblich ist, wird dem Problem der ehelichen Sterilität nicht gerecht. Auch der Partner und die partnerschaftliche Situation müssen stets mitbeleuchtet werden, wenn man das Problem der ehelichen Sterilität ganzheitlich lösen will. An dieser Stelle soll das Untersuchungsschema der Frauenklinik Charlottenburg der Freien Universität Berlin übersichtsartig vorgestellt werden (Tab. 4-1).

Tabelle 4-1 Fertilitätssprechstunde für beide Partner

	Anamnese	Diagnostik	Therapie
♀	– Kinderwunschdauer – primäre/sekundäre Sterilität – Vorbehandlungen – Zyklus	– genitaler Befund – Basaltemperaturverlauf, Zervixfaktor – Hormone, Genetik, Ultraschall – erweiterte Laparoskopie	– Entzündungsbehandlung – Ovulationsterminierung – Insemination, Adoption – Mikrochirurgie, In-vitro-Fertilisation
⚥	– Leidensdruck durch Kinderwunsch – Partnerbeziehung (stabil?) – Kinderwunsch-Motivation – Vita sexualis	– psychosomatische Symptome – Persönlichkeitsstruktur – Partner-Interaktion – „integrierte Psychosomatik"	– psychische Führung – Behandlungspausen, Entspannung – Psychotherapie (autogenes Training, Paartherapie) – Kontaktangebot (cave Fixierung des Kinderwunsches)
♂	– genitalspezifische Erkrankungen – Vorbehandlungen, Operationen – Noxen (Nikotin, Medikamente)	– genitale Befunde – Spermiogramme (Streß?) – Hormone, Sims-Huhner-Test, Immunologie – Hodenbiopsie	– Entzündungsbehandlung – Hormontherapie – Operation, Spermakonservierung für Inseminierung, Adoption

Die gynäkologischen, die andrologischen und psychosomatischen Untersuchungsschritte laufen parallel in einer Spezialsprechstunde ab. Liegen bereits bei der Erstuntersuchung psychosomatisch auffällige Befunde vor, wie etwa funktionelle Sexualstörungen oder der fehlende Kinderwunsch eines der beiden Partner, dann unterbrechen wir den Fortgang der somatischen Untersuchungsschritte und machen uns Gedanken über psychotherapeutische Möglichkeiten. So hat sich eine Reihe unserer Patientinnen, z.B. solche mit funktionellen Sexualstörungen, als erstem Behandlungsschritt einer erfolgreichen Psychotherapie unterzogen. Dies betraf auch männliche Partner mit einer Impotenzsymptomatik.

In der weiteren Sterilitätsdiagnostik und -therapie werden die Ergebnisse der zusätzlich durchgeführten psychosomatischen Untersuchungen, z.B. Persönlichkeitstestprofile, Symptomliste und biographische Anamnese, bei der Indikation der organischen Untersuchungen berücksichtigt. Außerdem wirken sich die Befunde hieraus sinnvoll auf die Arzt-Patient-Beziehung aus. Die Kinderwunschsprechstunde macht besonders deutlich, daß jeder Arzt auch eine psychotherapeutische Funktion hat. In der wiederholten Vorstellung der Patientinnen werden viele Bemerkungen in bezug auf ihren Kinderwunsch und die Sexualität deutlich, die einer Konfrontation, einer Klärung und einer Deutung im psychotherapeutischen Sinne zugänglich sind. Diese direkte Einbeziehung psychosomatischer Untersuchungsschritte in die Routinediagnostik ermöglicht es häufig, auf unnötige somatische diagnostische Schritte zu verzichten. Auch bei der Indikation tiefergehender Eingriffe, wie bei Sterilitätsoperationen, Insemination, außerkörperlicher Befruchtung lassen sich neurotische Motivationen der Patientinnen besser abschätzen.

5 Psychosomatische Aspekte der modernen Reproduktionsmedizin

Durch die moderne Reproduktionsmedizin – und hier vor allem durch die außerkörperliche Befruchtung (In-vitro-Fertilisation, IvF) ist eine neue Dimension in die Medizin gekommen. Seit 1978, der Geburt des ersten extrakorporal gezeugten Kindes, ist es erstmals möglich, die unmittelbare Entstehung des Menschen im Labor zu beobachten oder sogar an ihr zu manipulieren (siehe auch Kap. 13). Dabei eröffnen sich Perspektiven, die vor allem dem psychosomatisch denkenden Arzt großes Unbehagen bereiten.

Neue Technologien lassen sich sicher nicht vermeiden, sie bedürfen aber der intensiven geistigen Auseinandersetzung [6, 8, 14]. Folgende Fragen erscheinen für die Zukunft wichtig:

- Wo sind die Grenzen des technisch Machbaren?
- Ist ein Mißbrauch nicht schon vorprogrammiert?
- Laufen wir nicht Gefahr, daß die technische Entwicklung unserer geistigen Entwicklung davonläuft?
- Ist es nicht sinnvoll, die Wünsche der Patienten nach einer grenzenlosen Reproduktionsmedizin mit dem Vorschlag nach einem Verzicht auf ein eigenes Kind zu beantworten?

Die Berücksichtigung psychosomatischer Aspekte heißt in erster Linie, patientenorientiert zu arbeiten. Dies heißt also auch, die neue Methode der außerkörperlichen Befruchtung primär an den *Bedürfnissen der Patientinnen* auszurichten und nicht irgendeiner Forschungsideologie nachzukommen. Mit einem psychosomatischen Begleitprogramm werden die Patienten an der Universitätsfrauenklinik Berlin-Charlottenburg betreut (Tab. 4-1). Es handelt sich um ein Langzeitkonzept mit folgenden Schwerpunkten:

- Aufnahmegespräch mit Einbeziehung psychosomatischer Aspekte
- psychosomatische Zusatzuntersuchung
- Aufzeichnung psychisch relevanter Daten in den Sprechstundengesprächen
- Aufzeichnung von psychischen Reaktionen bei der IvF-Behandlung
- Fragebogen über Gedanken, Phantasien, Ängste bei IvF
- Nachuntersuchung bei erfolgloser IvF-Behandlung
- Nachuntersuchung bei erfolgreicher IvF-Behandlung

Aufgrund der bisherigen Ergebnisse kann man davon ausgehen, daß die psychische Belastung durch die extrakorporale Fertilisation größer ist als die organische [12]. Im Einzelfall empfiehlt es sich, allein aus psychischen Gründen, dieses Verfahren zurückzustellen. Besonders eindrucksvoll waren die Ängste und Phantasien bei Frauen und Männern in den einzelnen Untersuchungsschritten. Nahezu alle unsere Paare sprachen von einer großen Anspannung, von einem ständigen Hoffen auf eine erfolgreiche Behandlung. Interessant waren auch häufig geäußerte Ängste einer Verwechslung von Gameten im Labor. Auch der Wunsch von Partnern, bei der Replantation zugegen zu sein, wurde wiederholt geäußert. Nach der Replantation von Embryonen berichteten manche Frauen und Männer von der erst jetzt sicheren Gewißheit, fertil zu sein. Es gab auch nur wenige Paare, die den Eingriff bereut haben, selbst wenn er erfolglos oder sogar mit Komplikationen abgelaufen war.

Mißbrauch und Grenzziehung

Die Möglichkeiten, die sich aus der außerkörperlichen Befruchtung ergeben, z.B. Heraustreten aus der Familienstruktur oder Manipulation am Embryo, erfordern eine Grenzziehung, die einen möglichen Mißbrauch ausschließen soll und zu einem „richtigen Gebrauch" führen könnte. Diese Grenzziehung bereitet aber in Diskussionen große Probleme, vor allem wenn tiefenpsychologische Argumente vernachlässigt werden. Die Frage nach einem Kind um jeden Preis nimmt hier eine Schlüsselposition ein.

Man wird diese Frage als Arzt verneinen, wenn die medizinischen Risiken größer sind als der Nutzen. Man wird also an einer Selektion von Patienten nicht vorbeikommen, wenn organische Befunde die Indikation problematisch erscheinen lassen. Weiterhin gibt es psychische Gefahren für Mutter und Kind, die eine außerkörperliche Befruchtung in Frage stellen. So wird man eine In-vitro-Fertilisation zurückstellen, wenn z.B. ein Partner an einer Psychose erkrankt ist. Ebenso wird man dieses Verfahren nicht einsetzen, wenn einer der Partner Ambivalenz gegenüber dem Kind signalisiert. Schließlich gibt es ethische Grenzen, die die mögliche Manipulation am Embryo oder auch das völlige Auflösen der Familienstruktur (wie etwa Leihmutterschaft) bedingen. Der schwächste Teil im System – nämlich das Kind – könnte sonst zum Patienten werden. Man kann sich auch vorstellen, daß es zum Problem werden kann, wenn eine Allianz von Forscherehrgeiz und überwertigem Kinderwunsch des Paares entsteht.

Nach den Erfahrungen der letzten Jahre läßt sich mit der in Tabelle 4-2 angegebenen Grenzziehung (sog. *Berliner Modell*) die außerkörperliche Befruchtung in Übereinstimmung mit den zu behandelnden Paaren medizinisch verantwortungsvoll und effektiv einsetzen [10, 11]. Es enthält die neuralgischen Punkte, die eine Denkpause für diese neue Dimension der Medizin ermöglichen sollen. Beim Berliner Modell handelt es sich um ein Thesenpapier, das erstmals im deutschen Raum eine ethische Selbstbegrenzung einer Arbeitsgruppe in der modernen Reproduktionsmedizin vornahm. Dieses Thesenpapier wurde auch von der Deutschen Gesellschaft für psychosomatische Geburtshilfe und Gynäkologie diskutiert und als Empfehlung übernommen. Auch in verschiedenen Kommissionen, die sich mit dem Thema der In-vitro-Fertilisation befaßt

Tabelle 4-2 Rahmenbedingungen für die extrakorporale Fertilisation im „Berliner Modell"

Nur innerhalb der Familienstruktur
– keine Ei- oder Samenspende
– keine Leihmutter, keine Surrogatmutter

Verzicht auf verändernde Manipulationen am Embryo
– keine verbrauchenden Experimente
– keine Embryoteilung oder -fusion, keine Chimärenbildung

Maßvolle Stimulation
– kein Einfrieren von Embryos
– alle Embryos zurück zur Mutter

Durchführung nur bei strenger Indikation
– auch von psychosomatischer Seite

Tabelle 4-3 Psychosomatische Beratung zur künstlichen Befruchtung: Ergänzung zum Bundesbeschluß der Ärzte und Krankenkassen vom 14. 8. 1990

Unter Berücksichtigung der individuellen medizinischen, psychischen und sozialen Situation erscheinen folgende Inhalte wichtig:

Medizinischer Aspekt
– die Erfolgsrate der eingesetzten Verfahren
– die Komplikationsmöglichkeiten bei den einzelnen Behandlungsschritten (z.B. Stimulation, Punktion, Laparoskopie, Transfer)
– Risiken und Belastungen durch die erhöhte Abortrate, EU-Rate, Frühgeburtenrate, Mehrlingsproblematik usw.

Psychischer Aspekt
– Aufklärung über die psychische Belastung durch das jeweilige Verfahren
– mögliche Auswirkungen auf die Sexualität
– mögliche reaktive Depressionen bei Mißerfolg
– mögliche Steigerung des Leidensdruckes
– Möglichkeiten zur grenzenlosen Risikobereitschaft
– Ausschluß von absoluten und relativen Kontraindikationen: z.B. Psychosen, Sucht, Ambivalenz, instabile Partnerschaft
– Ansprechen eines eventuell vorliegenden überwertigen Kinderwunsches

Sozialer Aspekt
– aktueller Stand über Adoptionsmöglichkeiten (Neugeborene, ältere Kinder, ausländische Kinder)
– Hinweis auf familiäre und berufliche Stressoren, die Auslöser für Subfertilität und Sexualstörungen sein könnten
– Kinderwunschmotivation (familiärer Druck, Religion, Sonstiges)

haben, wurde es als Diskussionsgrundlage verwendet und weitgehend akzeptiert. Die Diskussion an diesen konkreten Punkten sollte im psychosomatischen Sinne dazu führen, die außerkörperliche Befruchtung nur patientenorientiert mit klarer Indikation anzuwenden und sie nicht der Eigenmächtigkeit und Experimentierlust einzelner Wissenschaftler zu überlassen.

5.1 Psychosomatische Pflichtberatung zur künstlichen Befruchtung

Ein großer Schritt zu einer vermehrten Integration psychosomatischer Aspekte in die Reproduktionsmedizin und allgemein in die Gynäkologie war die Einführung einer pflichtmäßigen Beratung zur künstlichen Befruchtung. Sie wird im Rahmen der Richtlinien geregelt, die über künstliche Befruchtung vom Bundesausschuß der Ärzte und Krankenkassen am 14. 8. 1990 beschlossen wurden. Die Richtlinien traten am 1. 10. 1990 in Kraft. Sie gelten für die Insemination nach hormoneller Stimulation zur Polyovulation, für die IvF mit Embryotransfer, für EIFT und GIFT (siehe auch Kap. 13).

Diese neue Beratung ist vor allem für den praktisch tätigen Frauenarzt vorgesehen, der den Nachweis der Berechtigung zur Teilnahme an der psychosomatischen Grundversorgung hat. Sie soll sich gezielt auf die individuellen medizinischen, psychischen und sozialen Aspekte der künstlichen Befruchtung beziehen. Dabei sollen nicht nur die gesundheitlichen Risiken und die Erfolgsquoten der Behandlungsverfahren angesprochen werden. Wichtig erscheinen vor allem auch die körperlichen und seelischen Belastungen, die sich bei Frau und Mann aus der modernen Reproduktionsmedizin ergeben. Über die erfolgte Beratung ist eine Bescheinigung auszustellen, die zusammen mit der Überweisung dem Arzt vorgelegt werden soll, der die Maßnahmen der künstlichen Befruchtung durchführt. Eine kurze Zusammenstellung wesentlicher Themenkreise dieser Beratung folgt in Tabelle 4-3.

Es soll noch erwähnt werden, daß die individuell angepaßte psychosomatische Zusatzberatung die Chance bietet eine „Reproduktionsmedizin mit mehr Augenmaß" vorzunehmen. Diese Chance betrifft:

– das sterile Paar, das von neutraler Seite eine individuell angepaßte Beratung über die medizinischen, psychischen und sozialen Aspekte der In-vitro-Fertilisation oder ähnlicher Verfahren erfährt
– die behandelnden Ärzte, die mehr Offenheit und Transparenz in ihre Tätigkeit bringen, und schließlich
– unsere Gesellschaft, die das Mißtrauen im sensiblen Bereich der Reproduktionsmedizin zunehmend abbauen kann

5.2 Anmerkungen zum Embryonenschutzgesetz

Der Deutsche Bundestag hat in seiner Sitzung am 24. 10. 1990 aufgrund der Beschlußempfehlung und des Berichtes des Rechtsausschusses den von der Bundesregierung eingebrachten Entwurf eines Gesetzes zum Schutz von Embryonen angenommen (Wortlaut des Gesetzes im Anhang zu Kap. 14). Darin werden folgende Themenkreise behandelt:

- die mißbräuchliche Anwendung von Fortpflanzungstechniken
- die mißbräuchliche Verwendung menschlicher Embryonen
- die verbotene Geschlechtswahl
- die eigenmächtige Befruchtung und die künstliche Befruchtung nach dem Tode der Eltern
- die künstliche Veränderung menschlicher Keimzellbahnen
- das Klonen
- die Chimären- und Hybridbildung
- der Vorstoß gegen den Arztvorbehalt und
- Bußgeldvorschriften

Dieses Embryonenschutzgesetz wurde von den Kolleginnen und Kollegen der Arbeitsgruppen der reproduktiven Medizin nicht nur positiv bewertet. Die Angst, im Bereich der Forschung in der Reproduktionsmedizin durch dieses Gesetz zu stark gehemmt zu werden, wird dabei als Hauptargument angeführt. Ganz anders ist die Argumentation von Befürwortern des Embryonenschutzgesetzes, die hauptsächlich die Erfahrungen zitieren, die man mit einer Reihe von Wissenschaftlern in der Zeit des Nationalsozialismus gemacht habe. Das individuelle Gewissen habe sich oftmals als zu schwach erwiesen, so daß ein großer Mißbrauch möglich gewesen sei. Die revolutionären Möglichkeiten, die die Reproduktionsmedizin geschaffen habe, bedürften weiterhin einer Denkpause. Ein Nachdenken über jede Neuerung in der reproduktiven Medizin müsse unbedingt Vorrang vor einem „nur Machen" haben, so die weiteren Argumente der Befürworter des aktuellen Embryonenschutzgesetzes.

Das neue Embryonenschutzgesetz, das in seiner Strenge keinen Vergleich in anderen Ländern kennt, gibt Anlaß zu weiteren konstruktiven Diskussionen über die psychosomatische und ethische Ebene in der Reproduktionsmedizin. Von psychosomatischer Seite ist zu fordern, daß auch die einzelnen Forscher eine Verpflichtung haben, sensibel für die Ängste und Befürchtungen der Gesellschaft zu werden.

Literatur*

1. Becker, R.: Schwangerschaftsverlauf, Geburt und postpartale Entwicklung bei Sterilitätspatientinnen mit schließlich erfülltem Kinderwunsch. Inauguraldissertation, Berlin 1980.
2. Frick-Bruder, V.: Die Arzt-Patient-Beziehung in der Sterilitätsbehandlung. In: Frick-Bruder, V., P. Platz: Psychosomatische Probleme in der Gynäkologie und Geburtshilfe. Springer, Heidelberg 1984.
3. Goldschmidt, O., O. Jürgensen: Ergebnisse und Katamnesen bei psychoanalytisch untersuchten funktionell sterilen Ehepaaren. In: Frick-Bruder, V., P. Platz: Psychosomatische Probleme in der Gynäkologie und Geburtshilfe. Springer, Heidelberg 1984.
4. Jürgens, H. W., K. Pohl: Kinderzahl, Wunsch und Wirklichkeit. Deutsche Verlagsanstalt, Stuttgart 1975.
*5. Langer, M.: Somatopsychische Gynäkologie. Grundlagen, Krankheitsverarbeitung, Betreuung. Springer, Berlin–Heidelberg–New York 1990.
6. Pfürtner, S. H.: Konflikte sozialer Ethik im Kontext extrakorporaler Befruchtung. In: Fervers-Schorre, B., H. Poettgen, M. Stauber (Hrsg.): Psychosomatische Probleme in der Gynäkologie und Geburtshilfe. Springer, Berlin–Heidelberg–New York 1986.
7. Schulz-Ruhtenberg, C.: Untersuchung über Auswirkung und Verarbeitung eines nicht erfüllten Kinderwunsches. Inauguraldissertation, Berlin 1980.
8. Seidler, E.: Der neue Mensch – Sozialutopien der menschlichen Fortpflanzung. In: Fervers-Schorre, B., H. Poettgen, M. Stauber (Hrsg.): Psychosomatische Probleme in der Gynäkologie und Geburtshilfe. Springer, Berlin–Heidelberg–New York 1986.
*9. Stauber, M.: Psychosomatik der sterilen Ehe, 3. Aufl. Berliner Med. Verlag, Berlin 1992.
10. Stauber, M.: Notwendige Schutzschilder in der In-vitro-Fertilisation. Fortschr. Med. 103 (1985) 10.
11. Stauber, M., H. Kentenich, V. Maaßen, C. Dincer, H. Schmiady: Psychosomatisches Modell für die extrakorporale Fertilisation. In: Fervers-Schorre, B., H. Poettgen, M. Stauber (Hrsg.): Psychosomatische Probleme in der Gynäkologie und Geburtshilfe. Springer, Berlin–Heidelberg–New York 1986.
12. Stauber, M., V. Maaßen, C. Dincer, H. Spielmann: Extrakorporale Fertilisation – psychosomatische Aspekte. In: Jürgensen, O., D. Richter (Hrsg.): Psychosomatische Probleme in der Gynäkologie und Geburtshilfe. Springer, Berlin–Heidelberg–New York 1985.
*13. Uexküll, T. von et al. (Hrsg.): Psychosomatische Medizin, 4. Aufl. Urban & Schwarzenberg, München–Wien–Baltimore 1990.
14. Wille, R.: Rechtsfragen der extrakorporalen Befruchtung. In: Fervers-Schorre, B., H. Poettgen, M. Stauber (Hrsg.): Psychosomatische Probleme in der Gynäkologie und Geburtshilfe. Springer, Berlin–Heidelberg–New York 1986.

---

* Übersichtsarbeiten

5 Endoskopische Diagnostik und Therapie der weiblichen Sterilität

H. P. G. Schneider, B. Karbowski

Inhalt

1	Die Bedeutung endoskopischer Verfahren bei der Diagnostik 104	2	Bedeutung endoskopischer Verfahren bei der Therapie 108
1.1	Historischer Umriß 104	2.1	Operative Pelviskopie 108
1.2	Laparoskopie 104	2.2	Prinzipien der laparoskopischen Hämostase 109
1.3	Diagnostische Laparoskopie mit Foto-, Film- und Videodokumentation 105	2.3	Grundlagen der endoskopischen Präparationstechnik 111
1.4	Tuboskopie, Salpingoskopie, Fallopiusskopie 106	2.4	Risiken, Komplikationen und Kontraindikationen endoskopischer Verfahren 114
1.5	Hysteroskopie 107	2.5	Operative Hysteroskopie 115
1.6	Vaginoskopie 108		

1 Die Bedeutung endoskopischer Verfahren bei der Diagnostik

1.1 Historischer Umriß

Inspektion der Bauchhöhle

Der erste Bericht über eine Betrachtung der menschlichen Peritonealhöhle mit Hilfe eines optischen Instrumentariums geht auf Jacobaeus 1910 in Skandinavien zurück. 1936 wurde über die hypothetischen Möglichkeiten der Laparoskopie im Rahmen der Gynäkologie berichtet [5]. In Anlehnung an die Laparoskopie der Internisten und an die Kuldoskopie führte Palmer im Jahre 1947 die Laparoskopie in die Gynäkologie ein, vornehmlich als Instrument der Sterilitätsdiagnostik [43]. Seit 1958 hat Frangenheim als Pionier des deutschsprachigen Raumes das Indikationsgebiet der diagnostischen und operativen Laparoskopie ausgearbeitet [16].

Nach Einführen der Kaltlichtlaparoskopie in den siebziger Jahren gab besonders in den Vereinigten Staaten die Gründung der „Association of American Gynecologic Laparoscopists" (AAGL) starke Impulse in der Entwicklung der Laparoskopie. Es ist der Verdienst von Semm [47], die *endoskopische Abdominalchirurgie* weltweit propagiert zu haben. Ihm war es ein besonderes Anliegen, die Laparoskopie der Internisten von der Endoskopie der Gynäkologen zu differenzieren, indem er den Begriff der *Pelviskopie* für die gynäkologische Laparoskopie einführte. Durch die Möglichkeit der gezielten Blutstillung mit Hilfe endoskopischer bipolarer Koagulation und Thermokoagulation gewann die operative Endoskopie schnell an Bedeutung.

Neben dem vielfältigen diagnostischen Einsatz haben sich in den letzten Jahren auch die therapeutischen Möglichkeiten der endoskopischen Verfahren wesentlich erweitert. Unabdingbare Voraussetzung für die Etablierung der „minimalinvasiven Chirurgie" war die Entwicklung moderner Präparationstechniken. Hier sei insbesondere auf thermische Präparationstechniken wie die Laseranwendung [11, 48] und Hochfrequenzchirurgie [15] verwiesen.

Qualitätsstandards für die operative Laparoskopie wurden in den Vereinigten Staaten durch die AAGL formuliert und befolgt. Durch die diagnostische und operative Laparoskopie ist die klinische Gynäkologie erheblich umgestaltet worden. Allein der diagnostische Gewinn führte zu einem erheblichen Rückgang der Laparotomien. Weitere Fortschritte in der Behandlung der Endometriose, pelviner Adhäsionen, tubarer Erkrankungen, ektoper Schwangerschaften und zystischer Degenerationen des Ovars führten zu einer signifikanten Abnahme der Kosten, postoperativer Morbidität und Erholungsphase im Vergleich zur Laparotomie.

Inspektion der Vagina

Bereits im Jahre 500 n. Chr. wurde im Talmud ein „Siphopherot" beschrieben, der in seinem Aufbau einem Photoendoskop entspricht [2]. Ein bleigefertigter Tubus erlaubte die Entfaltung der Vagina, ein Metallspiegel mit vorgeschalteter Flamme als Lichtquelle diente der Ausleuchtung der Cervix und Vaginalwand.

Inspektion des Cavum uteri

Die ersten Versuche, das Cavum uteri zu inspizieren, lassen sich auf etwa 1000 Jahre n. Chr. zurückdatieren; Abulkasim nutzte spiegelreflektiertes Licht, um den Fornix vaginae zu inspizieren [2]. Desormeaux setzte in Frankreich 1853 ein Endoskop zur ersten brauchbaren *Hysteroskopie* ein [13]. Dabei gelang es ihm, Polypen des Cavum uteri als Ursache einer postmenopausalen Blutung zu identifizieren. Pantaleoni aus Irland [44] nutzte 1886 ein Zystoskop mit Alkohollampe, um intrauterine Polypen nachzuweisen. Bozzini war wohl der erste [6], der einen sog. Lichtleiter auch zur Hysteroskopie entwickelte. Das Instrument bestand aus einer spekulumartigen Röhre. Das Licht einer Kerze, in einer vierkantig gefensterten Hohlsäule untergebracht, wurde mit einem Hohlspiegel in die zu untersuchende Körperhöhle eingestrahlt. Betrachtet wurden damit Nasenhöhlen, Vagina und das Rektum. Rubin kombinierte 1925 das Zystoskop mit der CO_2-Insufflation des Cavum uteri [47]. Dann war es 1928 Gauss [20], der Wasser zur Distension und Ausspülung des Cavum uteri von Sekret- und Blutbeimengungen nutzte. Ein transparenter Gummiballon wurde dem Endoskop aufgesetzt und diente nach Insufflation der Darstellung des Cavum uteri [53]. Edstrom und Fernstrom führten 1970 hochmolekulares Dextran als Distensionsmedium ein [18]. Lindemann nutzte CO_2 für die uterine Distension [32]. Die sog. CO_2-Hysteroskopie war erstmals ein Verfahren mit einer qualitativ guten Bild- und Filmdokumentation. Wäßrige Lösungen zeigten den Nachteil der raschen Trübung der Optik durch Blut oder Sekret, hochviskose Lösungen wie Silikonöle oder Dextran gaben nicht konstant gute Sichtmöglichkeiten.

Die Hysteroskopie ermöglicht eine Panoramaübersicht mit Darstellung der Cervix und des Cavum uteri. Die Mikrohysteroskopie, später die Kontakt-Mikrokolpohysteroskopie [24, 25], erlaubt dem morphologisch Erfahrenen, das Endometrium oder die Portio in 60- bis 150facher Vergrößerung zu betrachten. Die Gefahr einer CO_2-Embolie wurde durch die Entwicklung flow-konstanter, druckvariabler CO_2-Hysteroskopie-Insufflationsgeräte (Hysteroflator nach Lindemann) ausgeschlossen [33]. Die operative Hysteroskopie fand eine Erweiterung des Indikationsspektrums durch den Einsatz des Neodym-YAG-Lasers [14] und durch die intrauterine Anwendung der modernen Elektrotechnik, des Resektoskopes [9].

1.2 Laparoskopie

Die Zukunft der gynäkologischen endoskopischen Chirurgie erschien zunächst unvorhersehbar. Inzwischen hat sich jedoch die operative Gynäkologie in einer Weise gewandelt, die viele traditionelle Verfahren hinfällig macht. Noch nie hat sich in der Geschichte der operativen Gynäkologie ein derart dramatischer Wandel vollzogen. Dabei wurden nicht nur neue Techniken und Operationswege gefunden, sondern es mußten auch viele erfahrene Operateure sich mit ihren jüngeren Mitarbeitern in die physikalischen Voraussetzungen und technologischen Details optischer Geräte, der Laserphysik oder der Bildschirmdokumentation einarbeiten.

Zwei Typen gynäkologischer Endoskope sind gegenwärtig verfügbar: *Endoskope mit Gradaus-Optiken* sind konstruiert mit einer gebündelten Linsenkette, von einer Faseroptik umgeben, um Licht in die Peritonealhöhle zu projizieren. Dagegen enthalten *Operationsendoskope* einen zusätzlichen Instrumentenkanal, durch den Arbeitsinstrumente plaziert werden können. Die Linsenkette ist anguliert, um das Okular vom Operationskanal zu trennen. Operationsendoskope enthalten weniger optische Faserbündel und sind deshalb lichtärmer als Gradaus-Endoskope des gleichen Diameters. Darüber hinaus geht wegen der Abwinkelung des reflektierten Lichtes Helligkeit im Situs verloren. Die Operationslaparoskope haben einen Diameter des Linsensystems von 2,5 bis 3 mm im Vergleich zu 5 bis 6 mm bei Gradaus-Optiken, vorausgesetzt es handelt sich um Instrumente mit einem Gesamtdurchmesser von 10 bis 12 mm. Der Arbeitsfokus liegt bei gewöhnlichen Laparoskopen zwischen 7 und 12 cm, der echte Abstand für scharfen Fokus ist bei 5 bis 7 cm fixiert. Das Gesichtsfeld beschreibt die Grenzen der optischen Darstellung, wenn das Instrument um 180 Grad rotiert wird. Mit größerem Sichtfeld kann jedoch die Peripherie verzerrt werden. Deshalb wird das Laparoskop näher an das Objekt herangefahren, um optimal zu fokussieren. Detergenzien wie PhysoHex® werden angeboten, um optische Schleier zu vermeiden. Zum Ausgleich eines Lichtverlustes am Licht-Glas-Interface werden magnesiumfluoridbeschichtete Linsen angeboten, wodurch der Lichtreflex auf etwa 0,5 % reduziert wird.

Die chronologische Entwicklung der Laparoskopie [2] datiert zurück auf Bozzini, der erstmals in Deutschland im Jahre 1807 über einen sog. Lichtleiter zur Betrachtung des Orificium urethrae berichtete. Das Instrument bestand aus einer spekulumartigen Röhre. Das Licht einer Kerze, in einer vierkantig gefensterten Hohlsäule untergebracht, wurde mit einem Hohlspiegel in die zu untersuchende Körperhöhle eingestrahlt. Betrachtet wurden damit Nasenhöhlen, Vagina und das Rektum. Außerdem entwickelte Bozzini dieses Instrument zur Hysteroskopie. Desormeaux nutzte 1843 eine Kerosinlampe mit reflektierendem Spiegel als System, das ihm als Urethroskop und Zystoskop diente. Schließlich konstruierte 1874 Stein in Deutschland ein Photoendoskop. Eine der heutigen Endoskopie vergleichbare Methode lebte jedoch erst auf, nachdem Nitze im Jahre 1877 dem königlich-sächsischen Landesmedizinalkollegium sein erstes Zystoskop vorlegen konnte; durch Nutzung eines Linsensystems in der endoskopischen Röhre gelang erstmalig die optische Vergrößerung des betrachteten Organs. Die Erfindung der Glühlampe durch Thomas Edison brachte einen weiteren erheblichen technischen Fortschritt durch Einbau einer elektrischen Lichtquelle in die Spitze des Endoskops. Nach Verbesserung der endoskopischen Optiken ging 1902 erneut aus dem deutschen Sprachraum durch Kelling der erste Bericht über eine peritoneale Endoskopie an Hunden aus, bei der ein Pneumoperitoneum mit Hilfe einer Nadel und eines von Nitze konstruierten Zystoskops angelegt wurde. In der Folge nutzte 1910 Jacobaeus einen Troicart mit Kanüle, um bei Frauen ein Pneumoperitoneum anzulegen und ein Nitze-Zystoskop durch dieselbe Kanüle zur Pelviskopie, Laparoskopie und Peritoneoskopie einzubringen. Die Entwicklung automatischer Troicarts mit Rückschlagventilen und schließlich der Einsatz von Kohlendioxyd zur Herstellung eines Pneumoperitoneums durch Zollikoffer aus der Schweiz vervollständigte das System in die Nähe unserer heute verwendeten Grundmodelle. Weitere Stationen betreffen Instrumente zur Biopsie und Kauterisation, Punktion mit Absaugvorrichtung, endothermalen Koagulation und Zugängen zur Peritoneoskopie und Kuldoskopie.

1.3 Diagnostische Laparoskopie mit Foto-, Film- und Videodokumentation

Die Pelviskopie erlaubt die makroskopische Durchmusterung des gesamten kleinen Beckens, als Laparoskopie auch des gesamten Abdomens. Durch Chromopertubation wird unter Sicht die freie oder gestörte Tubenpassage beurteilt und die Tubenwandqualität beschrieben. Vorteil einer laparoskopischen Diagnostik im Vergleich zur hysterosalpingographischen Darstellung des Cavum uteri und der Tubenlumina ist die Beurteilung zusätzlicher fertilitätsmindernder Faktoren wie:
– periovarielle und pertubare Verwachsungen
– subseröse oder intramurale Myome
– Endometriosis genitalis externa
– Tubenwandbeschaffenheit (Tubenwandfibrose, Rarefizierung der Tubenmukosa)
– eingeschränkte Durchgängigkeit bzw. Undurchgängigkeit der Tube
– ergänzende Salpingoskopie
– Möglichkeit einer Gewebsentnahme zur Identifikation z.B. von polyzystischen Ovarien, Ovarialtumoren, Endometriosis genitalis externa, Tuberkulose

Die diagnostische Pelviskopie bzw. Laparoskopie hat einen hohen Stellenwert in der Sterilitätsdiagnostik (Abb. 5-1).

In einer retrospektiven Untersuchung an der Universitäts-Frauenklinik Münster wurde die Indikation zur diagnostischen Laparoskopie bei mehr als 50% der Patientinnen mit primärer oder sekundärer Sterilität gestellt; ein Drittel dieser Frauen wurde wegen eines Verdachtes auf Adnexitis endoskopiert (Abb. 5-1). Bei 353 Sterilitäts-

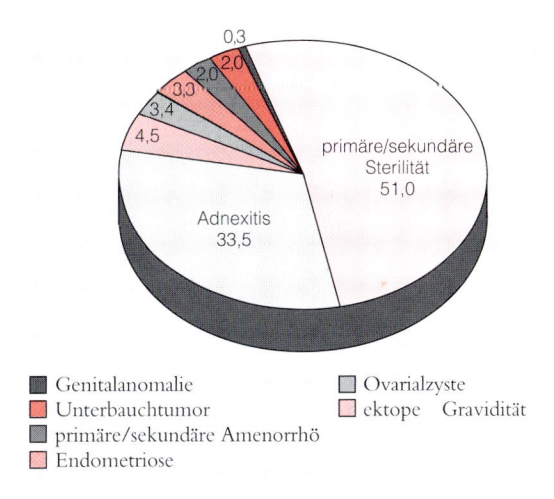

Abb. 5-1 Indikationen zur Laparoskopie bei 675 Patientinnen der Universitäts-Frauenklinik Münster; Daten in Prozent.

patientinnen unserer Klinik fanden sich endoskopisch in 70 bis 80 % unerwartete pathologische Befunde im Bereich der Adnexe [29]. Die präoperative Diagnose einer akuten oder chronischen Adnexitis wurde in 43 resp. 37 % der Fälle bestätigt. Erhebliches Gewicht unter den Differentialdiagnosen haben Endometriosen, Adhäsionsbildungen, die akute oder chronische Appendizitis, Stieldrehungen im Bereich der Adnexe bis hin zum Allen-Masters-Syndrom.

Der klinische Verdacht einer akuten Adnexitis wird endoskopisch in bis zu zwei Drittel der Patientinnen bestätigt [1]. Bereits Weström [59] hat auf die Bedeutung entzündlicher Tubenveränderungen für die späteren Schwangerschaftschancen und die Notwendigkeit einer rechtzeitigen antibiotischen Therapie hingewiesen. In entzündungsbedingten Tubenveränderungen sah er eine wesentliche Ursache für die Zunahme extrauteriner Graviditäten; in industrialisierten Ländern hat Weström einen Anstieg von sechs auf elf pro 1000 Schwangerschaften errechnet [60].

Die heute mögliche *Koppelung von Glasfaserendoskopen mit Videokameras* und die sich daraus ableitende elektronische Endoskopie (Videoendoskopie) ist das Ergebnis einer technischen Revolution des vergangenen Jahrzehnts. Die elektronische Endoskopie erlaubt eine bessere Bildqualität, läßt breite Entwicklungsmöglichkeiten offen (Megapixel-Chip, HDTV), hat eine gute Luminanz und bildet die Grundlage für Lehr- und Dokumentationsmöglichkeiten sowie der klinisch-wissenschaftlichen Bildverarbeitung, aber auch eines gegebenenfalls kritischen Abstandes bei infektiösen Patienten (Hepatitis, AIDS). Die Nachteile der hohen Anschaffungskosten im Vergleich zur Fiberendoskopie sowie noch bestehende Probleme bei der Nahfokussierung lassen sich sicher in Zukunft ausgleichen. Auf der anderen Seite hat auch die *Fiberendoskopie* kostenträchtige Nachteile wie eine Verschleißneigung der Fiberbündel und eine geringere Lehr- und Dokumentationsmöglichkeit bei kaum noch zu erwartender weiterer Entwicklung. Der Vorteil der Fiberendoskope besteht zweifellos in der besseren Nahfokussierung durch Kompensationsmöglichkeit des Auges und der möglicherweise besseren Erkennung von Farbnuancen.

Die Koppelung von Endoskopie und Ultraschall gewinnt ebenfalls zunehmende Bedeutung. Dabei ist zu berücksichtigen, daß der Sektor-Scanner den Vorteil des radiären Bildaufbaus und rotationssymmetrisch geringer Schichtdicke im Fokus hat im Vergleich zu einem relativ schmalen Schallfeld im Nahbereich und einer schlechten Nahfeldauflösung mit geringerer Bildfrequenz; hingegen haben die elektronischen Parallel-Scanner oder sog. Linear-Array-Systeme ein breites Schallfeld im Nahbereich mit guter Nahfeldauflösung, hoher Bildfrequenz und dynamischer Fokussierung mit dem Nachteil einer großen Schichtdicke, schlechten lateralen Auflösung und eines axialen Bildaufbaus. Die Ultraschalluntersuchung mit dem flexiblen Echoendoskop hat vor allem Bedeutung gewonnen für die Gastroenterologie. Die endoskopische und nicht optische Ultraschalluntersuchung eröffnet jedoch auch neue Dimensionen in der Diagnose von Tumoren des kleinen Beckens. In der Hand des erfahrenen Untersuchers haben die endosonographischen Techniken den Vorteil einer relativ geringen Belastung für den Patienten und einer guten Treffsicherheit beim Staging gynäkologischer Tumoren sowie für das Follow-up nach chirurgischer Behandlung oder Laser-, Chemo- oder Radiotherapie. Auf die Abklärung der Infertilität und Sterilität übertragen bedeutet dies auch eine verbesserte Differentialdiagnostik gutartiger Veränderungen des Ovars, insbesondere der Abgrenzung von echten und Funktionszysten, des polyzystischen Ovars, von Endometriomen, mesonephroiden Zysten mit Beeinträchtigung der ampullären Tubenmobilität usw.

1.4 Tuboskopie, Salpingoskopie, Fallopiusskopie

Erste umfangreiche Berichte über die direkte Betrachtung des ampullären Tubenlumens während der Laparotomie – die *Tuboskopie* – kamen in den frühen achtziger Jahren aus Frankreich [8]. Bei entzündlichen Tubenveränderungen mit dem tuboskopischen Befund einer ausgeprägten Mukosaschädigung, z.B. abgeflachte Mukosa mit Faltenverlust, wurden im Beobachtungsintervall von zwei Jahren nach Fertilitätsoperation keine Schwangerschaften beobachtet [27]. Waren Synechien intraluminar nachweisbar, traten Tubargraviditäten in jedem vierten Falle als Ausdruck einer pathologischen Tubenfunktion mit gestörtem Eitransport auf.

Unter *Salpingoskopie* wird die direkte endoskopische Betrachtung des ampullären Tubenlumens verstanden [7]. Mit starren oder flexiblen Optiken (3 mm im Durchmesser) kann während der Laparoskopie das Ausmaß der entzündlichen Tubenschädigung mit Tubenwandfibrose, divertikelartigen Wandveränderungen, Faltenverlust, intraluminaren Adhäsionen und Mukosaschädigung durch direkte Betrachtung beurteilt werden [12]. Tuboskopische operative Eingriffe sind nicht etabliert.

Die endoskopische Betrachtung des isthmischen Tubenanteils erfolgt von vaginal mit Hilfe feiner Optiken über das Cavum uteri. Diese intramurale und isthmische Endoskopie der Tube wird auch als *Fallopiusskopie* bezeichnet [35, 45].

Salpingoskopie und Fallopiusskopie konnten sich jedoch wegen der geringen Aussagekraft bei technisch diffiziler Anwendung bisher nicht durchsetzen.

1.5 Hysteroskopie

Als Hysteroskopie bezeichnen wir die direkte endoskopische Betrachung der Cervix uteri, des Cavum uteri sowie des intramuralen Tubenanteils. Seit der Entwicklung leistungsstarker Optiken und Kaltlichtquellen wird die Hysteroskopie auch zunehmend ambulant eingesetzt. Die endoskopische Untersuchung von Cervix und Cavum uteri erfordert bei kleinen Durchmessern der Optiken (< 4 mm) keine Dilatation des Zervikalkanals und kann ohne Anästhesie oder in Parazervikalblockade durchgeführt werden. Die Kombination der Hysteroskopie mit der diagnostischen Laparoskopie und Chromopertubation bietet eine größtmögliche Sicherheit in der Sterilitätsdiagnostik zum Ausschluß mechanischer Faktoren [48, 52].

Die Hysteroskopie hat sich in der Sterilitätsdiagnostik, bei der Abklärung von Blutungsanomalien, bei der Suche nach karzinomatösen Herden und zur Kontrolle nach uterinen Operationen bewährt.

Sterilität

Während der Hysteroskopie im Rahmen der Sterilitätsdiagnostik gilt es vor allem, im *Corpus uteri* Fehlbildungen, submuköse Myome, intrauterine Adhäsionen, Endometriumpolypen oder Endometriumhyperplasie auszuschließen. In der *Cervix uteri* finden wir die Zervixstenose und Zervizitis, aber auch die normale oder defekte Anlage sekretorisch aktiver zervikaler Krypten. Im *intramuralen Tubenanteil* lassen sich Fibrosen, Dilatationen, Polypen und Synechien mit mechanischer Stenosierung oder einem Verschluß nachweisen.

Hysteroskopische Untersuchungen bei Sterilitätspatientinnen ergaben in 40 bis 60% pathologische Befunde [25, 56, 58]. Bei einer Prüfung der relativen Wertigkeit von Hysteroskopie und Laparoskopie in der Sterilitätsdiagnostik an 505 infertilen Patientinnen wurden zwei von fünf Pathologien hysteroskopisch und unabhängig von der Laparoskopie erkannt [55] (Tab. 5-1). Der Befund der Hysterosalpingographie wurde hysteroskopisch in 69% bestätigt. Vergleicht man die Hysterosalpingographie mit der Pelviskopie, so lassen sich unter 77 Sterilitätspatientinnen hysterosalpingographische Pathologien in 45, laparoskopisch jedoch bei 67 Frauen nachweisen [54].

Uterine Blutungsanomalien

Als Ursache von Blutungsanomalien lassen sich Polypen, Endometriumhyperplasien, Endometriumatrophie mit Gefäßapoplexen, Adenomyosis, Endometritis und schwangerschaftsbedingte Veränderungen wie Trophoblastresiduen oder Plazentapolypen erkennen oder ausschließen. Bei Patientinnen mit uterinen Blutungsstörungen unabhängig von Infertilitätsproblemen werden die genannten Veränderungen hysteroskopisch sicher nachgewiesen [3, 25], wobei zur besseren Beurteilung des Endometriums die Hysteroskopie in der Proliferationsphase durchgeführt wird. Die Wahrscheinlichkeit, daß sich hinter einem Polypen ein Karzinom verbirgt, beträgt etwa 1% [26].

Karzinomsuche

Karzinome im Corpus uteri und in der Cervix uteri können ebenfalls identifiziert werden und werden, ihrer Altersverteilung entsprechend, auch bei infertilen Frauen nachgewiesen. Unter 1100 untersuchten Patientinnen wurden drei Adenokarzinome hysteroskopisch gesichert. Die endoskopische Diagnose einer Neoplasie bedarf der histologischen Abklärung durch gezielte Biopsie unter endoskopischer Sicht, gezielte Strichkürettage nach der Hysteroskopie oder durch Endometriumzytologie [40]. Die Wertigkeit der ambulanten hysteroskopischen und bioptischen Abklärung der

Tabelle 5-1 Laparoskopische und gleichzeitig hysteroskopische Ergebnisse bei 505 Sterilitätspatientinnen (nach Taylor und Leader [55])

Eingriffe	gesamt	Sterilität	
		primär	sekundär (ausgenommen: Refertilisierungswunsch)
	n	n	n
Laparoskopie und Hysteroskopie unauffällig	120	80	40
Laparoskopie unauffällig Hysteroskopie pathologisch	62	30	32
Laparoskopie pathologisch Hysteroskopie unauffällig	182	112	70
Laparoskopie und Hysteroskopie pathologisch	141	69	72

Postmenopausenblutung alternativ zur konventionellen Abrasio wurde geprüft: Durch ambulante Endometriumdiagnostik bei 600 Patientinnen mit Hysteroskopie und gezielter Strichkürettage nach der Hysteroskopie wurde in keinem Fall ein Endometriumkarzinom oder eine Hyperplasie übersehen [41]. Hamou [24, 25] hat die Abrasio durch seine Kontaktmikrokolpohysteroskopie ersetzt; dieses Vorgehen ist jedoch gegenwärtig nicht praktisch durchsetzbar, da es offenbar den exzellenten Endoskopiker und Pathologen in einer Person voraussetzt.

Kontrolle nach intrauterinen Operationen

Nach intrauterinen Operationen, wie Myomenukleation, Metroplastik oder Septumresektion, läßt sich das Operationsgebiet hysteroskopisch kontrollieren (siehe auch Kap. 7).

1.6 Vaginoskopie

Eine weitere endoskopische Methode, vor allem für jüngere Patientinnen, ist die Vaginoskopie [28]. Das Vaginoskop oder Ballon-Vaginoskop [57] ermöglicht die Darstellung der kindlichen Portio und Vagina zum Ausschluß entzündlicher oder tumoröser Veränderungen. Fremdkörper in der Vagina lassen sich mit dem Ballon-Vaginoskop ohne Gefahr einer Läsion benachbarter Organe oder allgemein operative Maßnahmen wie Inzision des Hymen entfernen. Damit werden günstige Voraussetzungen für eine spätere ungestörte Fertilität geschaffen.

2 Bedeutung endoskopischer Verfahren bei der Therapie

2.1 Operative Pelviskopie

Die Eileitersterilisation war der erste Schritt zum Übergang von der rein diagnostischen Laparoskopie zur operativen Pelviskopie. Die Weiterentwicklung und Verfeinerung des bei der Laparotomie verwendeten Instrumentariums in Mikrogreifer, -scheren und -zangen sowie die Konstruktion von Absaugvorrichtungen, blutstillendem Instrumentarium und Morcellierern war wesentlich für den Fortschritt der operativen Laparoskopie (Abb. 5-2). Die Feinheit dieser Instrumente, die im Prinzip über 75 % aller klassischen operativen Eingriffe am Uterus, an den Eileitern und den Ovarien ersetzen lassen, folgt im Aufbau dem Instrumentarium für die Mikrochirurgie. Damit folgt der organbezogene Katalog des pelviskopischen Instrumentariums den klassischen Regeln der gynäkologischen Operationslehre, läßt aber die Eingriffe im Sinne einer „minimalinvasiven Chirurgie" durchführen.

Bei streng gestellter Indikation und unter Berücksichtigung der erforderlichen Vorbedingungen lassen sich viele gynäkologische intraabdominale Operationen pelviskopisch durchführen; onkologische Prozesse sind hiervon ausgenommen, ebenso wie Läsionen, die von der Tumorgröße her den „minimalinvasiven Eingriff" ausschließen. Wenngleich es z.B. technisch möglich ist, größere intramurale Myome nahezu blutungsfrei aus dem Myometrium auszuschälen, so bietet die Entfernung dieser Tumoren aus dem Bauchraum noch immer Schwierigkeiten.

Das pelviskopische Operieren bietet den Vorteil der fehlenden Gefäßparalyse mit verminderter Adhäsionsbildung [36, 42] im Vergleich zur Laparotomie. Das hierdurch blutungsärmere Operieren wird durch verfeinertes Instrumentarium entscheidend unterstützt, so daß heute überwiegend Salpingostomien, Korrekturen von Eileiterschwangerschaften oder auch die Enukleation größerer Myome endoskopisch durchzuführen sind, gegebenenfalls unter Einsatz von Vasokonstriktiva wie Ornipressin (Por 8®) oder Terlipressin (Glycylpressin®). Die Indikationen und Organe, bei denen die pelviskopische Chirurgie eingesetzt werden kann, sind:

– Sterilisation
– Adhäsiolyse
– Punktion/Exstirpation einer Ovarialzyste
– Probeexzision (z. B. bei Endometriose, Ovarialtumor)
– Koagulation der Ovarialkapsel beim Syndrom der polyzystischen Ovarien (PCO-Syndrom) nach Gjönnaess [21]
– Myomenukleation
– Extrauteringravidität (lineare Salpingotomie, partielle Salpingektomie)
– Fimbrioplastik und Salpingostomie

Erweiterte endoskopisch-operative Eingriffe sind:
– Ovarektomie
– Salpingektomie
– Adnexstirpation
– Appendektomie
– Netzresektion
– Hysterektomie
– Lymphonodektomie

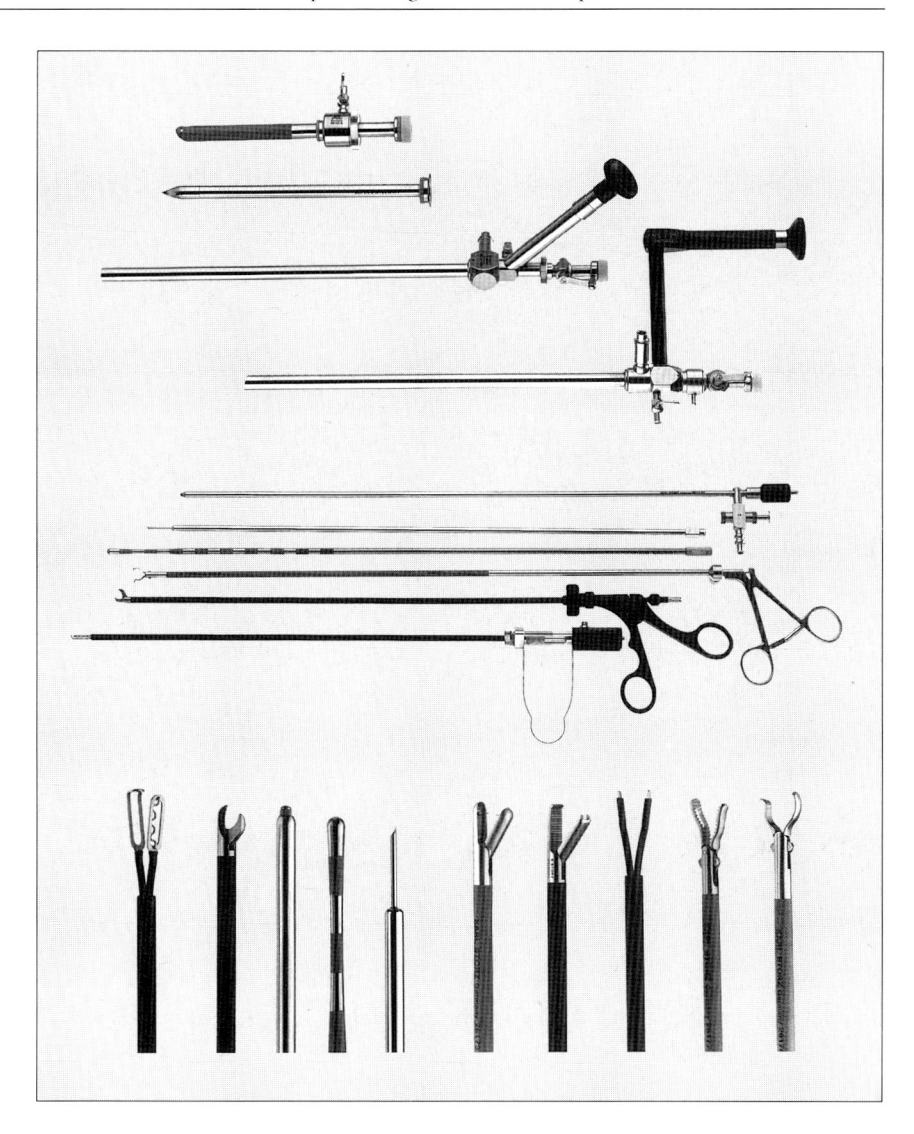

Abb. 5-2 Laparoskopisches Instrumentarium (Original: Fa. Storz, Tuttlingen).

2.2 Prinzipien der laparoskopischen Hämostase

Die Möglichkeit der Blutungskontrolle ist integraler Bestandteil jedweden endoskopischen Eingriffs. Hierin ist auch der entscheidende Verzögerungsfaktor für die endoskopische Diagnostik, ganz sicher aber für das endoskopische Operieren zu sehen. Die verfügbaren Methoden ähneln denen der Laparotomie. Die *unipolare Elektrochirurgie* wird nach häufig fehlinterpretiertem Risiko von Darmverletzungen eingesetzt, zunehmend jedoch durch die moderne Hochfrequenzchirurgie (HF-Chirurgie) ersetzt. Sogenannte elektrochirurgische Verbrennungen erwiesen sich bei genauer Überprüfung überwiegend als troicartbedingte Läsionen. Die *Thermokoagulation* (Endokoagulation) nutzt die direkte Hitzeeinwirkung für die Hämostase [51]. Hier wurde der Versuch unternommen, die Verletzungsfolgen durch Kriechströme bei der Elektrokauterisation zu umgehen. Zunächst diente ein Krokodilforzeps zur Endokoagulation der Tube, dann wurde die Methode auch für Myomektomien und die konservative Chirurgie der Endometriose erweitert.

Die *endoskopische Naht* wurde erstmals durch Semm demonstriert, der die zuvor für die Tonsillektomie verwendete Roeder-Schlinge zum endoskopischen Gebrauch adaptierte [52]. Seither sind extrakorporale und intraabdominelle Techniken dem endoskopischen Instrumentarium hinzugefügt worden (Abb. 5-3, 5-4 und 5-5). Neuerdings sind auch laparoskopische Clip-Applikatoren und sowohl resorbierbare als auch nicht resorbierbare Clips (Titanium-Clips) verfügbar.

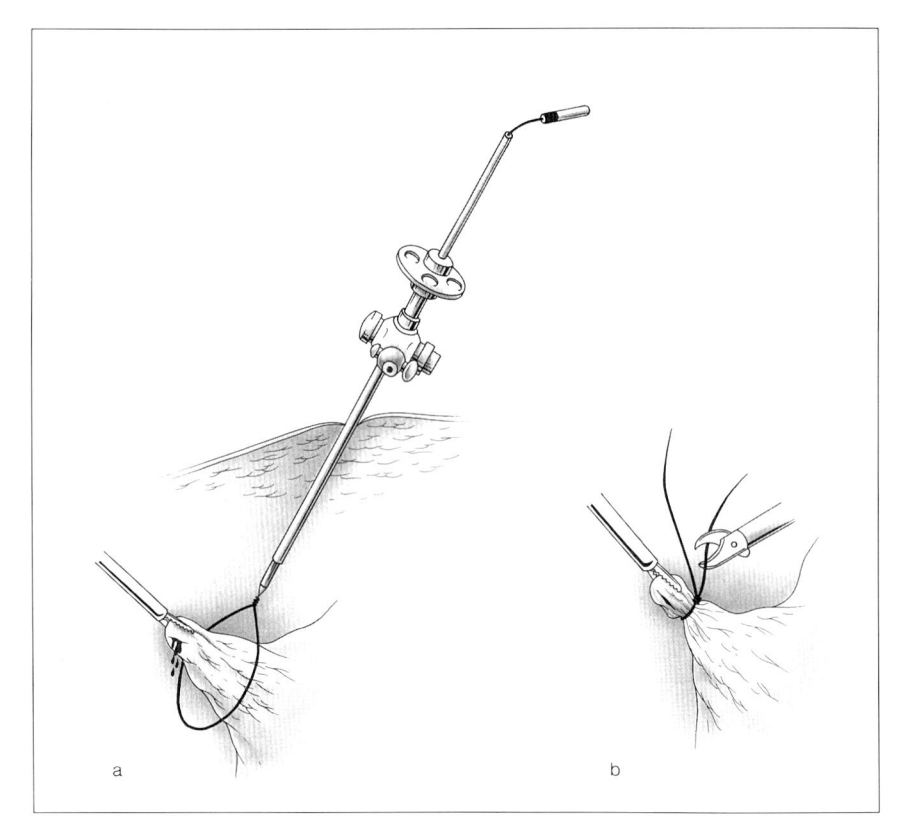

Abb. 5-3 Schematische Darstellung der Anwendung der Roeder-Schlinge.
a) Legen der vorgefertigten Schlinge und Verknotung durch Tieferschieben eines Plastikstabs
b) Abschneiden des Fadens

Der Einsatz der genannten Techniken zur Blutstillung verlangt technische Grundkenntnisse, die im Einzelfall über die Anwendung entscheiden. Das Verfahren der blutigen Adhäsiolyse war die erste Stufe der *Anwendung von Ligaturmaterial* zur Blutstillung. Die Roeder-Schlinge (Abb. 5-3) kann überall dort eingesetzt werden, wo ohne Schwierigkeiten das Gewebe im Bauchraum nach Durchtrennung wieder aufgefunden werden kann. Ist dies nicht der Fall, bietet sich bei der unblutigen Adhäsiolyse, wie allgemein in der abdominalen Chirurgie üblich, die doppelte Ligatur (Abb. 5-4) mit Durchtrennung z.B. von vaskularisierten Briden bzw. von verwachsenen Strängen an. Destruktive Wärme durch Laser, HF-Ströme und Endokoagulation zur Herstellung einer Hämostase im Bauchraum ist beim gynäkologischen Operieren durchaus eingeschränkt. Im Darm- und Netzbereich sollte man auf diese Techniken verzichten und dafür klassischen Blutstillungsverfahren wie der Gefäßunterbindung durch Naht, Schlinge oder Clip den Vorzug geben.

Bei der *Endonaht* werden zwei Techniken unterschieden, je nachdem, ob Gewebe nur grob adaptiert werden muß oder ob Mikronähte erforderlich sind.

Bei der *Endoligatur* (Abb. 5-5) wird mit Hilfe eines 3-mm-Nadelhalters der Ligaturfaden zunächst eingebracht, es folgt das Einführen des mit einer Nadel bewehrten Fadens mit dem 3-mm-Nadelhalter. Das Durchstechen des zu unterbindenden oder zu adaptierenden Gewebes bleibt wegen der größeren Haltekraft dem 5-mm-Nadelhalter vorbehalten. Danach wird der Faden wieder mit dem kleinen Nadelhalter aus dem Abdomen herausgeführt, abgetrennt, und nach Anfertigung des Schiebeknotens verknüpft man diesen mit dem Plastikstab am Ort seiner Bestimmung. Nach Semm lassen sich mit dieser Nahttechnik nahezu alle Nahtaufgaben im Bauchraum durchführen [50, 52]. Von besonderer Bedeutung ist die Endonaht auch zum Absetzen des Ligamentum infundibulopelvicum bei der endoskopischen Hysterektomie oder zur Entfernung größerer Ovarialtumoren.

Mikronähte, z.B. bei Salpingostomie oder Appendektomie werden vorzugsweise mit einem PDS-Faden der Stärke 4 × 0 oder 6 × 0 (resorbierbares Polydioxanol) vorgenommen; danach folgt die Verknotung ähnlich wie unter mikrochirurgischen Bedingungen bei einer Laparotomie.

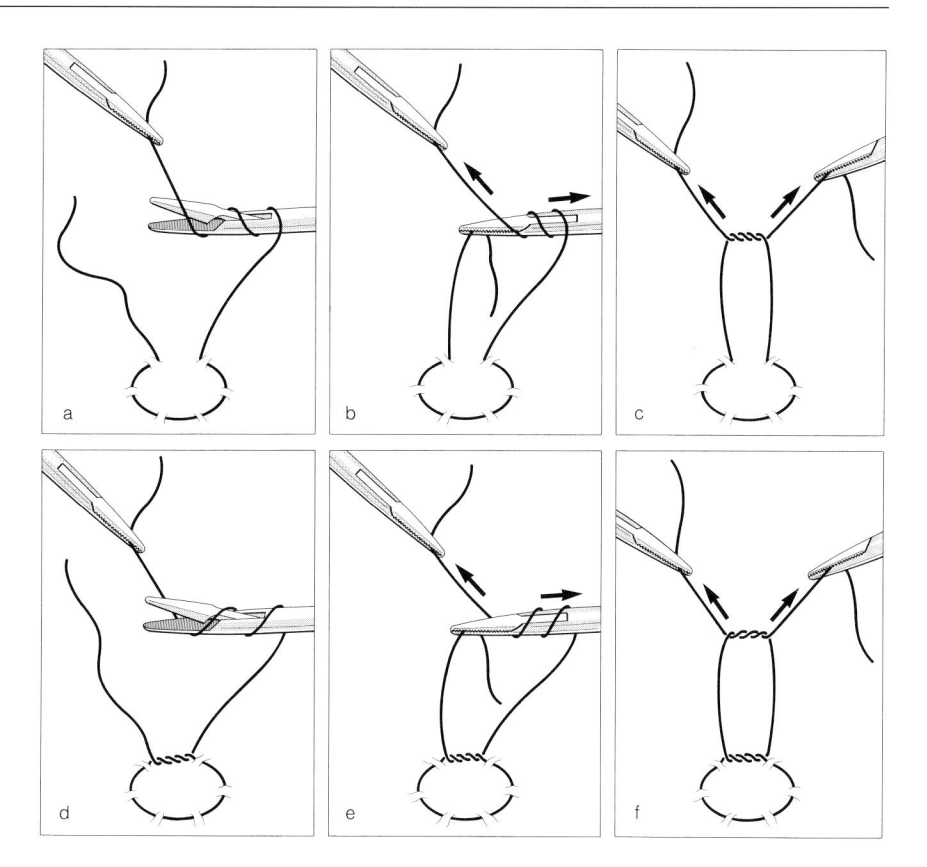

Abb. 5-4 Schematische Darstellung der Technik des endoskopischen intraabdominellen Knotens.

Ist die extra- oder intrakorporale Knotung zu zeitaufwendig, bietet sich der Einsatz von resorbierbaren PDS-Clips mit marktgängigen Clip-Applikatoren an (10-mm- oder 5-mm-Ausführung). Auf diese Weise kann in rascher Reihenfolge vaskularisiertes Gewebe vor der blutungsfreien Durchtrennung abgeklemmt werden, besonders bei Darmnähten oder Tubenchirurgischen Eingriffen.

Die Benutzung von Gewebeklebern zur Abdeckung größerer Peritonealdefekte wird gegenwärtig erprobt.

Sollten Blutungen in den Bauchdecken, besonders bei wiederholten Eingriffen, eine Notfallsituation schaffen, können die gesamte Bauchdecke ligierende Fäden gesetzt und nach 24 Stunden entfernt werden.

2.3 Grundlagen der endoskopischen Präparationstechnik

Zur Durchführung präparativer Schritte für die endoskopische Mikrochirurgie stehen heute in Ergänzung der Blutstillungstechniken verschiedene, insbesondere thermische Verfahren zur Verfügung.

Als *das ideale elektrische Skalpell* wird für die endoskopische Präparation der Galvanokauter in Form des schlingenförmigen Platin-Iridium-Niederfrequenzkauters angesehen; es steht eine automatisch vorwählbare Thermostatsteuerung zur Verfügung. Die Präparation mittels Hochfrequenzstrom folgt dem gleichen Prinzip wie bei der Hämostase, bei der entweder eine Gewebetrennung oder eine Gewebeentfernung bei punkt- oder flächenhafter Wärmeerzeugung vorgenommen wird. Spezielle Elektrodenformen erlauben eine relativ hohe Hochfrequenzstromdichte im Gewebe, die durch den Gewebewiderstand zu einer lokal begrenzten, relativ raschen Wärmeentwicklung führt. Extra- und intrazelluläre Flüssigkeit wird momentan verdampft; die Schnittflächen sind infolge der Wärme mehr oder weniger koaguliert, das Gewebe ist durch geronnene Eiweißbestandteile nach innen und außen dicht abgeschlossen.

Die Schnittwirkung des HF-Stromes ist von der HF-Leistung, Schnittgeschwindigkeit und verwendeten Elektrodenform abhängig; so führt niedrige HF-Leistung und Großschnittgeschwindigkeit zu einer schwachen Koagulationszone, während hohe HF-Lei-

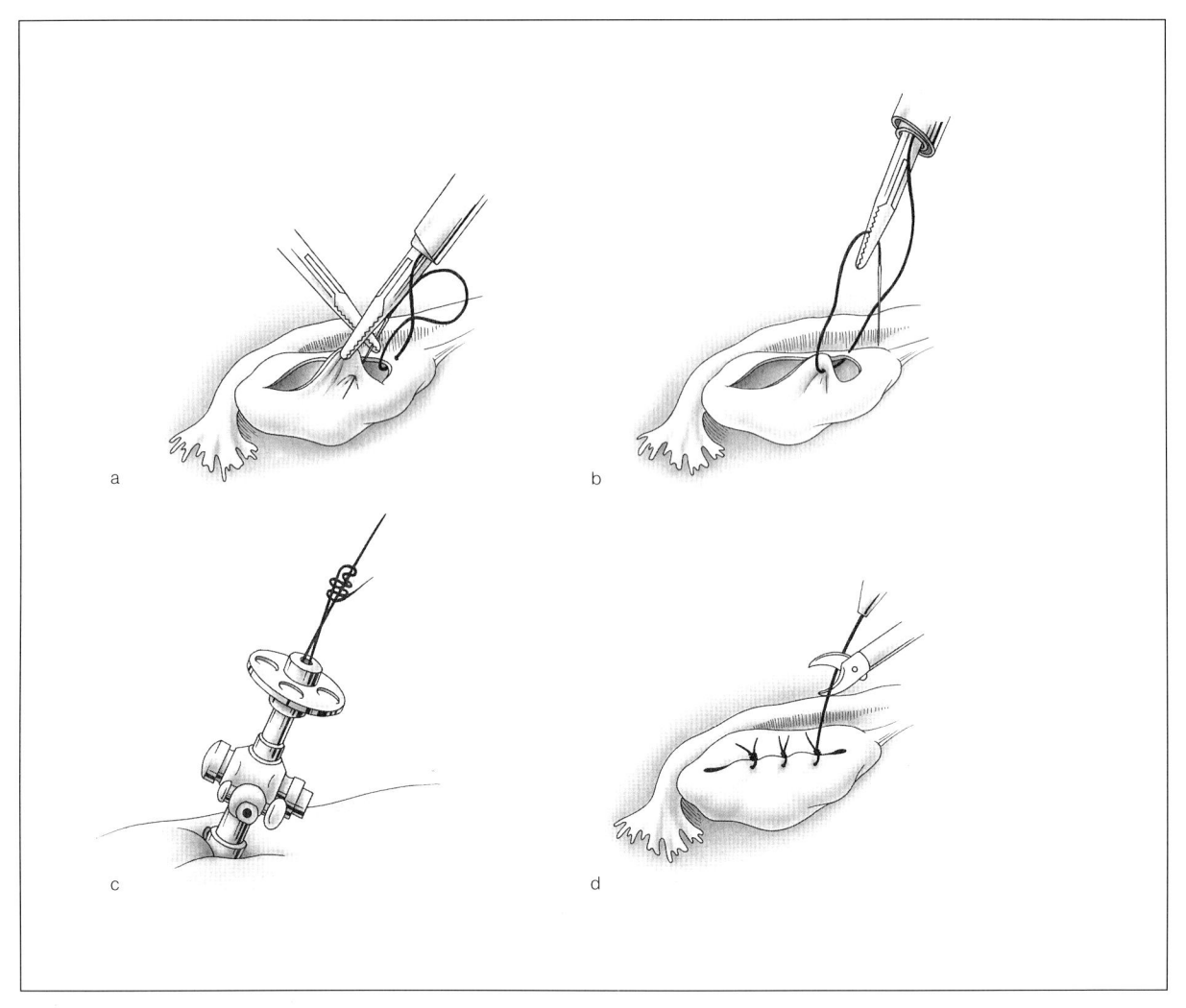

Abb. 5-5 Schematische Darstellung der Endoligatur mit Naht durch die Wundränder (a), extrakorporaler Knotung (b) und Verknotung durch Tieferschieben mit einem Plastikstab (c), Durchtrennung (d).

stung und geringe Schnittgeschwindigkeit einen ausgeprägteren Effekt haben.

Messer- oder Skalpellelektroden erinnern an das in der konventionellen Chirurgie gebräuchliche Operationsmesser. Der Schnittführung mit Richtungsänderung sind bei dieser Elektrodenform praktische Grenzen gesetzt. Nadel- oder Drahtelektroden zeichnen sich durch eine vergleichsweise geringere Wärmekapazität aus. Die Nadel wird beim Schneiden selbst warm, es bleibt häufig koaguliertes Gewebe an der Nadelspitze hängen, auch Glühen mit „Verzundern" der Elektrode kann die Folge sein. Unter günstigen Voraussetzungen verursacht die Nadelelektrode jedoch einen sehr dünnen Koagulationssaum. Schlingen- und Bandelektroden eignen sich besonders für das hobelartige Abtragen von Gewebe („Hohlschnitt").

Schnitte im stark flüssigkeitshaltigen Gewebe und im Fett erfordern wiederholtes Reinigen der Elektroden oder ein Auswechseln mit Operationspause. Der Schnitt muß zügig geführt werden, sonst wechselt die Breite des Koagulationssaumes deutlich. Bei eingeschaltetem HF-Strom vor dem Aufsetzen der Elektrode entsteht ein übermäßiger Lichtbogen. Ist beim Abheben der Elektrode der Strom noch eingeschaltet, kann ein noch intensitätsstärkerer Lichtbogen zu Karbonisationen zwischen Arbeitselektrode und Gewebe führen. Es entstehen Brandwunden mit schlechterer Heilungstendenz, während der koagulationsarme HF-Schnitt, mit einer Messerwunde vergleichbar, gut abheilt. Mit Hilfe einer flüssigkeitsunterstützten Hochfrequenztomie sind alle HF-Elektrodenformen einsetzbar. Am besten bewähren sich Nadelelektroden, die fast auf der gesamten Länge von einem Hohlröhrchen umgeben sind. Über das freie Lumen zwischen Schaft und Nadelelektrode läuft die Flüssigkeit ab und umfließt den aktiven Teil der Nadelelektrode. An der Schnittfläche ist die Nadel kunststoffisoliert, dadurch wird metallischer Kontakt mit dem Gewebe außerhalb der Schneidespitze vermieden. Die Koagulation bleibt gering ausgedehnt; diese Technik eignet sich besonders für gerade Schnittführungen (Tab. 5-2).

Ein *fokussierter Laserstrahl* führt zur pyrolytischen Trennung des Gewebes; es wird der Wasseranteil verdampft, Proteine und Fette werden in ihre Bestandteile zerlegt. Außerdem verdampfen chemische Gewebsbestandteile, es resultiert eine karbonisierte Gewebeschicht. Verantwortlich sind hierfür thermochemische Reaktionen, obwohl eine photochemische Reaktion durchaus zu erwarten wäre.

Verschiedene Lasertypen sind heute einsetzbar; das Absortionsverhalten bei der jeweiligen Emissionswellenlänge entscheidet über die Schnittqualität (Abb. 5-6).

Die von einem *Argon-Ionen-Laser* imitierten verschiedenen Wellenlängen führen wegen ihrer bevorzugten Absorption durch Blut zur vermehrten Karbonisation, die den weiteren Schnitt behindert.

Der *Neodym-YAG-Laserstrahl* hat noch eine gewisse farbabhängige Absorption, seine Gewebeeindringtiefe ist jedoch etwa vier- bis zehnmal größer als die des Argon-Ionen-Laserstrahls. Die Neodym-YAG- und Argon-Ionen-Laser empfehlen sich zum Schneiden von biologischem Gewebe; zur Vermeidung ausgedehnterer Karbonisation versetzt man das zu durchtrennende Gewebe unter transversalen Zug.

Zum Schneiden von Gewebe wird heute fast ausschließlich der *CO_2-Laser* verwendet. Die imitierte Strahlung liegt bei einer Wellenlänge von $\lambda \cdot 0 = 10{,}6\ \mu m$ und wird unabhängig von der Gewebefarbe absorbiert. Das Ausmaß der Gewebezerstörung verhält sich proportional zum Wassergehalt des Gewebes. Die Absorption für die verschiedenen Proteine ist geringer als die für Wasser, deshalb kommt es primär zur Wasserverdampfung; hierdurch steigt die Gefahr der Gewebekarbonisation an. Beim Laserschnitt handelt es sich um eine Kombination eines Absorptions- und Verdampfungsvorgangs, deshalb muß das unmittelbar unter dem Strahl zur Verdampfung erwärmte Gewebe entfernt werden; auf diese Weise bleiben die Absorptionseigenschaften als Funktion des Gewebezustandes stabil. Ein solcher Effekt wird erreicht durch einen z. B. koaxial bzw. parallel zu diesem Strahl auf das Gewebe auftreffenden Gasstrahl.

Tabelle 5-2 Eigenschaften der Hochfrequenzchirurgie

- Minimierung des thermischen Gewebeschadens vergleichbar dem CO_2-Laser
- Vermeidung von Kriechströmen
- schnelle Präparationsgeschwindigkeit
- punktförmige Koagulation
- einfache Handhabung
- geringe Wartung und Folgekosten

Die *allgemeinen Vorteile der Laserchirurgie* sind die relative Blutarmut des Schnittes, die Vernichtung bösartiger Zellen mit fehlender Zellstreuung, Vermeidung der Wundödembildung, geringe postoperative Schmerzen sowie geringe Narbenbildung. *Nachteile* sind neben der sehr kostspieligen Anschaffung die in vielen Fällen zu geringe koagulative Wirkung des CO_2-Lasers; deshalb ist neben dem CO_2-Schneidelaser z. B. ein Neodym-YAG- oder Argon-Ionen-Lasergerät zur Koagulation erforderlich, wodurch eine erhebliche Steigerung der Kosten und des technischen Geräteaufwandes entsteht (Abb. 5-7). Nachteilig ist auch die nicht unerhebliche Dampf- und Rauchentwicklung bei der Koagulation

Thermische Schädigung
- Skalpell
- CO_2-Laser, superpulsed
- CO_2-Laser, continuous wave
- Neodym-YAG-Laser „bore fiber"
- Neodym-YAG-Laser Saphirspitze

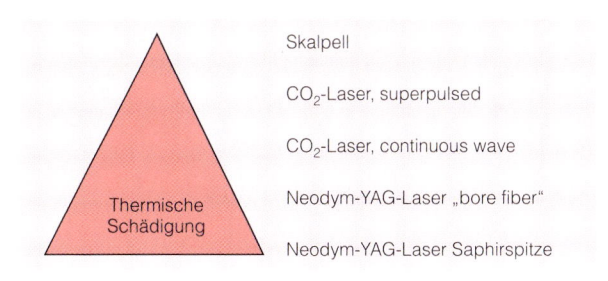

Abb. 5-6 Laser und thermische Gewebeschädigung.

Koagulationseffekt
- Neodym-YAG-Laser 1064 nm
  - Non-Kontakt
  - Kontakt
- Neodym-YAG-Laser 1320 nm
  - Non-Kontakt
  - Kontakt
- Argon-Laser
- KTP-Laser
- CO_2-Laser, continuous wave
- CO_2-Laser, pulsed
- CO_2-Laser, superpulsed

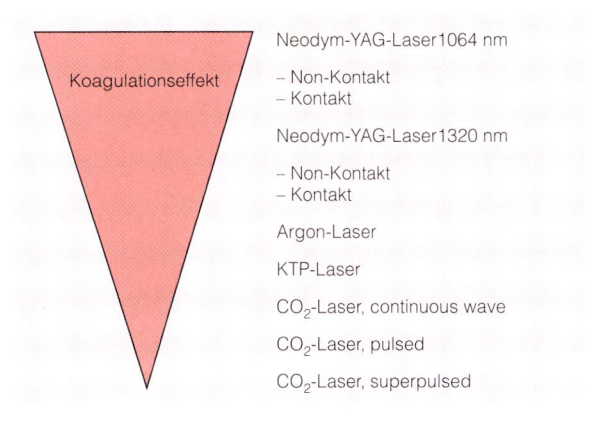

Abb. 5-7 Laser und Hämostase.

bzw. Verdampfung ausgedehnter Gewebsareale. Auch ist die erzielbare Schnittgeschwindigkeit geringer als bei normalem Skalpell. Der fehlende manuelle Kontakt des Operateurs mit dem zu bestrahlenden Gewebe hat auch eine fehlende Rückkoppelung zur Folge, die durch gezielten Lernprozeß geschlossen werden muß. Unbeabsichtigtes Auftreffen des Laserstrahls ist unbedingt zu vermeiden, da die bei fokussiertem Laserstrahl gewährleistete Begrenzung des Schnittes in der Tiefe sich bei Defokussierung als eine näherungsweise quadratische Abhängigkeit der Leistungsdichte außerhalb der Brennebene ergibt.

Die *zur Blutstillung* erwähnte Endokoagulation und HF-Koagulation, vorzugsweise monopolar als Hochfrequenzkoagulation, wird durch eine temperaturgeregelte bipolare HF-Koagulation und die computergesteuerte thermostabile bipolare HF-Koagulation für die endoskopische Chirurgie großer Körperhöhlen ergänzt. Diese am wenigsten gefährliche Hochfrequenzanwendung beschränkt die Wechselwirkung z. B. bei einer Zangenkoagulation auf den Bereich zwischen den Branchen der Zangen. Deshalb kommt man bei relativ kleinem Gewebevolumen mit geringeren Leistungen aus als bei der monopolaren HF-Koagulation. Verschiedene mikrochirurgische Instrumente kommen zum Einsatz, die z. B. durch metallischen Kontakt mit der sonst zur Präparation verwendeten HF-Elektrode berührt und zur Koagulationselektrode umfunktioniert werden. Die Instrumente, wie z. B. Pinzetten oder Nadeln, sind dabei bis auf ihre Spitze im Schaftbereich elektrisch isoliert, eine mikrochirurgische Präparation ist auf diese Weise HF-chirurgisch möglich.

Ein *Vergleich der Koagulationseffekte* der verschiedenen Verfahren zeigt, daß hinsichtlich der Koagulationstiefe der Neodym-YAG-Laser dominiert (Abb. 5-7), eine entsprechende Tiefenausdehnung sich mit einem CO_2-*Laser* aber kaum und nur bedingt mit einer auf unter 100 Grad Celsius begrenzten *Endokoagulation* erreichen läßt. Bei den thermischen Koagulationsverfahren sind die erzielbaren Effekte bei den verschiedenen Techniken unterschiedlich, es lassen sich aber auch mit demselben Verfahren jeweils eine ganze Skala graduell unterschiedlicher Effekte erzielen. Für den Grad der Wechselwirkung besonders wichtig sind dabei Parameter wie Sondendurchmesser, Anpreßdruck, Temperatur, Leistung, Energie, Koagulationsdauer sowie Gewebeart und Zustand des Gewebes (blutend oder nicht blutend).

2.4 Risiken, Komplikationen und Kontraindikationen endoskopischer Verfahren

Risiken und Komplikationen

Narkose: Laparoskopie und operative Hysteroskopie führen wir in Vollnarkose durch, diagnostische Hysteroskopien ohne Narkose oder in Parazervikalblockade. Es sei daran erinnert, daß die Vollnarkose eine Letalitätsrate von 1 zu 10000 hat.

Ausschluß und Vermeidung von Infektionen: Die Laparoskopie mit Chromopertubation sowie die Hysteroskopie erfordern eine Scheidenvorbehandlung zur Sanierung der Scheidenflora, um aszendierende Infektionen zu vermeiden. Klinisch-chemische Parameter wie die Bestimmung der Leukozyten und der Blutsenkungsgeschwindigkeit erlauben neben dem Palpationsbefund den Ausschluß einer akut entzündlichen Veränderung im Bereich der Adnexe.

Verletzungen: Blutungen, Entzündungen, extraperitoneale Insufflation oder Verletzung innerer Organe, insbesondere des Darmes oder der Blase, die eine Laparotomie erfordern, wurden in 0,73 % der Eingriffe beobachtet. Die Mortalität liegt unter 0,01 %. Perforationen des Fundus uteri wurden in sechs von 5220 Hysteroskopien berichtet [33]. Bei elektrochirurgischen Eingriffen sollte die monopolare Chirurgie durch die moderne Elektrotechnik ersetzt werden, um Verbrennungen intraabdomineller Organe durch aberrierende Ströme auf diese Weise zu vermeiden.

Gasembolie: Die intravasale Gasinsufflation während der Hysteroskopie mit nachfolgender Gasembolie ist durch Geräte mit volumen- und druckgesteuerter Insufflation ausgeschlossen.

Allergische Reaktionen wurden bei der Anwendung von Dextran-70 oder Hyskon® beschrieben [31]. Bewährt hat sich als flüssiges Aufdehnungsmedium eine Zuckerlösung aus Mannit und Sorbit (Purisole®), die elektrolytfrei und deshalb auch für die moderne Elektrochirurgie verwendbar ist.

Kontraindikationen

Wie alle operativen Verfahren hat die Endoskopie Kontraindikationen, die wesentlich von der Erfahrung und Selbsteinschätzung des Operateurs abhängen.

Absolute Kontraindikationen ergeben sich bei Patientinnen mit nicht vertretbarem Narkoserisiko und bei schwerwiegenden organischen Defektzuständen nach vorangegangenen operativen Eingriffen.

Als *relative Kontraindikationen* für die Laparoskopie gelten mehrfache vorausgegangene Laparotomien besonders nach Längsschnitt, Ileus, Peritonitis, aber auch bei fortgeschrittenem Karzinom. Relative Kontraindikationen für die Hysteroskopie und die Laparoskopie mit Chromopertubation sind entzündliche Erkrankungen des Genitaltraktes (Kolpitis, Zervizitis, Endometritis und Adnexitis).

2.5 Operative Hysteroskopie

Die operative Hysteroskopie ist ebenfalls durch die Entwicklung mikrochirurgischen Instrumentariums (Biopsiezangen, Faßzangen, Scheren, Sonden) über eine Arbeitsbühne verfeinert worden (Abb. 5-8). Durch Einsatz des Neodym-YAG-Lasers und der modernen Elektrochirurgie erweiterte sich das Indikationsspektrum wesentlich. Hysteroskopische Operationen erfolgen überwiegend in Vollnarkose, wobei der Zervikalkanal bis Hegar 8 zum Einführen des Arbeitshysteroskops dilatiert wird.

Indikationen zur operativen Hysteroskopie sind:
- Aufsuchen und Entfernen verlorengegangener Intrauterinpessare
- Resektion von Synechien und intrauterinen Septen
- Entfernen von Polypen
- Resektion submuköser Myome
- transuterine Tubensterilisation
- Endometriumablation

Hysteroskopisch werden *fadenlose Intrauterinpessare* (IUP) oder „Lost-IUP" erfolgreich unter Sicht gezogen, sofern das IUP intrauterin liegt. Auch abgebrochene Fragmente eines IUP [30] oder „Lost-IUP" bei intakter Frühgravidität lassen sich alternativ zur sonographischen Extraktion unter hysteroskopischer Sicht entfernen. In einer retrospektiven Untersuchung von 51 Patientinnen mit „Lost-IUP" und intakter intrauteriner Frühschwangerschaft gelang die Extraktion in 47% unter Erhaltung einer intakten Gravidität [49].

Intrauterine Synechien entzündlicher Genese nach Sectio caesarea oder traumatisch bedingt beim Asherman-Syndrom können eine Ursache ungewollter Kinderlosigkeit sein. Hysteroskopisch waren intrauterine Adhäsionen in mehr als einem Drittel der Patientinnen mit sekundärer Sterilität nachweisbar [56, 58] (Tab. 5-3). Nach erfolgreichem endoskopischem Abtragen konnten Sterilitätspatientinnen konzipieren und austragen [37]. Intrauterine Verwachsungen fanden sich jedoch auch in der Routineuntersuchung bei sterilisierten Patientinnen mit nachgewiesener Fertilität [22].

Kongenitale Uterusanomalien sind häufig Ursache habitueller Spätaborte. Über die erfolgreiche hysteroskopische Resektion von Uterussepten mit nachfolgenden Geburten ist mehrfach berichtet worden [10]. Die hysteroskopisch-operative Korrektur von Uterusfehlbildungen sowie die operative Behandlung des Uterus myomatosus ist in Kapitel 7 dargestellt.

Hysteroskopische Sterilisation: Nach den ersten, bereits 1859 vorgenommenen Versuchen einer transuterinen Sterilisation [17] führten Mikulicz-Radecki und

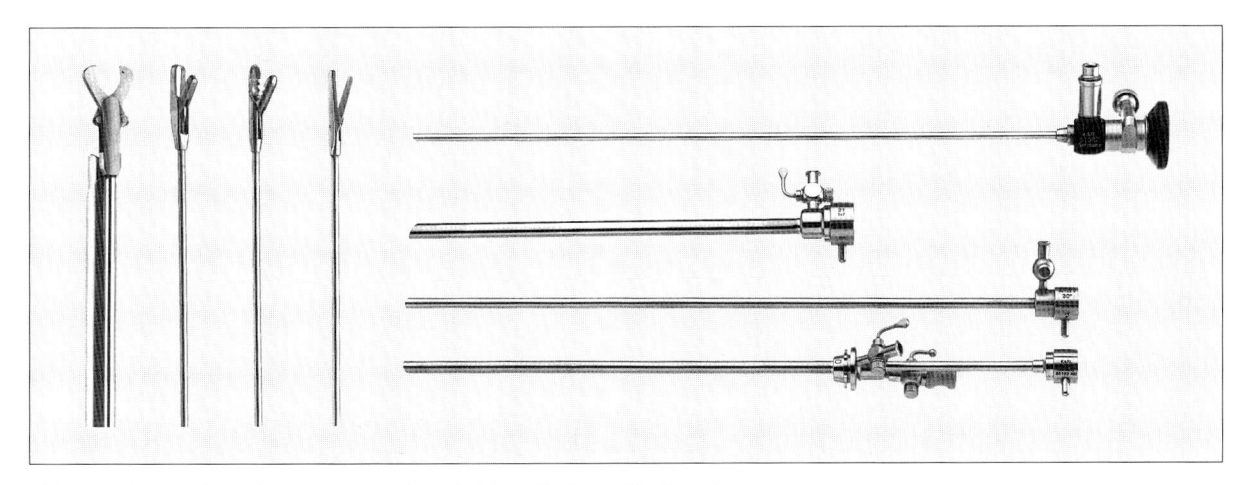

Abb. 5-8 Hysteroskopisches Instrumentarium (Original: Fa. Storz, Tuttlingen).

Tabelle 5-3 Hysteroskopische Befunde bei primärer und sekundärer Sterilität

Untersuchungs-befunde	primäre Sterilität (%)		sekundäre Sterilität (%)	
	Valle [58]	Taylor et al. [56]	Valle [58]	Taylor et al. [56]
Zahl der Untersuchungen	82	300	60	221
Polypen	29,3	16,2	16,6	14,0
Adhäsionen	3,7	15,5	41,7	32,6
Myome	13,4	1,7	–	3,3
Septen	10,9	0,3	–	1,9

Freund im Jahre 1928 die hysteroskopische Hochfrequenzkoagulation der Pars interstitialis der Tube mit 80- bis 85%igem bilateralem Erfolg durch [39]. Unter 580 mit dieser Methode behandelten Frauen kam es in 86% zu einem bilateralen Tubenverschluß [34], nach transuteriner Kryochirurgie lag die Verschlußrate bei nur 34% [38]. Als noch weniger erfolgreich erwiesen sich die Applikationen sklerosierender Substanzen, die Injektion von Kunststoffen und der Versuch der Thermokoagulation der Pars interstitialis der Tube [46], so daß sich die Methode der hysteroskopischen Sterilisation nicht durchgesetzt hat.

Die *hysteroskopische Endometriumablation* hat inzwischen klare Indikationen [9, 19]. Diese schließen die schwerwiegende Menorrhagie nach erfolgloser konservativer Behandlung, insbesondere der Hormontherapie mit histologischer Endometriumdiagnostik, ein. Darüber hinaus sollte das Cavum uteri frei sein von pathologischen Veränderungen wie Myomen oder Polypen, die als alternative Blutungsursache in Frage kommen. Der Kinderwunsch sollte abgeschlossen, hyperplastische oder prämaligne Regenerate des Endometriums sicher ausgeschlossen sein.

Die Ergebnisse der Endometriumablation mit dem Neodym-YAG-Laser datieren über eine Dekade zurück mit Berichten größerer Fallzahlen. Die ursprünglich berichtete Erfolgsrate von Goldrath und Kollegen [23] wurde mit 90% angegeben und von keinem späteren Untersucher bestätigt. Die Ergebnisse mit dem Resektoskop sind neueren Datums, nicht viele Berichte sind veröffentlicht. Es wurden ähnliche Erfolge wie mit dem Neodym-YAG-Laser beobachtet. Offenbar sind sich die Ergebnisse mit den verschiedenen Methoden ähnlich und zusätzlich altersabhängig.

Langfristige Daten zur Endometriumablation mit dem Resektoskop sind nicht verfügbar. Nach Neodym-YAG-Lasern wird über Wiederauftreten der Blutungsanomalien nach primärer Amenorrhö berichtet. Nach unserer eigenen Erfahrung mußten auch ausgeprägte Synechien mit schweren Dysmenorrhöen bei fokaler Endometriumregeneration beobachtet werden, die zu Retentionen mit septischen Komplikationen führten [4].

Nach Entwicklung der einfachen, weniger aufwendigen und schnellen Technik der „Roller-ball"-Endometriumablation haben sich viele Operateure dieser Methode zugewandt; dies insbesondere wegen der Risiken, die oft den weniger erfahrenen Neodym-YAG-Laser- oder Elektrokauter nutzenden Chirurgen erwarten. Grundsätzlich sind es zwei Patientengruppen, die nach einer Endometriumablation verlangen:

– Patientinnen mit hormonrefraktärer Menorrhagie, bei denen zugleich aus chirurgischen oder medizinischen Gründen ein unakzeptables Hysterektomierisiko besteht
– Frauen, die gelesen oder gehört haben von diesem Verfahren und in den Vorzug dieser neuen Technologie kommen wollen. Solche Patientinnen haben häufig geringe Menorrhagien und erweisen sich als wenig geeignete Kandidatinnen für die Methode.

In Nordamerika werden 25% aller Hysterektomien wegen Menometrorrhagien mit gutartigem Endometrium durchgeführt. Viele dieser Frauen könnten Kandidatinnen für eine Endometriumablation sein. Dem steht jedoch eine zu unkritische Anwendung durch nicht ausreichend erfahrene Operateure entgegen.

Literatur

1. Allen, L. A., M. G. Schoon: Laparoscopic diagnosis of acute pelvic inflammatory disease. Brit. J. Obstet. Gynaec. 90 (1983) 966.
2. Azziz, R.: Advantages and disadvantages of operative endoscopy. In: Azziz, R., A. A. Murphy (eds.): Practical Manual of Operative Laparoscopy and Hysteroscopy, p. 9. Springer, New York–Berlin–Heidelberg 1992.
3. Barbot, J., B. Parent, J. B. Dubisson: Contact hysteroscopy: another method of endoscopic examination of the uterine cavity. Amer. J. Obstet. Gynec. 136 (1980) 721.
4. Baumann, R.: Persönliche Mitteilung.
5. Boesch, P. F.: Laparoskopische Sterilisation. Schweiz. Z. Krhs. u. Anstaltswesen 1936.
6. Bozzini, P.: Der Lichtleiter oder Beschreibung einer einfachen

Vorrichtung und ihrer Anwendung zur Erleuchtung innerer Höhlen und Zwischenräume des lebenden animalischen Körpers. Landes-Industrie-Comptoir, Weimar 1807.
7. Brosens, I. A., W. Boeckx, P. H. Delattin, P. Puttemans, G. Vasquez: Salpingoscopy: a new preoperative diagnostic tool in tubal infertility. Brit. J. Obstet. Gynaec. 94 (1987) 768.
8. Cornier, E.: Intérêt prognostique de la tuboscopie peropératoire. Contracept. Fert. Sex. 10 (1982) 853.
9. Corson, S. L., P. G. Brooks: Resectoscopic myomectomy. Fertil. and Steril. 55 (1991) 1041.
10. Daly, D. C., C. A. Walters, C. E. Soto-Albors, D. H. Riddick: Hysteroscopic metroplasty: surgical technique and obstetric outcome. Fertil. and Steril. 39 (1983) 623.
11. Daniell, J. F., D. H. Brown: Carbon dioxide laser laparoscopy: initial experience in experimental animals and humans. Obstet. and Gynec. 59 (1982) 761.
12. De Bruyne, F., P. Puttemans, W. Boeckx, J. Brosens: The clinical value of salpingoscopy in tubal infertility. Fertil. and Steril. 51 (1989) 339.
13. Desormeaux, A.-J.: L'endoscopie uterine, applications au diagnostic et au traitement des affections de l'urethre de la vessie. Bailiere, Paris 1865.
14. Donnez, J., S. Gillerot, D. Bouergonjon, F. Clercks, M. Nisolle: Neodym-YAG laser hysteroscopy in large submucous fibroids. Fertil. and Steril. 54 (1990) 999.
15. Farin, G.: Möglichkeiten und Probleme der Standardisierung der Hochfrequenzleistung. In: Lux, G., K. Semm (Hrsg.): Hochfrequenzdiathermie in der Endoskopie, S. 3. Springer, Berlin–Heidelberg–New York 1987.
16. Frangenheim, H.: Die Bedeutung der Laparoskopie für die gynäkologische Diagnostik. Fortschr. Med. 76 (1958) 451.
17. Froriep, R.: Froriep's Notizen aus dem Gebiete der Natur- und Heilkunde. Mauke, Jena 1859.
18. Edström, K., I. Fernström: The diagnostic possibilities of a modified hysteroscopic technique. Acta obstet. gynaec. scand. 49 (1970) 327.
19. Gallinat, A.: Endometriumablation unter Verwendung des Neodym-YAK Lasers bei der CO_2-Hysteroskopie. In: Lueken, R. P., Gallinat, A. (Hrsg.): Endoscopic Surgery in Gynecology, p. 117. Demeter, Gräfelfing 1992.
20. Gauss, C. J.: Hysteroskopie. Arch. Gynäk. 133 (1928) 18.
21. Gjönnaess, H.: Polycystic ovarian syndrome treated by ovarian electrocautery through the laparoscope. Fertil. and Steril. 41 (1984) 20.
22. Goerzen, J. L., A. Leader, P. J. Taylor: Hysteroscopy findings in 100 women requesting reversal of a previously performed voluntary tubal sterilization. Fertil. and Steril. 39 (1983) 103.
23. Goldrath, M. H., T. A. Fuller, S. Segal: Laser photovaporization of the endometrium for the treatment of menorrhagia. Amer. J. Obstet. Gynec. 140 (1981) 14.
24. Hamou, J. E.: Hysteroscopy and microhysteroscopy with a new instrument: the micro-hysteroscope. Acta europ. fertil. 12 (1981) 1.
25. Hamou, J. E., J. Salat-Baroux: Hysteroscopie et microhysteroscopie. Encycl. Med. Chir. (Paris) 72 (1982) 1710.
26. Hendrickson, M. R., R. L. Kempson: Surgical pathology of the uterine corpus. Major Problems in Pathology, vol. 12. Saunders, Philadelphia–London 1980.
27. Henry-Suchet, J., V. Loffredo, L. Tesquíter, J. P. Pez: Endoscopy of the tube (= tuboscopy): its prognostic value for tuboplastics. Acta europ. fertil. 16 (1985) 139.
28. Huber, A.: Ein neues Vaginoskop für die Kindergynäkologie. Geburtsh. u. Frauenheilk. 31 (1971) 1117.
29. Karbowski, B., J. Bordt, H. P. G. Schneider: Diagnostik bei mechanisch bedingter Sterilität der Frau: Hysteroskopie, Hysterosalpingographie, Laparoskopie. In: Schirren, C. (Hrsg.): Fortschritte der Fertilitätsforschung, S. 173. Grosse, Berlin 1985.
30. Karbowski, B., H. P. G. Schneider: Entfernung eines okkulten intrauterinen Intrauterinpessarfragmentes unter hysteroskopischer Kontrolle. Gynäk. Rdsch. 26 (1986) 210.
31. Knudtson, M. L., P. J. Taylor: Überempfindlichkeitsreaktion auf Dextran 70 (Hyskon) während einer Hysteroskopie. Geburtsh. u. Frauenheilk. 36 (1976) 263.
32. Lindemann, H. J.: The use of CO_2 in the uterine cavity for hysteroscopy. Int. J. Fertil. 17 (1972) 221.
33. Lindemann, H. J., A. Gallinat: Physikalische und physiologische Grundlagen der CO_2-Hysteroskopie. Geburtsh. u. Frauenheilk. 36 (1976) 729.
34. Lindemann, H. J., J. Mohr: Tubensterilisation per Hysteroskop. Sexualmedizin 3 (1974) 122.
35. Lisse, K., P. Sydow: Fallopian tube catheterization and recanalization and ultrasonic oberservation; a simplified technique to evaluate tubal patency and open proximally obstructed tubes. Fertil. and Steril. 56 (1991) 198.
36. Luciano, A. A., D. B. Maier, E. J. Koch, J. C. Nulsen, G. F. Whitman: A comparative study of postoperative adhesions following laser surgery by laparoscopy versus laparotomy in the rabbit model. Obstet. and Gynec. 74 (1989) 220.
37. March, C. M., R. Israel: Gestational outcome following hysteroscopic lysis of adhesions. Fertil. and Steril. 36 (1981) 455.
38. Marten, F. W.: Attempted cryosurgical closure of the fallopian tubes. In: Richart, R. M., Prager, D. J. (eds.): Human Sterilization. Thomas, Springfield 1972.
39. Mikulicz-Radecki, F., A. Freund: Ein neues Hysteroskop und seine praktische Anwendung in der Gynäkologie. Z. Geburtsh. Gynäk. 92 (1928) 13.
40. Mohr, J., H. J. Lindemann: Hysteroscopy in the infertile patient. J. Reprod. Med. 19 (1977) 161.
41. Neis, K. J., M. Bitsch, H. Hepp: Die ambulante hysteroskopische und bioptische Abklärung der Postmenopausenblutung – eine Alternative zur konventionellen Abrasio. In: Lindemann, J. H. (Hrsg.): Moderatorenbericht: Gynäkologische und geburtshilfliche Endoskopie. Arch. Gynec. 238 (1985) 11.
42. Operative Laparoscopy Study Group: Postoperative adhesion development after operative laparoscopy: evaluation at early second-look procedures. Fertil. and Steril. 55 (1991) 700.
43. Palmer, R.: Technique et instrumentation de la coelioscopie transpariétale. Bull. Féd. Soc. Gynéc. Obstét. Franç. 46 (1947) 420.
44. Pantaleoni, D.: An endoscopic examination of the cavity of the womb. Med. Press. Circ. 8 (1869) 26.
45. Pearlstone, A. C., E. S. Surrey, J. F. Kerin: The linear everting catheter: a nonhysteroscopic, transvaginal technique for access and microendoscopy of the fallopian tube. Fertil. and Steril. 58 (1992) 854.
46. Quinones, G. R., D. A. Alvarado, R. R. Aznar: Tubal catheterization: applications of a new technique. Amer. J. Obstet. Gynec. 114 (1974) 674.
47. Rubin, I. C.: Uterine endoscopy, endometroscopy with the aid of uterine insufflation. Amer. J. Obstet. Gynec. 10 (1925) 313.
48. Rubinstein, E.: Carbon dioxide laser surgery. Amer. J. Obstet. Gynec. 153 (1985) 345.
49. Schweppe, K. W., H. Wagner, F. K. Beller: Zur Diagnostik und Therapie okkulter Intrauterinpessare bei eingetretener Schwangerschaft. Geburtsh. u. Frauenheilk. 42 (1982) 777.
50. Semm, K.: Weitere Entwicklungen in der gynäkologischen Laparoskopie – Gynäkologische Pelviskopie. In: Schwalm, H., G. Döderlein (Hrsg.): Klinik der Frauenheilkunde und Geburtshilfe, 1. Aufl., Bd. 1, S. 326. Urban & Schwarzenberg, München 1970.
51. Semm, K.: Endocoagulation: a new field of endoscopic surgery. J. Reprod. Med. 31 (1976) 7.
52. Semm, K.: Tissue puncher and loop ligation; new aids for surgical-therapeutic pelviscopy (laparoscopy) – endoscopic intraabdominal surgery. Endoscopy 10 (1978) 110.

53. Silander, T.: Hysteroscopy through a transparent rubber balloon in patients with carcinoma of the uterine endometrium. Acta obstet. gynaec. scand. 42 (1963) 284.
54. Snowdon, E. M., J. C. Jarrett, M. Y. Dawood: Comparison of diagnostic accuracy of laparoscopy, hysteroscopy and hysterosalpingography in evaluation of female infertility. Fertil. and Steril. 41 (1984) 709.
55. Taylor, P. J., A. Leader: Laparoscopy combined with hysteroscopy in the management of the ovulatory infertile female. Int. J. Fertil. 28 (1983) 59.
56. Taylor, P. J., A. Leader, R. E. George: Combined laparoscopy and hysteroscopy in the investigation of infertility. In: Siegler, A. M., H. J. Lindemann (eds.): Hysteroscopy: Principles and Practice. Lippincott, Philadelphia 1983.
57. Terruhn, V.: Vaginoskopie mit dem Ballonvaginoskop. Geburtsh. u. Frauenheilk. 39 (1979) 61.
58. Valle, R. F.: Hysteroscopy in the evaluation of female infertility. Amer. J. Obstet. Gynec. 137 (1980) 425.
59. Weström, L.: Effect of acute pelvic inflammatory disease on infertility. Amer. J. Obstet. Gynec. 121 (1975) 707.
60. Weström, L.: Incidence, prevalence and trends of acute pelvic inflammatory disease and its consequences in industrialized countries. Amer. J. Obstet. Gynec. 138 (1980) 880.

6 Zervixfaktor der weiblichen Sterilität

B. Karbowski, H. P. G. Schneider

Inhalt

1	Anatomie der Zervix 120	2.3.1	Postkoitaltest 124
		2.3.2	Zervixmukusfunktion in vitro 125
2	Zervikaler Mukus 120		
2.1	Klinische Beurteilung des zervikalen	3	Therapie der zervixfaktorbedingten
	Mukus 121		Sterilität 126
2.2	Funktion von Zervix und Mukus 123	3.1	Therapie der Dysmukorrhö 126
2.3	Funktionstests 124	3.2	Therapie der immunologisch
			bedingten Sterilität 126

1 Anatomie der Zervix

Die Differenzierung der Geschlechtswege in geschlechtsspezifischer Richtung erfolgt in Abhängigkeit vom gonadalen Geschlecht. Entwicklungsgeschichtlich entsteht das Corpus uteri aus den paarigen Anteilen der Müller-Gänge, während der Cervix uteri aus den unteren, verschmolzenen Gangabschnitten hervorgeht, ein Prozeß, der etwa in der 10. bis 12. Entwicklungswoche des Feten stattfindet. Unterbleibt die Lumenbildung der Zervix oder die Resorption der Trennwand im Bereich des Corpus uteri, so kommt es zu Fehlbildungen unterschiedlicher Ausprägung (z.B. Uterus bicornis unicollis, Uterus didelphys; s.a. Kap. 7). Die Cervix uteri ist vom 7. Fetalmonat an durch das Os internum uteri gegenüber dem Corpus uteri abgegrenzt und wesentlich länger als das Corpus uteri (Längenverhältnis Korpus zu Zervix = 1:3). Erst zur Zeit der Pubertät entwickelt sich die endgültige Form des Uterus als zukünftiger Fruchthalter mit Umkehr des Längenverhältnisses von Korpus zu Zervix in 3:1 (siehe auch Bd. 1, Kap. 1, und Bd. 8, Kap. 3).

Die Zervix ist ein zylindrisches Organ von 3 × 4 cm, das aus fibrösem und elastischem Bindegewebe mit glatten Muskelfasern besteht. Der Zervikalkanal stellt ein System aus Falten, Einbuchtungen und Höhlen dar, den zervikalen Krypten [3] (Abb. 6-1). Unter Östrogeneinfluß findet sich eine signifikante Zunahme der Kryptenfläche. Die Zunahme der Gesamtoberfläche resultiert aus einer Vergrößerung der einzelnen Krypten und nicht aus einer Zunahme der Anzahl der Krypten. In den zervikalen Krypten finden sich sekretorische und flimmerepitheltragende Zellen in einem Verhältnis von 10:1 [2]. Die sekretorischen Zellen produzieren den Zervixmukus. Sie finden sich überwiegend im uterusnahen Anteil der Zervix. Die Flimmerepithelzellen bewirken die Verteilung des Mukus und die Entfernung von Zellresten und Zelldetritus aus den Krypten.

Im Bereich der Cervix uteri treffen zwei verschiedene Epithelarten mit sehr differenten funktionellen Aufgaben aufeinander: das schleimbildende und zilientragende Zylinderepithel des Zervikalkanals und das geschichtete, nicht verhornende Plattenepithel von Ektozervix und Vagina. Die Grenze zwischen beiden Epithelarten verläuft in Höhe des äußeren Muttermundes, verschiebt sich jedoch in den verschiedenen Lebensabschnitten der Frau unter dem Einfluß der Sexualhormone.

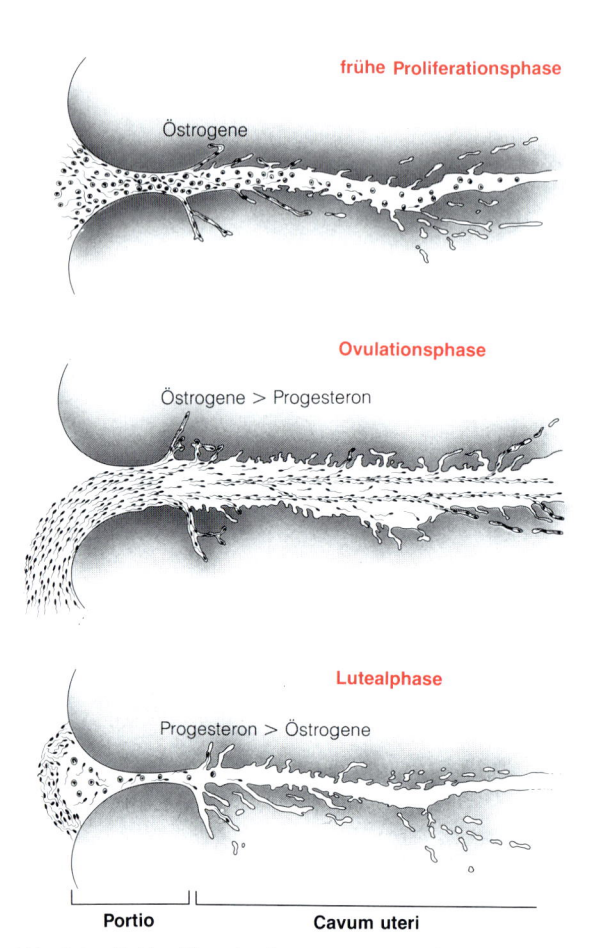

Abb. 6-1 Zyklusabhängige Spermatozoenspeicher und -barrieren der Zervix uteri (nach Hafez [3]).

2 Zervikaler Mukus

Der Zervixschleim stellt ein Hydrogel dar, dessen größter Anteil durch drei sekretorische Zellarten der Zervixschleimhaut gebildet wird. Ein kleinerer Anteil des Sekretes stammt aus Vagina, Uterus, Tube und Peritonealflüssigkeit.

Menge

Die sekretorische Aktivität des Zervixepithels ist zyklusabhängig. Die Mukusproduktion einer geschlechtsreifen Frau schwankt; in Zyklusmitte steigt sie um das 10- bis 20fache an mit Werten bis zu 700 mg pro Tag. Bei täglicher Bestimmung fand man eine maximale mittzyklische Mukussekretion von 700 bis 1500 mg täglich. Postovulatorisch entsprechen die Sekretmengen denen der frühen Follikelphase [30].

Zusammensetzung

Biochemisch besteht das Hydrogel des Zervixschleims überwiegend aus Wasser. Von den wasserlöslichen anorganischen Bestandteilen ist Natriumchlorid bei Anwesenheit der Proteine wesentlich für das Farnkrautphänomen. Kupfer und Magnesium wirken mit bei der Bildung der fibrillären Struktur des Zervixschleims. Neben niedermolekularen organischen Verbindungen wie Glukose, Maltose, Proteinen, Peptiden und Lipiden finden sich Enzyme, von denen die Sialyltransferase in Hinsicht auf die Kapazitation der Spermatozoen bedeutsam ist. Unter den wasserunlöslichen Bestandteilen bestimmt das Muzin die biophysikalischen Eigenschaften des Zervixschleims. Muzin ist ein Glykoprotein mit einem Kohlenhydratanteil von 70 bis 80%, der sich entlang der Peptidkette in Form zahlreicher Seitenketten verteilt und mehr als 40% des Molekulargewichts ausmacht. Die Carboxylgruppen der Sialylsäuren in den Glykoproteinketten sind über Kupferionen verbunden. So entstehen einzelne Fibrillen, die sich dann über Wasserstoffbrücken aneinanderlegen und das Muzin bilden. Rasterelektronenmikroskopische Untersuchungen des Zervixschleims deckten unterschiedliche mizelläre Strukturen auf [38]. Transmissionselektronenmikroskopisch erscheint präovulatorischer Zervixschleim als ein filamentäres Netzwerk. Zyklusabhängig verändert der Mukus seine netz- oder honigwabenförmige Struktur, und nur periovulatorisch können Spermatozoen ihn leicht durchdringen [2].

2.1 Klinische Beurteilung des zervikalen Mukus

Die Beobachtung der Zervixmukusveränderungen ist für die Funktionsdiagnostik in Klinik und Praxis von Bedeutung. Die zervikale Mukussekretion wird nach folgenden vier Parametern untersucht [8] (Tab. 6-1):

— Menge des Zervikalsekretes
— Muttermundweite
— Spinnbarkeit
— Farnbildung

Tabelle 6-1   Zervixindex (nach Insler und Mitarbeitern [8])

Punkte	0	1	2	3
Menge des Zervixsekretes	kein Sekret	wenig (geringe Menge Sekret im Zervikalkanal feststellbar)	vermehrt (glänzender Tropfen im Zervikalkanal sichtbar)	reichlich (Sekret fließt spontan aus dem Zervikalkanal)
Muttermund	– geschlossen – Mukosa blaßrosa – Os externum kaum für dünne Sonde zugänglich		– teilweise offen – Mukosa rosa – Zervikalkanal für Sonde leicht durchgängig	– offen – Mukosa hyperämisch – Os externum weit offen
Spinnbarkeit	keine	leicht (ein Faden kann ohne abzureißen auf $1/4$ des Abstands zwischen äußerem Muttermund und Vulva gezogen werden)	gut	sehr gut (der Faden kann bis über die Vulva gezogen werden, ohne abzureißen)
Farnbildung	kein kristallisierbares Sekret	linear (feine Linien an einigen Stellen)	partiell (gutes Farnkrautphänomen mit seitlichen Verzweigungen an einigen Stellen)	komplett (volles Farnkrautphänomen über das ganze Präparat)

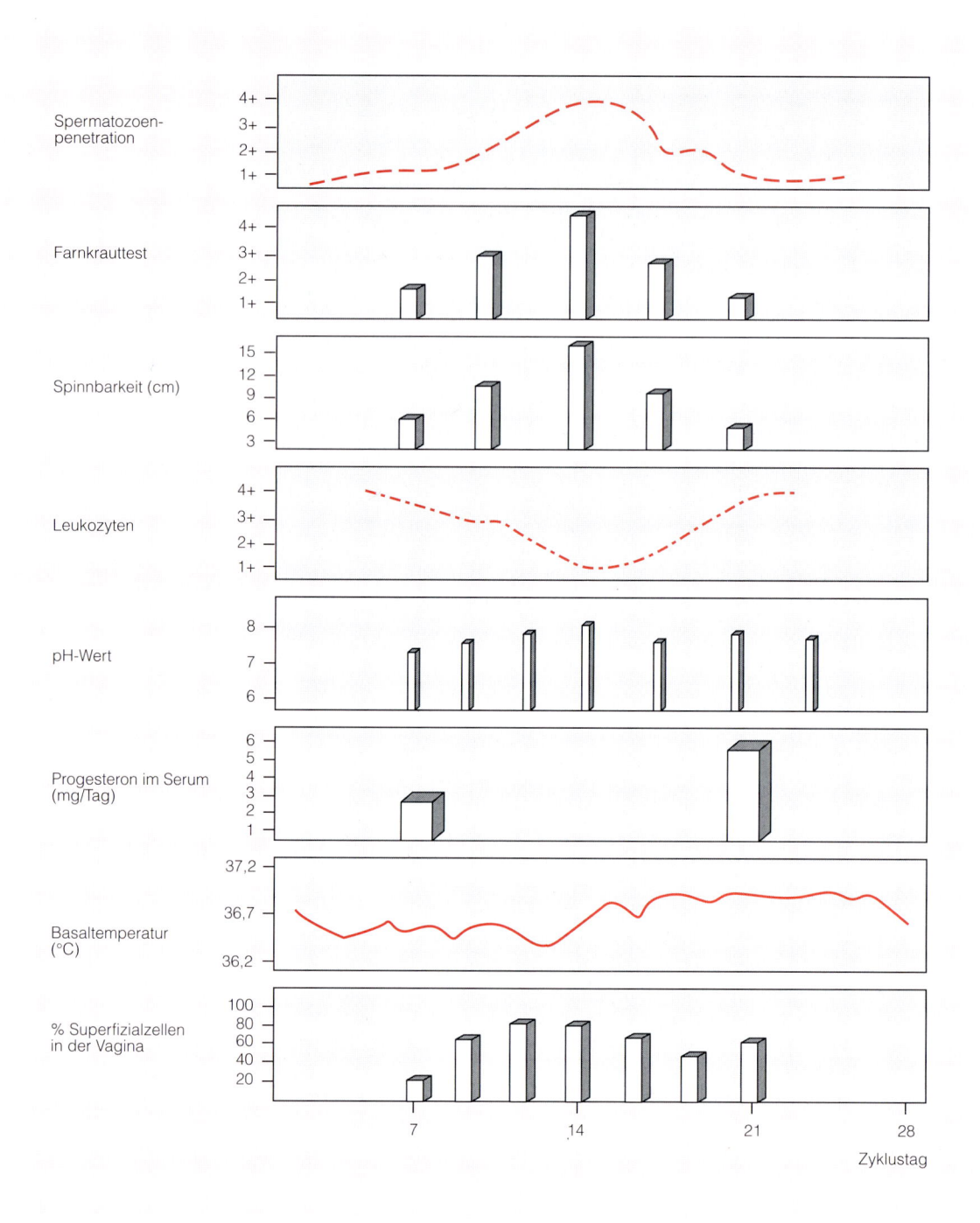

Abb. 6-2 Zervixmukusqualität, Spermatozoenpenetration, Progesteronsekretion, Basaltemperatur und Vaginalzytologie während eines Zyklus (nach Marcus und Marcus [21]).

Auch pH-Wert und Leukozytenzahl des zervikalen Mukus verändern sich zyklusabhängig. Weitere Untersuchungen, wie die Laser-Doppler-Spektroskopie zur Überprüfung der elastischen Eigenschaften, wurden zur Beurteilung des Zervixmukus herangezogen [37].

Der in einer versiegelten Küvette befindliche Zervixschleim wird hierbei dem Laserstrahl ausgesetzt. Die vernetzten Moleküle des Mukus, die ständig in thermischer Bewegung sind, verursachen das Laser-Doppler-Signal. Die Bewegung hängt von dem elastischen Verhalten des Mukus ab, das optimal zur Zyklusmitte ist.

In der Sterilitätsdiagnostik ist die Beurteilung des zervikalen Faktors Voraussetzung für die Bewertung der Interaktion zwischen Zervixmukus und Spermatozoen. Störungen des physiologischen Hormonmilieus oder des sekretorischen Epithels führen zu einer inadäquaten Produktion von Zervixmukus und damit zur Beeinträchtigung seiner Funktionen (Abb. 6-2).

Bei der Ätiologie einer pathologischen Zervixfunktion können mehrere Faktoren eine Rolle spielen:

- insuffiziente Östrogenstimulation
- anatomische Veränderung der Zervix und des endozervikalen Epithels
- Entzündungen
- immunologische Faktoren

2.2 Funktion von Zervix und Mukus

Die folgenden Funktionen der Cervix uteri und des Zervixsekretes werden als wesentlich für die Fortpflanzung angesehen:

- Schutz der Spermatozoen vor dem Scheidenmilieu (Schutzfunktion)
- Bereitstellung von energiereichem Substrat für die Spermatozoen (Versorgungsfunktion)
- Verbesserung des Spermatozoentransportes von der Scheide in das Uteruskavum (Vehikelfunktion)
- Bildung eines Reservoirs durch sukzessive Freigabe von Spermatozoen in das Uteruskavum aus den zervikalen Krypten (Reservoirfunktion)
- Filtration durch partielle Selektion zwischen normalen und abnormalen Spermatozoen (Filterfunktion)

Periovulatorisch werden die Spermatozoen entlang der gerichteten Struktur des Zervixschleims in das Uteruskavum und die Zervixkrypten geleitet. Die Krypten dienen als Speicher, schützen die Spermatozoen vor Phagozytose und gewährleisten eine gleichbleibende Konzentration der Spermatozoen. Abhängig von der Qualität des Zervixschleims und der primären Spermiendichte nimmt, vom äußeren Muttermund beginnend, die Zahl der Spermatozoen in kürzerer Zeit bis zum Erreichen eines Gleichgewichtzustandes in den zervikalen Krypten zu. Die Spermatozoen werden relativ konstant über längere Zeit aus den Krypten freigegeben (Abb. 6-3).

Im menschlichen Zervixschleim sind bewegliche Spermatozoen zwei bis acht Tage nach Koitus und bis

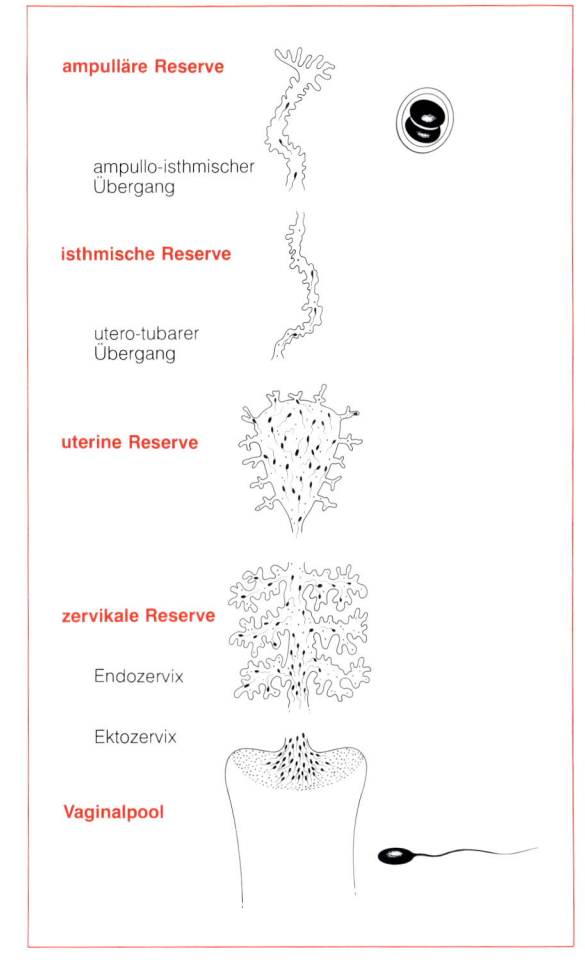

Abb. 6-3 Spermatozoenmigration im weiblichen Genitaltrakt (nach Jaszczak und Hafez [11]).

zu einer Woche nach artefizieller Insemination nachgewiesen. In der Gebärmutter und in den Eileitern konnten lebende Spermatozoen bis zu 84 Stunden nach Verkehr gefunden werden [28]. Frühere Schätzungen, nach denen die durchschnittliche Überlebenszeit motiler Spermatozoen in der Vagina 2,5 Stunden, in der Zervix 48 Stunden, im Uterus 24 Stunden und im Eileiter 48 Stunden betrugen, müssen nach oben korrigiert werden.

Der Nachweis von Spermatozoen in vitro ist abhängig von der Glukosekonzentration des Zervixschleims [12]. Während im Sperma Fruktose den Hauptenergieträger für die Spermatozoen darstellt [20], nimmt im weiblichen Genitaltrakt Glukose diesen Platz ein. Sowohl im Zervixschleim wie im Uteruskavum und in der Tube stehen Kohlenhydrate zur Energiegewinnung unter anaeroben Bedingungen zur Verfügung.

Die Spermatozoenaszension wird durch die Eigenmotilität der Spermatozoen und durch kontraktile Elemente im Bereich der zervikalen Krypten gesteuert. Die Bedeutung von Uterus- oder Eileiterkontraktionen wurde diskutiert, konnte jedoch nicht bewiesen werden [22]. Die Speicherfunktion der zervikalen Krypten stellt sicher, daß bei der kurzen Überlebenszeit der Oozyte über einen längeren Zeitraum befruchtungsfähige Spermatozoen verfügbar sind. Trotz des bestehenden Flimmerepithelstroms bleiben die Spermatozoen in den Krypten liegen und werden nur in einer konstanten Flußrate wieder entlassen. Lediglich bewegliche Spermatozoen häufen sich in den Krypten des Zervikalkanals an, wo sie vor Phagozytose geschützt sind. Die Anwesenheit von Spermatozoen im Genitaltrakt, z. B. im Uteruskavum, führt zu einer Zunahme der Leukozyten. Die Trennung von Spermatozoen und Leukozyten in der Zervix ist ein wichtiger Faktor für das Überleben einer ausreichenden Anzahl von Spermatozoen. Tote Samenzellen werden passiv in das Lumen des Zervikalkanals und in die Scheide ausgeschwemmt. Man nimmt an, daß zwischen Motilität und Filtrationseffekt eine positive Korrelation besteht [18]. Der schnelle Spermatozoentransport geschieht innerhalb von fünf bis zehn Minuten nach einer Insemination, ein konstanter Strom von Spermatozoen in den oberen Genitaltrakt erfolgt in den nächsten 150 Minuten. Etwa 15 Minuten nach Insemination bleibt der Gehalt der Spermatozoen in den zervikalen Krypten konstant, zu einem Abfall kommt es nach etwa 24 Stunden. Binnen 48 Stunden nach Insemination hat die Anzahl der Spermatozoen deutlich abgenommen. Drei Stadien des Spermatozoentransportes im weiblichen Genitaltrakt werden unterschieden:

– Phase des schnellen Transportes
– Besiedlung der Spermatozoenspeicher in der Zervix
– Langsame Freigabe der Spermatozoen aus den Krypten

Unmittelbar nach dem Koitus dringen die Spermatozoen sehr rasch (innerhalb von Minuten) in das gerichtete Hydrogel des Zervixschleims ein. Bereits 1,5 bis 3 Minuten nach der Ejakulation sind Spermatozoen am inneren Muttermund nachweisbar [35]. Inwieweit diese Spermatozoen die Fähigkeit zur Fertilisation besitzen, ist nicht bekannt. Es wird vermutet, daß es erst zu einer Fertilisierung kommen kann, wenn eine bestimmte Anzahl von Spermatozoen die Oozyte erreicht hat.

Die Koagulation des Spermas unmittelbar nach Ejakulation schützt die Spermatozoen vor der Einwirkung des sauren Scheidenmilieus (pH 3–5). Zyklusabhängig bedeckt der Zervixschleim die oberen Scheidenanteile, was die Alkalität des Scheidenmilieus erhöht. Das Seminalplasma hat als alkalische Flüssigkeit einen zusätzlichen Puffereffekt auf das Scheidenmilieu. Der optimale pH für Spermaaszension und -überlebensfähigkeit im zervikalen Mukus liegt bei 7 bis 8,5; Schwankungen des pH-Werts mittzyklisch von 6,3 bis 8,5 wurden berichtet [26]. Bei kontinuierlicher telemetrischer Überwachung des Vaginal-pH hat man bereits acht bis zehn Sekunden nach Ejakulation eine Änderung des Scheiden-pH feststellen können. Spermatozoen, die länger als 35 Minuten in der Vagina verbleiben, werden in ihrer Motilität so verändert, daß sie den Zervixschleim nicht mehr durchdringen können [14].

2.3 Funktionstests

2.3.1 Postkoitaltest

Nach wie vor nimmt der von Sims [33] und Huhner [6] angegebene Postkoitaltest einen wichtigen Platz in der Beurteilung des Spermatozoentransports ein (Tab. 6-2). Voraussetzung für die Durchführung dieses Tests ist ein guter Zervixindex (siehe auch Tab. 6-1). Unter optimalen Bedingungen wird der Postkoitaltest so durchgeführt, daß zur Zeit der Ovulation sechs bis zehn Stunden nach Geschlechtsverkehr die Zahl der in den Zervixschleim aus dem Ejakulat in vivo penetrierten Spermatozoen mikroskopisch bestimmt wird. Gezählt werden die progressiv und lokal beweglichen, nicht agglutinierten Spermatozoen pro Gesichtsfeld bei 400facher Vergrößerung (motile Spermatozoen

Tabelle 6-2 Bewertung des Postkoitaltests (WHO 1992 [36])

gut	nicht schlüssig	schlecht
> 10 progressiv und lokal mobile Spermien / HPF* ohne Agglutination →		< 5 progressiv und lokal mobile Spermien oder nur immobile Spermien / HPF* oder Agglutinationen
Zervixindex nach Insler: 10–12 ←		zäher, nicht kristallisierbarer Mukus
azellulärer Mukus		zellreicher Mukus

* HPF: Gesichtsfeld bei 400facher Vergrößerung

pro highpower field [HPF]). Mindestens zwei Tage vor Durchführung eines Postkoitaltests sollte sich das Ehepaar enthalten.

Der Wert des Postkoitaltests für die Schwangerschaftsprognose wird unterschiedlich beurteilt [7, 27]. Neben einer positiven Korrelation sehen andere Autoren kein Verhältnis zwischen Postkoitaltest-Resultaten und Schwangerschaften [5]. Die Bedeutung des Postkoitaltests liegt in der *Abklärung der immunologischen Sterilität*. Spermatozoenunbeweglichkeit ist in 72% der Fälle mit Autoimmunantikörpern im Sperma und in 57% mit Spermatozoenantikörpern der Frau vergesellschaftet [23].

2.3.2 Zervixmukusfunktion in vitro

Erweist sich der Postkoitaltest bei der Wiederholung und guter Zervixmukusqualität als negativ, sollten In-vitro-Penetrationstests durchgeführt werden. Hierfür haben sich die von Miller und Kurzrok [25] angegebenen Penetrationstests vom Konzept her bewährt. Es sind dabei zwei Modifikationen gebräuchlich: die Objektträgertests und die Kapillartests.

Objektträgertests

Beim *Objektträgertest nach Miller und Kurzrok* wird ein Tropfen Zervixschleim auf einen sauberen Objektträger gebracht und mit einem Deckglas abgedeckt. Ein Tropfen Sperma wird so zugefügt, daß zwischen Zervixschleim und Sperma eine scharfe Grenzlinie entsteht. Die Invasion der Spermatozoen im Zervixschleim wird beobachtet. Unter normalen Bedingungen beginnt die Penetration der Samenfäden in den Zervixschleim nach einer kurzen Verzögerung. Es bildet sich zuerst eine „Speerspitze" von Spermatozoen, die als Phalanx bezeichnet wird [9]. Von dieser Phalanx aus dringen die Spermatozoen einzeln in den Zervixschleim ein. Penetrieren reichlich Spermien und läßt sich nach 15 bis 20 Minuten keine Verminderung der Spermatozoenmotilität feststellen, so handelt es sich um einen normalen Test.

Objektträgertests sind einfache Hilfsmittel der Sprechstunde. Sie vernachlässigen jedoch die Bedeutung der im Zervikalkanal gerichteten fibrillären Strukturen des Zervixschleims. Auch sind exakte Angaben über Penetrationsdichte, zurückgelegte Distanz oder Spermatozoengeschwindigkeit nicht möglich.

Kapillartests

Kapillartests minimieren die Nachteile des oben angeführten Objektträgertestes. In dem von *Kremer* beschriebenen Verfahren [13] wird Zervixschleim durch Unterdruck in eine rechteckige Kapillare eingesogen. Sorgfältig ist auf Blasenbildung sowie Beimischung von Blut oder Detritus zu achten. Die Inkubationszeit, Temperatur und Luftfeuchtigkeit müssen genau beobachtet werden. Beim Einsaugen muß der Zervixschleim mit einer silikonisierten Schere so abgeschnitten werden, daß er noch etwas aus dem Kapillarende hervorquillt. Das andere Ende der Kapillare wird mit Wachs verschlossen. Das offene Ende taucht man in das Sperma. Zur Verminderung von Konvektionsstörungen wird das „Sperm-penetration-Meter" in eine 60-Grad-Neigung gestellt. Die Beurteilung erfolgt nach 15, 30 und 60 Minuten in 100- bis 250facher Vergrößerung. Die Anzahl, Art und Motilität der penetrierten Spermatozoen wird registriert (Tab. 6-3).

Bei 132 untersuchten infertilen Paaren fand man in etwa 25% einen negativen Kapillartest, der in der Kontrolle unter denselben Bedingungen jedoch positiv war [8]. Bei diesen Paaren konnte nur in 2,3% tatsächlich ein seminaler Faktor identifiziert werden. Im Vergleich zu 63 fertilen Paaren als Kontrolle wurde kein signifikanter Unterschied im Ergebnis des Penetrationstests bei fertilen oder infertilen Paaren gefunden. Im Gegensatz dazu stehen Beobachtungen, wonach die Spermatozoengeschwindigkeit im Zervixschleim von Spenderinnen deutlich größer war als im Mukus der Patientinnen mit zervikaler Sterilität [24]. Eine Korrelation wurde zwischen den Ergebnissen des Postkoitaltests und des In-vitro-Penetrationstests berichtet.

Für den Nachweis einer immunologischen Sterilität wird der In-vitro-Penetrationstest durch den *gekreuzten Penetrationstest* ergänzt durch Zugabe eines Kontrollspermas und Kontroll-Zervikalschleims fertiler Spender. Wird im Spontanzyklus keine ausreichende

Tabelle 6-3 Dokumentation des homologen Mukuspenetrationstestes (nach Kremer [14])

Zyklustag:		Leitfollikel (mm):		
Basaltemperatur:		Medikamente:		
Zervixindex (Insler-Score):		Mukus-pH:		
Karenz:				

Punkte	0	1	2	3
lineare Penetration (cm)	0	0–2	2–5	5
Spermienkonzentration (bei 5 cm)	0	1–10	11–50	> 50
Motilität (%)	0	< 25	25–50	> 50

Zervixmukusproduktion und -Qualität erreicht, kann durch orale Gabe von Ethinylestradiol 4mal 20 μg für fünf Tage versucht werden, den Mukus zu verbessern. Eine Ovulationsinduktion mit Clomifen ist wegen seines antiöstrogenen Effektes an der Zervix eher nachteilig als förderlich [32].

Zeigen die In-vitro-Penetrationstests eine schnelle Inaktivierung der penetrierten Spermatozoen oder keinerlei Penetration von Spermatozoen bei gutem Zervixschleim, so bietet sich zur weiteren klinischen Abklärung der sog. *Sperm-Cervical-mucus-Contact-(SCMC-)Test* nach Kremer und Jager an [15]. Durch einfache klinische Beobachtung des Schüttelphänomens (shaking phenomenon) wurde die Existenz immunologischer Faktoren als Ursache der Sterilität vermutet. Als Schüttelphänomen wird eine Bewegungsart beschrieben, bei der gut bewegliche Samenfäden auf der Stelle motil sind. Kremer unterscheidet eine Motilität am Kopf oder Schwanz der Spermatozoen und lokalisiert bei entsprechenden Bewegungsdefekten die Antikörper.

Ein hoher Prozentsatz schüttelnder Spermatozoen zeigt mit großer Spezifität die Anwesenheit von Antispermatozoen-Antikörpern bei infertilen Männern an [17]. Der SCMC-Test ist besser als der In-vitro-Penetrationstest geeignet, die Wirkung und Migration von Spermatozoen im Zervixschleim zu erkennen. Verantwortlich für das Phänomen sind wahrscheinlich lokal gebildete Antikörper der IgA-Klasse [16].

Zur Demonstration von Antikörpern auf der Spermatozoenoberfläche ist der Mixed-Antiglobulin-Reaktionstest geeignet [10]. Die Anwesenheit von Antikörpern auf der Oberfläche wird durch Anlagerung von sensibilisierten, gewaschenen Erythrozyten über monospezifische Anti-IgG-Antikörper an Spermatozoen gezeigt.

3 Therapie der zervixfaktorbedingten Sterilität

3.1 Therapie der Dysmukorrhö

Eine gestörte Sekretion von Zervixmukus findet sich neben pathologisch-anatomischen Veränderungen des Zervikalkanals auch bei Entzündungen der Cervix uteri (niedriger pH-Wert, zellreicher Mukus, zervikale Synechien), die eine lokale oder systemische Behandlung erfordern. Bei relativer Dysmukorrhö ist eine Therapie mit Östrogenen zur Verbesserung des Zervixschleims indiziert. Der Wirkungsmechanismus einer solchen Therapie liegt in einem direkten Einfluß des Estradiols auf das Zylinderepithel des Zervikalkanals, wobei der östrogene Rezeptorbesatz der Endozervikalzelle individuell variiert.

3.2 Therapie der immunologisch bedingten Sterilität

Als Therapie der Wahl bei immunologischer Sterilität gilt die *intrauterine Insemination*.

Artefizielle Insemination

Die artefizielle Übertragung des Spermas von Ehemann auf die Ehefrau wird *homologe Insemination* bezeichnet (artificial insemination by husband, AIH), die Übertragung von Spendersperma als *heterogene Insemination* (artificial insemination by donor, AID). Erste Berichte über eine intravaginale Insemination bei Hypospadie des Ehemannes wurden von John Hunters um 1770 dokumentiert [31]. Eine homologe intrauterine Insemination mit nicht aufbereitetem Sperma hat Sims erstmals 1871 durchgeführt [34]. Die erste heterologe Insemination erfolgte 1884 [4].

Die artefizielle Insemination kann perizervikal (Portiokappe), intrazervikal oder intrauterin erfolgen, wird jedoch wegen der besseren Erfolgschancen heute überwiegend intrauterin durchgeführt. Bei der intrauterinen Insemination (IUI) werden 200 bis 300 μl des speziell aufbereiteten Spermas mit einer leicht gebogenen Kopfkanüle direkt in das Cavum uteri gegeben. Uterine Krämpfe können durch ein zu großes Volumen, den Prostaglandingehalt oder einen alkalischen pH-Wert des Ejakulates ausgelöst werden. Die Inzidenz aufsteigender Genitalinfektionen nach intrauteriner Insemination wird mit 0,5 % beziffert [37].

Indikationen für die intrauterine Insemination sind:

– zervikale Sterilität
– immunologische Sterilität bei Frau und/oder Mann
– idiopathische Sterilität
– Gonadotropinstimulation

Tabelle 6-4 Schwangerschaften nach homologer intrauteriner Insemination; × = Mittelwert (nach Makler [19])

Indikation	Patientinnen n	Behandlungszyklen n	Schwangerschaften		
			n	%	%/Zyklus
männlicher Faktor	292	944	84	29	8,9
zervikaler Faktor	110	431	44	40	10,2
unerklärte Sterilität	36	117	8	22	6,8
gesamt	438	1492	136	× = 31	× = 9,1

Tabelle 6-5 Schwangerschaften nach homologer intrauteriner Insemination bezogen auf den Behandlungszyklus (nach Makler [19])

Indikation	Behandlungszyklus						gesamt	Mittelwerte
	1.	2.	3.	4.	5.	6.		
männlicher und zervikaler Faktor	48	32	19	15	11	3	128	2,4
unerklärte Sterilität	2	1	2	2	0	1	8	3,0

- andrologische Subfertilität (mind. ein pathologischer Ejakulatparameter WHO 1992 [36]: Spermiendichte < 20 Mio./ml; < 50% progressiv und lokal motile Spermien; < 30% normale Morphologie
- Hypospadie
- retrograde Ejakulation
- Potenzstörungen

Der Erfolg der intrauterinen Inseminationsbehandlung hängt wesentlich von einer exakten Terminierung ab. Eine Ovulationszeitbestimmung durch Messen der Basaltemperaturkurve, Follikulometrie, Bestimmung des Zervixindex, der Estradiolkonzentration im Serum oder des LH-Peaks im Serum oder Urin ist Voraussetzung. Tabelle 6-4 zeigt eine 40%ige Schwangerschaftsrate bei zervixbedingter Sterilität, jedoch nur eine 22- bis 29%ige Schwangerschaftsrate bei idiopathischer oder andrologisch bedingter Kinderlosigkeit. Bezogen auf den Behandlungszyklus traten 89% der Schwangerschaften bei andrologischer und zervikaler Sterilität in den ersten vier Behandlungszyklen auf (Tab. 6-5). Wir begrenzen in der Universitäts-Frauenklinik Münster die Insemination auf fünf kontrollierte Behandlungszyklen. Bei andrologischer Fertilitätseinschränkung ist für die Erfolgschancen einer Inseminationsbehandlung eine minimale Spermaqualität Voraussetzung (Tab. 6-6). Der Schwangerschaftserfolg einer Inseminationsbehandlung wird wesentlich aber auch durch zusätzliche ovarielle Funktionsstörungen bestimmt. Dodson und Haney differenzieren in der kürzlich erschienenen Literaturübersicht [1] die Schwangerschaftserfolge nach intrauteriner Inseminationsbehandlung bei idiopathischer bzw. andrologischer Indikation nach der Art der Ovulationsinduktion im Vergleich zu Spontanzyklen. Bei ovarieller Stimulation durch Gonadotropine übersteigt die Schwangerschaftsrate bei andrologischer Indikation

Tabelle 6-6 Einschlußkriterien für die intrauterine Insemination

1. Ejakulatparameter	(Mindestanforderungen):
– Spermatozoendichte	> 5 Mio./ml
– Motilität	> 30% (progressiv und lokal motil)
– Morphologie	> 15% (normale Morphologie)
2. Funktionstests	
– Postkoitaltest:	< 10 progressiv motile Spermatozoen
– Kremer-Test:	negativ, schlecht oder mittelmäßig
3. Probe-Swim-up: > 1 Mio. progressiv motile Spermatozoen/ml > 24-h-Motilität im Spermatozoen-Survival-Test	
4. Voraussetzung:	
– Ejakulatkultur in den 6 Monaten zuvor:	negativ
– Chlamydienabstrich:	negativ
– Blutuntersuchung auf HIV, HBsAg, TPHA:	negativ

Tabelle 6-7 Literaturübersicht der Schwangerschaften nach intrauteriner Insemination aus andrologischer Indikation (modifiziert nach Dodson und Haney [1])

	Patientinnen	Schwangerschaften/Zyklus n	%	Schwangerschaften/Patientin %
Spontanzyklus	218	27/682	4	12
Clomifenzyklus	78	13/265	5	17
hMG-Zyklen	178	39/448	9	22

Tabelle 6-8 Literaturübersicht der Schwangerschaften nach intrauteriner Insemination bei idiopathischer Sterilität (modifiziert nach Dodson und Haney [1])

	Patientinnen	Schwangerschaften/Zyklus n	%	Schwangerschaften/Patientin %
Spontanzyklus	43	8/120	7	19
Clomifenzyklus	14	5/ 22	23	35
hMG-Zyklen	91	28/162	17	31

20% im Vergleich zu 12% in Spontan- und 17% in Clomifenzyklen (Tab. 6-7). Bei idiopathischer Sterilität (Tab. 6-8) werden bei ovarieller Stimulation mit Clomifen oder Gonadotropinen-Monosubstitution 35% Schwangerschaften erreicht, vergleichbar den Ergebnissen der assistierten Befruchtung.

Die Beurteilung der Effektivität der artefiziellen homologen Insemination ist deshalb erschwert, weil die Erstellung geeigneter Kontrollgruppen häufig nicht möglich ist und bei der Durchführung von Inseminationen häufig Zusatztherapien bei beiden Partnern durchgeführt werden.

Die heterologe artefizielle Insemination ist weit verbreitet, dennoch gibt es häufig ethisch-religiöse Einwände. Die intrauterine Insemination mit Spendersamen stellt insgesamt eine hocheffektive Maßnahme dar [29], die Problematik liegt neben ethisch-moralischen Einwänden jedoch in der Spenderauswahl sowie der rechtlichen Stellung des Spenders und Konzeptus (siehe auch Kap. 14 und 15).

Literatur

1. Dodson, W. C., A. F. Haney: Controlled ovarian hyperstimulation and intrauterine insemination for treatment of infertility. Fertil. and Steril. 55 (1991) 457.
2. Gaton, E., L. Zeidel, D. Bernstein, M. Glezerman, B. Czernobilisky, V. Insler: The effect of estrogen and gestagen on the mucus production of human endocervical cells. A histochemical study. Fertil. and Steril. 38 (1982) 580.
3. Hafez, E. S. E.: Gamete transport. In: Hafez, E. S. E., T. N. Evans (eds.): Human Reproduction: Conception and Contraception. Harper & Row, New York 1980.
4. Hard, A. D.: Artificial impregnation. Medical World 27 (1909) 163.
5. Harrison, R. F.: The diagnostic and therapeutic potential of the postcoital test. Fertil. and Steril. 27 (1981) 71.
6. Huhner, M.: Necrospermia and viability of spermatozoa in the cervical canal, J. Amer. med. Ass. 107 (1036) 1581.
7. Hull, M. G. R., P. E. Savage, D. R. Bromham: Prognostic value of the postcoital test: prospective study based on time-specific conception rates. Brit. J. Obstet. Gynaec. 89 (1982) 299.
8. Insler, V., H. Melmed, I. Eichenbrenner, D. Serr, B. Lunenfeld: The cervical score. Int. J. Gynec. Obstet. 10 (1972) 223.
9. Jager, S.: Immunglobulin class of antispermatozoal antibodies and inhibition of sperm penetration into cervical mucus. Proefschrift, Med. Fakultät der Reichsuniversität Groningen 1981.
10. Jager, S., J. Kremer, T. van Slochteren-Draaisma: A simple method of screening of antisperm antibodies in the human male. Detection of spermatozoal surface IgG with the direct mixed antiglobulin reaction carried out on untreated fresh human semen. Int. J. Fertil. 23 (1978) 12.
11. Jaszczak, S., E. S. E. Hafez: Sperm migration through the uterine cervix in the macaque during the menstrual cycle. Amer. J. Obstet. Gynec. 225 (1973) 1070.
12. Kellermann, A. S., J. C. Weed: Sperm motility and survival in relation to glucose concentration: An in vitro study. Fertil. and Steril. 21 (1972) 29.
13. Kremer, J.: A simple sperm penetration test. Int. J. Fertil. 10 (1965) 209.
14. Kremer, J.: The in vitro spermatozoal penetration test. Thesis, Groningen University 1968.
15. Kremer, J., S. Jager: The sperm-cervical mucus contact test: a preliminary report. Fertil. and Steril. 27 (1976) 335.
16. Kremer, J., S. Jager: Klinik der Fertilitätsstörungen des Mannes infolge Antispermatozoenantikörper. Helv. chir. acta 51 (1984) 321.

17. Kremer, J., S. Jager, T. van Slochteren-Draaisma: The „unexplained" poor postcoital test. Int. J. Fertil. 23 (1978) 277.
18. MacLead, J., R. Z. Gold: The male factor in fertility and sterility IV: sperm morphology in fertile and infertile marriages. Fertil. and Steril. 2 (1951) 394.
19. Makler, A.: Washed intrauterine insemination in the treatment of idiopathic infertility. In: Speroff, L. (ed.): Seminars in Reproductive Endocrinology, p. 35. Thieme Stuttgart–New York 1987.
20. Mann, T.: Energy requirement of spermatozoa and the cervical environment. In: Blandau, R. J., K. S. Moghissi (eds.): The Biology of the Cervix, p. 329. University of Chicago Press, Chicago 1973.
21. Marcus, S. S., S. L. Marcus: The cervical factor in infertility. Clin. Obstet. Gynec. 8 (1965) 15.
22. Masters, W. H., V. E. Johnson: Human Sexual Response. Little, Brown, Boston 1966.
23. Mathur, S., H. O. Williamson, M. E. Baker, P. F. Rust, G. L. Holtz, H. H. Fudenberg: Sperm motility on postcoital testing correlates with male immunity to sperm. Fertil. and Steril. 41 (1984) 81.
24. Matthews, C. D., A. E. Makin, L. W. Cox: Experience with in vitro sperm penetration testing in infertile and fertile couples. Fertil. and Steril. 33 (1980) 187.
25. Miller, E. G., R. Kurzrok: Biochemical studies of human semen II: factors affecting migration of sperm through the cervix. Amer. J. Obstet. Gynec. 24 (1932) 19.
26. Moghissi, K. S., D. Dabich, J. Levine, O. W. Neuhaus: Mechanism of sperm migration. Fertil. and Steril. 15 (1964) 15.
27. Moghissi, K. S., J. S. Gruber, S. Evans, J. Yanez: Homologous artificial insemination: a reappraisal. Amer. J. Obstet. Gynec. 129 (1977) 909.
28. Nicholson, R.: Vitality of spermatozoa in the endocervical canal. Fertil. and Steril. 16 (1965) 758.
29. Patton, Ph. E., K. A. Burry, A. Thurmond, M. J. Novy, D. P. Wolf: Intrauterine insemination outperforms intracervical insemination in a randomized, controlled study with frozen donor semen. Fertil. and Steril. 57 (1992) 559.
30. Pommerenke, W. T.: Cyclic changes in physical and chemical properties of cervical mucus. Amer. J. Obstet. Gynec. 52 (1946) 1023.
31. Schellen, A. M. C. M.: Artificial Insemination in the Human, p. 13. Elsevier, Amsterdam 1957.
32. Randall, J. M., V. Templeton: Cervical mucus score and in vitro sperm mucus interaction in spontaneous and clomiphene citrate cycles. Fertil. and Steril. 56 (1991) 465.
33. Sims, J. M.: On the microscope as an aid in the diagnosis and treatment of sterility. N.Y. med. J. 8 (1869) 393.
34. Sims, J. M.: Clinical Notes on Uterine Surgery with Special Reference to the Management of the Sterile Condition, p. 165. William Wood, New York 1871.
35. Sobrero, A. J., J. MacLead: The immediate postcoital test. Fertil. and Steril. 13 (1962) 184.
36. WHO Laboratory Manual for the Examination of Human Semen and Semen-Cervical-Mucus Interaction, 3rd ed. Cambridge University Press, Cambridge 1992.
37. Wong, P. C., J. P. Balmaceda, M. D. Blanco, R. S. Gibbs, R. H. Asch: Sperm washing and swim-up technique using antibodies removes microbes from human semen. Fertil. and Steril. 45 (1986) 97.
38. Zaneveld, L. J. Dl, P. F. Tauber, C. Port, D. Propping, G. F. B. Schumacher: Structural aspects of human cervical mucus. Amer. J. Ostet. Gynec. 122 (1975) 650.

7 Uteriner Faktor der weiblichen Sterilität

H. P. G. Schneider, H. Ochs

Inhalt

1	Einleitung 132	3.2	Operative Therapie durch Laparotomie	137
		3.3	Hysteroskopische Operationsverfahren	138
2	Diagnosestellung 132			
		4	Sterilitätsfaktor Uterus myomatosus	139
3	Sterilitätsfaktor uterine Fehlbildungen . . . 135	4.1	Operative Therapie	140
3.1	Epidemiologie und klinische Bedeutung . 135	4.2	Medikamentöse Therapie	141

1 Einleitung

Im folgenden sollen ausschließlich die uterinen Ursachen der weiblichen Sterilität dargestellt werden, die sich in organischen, die normale Anatomie des Uterus verändernden Funktionseinschränkungen manifestieren. Nicht berücksichtigt werden hier Veränderungen der Gebärmutterschleimhaut, die zusammen mit den Auswirkungen ovarieller Funktionsstörungen auf das Endometrium im Kapitel 10 dieses Bandes erörtert werden.

Im Vordergrund anatomischer Ursachen eingeschränkter Fertilität stehen *kongenitale Fehlbildungen* (siehe auch Abschnitt 3). Hierbei reicht die Variationsbreite von schwerwiegenden Störungen, die den Eintritt einer Schwangerschaft gar nicht erst zulassen, bis hin zu solchen, die als Zufallsbefund anläßlich einer Entbindung durch Sectio caesarea entdeckt werden. Die chirurgische und konservative Behandlung von Anomalien, bei denen die Fertilität nicht wiederhergestellt werden kann, wird im Band 8 beschrieben. Dabei handelt es sich in der Regel um Anlagestörungen, bei denen der Uterus gar nicht oder nur rudimentär (z.B. Mayer-Rokitansky-Küster-Syndrom) angelegt ist (siehe auch Bd. 1, Kap. 1). Fusionsstörungen der Müller-Gänge dagegen können bei entsprechender Indikation, die allerdings wegen der durchaus realistischen Möglichkeit ausgetragener Schwangerschaften auch ohne chirurgische Intervention streng gestellt werden sollte, operativ erfolgreich angegangen werden. Dabei treten die traditionellen Verfahren der „Makrochirurgie" zunehmend in den Hintergrund und werden durch „mikrochirurgische" Techniken ersetzt. Analog dem Vorgehen bei der Tubenchirurgie (siehe auch Kap. 8) haben sich hier zunehmend die Wahl reaktionsloser, ultrafeiner Nahtmaterials sowie die generellen Prinzipien der Mikrochirurgie durchgesetzt.

Einen deutlichen Fortschritt in der operativen Therapie stellt die zunehmende Entwicklung des endoskopischen Operierens dar (siehe auch Kap. 5). Von der ausschließlichen Diagnostik nunmehr zur Therapie wurden diese Verfahren in den letzten Jahren zunehmend verfeinert. In der Behandlung von anlagebedingten Anomalien des Uterus stehen dabei die hysteroskopischen Techniken im Vordergrund.

Von den angeborenen Fehlbildungen müssen *erworbene Uterusanomalien* abgegrenzt werden, die in Gestalt von Synechien nach forcierten Kürettagen oder – seltener – postentzündlichen oder posttraumatischen Veränderungen unter dem klinischen Bild eines Asherman-Syndroms auftreten können. Auch hier ergibt sich eine Indikation zur operativen Intervention im Sinne einer hysteroskopischen Adhäsiolyse.

Als weitere Veränderung der normalen Anatomie des Uterus mit möglicher Einschränkung der Fertilität werden im folgenden *Myome des Uterus* besprochen. Während in Band 8 überwiegend Grundlagen und allgemeine Aspekte dargestellt werden, soll an dieser Stelle die uteruserhaltende Therapie in ihrer Bedeutung für Sterilität und Infertilität berücksichtigt werden. Hier sind neben der wachsenden Bedeutung der Sonographie für Diagnosestellung und Therapieüberwachung besonders die neueren medikamentösen Behandlungsformen in Gestalt der GnRH-Analoga hervorzuheben. Dabei setzt sich immer mehr die kombinierte hormonell-operative Therapie durch, bei der auf eine ovarsuppressive medikamentöse Behandlungsphase die chirurgische Entfernung der regressiven Myomanlage folgt. Dieser Eingriff kann unter mikrochirurgischen Kriterien oder auf endoskopischem Wege erfolgen, wobei auch hier eine Tendenz zu den endoskopischen Verfahren zu erkennen ist.

2 Diagnosestellung

Das klinische Beschwerdebild steht auch heutzutage weiterhin am Anfang diagnostischer Bemühungen vor dem Einsatz apparativer oder gar operativer Techniken. Dabei kann die *Symptomatik der uterinen Fehlbildungen*, die das Eintreten einer Schwangerschaft gestatten, äußerst diskret sein. Neben Dysmenorrhö oder Lutealphasendefekten wird die Diagnose zumeist erst bei gezielter Suche nach Ursachen im Falle der folgenden Krankheitsbilder gestellt:

– ungeklärte primäre oder sekundäre Sterilität
– habituelle Aborte

- wiederholte geburtshilfliche Lageanomalien
- im Rahmen der Abklärung urologischer Fehlbildungen

Die *Palpation* kann in Einzelfällen zwar Hinweise auf das Vorliegen einer Fehlbildung liefern, zur endgültigen Diagnostik wird man sich jedoch apparativer Verfahren bedienen müssen. Dabei ist zunächst die *Sonographie* zu nennen, die – von abdominal oder vaginal durchführt – bei septierten Uteri zwei voneinander getrennte Endometriumechos erkennen läßt. Zusammen mit der Beurteilung der Form des Fundus läßt sich dann in der Regel zwischen einer Doppelanlage und einem uterinen Septum unterscheiden. Vor Durchführung einer operativen Korrektur sind als Standardverfahren jedoch weiterhin die *Hysterosalpingographie* (Abb. 7-1) und ergänzend die endoskopische Abklärung durch Hysteroskopie und *Pelviskopie* (siehe auch Kap. 4) obligat. Weitere apparative Verfahren wie die Magnetresonanz- oder die Computertomographie haben sich aufgrund ihrer ungünstigen Nutzen-Kosten-Relation nicht durchsetzen können.

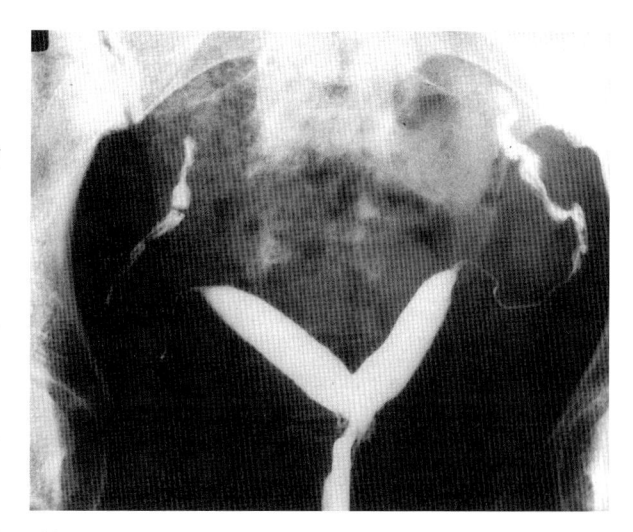

Abb. 7-1 Hysterosalpingographische Darstellung eines Uterus bicornis unicollis.

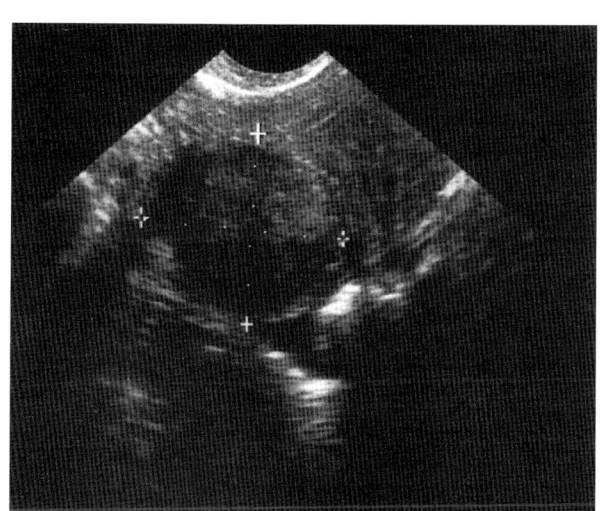

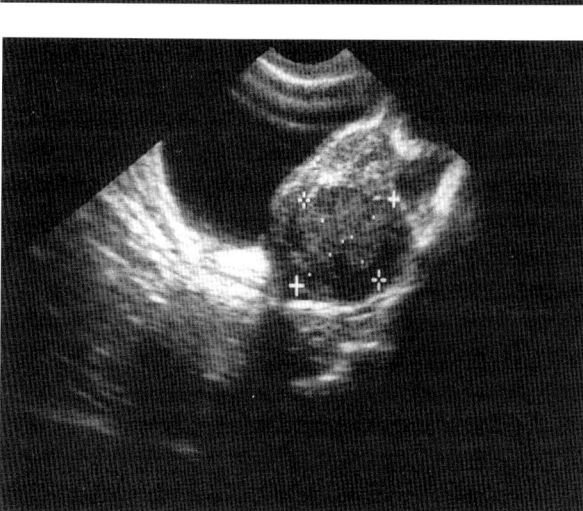

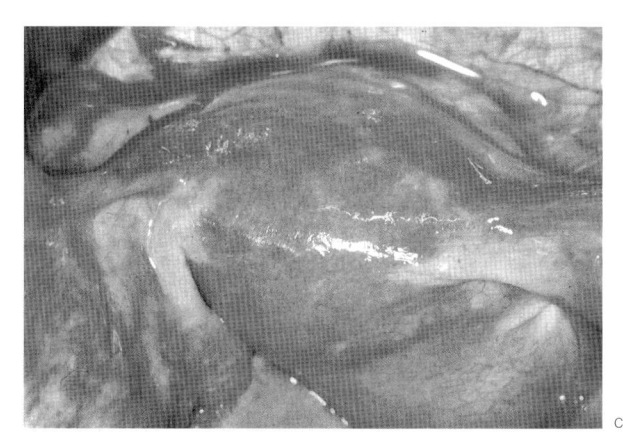

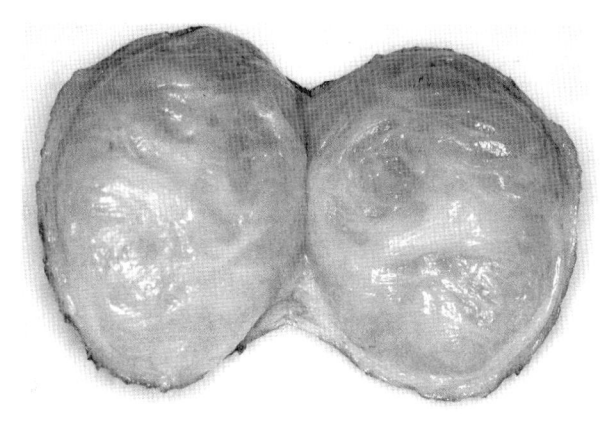

Abb. 7-2 Abdominalsonographische Darstellung eines solitären intramural bis subserös wachsenden Myoms.
a) vor der Therapie
b) nach Therapie mit einem GnRH-Analogon
c) Situs bei Myomenukleation
d) aufgeschnittenes Präparat desselben Myoms

7 Uteriner Faktor der weiblichen Sterilität

Uterusmyome

Myome des Uterus fallen klinisch häufig bereits durch die Tastuntersuchung auf. Der vergrößerte, unregelmäßig begrenzte Uterus verursacht Verdrängungserscheinungen mit entsprechenden Beschwerden sowie Blutungsstörungen. Die Beeinträchtigungen der eingetretenen Schwangerschaft entsprechen im wesentlichen denen der Uterusfehlbildungen.

Als Standardverfahren zur Diagnostik hat sich die *Sonographie* durchgesetzt (Abb. 7-2 und 7-3). Neben der genauen Lokalisation lassen sich Größe und Aussehen der einzelnen Myomknoten gut darstellen und metrisch erfassen, so daß diese Methode hier den operativ diagnostischen Verfahren unter Umständen sogar überlegen ist. Besonderheiten der Struktur, wie z.B. verflüssigte nekrotische Innenbezirke oder Verkalkungen, sind gut zu erkennen.

Verkalkte Myome sind in Einzelfällen auch durch eine *Abdomenübersichtsaufnahme* zu erkennen (Abb. 7-4); dies ist jedoch in der Regel ein Zufallsbefund und keine geeignete Routinemethode zur Diagnostik.

Die *Hysterosalpingographie* dient zur Beurteilung der Beeinträchtigung der Tubenpassage durch Myome; sie kann zusätzliche Informationen über das Ausmaß der Kavumverformung und Größe und Sitz der Myome liefern (Abb. 7-5).

Magnetresonanz- und Computertomographie werden zwar inzwischen häufiger in Diagnosestellung und Überwachung hormonell-ablativer Therapien zur Myomverkleinerung eingesetzt, haben jedoch, insbesondere durch die herausragende Stellung der Sonographie, keine weite Verbreitung gefunden.

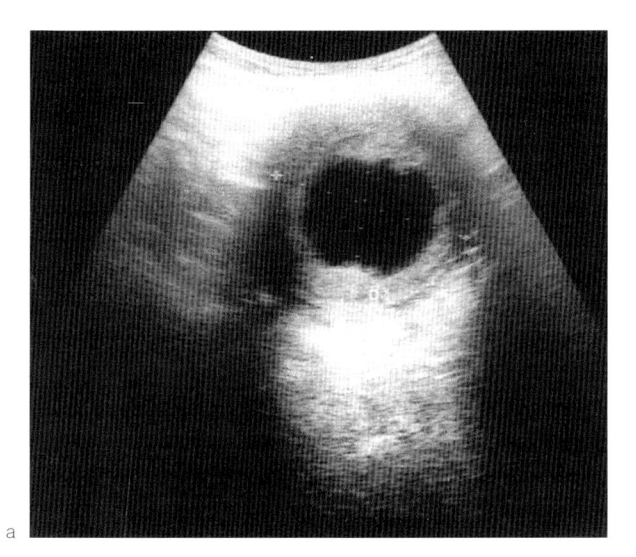

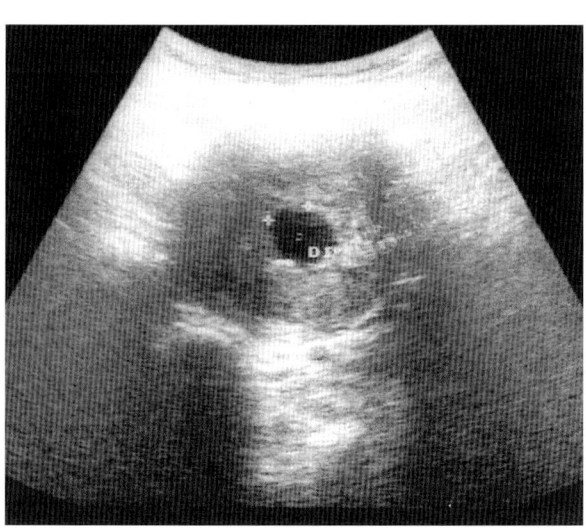

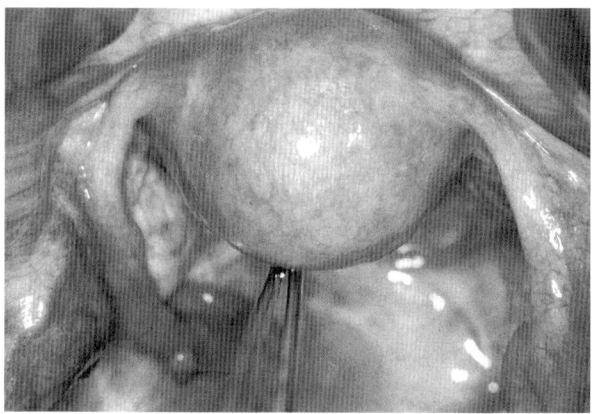

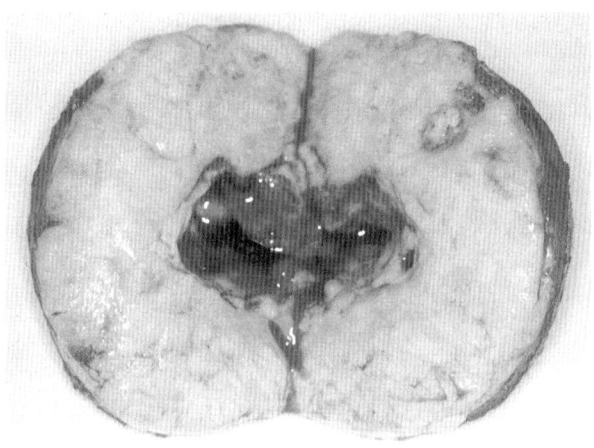

Abb. 7-3 Myom mit zentraler verflüssigender Nekrose.
a) und b) Abnahme der zentralen Verflüssigung unter Therapie mit einem GnRH-Analogon (abdominalsonographische Darstellung)
c) Operationssitus bei der Myomenukleation
d) aufgeschnittenes Präparat des entfernten Myoms mit der sonographisch dokumentierten zentralen Verflüssigung

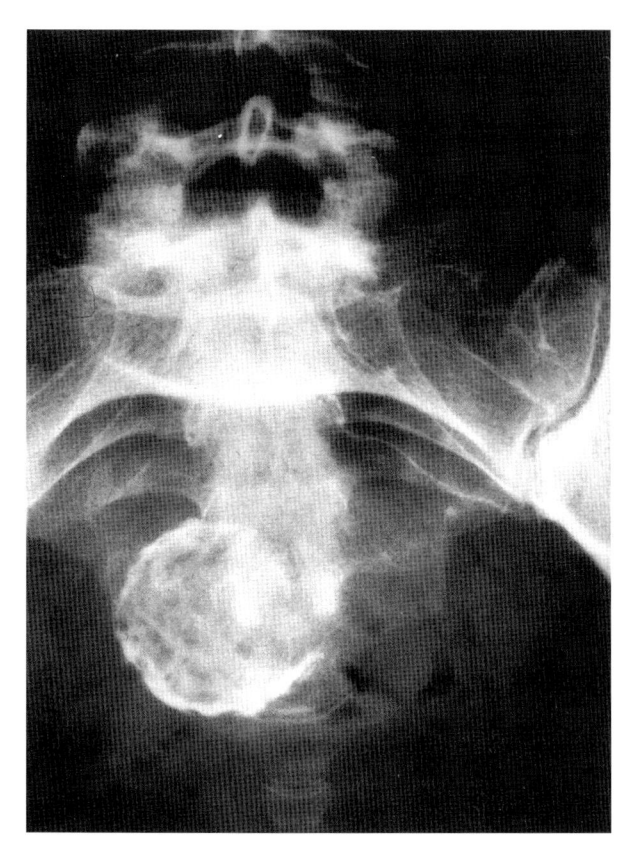

Abb. 7-4 Beckenübersichtsaufnahme, auf der ein verkalktes Myom zu erkennen ist.

Hysteroskopie und *Pelviskopie* komplettieren die Diagnostik. Sie dienen der Abklärung von Ausdehnung und Lokalisation der uterinen Läsion ebenso wie der Untersuchung möglicher Beeinträchtigung der Tubenfunktion.

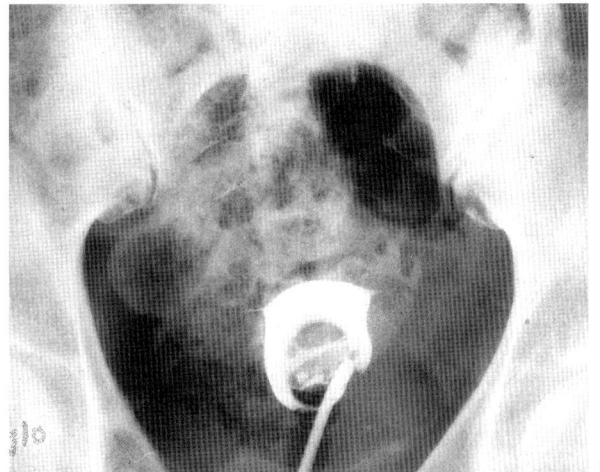

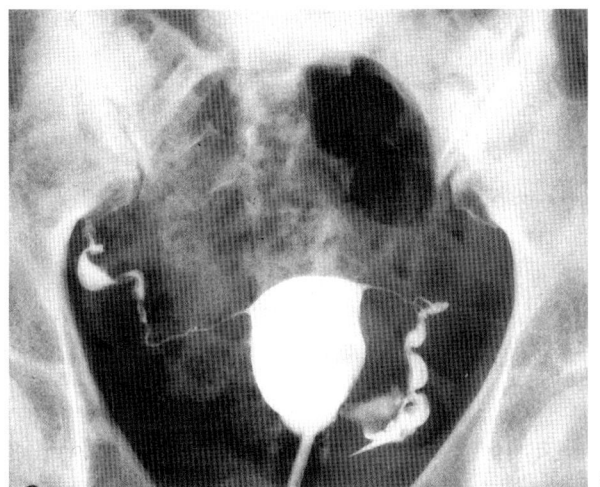

Abb. 7-5 Hysterosalpingographie bei Uterus myomatosus.
a) Darstellung des submukösen Myoms durch Kontrastmittelaussparung
b) Darstellung der Tubendurchgängigkeit bei derselben Patientin

3 Sterilitätsfaktor uterine Fehlbildungen

3.1 Epidemiologie und klinische Bedeutung

Die *Entwicklung* des Urogenitaltrakts vollzieht sich zwischen der 6. und 17. Schwangerschaftswoche. Dabei entstehen Fehlbildungen des Uterus durch unvollständige Verschmelzung der Müller-Gänge, wobei je nach Schweregrad Variationen zwischen Uterus arcuatus bis hin zum Uterus duplex möglich sind. Zur besseren Vereinheitlichung der Nomenklatur der Fehlbildungen hat die American Fertility Society [2] 1988 erstmals einen Vorschlag unterbreitet (Abb. 7-6), der sowohl als Grundlage die jeweilige uterine Anomalie beschreibt als auch entwicklungsgeschichtlich assoziierte Fehlbildungen berücksichtigt. Zudem wird die Prognose bezüglich Schwangerschaftsverlauf und Ausgang dokumentiert. Ähnlich wie bei der Klassifikation der Endometriose (siehe auch Kap. 9) erhofft man sich eine breite Anwendung zur besseren Vergleichbarkeit klinischer Ergebnisse.

Die *Inzidenz* uteriner Anomalien wird zwischen 0,1 und 0,5 % aller Geburten angegeben [21]. Dabei besteht kein Zweifel, daß in einem großen Teil eine normale Schwangerschaft und Geburt zu erwarten ist. Ebenso besteht aber Einigkeit darüber, daß uterine

THE AMERICAN FERTILITY SOCIETY CLASSIFICATION OF MULLERIAN ANOMALIES

Patient's Name _____ Date _____ Chart # _____

Age _____ G _____ P _____ Sp Ab _____ VTP _____ Ectopic _____ Infertile Yes _____ No _____

Other Significant History (i.e. surgery, infection, etc.) _____

HSG _____ Sonography _____ Photography _____ Laparoscopy _____ Laparotomy _____

EXAMPLES

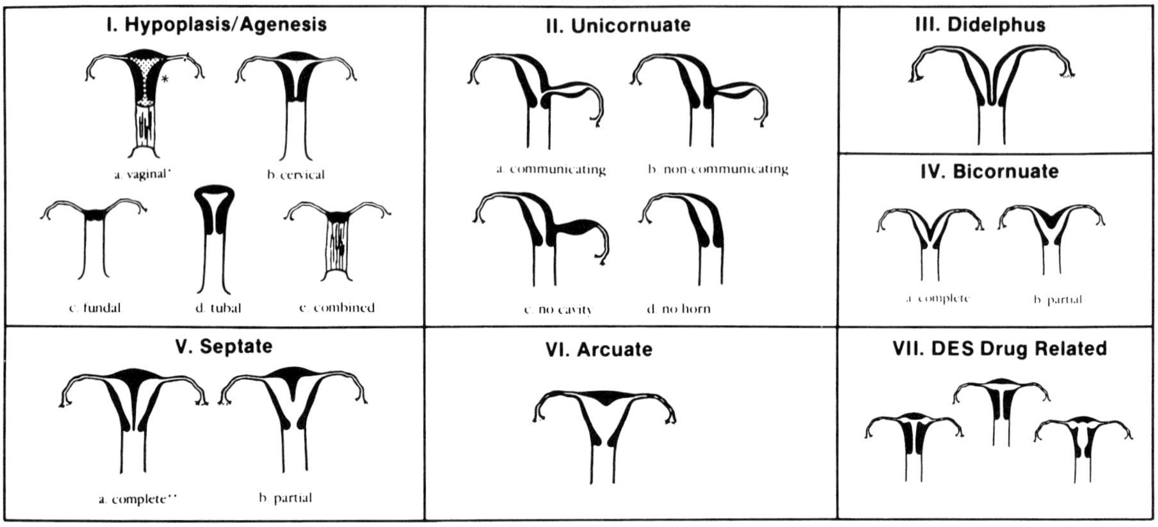

I. Hypoplasis/Agenesis
a. vaginal
b. cervical
c. fundal
d. tubal
e. combined

II. Unicornuate
a. communicating
b. non-communicating
c. no cavity
d. no horn

III. Didelphus

IV. Bicornuate
a. complete
b. partial

V. Septate
a. complete**
b. partial

VI. Arcuate

VII. DES Drug Related

* Uterus may be normal or take a variety of abnormal forms.
** May have two distinct cervices

Type of Anomaly
- Class I _____
- Class II _____
- Class III _____
- Class IV _____
- Class V _____
- Class VI _____
- Class VII _____

Treatment (Surgical Procedures): _____

Prognosis for Conception & Subsequent Viable Infant*

_____ Excellent (> 75%)
_____ Good (50-75%)
_____ Fair (25%-50%)
_____ Poor (< 25%)

*Based upon physician's judgment.

Recommended Followup Treatment: _____

Property of
The American Fertility Society

Additional Findings: _____

Vagina: _____
Cervix: _____
Tubes: Right _____ Left _____
Kidneys: Right _____ Left _____

DRAWING
L.   R

For additional supply write to:
The American Fertility Society
2140 11th Avenue, South
Suite 200
Birmingham, Alabama 35205

Abb. 7-6 Klinischer Dokumentationsbogen mit Einteilung der uterinen Anomalien nach der American Fertility Society [2].

Fehlbildungen mit habituellen Aborten, isthmozervikaler Insuffizienz, Frühgeburtlichkeit und Wehendyskoordination sowie Lageanomalien einhergehen. Die Angaben in der Literatur zur Häufigkeit dieser Fortpflanzungsprobleme schwanken zwischen 23,5 und 33% [16].

Im eigenen Krankengut [4] untersuchten wir 18 Patientinnen, die einer Metroplastik nach Bret zugeführt wurden. Unter diesen fanden sich drei Frauen mit primärer Infertilität, eine Patientin hatte einen Abort erlebt, während die Mehrzahl (13 Patientinnen) zwei bzw. drei vorausgegangene Aborte angab. Bei einer Patientin waren neun Fehlgeburten der Uteruskorrektur vorausgegangen. Eine primäre Infertilität wurde in einer anderen Zusammenstellung [15] 1983 bei 9,1% von Frauen mit nachgewiesener Uterusfehlbildung berichtet. Ein noch weiter selektioniertes Krankengut stellen Patientinnen mit habituellen Aborten dar. Hier wurde anhand von 450 dieser Frauen eine Inzidenz von 18,2% an Uterusfehlbildungen errechnet [1]. Zur frühzeitigen Diagnostik eignet sich die Hysteroskopie nach erfolgter Abortkürettage, bei der Golan und Mitarb. [13] in einem Viertel der Fälle eine Uterusanomalie fanden.

Wenn auch die Angaben zur Prognose der eingetretenen Schwangerschaft bei Uterusfehlbildung in der Literatur schwanken, so besteht doch dahingehend Einigkeit, daß ein septierter Uterus viel eher eine Infertilitätsursache darstellt als eine bikornuale Anlage.

3.2 Operative Therapie durch Laparotomie

Wenngleich eine Erhöhung der fetalen Überlebensrate von präoperativ zwischen 0 und 30% auf 50 bis 90% nach erfolgter Korrektur berichtet wurde [3], so ist die Indikation zum operativen Eingriff keineswegs absolut.

Wir betreuten kürzlich eine Patientin, die bereits elf Fehlgeburten zwischen der 8. und 12. Schwangerschaftswoche erlebt hatte. Nach dem 9. Abort wurde dann eine Schwangerschaft bis in die 33. Schwangerschaftswoche geführt und endete nach vorzeitigem Blasensprung mit der Frühgeburt eines heute gesunden Kindes. Als zehn Jahre nach dem Partus zwei weitere Schwangerschaften abortiert wurden, erfolgte erstmals eine operative Abklärung der habituellen Aborte. Als organische Ursache fand sich ein Uterus bicornis unicollis. Bevor bei der nunmehr fast 37jährigen Patientin die empfohlene operative Korrektur durchgeführt werden konnte, trat bereits die 13. Schwangerschaft ein. Mittels prophylaktischer Hospitalisation ab der 28. Schwangerschaftswoche konnte die Patientin bis in die 37. Schwangerschaftswoche geführt werden und wurde nach zwischenzeitlicher Entlassung in engmaschige ambulante Betreuung am Termin von einem gesunden, normalgewichtigen Kind aus Schädellage spontan entbunden.

Wir fordern daher bei bestehendem Kinderwunsch zunächst den Ausschluß anderer Sterilitätsfaktoren, die häufig mit der Fehlbildung assoziiert sind. Insbesondere werden Lutealphasendefekte und isthmozervikale Insuffizienz gehäuft gefunden. Bevor die Indikation zur operativen Korrektur gestellt wird, werden in der Literatur von den meisten Autoren habituelle oder zumindest drei konsekutive Aborte gefordert. Von dieser sehr restriktiven Einstellung weichen heute viele Zentren ab, was seinen Grund in der wesentlich verbesserten Funktionsdiagnostik der weiblichen Infertilität und der daraus resultierenden größeren Sicherheit der Zuordnung der Infertilitätsursache Uterusfehlbildung hat. Darüber hinaus entscheiden wir uns bei septierten Uteri bereits nach ein oder zwei Aborten zur operativen Korrektur, da diese unverhältnismäßig höher an der Abortrate der Uterusanomalie beteiligt sind. Desweiteren wird man bei Frauen jenseits des 30. Lebensjahrs, also mit altersbedingt reduzierter Konzeptionschance, fehlenden anderen erkennbaren Ursachen und nach langjähriger ungewollter Kinderlosigkeit die Indikation großzügiger stellen. Ebenso stellen wir die operative Herstellung eines normal geformten Cavum uteri vor die Durchführung aufwendigerer Sterilitätstherapien, wie z.B. die In-vitro-Fertilisation mit nachfolgendem Embryotransfer.

Metroplastik nach Bret und Guillet

Für die Durchführung der Metroplastik per laparotomiam werden verschiedene Techniken angegeben, die sich vor allem in ihrem ersten Schritt, der Eröffnung des Cavum uteri, unterscheiden. Die initiale Methode des Fundusquerschnitts nach Strassmann wurde von Jones [16] modifiziert; Bret und Guillet [5] dagegen beginnen die Operation durch eine fundale Längsinzision, die etwa zwei Drittel der Uterusvorder- und -hinterwand umfaßt. Kaudalwärts gelangt man in das Cavum uteri und kann von dort aus auf einer unter dem Septum durchgeführten Sonde das Septum mit dem Skalpell spalten (Abb. 7-7). Der Verschluß der Uteruswunde erfolgt in zwei Schichten, wobei eine erste extramuköse und eine zweite seromuskuläre Nahtreihe – in anteroposteriorer Richtung geführt – das Kavum verschließen. Auf diese Weise wird das Septum relativ glatt in die Uteruswand integriert. Wir schließen uns der Meinung anderer Autoren an, die in dieser Methode, die im angelsächsischen Raum unter der Modifikation nach Tompkins bekannt ist, die folgenden Vorteile sehen:

– kein Verlust von Myometrium und dadurch:
– keine Verkleinerung des Uteruskavums
– Cornua uteri bleiben unverletzt
– geringe Blutungstendenz durch Gefäßschonung
– keine Gewebekompression an den Nahtstellen

Mit dieser Technik erzielten wir bei 75% unserer Patientinnen [4] eine ausgetragene Gravidität, wobei wir den Eintritt einer Schwangerschaft nach frühestens drei

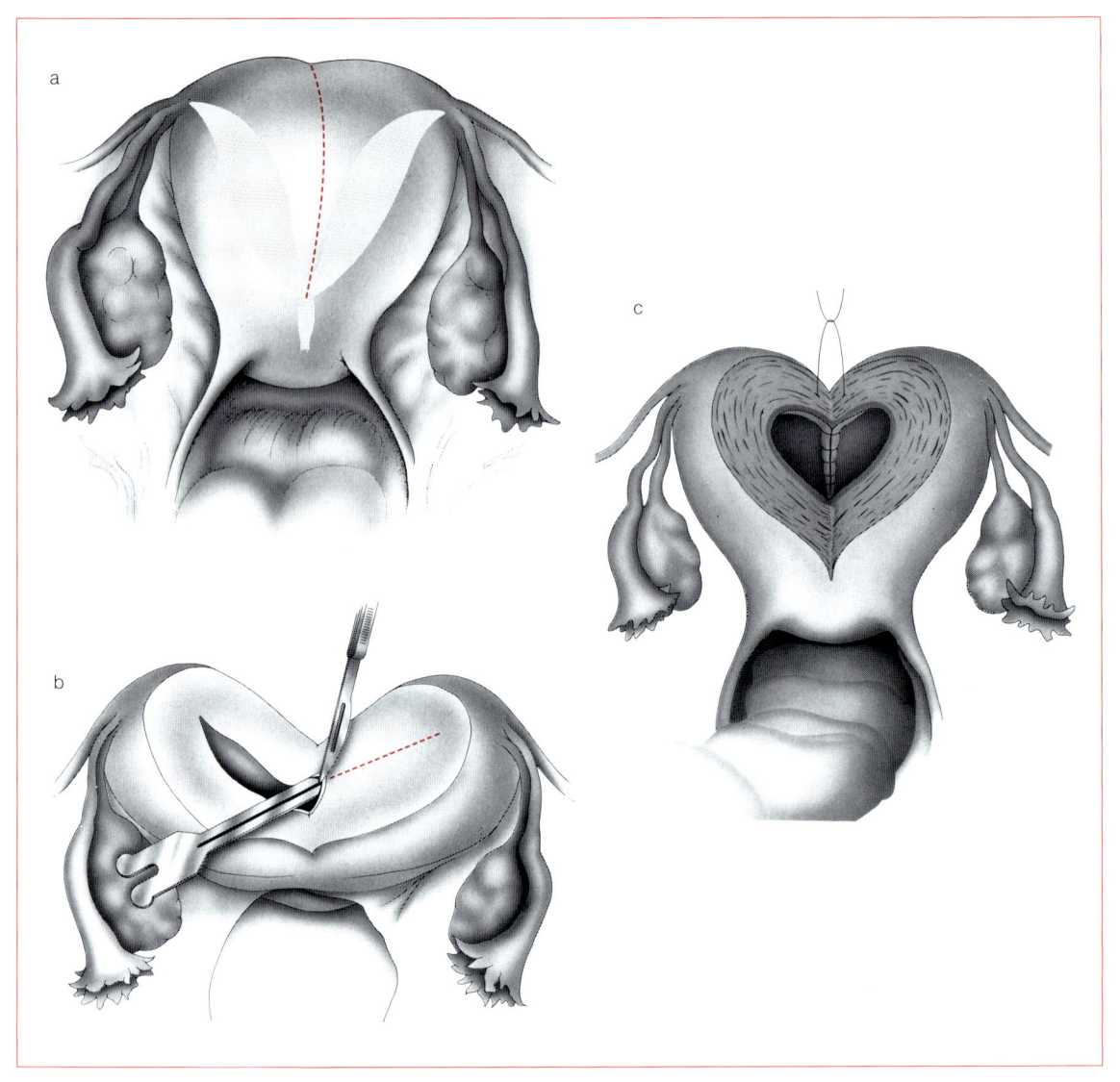

Abb. 7-7 Metroplastik nach Bret und Guillet [5].
a) Inzisionslinie des Uterus, b) Spalten des Septums mit Hilfe einer Kochersonde, c) Verschluß der Uteruswunde, erste Nahtreihe

Monaten erlauben. Hinsichtlich des Entbindungsmodus streben wir die Spontangeburt an. Dabei folgen wir den gleichen Kriterien wie nach vorausgegangener Sectio caesarea, indem wir routinemäßig eine intrauterine Druckmessung durchführen. Postpartal wird nach Geburt der Plazenta das Uteruskavum manuell ausgetastet.

3.3 Hysteroskopische Operationsverfahren

Die hysteroskopischen Methoden zur Korrektur kongenitaler Anomalien verdrängen zunehmend die abdominalen Operationsverfahren. Dabei werden die folgenden *Vorzüge des endoskopischen Vorgehens* besonders hervorgehoben:
– Vermeidung einer Laparotomie mit größerem Operationsrisiko
– kürzerer stationärer Aufenthalt
– Vermeidung der Eröffnung des Cavum uteri und der sich daraus ergebenden Konsequenzen für die Geburtsleitung folgender Schwangerschaften

Trotzdem sollte sorgfältig abgewogen werden, welche anatomische Variante sich zum hysteroskopischen Vorgehen eignet und welche doch weiterhin mikrochirurgisch angegangen werden sollte. Dabei folgen die meisten Autoren den Vorschlägen von DeCherney [11], der die Grenze des hysteroskopischen Vorgehens in einer Ausdehnung der Basis des Septums von 1 cm sieht. Die Länge des Septums variierte in seinem Patientengut zwischen 1 und 4 cm. Für die *Durchführung des Eingriffs* wird die späte Follikelphase bevorzugt. Dies hat den Vorteil der bereits abgeklungenen Regelblutung, und gleichzeitig ermöglicht es die Deckung des durch die Resektion entstandenen Defekts durch proliferierende Schleimhaut. Nach vorsichtiger Dilatation des Zervikalkanals zur Einführung des Instrumentariums wird nach erfolgtem Überblick zur Bestätigung der Diagnose das Septum mittels Resektoskop oder Neodym-YAG-Laser abgetragen. Man beginnt von proximal nach distal, bis ein problemloser Überblick auf beide Tubenostien gleichzeitig möglich ist.

In der Regel wird der hysteroskopische Eingriff parallel durch Pelviskopie überwacht, um frühzeitig die Gefahr einer Perforation zu erkennen. In jüngerer Zeit sind hierzu Alternativen diskutiert worden; so führen mittlerweile eine zunehmende Anzahl von Autoren die hysteroskopische Resektion unter abdominaler Ultraschallkontrolle durch. Mit zunehmender Verfeinerung sonographischer Methoden wurde inzwischen bereits auch die ausschließlich ultraschallgesteuerte Septumabtragung vorgestellt [20], deren breite Anwendung allerdings noch aussteht.

Das Eintreten einer Schwangerschaft wird frühestens drei Monate nach dem Eingriff gestattet. Histologische Untersuchungen bewiesen die vollständige Ausbreitung des Endometriums bereits in dem auf die Septumresektion folgenden Zyklus [7]. Die Proliferation der Schleimhaut wird dabei in der Regel durch Gabe von Östrogen-Gestagen-Kombinationen unterstützt.

Hysteroskopische Therapie des Asherman-Syndroms

Die Entfernung von traumatisch entstandenen intrauterinen Adhäsionen wird heutzutage ausschließlich auf hysteroskopischem Wege durchgeführt. Dabei reichen die angewendeten Techniken von der einfachen mechanischen Zerstörung der Verwachsungsstränge mit dem scharfen Ende des Hysteroskops über die Anwendung von Scheren bis hin zur elektrochirurgischen Resektion mit dem urologischen Resektoskop. Zur Prophylaxe unmittelbar postoperativ erneut auftretender Adhäsionen wird in der Regel ein Intrauterinpessar eingelegt und die Proliferation des Endometriums mit Östrogen-Gestagen-Kombinationspräparaten unterstützt. Viele Autoren kontrollieren den Behandlungserfolg durch eine Hysterosalpingographie im Folgezyklus; bei zuvor amenorrhoischen Patientinnen ist er klinisch bereits am Wiederauftreten der Regelblutung zu erkennen.

Die Schwangerschaftsraten nach dem operativen Eingriff liegen zwischen 41 und 100%, wobei diese Schwankungsbreite des Erfolges sicher eher der unterschiedlichen Zusammensetzung der Patientenkollektive als der operativen Technik zuzuschreiben ist. In diesem Zusammenhang wurde zusätzlich die Frage aufgeworfen, welche minimale Uteruskavität erforderlich ist, um eine ausgetragene Schwangerschaft zu erzielen.

So wurde im Rahmen einer Einzelfalldarstellung kürzlich über eine 25jährige Patientin berichtet [8], die nach einer Spontangeburt im Alter von 18 Jahren im Wochenbett wegen verstärkter Nachblutung kürettiert werden mußte. Nach Abschluß der Stillperiode blieb die Patientin amenorrhoisch. Nach sieben Jahren sekundärer Infertilität unter der hysterosalpingographisch gesicherten Diagnose eines Asherman-Syndroms wurden insgesamt vier Versuche unternommen, die Adhäsionen hysteroskopisch zu lösen. Dies gelang letztendlich, und unter hochdosierter Östrogen-Gestagen-Kombination konnten Schmierblutungen induziert werden. Hieraus resultierte eine spontane Schwangerschaft, die in der Spontangeburt eines lebensfrischen Kindes am Termin endete. Nach Beendigung der Laktation trat wiederum eine sekundäre Amenorrhö ein; das Hysterosalpingogramm entsprach dem vor der zweiten Schwangerschaft. Nach drei Jahren trat erneut eine spontane Schwangerschaft ein, die ebenfalls in der Geburt eines lebensfrischen Kindes am Termin endete. Auch diesmal trat postpartal das klinische und radiologische Bild eines Asherman-Syndroms wieder auf.

4 Sterilitätsfaktor Uterus myomatosus

Myome des Uterus zählen zu den häufigsten gutartigen Tumoren im kleinen Becken. Ihre Inzidenz wird mit 20 bis 25% aller Frauen im reproduktiven Alter angegeben [19], wobei die Häufigkeit mit steigendem Alter der Frau zunimmt und nach der Menopause wieder steil abfällt.

Lediglich 20 bis 50% aller Myome sollen Symptome verursachen, die sich abhängig von Lage, Sitz und Größe unterschiedlich darstellen können. Im Vordergrund der klinischen Symptomatik stehen neben der palpablen Resistenz im kleinen Becken mit Druck- und Verdrängungserscheinungen Menometrorrhagien, die eine Anämie unterschiedlichen Ausmaßes hervorrufen können. Des weiteren traten Dysmenorrhö, Dyspareunie und ständige Unterleibsschmerzen bei bis zu 65% der Patientinnen in einem Kollektiv auf, das zu mehr als 50% aus Sterilitätspatientinnen bestand [10].

Mit zunehmendem Alter der Schwangeren, bzw. Verschiebung der reproduktiven Phase der Frau jenseits des 30. Lebensjahres, steigt auch die Bedeutung uteriner Myome für Sterilität und Fertilität. Das Eintreten einer Schwangerschaft oder deren ungestörten Verlauf können Myome dabei in unterschiedlicher Weise beeinträchtigen:

- Tubenverschluß bei kornualem Sitz
- Nidationsstörung bei submukösem Myom
- Fehlgeburt
- vorzeitige Wehentätigkeit
- Frühgeburt
- Infektion eines erweichenden Myoms

Die Geburt schließlich kann durch die folgenden Faktoren beeinflußt werden:

- Lageanomalien durch Myome als Hindernis
- zervikale Myome als Geburtshindernis
- verstärkte postpartale Nachblutung
- Involutionsstörungen im Wochenbett

Inwieweit Myome dabei als alleinverursachend für Sterilität und Infertilität angesehen werden können, läßt sich auch an großen Fallzahlen retrospektiv nur vermuten. In einem ausführlichen Literaturüberblick über insgesamt 1698 Fälle von Myomenukleationen fand man 464 Frauen (27%), bei denen ananmestisch eine Sterilitätsproblematik vorlag [6]. Es konnten aber lediglich bei 2,7% der Frauen Myome als *einziger* Grund für die ungewollte Kinderlosigkeit angeschuldigt werden. Dagegen spricht eine Schwangerschaftsrate von 40% bei Sterilitätspatientinnen *nach* erfolgter Myomektomie für die berechtigte Indikation zum operativen Eingriff. Ebenso unterstreichen Untersuchungen, nach denen die Abortrate von Myomträgerinnen von präoperativ 41 auf 19% nach Myomentfernung gesenkt werden konnte, die vorherige Bedeutung dieser Myome als Aborturache.

Aufgrund des oben Gesagten gilt es, die Indikation zur invasiven Behandlung sorgfältig abzuwägen. Neben den Fällen, in denen z.B. ein beiderseitiger myombedingter Tubenverschluß zum Handeln zwingt oder andere Infertilitätsursachen ausgeschlossen werden konnten, hat sich für die Praxis ansonsten der Vorschlag von Buttram bewährt [6], der die Größe des myomatös veränderten Uterus in die Entscheidung einfließen läßt:

- Asymptomatische Patientinnen mit einer Uterusgröße unterhalb der 12. Schwangerschaftswoche sollen hiernach lediglich in sechsmonatlichen Abständen kontrolliert werden und das Eintreten einer spontanen Schwangerschaft *abgewartet* werden.
- Frauen, deren Uterusgröße die 12. Schwangerschaftswoche überschritten hat oder bei denen ein rasches Myomwachstum zu beobachten ist, sollen der *operativen oder kombinierten hormonell-operativen Therapie* zugeführt werden.

Ergänzend ist zu beachten, daß aufgrund der Östrogenabhängigkeit uteriner Myome mit einem Wachstumsschub in der Schwangerschaft zu rechnen ist. Eine Größenzunahme ist vor allem in den ersten 24 Schwangerschaftswochen zu erwarten, danach ist ein Stillstand zu beobachten. Im Wochenbett kann sich die Myomgröße auf das präkonzeptionelle Maß reduzieren.

4.1 Operative Therapie

Fertilitätserhaltende operative Verfahren beim Uterus myomatosus beschränken sich in der Vergangenheit ausschließlich auf *Myomentfernungen durch Laparotomie*. Je nach Größe des Uterus wurde der Pfannenstiel-Querschnitt oder unter Umständen sogar ein Längsschnitt als Zugang gewählt. Nach dem Spalten der Serosa über dem Punctum maximum der Mobilität über dem Myom wird dieses aus seiner Pseudokapsel herausgeschält. Nach subtiler Blutstillung im Myombett wird anschließend der Defekt durch eine oder mehrere versenkte Einzelknopfnähte mit resorbierbarem Material (Dexon® oder Vicryl® Nr. 3 × 0) verschlossen, wobei darauf zu achten ist, daß keine Hohlräume entstehen, in denen sich Hämatome oder Nekrosen bilden können.

Mit Entwicklung der *mikrochirurgischen Techniken* sollte die Myomenukleation per laparotomiam heute ausschließlich unter diesen Kautelen durchgeführt werden. Dabei eröffnet sich durch die Einführung der Laserchirurgie eine zusätzliche Möglichkeit der subtilen Blutstillung und des gewebeschonenden Arbeitens.

Pelviskopische Verfahren lösen den operativen Zugang über einen Bauchschnitt zunehmend ab. Es kann mittlerweile als Standardverfahren gelten, Myome bis zu einem Durchmesser von 5 cm auf endoskopischem Wege zu entfernen, wobei die Entwicklung von pelviskopischen Instrumenten zum Morcellieren und die Einführung endoskopischer Nahttechniken die Möglichkeiten beträchtlich erweitert haben (siehe auch Kap. 5). Dennoch prägen zusätzliche Faktoren wie die Lokalisation des Myoms und die Anzahl der zu entfernenden Tumoren die letztendliche operative Entscheidung. Der Vorteil der „minimalinvasiven Chirurgie" liegt auch hier in den geringeren postoperativen Beschwerden und Komplikationen der Patientinnen und einer deutlich reduzierten Dauer des postoperativen Krankenhausaufenthaltes.

Submuköse Myome erfordern in der Regel die *operative Hysteroskopie*. Dabei stehen im wesentlichen die gleichen Techniken und Instrumente wie bei der hysteroskopischen Septumabtragung zur Verfügung. So wurde über eine Serie von erfolgreich verlaufenen Myomektomien mit dem Neodym-YAG-Laser berichtet [12], wohingegen von anderen Autoren das urologische Resektoskop weiterhin bevorzugt wird.

Rezidive nach operativer Therapie sind in 15 bis 25 % beobachtet worden. In bis zu 10 % erforderten sie eine erneute chirurgische Intervention [19], so daß dies vor dem geplanten Eingriff, insbesondere bei der Laparotomie, mit der Patientin erörtert werden muß.

War die Eröffnung des Uteruskavums bei der Operation erforderlich, so gelten für die Karenzzeit bis zum Eintritt einer Schwangerschaft sowie die Geburtsleitung die gleichen Kriterien wie bei der obenerwähnten Metroplastik.

4.2 Medikamentöse Therapie

Die Tatsache, daß uterine Myome fast ausschließlich während der Geschlechtsreife auftreten, in der Schwangerschaft an Größe zunehmen und sich in der Postmenopause zurückbilden, ließ die Vermutung der Östrogenabhängigkeit der Erkrankung aufkommen. Gestützt wird diese Annahme durch den Nachweis von Östrogenrezeptoren im Myomgewebe, die zusätzlich hinsichtlich ihrer Konzentration zyklusabhängige Schwankungen zeigen sollen.

Analog zur medikamentösen Therapie der Endometriose (siehe auch Kap. 9) liegt daher der Gedanke nahe, eine Regression von Myomen durch reversible medikamentöse ovarielle Ruhigstellung zu erzielen. Hierzu gelangen GnRH-Analoga, entweder als tägliche intranasale Applikationsform oder als Depotformulierung in vierwöchigen Abständen, zur Anwendung. Bei kontinuierlicher Gabe führt die Desensitivierung der hypophysären Gonadotropinrezeptoren zur Hemmung der pulsatilen Gonadotropinsekretion und nachfolgend zur ovariellen Ruhigstellung, die in einem Hypoöstrogenismus resultiert. Nach Absetzen der Präparate ist dieser Zustand reversibel. Ersten Berichten von Maheux [17], der eine Reduktion des Myomvolumens durch tägliche Injektionen des GnRH-Analogons Buserelin nachwies, folgten weitere Studien mit unterschiedlichen GnRH-Agonisten in verschiedenen Applikationsformen. Wir berichteten 1992 über die deutsche Multicenter-Studie mit dem GnRH-Analogon Leuprorelin [10], bei der insgesamt 114 Patientinnen über sechs Monate mit dem Depotpräparat behandelt wurden. Dabei zeichneten sich folgende Ergebnisse ab:

– Es tritt eine Reduktion von uterinem Volumen (83 % der Patientinnen) und Myomvolumen (92 %) ein.
– Die Verminderung des Myomvolumens ist unterschiedlich stark ausgeprägt.
– Der maximale Effekt ist bereits nach drei Monaten zu erzielen.

Inzwischen gilt die GnRH-Analogatherapie als etablierte Behandlungsform zur Reduktion des Myomvolumens. Einschränkend muß darauf hingewiesen werden, daß nach Absetzen der Therapie und mit Wiedereinsetzen einer zyklischen Ovarialfunktion mit einem erneuten Wachstum der Tumoren zu rechnen ist, so daß diese in der Regel nach spätestens sechs Monaten die ursprüngliche Größe wieder erreicht haben. Somit muß die medikamentöse Vorbehandlung obligat in *die vollständige Myomentfernung am Ende des Therapiezyklus* münden; die hormonelle Suppression eröffnet dabei die Möglichkeit, zuvor inoperable Myome einer organerhaltenden Therapie zuzuführen. Zudem wird über eine reduzierte intraoperative Blutungstendenz berichtet; gestützt werden diese klinischen Beobachtungen durch Matta [18], der mit Hilfe sonographischer Doppler-Methodik einen reduzierten Blutfluß unter GnRH-Analogatherapie nachweisen konnte.

Wie oben bereits erwähnt, ist die medikamentöse Vorbehandlung nicht in jedem Falle in gleichem Umfang erfolgreich. Dabei scheint sich bei regelmäßiger sonographischer Überwachung des Myomvolumens bereits frühzeitig abzuzeichnen, welche Myome auf die Behandlung ansprechen. So zeigten Hackenberg und Mitarbeiter, daß bereits nach vier Wochen eine Reduktion des Myomvolumens um 35 % bei 81 % der Patientinnen eintritt [14]. Die Autoren schlugen daher vor, die Therapie bereits nach einem Monat abzubrechen, wenn sich sonographisch kein entsprechender Rückgang des Myoms nachweisen läßt.

Aus diesem Grunde muß es Ziel der Forschung bleiben, bereits *prätherapeutisch* eine Prognose zu stellen. Hinweise geben unsere eigenen histochemischen Untersuchungen, die nachwiesen, daß diejenigen Myome, die einen Rückgang um 80% unter der GnRH-Analogatherapie erfuhren, eine hohe Anzahl östrogen- und progesteronrezeptor-positiver Zellen aufwiesen. Dagegen wurde eine Verkleinerung des Myomvolumens um weniger als 20% in den Fällen beobachtet, die nur minimale östrogen- und progesteronrezeptor-positive Zellen besaßen [9].

Literatur

1. Alpizar, X., R. Palmer: Résultats éloignés de 66 cas d'hystéroplastiques pour bifidé uterine. C. R. Soc. Franç. Gynéc. 40 (1970) 179.
2. American Fertility Society: The American Fertility Society classification of adnexal adhesions, distal tubal occlusion, tubal occlusion secondary to tubal ligation, tubal pregnancies, Müllerian anomalies and intrauterine adhesions. Fertil. and Steril. 49 (1988) 944.
3. Ayhan, A., I. Yücel, Z. S. Tuncer, H. A. Kisnisci: Reproductive performance after conventional metroplasty: an evaluation of 102 cases. Fertil. and Steril. 57 (1992) 1194.
4. Beckmann, U.: Schwangerschaften nach operativer Korrektur bei Uterusfehlbildungen. Diss. Universität Münster 1991.
5. Bret, A., B. Guillet: Hystéroplastique reconstitutive sans résectione musculaire. Press. méd. 67 (1959) 394.
6. Buttram, V. C., R. C. Reiter: Uterine myomata: etiology, symptomatology and management. Fertil. and Steril. 36 (1981) 433.
7. Candiani, G. B., P. Vercellini, L. Fedele, S. G. Carinelli, D. Merlo, L. Arcaini: Repair of the uterine cavity after hysteroscopic septal incision. Fertil. and Steril. 54 (1990) 991.
8. Carp, H. J. A., I. Ben-Shlomo, S. Mashiach: What is the minimal uterine cavity needed for a pregnancy? An extreme case of Asherman syndrome. Fertil. and Steril. 58 (1992) 419.
9. Cirkel, U., H. Ochs, A. Roehl, H. P. G. Schneider: Immunhistochemical receptor status of the uterus and its fibroids. 3rd International Symposium on GnRH Analogues in Cancer and Human Reproduction. Gynec. Endocr. 7 (1993) Suppl. 2.
10. Cirkel, U., H. Ochs, H. P. G. Schneider: Experience with leuprorelin acetate depot in the treatment of fibroids: a German multicenter study. Clin. Therap. 14 (1992) 37.
11. DeCherney, A. H., J. B. Russell, R. A. Graebe, M. L. Polan: Resectoscopic management of mullerian fusion defects. Fertil. and Steril. 45 (1986) 726.
12. Donnez, J., S. Gillerot, D. Bourgognjon, F. Clerckx, M. Nisolle: Neodymium YAG laser hysteroscopy in large submucous fibroids. Fertil. and Steril. 54 (1990) 999.
13. Golan, A., D. Schneider, O. Avrech, A. Raziel, I. Bukovsky, E. Caspi: Hysteroscopic findings after missed abortion. Fertil. and Steril. 58 (1992) 508.
14. Hackenberg, R., T. Gesenhues, U. Deichert, V. Duda, P. Schmidt-Rhode, K. D. Schulz: The response of uterine fibroids to GnRH-agonist treatment can be predicted in most cases after one month. Europ. J. Obstet. Gynec. 45 (1992) 125.
15. Heinonen, P. K., P. P. Pystynen: Primary infertility and uterine anomalies. Fertil. and Steril. 40 (1983) 311.
16. Jones, W. jr., T.A. Baramki: Congenital anomalies. In: Behrman, S. J., R. W. Kistner (eds.): Progress in Infertility. Little, Brown, Boston 1975.
17. Maheux, R., C. Guilloteau, A. Lemay, A. Bastide, A. T. A. Fazekas: Luteinizing hormone-releasing hormone agonist and uterine leiomyoma: pilot study. Amer. J. Obstet. Gynec. 152 (1985) 1034.
18. Matta, W. H. M., I. Stabile, R. W. Shaw, S. Campbell: Doppler assessment of uterine blood flow changes in patients with fibroids receiving the gonadotropin-releasing hormone agonist buserelin. Fertil. and Steril. 49 (1988) 1083.
19. Novak, E. R., J. D. Woodruff: Myoma and other benign tumors of the uterus. In: Gynecologic and Obstetric Pathology, 8th ed., p. 260. Saunders, Philadelphia – London – Toronto 1979.
20. Querlieu, D., T. L. Brasme, D. Parmentier: Ultrasound guided transcervical metroplasty. Fertil. and Steril. 54 (1990) 995.
21. Rock, J. A., W. D. Schlaff: The obstetric consequences of utero-vaginal anomalies. Fertil. and Steril. 43 (1985) 681.

8 Tubenfaktor der weiblichen Sterilität

B. Karbowski, H. P. G. Schneider

Inhalt

1	Einleitung ... 144		4	Ergebnisse der wiederherstellenden Operationsverfahren ... 150
2	Mikrochirurgische Operationsprinzipien ... 144		5	Extrauteringravidität als Infertilitätsursache ... 153
3	Operative Wiederherstellung der Tubenfunktion ... 145		5.1	Diagnosestellung ... 154
3.1	Präoperative Patientinnenselektion ... 145		5.2	Organerhaltendes Vorgehen ... 155
3.2	Operationsverfahren: abdominelle oder endoskopische Mikrochirurgie ... 147		5.2.1	Wahl des Operationsverfahrens ... 155
			5.2.2	Frühkomplikationen ... 156
			5.2.3	Spätfolgen ... 156
			5.3	Medikamentöse Therapie ... 157

1 Einleitung

Die funktionelle Integrität der Tube ist von vitaler Bedeutung für den Eitransport und die normale Konzeption. Ein Funktionsverlust der Eileiter stellt keine Krankheitsentität dar. Die Ätiologie der tubaren Pathologie variiert von infektiösen Erkrankungen (Gonokokken, gramnegative Keime, Chlamydien) bis zu postoperativen Adhäsionen, ektopen Schwangerschaften und Endometriose. Routineoperationen an den Adnexen oder am Darm, z.B. die Appendektomie, führen sehr oft zu schweren und dauernden Schäden tuboovarieller Strukturen mit Störung der normalen Funktion dieser Organe und nachfolgender Infertilität. Deshalb gehören auch Folgezustände gynäkologischer Routineoperationen bei benignen Erkrankungen mit Verlust von normalem Ovarial- oder Tubengewebe, einer partiellen oder kompletten Einhüllung des Ovars in Adhäsionen mit Zysten oder Hydrosalpinxbildung sowie einer iatrogenen Ovarialinsuffizienz verschiedenen Ausmaßes zu den häufigen organischen Ursachen der Infertilität. Entzündliche Eileiterveränderungen, der Refertilisierungswunsch nach Eileitersterilisation, der Wunsch nach Erhaltung des Eileiters bei extrauteriner Gravidität oder endometriosebedingte Tubenveränderungen sind die häufigsten Gründe für Fertilitätsoperationen.

Die operative Korrektur erfolgt endoskopisch, falls dieses nicht möglich ist, durch Laparotomie unter Berücksichtigung mikrochirurgischer Techniken. Durch die Weiterentwicklung des endoskopischen Instrumentariums, insbesondere durch Einsatz der Laser-Endoskopie und Hochfrequenzchirurgie, wurde auch in der Fertilitätschirurgie in vielen Bereichen die Laparotomie durch endoskopisches Vorgehen ersetzt. Bewährte Indikationen zur mikrochirurgischen Laparotomie sind postinflammatorische Tubenveränderungen mit dünnwandiger Saktosalpinx, die uterusnahe Tubenpathologie mit Verschlüssen, die Refertilisierung nach Eileitersterilisation, die Organerhaltung bei endoskopisch nicht zugänglicher Extrauteringravidität der Tube oder des Ovars sowie die endoskopisch oder medikamentös nicht ausreichend sanierte Endometriose und der große Uterus myomatosus.

2 Mikrochirurgische Operationsprinzipien

Mikrochirurgische Operationsverfahren werden seit den siebziger Jahren weltweit bei Patientinnen im reproduktiven Alter eingesetzt. In Anlehnung an die in der plastischen Chirurgie und Ophthalmologie entwickelten mikrochirurgischen Techniken wurden diese für gynäkologische Operationen weiterentwickelt. Erstmalig 1959 wurde das Operationsmikroskop zur Eileiterrekonstruktion verwendet [58]. Ziel der mikrochirurgischen Techniken ist ein gewebeschonendes und möglichst blutungsarmes Operieren, um erneute organische Defekte und funktionsbeeinträchtigende Adhäsionen zu verhindern. Neben mikrochirurgischem Instrumentarium und optischer Vergrößerung werden zur Gewebedurchtrennung und punktförmigen Blutstillung die moderne Elektrotechnik oder der Laser und zur Naht feines, reaktionsarmes, monofiles, nicht resorbierbares Nahtmaterial bei ständiger Befeuchtung der Organe verwendet (Tab. 8-1). Klinische Erfahrung des Operateurs und gewebeschonende Rekonstruktion der Organe bestimmen wesentlich den Erfolg einer operativen Wiederherstellung der Fortpflanzungsfähigkeit.

Tabelle 8-1 Mikrochirurgische Operationsprinzipien

- „gentle tissue handling"
- subtile Blutstillung
- ständige Organbefeuchtung
- optische Vergrößerung, miniaturisierte Instrumente (Mikroschere, Mikropinzette usw.)
- Organdurchtrennung mit unipolaren Nadelelektroden
- punktförmige Blutstillung mit der bipolaren Elektrode
- monofile Nahtmaterialien ($6 \times 0, 8 \times 0$)

3 Operative Wiederherstellung der Tubenfunktion

3.1 Präoperative Patientinnenselektion

Etwa 10 bis 15% aller Ehen in Deutschland sind aufgrund weiblicher oder männlicher Fertilitätseinschränkungen ungewollt kinderlos. Häufig handelt es sich um multifaktoriell bedingte Unfruchtbarkeit. Neben funktionell-endokrinologischen Störungen betreffen etwa 40% aller Sterilitätsursachen der Frau die entzündliche Tubenschädigung oder den Zustand nach mehrfachen Voroperationen mit Adhäsionsbildung. Die entzündlich bedingten Tubenveränderungen werden bei der präoperativen Patientinnenselektion zunehmend der assistierten Befruchtung direkt zugewiesen [26].

Im übrigen beurteilen wir präoperativ die genaue Lokalisation und das Ausmaß mechanischer Störfaktoren. Die folgenden organbezogenen Untersuchungsmethoden stehen zur Verfügung:

- Sonographie
- Hysterosalpingographie
- Hysteroskopie
- Laparoskopie mit Chromopertubation
- Salpingoskopie und Fallopiusskopie

Die Wertigkeit der Hysteroskopie, Laparoskopie mit Chromopertubation und Hysterosalpingographie in der Beurteilung mechanischer Störfaktoren ist in Tabelle 8-2 dargestellt. Die Sonographie leistet einen wertvollen Beitrag bei der Diagnose uteriner Myome oder Anomalien, hat sich jedoch bei der Tubenfunktionsdiagnostik bisher nicht durchgesetzt [12].

Die *Hysterosalpingographie* ist nach endokrinologischer Diagnostik und Ultraschall sowie andrologischer Untersuchung die am wenigsten invasive Methode in der Beurteilung von Uterus und Tuben. Postinflammatorische Tubenschädigungen wie Kaliberschwankungen des Tubenlumens, Divertikelbildung und Rarefizierung der Tubenmukosa lassen sich hysterosalpingographisch darstellen (Abb. 8-1). Diese Veränderungen geben sichere Hinweise auf eine schwere entzündliche Tubenschädigung mit postoperativ deutlich erhöhtem Risiko einer Eileiterschwangerschaft. Zusätzliche Veränderungen im Cavum uteri mit intraluminaren Adhäsionen (Asherman-Syndrom) lassen sich ebenfalls röntgenologisch aufzeigen (Abb. 8-2).

Bei anamnestischer Adnexitis, intrauteriner Kontrazeption oder Unterleibsoperationen einschließlich der Appendektomie ist eine diagnostische *Laparoskopie mit Chromopertubation* ergänzend indiziert; neben der Überprüfung der freien Tubenpassage und einer Aussage über den Tubenwandschaden deckt sie Pathologien von Adhäsionen bis zur Endometriose auf (Tab. 8-3). Viele Veränderungen können zudem gleichzeitig endoskopisch operiert werden.

Tabelle 8-2 Wertigkeit der Hysterosalpingographie, der diagnostischen Laparoskopie mit Chromopertubation und der Hysteroskopie in der Sterilitätsdiagnostik

	Hysterosalpingographie	Laparoskopie mit Chromopertubation	Hysteroskopie
Abdomen	– Verdacht auf Adhäsionen	– Art, Ausmaß und Lokalisation von Adhäsionen – Ausmaß, Lokalisation einer Endometriose	nicht beurteilbar
Tuben	– Tubendurchgängigkeit – exakte Lokalisation eines Tubenverschlusses – Beurteilung des Tubenwandschadens bzw. der Mukosafalten – Polypen, Divertikel, Salpingitis isthmica nodosa, Salpingitis tuberculosa	– Tubendurchgängigkeit – distaler/proximaler Tubenverschluß – Beurteilung der Tubenwandfibrose und der Mukosa des Fimbrientrichters – Kontakt des Fimbrientrichters zum Ovar – Salpingitis (akute bis chronische, isthmica nodosa, tuberculosa) – hypoplastische Tuben	– Tubendurchgängigkeit – Beurteilung des intramuralen Tubenanteils (Fibrose, Ektasie, Polypen, vollständiger Verschluß)
Ovarien	nicht beurteilbar	– Endometriose – Zysten – polyzystische Ovarien	nicht beurteilbar
Uterus	– Uterusanomalien – Myome, Synechien, Polypen – Zervixpathologie	– Uterusanomalien – Myome	– Uterusanomalien – Myome, Synechien, Polypen – Endometritis – Zervixpathologie

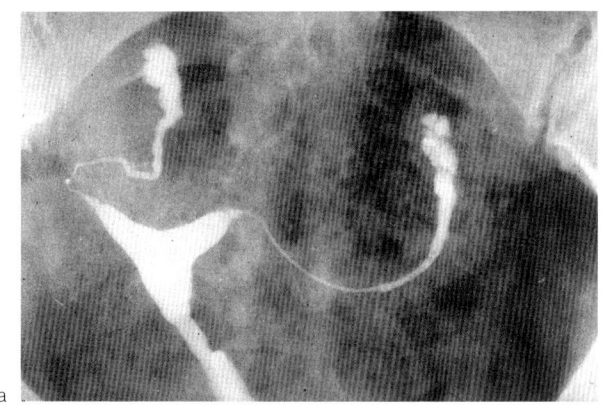

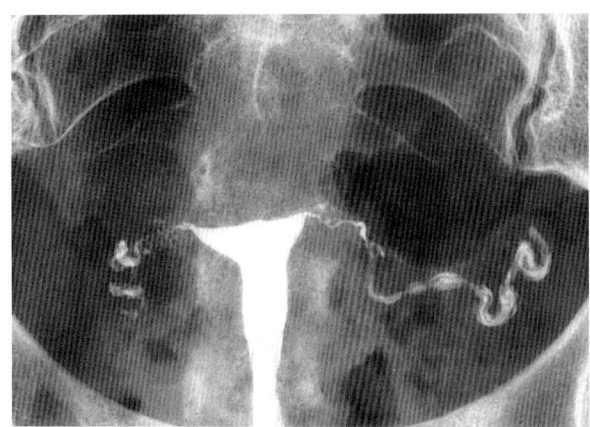

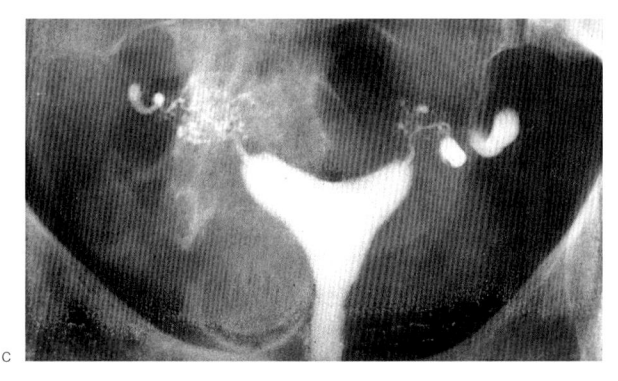

Abb. 8-1 Hysterosalpingographiebefunde bei tubarbedingter Sterilität.
a) dickwandige Saktosalpinx mit Rarefizierung des ampullären Tubenanteils; inoperabel
b) Kaliberschwankungen des Tubenisthmus als postinflammatorisches Zeichen
c) divertikelartige Lumenaussackungen mit Kontrastmittelextravasaten postinflammatorisch

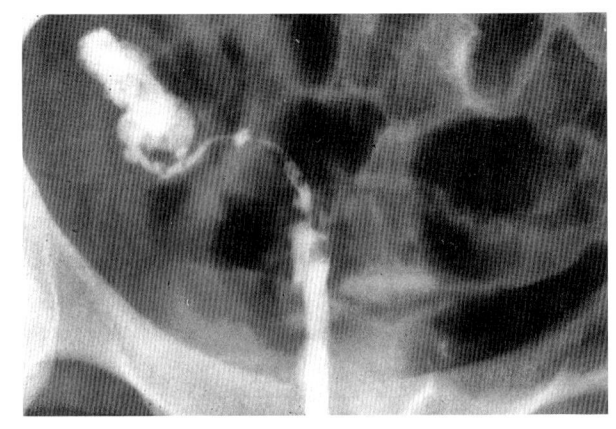

Abb. 8-2 Hysterosalpingographie bei Asherman-Syndrom und Saktosalpinx rechts.

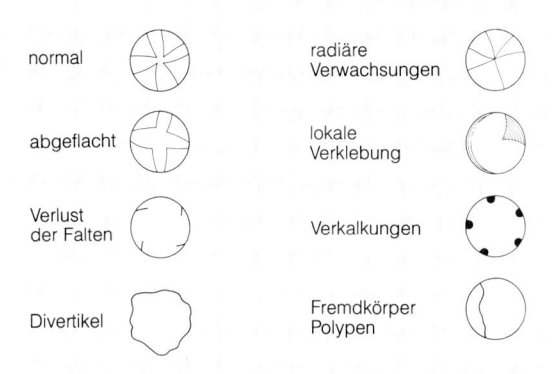

normal
abgeflacht
Verlust der Falten
Divertikel
radiäre Verwachsungen
lokale Verklebung
Verkalkungen
Fremdkörper Polypen

Abb. 8-3 Salpingoskopie: Beurteilung der Endosalpinx (modifiziert nach Cornier [10]).

Die *Hysteroskopie* ermöglicht eine direkte Betrachtung der Cervix und des Cavum uteri sowie des uterusnahen Tubenanteils. Polypen, submuköse Myome, Synechien oder Septen können hysteroskopisch operiert werden. Der Anteil hysteroskopisch-pathologischer Befunde bei infertilen Patientinnen liegt bei 40 bis 60% [55]. Die Kombination der Hysteroskopie mit der Laparoskopie und Chromopertubation erlaubt eine weitestgehende Diagnostik uteriner, tubarer oder ovarieller Veränderungen [23].

Die Laparoskopie läßt sich durch die *Salpingoskopie* – direkte Betrachtung des ampullären Tubenlumens, der Endosalpinx, gegebenenfalls mit Gewebeentnahme aus dem Fimbrientrichter – erweitern (Abb. 8-3).

Kritisch für die Tubenfunktion ist eine Schädigung sowohl der Tubenmukosa als auch der Tubenmuskulatur. Physiologisch garantieren Endo- und Myosalpinx den tubaren Eitransport im Sinne eines Synergismus, wobei jede intakte Struktur für sich allein jedoch den regelrechten Eitransport gewährleisten kann. Die *Tunica muscularis der Tube* stellt im Gegensatz zur Endosalpinx mit ihrer großen Regenerationspotenz der zilientragenden und sekretorischen Zellen den limitieren-

Tabelle 8-3 Laparoskopische Befunde bei primärer bzw. sekundärer Sterilität sowie Unterbauchschmerzen und/oder Tastbefund (n = 675, Daten der Universitäts-Frauenklinik Münster)

Laparoskopischer Befund	primäre Sterilität		sekundäre Sterilität		Unterbauchschmerzen und/oder Tastbefund	
	n	%	n	%	n	%
Unauffälliger Befund	71	26	12	15	76	24
Entzündliche Veränderungen (akut, chronisch, Verwachsungen, Tubenverschluß)	106	39	43	52	158	49
Endometriosis genitalis externa	62	23	16	19	29	9
Myome, Ovarialzysten (außer Endometriose), PCO usw.	31	12	10	12	47	14
Appendizitis	–	–	2	2	3	1
Ektope Gravidität	–	–	–	–	9	3
Gesamt	270	100	83	100	322	100

den Faktor geschädigter Eileiter dar. Bindegewebiger Ersatz der geschädigten Tubenmuskulatur mit entzündlichem Infiltrat verursacht eine dyskoordinierte Muskelaktivität mit nachfolgend gestörtem tubarem Eitransport [22, 25, 27]. Bisher steht kein ausreichendes diagnostisches Verfahren zur Verfügung, den Schädigungsgrad der Tubenmuskulatur zu beurteilen. Experimentell konnten wir in eigenen Untersuchungen mit der holographischen Interferometrie eine veränderte Elastizität der Tubenwand normaler und geschädigter Eileiter, z. B. Hydrosalpingen, aufzeigen [22].

Prognostisch günstig bei tubar bedingter Sterilität sind folgende Tubenveränderungen:

Art und Ausmaß des Tubenschadens
– Phimosis fimbriae
– dünnwandige Saktosalpinx
– isolierter isthmischer Tubenverschluß, nicht intramural lokalisiert
– Fehlen intraluminarer Adhäsionen
– mehr als 50 % regelrecht erhaltene Tubenmukosa

Art und Ausmaß der Adhäsionen
– schleierförmig
– avaskulär mit guter Organtrennung
– weniger als 50 % der Ovarialfläche bedeckend

Zusätzlich zur Tubenpathologie bestimmen das Alter der Patientin, Ovulationsstörungen, männliche Fertilitätseinschränkungen oder immunologische Faktoren wesentlich die postoperative Schwangerschaftsrate. So ist auch nach einer Fertilitätsoperation häufig eine Ovulationsinduktion oder Inseminationsbehandlung zur Verbesserung der Schwangerschaftschancen notwendig und erschwert damit die Erfolgsbeurteilung.

3.2 Operationsverfahren: abdominelle oder endoskopische Mikrochirurgie

Fertilitätsoperationen erfordern je nach vorliegender Tubenpathologie Eingriffe, die endoskopisch oder durch Laparotomie unter Berücksichtigung mikrochirurgischer Kriterien erfolgen sollten:

– Adhäsiolyse (Ovariolyse, Salpingolyse, Fimbriolyse)
– Fimbrioplastik
– Salpingostomie
– Anastomose

Falls ein endoskopisches Vorgehen möglich ist, ist dieser „minimalinvasiven Chirurgie" der Vorzug zu geben. Tubenanastomosen sind endoskopisch nicht indiziert. Über das operative Vorgehen bei uterinen oder ovariellen Funktionsstörungen wird in den Kapiteln 6 und 9 gesondert berichtet.

Adhäsiolyse (Ovariolyse, Salpingolyse, Fimbriolyse)

Unter Adhäsiolyse werden alle die Funktion wiederherstellenden Mobilisationsschritte von Tube und Ovar verstanden. Häufig ist das Ovar kokonartig von Adhäsionen eingehüllt, die ein Auffangen der Eizelle durch den Fimbrientrichter verhindern (Abb. 8-4). Die Adhäsionssegel werden mit Laser- oder HF-Technik durchtrennt. Zarte Verwachsungen lassen sich häufig durch Bipolar- oder Thermokoagulation entfernen. Endoskopisches Vorgehen (Abb. 8-5) findet seine Grenzen bei massiven Verwachsungen, insbesondere mit dem Darm und dadurch bedingter Gefahr von Darmläsionen.

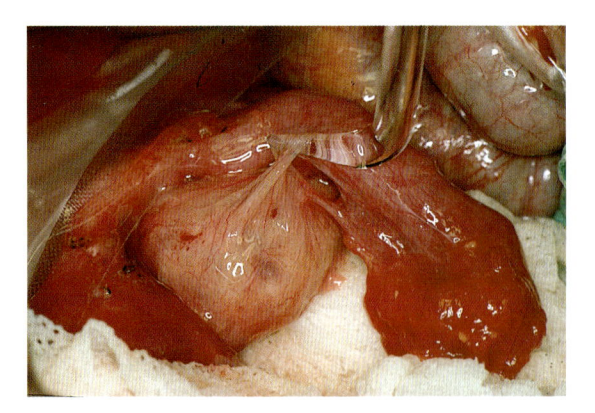

Abb. 8-4 Subtile Adhäsiolyse über Glashäkchen (mit Unterstützung der Fa. Storz, Tuttlingen).

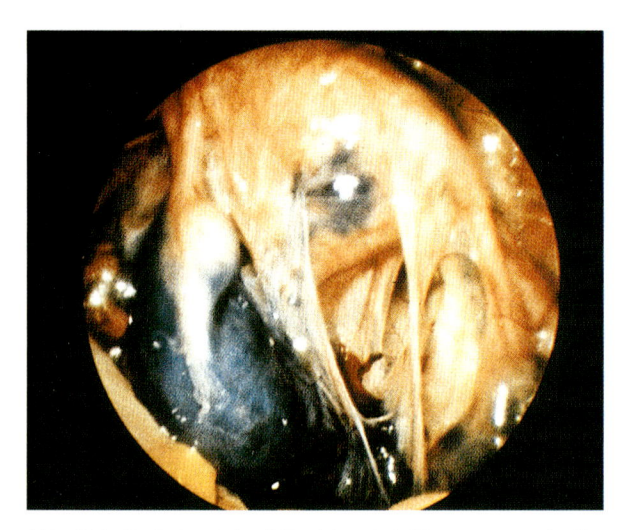

Abb. 8-5 Endoskopische Adhäsiolyse (mit Unterstützung der Fa. Storz, Tuttlingen).

Fimbrioplastik

Salpingitiden können zu einem teilweisen oder vollständigen Verschluß des Fimbrientrichters führen. Eine Einengung des ursprünglichen Fimbrientrichters, noch farbstoffdurchgängig, wird als Phimosis fimbriae bezeichnet. Die Rekonstruktion des Fimbrientrichters, die Fimbrioplastik, sollte mukosaschonend unter optischer Vergrößerung erfolgen. Fimbrienagglutinationen werden sorgsam gelöst, der Fimbrientrichter wird neu formiert.

Salpingostomie

Bei inflammatorischem Verschluß des Fimbrientrichters ist eine Salpingostomie angezeigt. Nach Aufsuchen der Narbe des Ostiums wird punktförmig inzidiert und entlang der Narbenstraßen ein neues Lumen, wenn möglich endoskopisch, formiert (Abb. 8-6). Das Eröffnen im Bereich des ehemaligen Tubenostiums ist notwendig, um die rasche Reokklusion des Auffangtrichters zu verhindern. Nach Eversion wird der neugebildete Fimbrientrichter laser- oder elektroendoskopisch, bei Laparotomie durch 8 × 0 monofile seromuköse Nähte, stabilisiert (Abb. 8-7). Muß bei intraluminaren Adhäsionen mit Verlegung des ampullären Tubenanteils die Pars ampullaris zum Teil reseziert werden, sprechen wir von einer *Salpingoneostomie*. Unter *Re-Salpingostomie* verstehen wir die Eröffnung und Neuformierung des Fimbrientrichters einer wiederholt verschlossenen Tube. Beide Eingriffe sind mit niedrigen Schwangerschaftsraten (<10%) belastet [34, 60],

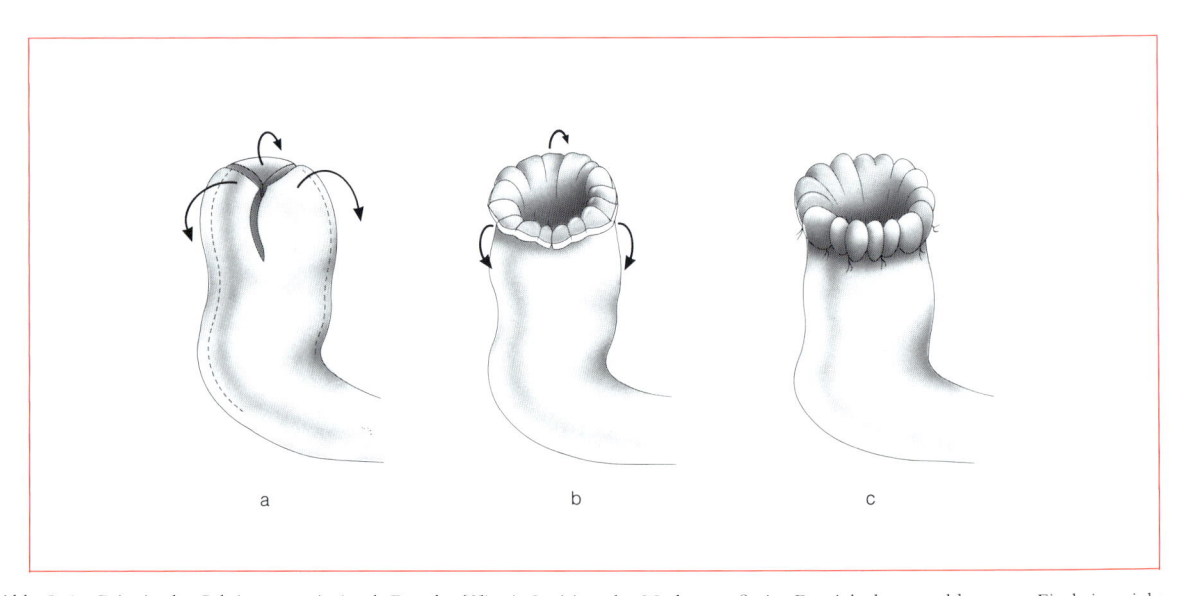

a   b   c

Abb. 8-6 Prinzip der Salpingostomie (nach Boeckx [3]). a) Inzision der Narbenstraße im Bereich des verschlossenen Fimbrientrichters; b und c) Bildung eines neuen Fimbrientrichters (sog. Cuff-Technik)

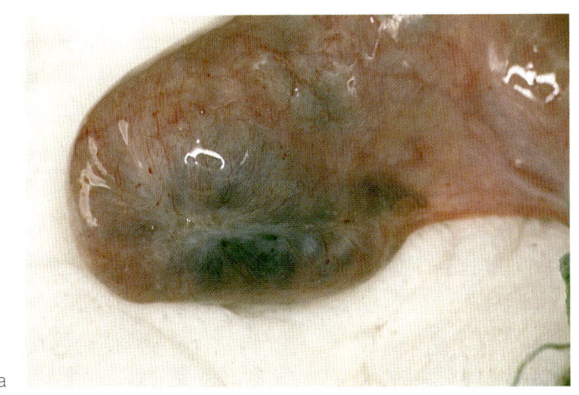

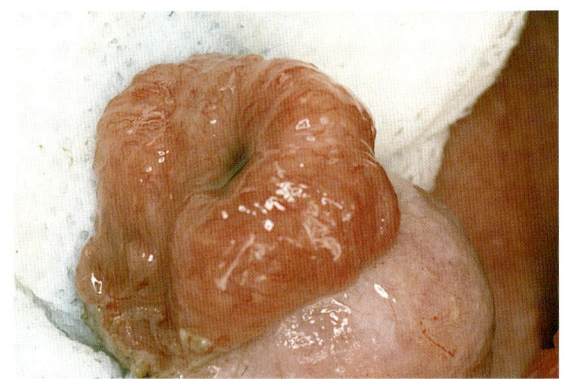

Abb. 8-7 Zustand vor und nach Salpingostomie (mit Unterstützung der Fa. Storz, Tuttlingen).
a) dünnwandige Saktosalpinx mit verschlossenem Fimbrientrichter
b) neuformierter Fimbrientrichter nach Salpingostomie

so daß im Hinblick auf die Erfolge der In-vitro-Fertilisation heute die Indikation zu einer Re-Salpingostomie oder Salpingoneostomie nicht mehr gestellt werden sollte. Dieses trifft auch für gleichzeitig proximale und distale Tubenverschlüsse zu [39].

Anastomose

Die operative Wiederherstellung der Tubendurchgängigkeit bei lokalisierten Eileiterverschlüssen erfolgt ausschließlich durch mikrochirurgische Laparotomie. Endoskopisches Vorgehen hat sich hier aufgrund des geringen Lumendurchmessers und der Notwendigkeit der exakten *End-zu-End-Anastomosierung* nicht bewährt. Nach Lokalisation des Tubenverschlusses werden kornual-isthmische, isthmo-isthmische, kornual-ampulläre, isthmo-ampulläre und ampullo-ampulläre Anastomosen genäht. Nach Resektion der obliterierten Tubensegmente wird in zweischichtiger End-zu-End-Naht rekanalisiert. Wesentlich ist eine ausreichende Resektion bei geschädigter Tubenwandung, um Reokklusionen zu verhindern und eine freie Tu-

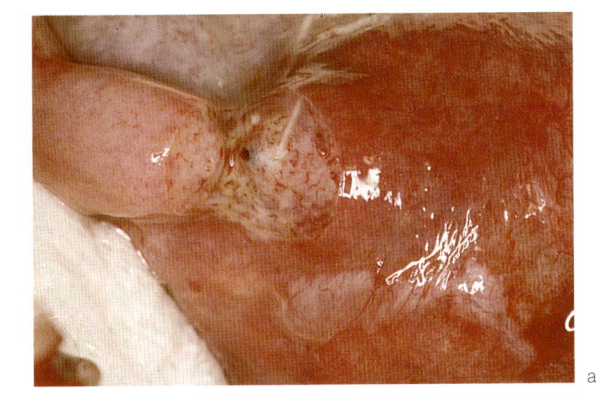

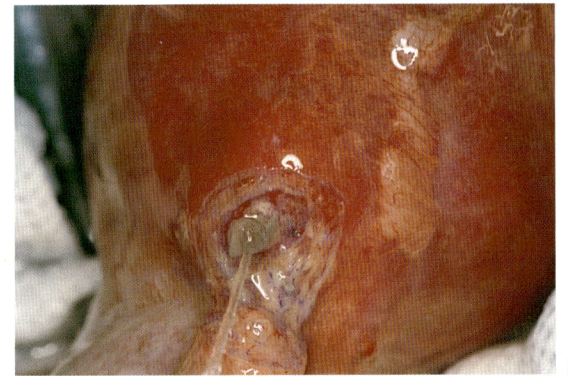

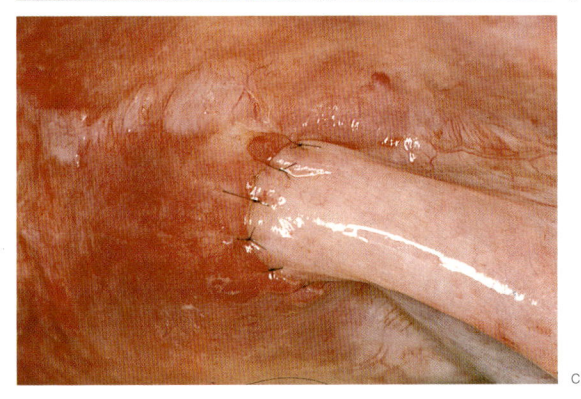

Abb. 8-8 Tubenanastomose zur Wiederherstellung der Tubendurchgängigkeit (mit Unterstützung der Fa. Storz, Tuttlingen)
a) Resektion des obliterierten Tubenanteils
b) transfundale Chromopertubation zur Überprüfung der freien Tubenpassage
c) Anastomose nach zweischichtiger End-zu-End-Naht

benpassage zu gewährleisten. Die Anastomosierung erfolgt über einen Polyäthylen-Splint (0,4 mm im Durchmesser), der unmittelbar nach Anlegen der Naht noch intraoperativ wieder entfernt wird (Abb. 8-8). Wesentliche Nachteile einer *tubouterinen Implantation* sind die erhebliche Verkürzung der Tuben, das hohe Reokklusionsrisiko [60] und die Gefahr der Uterusruptur, weshalb bei intramuralem Tubenverschluß die In-vitro-Fertilisation vorgezogen werden sollte.

4 Ergebnisse der wiederherstellenden Operationsverfahren

Seit den siebziger Jahren werden weltweit mikrochirurgische Techniken bei Sterilitätslaparotomien eingesetzt. Eine intakte intrauterine Schwangerschaft stellt den gewünschten Operationserfolg dar. In den letzten Jahren ist die Sterilitätslaparotomie vielfach durch endoskopisches Vorgehen im Rahmen der „minimal-invasiven Chirurgie" ersetzt worden. In der Endoskopie wie bei Sterilitätslaparotomien entscheiden die Geschicklichkeit und Erfahrung des Operateurs sowie der postoperative Beobachtungszeitraum, zusätzliche Sterilitätsfaktoren und insbesondere die Tubenwandschädigung über die Erfolgsrate.

Adhäsiolyse

Nach subtiler Ovariolyse, Salpingolyse und Fimbriolyse funktionsbeeinträchtigender Verwachsungen werden Schwangerschaften in ca. 40 bis 70% beobachtet [4, 48]. Die Schwangerschaftsrate wird wesentlich von Art und Ausmaß der Adhäsionsbildung beeinflußt [1]. Das endoskopische Vorgehen bei der Adhäsiolyse hat sich bewährt. Die Patientinnen profitieren von der „minimalinvasiven Chirurgie" durch die verminderte Adhäsionsbildung aufgrund des geringen peritonealen Traumas [36] und die kurze Hospitalisierung.

Fimbrioplastik, Salpingostomie

Entzündliche Tubenveränderungen sind überwiegend irreversible Zustände, wobei trotz Wiederherstellung der freien Tubenpassage (in etwa 85%) der regelrechte Eitransport beeinträchtigt ist [29]. Unter unseren Patientinnen (n = 493) sahen wir in einem Beobachtungszeitraum von mehr als 24 Monaten eine Schwangerschaftsrate von 25% bei entzündlichem Tubenschaden im Vergleich zu 75% nach Refertilisierungsoperationen, also Überwindung eines lokalisierten Tubenverschlusses nach Sterilisation (Abb. 8-9). Besonders die Gruppe der entzündlichen Tubenveränderungen ist inhomogen und schwer zu vergleichen, da die Autoren häufig unterschiedliche Tubenveränderungen der gleichen Gruppe zuordnen [17]. Tabelle 8-4 zeigt die Schwangerschaftsrate nach Ovario-Salpingo-Fimbriolyse mit Fimbrioplastik oder Salpingostomie auf, abhängig von Art und Ausmaß der Adhäsionen und der Tubenschädigung. Je ausgeprägter

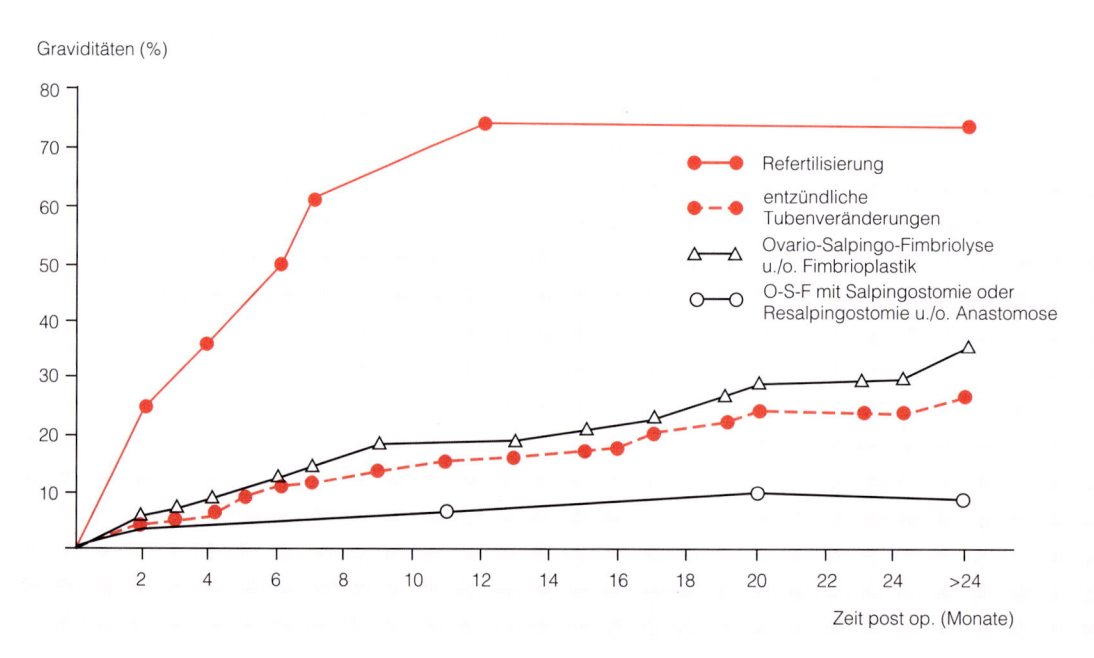

Abb. 8-9 Schwangerschaftsrate nach mikrochirurgischen Operationen an der Universitäts-Frauenklinik Münster (n = 493; aus Schneider und Karbowski [48]).

Tabelle 8-4 Schwangerschaften abhängig von Art und Ausmaß der Adhäsionen sowie der Tubenschädigung (Universitäts-Frauenklinik Münster)

Stadium	Ovario-Salpingo-Fimbriolyse + Fimbrioplastik	Ovario-Salpingo-Fimbriolyse + Salpingostomie
IA	54%	34%
IB	26%	19%
IIA	47%	25%
IIB	10%	9%

I: > 50% der Ovarialfläche sichtbar
II: < 50% der Ovarialfläche sichtbar
A: schleierförmig, avaskulär mit guter Organtrennung
B: derb, vaskularisiert mit geringer Organtrennung

Tabelle 8-5 Schwangerschaften nach mikrochirurgischen Eingriffen (Universitäts-Frauenklinik Münster, 1982–1990; n = 493)

	intrauterine Gravidität	extrauterine Gravidität
Ovario-Salpingo-Fimbriolyse (O-S-F)	49%	6%
O-S-F und Fimbrioplastik	31%	9%
O-S-F und Salpingostomie	23%	13%
Anastomose inkl. Refertilisierung	71%	7%

Tubenschaden und Adhäsionsbildung sind, desto weniger Schwangerschaften werden postoperativ beobachtet. Handelt es sich um schleierförmige Adhäsionen in der Gruppe der Fimbrioplastik, so liegt die Schwangerschaftsrate bei 54 und 47%; bei derber, vaskularisierter Adhäsionsbildung mit geringer Organtrennung bei 26 und 10%. In der Gruppe der Salpingostomien mit stärkerer Tubenwandschädigung als in der Gruppe der Fimbrioplastik wird die Schwangerschaftsrate wesentlich durch den vorbestehenden Tubenschaden bestimmt. Bestehen zusätzlich derbe, vaskularisierte Adhäsionen mit geringer Organtrennung, liegen die Schwangerschaften unter 20 bzw. 10%.

Kritisch für den Erfolg jeder Fertilitätschirurgie wie auch anderer reproduktiver Maßnahmen wie der assistierten Befruchtung ist das Auftreten postoperativer Extrauteringraviditäten als Zeichen einer Tubenfunktionsstörung. Tabelle 8-5 zeigt das Verhältnis von intra- zu extrauterinen Graviditäten bei unseren Patientinnen (n = 493) im Zeitraum von 1982 bis 1990 auf. Die durchschnittliche Schwangerschaftsrate nach Fimbrioplastik beträgt 31%, nach Salpingostomie 23%. Extrauteringraviditäten als Zeichen der Tubenfunktionsstörung sehen wir nach Fimbrioplastik bei 9%, nach Salpingostomie bei durchschnittlich 13%.

In den letzten fünf Jahren hat die Anzahl der endoskopisch durchgeführten Salpingostomien überregional zugenommen. In deren Folge liegt offenbar die Rate der Tubenreokklusionen postoperativ höher als nach Sterilitätslaparotomien. Wahrscheinlich ist dies in der Operationstechnik begründet. Die Tuberöffnung im Bereich der Narbenstraße des ehemaligen Fimbrientrichters ist Voraussetzung dafür, daß die neu geschaffene Tube postoperativ nicht erneut okkludiert.

Tabelle 8-6 Vergleichende Untersuchung der Schwangerschaftsraten nach endoskopischer Salpingostomie und Laparotomie (A) unter Einbeziehung eines Tuben-Scores (B).

A. Schwangerschaften nach Salpingostomie laparoskopisch oder durch Laparotomie (nach Canis et al. [8]); Stadium I: gering bis Stadium IV: schwer, siehe Teil B

Ausmaß des Tubenschadens gemäß Tuben-Score	Laparoskopie n	intrauterine Schwangerschaften	Laparotomie n	intrauterine Schwangerschaften
Stadium I	32	50%	12	67%
Stadium II	37	32%	30	37%
Stadium III	12	8%	21	14%
Stadium IV	6	0	13	8%
Gesamt	87	33%	76	30%

B. Tuben-Score (nach Mage et al. [37]); Stadium I: 2–5 Punkte, Stadium II: 7–10 Punkte, Stadium III: 12–15 Punkte, Stadium IV: ≥ 15 Punkte

Tubendurchgängigkeit	partieller Tubenverschluß (Phimosis fimbriae) 2	totaler Tubenverschluß (Saktosalpinx) 5
Ampulläres Schleimhautrelief (Hysterosalpingographie)	normale Falten 0	Rarefizierung der Falten 5	Faltenverlust 10
Ampulläre Tubenwand (Laparoskopie)	normal 0	dünn 5	dick oder starr 10

Der Fimbrientrichter muß deshalb vor der Salpingostomie vollständig bis zur Fimbria ovarica vom Ovar gelöst werden. Dieses ist bei endoskopischem Vorgehen häufig sehr schwer durchführbar, eine mögliche Erklärung für die Versagerrate.

Eine vergleichende Untersuchung der Schwangerschaftsrate nach endoskopischer Salpingostomie und Laparotomie durch die Arbeitsgruppe um Bruhat zeigt

Tabelle 8-7 Schwangerschaften nach laparoskopischer Salpingostomie (nach Canis et al. [8]); Stadium I bis IV nach Tuben-Score in Tabelle 8-6B (Stadium I: gering bis Stadium IV: schwer)

Ausmaß des Tubenschadens gemäß Tuben-Score (Tab. 8-6B)	n	intrauterine Gravidität	extrauterine Gravidität
Stadium I	32	50%	0
Stadium II	37	32%	14%
Stadium III	12	8%	8%
Stadium IV	6	0	0
Gesamt	87	33%	7%
Stadium I u. II	69	41%**	8%
Stadium III u. IV	18	6%***	6%

** $p < 0{,}01$
*** $p < 0{,}02$

Tabelle 8-8 Intra- und Extrauterinschwangerschaften im Rahmen der In-vitro-Fertilisation (nach Zouves et al. [63])

	Zyklen	Embryotransfer	klinische Schwangerschaften	Tubargraviditäten
IvF aus tubarer Indikation	735	640	100 (15,6%)	12 (12%)*
IvF aus nichttubarer Indikation	332	251	38 (15,1%)	1 (2,6%)
Gesamt	1067	891	138 (15,5%)	13 (9,4%)

* $p < 0{,}05$

Tabelle 8-9 Intra- und Extrauteringraviditäten nach Ovulationsinduktion im Rahmen der In-vitro-Fertilisation (640 Zyklen) aus tubarer Indikation (nach Zouves et al. [63])

Stimulation	Graviditäten pro Behandlungszyklus	Extrauteringraviditäten
Clomifen 100 mg (Tag 5–7) + hMG ab Tag 6	12,5%	9,9%
nur hMG	14,2%	12,2%
GnRH-Analoga + hMG	12,4%	6,3%

Tabelle 8-6 in Anlehnung an den Tuben-Score. Abhängig vom Schädigungsgrad der Tuben werden intrauterine Schwangerschaften bei geringer Tubenschädigung bei über 50 bis 60% der Patientinnen, im Gesamtkollektiv durchschnittlich bei einem Drittel, beobachtet, unabhängig vom Vorgehen, ob endoskopisch oder durch Laparotomie. Tubargraviditäten finden sich besonders häufig in der Gruppe mit mäßiggradiger Tubenschädigung (8–14%); bei ausgeprägtem Tubenschaden werden nur noch wenige Schwangerschaften sowohl intra- als auch extrauterin beobachtet (Tab. 8-7). Die Häufigkeit ektoper Tubenimplantationen ist entsprechend der vorliegenden Ergebnisse unabhängig von der Art der operativen Intervention, ob durch Laparoskopie oder Laparotomie.

Bei zunehmender reproduktionsmedizinischer Kenntnis der assistierten Befruchtung mit ihren verfeinerten Techniken wird häufig die Frage diskutiert, ob überhaupt eine operative Intervention bei tubar bedingter Ursache der Sterilität noch eine Berechtigung findet. Insbesondere wird gerade nach Tubenchirurgie über das Risiko der Eileiterschwangerschaft argumentiert. Dieser Frage ging in einer retrospektiven Untersuchung von insgesamt 891 Stimulationszyklen die Arbeitsgruppe um Gomel nach [63]. Sie differenzierten Patientinnen nach Tubenchirurgie und nicht tubarer Indikation für die Aufnahme in das In-Vitro-Fertilisationsprogramm (IvF). Zudem untergliederten sie in der Gruppe der tubaren Indikation nach der Art der Stimulationsprotokolle mit Clomifen und Gonadotropinen, reinen Gonadotropinen sowie LHRH-Analoga und anschließender Gonadotropinstimulation (Tab. 8-8 und 8-9). Die vorliegenden Ergebnisse zeigen bei der assistierten Befruchtung aus tubarer Indikation das Risiko einer Tubargravidität von mehr als 10% bei einer Gesamtschwangerschaftsrate von weniger als 20%, unabhängig von der Art der Ovulationsinduktion. Verglichen mit der Tubenchirurgie nach postinflammatorischem Tubenverschluß (siehe auch Tab. 8-5) mit Extrauteringraviditäten bei 9 und 13% ist demnach auch nach der assistierten Befruchtung aus tubarer Indikation ein vergleichbar hohes Risiko einer tubaren Implantation zu erwarten.

Abhängig vom Alter der Patientinnen und dem Ausmaß der Tubenschädigung sollten deshalb bei gegebener männlicher Fertilität vor Aufnahme in das In-vitro-Fertilisationsprogramm der Patientin die Möglichkeiten einer operativen Wiederherstellung der Tubenfunktion aufgezeigt werden. Das Ehepaar sollte nicht primär der In-vitro-Fertilisation zugeführt werden, da ihm damit die Chancen der natürlichen Konzeption genommen werden bei vergleichbar hohem Risiko einer ektopen Schwangerschaft unter assistierter Befruchtung [19].

Anastomose

Eine Differenzierung nach der Pathogenese des Tubenverschlusses (inflammatorisch oder iatrogen) ist in der Vorbereitung der tubaren Anastomosen wesentlich. Suffiziente Anastomosen lassen sich nur durch Laparotomie mikroskopisch durchführen. Ein endoskopisches Vorgehen hat sich bei der Tubenanastomose nicht bewährt. Durch Einsatz des Lasers und der modernen Elektrotechnik sind die Operationsverfahren hinsichtlich der Schnittführung und Blutstillung vereinfacht worden [57]. Nach mikrochirurgischer Refertilisierung durch Laparotomie ist eine Schwangerschaftsrate von 75% zu erwarten (siehe Abb. 8-9) im Vergleich zu 28% Schwangerschaften nach Anwendung konventioneller Operationsverfahren ohne optische Vergrößerung [60]. Bei sorgfältiger Anastomosierung ohne Lumendifferenz, z.B. isthmoisthmisch oder isthmo-kornual, liegt das Risiko einer ektopen Gravidität bei 5%. Nach uterusnahen Anastomosen auf dem Boden entzündlicher Tubenverschlüsse werden in 40% Schwangerschaften mit 7% Tubargraviditäten berichtet [61]. Der unterschiedliche Erfolg erklärt sich mit der Pathogenese des Eileiterverschlusses, z.B. postinflammatorisch, aber auch iatrogen als lokalisierte Tubenschädigung.

Neben der Pathogenese des Tubenverschlusses bestimmen weitere Faktoren wie die Gesamttubenlänge und der verbliebene ampulläre Tubenrest das Schwangerschaftsergebnis. Tierexperimentelle Arbeiten an Kaninchen [62] und später klinische Erfahrungen [61] zeigten die Bedeutung des ampullären Tubenanteils für die Fertilisation und die Bedeutung der Gesamttubenlänge [50] für den regelrechten Eitransport auf. Schwangerschaftsraten von über 80% sind möglich, wenn zwei Drittel der Tube und insbesondere der ampulläre Tubenanteil erhalten sind.

5 Extrauteringravidität als Infertilitätsursache

Die Häufigkeit der Extrauteringraviditäten hat in den letzten Jahrzehnten weltweit zugenommen (siehe auch Kap. 18). Für die Jahre 1970 bis 1978 wurde ein Anstieg extrauteriner Schwangerschaften von 4,5 auf 9,4 pro 1000 Schwangerschaften errechnet [59]. In 97,5% findet sich die ektope Implantation in der Tube, weshalb die Tubargravidität in diesem Kapitel „Tubenfaktor" gesondert abgehandelt werden soll. Mit 83% ist der ampulläre Tubenanteil am häufigsten betroffen (Abb. 8-10). Die Zunahme der Tubargraviditäten geht mit der Zunahme entzündlicher Eileiterveränderungen einher. Die pathophysiologischen Mechanismen einer Eileiterschwangerschaft sind letztendlich ungeklärt. *Faktoren eines regelrechten Eitransportes* sind [2]:

- Zilienschlag
- Muskelkontraktionen der Tunica muscularis und hypothetisch der Muscularis mucosae
- Volumenschwankungen der Lamina propria
- sekretorische Aktivität der Lamina epithelialis

Entzündliche Eileiterveränderungen gehen mit Tubenwandfibrose, Divertikelbildung und Mukosaschädigung einher [40, 56, 59]. Bei operativ sanierten Tubargraviditäten wurden histologisch in 38% inflammatorische Tubenveränderungen nachgewiesen [47]; andere Untersucher sahen bei 51 von 177 Patientinnen Zeichen einer unspezifischen Salpingitis in der entfernten Tube [38]. Eine Adnexitis verläuft also immer bilateral, wobei die kontralaterale Tube mehr oder weniger betroffen sein kann. So ist eine kontralaterale Tubenschädigung in mehr als 50% der wegen ektoper Gravidität operierten Patientinnen zu beobachten [37].

Neben organischen Faktoren werden aber auch *funktionelle Störungen* als Ursache für eine ektope Gravidität genannt:

- hormonelle Dysfunktion
- embryonale Faktoren mit hoher Implantationspotenz der menschlichen Blastozyste

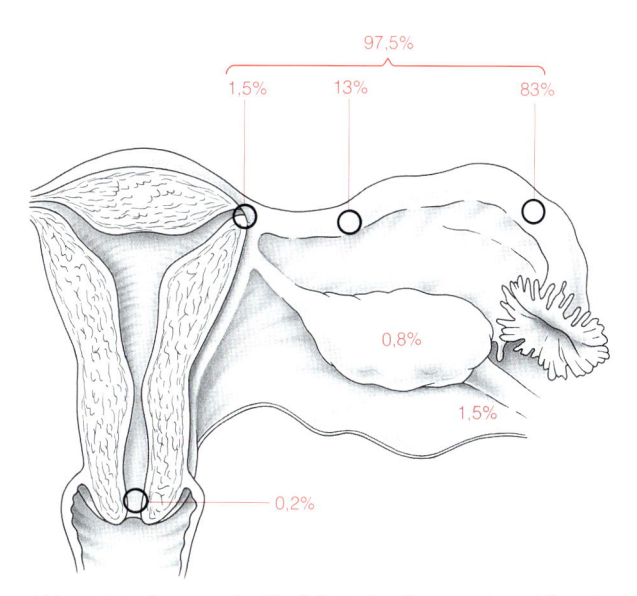

Abb. 8-10 Prozentuale Häufigkeit der Extrauteringravidität in verschiedenen Lokalisationen (nach Breen [5]).

– Transmigration der Eizelle des kontralateralen Ovars

In mindestens 15% der Tubargraviditäten findet sich das Corpus luteum graviditatis auf dem kontralateralen Ovar [6]. Denkbar ist eine äußere Eiüberwanderung mit überreifer Eizelle als Ursache der Tubargravidität oder auch die seltene innere Eiüberwanderung über das Cavum uteri [21].

Auch hormonelle Dysfunktionen bewirken über veränderte Steroidrezeptoren in der Tubenwand, besonders in der postinflammatorisch geschädigten Tubenmuskulatur eine Dyskoordination des Eitransportes als Ursache einer Tubargravidität [30, 31, 33]. Beim Menschen findet der Eitransport bei steigenden Progesteronwerten statt. Da Östrogene die Muskelaktivität der Tube direkt oder indirekt über adrenerge Transmitter oder Prostaglandine potenzieren, wohingegen Progesteron antagonistisch wirkt, ist auch über eine ovarielle Funktionsstörung mit insuffizienter Follikel- und Lutealphase bei vorbestehender Tubenschädigung die Beeinflussung des Eitransportes mit der Folge einer Tubargravidität denkbar. So sahen wir in eigenen Untersuchungen einen verminderten Steroidrezeptorgehalt für Östrogene und Progesteron in der Tubenwand, sowohl in der Tubenmukosa als auch besonders in der Tubenmuskulatur, wenn postinflammatorische Tubenveränderungen mit normalem Eileitergewebe verglichen wurden [28].

5.1 Diagnosestellung

Die modernen diagnostischen Verfahren, vor allem die Kombination von Schwangerschaftshormon-Bestimmung (hCG) und die Ultraschalluntersuchung [46], ermöglichen zunehmend die frühzeitige Diagnose einer noch intakten ektopen Gravidität und schaffen somit günstige Voraussetzungen für organerhaltende Operationen. Die Einführung mikrochirurgischer Prinzipien und die Möglichkeit endoskopischer Diagnostik und Therapie führten zur Dominanz konservierender Operationen über die ablative Therapie.

Schonendes, organerhaltendes und rekonstruktives Operieren an der Tube erfordert also ein frühestmögliches Erkennen der Tubargravidität. Der Trophoblast durchsetzt nach Implantation auf der Tubenmukosa schnell die Tunica muscularis. Mit fortschreitendem Wachstum entwickelt sich der Konzeptus zwischen Endo- und Myosalpinx [7]. Bei einer rupturierten Tubargravidität finden sich Konzeptus oder Anteile des Trophoblasten sekundär im Tubenlumen und in der freien Bauchhöhle. Bei rechtzeitigem Erkennen einer Tubargravidität mit noch geringer Läsion der Tubenwandschichten kann organerhaltend vorgegangen werden (Abb. 8-11). Bereits ein verzögerter hCG-Anstieg mit verlängerter hCG-Verdopplungszeit gibt frühzeitig Hinweise auf eine gestörte Schwangerschaft, besonders bei ektoper Implantation [20, 41]. Dennoch werden auch heute noch Extrauteringraviditäten später als klinisch und technisch möglich diagnostiziert. Bemerkenswert ist in diesem Zusammenhang die Tatsache, daß sich ektope Implantationen mit hCG-Werten unter 1000 IE/l in bis zu 70% allein bei Zuwarten spontan zurückbilden können [15].

Klinische Symptome der ektopen Gravidität wie Schmierblutungen oder Schmerzen können z.B. durch eine rupturierte Corpus-luteum-Zyste, durch eine stielgedrehte Ovarialzyste oder, selten, durch eine gleichzeitig bestehende intrauterine und extrauterine Gravidität (Häufigkeit 1:30000 Schwangerschaften) vorgetäuscht werden. Über 500 solcher Fälle sind in der Literatur beschrieben [49]. Wir sahen in den vergangenen zwei Jahren drei gleichzeitig intrauterine und tubare Implantationen im Rahmen der assistierten Befruchtung. Nach Gonadotropinstimulation sind Mehrlingsschwangerschaften gehäuft und die sichere Beurteilung der Tuben durch die ovarielle Überstimulation erschwert [45]. Das Vorkommen einer bilateralen Tubargravidität beträgt 1:1500 ektope Schwangerschaften. Interstitielle Graviditäten machen nur 1,5% aller ektopen Schwangerschaften aus [5]. Diese seltenen Formen der ektopen Schwangerschaften erfordern ein differenziertes operatives Vorgehen, das sich der je-

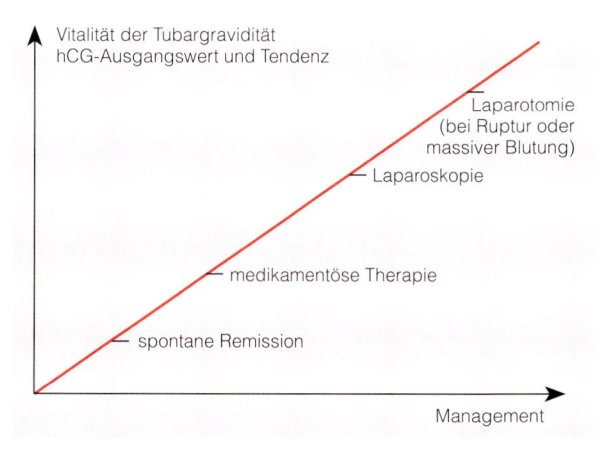

Abb. 8-11 Vorgehen bei Tubargravidität.

weiligen individuellen Gegebenheit anpaßt. Aber auch hier ist organerhaltendes Vorgehen möglich [24].

5.2 Organerhaltendes Vorgehen

Tubenerhaltendes Vorgehen mit nachfolgender intrauteriner Schwangerschaft wurde 1953 erstmals beschrieben [52]. Zuvor bestand die Behandlung in der ablativen Therapie, d. h. der Salpingektomie oder Adnexexstirpation. Grundlage für ein organerhaltendes Vorgehen ist der noch bestehende Kinderwunsch der Patientin. Organerhaltung ist bei früher Diagnose der ektopen Gravidität in mehr als zwei Drittel der Fälle durch endoskopisches Vorgehen möglich. Nach Ruptur einer Eileiterschwangerschaft mit massiver Blutung oder einem Verwachsungsbauch kann eine Laparotomie notwendig werden (Abb. 8-11).

5.2.1 Wahl des Operationsverfahrens

Folgende *eileitererhaltende Operationsverfahren* stehen bei der Tubargravidität zur Verfügung:

- lineare Salpingotomie
- partielle Salpingektomie
- Expression oder Absaugen eines Tubarabortes
- exspektatives Verhalten

Die Wahl des Operationsverfahrens richtet sich nach der Lokalisation und Vitalität der ektopen Gravidität, dem Zustand der kontralateralen Tube, der Größe des Schwangerschaftsproduktes und dem Ausmaß des Tubenwandschadens (siehe auch Kap. 18).

Bei ampullärer oder isthmo-ampullärer Gravidität bietet sich die *lineare Salpingotomie* an. Die Inzision der Tube erfolgt antimesosalpingeal und medial, das Schwangerschaftsprodukt wird exprimiert mit sorgfältiger Spülung des Tubenlumens. Die Inzisionsstelle wird mit fortlaufender Naht versorgt, was heute auch bei endoskopischem Vorgehen möglich, jedoch nur bei großen Defekten notwendig ist. Finden sich eine stärkere Blutung oder ein isthmischer Sitz, führen wir eine *Tubenteilresektion* durch, wenn möglich endoskopisch. Die gleichzeitige Reanastomosierung der Tube hat sich bei ödematösem Gewebe nicht bewährt, so daß ein zweizeitiges Vorgehen ratsam ist. Bei sehr fimbriennaher Implantation der Schwangerschaft in der Tube kann der Fimbrientrichter inzidiert und im Sinne einer Fimbrioplastik neu formiert werden. Ziel jedweden organerhaltenden Vorgehens ist die möglichst geringe Schädigung der Tubenwand zur Funktionserhaltung und Vermeidung rezidivierender ektoper Implantationen. Durch die chirurgische Intervention zur Behebung der Eileiterschwangerschaft soll aber auch keine zusätzliche Tubenschädigung erfolgen. Wir wissen heute, daß für das Wiederauftreten einer Eileiterschwangerschaft der vorbestehende Tubenschaden entscheidend ist, unabhängig von der operativen Intervention, ob endoskopisch oder durch Laparotomie. Diese Beobachtung wird unterstrichen durch die Rezidivhäufigkeit von Eileiterschwangerschaften in der ipsi- und kontralateralen Tube bei anamnestisch bekannter Adnexitis (Tab. 8-10 und 8-11).

Die lineare Salpingotomie wie auch die partielle Salpingektomie (Segmentresektion) sind bei jeder Lokalisation der Tubargravidität prinzipiell möglich. Die Reokklusionsgefahr im dünnlumigem Isthmus ist jedoch besonders groß [11]. Im Tubenisthmus ist daher eine Segmentresektion vorzuziehen, da der isthmische Tubenanteil keine Bedeutung für die Fertilisation hat. Die gleichzeitige Anastomosierung der resezierten Stümpfe ist in dem aufgelockerten, ödematösen Tubengewebe erschwert. Bei noch erhaltener kontralateraler Tube ist ein zweizeitiges Vorgehen vorzuziehen und der Eingriff nur dann indiziert, wenn die Patientin nach altersgemäßem Intervall nicht über die kontralaterale Tube konzipiert. Handelt es sich um eine isthmische Tubargravidität mit einem Durchmesser von we-

Tabelle 8-10 Fertilität nach endoskopischer Entfernung einer Tubargravidität (nach Pouly et al. [43])

		anamnestische Risikofaktoren	anamnestisch keine Risikofaktoren
	a. rezidivierende Adnexitis (n = 29)		
	b. Zustand nach EUG (n = 31)		
	c. singuläre Tube (n = 36)		n = 101
	d. Infertilität (n = 102)		
	e. Tubenfaktor/Verwachsungen (n = 62)		
Extrauteringravidität	a. 24%		
	b. 29%		
	c. 31%	$\bar{x} = 24\%$	5%
	d. 18%		
	e. 18%		
Intrauteringravidität	a. 38%		
	b. 26%		
	c. 39%	$\bar{x} = 33\%$	90%
	d. 37%		
	e. 26%		
Infertilität	a. 38%		
	b. 43%		
	c. 31%	$\bar{x} = 43\%$	5%
	d. 45%		
	e. 56%		

Tabelle 8-11 Fertilität nach einer Tubargravidität in Abhängigkeit vom Zustand der kontralateralen Tube (modifiziert nach Pouly et al. [43])

	kontralaterale Tube offen, kontralaterale Verwachsungen (n = 31)	kontralaterale Tube offen, kontralateral keine Verwachsungen (n = 145)	kontralaterale Tube offen, ipsilaterale Verwachsungen (n = 35)	kontralaterale Tube offen, ipsilateral keine Verwachsungen (n = 188)
Extrauteringravidität	19,4%*	7,6%*	17,1%*	11,2%*
Intrauteringravidität	41,9%	82,8%	45,7%	67,5%
Infertilität	38,7%	9,6%	37,2%	21,3%

* p = ns

niger als 1 cm, kann die Tube in diesem Tubenanteil endoskopisch auch koaguliert werden.

In einzelnen Fällen kann ein *exspektatives Vorgehen* gewählt werden. Eine bisher unbekannte Anzahl ektoper Schwangerschaften wird in situ resorbiert oder endet als Tubarabort. So ist bei niedrigen hCG-Werten unter 1000 IE/l mit fallender Tendenz bei bereits regressiven Zeichen ein exspektatives Verhalten zu vertreten. Einzelne Autoren propagieren die intratubare Injektion hyperosmolarer Lösungen oder von Prostaglandinen, um den abortiven und resorptiven Zustand zu fördern [14, 15]. Ob ein exspektatives Vorgehen ohne chirurgische Intervention den Tubenschaden verringert [9], ist bis heute strittig. Zudem ist über Tubarrupturen auch bei niedrigen und bereits fallenden Beta-hCG-Werten berichtet worden [54].

5.2.2 Frühkomplikationen

Bei tubenerhaltendem Vorgehen nach ektoper Gravidität endoskopisch oder durch Laparotomie ist auf postoperative Nachblutungen und persistierendes funktionstüchtiges Trophoblastgewebe zu achten [44]. In einem Kollektiv von 321 endoskopisch operierten Patientinnen bei ektoper Gravidität mußten 15 Patientinnen (4,8%) wegen fortbestehender hCG-Sekretion erneut operiert werden [42].

5.2.3 Spätfolgen

Salpingektomie

Eine Literaturübersicht [48] ordnet der Salpingektomie ein 15%iges Wiederholungsrisiko der ektopen Gravidität zu; 33% der Patientinnen können eine intrauterine Schwangerschaft erwarten. Das Verhältnis von ektoper zu intrauteriner Gravidität beträgt also 1 zu 2. Die in den fünfziger Jahren propagierte Adnexexstirpation anläßlich der ektopen Gravidität, unter der Vorstellung, die kontralaterale Ovulation zu fördern, ist heute obsolet. Das Ovar muß vielmehr als endokrines Organ auch im Hinblick auf später erwünschte assistierte Befruchtung erhalten werden.

Tubenerhaltendes Vorgehen

Endoskopisch-tubenerhaltendes Vorgehen bei kontralateral offener Tube beinhaltet ein Risiko für die wiederholte ektope Gravidität von 10%, während nachfolgende intrauterine Schwangerschaften bei 76% der Patientinnen beobachtet werden (Tab. 8-12). Mit der Wahrscheinlichkeit von 1 zu 7 Schwangerschaften tritt also wieder eine ektope Implantation auf. Wird eine Tubargravidität in der singulären Tube operiert, bleiben trotz Organerhaltung 57% der Patientinnen infertil, das Risiko von ektoper zu intrauteriner Gravidität beträgt 1 zu 1. Das Rezidivrisiko bei wiederholter Extrauteringravidität nach tubenerhaltender endoskopischer Intervention zeigt Tabelle 8-13. Nach wiederholten Tubargraviditäten werden nur noch weniger als 20% der Patientinnen schwanger. Das Rezidivrisiko einer Extrauteringravidität ist ebenso groß wie die Wahrscheinlichkeit einer intrauterinen Schwangerschaft.

Trotz des erheblichen Rezidivrisikos einer Tubargravidität ist die Organerhaltung zur Erfüllung des Kinderwunsches erfolgreich. Anzumerken bleibt, daß bei tubarer Funktionsstörung auch bei der assistierten Befruchtung signifikant mehr Tubargraviditäten beobachtet werden als bei der In-vitro-Fertilisation aus nicht tubarer Indikation [13] (siehe auch Abschnitt 4), vergleichbar dem Risiko nach Sterilitätsoperation.

Tabelle 8-12 Fertilität nach einer Tubargravidität (modifiziert nach Pouly et al. [43])

	singuläre Tube (n = 47)	kontralaterale Tube offen (n = 176)
Extrauteringravidität	21%	10%
Intrauteringravidität	21%	76%
Infertilität	57%	15%

Tabelle 8-13 Fertilität nach endoskopischer Operation einer Tubargravidität (modifiziert nach Pouly et al. [43])

	Extrauteringravidität		
	Erste	Zweite	Dritte
Patientinnen	223	24	11
Extrauteringravidität	27 (12%)	11 (46%)	1 (9%)
Intrauteringravidität	143 (64%)	5 (21%)	1 (9%)
Infertilität	3 (24%)	8 (33%)	9 (82%)

Hier müssen durch prospektive, randomisierte Studien die Indikationen für und wider die Organerhaltung spezifiziert werden.

5.3 Medikamentöse Therapie

In den letzten zehn Jahren wurde mehrfach die medikamentöse Therapie ektoper Graviditäten mit Methotrexat [51] oder Prostaglandinen [14, 16, 35], systemisch oder lokal in die Tube appliziert, propagiert. Dennoch konnte sich diese nichtoperative Therapie überregional in der Routine nicht durchsetzen, zum einen wegen bisher fehlender kontrollierter Studien im Vergleich zum exspektativen Verhalten bei Extrauteringraviditäten und andererseits wegen der notwendigen langen klinischen und laborchemischen Verlaufskontrollen [53] (siehe auch Kap. 18). Methotrexat wurde jedoch erfolgreich in der Behandlung persistierender hCG-Produktion nach operativer Intervention eingesetzt [18]. Das Antiprogesteron Mifepriston (RU 486), das zur Zeit noch in Erprobung steht, ist in vielerlei Hinsicht erfolgversprechend [32].

Literatur

1. American Fertility Society classification of adnexal adhesions, distal tubal occlusion, tubal occlusion secondary to tubal ligation, tubal pregnancies, Müllerian anomalies and intrauterine adhesions. Fertil. and Steril. 49 (1988) 944.
2. Blandau, R. J.: Gamete transport: comparative aspects. In: Hafez, E. S. F., R. Blandau (eds.): The Mammalian Oviduct, p. 129. University of Chicago Press, Chicago 1969.
3. Boeckx, W. D.: Reconstructive Microsurgery of the Rabbit Oviduct. Thesis, Leuven University 1982.
4. Boer-Meisel, M. E., E. R. te Velde, J. D. F. Habbema, J. W. P. F. Kardaun: Predicting the pregnancy outcome in patients treated for hydrosalpinx: a prospective study. Fertil. and Steril. 45 (1986) 23.
5. Breen, J. C.: A 21 year survey of 654 ectopic pregnancies. Amer. J. Obstet. Gynec. 106 (1970) 1004.
6. Bronson, R. A.: Tubal pregnancy and infertility. Fertil. and Steril. 28 (1977) 221.
7. Budowick, M., T. R. B. Johnson jr., R. Genadry: The histopathology of developing tubal ectopic pregnancy. Fertil. and Steril. 34 (1980) 169.
8. Canis, M., G. Mage, J. L. Pouly, H. Mankes, A. Wattiez, M. A. Bruhat: Laparoscopic distal tuboplasty: report of 87 cases and a 4-year experience. Fertil. and Steril. 56 (1991) 616.
9. Cole, T., R. C. Corlett jr.: Chronic ectopic pregnancy. Obstet. and Gynec. 59 (1982) 63.
10. Cornier, E.: Intérêt prognostique de la tuboscopie peropératoire. Contracept. fert. Sex. 10 (1982) 853.
11. DeCherney, A. H., S. Boyers: Isthmic ectopic pregnancy: segmental resection as the treatment of choice. Fertil. and Steril. 44 (1985) 307.
12. Deichert, M., R. Schlief, M. van de Sandt, E. Daume: Transvaginal hysterosalpingo-contrast sonography for the assessment of tubal patency with gray scale imaging and additional use of pulsed wave doppler. Fertil. and Steril. 57 (1992) 62.
13. Dubisson, J. B., F. X. Aubriot, L. Mathièu, H. Foûlot, L. Mandelbrot, J. B. de Jolinère: Risk factors for ectopic pregnancy in 556 pregnancies after in vitro fertilization: implications for preventive management. Fertil. and Steril. 56 (1991) 686.
14. Feichtinger, W., P. Kemeter: Conservative treatment of ectopic pregnancy by transvaginal aspiration under sonographic control and methotrexate injection. Lancet I (1987) 381.
15. Fernandes, H., J. D. Rainhorn, E. Papiernik, D. Bellet, R. Frydman: Spontaneous resolution of ectopic pregnancy. Obstet. and Gynec. 71 (1988) 171.
16. Egarter, C., P. Husslein: Treatment of tubal pregnancy by prostaglandins. Lancet I (1988) 1104.
17. Frantzen, C., H. W. Schlösser: Microsurgery and postinfectious tubal infertility. Fertil. and Steril. 38 (1982) 397.
18. Higgens, K. A., M. B. Schwartz: Treatment of persistent trophoblastic tissue after salpingotomy with methotrexate. Fertil. and Steril. 45 (1986) 427.
19. Jacobs, L. A., J. Thie, P. E. Patton, T. J. Williams: Primary microsurgery for postinflammatory tubal infertiliy. Fertil. and Steril. 50 (1988) 855.
20. Kadar, N., M. Freedman, M. Zacher: Further observations on the doubling time of human chorionic gonadotropin in early asymptomatic pregnancies. Fertil. and Steril. 54 (1990) 783.
21. Kalchman, G., R. Meltzer: Interstitial pregnancy following homolateral salpingectomy. Amer. J. Obstet. Gynec. 96 (1966) 1139.
22. Karbowski, B.: Regeneration der Tubenfunktion. Habilitationsschrift, Universitäts-Frauenklinik Münster 1990.
23. Karbowski, B., J. Bordt, H. P. G. Schneider: Diagnostik bei mechanisch bedingter Sterilität der Frau: Hysteroskopie, Hy-

sterosalpingographie, Laparoskopie. In: Schirren, C. (Hrsg.): Fortschritte der Fertilitätsforschung, S. 173, Grosse, Berlin 1985
24. Karbowski, B., J. Bordt, H. P. G. Schneider: Organerhaltende Operation nach Ruptur einer interstitiellen ektopen Gravidität – ein Bericht von zwei Fällen. Geburth. u. Frauenheilk. 46 (1986) 844.
25. Karbowski, B., M. Kalwa, H. P. G. Schneider: Organisationsstörung des Tubenepithels. In: Ludwig H., D. Krebs (Hrsg.): Gynäkologie und Geburtshilfe 1988, S. 395. Suppl. Arch. Gynec. 1989.
26. Karbowski, B., H. P. G. Schneider: Stellenwert mikrochirurgischer Operationen der tubarbedingten Sterilität – Abgrenzung zur extracorporalen Befruchtung. Geburth. u. Frauenheilk. 43 (1986) 825.
27. Karbowski, B., H. P. G. Schneider: Tubal function: role of myosalpinx. In: Evers J. L. H., M. J. Heinemann (eds.): From Ovulation to Implantation, p. 139. Excerpta Medica, Amsterdam–New York–Oxford 1990.
28. Karbowski, B., H. P. G. Schneider: Funktionelle Tubenveränderungen: ein Modell für den gestörten Eitransport. Arch. Gynec. 250 (1991) 472.
29. Karbowski, B., G. Vasquez, W. Boeckx, I. Brosens, H. P. G. Schneider: An experimental study of tuboovarian function following restoration of patency in hydrosalpinges. Europ. J. Obstet. Gynaec. 28 (1988) 305.
30. Karbowski, B., E. Vollmer, H. P. G. Schneider: Tubal function – electron microscopic study. Europ. J. cell. Biol. 55 (1991) 47.
31. Karbowski, B., E. Vollmer, H. P. G. Schneider: Steroid receptors in the Fallopian tube – morphological and functional investigations in rabbits. Prog. Histochem. Cytochem. 26 (1992) 140.
32. Kenigsberg, D., J. Porte, M. Hull, J. M. Spitz: Medical treatment of residual ectopic pregnancy: RU 486 and methotrexate. Fertil. and Steril. 47 (1987) 702.
33. Land, J. A., J. W. Arends: Immunohistochemical analysis of estrogen and progesterone receptors in fallopian tubes during ectopic pregnancy. Fertil. and Steril. 58 (1992) 335.
34. Lauritzen, J. G., J. D. Pagel, P. Wangsted, J. Starup: Results of repeated tuboplasties. Fertil. and Steril. 37 (1982) 68.
35. Lindblom, B., B. Kalfelt, M. Hahlin, L. Hamberger: Local prostaglandin $F_{2\alpha}$ injection for termination of ectopic pregnancy. Lancet I (1987) 776.
36. Luciano, A. A., D. B. Maier, E. J. Koch, J. C. Nulsen, G. F. Whitman: A comparative study of postoperative adhesions following laser surgery by laparoscopy versus laparotomy in the rabbit model. Obstet. and Gynec. 74 (1989) 220.
37. Mage, G., J. L. Pouly, J. Bouquet de Jolinieres, S. Chabrand, A. Riouallon, M.-A. Bruhat: A preoperative classification to predict the intrauterine and ectopic pregnancy rate after distal tubal microsurgery. Fertil. and Steril. 46 (1986) 807.
38. Marana, R., C. Muzie, M. Rizzi, A. Lucisano, S. Marcuso: Salpingoscopy in patients with contralateral ectopic pregnancy. Fertil. and Steril. 55 (1991) 838.
39. McComb, P., N. H. Lee, M. D. Stephenson: Reproductive outcome after microsurgery for proximal and distal occlusions in the same fallopian tube. Fertil. and Steril. 56 (1991) 134.
40. Niles, J. H., J. F. J. Clark: Pathogenesis of tubal pregnancy. Amer. J. Obstet. Gynec. 105 (1969) 1230.
41. Pittaway, D. E., R. L. Reish, A. C. Wentz: Doubling times of human chorionic gonadotropin increase in early viable intrauterine pregnancies. Amer. J. Obstet. Gynec. 152 (1985) 299.
42. Pouly, J. L., H. Mahnes, G. Mage, M. Canis, M.-A. Bruhat: Conservative laparoscopic treatment of 321 ectopic pregnancies. Fertil. and Steril. 46 (1986) 1095.
43. Pouly, J. L., C. Chapron, H. Mahnes, M. Canis, A. Wattiez, M.-A. Bruhat: Multifactorial analysis of fertility after conservative laparoscopic treatment of ectopic pregnancy in a series of 223 patients. Fertil. and Steril. 56 (1991) 453.
44. Reich, H., J. DeCaprio, F. McGlynn, W. L. Wilkie, S. Longo: Peritoneal trophoblastic tissue implants after laparoscopic treatment of tubal ectopic pregnancy. Fertil. and Steril. 52 (1989) 337.
45. Rein, M. S., D. N. Di Salvo, A. J. Friedman: Heterotopic pregnancy associated with in vitro fertilization and embryo transfer: a possible role for routine vaginal ultrasound. Fertil. and Steril. 51 (1989) 1057.
46. Romero, R., N. Kadar, D. Castro: The value of adnexal sonographic findings in the diagnosis of ectopic pregnancies. Amer. J. Obstet. Gynec. 52 (1988) 158.
47. Schenker, J. G., S. Evron: New concepts in the surgical management of tubal pregnancy and the consequent postoperative results. Fertil. and Steril. 40 (1983) 709.
48. Schneider, H. P. G., B. Karbowski: Plastische und Wiederherstellungschirurgie des weiblichen Genitale. In: Schneider, H. P. G. (Hrsg): Sexualmedizin, Infertilität, Familienplanung, p. 385. Klinik der Frauenheilkunde und Geburtshilfe, 2. Aufl., Bd. 2. Urban & Schwarzenberg, München–Wien–Baltimore 1989.
49. Shah, Y., H. Zevallos, L. Moody: Combined intra- and extrauterine pregnancy: a diagnostic challenge. J. reprod. Med. 25 (1980) 290.
50. Silber, S. J., R. Cohen: Microsurgical reversal of female sterilization: the role of tubal length. Fertil. and Steril. 33 (1980) 598.
51. Stovall, T. G., F. W. Ling, J. E. Buster: Outpatient chemotherapy of unruptured ectopic pregnancy. Fertil. and Steril. 51 (1989) 435.
52. Stromme, W. B.: Salpingotomy for tubal pregnancy: report of a successful case. Obstet. and Gynec. 1 (1953) 472.
53. Tulandi, T., M. Atri, P. Bret, T. Falcone, S. Khalife: Transvaginal intratubal methotrexate treatment of ectopic pregnancy. Fertil. and Steril. 58 (1992) 98.
54. Tulandi, T., R. Hemmings, F. Khalifa: Rupture of ectopic pregnancy in women with low and declining serum beta-HCG concentrations. Fertil. and Steril. 56 (1991) 7886.
55. Valle, R. F.: Hysteroscopy in the evaluation of female infertility. Amer. J. Obstet. Gynec. 137 (1980) 425.
56. Vasquez, G., R. M. L. Winston, I. A. Brosens: Tubal mucosa and ectopic pregnancy. Brit. J. Obstet. Gynaec. 90 (1983) 468.
57. Vilos, G. A.: Intramural-isthmic fallopian tube anastomosis facilitated by the carbon dioxide laser. Fertil. and Steril. 56 (1991) 571.
58. Walz, W.: Sterilitätsoperationen an der Tube mit Hilfe eines Operationsmikroskopes. Z. Geburth. Gynäk. 153 (1959) 49.
59. Weström, L.: Incidence, prevalence and trends of acute pelvic inflammatory disease. Amer. J. Obstet. Gynec. 138 (1980) 880.
60. Winston, R. M. L.: The future of microsurgery in infertility. Clin. Obstet. Gynec. 5 (1978) 607.
61. Winston, R. M. L.: Microsurgery of fallopian tube: from fantasy to reality. Fertil. and Steril. 34 (1980) 521.
62. Winston, R. M. L., C. Frantzen, C. Oberti: Oviduct function following resection of the ampullary-isthmic junction. Fertil. and Steril. 28 (1977) 284.
63. Zouves, C., M. Erenus, V. Gomel: Tubal ectopic pregnancy after in vitro fertilization and embryo transfer: a role for proximal occlusion or salpingectomy after failed distal tubal surgery? Fertil. and Steril. 56 (1991) 691.

9 Endometriose und weibliche Sterilität

K.-W. Schweppe, U. Cirkel, H. P. G. Schneider

Inhalt

1	Zur Pathophysiologie der Fertilitätsstörung bei Endometriose	160
2	Diagnostik	161
3	Behandlungsstrategien	162
3.1	Grundlagen der chirurgischen Behandlung	162
3.2	Grundlagen der medikamentösen Behandlung	163
3.2.1	Behandlung mit Gestagenen	163
3.2.2	Behandlung mit Danazol	163
3.2.3	Behandlung mit GnRH-Analoga	164
3.3	Individuelle Therapiekonzepte bei Sterilitätspatientinnen	165
3.3.1	Patientinnen mit Kinderwunsch und minimaler Endometriose ohne Symptomatik	166
3.3.2	Sterilität und Endometriose Stadium II oder III	168
3.3.3	Sterilität und Endometriose Stadium IV	169

Exakte Angaben zur Häufigkeit der Endometriose in der weiblichen Bevölkerung sind unbekannt; aufgrund von Prävalenzdaten schätzt man, daß 4 bis 12% der Frauen in der Reproduktionsphase an Endometriose erkranken. Nur in der Hälfte dieser Fälle treten behandlungsbedürftige Symptome auf, und bis zu 20% aller Sterilitätsfälle sind durch Endometriose bedingt.

Dennoch sind Ätiologie und Pathogenese dieser zweithäufigsten gutartigen gynäkologischen Erkrankung nur partiell geklärt. Gesichert ist lediglich, daß die ovarielle Östrogensekretion für die Aktivität und Progression der ektopen Implantate relevant ist. Aber schon der Einfluß von Progesteron und anderen Steroiden ist nur unvollständig untersucht (siehe auch Bd. 8).

1 Zur Pathophysiologie der Fertilitätsstörung bei Endometriose

Bei fortgeschrittener Erkrankung (Stadium III und IV der American Fertility Society Classification von 1985) sind Endometriose und ihre Folgeschäden ein mechanischer Sterilitätsfaktor, der durch mikrochirurgische Operationstechniken oder In-vitro-Fertilisation und Embryotransfer (IvF-ET) behandelt werden kann. Fehlen mechanische Alterationen des inneren Genitales, so wird eine geringgradige Endometriose als funktioneller Sterilitätsfaktor angesehen. Ob in diesen Fällen Endometriose und Sterilität nur zufällig assoziiert sind oder ob eine kausale Beziehung besteht, wird zur Zeit kontrovers diskutiert. Folgende mögliche, die Fertilität beeinträchtigende Mechanismen wurden postuliert:

- endokrinologische Störungen
- Störfaktoren im Douglas-Sekret
- immunologische Störungen
- Störungen der Eireifung und Fertilisation
- erhöhte Frühabortrate

Endokrinologische Störungen: Pathologische Veränderungen im Endokrinium bei Endometriosepatientinnen wurden auf hypophysärer und ovarieller Ebene nachgewiesen. Berichte liegen vor über einen verfrühten und doppelten *LH-Gipfel* [4] und über erhöhte LH-Gipfel im Vergleich zum Sterilitätskollektiv ohne Endometriose [38]. Auch auf das Doppelte erhöhte basale und stimulierbare Prolaktinspiegel wurden beobachtet [26].

Umfangreiche Literatur existiert zur Frage der *gestörten Follikelreifung und Ovulation*. Neben verzögerter Follikulogenese und dem Vorkommen von mehreren aber kleineren Follikeln zum Zeitpunkt des LH-Peaks wurde das LUF-(luteinized unruptured follikel)Syndrom als charakteristische, endometriosebedingte Störung postuliert. Einige Autoren fanden fehlende Ovulationsstigmata in ca. 75 bis 79% im Vergleich zu fertilen Kontrollen [3, 12]; jedoch wurden Spezifität und Reproduzierbarkeit der visuellen LUF-Diagnose kritisiert, und zwei kontrollierte Studien zeigten keine Assoziation von Endometriose und LUF [8, 10]. Ferner gibt es Hinweise, daß pelviskopisch in der Lutealphase von Konzeptionszyklen LUF-Befunde erhoben werden können [24]. Insgesamt muß diese interessante Hypothese als wissenschaftlich nicht gesichert gelten. Ebenso widersprüchlich sind die Aussagen über *Störungen der Lutealphase* bei endometriosebedingter Sterilität. Einerseits fanden sich erniedrigte mittluteale Progesteronkonzentrationen und verzögerte Progesteronanstiege [4, 14], andererseits konnten andere Autoren keine Unterschiede im Vergleich zu fertilen Kontrollgruppen nachweisen [22, 25].

Insgesamt gibt es trotz methodischer Mängel der verschiedenen Untersuchungen zahlreiche Hinweise auf endokrine Störungen bei Endometriose. Die kausale Verknüpfung ist jedoch Hypothese, wobei möglicherweise Störungen des lokalen Milieus, z.B. aktivierte Makrophagen im Douglas-Sekret die Granulosa- und Thekazellen in ihrem Metabolismus direkt stören.

Störfaktoren im Douglas-Sekret: Seit der Erstbeschreibung von Veränderungen der Progesteron- und Östrogenkonzentrationen im Douglas-Sekret [3] gab es eine Vielzahl zum Teil widersprüchlicher Studien, die endometriosebedingte Veränderungen des Volumens, der Zellzahl, der Makrophagenaktivität sowie Konzentrationsstörungen der Eiweißfraktionen, der Prostaglandine und der Wachstumsfaktoren (Interleukine und Lymphokine) zeigten. Die diskutierten Zusammenhänge sind in Abbildung 9-1 dargestellt.

Einer aktuellen Literaturübersicht zufolge liefern die experimentellen und klinischen Daten aufgrund methodischer Mängel der Studien kaum wissenschaftliche Argumente, die beweisen können, daß die Peritonealflüssigkeit in vivo einen wesentlichen Sterilitätsfaktor darstellt [17].

Immunologische Störungen: Während der letzten Jahre wurden zunehmend tierexperimentelle und klinische Untersuchungen publiziert, die einen Zusammenhang zwischen Endometriose und Störungen des Immunsystems vermuten lassen. Veränderungen der zellulären und der humoralen Immunkompetenz wurden bei manifester Endometriose sowohl bei Rhesusaffen als auch bei Patientinnen beschrieben [11]. Andererseits finden sich auch Hinweise auf unspezifische Antikörperinduktion durch die Endometriose. Bisher sind diese Daten noch lückenhaft und bedürfen systematischer Untersuchungen.

Die folgenden hypothetischen Zusammenhänge werden diskutiert: Da durch retrograde Menstruation physiologischerweise desquamierte Endometriumpartikel in den Douglas-Raum gelangen, müssen diese durch körpereigene Abwehrvorgänge beseitigt werden. Das Immunsystem und vor allem die Makrophagen kontrollieren diesen Prozeß. Bei Frauen mit isoliertem Immundefekt gegen autologes Endometrium führt die Störung der zellulären Abwehr zur Implantation der Endometriumfragmente, wodurch eine Endometriose entsteht. Das Ausmaß des Immundefektes kann qualitativ und quantitativ unterschiedlich sein, wodurch sich unterschiedliches Manifestationsalter, unterschiedliche Progression und Schweregrad sowie unterschiedliche klinische Relevanz erklären lassen. Ferner paßt die familiäre Häufung und das erhöhte Erkrankungsrisiko bei Verwandten ersten Grades in das Bild der genetischen Determination des Immundefektes. Die Antikörperproduktion, wie sie bei fortgeschrittener Endometriose nachweisbar ist, wäre demnach eine sekundäre Antwort auf Wachstum und Destruktion durch das Endometrioseimplantat.

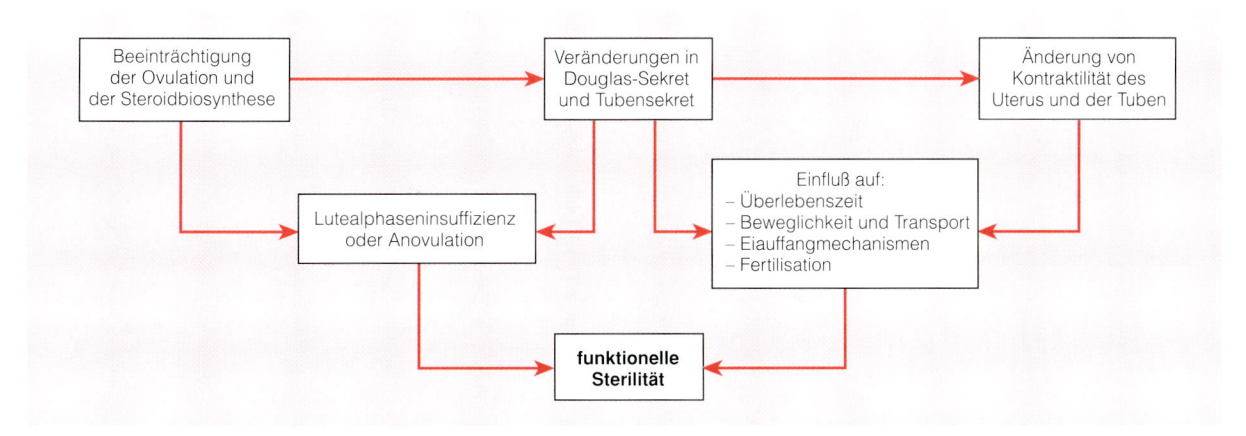

Abb. 9-1 Funktionelle Sterilität und Endometriose: hypothetische Zusammenhänge bei Störungen im Douglas-Sekret.

Störungen der Eireifung und Fertilisation: Die Fertilisation in vitro erlaubt spezielle quantitative Untersuchungen über Funktion und normale Fertilisierbarkeit der Oozyte. In mehreren Publikationen über Befruchtungs- und Zellteilungsstörungen in den verschiedenen Kollektiven zur In-vitro-Fertilisation waren lediglich bei idiopathischer Sterilität signifikant schlechtere Ergebnisse zu verzeichnen. Hinsichtlich Transfer-, Implantations- und Schwangerschaftsraten gab es in den verschiedenen Gruppen keine Unterschiede. Speziell bei endometriosebedingter Sterilität waren Zahl der fertilisierten Oozyten und Schwangerschaften genauso hoch wie bei mechanischer Sterilität. Dagegen wurde bei 592 Paaren (Gesamtkollektiv) bei im Mittel 1,66 Therapiezyklen eine Schwangerschaftsrate von 23,7% und bei mechanischer Sterilität von 23,3% berichtet, während die Rate in der Endometriosegruppe mit 9,1% signifikant erniedrigt war [40]. Bei schwerster Endometriose war zusätzlich die Follikelpunktion erschwert und Fehlpunktionen von zystischen Endometriomen häufig. Neuere Stimulationsprotokolle, die eine kurzzeitige oder länger dauernde Down-Regulation der endogenen FSH/LH-Aktivitäten mit GnRH-Agonisten anwenden, scheinen die Erfolgschancen zu verbessern, speziell bei endometriosebedingter Sterilität. Weitere Analysen sind aber nötig, bevor endgültige Urteile und Behandlungsrichtlinien abgegeben werden können.

Erhöhte Frühabortrate: Offensichtlich haben Endometriosepatientinnen eine hohes Risiko auf Spontanaborte im ersten Trimenon. So wurde von Abortraten von über 40% in retrospektiven Studien berichtet, die durch medikamentöse oder chirurgische Endometriosebehandlungen in den Normalbereich von 6 bis 10% fielen [20]. Neuere prospektive Untersuchungen [23, 27] konnten diese Zusammenhänge nicht bestätigen. Nicht Endometriose oder endokrine oder immunologische Störungen, sondern lediglich das Reproduktionsgeschehen der Vergangenheit hatte einen signifikanten prädiktiven Wert.

2 Diagnostik

Anamnese mit Schmerzsymptomatik, primäre oder sekundäre Sterilität und der gynäkologische Palpationsbefund können den Verdacht auf das Vorliegen einer Endometriose lenken. Da es keine pathognomischen Symptome gibt, da Schweregrad der Erkrankung und Intensität der Beschwerden nicht miteinander korrelieren und da die Symptome im wesentlichen von der Lokalisation abhängen, ist ein weites Spektrum entzündlicher und tumoröser Erkrankungen differentialdiagnostisch abzugrenzen (Tab. 9-1). Zur diagnostischen Abklärung ist eine Pelviskopie obligat, möglichst mit histologischer Sicherung der visuellen Diagnose. Ferner können so wichtige Informationen über Schweregrad, Lokalisation, makroskopisches Erscheinungsbild und Aktivitätsgrad gewonnen werden, die für die Festlegung eines individuellen, stadiengerechten Therapieplans relevant sind. Die morphologische Untersuchung grenzt nicht nur mögliche pelviskopische Fehldiagnosen wie eingeblutete Funktionszysten, Hämangiome, Serosazysten ab, sondern liefert Infor-

Tabelle 9-1 Häufige Fehldiagnosen bei Endometriose

- Metrorrhagien, prämenstruelle Schmierblutungen
- psychosexuelle Beschwerden, Dyspareunie
- Pelvipathia spastica, Allen-Masters-Syndrom
- funktionelle Sterilität, unerklärbare Sterilität
- subakut-chronische Adnexitis
- „Eierstockentzündung"
- Appendizitis, unklare Unterbauchschmerzen

mationen über die endokrine Abhängigkeit der Endometrioseherde. Dies sind weitere Hilfen für die Entscheidung, ob eine operative und/oder hormonelle Behandlung indiziert ist.

Das breite *Spektrum der morphologischen Differenzierung* ist für die unterschiedliche medikamentöse Beeinflußbarkeit verantwortlich. Elektronenmikroskopische Studien [29] und Untersuchungen über Rezeptorgehalt und -konzentration sowie die Aktivität von Enzymsystemen in den ektopen Herden zeigten, daß Endometrium und Endometriose hinsichtlich ihrer Reaktion auf Steroidhormone unterschiedliche Gewebe darstellen [18]. Morphologische Modulation durch endogene oder exogene Hormone sind variabel in qualitativer und quantitativer Hinsicht. Dies kommt auch am makroskopischen Aspekt der Herde zum Ausdruck. Bei subtiler Betrachtung per pelviskopiam lassen sich noduläre, vesikuläre, polypöse und plaqueartige Wachstumstypen unterscheiden, die auf unterschiedliche proliferative Aktivität und endokrine Modulation hinweisen sollen [2].

Die Hoffnungen der letzten Jahre, über immunologische Phänomene und Parameter, wie z.B. durch den ovariellen Marker CA 125, ein nicht invasives, ausreichend sensitives und spezifisches Diagnostikum in der Hand zu haben, wurden enttäuscht. Systematische Untersuchungen zu dieser Problematik [5] ergaben, daß bisher Tumormarker weder zur Diagnostik noch zur Kontrolle des Behandlungserfolges bei Endometriose geeignet sind.

3 Behandlungsstrategien

Therapieempfehlungen können nicht standardisiert werden, da die individuelle Situation der Patientin, ihr Alter, ihre reproduktiven Erwartungen, ihre Schmerzsymptomatik und eventuell assoziierte gynäkologische Erkrankungen mit berücksichtigt werden müssen. Aber auch die Endometriose selbst erfordert durch die oben dargestellte topographische und morphologische Vielfalt ein differenziertes Vorgehen. Aus diesen in den letzten zehn Jahren erforschten Daten ergibt sich für das praktische Behandlungskonzept die Konsequenz, folgende Aspekte für den individuellen Therapieplan zu berücksichtigen:

- Alter, Kinderwunsch, Schmerzsymptomatik der Patientin
- Lokalisation und Stadium der Endometriose
- makroskopischer Aspekt und Wachstumstyp
- mikroskopischer Aspekt und endokrine Abhängigkeit

Im folgenden soll versucht werden, unter Berücksichtigung der heute zur Verfügung stehenden Therapiemöglichkeiten für spezifische Erkrankungssituationen bei Sterilitätspatientinnen geeignete, angepaßte Behandlungsrichtlinien zu entwickeln.

3.1 Grundlagen der chirurgischen Behandlung

Das Prinzip der konservativen, organerhaltenden Operation bei Endometriose beruht auf einer vollständigen Entfernung der Implantate und Korrektur der Sekundärschäden am inneren Genitale, um die Erkrankung zu sanieren und die Fertilität zu erhalten. In den leichteren Stadien I und II ist dies anläßlich der diagnostischen Pelviskopie das Vorgehen der Wahl. Die Entwicklung entsprechender pelviskopischer Operationstechniken, geeigneter Instrumente, die Anwendung von destruierender Wärme und Laserstrahl haben die endoskopische Operation hinsichtlich Sicherheit und Effektivität auf einen hohen Standard gebracht, so daß bei entsprechender Ausstattung von erfahrenen Operateuren auch fortgeschrittenere Stadien saniert werden können (siehe auch Kap. 5). Liegen große Ovarialendometriome, ausgedehnte Verwachsungen und Fibrosierungen mit unübersichtlicher Topographie vor, wird per laparotomiam nach den gleichen Prinzipien operiert, wobei am Ende des Eingriffs wenigstens Uterus und ein Ovar mit korrespondierender, funktionsfähiger Tube vorhanden sein müssen. Bei jungen Frauen und Sterilitätspatientinnen sind mikrochirurgische Operationstechniken anzuwenden. Subtile Blutstillung und vollständige Reperitonealisierung sind wichtig, um Adhäsionen vorzubeugen. Präoperative medikamentöse Vorbehandlung mit Danazol oder GnRH-Agonisten wird empfohlen, um die Ausdehnung des Befundes, die operative Traumatisierung und das Risiko von Adhäsionen zu reduzieren. In der Literatur wird das Rezidivrisiko nach konservativen Operationen, je nach Nachuntersuchungszeitraum, zwischen 7 und 31% angegeben [32].

3.2 Grundlagen der medikamentösen Behandlung

3.2.1 Behandlung mit Gestagenen

Die pathophysiologischen Mechanismen der Gestagenwirkung auf Endometrioseherde sind unklar. Einerseits können in den Implantaten keine oder im Vergleich zum Endometrium eher niedrige Konzentrationen von Gestagenrezeptoren nachgewiesen werden, so daß nur geringe Wirkungen auftreten dürften, andererseits sind Gestagene offensichtlich in der Lage, nach Ovarektomie eine Endometriose stimulierend zu beeinflussen. So zeigte eine NIH-Studie [9] nach operativer Implantation von Endometrium ins Peritoneum von kastrierten Affen, daß nach 12 Wochen in der Kontrollgruppe (Plazebotherapie) die Implantate atrophisch waren, daß aber in den Gruppen, die Östrogene oder Gestagene oder beide Substanzen erhielten, die Endometrioseherde vital und aktiv waren.

Orale Gestagenbehandlung in niedriger Dosierung (5–20 mg täglich) wurde als wirksames Behandlungsprinzip bei endometriosebedingten Symptomen beschrieben (Tab. 9-2). Der hypöstrogene, hypergestagene Zustand verursacht am uterinen Endometrium eine Dezidualisierung, die allerdings in Endometrioseherden nicht oder nur unvollständig erreicht wird. Um aber eine Dezidualisierung mit nachfolgender Nekrose und Resorption überhaupt zu erzielen, muß eine gleichzeitige Östrogenwirkung vorhanden sein. Da eine kontinuierliche Gestagengabe aber zu niedrigen Östrogenspiegeln führt, resultieren häufig Schmier- und Zwischenblutungen, die zur Dosiserhöhung oder Östrogenzugabe zwingen. Die Effekte an den Endometrioseherden selbst sind ungenügend untersucht, und, wie die eingangs erwähnte Studie [9] zeigt, völlig unklar. Sicher ist, daß die endometrioseabhängigen Symptome unterdrückt werden, wobei aber die Rezidivrate hoch ist. Erst durch hochdosierte Gestagenapplikation (z. B. 100 mg MPA/die) werden Behandlungsergebnisse erzielt, die mit der bisherigen Standardmedikation Danazol vergleichbar sind [37].

Die Schwangerschaftsraten nach Behandlung mit Medroxyprogesteronacetat, Lynestrenol oder Norethisteronacetat schwanken aufgrund differenter Selektionskriterien zwischen 5 und 90 %. Nachteilig sind die gelegentlich langen Amenorrhözeiten nach Therapieende, die schlechte Zykluskontrolle und die hohe Rezidivrate sowie die durch die Restandrogenwirkung verursachten Einflüsse auf Fettstoffwechsel, Gerinnung, Kohlenhydratstoffwechsel und Psyche, die besonders bei höherer Dosierung relevant werden.

Da hinsichtlich der Endometrioseregression effektivere Substanzen zur Verfügung stehen, sind Gestagene heute vor allem zur Behandlung der endometriosebedingten Schmerzsymptomatik und bei der Notwendigkeit einer Langzeittherapie in niedriger Dosis indiziert (siehe auch Bd. 8).

3.2.2 Behandlung mit Danazol

Danazol ist ein Isoxazolabkömmling des Ethinyltestosterons; der genaue Wirkungsmechanismus der Substanz und seiner Metaboliten ist noch nicht detailliert geklärt. Zentrale Effekte auf hypophysär-hypothalamischer Ebene, suppressive Wirkungen auf Enzymsysteme der ovariellen Granulosazellen, direkte Einflüsse auf Endometrium und möglicherweise Endometriose über Rezeptormechanismen sowie indirekte Einflüsse über den Androgenstoffwechsel sind gesichert. Diese unterschiedlichen Mechanismen addieren sich zu einer effektiven Unterdrückung der Endometriose und ihrer Beschwerden, so daß sich diese Substanz in den letzten 15 Jahren als Standardtherapie sowohl in den USA als auch in Europa, Australien und Japan durchgesetzt hat.

Amenorrhö und ovarielle Suppression werden durch 600 mg/die (10 mg/kg/die) erreicht. Die Medikationsdauer sollte – je nach Schweregrad der Endometriose und Ansprechen auf die Behandlung – individuell angepaßt werden. Frauen im Stadium I benötigen üblicherweise eine drei- bis sechsmonatige Behandlungsphase. Im Stadium III und IV, speziell bei zystischer Endometriose, kann die Behandlung auf neun Monate ausgedehnt werden. Die subjektiven Beschwerden bessern sich schon während des ersten Behandlungsmonats; bei über zwei Dritteln der Patien-

Tabelle 9-2 Ergebnisse der Gestagentherapie bei Endometriose (Literatur nach Schweppe et al. [32])

Autor	Medikation	Erfolgsrate (pelviskopisch kontrolliert)	Schwangerschaftsrate	Rezidivrate
Korte (1970)	Lynestrenol	68%*	–	34%
Johnston (1976)	Dydrogesteron	94%	52%	53%
Moghissi (1976)	Medroxyprogesteronacetat	100%*	46%	9%
Willemsen (1985)	Medroxyprogesteronacetat	50%		

* nur klinisch kontrolliert

Tabelle 9-3 Ergebnisse der Danazoltherapie bei Endometriose (Literatur bei Schweppe et al. [32])

Autoren	Danazol (mg/die)	Erfolgsrate % subjektiv	Erfolgsrate % objektiv	Graviditätsrate % gesamt	Graviditätsrate % korrigiert	Rezidivrate %
Friedlander (1976)	600, 800	86	73*	76	–	–
Dmowski und Cohen (1978)	800	100	85	46	72	39
Greenblatt und Tzing (1979)	800	100	84	33	50	33
Barbieri et al. (1982)	800	89	94*	46	–	33
Buttram et al. (1985)	400, 800	–	51	53	–	–
Audebert et al. (1980)	400–800	89	70	50	–	14
Schweppe (1987)	600	88	69	19	62	35

* nur klinisch kontrolliert

tinnen wurde über ein komplettes Verschwinden oder eine deutliche Besserung der Symptome berichtet (Tab. 9-3), der gynäkologische Palpationsbefund besserte sich in 51 bis 94%. Wurde der Therapieeffekt pelviskopisch kontrolliert, so konnte in über 70% eine vollständige Abheilung oder Regression der Herde nachgewiesen werden. Bei Sterilitätspatientinnen lagen die Schwangerschaftsraten zwischen 28 und 76%. Die Rezidivraten schwankten zwischen 29 und 51% bei Nachuntersuchungszeiträumen von bis zu fünf Jahren [29].

Frequenz und Intensität der berichteten *Nebenwirkungen* variieren erheblich und sind im wesentlichen auf die androgenen und anabolen Eigenschaften von Danazol zurückzuführen. Hirsutismus, Seborrhö und Akne müssen kosmetisch behandelt werden. Sie sind nach Absetzen der Therapie reversibel. Irreversible Veränderungen der Stimmlage sind selten, aber relevant, und bei Schwangeren können bei weiblichen Feten Androgenisierungserscheinungen verursacht werden. Der Leberstoffwechsel wird beeinflußt, vor allem Zytochrom-P450-abhängige Enzymsysteme; pathologische Veränderungen der Leberfunktion sind aber selten. Die laborchemisch erfaßbaren Veränderungen des Fettstoffwechsels sind erheblich; speziell kommt es zu einer signifikanten Erniedrigung der High-density-Lipoproteine bei leichtem Anstieg der Low-density-Lipoproteine. Da diese Veränderungen reversibel sind, sind sie für Stoffwechselgesunde klinisch unerheblich, aber eine klare Kontraindikation gegen Langzeittherapien [31]. Neben der Ödemneigung ist vor allem die häufige Gewichtszunahme durch Diät und körperliche Aktivität zu beeinflussen, während gering ausgeprägte hypöstrogene Nebenwirkungen als Zeichen des therapeutischen Effektes tolerierbar sind.

3.2.3 Behandlung mit GnRH-Analoga

GnRH-Analoga sind Substanzen, die sich vom natürlichen Dekapeptid durch Änderungen der Aminosäuren in Position 6 und 10 unterscheiden. Die Agonisten wirken wie das GnRH, sind allerdings in ihrer Wirkungsstärke und -dauer bis zu 200mal potenter, da ihr enzymatischer Abbau verzögert ist. Die Antagonisten sind bisher noch nicht für klinische Studien ausgereift. Durch Rezeptorblockade wird die Hypophyse desensitiviert, wodurch die pulsatile LH- und FSH-Sekretion erlischt. Follikelreifung und Ovarfunktion werden unterdrückt, so daß eine reversible medikamentöse Kastration, eine pseudomenopausale Situation eintritt. Da Östrogene die Endometriose fördern, stellt dieses neue Therpieprinzip des isolierten medikamentösen Hypöstrogenismus eine wirksame Erweiterung des Therapiespektrums dar.

Wichtig sind die individuell unterschiedlichen Dosen, die zur Ruhigstellung der Ovarien benötigt werden, so daß verschiedene GnRH-Analoga mit unterschiedlicher Potenz und unterschiedlichem Applikationsweg eingesetzt werden. In Deutschland sind Buserelin und Nafarelin für die intranasale Applikation und Leuprorelin als Depotinjektion zugelassen, während andere Agonisten wie Triptorelin und Goserelin als Depot bzw. als Implantat zur Endometriosebehandlung bereits klinisch erprobt, aber noch nicht vom Bundesgesundheitsamt für diese Indikation zugelassen sind.

Klinische und pelviskopisch kontrollierte Untersuchungen haben gezeigt, daß mit diesen Substanzen gleiche Erfolge zu erzielen sind, wie mit dem bisherigen Standardpräparat (Tab. 9-4). So besserten sich die subjektiven Symptome in 70 bis 90%; pelviskopisch war eine Regression objektivierbar in 43 bis 87%, und

Tabelle 9-4 Ergebnisse der GnRH-Agonisten-Behandlung bei Endometriose (Literatur aus Schindler und Schweppe [28])

Autoren	Patientenzahl	Erfolgsrate %		Graviditätsrate %		Rezidivrate %
		subjektiv	objektiv+	gesamt	korrigiert	
Lemay et al. (1986)	24	75	48	45	nb	nb
Cirkel et al. (1986)	40	89	50	23	33	nb
Franssen et al. (1986)	23	80	43	26	nb	nb
Cirkel et al. (1988)	64	92	73	38	nb	9,4*
Fuchs et al. (1988)	31	90	87	31	nb	6,5*
Koch et al. (1988)	21	90	65	46	75	10,0*
Bühler et al. (1988)	107	70	44	nb	nb	nb
Schweppe et al.* (1988)	52	85	69	35	41	11,4**

+ Endometriosereduktion in % bei der Kontrollpelviskopie
* Nachuntersuchung 6 Monate; ** 12 Monate
nb = nicht berichtet

die unkorrigierten Schwangerschaftsraten bei Sterilitätspatientinnen lagen zwischen 23 und 46 %. Allerdings beträgt die Rezidivrate, ähnlich wie beim Danazol, im ersten Jahr nach Therapieende 6 bis 11 % [28].

Nebenwirkungen beruhen auf dem induzierten Hypöstrogenismus. Je nach Applikationsart und Wirkungsstärke kommt es im ersten Behandlungszyklus zu unterschiedlich häufigen vaginalen Blutungen. Danach sind fast alle Frauen amenorrhoisch. Parallel setzen Hitzewallungen, Schweißausbrüche, trockene Vagina mit Dyspareunie und Libidoverlust in unterschiedlicher Häufigkeit und Intensität ein. Therapieabbrüche wegen dieser Symptome sind allerdings bei entsprechender Information der Patientin über das Behandlungsprinzip eine Seltenheit. Weder im Elektrolythaushalt noch bei den Leberenzymen oder Fettstoffwechselparametern wurden negative metabolische Veränderungen beobachtet. Auch im Gerinnungssystem traten keine Veränderungen auf [6, 7]. Die Unterdrückung der Ovarien bis hin zur postmenopausalen Funktionsruhe birgt allerdings das Risiko einer Demineralisierung des Knochens in sich.

Die bisher vorliegenden Daten erlauben noch keine gesicherten Aussagen zu diesem Problem. Biochemische Untersuchungen sind widersprüchlich und auch nicht ausreichend, um ein Osteoporoserisiko zu erfassen. Die bisher zur Verfügung stehenden Meßmethoden (quantitative Computertomographie, Single und Dual-Photonen-Absorptiometrie) sind noch mit methodischen Fehlern von 3 bis 5 % behaftet. Erst die seit kurzem allgemein eingeführte Dual-X-ray-Energie-Absorptiometrie (DEXA) scheint präzisere Informationen zu liefern. Nach vorläufigen Erfahrungen liegt der geschätzte Kalziumverlust während einer sechsmonatigen Buserelinbehandlung bei 3 % und scheint reversibel; bei Depotapplikationen wurden aber Werte bis 12 % gemessen, die zumindest nach sechs Monaten noch nicht voll reversibel waren. Hierdurch wird die Therapiedauer der GnRH-Agonisten begrenzt.

3.3 Individuelle Therapiekonzepte bei Sterilitätspatientinnen

Epidemiologische Studien über die echte Häufigkeit der Endometriose in der weiblichen Bevölkerung fehlen; statt dessen können nur Prävalenzdaten aus retrospektiven Untersuchungen an selektierten Kollektiven angegeben werden.

Da sich die Pelviskopie als einzige wirklich effektive diagnostische Methode erst in den letzten zehn Jahren durchgesetzt hat, können nur mit dieser Methode erhobene Daten – möglichst in prospektiven Studien – berücksichtigt werden.

Die Zahlen bestätigen, daß die Endometriose die zweithäufigste gutartige Erkrankung der Frau in der Reproduktionsphase ist; dennoch wissen wir über ihre klinische Relevanz in den Anfangsstadien zu wenig, um ein wissenschaftlich fundiertes Therapiekonzept aufzustellen.

Auch wenn die Zusammenhänge zwischen Sterilität und minimaler Endometriose viele Fragen offenlassen, ist immerhin wahrscheinlich, daß das relative Erkrankungsrisiko für Endometriose bei Sterilitätspatientinnen etwa 10mal höher ist als bei fertilen Kontrollen und daß die relative Wahrscheinlichkeit einer Sterilität bei Vorliegen einer Endometriose etwa 12mal größer ist als bei fehlendem Endometriosebefall des kleinen Beckens. Dies zeigen kontrollierte retrospektive Studien (Abb. 9-2) und die einzige publizierte prospektive Untersuchung [39]. Daraus ergibt sich die Notwendigkeit, in der Praxis der Sterilitätstherapie den Faktor Endometriose therapeutisch zu berücksichtigen. Aber wann und wie soll behandelt werden?

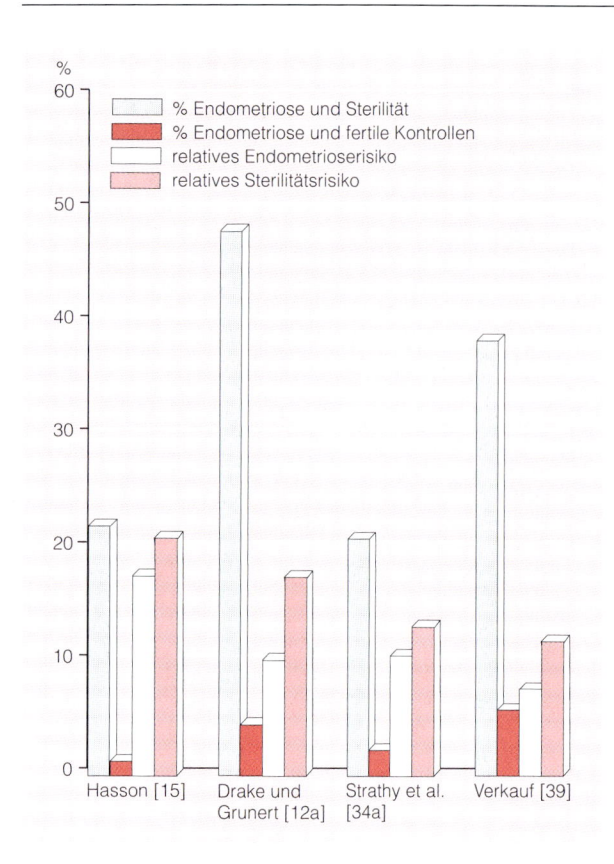

Abb. 9-2 Häufigkeit der Endometriose bei Sterilitätspatientinnen und fertilen Kontrollen.

3.3.1 Patientinnen mit Kinderwunsch und minimaler Endometriose ohne Symptomatik

Üblicherweise wird erst im Rahmen der Sterilitätsdiagnostik zum Ausschluß mechanischer Sterilitätsursachen eine Pelviskopie durchgeführt, wobei sich die Endometriose als Überraschungsdiagnose herausstellt. Das therapeutische Vorgehen bei minimaler Endometriose und Kinderwunsch zeigt Abbildung 9-3.

Eine Krankheit zu diagnostizieren und nicht zu behandeln widerstrebt dem Therapeuten; einen pathologischen Befund intraoperativ zu erkennen und nicht zu beseitigen widerstrebt dem Chirurgen. Bei der mit einer Minimalendometriose (revised AFS-Stadium I) assoziierten Sterilität sind jedoch in den letzten Jahren Untersuchungen veröffentlicht worden, die durch abwartendes Verhalten ähnliche Schwangerschaftsraten erzielten wie nach medikamentöser oder chirurgischer Behandlung. Auch wenn im Detail diese Studien Mängel aufweisen (kleine Patientinnenzahl, unterschiedliche Selektion, Randomisierungsprobleme, zusätzliche Sterilitätsfaktoren), so finden sich bis heute keine harten Daten, die ein klares Therapiekonzept für diese spezielle Patientinnengruppe festlegen. Eine kürzlich publizierte retrospektive, randomisierte Studie von Paulson et al. [21] bestätigt allerdings die Aussagen von Nowroozi et al. [19], daß bei fehlenden sonstigen Sterilitätsfaktoren die pelviskopische Sanierung der Minimalendometriose signifikant höhere Schwangerschaftsraten erzielt als das in der Vergangenheit propagierte „abwartende Management".

Aufgrund von Literaturzusammenstellungen kommt man zu der Meinung, daß die chirurgische Behandlung (Tab. 9-5) oder eine medikamentöse Therapie (Tab. 9-6) bei Minimalendometriose die Schwangerschaftsraten nicht verbessert. Die Schwangerschaftsraten bei abwartendem Verhalten liegen bei 50%, bei chirurgischer Entfernung der Endometrioseherde bei

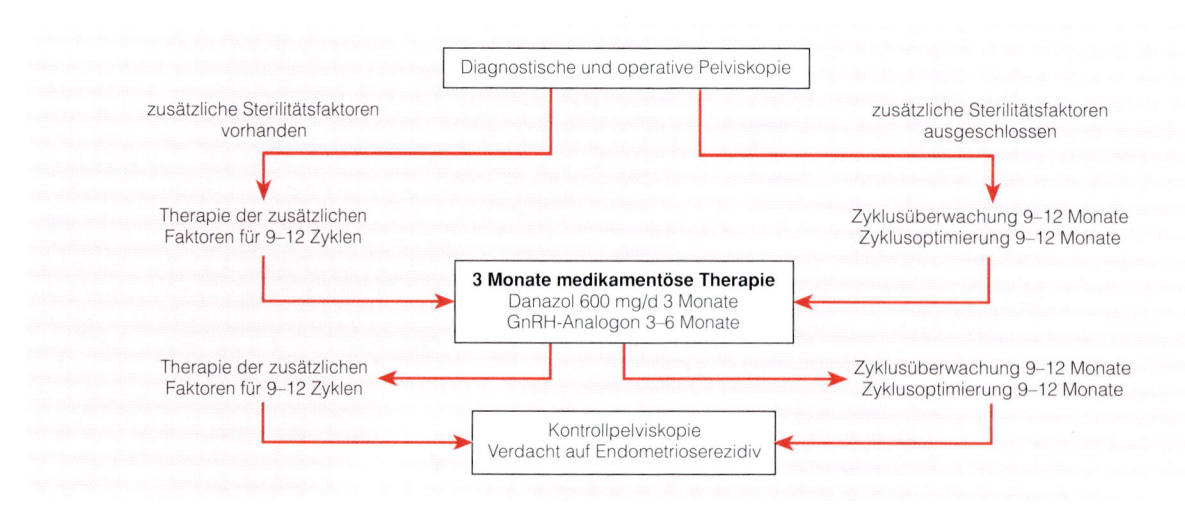

Abb. 9-3 Therapieschema für Sterilitätspatientinnen mit minimaler Endometriose.

Tabelle 9-5 Schwangerschaftsraten nach chirurgischer Therapie einer Minimalendometriose bei Sterilität (Literaturzusammenstellung basierend auf Nowroozi et al. [19], Schweppe et al. [32] und Sulewski et al. [35])

Autoren/Jahr	Behandlung	Behandelte Patientinnen (n)	Graviditäten	(%)	Nicht-behandelte Patientinnen (n)	Graviditäten	(%)	Nachuntersuchungs-zeit (Monate)
Acosta et al. (1973)	Laparotomie	8	6	75	55	15	30	12–24
Garcia et al. (1979)	Laparotomie	3	2	66	17	11	65	24
Decker (1979)	Laparotomie	36	27	78	61	34	56	24
Schenken et al. (1982)	Laparotomie	29	21	72	16	12	75	12
Sulewski et al. (1980)	pelviskopische Operation	42	20	49	–	–	–	12
Schweppe (1989)	pelviskopische Operation	34	6	18	–	–	–	12
Olive et al. (1987)	Laserpelviskopie	107	45	42	–	–	–	36
Nowroozi et al. (1987)	Laserpelviskopie	69	42	61	54	10	19	8
Gesamt		328	169	58	203	82	40	

Tabelle 9-6 Schwangerschaftsraten nach medikamentöser Therapie einer Minimalendometriose bei Sterilität

Autoren/Jahr	Behandlung	Behandelte Patientinnen (n)	Graviditäten	(%)	Nicht-behandelte Patientinnen (n)	Graviditäten	(%)	Nachuntersuchungs-zeit (Monate)
Drake et al. (1980) [13]	Medroxyprogesteronacetat	8	5	63	3	3	100	18
Seibel et al. (1982) [34]	Danazol	20	6	30	28	14	50	6
Bayer et al. (1988) [1]	Danazol	37	13	35	36	17	47	12
Hull et al. (1986) [16]	Danazol	52	18	35	56	21	38	30
	Medroxyprogesteronacetat	36	16	44				
Telimaa et al. (1988) [36]	Danazol	16	5	31	11	5	45	30
	Medroxyprogesteronacetat	14	7	50				
Gesamt		183	70	39	134	62	46	

59% und nach medikamentöser Therapie bei 42% [33]. Warum also das Risiko intra- und postoperativer Komplikationen, einschließlich Adhäsionsbildung, eingehen oder die Frau mit den Nebenwirkungen potenter Medikamente zur Suppression der Ovarialfunktion belasten, wenn zumindest nach retrospektiven Analysen der Nutzen fraglich ist? Alle Behandlungsmaßnahmen zielen auf die Entfernung der ektopen Endometrioseimplantate; unklar ist aber, welche pathophysiologischen Mechanismen bei minimalem Krankheitsbefall die funktionelle Sterilität bedingen. Diskutiert werden Veränderungen der Steroidhormonkonzentrationen und/oder Prostaglandinspiegel im Douglas-Sekret, Makrophagenzahl und -aktivität sowie andere alterierte humorale und zelluläre Immunmechanismen, die die Ovulation, die Befruchtung und den Eitransport negativ beeinflussen sollen. Erst wenn diese Zusammenhänge erforscht sind, wird eine rationale und effektivere Therapie möglich sein (siehe auch Abschnitt 1).

Paulson und Mitarbeiter [21] zeigten anhand von 1268 konsekutiven Sterilitätspatientinnen mit Endometriose der Stadien I oder II, von denen in 675 Fällen keine sonstigen Sterilitätsfaktoren bekannt waren, daß durch chirurgische Sanierung der Herde im Nachuntersuchungszeitraum von 15 bis 36 Monaten signifikant höhere Schwangerschaftsraten erzielt wurden als durch abwartendes Verhalten oder alleinige medikamentöse Therapie der Endometriose (Tab. 9-7). Hierbei unterschieden sich die Ergebnisse im Stadium I nicht von denen im Stadium II. Nowroozi und Mitarbeiter [19] prüften in einer prospektiven, randomisierten Studie 123 Frauen mit Minimalendometriose und Sterilität. Andere Sterilitätsfaktoren waren während eines Zeitraumes von acht Monaten durch endokrinologische Untersuchungen, Hysterosalpingographie, Follikulometrie, Endometriumbiopsie, Postkoitaltest und Spermiogramm des Partners sorgfältig ausgeschlossen worden. In der Therapiegruppe wurden die Implantate bei 69 Frauen pelviskopisch koaguliert; innerhalb von acht Monaten postoperativ wurden 42 von diesen (60,8%) schwanger; in der Kontrollgruppe (n = 54), deren Endometriose nicht behandelt wurde, konnten im gleichen Zeitraum zehn (18,5%) Spontanschwangerschaften beobachtet werden. Der Unterschied ist statistisch hoch signifikant (p < 0,001). In der Dis-

Tabelle 9-7 Schwangerschaftsraten bei verschiedenen Behandlungsmodalitäten für Minimalendometriose als alleinige Sterilitätsursache (nach Paulson et al. [21])

Therapie	Patientinnen (n)	Schwangerschaften (n)	(%)
Keine Behandlung	28	16	57
Medikamentöse Therapie	95	51	54
– Danazol	77	40	52
– Medroxyprogesteronacetat	18	11	57
Pelviskopie	200	156	78
– Koagulation	19	9	47
– Vaporisation	181	147	81
Laparotomie	116	97	84

kussion dieser Publikation werden die Schwachstellen der bisherigen Arbeiten zu diesem Thema analysiert: kleine Fallzahlen, fehlende Randomisierung, unterschiedliche Sterilitätsdauer, unterschiedliche Diagnostik zum Ausschluß andere Sterilitätsfaktoren und gleichzeitiges Vorliegen zusätzlicher Sterilitätsfaktoren erklären die widersprüchlichen Ergebnisse.

Diese beiden methodisch und statistisch exakten Untersuchungen belegen, daß auch eine minimale Endometriose bei einer Sterilitätspatientin behandelt werden muß.

Berücksichtigt man, daß nach eigenen prospektiven, randomisierten Untersuchungen [30] eine konsekutive, pelviskopisch-medikamentöse Therapie bei Endometriose im Stadium I und II zu höheren Schwangerschaftsraten und geringeren Rezidivraten führt als die alleinige pelviskopische Sanierung, so können folgende *Empfehlungen für die Praxis* gegeben werden: Wird anläßlich einer diagnostischen Pelviskopie bei einer Sterilitätspatientin ein Endometriosestadium I festgestellt, ohne daß mechanische Faktoren vorliegen, sollte gleich eine pelviskopische Sanierung angestrebt werden, wobei die Laservaporisation am effektivsten zu sein scheint. Danach sollte über sechs bis zwölf Zyklen abgewartet bzw. gegebenenfalls zusätzliche Sterilitätsfaktoren korrigiert werden. Erst wenn nach einem Jahr keine Schwangerschaft eingetreten ist, sollte als sekundäre Therapiemaßnahme eine drei- bis sechsmonatige hormonelle Endometriosebehandlung erfolgen. Kommt es innerhalb von zwölf Zyklen nach Endometriosetherapie und Zyklusoptimierung nicht zu einer Gravidität, ist eine Kontroll-Pelviskopie wegen Verdachts auf Endometrioserezidiv angezeigt.

3.3.2 Sterilität und Endometriose Stadium II oder III

Hier ist zu unterscheiden, ob zusätzlich zur Endometriose auch noch Sekundärschäden der Erkrankung wie Fibrosierungen und Adhäsionen vorliegen, die als mechanische Sterilitätsursachen anzusprechen sind, oder ob ausschließlich Zahl und Größe der Endometrioseimplantate für das mäßiggradige Stadium verantwortlich sind.

Sind Tuben und Ovarien in ihrer Funktion und Beweglichkeit durch Endometriose *und* Adhäsionen beeinträchtigt, ist eine chirurgische Sanierung zwingend. Moderne pelviskopische Techniken erlauben dies mit geringerem postoperativem Adhäsionsrisiko als die Mikrochirurgie per Laparotomie. Einige Therapeuten bevorzugen eine medikamentöse Vorbehandlung (Abb. 9-4), um das Ausmaß der Endometrioseim-

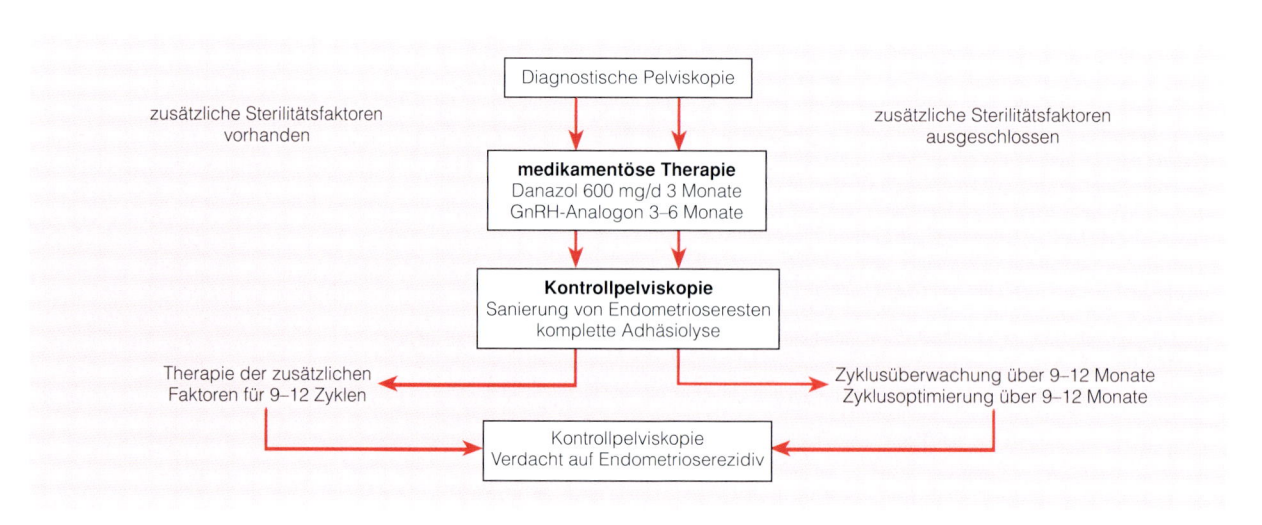

Abb. 9-4 Vorgehen bei Sterilität und mäßiggradiger Endometriose mit Adhäsionen.

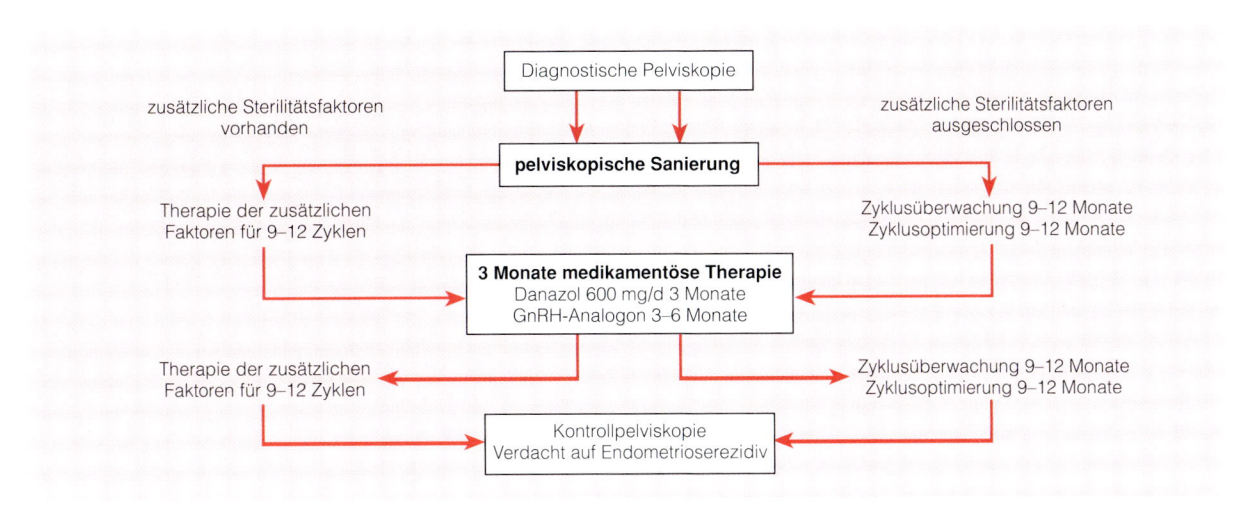

```
                    Diagnostische Pelviskopie
zusätzliche Sterilitätsfaktoren          zusätzliche Sterilitätsfaktoren
      vorhanden                                ausgeschlossen
                   │        │
                   ▼        ▼
                **pelviskopische Sanierung**
   ┌───────────────┘        └───────────────┐
   ▼                                         ▼
Therapie der zusätzlichen          Zyklusüberwachung 9–12 Monate
Faktoren für 9–12 Zyklen           Zyklusoptimierung 9–12 Monate
                │
                ▼
       **3 Monate medikamentöse Therapie**
         Danazol 600 mg/d 3 Monate
         GnRH-Analogon 3–6 Monate
   ┌───────────────┘        └───────────────┐
   ▼                                         ▼
Therapie der zusätzlichen          Zyklusüberwachung 9–12 Monate
Faktoren für 9–12 Zyklen           Zyklusoptimierung 9–12 Monate
                │
                ▼
              Kontrollpelviskopie
          Verdacht auf Endometrioserezidiv
```

Abb. 9-5 Vorgehen bei Sterilität und mäßiggradiger Endometriose ohne Adhäsionen.

plantate und die Größe der Endometriosezysten zu reduzieren, wodurch der operative Eingriff kleiner, technisch leichter und schneller durchführbar wird (Dreiphasentherapie nach Semm); auch soll das Blutungsrisiko geringer sein.

Eine dreimontige Behandlungsdauer, z.B. mit 600 mg/die Danazol, wird als Minimum betrachtet, während GnRH-Agonisten eher länger eingesetzt werden sollten, da der Suppressionsphase eine unterschiedlich lange Stimulation der Ovarien bei Therapiebeginn vorausgeht. Andere Therapeuten verzichten auch in diesen fortgeschritteneren Stadien auf eine präoperative medikamentöse Therapie, da dadurch die Endometriose inaktiviert wird und deshalb kleinere Herde abblassen und leichter übersehen werden. Nach eigenen Erfahrungen [30] sind die Schwangerschaftsraten mit der Dreiphasentherapie aber höher, so daß wir eine Vorbehandlung empfehlen.

Werden die Stadien II und III ausschließlich durch zahlreiche Implantate oder große Endometriome der Ovarien verursacht, und liegen noch keine mechanischen Sterilitätsfaktoren vor, so ist die primär operative Sanierung anzustreben (Abb. 9-5). Gelingt dies nicht, muß medikamentös nachbehandelt werden. Bei niedrig differenzierten Formen der Endometriose empfehlen wir die Kontroll-Pelviskopie mit Sanierung von Residualendometriose, da in einem relevanten Prozentsatz dieser Endometriosetyp medikamentös zwar zu supprimieren ist, aber nicht ausheilt und für frühe Rezidive verantwortlich zu sein scheint.

Sind alle erkennbaren Herde exstirpiert, koaguliert oder vaporisiert, d.h. ist die Endometriose pelviskopisch chirurgisch saniert, ist eine medikamentöse Nachbehandlung nicht sinnvoll. Es sollte eine Schwangerschaft angestrebt werden, wobei zusätzliche Sterilitätsfaktoren natürlich korrigiert werden müssen. Erst nach frustraner Sterilitätstherapie über neun bis zwölf Zyklen halten wir die medikamentöse Endometriosebehandlung für indiziert unter der Vorstellung, daß bei der operativen Sanierung mikroskopisch kleine Herde übersehen wurden, die unter dem günstigen Östrogenmilieu während der Zyklusoptimierung proliferieren und möglicherweise einen relevanten funktionellen Sterilitätsfaktor darstellen können.

3.3.3 Sterilität und Endometriose Stadium IV

Sehr fortgeschrittene Stadien, in denen Endometriosezysten der Ovarien und ausgedehnte Verwachsungen und fibrotische Veränderungen am Genitale häufig sind, sollten primär mikrochirurgisch saniert werden. Hier ist eine medikamentöse Vorbehandlung oft sinnvoll (Abb. 9-6). Eine Nachbehandlung nach Mikrochirurgie lehnen wir ab, da auch bei unvollständig sanierter Endometriose innerhalb der ersten 12 bis 18 Monate postoperativ Schwangerschaftsraten von 25 bis 40% erzielt wurden. Ist eine mikrochirurgische Rekonstruktion von Ovar und funktionsfähiger Tube nicht möglich oder kommt es nach mikrochirurgischem Eingriff zum Rezidiv, ist die Indikation zur In-vitro-Fertilisation gegeben. Eine medikamentöse Vorbehandlung mit GnRH-Agonisten und Stimulation aus der ovariellen Suppression heraus kann die Schwangerschaftsraten verbessern.

```
                    ┌─────────────────────────┐
                    │ Diagnostische Pelviskopie│
                    └─────────────────────────┘
   zusätzliche Sterilitätsfaktoren          zusätzliche Sterilitätsfaktoren
           vorhanden                                 ausgeschlossen
                    ┌─────────────────────────┐
                    │   medikamentöse Therapie│
                    │  Danazol 600 mg/d 3 Monate│
                    │  GnRH-Analogon 3–6 Monate│
                    └─────────────────────────┘
                    ┌─────────────────────────┐
                    │     Kontrollpelviskopie │
                    │ Sanierung von Endometrioseresten│
                    │    komplette Adhäsiolyse│
                    └─────────────────────────┘
   Therapie der zusätzlichen                  Zyklusüberwachung 9–12 Monate
   Faktoren für 9–12 Zyklen                   Zyklusoptimierung 9–12 Monate
                    ┌─────────────────────────┐
                    │ mikrochirurgische Sanierung│
                    │ oder IvF-ET (GnRH-Analogon + Stimulation)│
                    └─────────────────────────┘
```

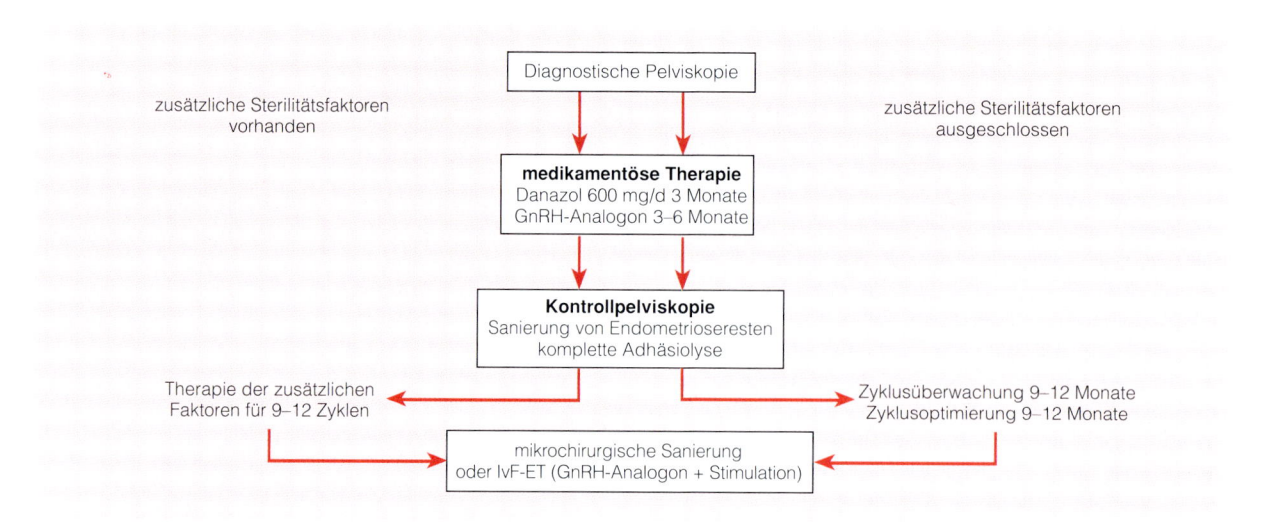

Abb. 9-6 Vorgehen bei Sterilität und schwerster Endometriose.

Auch wenn diese konsekutiven Therapieschritte überwiegend empirisch gestützt werden und nicht durch eine mehrarmige, prospektive Studie abgesichert sind, so sind sie nach eigener Erfahrung in der Praxis brauchbar, um der individuellen Situation der Sterilitätspatientin mit Endometriose gerecht zu werden.

Literatur

1. Bayer, S. R., M. M. Seibel, D. S. Saffan, M. J. Berger, M. L. Taymor: Efficacy of danazol treatment for minimal endometriosis in infertile women. J. reprod. Med. 33 (1988) 179–183.
2. Brosens, I.A., F. J. Cornillie: Peritoneal endometriosis. Morphological basis of the laparoscopic diagnosis. Contr. Gynec. Obstet. 16 (1987) 125–131.
3. Brosens I. A., P. R. Konnincks, P. A. Cornelyn: A study of plasma progesterone, estradiol-17-beta, prolactin and LH levels, and the luteal phase appearance of the ovaries in patients with endometriosis and infertility. Brit. J. Obstet. Gynaec. 85 (1978) 246–250.
4. Cheeseman, K. I., I. Ben-Nun, R. T. Chatterton, M. R. Cohen: The relationship of luteinizing hormone pregnanediol-3-glucuronide and estriol-16-glucuronide in the urine of infertile women with endometriosis. Fertil. and Steril. 38 (1982) 542–548.
5. Cirkel, U, H. Ochs, B. Latussek, H. P. G. Schneider: Aussagekraft der Tumormarker CA 125, CA 19-9, CA 15-3 und CEA bei Endometriose. Geburtsh. u. Frauenheilk. 51 (1991) 626–631.
6. Cirkel, U, K.-W. Schweppe, H. Ochs, H. P. G. Schneider: Metabolische Effekte und allgemeine Nebenwirkungen bei Endometriosebehandlung mit einem GnRH-Agonisten. Geburtsh. u. Frauenheilk. 47 (1987) 154–157.
7. Cirkel, U., K.-W. Schweppe, H. Ochs, H. P. G. Schneider: Stoffwechselbeeinflussung einer GnRH-Analog(Buserelin)-Therapie bei Endometriosepatientinnen. Akt. Endokr. Stoffw. 9 (1988) 196–199.
8. Dhont, M., R. Serryn, P. Duvivier, E. Valuchene, J. De Boevor, D. Vanderkerhove: Ovulation stigma and concentration of progesterone and estradiol in peritoneal fluid: relation with fertility and endometriosis. Fertil. and Steril. 41 (1984) 872–877.
9. Di Zerega, G. S., D. L. Barber, G. D. Hodgen: Endometriosis: role of ovarian steroids in initiation, maintenance and suppression. Fertil. and Steril. 33 (1980) 649–653.
10. Dmowski, W. P., R. Rao, A. Scommegna: The luteinized unruptured follicle syndrome and endometriosis. Fertil. and Steril. 33 (1980) 30–34.
11. Dmowski W. P., R. R. Steele, G.F. Baker: Deficient cellular immunity in endometriosis. Amer. J. Obstet. Gynec. 141 (1984) 377–383.
12. Donnez, J., K. Thomas: Incidence of luteinized unruptured follicle syndrome in fertile women and women with endometriosis. Europ. J. Obstet. Gynaec. 14 (1982) 187–190.
12a. Drake, T. S., G. M. Grunert: The unsuspected pelvic factor in infertility investigation. Fertil. and Steril. 34 (1980) 27–31.
13. Drake, R. S., S. A. Metz, G. M. Grunert, W. F. O'Brien: Peritoneal fluid volume in endometriosis. Fertil. and Steril. 38 (1980) 534–537.
14. Hargrove, J. T., G. E. Abraham: Abnormal luteal function in endometriosis. Fertil. and Steril. 34 (1980) 302.
15. Hasson, H. M.: Incidence of endometriosis in diagnostic laparoscopy. J. reprod. Med. 16 (1976) 135.
16. Hull, M. E., K. S. Moghissi, D. F. Magyar, M. F. Hayes: Comparison of different treatment modalities of endometriosis in infertile women. Fertil. and Steril. 47 (1987) 40–44.
17. Hurst, B. S., J. A. Rock: The peritoneal environment in endometriosis. In: Thomas, E., J. Rock (eds.) Modern Approaches to Endometriosis, pp. 57–78. Kluwer Academic Publishers, Dordrecht – Boston – London 1991.

18. Kauppila, A., L. Rönnberg, R. Vihko: Steroidrezeptoren in endometriotischem Gewebe. Endometriose 4 (1986) 56–60.
19. Nowroozi, K., J. S. Chase, J. H. Check, C. H. Wu: The importance of laparoscopic coagulation of mild endometriosis in infertile women. Int. J. Fertil. 32 (1987) 442–444.
20. Olive, D. L., R. R. Franklin, L. V. Gratkins: The association between endometriosis and spontaneous abortion. J. reprod. Med. 27 (1982) 333–338.
21. Paulson, J. D., P. Asmar, D. S. Saffan: Mild and moderate endometriosis: comparison of treatment modalities for infertile couples. J. reprod. Med. 36 (1991) 151–155.
22. Pittaway, D. E., W. Maxson, J. Daniell, C. Herbert, A. C. Wentz: Luteal phase defects in infertile patients with endometriosis. Fertil. and Steril. 39 (1983) 712–713.
23. Pittaway, D. E., C. Vernon, J. A. Fayez: Spontaneous abortion in women with endometriosis. Fertil. and Steril. 50 (1988) 711–715.
24. Portuondo, J. A., J. Pena, C. Otaola, A. D. Echanojauregui: Absence of ovulation stigma in the conception cycle. Int. J. Fertil. 28 (1981) 52–54.
25. Radwanska, E., W. P. Dmowski: Luteal function in infertile women with endometriosis. Infertility 4 (1981) 269–277.
26. Radwanska, E., I. Henig und W.P. Demowski: Nocturnal prolactin levels in women with endometriosis. J. reprod. Med. 32 (1987) 605–608.
27. Regan, R., P. R. Braude, P. L. Tembath: Influence of past reproductive performance on risk of spontaneous abortion. Brit. med. J. 299 (1989) 541–545.
28. Schindler, A. E., K.-W. Schweppe: Endometriose – neue Therapiemöglichkeiten durch Buserelin. De Gruyter, Berlin – New York 1989.
29. Schweppe, K.-W.: Morphologie und Klinik der Endometriose. Schattauer, Stuttgart – New York 1984.
30. Schweppe, K.-W.: Die Bedeutung der operativen Pelviskopie für die Diagnose und Behandlung der Endometriose. Gyne 10 (1989) 117–120.
31. Schweppe, K.-W., G. Assmann: Changes of plasma lipids and lipoprotein levels during danazol treatment for endometriosis. Horm. metab. Res. 16 (1984) 593–597.
32. Schweppe, K.-W., W. P. Dmowski, R. Rolland: Endometriose – Pathophysiologie, Klinik und neue Behandlungsmöglichkeiten. Aktuelles Wissen Hoechst, München 1990.
33. Seibel, M. M.: Does minimal endometriosis always require treatment? Contemp. Obstet. Gynec. 34 (1989) 27–39.
34. Seibel, M. M., M. J. Berger, F. G. Weinstein, M. L. Taymor: The effectiveness of danazol on subsequent fertility in minimal endometriosis. Fertil. and Steril. 38 (1982) 534–537.
34a. Strathy, J. H., C. A. Molgaard, C. B. Coulam, L. J. Melton: Endometriosis and infertility: a laparoscopic study of endometriosis among fertile and infertile women. Fertil. and Steril. 38 (1982) 667–682.
35. Sulewski, S. M., F. D. Curcio, C. Bronitzky, V. G. Stenger: The treatment of endometriosis at laparoscopy for infertility. Amer. J. Obstet. Gynec. 138 (1980) 128–132.
36. Telimaa, S.: Danazol and medroxyprogesterone acetate inefficacious in the treatment of infertility in endometriosis. Fertil. and Steril. 50 (1988) 872–875.
37. Telimaa, S., J. Puolakka, L. Rönnberg, A. Kauppila: Placebo-controlled comparison of danazol and high-dose medroxyprogesterone acetate in the treatment of endometriosis. Gynec. Endocrinol. 1 (1987) 13–23.
38. Vaughan-Williams, C. A., M. K. Oak, M. Elstein: Gonadotropin responses to estrogen provocation in women with minimal endometriosis. Clin. Reprod. Fertil. 5 (1987) 119–126.
39. Verkauf, B. S.: The incidence, symptoms and signs of endometriosis in fertile and infertile women. J. Fla. med. Ass. 74 (1987) 671–676.
40. Yovich, J. L., P. L. Matson, P. A. Richardson, C. Hilliard: Hormonal profiles and embryo quality in women with severe endometriosis treated by in vitro fertilisation and embryo transfer. Fertil. and Steril. 50 (1988) 308–313.

# 10 Ovarielle Funktionsstörungen bei weiblicher Sterilität

Ch. De Geyter, H. P. G. Schneider

Inhalt

1	Diagnostik und Therapie der Ovarialinsuffizienz	174	1.3.1.2	Hypergonadotrope Ovarialinsuffizienz mit erhaltenem Follikelapparat ... 184
1.1	Hypogonadotrope Ovarialinsuffizienz	174	1.3.1.3	Prämature Menopause ... 184
1.1.1	Pathogenese	174	1.3.1.4	Relative hypergonadotrope Ovarialinsuffizienz ... 184
1.1.2	Diagnose	174		
1.1.3	Therapie	175	1.3.2	Therapie ... 184
1.2	Normogonadotrope, normoprolaktinämische Ovarialinsuffizienz	178	1.4	Hyperprolaktinämische Ovarialinsuffizienz ... 185
1.2.1	Corpus-luteum-Insuffizienz	178	1.4.1	Klinische Formen ... 185
1.2.2	Chronische Anovulation	179	1.4.2	Therapie ... 186
1.2.3	Syndrom der polyzystischen Ovarien	180	2	Stimulation der Ovarialfunktion ... 186
1.2.4	Hyperthekosis	183	2.1	Stimulation der Ovarialfunktion im Rahmen der Behandlung der männlichen Sterilität ... 187
1.3	Hypergonadotrope Ovarialinsuffizienz	183		
1.3.1	Ursachen	183	2.2	Stimulation der Ovarialfunktion im Rahmen der IvF/ET ... 189
1.3.1.1	Hypergonadotrope Ovarialinsuffizienz aufgrund einer gestörten Anlage der Gonaden	183	2.3	Das ovarielle Überstimulationssyndrom ... 190

1 Diagnostik und Therapie der Ovarialinsuffizienz

Die Ursache von Sterilität und Infertilität kann – unter anderem – im Ovar oder seiner übergeordneten Stimulation und Regulation liegen und die Gametogenese oder/und die endokrine Funktion betreffen.

Die *Gametogenese* beginnt während der embryonalen Entwicklung mit der mitotischen Vermehrung von Keimzellen bis zur Bereitstellung einer großen Anzahl Primordialfollikel, die je eine Oozyte im meiotischen Arrest enthalten. Nach einer langen Ruhephase während der Kindheit setzt sich die Gametogenese mit der Pubertät weiter fort. In zyklischen Abständen reift jeweils eine Eizelle bis zur Befruchtbarkeit heran. Diese Eizellreifung findet in einem funktionellen Teilorgan des Ovars statt: im Follikel. Ziel dieser Follikel- und Eizellreifung ist die Bereitstellung weiblicher Gameten für die Befruchtung (siehe auch Kap. 1).

Die *endokrine Funktion* des Ovars hat zwei Ziele: zum einen prägen die ovariellen Hormone den weiblichen Phänotyp, zum anderen koordinieren sie die verschiedenen Funktionen der weiblichen Genitalorgane.

Das Ovar funktioniert nicht als ein eigenständiges Organ. Es wird hormonell gesteuert durch die *hypothalamo-hypophysäre Funktionseinheit* (siehe auch Bd. 1).

Das luteinisierende Hormon (LH) und das follikelstimulierende Hormon (FSH) bewirken die Follikelreifung. Da im Menstruationszyklus die Follikelreifung zyklisch verläuft, sind die funktionellen Abläufe im Ovar, besonders in der Follikelphase, klinisch nur schwer erfaßbar. Daher wird die Ovarialfunktion eher anhand der Steuerung durch die Hypophyse beurteilt. Veränderungen in der Freisetzung von LH und FSH durch die Adenohypophyse deuten auf Störungen in der Ovarialfunktion. Diese indirekte Methode der Beurteilung hat zur Folge, daß der Begriff „Ovarialinsuffizienz" auch Störungen umfaßt, die nicht im Ovar lokalisiert sind, sondern in einem übergeordneten Kompartiment, wie Hypophyse oder Hypothalamus.

1.1 Hypogonadotrope Ovarialinsuffizienz

1.1.1 Pathogenese

Bei dieser Form der Ovarialinsuffizienz sind die Konzentrationen von LH und FSH im Serum so erniedrigt, daß sowohl die Reifung von Eizellen als auch die Bildung von Östrogenen ausbleibt. Obwohl die hypogonadotrope Ovarialinsuffizienz in Verbindung mit spezifischen Syndromen auftreten kann, wie dem bei der Frau seltenen olfaktogenitalen (Kallmann-)Syndrom oder auch dem Sheehan-Syndrom, ist die sog. *hypothalamische Amenorrhö* die häufigste Manifestation.

Bei den betroffenen Patientinnen ist im Hypothalamus oder in einem übergeordneten suprahypothalamischen Zentrum das Pulsgeneratorsystem blockiert oder dysreguliert, wodurch die Synthese von Gonadotropin-releasing-Hormon (GnRH) in den Neuronen des Hypothalamus teilweise oder ganz ausbleibt. Häufig ist eine residuale hypophysäre Gonadotropinsekretion vorhanden, wodurch – besonders während der Nacht – noch eine pulsatile Freisetzung von LH und FSH nachweisbar ist. Die Amenorrhö resultiert aus einer nicht-ausreichenden Stimulation der Ovarialfunktion durch eine gestörte Freisetzung von Gonadotropinen. Hierbei ist besonders die Pulsfrequenz ausschlaggebend [54, 76]. Obwohl die pathophysiologischen Störungsmechanismen nicht bekannt sind, spielen endogene Opiate eine entscheidende Rolle bei der Entstehung der hypothalamischen Amenorrhö. Ursachen für die hypothalamische Amenorrhö sind häufig psychischer und physischer Streß, besonders im jugendlichen Alter (z.B. Schulstreß). Je mehr die Amenorrhö konkret mit einem definierten Streßfaktor in Verbindung gebracht werden kann, um so besser ist die Prognose.

Eine besondere Form der hypothalamischen Amenorrhö ist mit der *Anorexia nervosa* vergesellschaftet. Diese betrifft vorwiegend junge Frauen (Alter 15 bis 25 Jahre) mit leicht erkennbaren Merkmalen wie: Körpergewicht zwischen 40 und 45 kg, ichbezogene und ehrgeizige Persönlichkeitsstruktur sowie eine fehlende Einsicht in das eigene Krankheitsbild. Die Amenorrhö in Verbindung mit dieser Symptomatik stellt ein Leitsymptom dar.

Obwohl die klassische Anorexia nervosa sich schnell offenbart, gibt es viele Übergangsformen. Bei einem chronischen Verlauf besteht aufgrund der metabolischen Störungen oder aufgrund suizidaler Neigungen in etwa 5% der Fälle eine infauste Prognose; wir rechnen mit etwa 40% Spontanremissionen innerhalb von fünf Jahren und 20% therapeutischen Gewinnen.

1.1.2 Diagnose

Leitsymptome sind primäre oder sekundäre Amenorrhö bzw. Oligomenorrhöen. Zu deren Analyse sind mehrere Testmethoden einzusetzen:

- *Östrogentest* (z.B. mit Cyclo-Progynova®): Ein positiver Test (Auslösung von Blutungen) erlaubt den Ausschluß von anatomischen Anomalien.
- *Gestagentest* (z.B. mit Medroxyprogesteronacetat 2×5 mg täglich für 10 Tage): Bei der hypogonadotropen Ovarialinsuffizienz fällt er negativ aus (keine Blutung).
- *LH- und FSH-Bestimmung im Serum:* Die Serumkonzentration von LH beträgt weniger als 6 IE/l, von FSH weniger als 5 IE/l. Eine einfache Bestimmung der *basalen LH- und FSH-Spiegel* im Serum reicht für die Diagnose der hypogonadotropen Ovarialinsuffizienz jedoch nicht aus. Eine Störung in der pulsatilen Freisetzung der Gonadotropine aus der Hypophyse läßt sich im Prinzip nur aus Veränderungen des Pulsmusters von LH und FSH bei in kurzen Abständen entnommenen Serumproben

Tabelle 10-1 Interpretation des GnRH-Testes

Code	Basalwerte (LH, IE/l)	Diagnose	Code	Stimuliert (LH, IE/l)	Beurteilung
BI	0–6	hypogonadotrop	R0	< 20	negativ
BII	6–12	normogonadotrop	R1	20–40	eingeschränkt
BIII	> 12	hypergonadotrop	R2	> 40	normal

ausschließen. Dieses ist in der täglichen endokrinologischen Praxis nicht möglich. Das entscheidende Diagnostikum bei der Diagnose und Beurteilung der hypogonadotropen Ovarialinsuffizienz ist daher der *GnRH-Test* (Test mit dem hypothalamischen Gonadotropin-releasing-Hormon), der auch zur Verlaufskontrolle bei der Therapie (z.B. der Anorexia nervosa) eingesetzt werden kann.

– *GnRH-Test:* Der Test besteht aus der i.v. Bolusinjektion von 25 µg GnRH (z.B. Relefact-LHRH®) nach vorheriger Entnahme von Serum. Nach 30 Minuten wird erneut Serum gewonnen. Sowohl im Serum vor der Injektion von GnRH als auch in der Probe nach 30 Minuten werden die Konzentrationen von LH und FSH im Serum bestimmt. Anhand von Tabelle 10-1 kann abgelesen werden, welche Bedeutung den Ergebnissen beigemessen werden kann. Ziel des GnRH-Testes ist die Überprüfung der hypophysären und hypothalamischen Restwirkung.

Beim negativen GnRH-Test (BI R0) muß davon ausgegangen werden, daß keine nennenswerte hypophysäre Gonadotropinsekretion vorhanden ist. Eine Untersuchung der Sella turcica mittels einer computertomographischen oder – besser noch – anhand einer kernspintomographischen Untersuchung zum Ausschluß eines Hypophysentumors ist indiziert. Bei einem eingeschränkten GnRH-Test (BI R1) muß mit nächtlichen LH-Pulsen gerechnet werden. Bei einer Patientin mit einer primären Amenorrhö, bei der der Östrogentest positiv ausfällt, kann hier mit einer Pubertät innerhalb der nächsten zwei Jahre gerechnet werden.

1.1.3 Therapie

Nichtmedikamentöse Therapie

Wenn die hypothalamische Amenorrhö durch spezifische Streßmomente verursacht wird, ist die *Beseitigung des auslösenden Streßfaktors* essentiell. Je mehr ein spezifischer Streßzustand kompensiert werden kann, um so besser ist die Prognose für eine Remission. Bei der floriden *Anorexia nervosa* ist eine aktive Sterilitätsbehandlung kontraindiziert. Vielmehr ist zunächst eine *psychologische Anleitung* zur Verarbeitung der auslösenden psychischen Erkrankung angezeigt. Zuvor wird der Patientin Einsicht in ihren anorektischen Zustand vermittelt. Der wiederauflebende Menstruationszyklus signalisiert die psychische Bewältigung der Problematik.

Steroidsubstitution

Das therapeutische Vorgehen bei Kinderwunsch unterscheidet sich grundsätzlich von der typischen Steroidtherapie bei dessen Fehlen (siehe auch Bd. 1). An dieser Stelle ist nur der Kinderwunsch von Interesse.

Clomifen

Das Clomifen ist ein *Antiöstrogen*, welches durch seine strukturelle Ähnlichkeit mit Estradiol im Hypothalamus kompetitiv das Estradiol vom Rezeptor verdrängt und dadurch erniedrigte periphere Östrogenspiegel vortäuscht. Über eine negative Rückkopplung verstärkt das Clomifen die endogene Gonadotropinsekretion. In diesem Sinne kann das Clomifen nicht als eine ovulationsinduzierende Substanz betrachtet werden. Vielmehr initiiert und unterstützt es endokrine Vorgänge, die schließlich zur Ovulation führen können [2].

Das Clomifen verfügt nicht nur über antiöstrogene Eigenschaften, sondern auch über eine *östrogene Teilwirkung*: Es wirkt auch direkt auf die Adenohypophyse und erhöht dort die Frequenz der pulsatilen Gonadotropinfreisetzung bei unveränderter Pulsamplitude [2].

Da bei der hypogonadotropen Ovarialinsuffizienz extrem niedrige Östrogenspiegel vorliegen, ist die Gabe von Clomifen, besonders bei einem negativen Gestagentest, nicht erfolgversprechend. Dennoch kann bei etwa 4% der Patientinnen mit einem negativen Gestagentest ein Ansprechen auf Clomifen beobachtet werden. Diese clomifen-positive Patientengruppe kann anhand des Clomifen-Stimulationstestes (100 mg täglich über 5 Tage ab dem 5. Tag nach einer Abbruchblutung, die im Rahmen eines Gestagentestes ausgelöst wurde) identifiziert werden. Der Clomifentest ist dann positiv, wenn das Pulsmuster der hypophysären Gonadotropinsekretion partiell erhalten ist. Beim Kallmann- und Sheehan-Syndrom ist Clomifen nicht wirksam.

Ovulationsinduktion durch Clomifenkonversion: Bei einigen der clomifen-refraktären Patientinnen kann dieser Zustand mit GnRH durchbrochen und durch die nachfolgenden Clomifengaben können Ovulationen und Schwangerschaften ermöglicht werden [38, 75]. Hierzu wird zuerst an drei verschiedenen Tagen GnRH, jeweils 25 μg, intravenös appliziert. Drei Tage später wird über fünf Tage täglich 100 mg Clomifen verabreicht. Eine Ovulationsrate von 50% und eine Schwangerschaftsrate von 30% wurden beschrieben [64, 75].

Diese Methode zur Einleitung der Vorgänge, die zur Ovulation führen, illustriert eindrucksvoll, daß Clomifen nicht nur als Antiöstrogen im Hypothalamus wirksam ist, sondern auch die Gonadotropinsekretion direkt in der Hypophyse verstärkt. Die kurzzeitige Behandlung mit GnRH sensibilisiert die Hypophyse für die Wirkung von GnRH und bewirkt ein Auffüllen der Gonadotropinreserven in der Hypophyse, die dann durch die Wirkung von Clomifen auf die Adenohypophyse freigesetzt werden.

Der klinische Einsatz der Clomifenkonversion hat sich trotz der einfachen und sicheren Handhabung nicht durchgesetzt. Statt dessen haben die pulsatile Gabe von GnRH als Monotherapie und die Ovulationsinduktion mit Gonadotropinen weite Verbreitung gefunden.

Pulsatile Gabe von GnRH

Durch die exogene pulsatile Gabe von GnRH kann die defiziente Funktion des Hypothalamus ersetzt werden und das endogene pulsatile Sekretionsmuster von LH und FSH in der Hypophyse induziert werden. Auf diese Weise entsteht im Ovar eine quasi-natürliche Follikelreifung. Die natürlichen Regelkreise zwischen Ovar und Hypophyse sind erhalten, so daß eine exogene Induktion der Ovulation mit humanem Choriongonadotropin (hCG) nicht erforderlich ist. Diese Methode der Induktion der endogenen Follikelreifung wurde erstmals von Leyendecker et al. [39] erfolgreich eingesetzt.

Technik: Für diese Form der Therapie der hypogonadotropen Ovarialinsuffizienz wurden tragbare Minipumpen (Zyklomat®) entwickelt, die die *rhythmische Verabreichung von GnRH* (Lutrelef®) er-

möglichen. Hierzu kann sowohl die subkutane als auch die intravenöse Gabe gewählt werden, wobei die letztere wegen der besseren pharmakokinetischen Eigenschaften bevorzugt wird. Das Reservoir der Pumpe kann für zehn Tage mit GnRH aufgefüllt werden. Der Pulsabstand beträgt 90 Minuten, das Pulsvolumen 50 μl. Die Pulsdosis kann variiert werden, jedoch sollte die Initialdosis bei der intravenösen Applikation 5 μg/Puls betragen. Die niedrigste wirksame Pulsdosis beträgt 2,5 μg. In Einzelfällen können Dosierungen bis zu 20 μg/Puls notwendig werden. Bei der subkutanen Applikation sind in der Regel etwas höhere Pulsdosen erforderlich. Der Anteil der ovulatorischen Zyklen unter dieser Therapie liegt zwischen 80 und 100%. In einer Sammelstatistik betrug dabei die zyklusbezogene Schwangerschaftsrate 27% [22].

Stimulation der Follikelreifung und Ovulationsinduktion mit exogenen Gonadotropinen

Bei der hypogonadotropen Ovarialinsuffizienz kann die fehlende endogene Gonadotropinsekretion medikamentös substituiert werden. Hierzu sind täglich wiederholte intramuskuläre oder subkutane Injektionen von urinären Gonadotropinpräparaten notwendig. Neuerdings sind auch rekombinante Gonadotropinpräparate verfügbar [23].

Die Harn-Gonadotropine unterscheiden sich von dem rekombinanten Gonadotropin durch eine neben dem FSH definierte Menge LH. Im Gegensatz zur pulsatilen GnRH-Behandlung, bei der rhythmisch fluktuierende LH- und FSH-Konzentrationen im Serum auftreten, entsteht bei der exogenen Gabe von Gonadotropinen ein gleichmäßiger Anstieg der FSH-Konzentration bei unveränderter LH-Konzentration (Abb. 10-1).

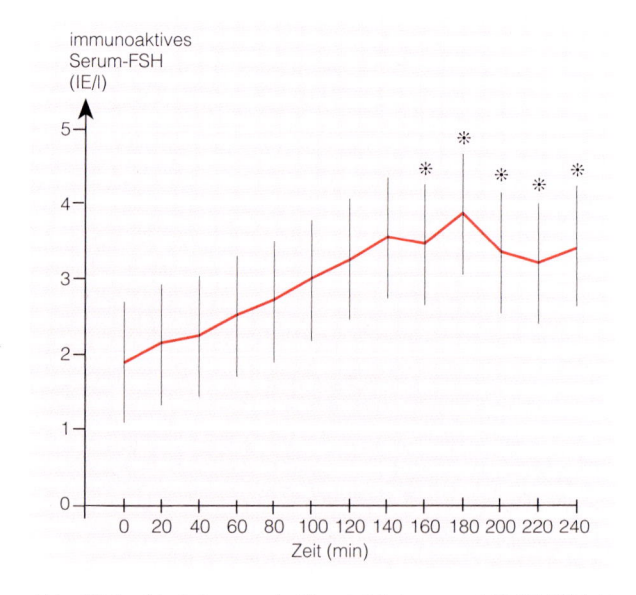

Abb. 10-1 Nach intramuskulärer Injektion von 150 IE FSH ist nach 160 Minuten ein signifikanter Anstieg der Serumkonzentration von FSH zu verzeichnen ($p < 0,05$). Die pharmakokinetischen Untersuchungen wurden nach der vorherigen Suppression der endogenen Gonadotropinsekretion mit einem langwirkenden GnRH-Agonisten vorgenommen.

Ovarielle Funktionsstörungen bei weiblicher Sterilität 10

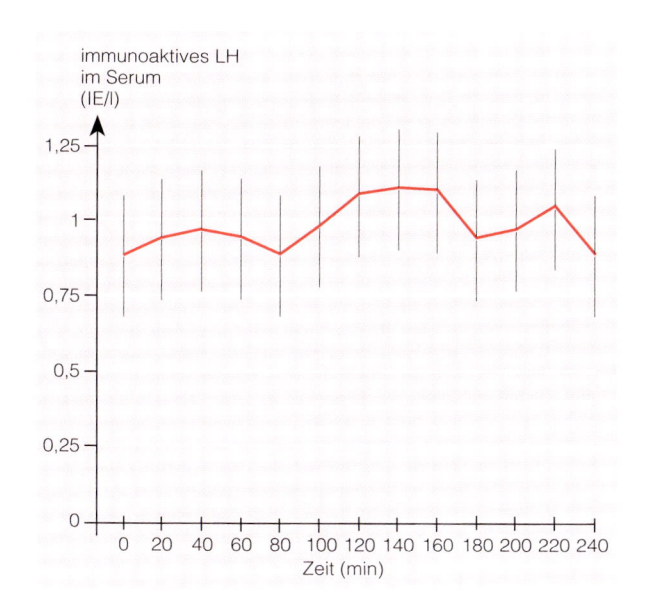

Abb. 10-2 Trotz der intramuskulären Injektion von 150 IE LH, als Bestandteil des hMG, ist kein signifikanter Anstieg der LH-Konzentration im Serum nachweisbar.

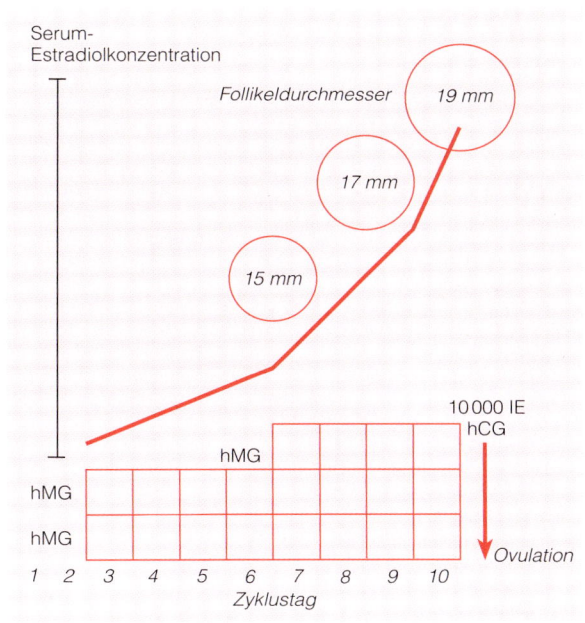

Abb. 10-3 Die Gonadotropinstimulation wird ab dem 2. Zyklustag vorgenommen. Jedes Quadrat entspricht einer Ampulle hMG (75 IE urinäres FSH + 75 IE urinäres LH). Die häufigste Einstiegsdosis besteht aus zwei Ampullen hMG täglich über vier Tage. Je nach Ansprechbarkeit der Ovarien auf die Stimulationsbehandlung können auch höhere oder niedrigere Dosierungen eingesetzt werden. Nach vier Tagen kann die Dosis nach vorheriger Überprüfung der Estradiolkonzentration im Serum und anhand der sonographischen Bestimmung der Follikelzahl und -größe beibehalten oder erhöht werden. Meistens wird die Ovulation mit 10000 IE hCG induziert. Mit der Ovulation kann ab 36 Stunden nach der hCG-Gabe gerechnet werden.

Die LH-Konzentration im Serum ist aufgrund der kurzen Halbwertszeit dieses Hormons (ca. 20 min) erniedrigt (Abb. 10-2). Die stark erhöhten FSH-Spiegel im Blut, die während der Stimulationsbehandlung kontinuierlich ansteigen, führen zur multiplen *Follikelreifung* in den Ovarien. Da die endogenen Regelkreise nicht intakt sind, ist die *Auslösung der Ovulation* mit hCG (z. B. 10000 IE) erforderlich. Der Zeitpunkt der Ovulationseinleitung mit hCG richtet sich nach der Estradiolkonzentration im Serum (800 bis 1000 pmol pro reifer Follikel) und nach dem Durchmesser des Leitfollikels (18–19 mm, Abb. 10-3).

Auch die sich anschließende *Gelbkörperphase* bedarf der Stützung: Hierzu ist die wiederholte Gabe von hCG (z. B. 3×5000 IE in viertägigen Abständen) oder von mikronisiertem Progesteron (z. B. 600 mg täglich vaginal) ratsam. Die Ovulationsinduktion mit Gonadotropinen bei der hypogonadotropen Ovarialinsuffizienz ist sehr effektiv und wurde daher als generelles Modell für die Ovulationsinduktion mit exogenen Gonadotropinen entwickelt (Tab. 10-2). Die hohe Wirksamkeit dieser Therapie erfordert jedoch ein genaues Monitoring der Dosierung mittels wiederholter Bestimmungen der Serum-Estradiolkonzentration sowie anhand serieller sonographischer Messungen des Follikeldurchmessers. Ein Nachteil ist auch das hohe Risiko einer Mehrlingsschwangerschaft (20%). Bei einer praktisch fehlenden endogenen LH-Sekretion ist der Einsatz eines Gonadotropinpräparates ratsam, welches nicht ausschließlich FSH sondern auch LH enthält (hMG, humanes menopausales Gonadotropin; Abb. 10-3).

Tabelle 10-2 Effektivität der Stimulation der Follikelreifung mit Gonadotropinen bei verschiedenen Indikationen (eigenes Patientenkollektiv)

Grunderkrankung	Zyklen (n)	Schwangerschaften (n)	Erfolgsrate (%)
Hypogonadotrope Ovarialinsuffizienz	15	8	53,3
Syndrom der polyzystischen Ovarien	21	12	57,1
Ungeklärte Sterilität	41	11	26,8
Männliche Sterilität	113	21	18,6

Naloxon und Naltrexon

Naloxon und Naltrexon sind Opiatantagonisten, die durch Bindung an die Opiatrezeptoren (μ-Rezeptoren) die pulsatile Sekretion von GnRH im Hypothalamus normalisieren können. Naloxon ist ein kurzlebiger Opiatantagonist, der nur intravenös appliziert werden kann. Naltrexon dagegen ist langlebiger und kann daher auch oral verabreicht werden.

Der erfolgreiche Einsatz von Naltrexon (50 mg/Tag über 28 Tage) bei drei Patientinnen wurde zuerst von Wildt und Leyendecker [82] beschrieben. In einer prospektiv-vergleichenden Studie induzierte sowohl Naltrexon als auch die Plazebokontrolle regelmäßige Menstruationen, jedoch wurde eine signifikant höhere Ovulationsrate während der Naltrexonbehandlung gegenüber der Plazebo-Kontrollgruppe (75% vs. 33%) beobachtet [57]. Nach Naltrexonbehandlung wird eine zyklusbezogene Schwangerschaftsrate von 29% erreicht. Die kumulative Schwangerschaftsrate ist daher vergleichbar mit derjenigen in einem normozyklischen Patientenkollektiv und nach der pulsatilen Gabe von GnRH [83].

Derzeit sind Naloxon und Naltrexon für die klinische Anwendung nicht verfügbar.

Wachstumshormon

Wachstumshormon wurde zusammen mit Gonadotropinen zur Induktion der Follikelreifung bei der hypogonadotropen Ovarialinsuffizienz eingesetzt [11, 25]. Es wurden signifikant weniger Ampullen des Gonadotropinpräparates benötigt und die Stimulationsdauer wurde deutlich verkürzt [25, 27]. Der Einsatz von Wachstumshormon ist zur Verbesserung der ovariellen Ansprechbarkeit auf eine Gonadotropinbehandlung nur im Falle eines Panhypopituitarismus sinnvoll.

1.2 Normogonadotrope, normoprolaktinämische Ovarialinsuffizienz

Diese Form der Ovarialinsuffizienz umfaßt eine heterogene Gruppe von Zyklusstörungen:

– die Corpus-luteum-Insuffizienz
– die chronische Anovulation
– die hyperandrogenämische Ovarialinsuffizienz

Die Corpus-luteum-Insuffizienz ist nur dann als Sterilitätsfaktor anzunehmen, wenn sie in drei aufeinanderfolgenden Zyklen nachgewiesen werden kann. Sie ist ein wichtiger auslösender Faktor beim habituellen Abortgeschehen. Die Corpus-luteum-Insuffizienz wird auch häufig mit der Endometriose in Verbindung gebracht. Die verschiedenen Formen der normogonadotropen Ovarialinsuffizienz stellen bei der männlichen Subfertilität oft einen zusätzlich erschwerenden Sterilitätsfaktor von seiten der Frau dar.

Bei vorhandener endogener Gonadotropinsekretion bleibt immer eine gewisse hormonelle Aktivität der Ovarien und damit auch eine endokrine Wirkung auf das Endometrium des Uterus erhalten, so daß in dieser Gruppe der Gestagentest positiv ist. Es liegen normale Gonadotropinspiegel vor. Eine Hyperprolaktinämie oder eine Schilddrüsenerkrankung muß ausgeschlossen werden (siehe auch Kap. 11).

1.2.1 Corpus-luteum-Insuffizienz

Definition

Der Gelbkörper bildet sich aus dem ovulatorischen Follikel, einer in sich instabilen Struktur, die ohne eintretende Schwangerschaft nach 12 bis 16 Tagen spontan zugrunde geht. Falls der Zeitraum zwischen Entstehung und Rückbildung verkürzt ist (weniger als 12 Tage), spricht man von einer Corpus-luteum-Insuffizienz.

Diagnose

Die verkürzte Gelbkörperphase kann anhand serieller Blutentnahmen mit nachfolgender Bestimmung der Fluktuation der Progesteronkonzentration im Serum als Sekretionsprodukt des Gelbkörpers diagnostiziert werden. Diese Methode ist aufgrund des großen Aufwandes in der klinischen Routine nicht anwendbar.

Da Progesteron als spezifisches Sekretionsprodukt des Gelbkörpers eine Erhöhung der Körperkerntemperatur verursacht, dient die tägliche Bestimmung der *Basaltemperatur* als Indikator für die Dauer der Gelbkörperphase. Als Maß gilt das Zeitintervall vom Anstieg der Temperatur bis zum Eintritt der Menstruation. Die Höhe der Basaltemperatur und das Tempo des Temperaturanstieges können nicht als Zeichen einer Lutealinsuffizienz gewertet werden. Da die tägliche Bestimmung der Basaltemperatur auch psychisch belastet, sollte diese nur über drei Zyklen durchgeführt werden.

Im Rahmen einer Sterilitätsbehandlung ist eine Festlegung des Konzeptionsoptimums nur nach der Temperaturkurve nicht allein ausreichend. Eine objektive Effektprüfung der Progesteronwirkung ist erwünscht und durch eine *Endometriumbiopsie* (Strichkürettage) am Ende der Lutealphase möglich. Der Befund erlaubt Rückschlüsse auf Progesteronwirkung und Rezeptivität des Endometriums.

Die alleinige *mittluteale Progesteronbestimmung* im Serum ist zur vollständigen Diagnose einer Corpusluteum-Insuffizienz nicht ausreichend. Möglicherweise werden in der Zukunft nichtinvasive serielle Bestimmungen der Progesteronspiegel, z.B. im Speichel, zur Beurteilung von Dauer und Aktivität des Corpus luteum bedeutsam.

Therapie

Anomalien im lutealen pulsatilen Sekretionsmuster von LH können isoliert zur Corpus-luteum-Insuffizienz führen. Da der Gelbkörper nach der Ovulation die physiologische Folge der vorangehenden Follikelreifung ist, ist die Gelbkörperschwäche oft die Konsequenz einer gestörten Follikelreifung. Eine isolierte Unterstützung der Gelbkörperphase mit Progesteron oder mit humanem Choriongonadotropin ist somit für die Behandlung der Gelbkörperinsuffizienz nicht adäquat, da sie häufig nur das Symptom und nicht die Ursache der Zyklusstörung beseitigt. Die Therapie der Corpus-luteum-Insuffizienz ist daher von der Unterstützung der Follikelreifung geprägt. Hierzu stehen Modulatoren der endogenen Gonadotropinsekretion, wie Clomifen oder Cyclofenil, zur Verfügung.

Clomifen: Durch die antiöstrogene Wirkung im Hypothalamus sowie durch eine Beschleunigung der Pulsfrequenz in der Hypophyse unterstützt das Clomifen die endogene Gonadotropinsekretion. Die antiöstrogenen Effekte von Clomifen können aufgrund der Dysmukorrhö oder aufgrund der geringeren Proliferation des Endometriums [19] teilweise fertilitätshemmend wirken. Auch wurde dem Clomifen eine höhere Aborthäufigkeit aufgrund Chromosomverteilungsstörungen zugeschrieben [10].

Trotzdem besteht bei einfacher Handhabung eine gute Wirksamkeit. Abbildung 10-4 zeigt die Verabreichungsweise von Clomifen. Da durch Clomifen die Amplitude und die Dauer des präovulatorischen LH-Anstieges nicht beeinträchtigt werden, ist die Ovulationsinduktion mit hCG nicht notwendig. Wenn mit Clomifen eine adäquate Follikelreifung erreicht wurde, ist auch die Unterstützung der Gelbkörperphase nicht weiter erforderlich. Wird nach einer sechsmonatigen Behandlung keine Schwangerschaft erzielt, müssen intensivere Behandlungen erwogen werden.

Cyclofenil: Alternativ zu Clomifen wird häufig Cyclofenil eingesetzt. Es verfügt über eine nur geringe antiöstrogene Wirkung. Im Gegensatz zum Clomifen beeinträchtigt es daher die präovulatorische zervikale Mukusproduktion nicht. In einer klinischen Untersuchung konnte bei oligomenorrhoischen und normozyklischen Patientinnen dem Cyclofenil kein endokriner oder klinischer Effekt beigemessen werden [85]. Daher muß der Einsatz von Cyclofenil im Rahmen einer Sterilitätsbehandlung kritisch beurteilt werden.

Kombinierte Gabe von Clomifen und Ethinylestradiol: Die periphere antiöstrogene Wirkung von Clomifen führt häufig zur Dysmukorrhö, zu einer geringeren Endometriumproliferation und zu einer Reduktion der östrogenabhängigen uterinen Volumenzunahme [19]. Nachdem die hypophysäre Gonadotropinsekretion durch die Gabe von Clomifen (z.B. 50 mg täglich über fünf Tage von Tag 5 bis Tag 9; Abb. 10-4) initiiert wurde, kann diese unerwünschte periphere antiöstrogene Wirkung durch die Gabe von Ethinylestradiol (z.B. 20 µg täglich von Tag 7 bis Tag 10 des Zyklus) kompensiert werden [84].

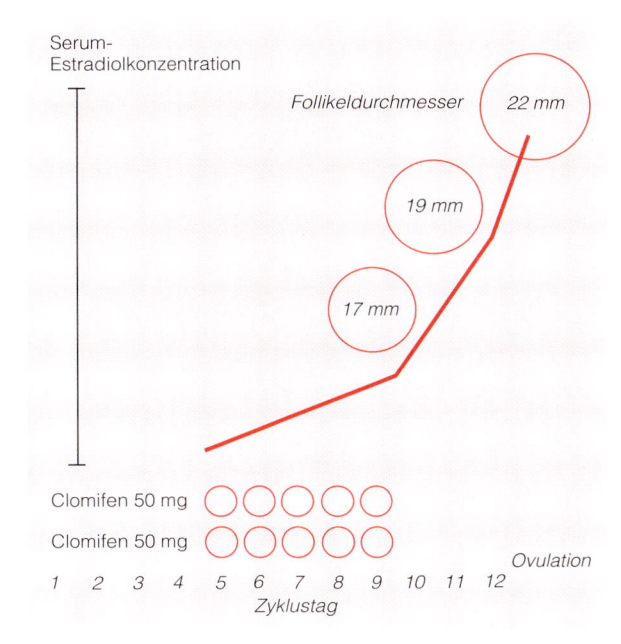

Abb. 10-4 Die Follikelreifung wird häufig mit 2×50 mg Clomifen täglich induziert. Das Clomifen wird ab dem 5. Zyklustag über fünf Tage eingenommen. Die Follikelreifung kann anhand wiederholter Bestimmungen der Serum-Estradiolkonzentration und vaginosonographisch überprüft werden.

1.2.2 Chronische Anovulation

Pathogenese der chronischen Anovulation in Verbindung mit Übergewicht

Eine chronische Anovulation kann auch durch einen ständig erhöhten Estradiolspiegel zustande kommen. Eine solche Erhöhung findet sich häufig bei Adipositas (extraglanduläre Östrogensynthese im Fettgewebe) sowie bei verzögerter Metabolisierung bei Erkrankungen von Leber oder Schilddrüse (siehe auch Bd. 1). Hyperöstrogenämie kann auch ein Teilfaktor für die Entstehung polyzystischer Ovarien und der vergesellschafteten Störungen sein (siehe auch Abschnitt 1.2.3).

Erhöhte Steroidspiegel im Serum stören die Follikelreifung im Ovar aufgrund einer suboptimalen FSH-Sekretion durch die Adenohypophyse. Die chronisch verstärkte Östrogenwirkung führt in der Leber allerdings zu einer vermehrten Bildung von Transportproteinen für Steroide (insbesondere von sexualhormonbindendem Globulin, SHBG), die die freie Verfügbarkeit der Östrogene mindern und dadurch eine protektive Wirkung ausüben.

Therapie

Bei gegebenem Kinderwunsch müssen mittels Clomifen und Gonadotropinen ovulatorische Zyklen induziert werden (siehe Abschnitt 1.1.3). Im Falle vorhandener Metromenorrhagien kann eine vorherige Abrasio notwendig sein, um eigenständige Erkrankungen des Endometriums ausschließen zu können (siehe auch Bd. 8).

1.2.3 Syndrom der polyzystischen Ovarien

Morphologie

Das typische Bild der polyzystischen Ovarien zeichnet sich durch eine deutliche (1,5–2fache) Vergrößerung der Ovarien aus (Tab. 10-3). Im Vergleich zu den Ovarien ist der Uterus klein, so daß bei der vaginalen Palpation häufig drei gleich große Strukturen im kleinen Becken getastet werden. Die Ovarien tragen keine Ovulationsstigmata und sind von einer derben weißen Bindegewebsschicht umgeben. Unter dieser Bindegewebsschicht schimmert eine Vielzahl kleiner subkortikaler Follikelzysten durch. Histologisch ist das Ovarialgewebe durch eine Vielzahl atretischer Follikelzysten gekennzeichnet, die von einem hypertrophischen Interstitium umgeben sind.

Tabelle 10-3 Relevanz der vaginosonographischen Merkmale für die Diagnose des PCO-Syndroms. Es wurde die Häufigkeit des Nachweises oder des Fehlens der wichtigsten vaginosonographischen Merkmale im Rahmen des PCO-Syndroms aufgelistet (nach Ardaens et al. [6])

Sonographischer Parameter	bei PCO-Syndrom vorhanden	bei PCO-Syndrom nicht vorhanden
Oberfläche des Ovars > 10 cm²	28,1%	67,1%
Uterusbreite/Länge des Ovars < 1	12,5%	73,4%
Breite des Ovars/Länge des Ovars > 0,7	14,0%	75,4%
Halskettenzeichen	66,7%	28,6%
Vermehrtes ovarielles Stroma	57,1%	33,3%

Pathogenese

Unter „Syndrom der polyzystischen Ovarien" (PCO-Syndrom) wird ein uneinheitliches Krankheitsbild verstanden, welches durch Oligo-Amenorrhö, Hirsutismus und einer hyperandrogenämischen Stoffwechsellage in Verbindung mit einer vermehrten Freisetzung von LH gekennzeichnet ist. Jede langanhaltende übermäßige Wirkung von Androgenen – sei sie exogen oder endogen induziert – führt schließlich zum morphologischen Bild der polyzystischen Degeneration des Ovars.

Beispiele für die vermehrte Freisetzung von *Androgenen adrenaler Herkunft* sind die sog. late-onset adrenale Hyperplasie [40] und das Cushing-Syndrom. Diskrete *Enzymstörungen in der Theka* können zur verstärkten Synthese von Androgenen und so zum PCO-Syndrom führen [61]. Aufgrund einer verstärkten Aktivität des 5α-Reduktase in der *Haut und in der Leber* entsteht der hochwirksame Testosteronmetabolit Dihydrotestosteron (DHT), der die hyperandrogenämische Stoffwechsellage verstärkt [73].

Eine Fülle neuerer Untersuchungen hat den *Hyperinsulinismus* als einen bedeutsamen Faktor bei der Entwicklung des PCO-Syndroms identifiziert. Hyperinsulinismus kommt häufig, jedoch nicht ausschließlich, bei übergewichtigen Frauen vor. Über zwei Mechanismen trägt Insulin zur Entstehung des PCO-Syndroms bei: Zum einen stimuliert Insulin über Rezeptoren in der Theka die ovarielle Androgenproduktion [8], zum anderen senkt Insulin die Synthese von SHBG in der Leber, so daß die freie Verfügbarkeit der Androgene zunimmt [50]. Die übermäßige Androgenproduktion im Ovar verursacht eine Atresie des heranreifenden Follikels. Dadurch nimmt der Stromaanteil des Ovars als Quelle einer sich entsprechend steigernden Androgensynthese zu.

In der Leber wird eine Substanz gebildet, die mit dem Insulin strukturell verwandt ist, der „Insulin-like growth factor 1" (IGF-1). Da unter dem Einfluß des Hyperinsulinismus nicht nur die Synthese des SHBG gesenkt wird, sondern auch die des Transportproteins für IGF-1 (das IGF-1-bindende Globulin, IGF-1-BG), wird die freie Verfügbarkeit des IGF-1 erhöht [26]. Über Rezeptoren in der Theka des Ovars verursacht das IGF-1 eine weitere Zunahme der Androgensynthese [3]. Es entsteht so über diverse Mechanismen ein Kreislauf, der die Entwicklung eines PCO-Syndroms begünstigt.

Hyperinsulinismus wurde bei 64% der übergewichtigen und bei 22% der normalgewichtigen Patientinnen mit PCO-Syndrom nachgewiesen [15]. Hyperinsulinismus stellt daher lediglich einen der pathogenetischen Mechanismen bei der Entstehung des PCO-Syndroms dar. Da viele pathogenetische Mechanismen zum PCO führen können, ist das Syndrom der polyzystischen Ovarien eine schwer definierbare Entität.

Diagnose

Das polyzystische Ovar zeigt sich vaginosonographisch deutlich vergrößert, mit vermehrtem Stromaanteil sowie mit einer Vielzahl kleiner subkortikaler Follikel, entsprechend dem Bild der Halskette (sog. necklace sign, Abb. 10-5) [6]. Ähnliche Bilder kommen auch als eine Variante des Normalen vor [53], so daß nur die kombinierte Beurteilung des sonographischen Bildes des polyzystischen Ovars mit den entsprechenden endokrinologischen Merkmalen die Diagnose des PCO-Syndroms ermöglicht. Diese bestehen typischerweise

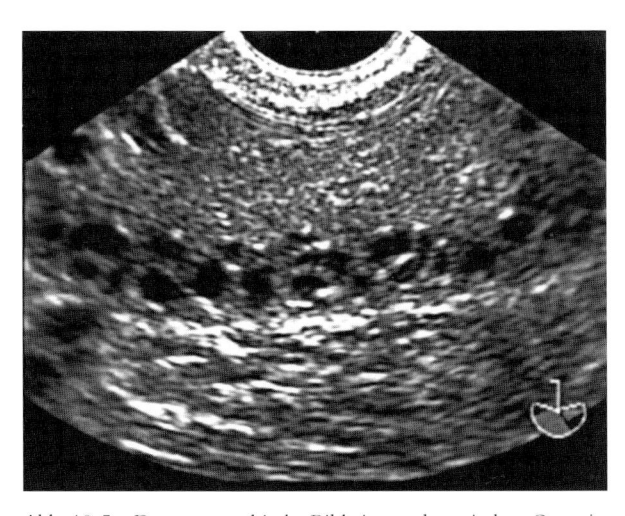

Abb. 10-5 Das sonographische Bild eines polyzystischen Ovars ist besonders durch die Vielzahl kleiner subkortikaler Follikelstrukturen (sog. Halskettenzeichen) und durch vermehrtes Stroma gekennzeichnet. Die Größe und Oberfläche des Ovars sind keine sicheren sonographischen Merkmale des polyzystischen Ovars.

in einer hyperandrogenämischen Stoffwechsellage bei gleichzeitig vermehrter Sekretion von LH. Das Vollbild des PCO-Syndroms kommt selten vor. Viel häufiger sind Teilformen, bei denen man eher nur eine Tendenz zu polyzystischen Ovarien feststellen kann.

Das *endokrinologische Erscheinungsbild* des PCO-Syndroms kann auch durch vorangegangene Behandlungen beeinflußt und abgeschwächt sein. Daher wird aufgrund des LH/FSH-Quotienten sowie aufgrund einer erhöhten Androgenkonzentration im Serum häufig nur die Tendenz zum PCO nachgewiesen (Tab. 10-4). Die Tendenz zum PCO-Syndrom ist – ebenso wie das Vollbild – klinisch relevant bezüglich der Therapiewahl sowie der Vorhersage des ovariellen Überstimulationssyndroms. Unter den endokrinologischen Kriterien für das PCO-Syndrom ist die Testosteronkonzentration im Serum dem vielfach zitierten LH/FSH-Quotienten überlegen [59].

Tabelle 10-4 Endokrine Merkmale von Patientinnen mit einem PCO-Syndrom im Vergleich zu einer Kontrollgruppe Patientinnen mit normalen Menstruationszyklen (Mittelwerte und 95%-Konfidenzintervall) (nach Robinson et al. [59])

Parameter	PCO-Syndrom	Kontrollen	Signifikanz
LH (IE/l)	6,6 (1,9–22,8)	4,1 (2,0–8,2)	$p < 0,005$
FSH (IE/l)	4,4 (1,0–7,8)	4,3 (1,3–7,3)	nicht sign.
LH/FSH	1,6 (0,4–6,3)	1,0 (0,5–2,0)	$p < 0,005$
Testosteron (nmol/l)	3,0 (1,4–6,2)	1,6 (1,1–2,5)	$p < 0,001$
Freies Testosteron (pmol/l)	64 (8–492)	37 (21–68)	$p < 0,025$
SHBG (nmol/l)	30 (6–166)	44 (14–131)	nicht sign.
DHEA-S (µmol/l)	6,1 (2,0–11,1)	5,2 (1,6–17,5)	nicht sign.

Das PCO-Syndrom beruht auf einer Störung im Ovar. Dennoch ist eine Differenzierung von der hypogonadotropen Ovarialinsuffizienz, die durch eine hypothalamo-hypophysäre Dysfunktion verursacht wird, manchmal schwierig. Es existiert eine Gruppe Patientinnen, bei der im Serum erniedrigte Konzentrationen des LH, des FSH und des Testosterons im Sinne einer hypogonadotropen Ovarialinsuffizienz nachgewiesen wurden. Das vaginosonographische Bild zeigt jedoch deutlich vergrößerte Ovarien mit dem für das PCO-Syndrom typischen Halskettenzeichen mit vielen kleinen subkortikalen Follikelstrukturen. Bei dieser Patientengruppe koexistiert die Hypogonadotropinämie als Ausdruck einer hypothalamo-hypophysären Störung in Kombination mit dem polyzystischen Ovar als Ausdruck einer ovariellen Pathologie [69].

Therapie

Entscheidend bei der Wahl der geeigneten Therapieform ist der *Kinderwunsch*. In diesem Fall ist es das Ziel der Therapie, einen *ovulatorischen Zyklus* herbeizuführen. Hier steht eine Vielzahl von Therapieprinzipien zur Verfügung.

Clomifen ist das Therapeutikum der ersten Wahl. Nach vorheriger Induktion einer Menstruation mit einem Gestagen (z.B. Medroxyprogesteronacetat 2×5 mg über zehn Tage) wird ab dem 5. Zyklustag Clomifen (50–150 mg täglich) über fünf Tage oral eingenommen. Durch Clomifen wird eine vermehrte Sekretion der endogenen Gonadotropine erreicht, wodurch die Selektion eines oder mehrerer Follikel induziert werden kann. Die Reaktion des polyzystischen Ovars kann sowohl übermäßig als auch nicht adäquat sein. Daher ist eine sonographische und hormonelle Überwachung dieser Therapie unerläßlich. Hierbei sind wiederholte Bestimmungen der Estradiolkonzentration im Serum oder im Urin sowie serielle vaginosonographische Follikulometrien in der Follikelphase notwendig. Die Ovulation sollte sowohl sonographisch als auch hormonell durch den Nachweis eines Anstiegs der Progesteronsekretion überprüft werden. Der Nachweis einer hyperthermischen Phase anhand einer Basaltemperaturkurve reicht zur Bestimmung einer Ovulation nicht aus, da auch ein nichtrupturierter Follikel luteinisieren kann. Die Bildung von nichtrupturierten Follikelzysten deutet auf eine inadäquate ovarielle Stimulation hin. Auch nach Clomifen ist beim polyzystischen Ovar das ovarielle Überstimulationssyndrom möglich. Die Behandlung des PCO-Syndroms mit Clomifen führt zu Ovulationsraten von über 80% sowie zu einer kumulativen Schwangerschaftsrate von ca. 40% [35].

Etwa 20% der Patientinnen mit einem PCO-Syndrom reagieren nicht auf die übliche Behandlung mit Clomifen, die bei einer maximalen Dosierung von 150 mg täglich über fünf Tage durchgeführt wird. In einigen Fällen konnten jedoch durch die kontinuierlich fortgesetzte Gabe von bis zu 250 mg Clomifen täglich über einen

Zeitraum von bis zu drei Wochen noch Ovulationen und Schwangerschaften erzielt werden.

Der zusätzliche Einsatz eines langwirkenden *Cortisonpräparates* (z.B. Dexamethason 0,5 mg täglich) kann die Ansprechbarkeit auf eine Clomifenbehandlung verbessern [16, 41]. Es ist vorteilhaft, einige Wochen vor der Clomifengabe mit der Dexamethasonvorbehandlung zu starten. Der Wirkungsmechanismus des Dexamethasons beruht auf einer Senkung der adrenalen und ovariellen Androgensynthese.

Ein wesentlicher Nachteil der oralen Antiöstrogenpräparate zur Induktion der endogenen Follikelreifung ist die vermehrte Freisetzung von LH, die für die Reifung der Eizelle im Ovar schädlich ist. Niedrige Befruchtungsraten, qualitativ minderwertige Oozyten sowie Fragmentierung der Blastomeren nach der Befruchtung [28, 72] und auch eine erhöhte Abortrate [55] wurden bei Frauen mit kontinuierlich erhöhter LH-Konzentration während der Follikelphase beschrieben. Außerdem wirkt das Clomifen bei einem Teil der PCO-Patientinnen verstärkend auf die vorhandene ovarielle Pathologie.

Dies ist zu beachten: Die Verwendung eines Antiöstrogenpräparates beim PCO-Syndrom sollte auf einen Zeitraum von drei Monaten beschränkt werden.

Gonadotropine: Alternativ zum Clomifencitrat können auch Gonadotropine eingesetzt werden. Die Ovulationsinduktion mit diesen sehr wirksamen Präparaten ist mit mehreren Nachteilen behaftet; die Präparate sind teuer, sie müssen täglich intramuskulär injiziert werden, und eine genaue und kontinuierliche Überprüfung der Follikelreifung ist notwendig. Da bei der ovariellen Stimulation mit Gonadotropinen die Amplitude des präovulatorischen LH-Anstieges reduziert ist [63], muß die Ovulation mit der Gabe von hCG induziert oder unterstützt werden. Der Vorteil ist jedoch eine gegenüber dem Clomifen deutlich bessere Wirksamkeit. Berichte liegen vor über eine Ovulationsrate von 97,4%, eine Schwangerschaftsrate von 37,7% sowie von einer Überstimulationsrate von 11,7% nach Ovulationsinduktion mit hMG und hCG bei PCO-Patientinnen [79]. Der Einsatz von Gonadotropinen ist besonders für die Therapie clomifenrefraktärer PCO-Patientinnen geeignet.

Bewährt hat sich das niedrigdosierte FSH-Schema [33], wobei anstatt des hMG, welches eine Mischung von LH und FSH enthält, für die Stimulation gereinigtes FSH eingesetzt wird. Auf diese Weise wird zu dem endogen bereits vermehrt sezernierten LH exogen kein LH mehr zugeführt. Eine langanhaltend niedrige Dosierung erlaubt eine überwiegend monofollikuläre Reifung. Aufgrund der Rekrutierung einer geringeren Anzahl Follikel führt der Einsatz des niedrigdosierten FSH-Protokolls nur selten zum Überstimulationssyndrom bei vergleichbarer Schwangerschaftsrate [14, 46, 67] (Abb. 10-6).

Wenn das sonographische Bild der polyzystischen Ovarien bei hormoneller Hypogonadotropinämie vorliegt, ist eine Behandlung mit Clomifen nicht er-

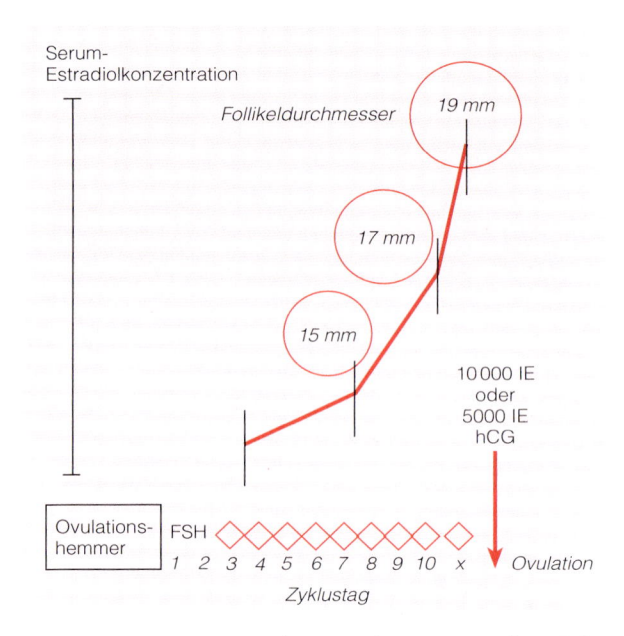

Abb. 10-6 Beim PCO und immer dann, wenn aufgrund der Veranlagung der Patientin das ovarielle Überstimulationssyndrom möglich ist, hat sich *das niedrigdosierte FSH-Protokoll* bewährt. Häufig wird vor Beginn der Stimulationsbehandlung zur Verringerung des hyperandrogenämischen Status im Ovar über zwei oder drei Zyklen ein Ovulationshemmer verabreicht. Anschließend wird die Follikelreifung mit der täglichen Injektion von 75 IE FSH induziert. Diese niedrige Dosierung wird bis zur Selektion eines Follikels – manchmal über einen Zeitraum von drei Wochen – beibehalten.

folgversprechend [69]. Diese Patientinnen reagieren häufig übermäßig auf die exogene Gabe von Gonadotropinen. Sie sind aufgrund des drohenden Überstimulationssyndroms sowie der Gefahr der Mehrlingsschwangerschaft auch mit Gonadotropinen nur schwer behandelbar. Lediglich der Einsatz des niedrigdosierten FSH-Schema zur Ovulationsinduktion hat sich bewährt [69].

Die Wirkung des Wachstumshormons bei der Behandlung des PCO-Syndroms wurde in der Kombination mit Gonadotropinen [77] oder mit pulsatil verabfolgtem GnRH [78] zur Ovulationsinduktion überprüft. Durch die Gabe von *Wachstumshormon* können sowohl die Synthese als auch die Freisetzung des IGF-1 in der Leber stimuliert werden. Eine der vielen Wirkungen, die das IGF-1 im Ovar ausübt, ist die Verstärkung der Aromatasewirkung in den Granulosazellen [3]. Da aufgrund der erniedrigten Konzentration des Transportproteins das frei verfügbare IGF-1 beim PCO-Syndrom schon vermehrt vorhanden ist [26] und IGF-1 nicht nur die Steroidproduktion in den Granulosazellen, sondern auch in den Thekazellen fördert [3], muß der Einsatz des Wachstumshormons bei der Behandlung des PCO-Syndroms eher kritisch beurteilt werden.

Die *pulsatile Verabreichung von GnRH*, die sich zur Behandlung der hypogonadotropen Ovarialinsuffizienz bewährt hat, wurde auch gelegentlich für die Ovulationsinduktion bei der hyperandrogenämischen Stoffwechsellage versucht. Die pulsatile Gabe von GnRH (vorzugsweise in einer Dosierung von 5 µg/Puls) verursacht eine exzessive Freisetzung von LH, FSH und Estradiol. Trotz der hohen Ovulationsraten sind die Ergebnisse enttäuschend. Durch den vorherigen Einsatz eines langwirkenden GnRH-Agonisten zur vorübergehenden Suppression der endogenen Gonadotropinsekretion können aber die beobachteten fertilitätshemmenden hormonellen Effekte bei der nachfolgenden pulsatilen Gabe von GnRH vermieden werden [21]; die basalen LH- und Testosteronspiegel werden normalisiert, die exzessive Freisetzung von LH während der pulsatilen Gabe von GnRH bleibt aus, und das FSH/LH-Verhältnis im Serum erhöht sich. Insgesamt konnte durch die Vorbehandlung mit einem langwirkenden GnRH-Agonisten die Effektivität der pulsatilen Gabe von GnRH beim PCO deutlich verbessert werden.

Bei *nichtvorhandenem Kinderwunsch* steht die Behandlung störender Symptome (Hirsutismus, Akne) im Vordergrund. Hier hat sich der Einsatz *antiandrogenhaltiger Kontrazeptiva* bewährt (Diane 35®, Neo-Eunomin®). Durch die kompetitive Blockade der Androgenrezeptoren mit einem Molekül ohne Androgenwirkung sowie durch die Stimulation der Produktion von Transportproteinen in der Leber durch Östrogene können mittel- bis langfristig die androgenen Wirkungen des PCO-Syndroms reduziert werden.

Der Einsatz von *langwirkenden GnRH-Agonisten* zur Suppression der hypophysären Sekretion von LH und FSH mit dem Ziel, den Kreislauf zwischen erhöhter LH-Freisetzung in der Adenohypophyse und vermehrter Androgensekretion im Ovar zu unterbrechen, wurde diskutiert. Aufgrund der Nebenwirkungen (menopausenähnliche Beschwerden) sowie der hohen Kosten ist von GnRH-Agonisten in diesem Zusammenhang abzuraten. Da viele Patientinnen mit einem PCO-Syndrom auch übergewichtig sind, treten unter dieser Therapie häufig uterine Blutungsstörungen als Folge einer anhaltenden extragonadalen Östrogenproduktion auf.

Wenn aufgrund einer erhöhten Konzentration des Dehydroepiandrosteron-Sulfats (DHEA-S) im Serum eine adrenale Ursache der Hyperandrogenämie nachgewiesen wurde, kann der Einsatz von *Glukokortikoiden* zur Suppression der adrenalen Androgenproduktion herangezogen werden. Die Wirksamkeit des Glukokortikoids (z.B. Dexamethason 0,5 mg täglich) kann anhand des Dexamethasonkurztestes gemessen werden. Das Glukokortikoid kann auch zusammen mit einem antiandrogenhaltigen Kontrazeptivum eingesetzt werden. Hierbei wird durch die kombinierte Wirkung auf Ovar und Nebennierenrinde eine stärkere Androgensuppression als durch die einzelnen Präparate erreicht.

1.2.4 Hyperthekosis

Unter der Hyperthekosis wird eine spezielle Form des PCO-Syndroms verstanden, die durch Inseln von luteinisierten Thekazellen im Stroma des Ovars gekennzeichnet ist. Sie resultiert aus dem Zustand einer langanhaltenden Anovulation, wobei luteinisierte Thekazellen sich vom atretischen Follikel entkoppeln und im Stroma des Ovars erhalten bleiben. Endokrinologisch ist dieser Zustand durch eine überhöhte Freisetzung von Testosteron gekennzeichnet, die zu einer Virilisierung führt. Aufgrund der negativen Rückkopplung ist die Freisetzung des LH erniedrigt; hierdurch unterscheidet sich die Hyperthekose vom PCO-Syndrom. Da die Hyperthekosis als eine ausgeprägtere Form des PCO-Syndroms gilt, ist die Induktion einer Ovulation viel schwieriger.

1.3 Hypergonadotrope Ovarialinsuffizienz

Als hypergonadotrop bezeichnen wir eine Form der Ovarialinsuffizienz, die mit einem erhöhten Angebot von FSH bei nicht vorhandener oder erheblich gestörter Follikelreifung einhergeht. Die erhöhte FSH-Sekretion wird durch erniedrigte Östrogen- und Inhibinspiegel im Serum verursacht und ist auf eine reduzierte Granulosazellmasse zurückzuführen. Daher ist die hypergonadotrope Ovarialinsuffizienz die einzige Form der Ovarialinsuffizienz, bei der sowohl die Gametogenese als auch die endokrine Funktion des Ovars beeinträchtigt wird.

1.3.1 Ursachen

1.3.1.1 Hypergonadotrope Ovarialinsuffizienz aufgrund einer gestörten Anlage der Gonaden

Chromosomale Anomalien in Verbindung mit dem X-Chromosom stellen eine Ursache der primären hypergonadotropen Ovarialinsuffizienz dar. Hierbei ist das *Ullrich-Turner-Syndrom* mit einer Häufigkeit von 1 zu 3000 der weiblichen Neugeborenen das eindeutigste Beispiel. Bei dieser Erkrankung liegt ein Karyotyp 45,X vor. Der Ullrich-Turner-Karyotyp wird pränatal weitaus häufiger diagnostiziert als bei Neugeborenen, da die Mehrheit der embryonalen Anlagen des Ullrich-Turner-Syndroms frühzeitig als Fehlgeburt zugrunde geht. Die Gonaden enthalten nur Bindegewebe und keine Gameten. Das Fehlen der Gameten ist auf eine frühzeitige Degeneration der Primordialfollikel zurückzuführen und nicht auf das primäre Fehlen der Oozyten. Der Phänotyp ist weiblich.

Das klinische Bild des Ullrich-Turner-Syndroms ist typisch: Kleinwuchs, Hufeisenniere, Cubitus valgus, Pterygium colli, tiefer Nackenhaaransatz, Pigmentnävi. Es besteht eine primäre Amenorrhö, und die sekundären Geschlechtsmerkmale entwickeln sich nicht vollständig.

Das Ullrich-Turner-Syndrom ist durch die Übereinstimmung eines Karyotyps 45,X mit einem spezifischen Phänotyp gekennzeichnet. Es existieren jedoch viele Varianten dieses Syndroms, die erwähnte Störung begegnet uns also in verschiedenen Erscheinungsformen (siehe auch Bd. 1):

– das *Mosaik-Turner-Syndrom* (45,X/46,XX): Die relative Verteilung beider Genotypen bestimmt den Phänotyp; die Symptomatik kann geringfügig ausgeprägt, die Fertilität vorübergehend vorhanden sein.

- *strukturelle Anomalien des X-Chromosoms*, die – je nach Ausmaß und Abschnitt des verlorengegangenen Materials – ebenfalls zur Gonadendysgenesie führen können. Das X-Chromosom enthält einen kurzen und einen langen Arm. Wenn der kurze Arm verlorengegangen ist (Xp-), entsteht Minderwuchs zusammen mit den anderen phänotypischen Veränderungen des Ullrich-Turner-Syndroms. Wenn der lange Arm des X-Chromosoms verlorengegangen ist (Xq-), werden Veränderungen der Gonaden beobachtet, die zur Gonadendysgenesie führen. Bei diesen Patientinnen führt die Amenorrhö und die Hypergonadotropinämie zur Diagnose.
- *das Swyer-Syndrom* (XY-Gonadendysgenesie), bei dem während der Embryonalentwicklung das Y-Chromosom nicht zur Geltung kommt und in der Folge die Hoden nicht angelegt werden. Das weibliche innere und äußere Genitale ist angelegt, die Gonaden enthalten jedoch keine Gameten und bestehen nur aus Bindegewebe.

1.3.1.2 Hypergonadotrope Ovarialinsuffizienz mit erhaltenem Follikelapparat

Die hypergonadotrope Ovarialinsuffizienz bei erhaltenem Follikelapparat wird durch ein Autoimmungeschehen verursacht. Histologisch findet man reichlich Primordial- und Primärfollikel im biopsierten Ovarialgewebe. Die Follikel befinden sich im Ovar in einem Entwicklungszustand, der nicht durch FSH beeinflußt wird.

Die immunologisch bedingte hypergonadotrope Ovarialinsuffizienz kommt sehr häufig in Kombination mit diversen Autoimmunerkrankungen vor (z.B. Morbus Addison, Hashimoto-Thyreoiditis, Morbus Basedow-Graves, juvenilem Diabetes mellitus, Vitiligo; siehe auch Kap. 11). Falls eine hypergonadotrope Ovarialinsuffizienz mit erhaltenem Follikelapparat diagnostiziert wurde, ist die Diagnostik weiterer Autoimmunerkrankungen indiziert. Oft ist die immunologisch bedingte hypergonadotrope Ovarialinsuffizienz ein frühes Zeichen des Morbus Addison, so daß die diagnostische Abklärung der Nebennierindenfunktion medizinisch sinnvoll ist.

Eine besondere Form der hypergonadotropen Ovarialinsuffizienz ist das *Syndrom der gonadotropinresistenten Ovarien* (resistant ovary syndrome) [32]. Aufgrund einer immunblockierenden Wirkung der ovariellen Gonadotropinrezeptoren oder im Postrezeptorbereich bleibt die Wirkung des FSH aus.

1.3.1.3 Prämature Menopause

Wenn vor dem 35. Lebensjahr eine sekundäre Amenorrhö als Folge einer hypergonadotropen Ovarialinsuffizienz eintritt und histologisch im Ovar keine Follikelstrukturen nachweisbar sind, besteht der Zustand einer prämaturen oder vorzeitigen Menopause.

1.3.1.4 Relative hypergonadotrope Ovarialinsuffizienz

Die individuelle Ansprechbarkeit der Ovarien auf die exogene Gabe von Gonadotropinen zwecks Stimulation ist sehr variabel. Manche Patientinnen benötigen für die Follikelreifung eine hohe Dosis des jeweiligen Gonadotropinpräparates. Andere Patientinnen neigen schon bei niedriger Dosierung zur ovariellen Überstimulation. Erfahrungsgemäß bleibt jedoch bei wiederholten Behandlungen die ovarielle Ansprechbarkeit auf eine Gonadotropinbehandlung sehr konstant [31]. Dieses hat dazu geführt, daß das Patientinnenkollektiv auf der Basis der ovariellen Ansprechbarkeit in verschiedene Gruppen eingeteilt wurden: „Low-Responders", „normale Responders", und „High-Responders".

Die geringe Ansprechbarkeit der Ovarien auf eine Stimulationsbehandlung ist eine Eigenschaft des Ovars, da sie auch nach der Suppression der endogenen Gonadotropinsekretion durch GnRH-Agonisten anhält [36]. Die Serumkonzentration des endogenen FSH am 3. Zyklustag eines unbehandelten Zyklus gibt prädiktiv Aufschluß über die ovarielle Ansprechbarkeit auf eine exogene Gonadotropinbehandlung [47, 65, 66]. Ein normaler FSH-Spiegel im Serum am 3. Zyklustag eines unbehandelten Zyklus bietet eine deutlich bessere Prognose für eine Ovulationsinduktion bei Patientinnen jenseits des 40. Lebensjahr als wenn eine relative hypergonadotrope Ovarialinsuffizienz vorliegt [52].

Eine hypergonadotrope Ovarialinsuffizienz kann auch durch exogene Faktoren, z.B. Umwelteinwirkungen, verursacht werden. Bekannt sind die Radiomenolyse und die Chemotherapie. Für die Reversibilität der Ovarialfunktion sind das Alter der Ovarien und die Dauer der Chemotherapie entscheidend. Nikotinabusus kann die ovarielle Funktion beeinträchtigen. Störungen der Durchblutung des Ovars als Folge einer Tubenligatur oder auch als Folge einer Salpingektomie können ebenfalls zur hypergonadotropen Ovarialinsuffizienz führen. Allerdings konnte keine Beziehung zwischen mehr oder weniger ausgeprägten Adhäsionen im pelvinen Bereich und der Ansprechbarkeit der Ovarien auf eine Gonadotropinbehandlung nachgewiesen werden [51].

1.3.2 Therapie

Bei histologisch nachgewiesenem *Fehlen von Follikelstrukturen* im Ovar ist eine Sterilitätsbehandlung im homologen System nicht möglich. Es ist lediglich eine Steroidsubstitution zum Erhalt der Knochensubstanz indiziert. Falls dysgenetische Gonaden vorhanden sind, müssen sie operativ entfernt werden, da in 30% der Fälle eine maligne Entartung dysgenetischer Ovarien im Sinne von Gonadoblastomen und Dysgerminomen auftritt (siehe auch Bd. 12).

Die *immunologisch bedingte Resistenz* der Ovarien auf die Wirkung von Gonadotropinen hat eine sehr schlechte Prognose. Gelegentlich sind jedoch Schwangerschaften im Anschluß an eine Stimulationsbehandlung beschrieben worden. Auch kann die Gonadotropinresistenz der Ovarien im Verlauf der Zeit variieren, so daß das spontane Eintreten einer Ovulation und Schwangerschaft nicht völlig ausgeschlossen werden kann. Falls man sich zu einer Hormonbehandlung entschließt, sollte eine niedrige Substitutionsdosis gewählt werden. Auch sollte die Patientin auf mögliche Zwischenblutungen als Zeichen für ein endogenes Zyklusgeschehen hingewiesen werden.

Bei der *milden hypergonadotropen Ovarialinsuffizienz* kann eine ovarielle Stimulation mit Gonadotropinen erfolgreich sein, insbesondere wenn Clomifen sich als unwirksam erwiesen hat. Entscheidend ist die adäquate Dosierung des Gonadotropinpräparates. Bei ausreichender Dosierung ist fast immer ein gewisses Ansprechen auf die Gonadotropingabe zu erwarten.

Die vorherige Suppression der endogenen Gonadotropinsekretion mit einem langwirkenden *GnRH-Agonisten* verbessert die Ansprechbarkeit der Ovarien keineswegs [36]. Dennoch kann der Einsatz eines langwirkenden GnRH-Agonisten auch bei der hypergonadotropen Ovarialinsuffizienz vorteilhaft sein, um die Rekrutierungsphase der Follikel zu verlängern und auf diese Weise das Wachstum einer größeren Anzahl Follikel zu ermöglichen. Nachteil des Einsatzes von langwirkenden GnRH-Präparaten bei der Behandlung der hypergonadotropen Ovarialinsuffizienz ist der überaus hohe Bedarf an exogenen Gonadotropinen.

Die Ansprechbarkeit der Ovarien auf die Wirkung von Gonadotropinen kann offenbar durch eine Vorbehandlung mit einem *hochdosierten Östrogenpräparat* verbessert werden (z.B. Cyclosa® über drei Monate). Diese weitverbreitete Praxis beruht auf dem experimentellen Nachweis, daß eine Vorbehandlung mit Östrogenen die Bildung von FSH-Rezeptoren in den Granulosazellen anregt, wodurch die ovarielle Ansprechbarkeit auf FSH zunimmt [58]. Eine kontrollierte klinische Studie, die diese Praxis rechtfertigt, wurde bisher nicht durchgeführt.

Da die Aromataseaktivität in den Granulosazellen des Follikels durch IGF-1 stimuliert wird, wurde die Gonadotropinstimulation der Ovarien mit der Gabe von *Wachstumshormon* kombiniert. Das Wachstumshormon verstärkt die Synthese und Freisetzung von IGF-1 in der Leber und auch im Ovar. In einer kontrollierten Untersuchung wurde festgestellt, daß die Zugabe von Wachstumshormon zur Verkürzung der Stimulationsphase sowie zur Verringerung des Gonadotropinbedarfs führt [27]. Der Einsatz von Wachstumshormon in Kombination mit einer ovariellen Stimulation mit Gonadotropinen verbessert jedoch nicht die Rekrutierung von Follikel [27, 68]. Daher eignet sich der Einsatz von Wachstumshormon zur Unterstützung der Gonadotropinstimulation bei der hypergonadotropen Ovarialinsuffizienz nicht.

1.4 Hyperprolaktinämische Ovarialinsuffizienz

Störungen im Prolaktinhaushalt können die ovarielle Funktion beeinträchtigen. Die hyperprolaktinämische Ovarialinsuffizienz ist vergleichbar mit der physiologischen Unterbrechung der Ovarialfunktion durch Prolaktin in der Laktationsphase. Die Hyperprolaktinämie reduziert die pulsatile Freisetzung der Gonadotropine.

Jede Störung der pulsatilen Freisetzung von LH und FSH führt zur Ovarialinsuffizienz. Je nach Ausmaß der Störung der Prolaktinsekretion unterscheidet man zwischen einer manifesten und latenten Hyperprolaktinämie. Im allgemeinen gilt die Regel: je ausgeprägter die Hyperprolaktinämie, um so stärker ist der Zyklus gestört.

1.4.1 Klinische Formen

Manifeste Hyperprolaktinämie

Patientinnen mit einer manifesten Hyperprolaktinämie präsentieren sich häufig mit einer Oligomenorrhö oder Amenorrhö begleitet von einer Galaktorrhö. Falls Kopfschmerzen oder Gesichtsfeldstörungen erwähnt werden, muß ein Prolaktinom ausgeschlossen werden. Eine lang anhaltende Hyperprolaktinämie mit chronischer Anovulation kann im Ovar zum Bild der polyzystischen Ovarien führen (siehe auch Abschnitt 1.2.3). Aufgrund der erniedrigten Östrogenkonzentration wird in der Leber weniger SHBG gebildet, so daß die Metabolisierung der Androgene beschleunigt wird; Hirsutismus oder Virilisierung bleiben daher aus. Der Östrogenmangel führt auch zu einem nachweisbaren Verlust der Knochensubstanz.

Falls laborchemisch eine manifeste Hyperprolaktinämie nachgewiesen wird (Serum-Prolaktin über 1000 mIE/l), ohne daß klinische oder laborchemische Anzeichen einer Corpus-luteum-Insuffizienz, einer Oligo-Amenorrhö oder einer Galaktorrhö vorliegen, besteht die Möglichkeit, daß die Hypophyse Formen von Prolaktin mit einem größeren Molekulargewicht ausscheidet (big prolactin, big-big prolactin). Diese werden mit den immunologischen Nachweismethoden als herkömmliches Prolaktin identifiziert, üben jedoch keine biologische Wirkung aus [4, 80]. Eine medikamentöse Behandlung einer derartigen Hyperprolaktinämie ist nicht erforderlich, da die Fertilität erhalten ist.

Falls eine manifeste Hyperprolaktinämie vorliegt, besonders bei einer Serum-Prolaktinkonzentration von mehr als 1000 mIE/l, muß ein *Prolaktinom* ausgeschlossen werden. Hierbei hat sich die kernspintomographische Untersuchung der Sella turcica bewährt. Beim Nachweis eines Adenoms von über 10 mm Durchmesser spricht man von einem *Makroprolaktinom*. Die Nachweisbarkeitsgrenze liegt bei 4 mm. Die Größe des Prolaktinoms korreliert mit dem Ausmaß der Prolaktinämie, so daß sich die regelmäßige Bestimmung der Prolaktinkonzentration im Serum auch zur Verlaufskontrolle eignet. In jährlichen Abständen sollte eine kernspintomographische Untersuchung der Sella turcica wiederholt werden. Außerdem ist eine Gesichtsfeldbestimmung (Perimetrie) indiziert. Diese ist besonders zu Beginn einer Schwangerschaft sowie zu

Beginn einer Sterilitätsbehandlung erforderlich, da unter diesen Umständen ein Wachstum des Prolaktinoms einsetzen kann.

Latente Hyperprolaktinämie

Zur näheren Charakterisierung der Hyperprolaktinämie hat sich die Bestimmung des basalen Prolaktinspiegels und der *Prolaktinreserve* bewährt. Die letztere wird durch die Bestimmung der Prolaktinkonzentration im Serum vor und 25 Minuten nach der intravenösen Injektion von 10 mg Metoclopramid (z.B. Gastrosil®) ermittelt. Eine stimulierte Prolaktinkonzentration im Serum von mehr als 5000 mIE/l deutet auf eine vergrößerte Prolaktinreserve hin und wird als *latente Hyperprolaktinämie* bezeichnet.

Bei einer vergrößerten Prolaktinreserve in der Hypophyse muß von einer vermehrten nächtlichen Sekretion von Prolaktin ausgegangen werden, die mit einer Beeinträchtigung des LH-Sekretionsmusters einhergeht. Eine vergrößerte hypophysäre Prolaktinreserve führt zu gelegentlichen Anovulationen sowie zur Corpus-luteum-Insuffizienz und ist auch häufig mit Störungen der Schilddrüsenfunktion kombiniert, insbesondere mit der latenten Hypothyreose (siehe auch Kap. 11, Abschnitt 2).

1.4.2 Therapie

Die Behandlung der Hyperprolaktinämie besteht zuerst in der Normalisierung der Prolaktinkonzentration im Serum durch einen *Prolaktinhemmer*. Hierzu stehen mehrere Präparate zur Verfügung: Bromocriptin 2,5 mg (Pravidel®), Lisurid 0,2 mg (Dopergin®). Eine Therapie sollte jedoch nur dann vorgenommen werden, wenn klinische Symptome vorliegen oder wenn eine klare Beziehung zwischen einer Anovulation oder einer Corpus-luteum-Insuffizienz mit einer pathologischen Prolaktinausschüttung nachgewiesen wurde. Die Effektivität des Prolaktinhemmers sollte anhand eines erneuten Metoclopramidtestes überprüft werden. Mit einem Prolaktinhemmer kann nicht nur der pathologische Prolaktinspiegel im Serum normalisiert, sondern auch das Wachstum eines Prolaktinoms verhindert werden.

Mikroprolaktinome zeigen kaum eine Tendenz zu einem Wachstum. Allerdings kann während einer Schwangerschaft ein plötzliches Wachstum eines Prolaktinoms beobachtet werden, so daß in der Schwangerschaft engmaschige Kontrollen der Prolaktinspiegel im peripheren Serum indiziert sind. Beim *Makroprolaktinom*, das auf die Behandlung mit einem Prolaktinhemmer refraktär reagiert, muß eine neurochirurgische Behandlung in Erwägung gezogen werden. Eine weitere Indikation zum operativen Vorgehen stellen Kompressionserscheinungen in den Nachbarorganen dar, wie z.B. Veränderungen des Gesichtsfeldes. Falls die Hyperprolaktinämie im Zusammenhang mit einer Störung der Schilddrüsenfunktion gefunden wurde (wie die latente Hypothyreose), steht die Behandlung der Schilddrüsenfunktion im Vordergrund.

Sollte der Einsatz eines Prolaktinhemmers nicht zur Ovulation oder zur Schwangerschaft führen, kann eine zusätzliche Behandlung mit Clomifen oder eine Ovulationsinduktion mit Gonadotropinen erwogen werden. Hierbei muß bedacht werden, daß die Suppression der Prolaktinspiegel durch den Einsatz eines Prolaktinhemmers die Ansprechbarkeit der Ovarien auf Clomifen und Gonadotropinen verbessert [34]. Dieser Effekt tritt auch dann ein, wenn vor Beginn der Stimulationsbehandlung eine Normoprolaktinämie nachgewiesen wurde [56]. Die Wirkung des Prolaktinhemmers verhindert die vorübergehende Hyperprolaktinämie, die durch die Zunahme der Estradiolkonzentration im Rahmen der multiplen Follikelreifung entsteht.

2 Stimulation der Ovarialfunktion

Seit einigen Jahren wird die Stimulation der ovariellen Funktion auch im Rahmen der assistierten Fertilisation vorgenommen. Hierbei wird die Funktion der Ovarien der Frau auch ohne Nachweis einer ovariellen Funktionsstörung beeinflußt. Zwei große Indikationsbereiche haben sich hier etabliert: die Behandlung der männlichen Sterilität durch optimale Stimulation der weiblichen reproduktiven Funktion sowie die In-vitro-Fertilisation mit nachfolgendem Embryotransfer (IvF/ET) und verwandte Behandlungsmethoden (siehe auch Kap. 13). Die Stimulation der Ovarialfunktion bezieht sich auf beide Funktionsbereiche der Ovarien: Gametogenese und Endokrinium. Zum einen werden mehrere Oozyten heranreifen und für die Befruchtung bereitgestellt, zum anderen bewirkt die verstärkte endokrine Tätigkeit der Ovarien eine verbesserte Endometriumproliferation, eine ausgeprägte zervikale Mukussekretion, eine größere Granulosazellmasse sowie erhöhte Estradiolkonzentrationen im Serum und in der Follikelflüssigkeit.

2.1 Stimulation der Ovarialfunktion im Rahmen der Behandlung der männlichen Sterilität

Wenn die ungewollte Kinderlosigkeit auf die Subfertilität des männlichen Partners zurückgeführt wird, ist eine kausale Behandlung auf seiten des Ehemannes nur selten möglich (siehe auch Kap. 12). Daher ist der Erfolg einer Sterilitätsbehandlung neben der Anwendung spezieller Inseminationstechniken (siehe auch Kap. 13) häufig von der *Stimulation der weiblichen Fertilität* abhängig. Dies bedeutet zunächst Ermittlung und Behandlung (oder Ausschluß) von möglicherweise relevanten *Störfaktoren bei der Frau*, wie dies in den Kapiteln 5, 6, 7, 8, 9 und 11 näher beschrieben ist. Darüber hinaus hat es sich bewährt, die Effizienz der intrauterinen Insemination, die als alleinige Maßnahme bei männlicher Sterilität auch bei offenbar „normalen" Spontanzyklen der Frau nur gering ist, durch eine generelle, zusätzliche medikamentöse Stimulation der Follikelphase mittels exogener Gonadotropine zu verbessern. Dabei sind verschiedene Dinge zu beachten:

- Schilddrüsendiagnostik [7]
- Basaltemperaturkurve und Bestimmung der mittlutealen Progesteronkonzentration im Serum zum Nachweis eines ovulatorischen Zyklus
- Ausschluß eines PCO-Syndroms

Zur Überwindung der männlichen Fertilitätsstörung werden häufig *Inseminationen* durchgeführt: Spermien des Ehemannes werden mit medizinischen Techniken in das Cavum uteri, in die Tube oder in die Peritonealhöhle übertragen. Entscheidend ist hierbei die richtige Wahl des Zeitpunktes der Insemination, die periovulatorisch vorgenommen werden sollte. Hierzu muß der Zeitpunkt der Ovulation prospektiv ermittelt werden. Da die Progesteronkonzentration im Serum schon vor dem präovulatorischen LH-Anstieg zunimmt [24], eignet sich der Progesteronspiegel nicht zur Vorhersage der Ovulation. Auch vaginosonographische Bestimmungen der Follikelgröße oder die Ermittlung des Temperaturanstieges anhand einer Basaltemperaturkurve sind zur Vorhersage des Zeitpunktes der Ovulation ungeeignet. Dagegen bietet der *präovulatorische LH-Anstieg* eine prospektiv meßbare Größe für die Vorhersage des Zeitpunktes der Ovulation und kann anhand serieller Bestimmungen der LH-Konzentration im Serum oder im Urin frühzeitig erkannt werden. Ein Anstieg wird definiert als eine dreifache Erhöhung der Konzentration von LH im Serum. Die Ovulation findet 18 bis 48 Stunden nach dem Anstieg der LH-Kon-

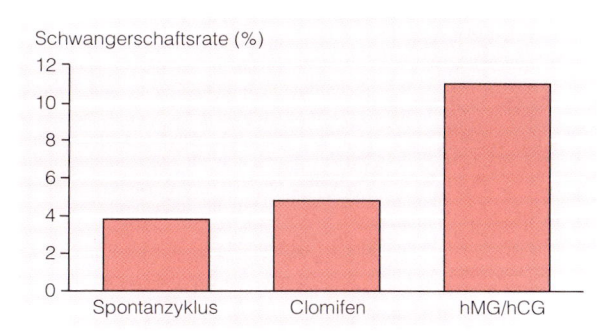

Abb. 10-7 Die Effektivität einer Inseminationsbehandlung zur Behebung einer männlichen Sterilität wird durch die medikamentöse Unterstützung der Follikelreifung beeinflußt (Sammelstatistik nach Dodson und Haney [18]).

zentration im Serum statt. Der Einsatz semiquantitativer LH-Streifen für die Bestimmung fluktuierender LH-Konzentrationen im Urin hat sich in der Praxis bewährt [45]. Selbst bei engmaschigen Untersuchungen zur Bestimmung des präovulatorischen LH-Anstieges ist die Vorhersage der Ovulation häufig unpräzise. Daher sind wiederholte Spermienübertragungen an zwei aufeinanderfolgenden Tagen sinnvoll [12, 70].

Die intrauterine Insemination ist als eigenständige Maßnahme zur Behebung der männlichen Sterilität wenig effektiv. Durch die *Kombination einer Insemination mit der medikamentösen Stimulation der Follikelphase* kann die Effektivität einer Inseminationsbehandlung wesentlich verbessert werden (Abb. 10-7). Hierbei ist die Art der Zyklusstimulation von entscheidender Bedeutung. Die intrauterine Insemination von aufbereiteten Spermien ist im Rahmen eines Spontanzyklus sowie nach Clomifengabe wenig erfolgversprechend [18]. Wenn jedoch die Follikelphase durch exogene Gonadotropine verstärkt wurde, wird die Inseminationsbehandlung der männlichen Sterilität effektiv; auch die Behandlung mit exogenen Gonadotropinen allein ist zur Behebung der männlichen Subfertilität weniger effektiv als die Kombinationsbehandlung aus Gonadotropinstimulation plus intrauteriner Insemination (Abb. 10-8) [13, 17].

Nachteil jeder medikamentösen Beeinflussung der Follikelzahl im Rahmen einer Sterilitätsbehandlung ist das höhere *Risiko einer Mehrlingsschwangerschaft*. Nicht nur bei der Stimulation der Follikelphase mit Gonadotropinen, sondern auch nach Clomifengabe muß die Anzahl der heranreifenden Follikel genau beobachtet werden. Zur Zyklusüberwachung stehen zwei Methoden zur Verfügung: die Vaginosonographie und die serielle Bestimmung der Estradiolkonzentration im Serum oder im Urin.

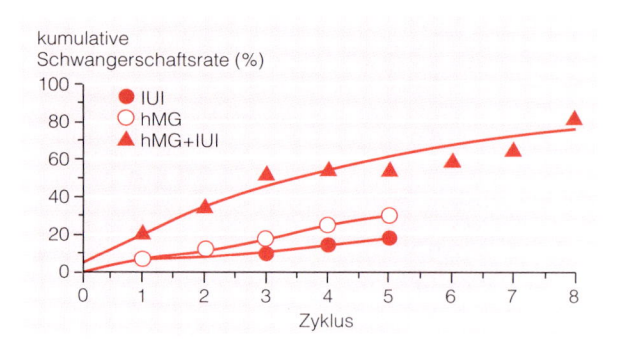

Abb. 10-8 Die kumulative Schwangerschaftsrate bei der männlichen Sterilität ist signifikant höher, wenn die Gonadotropinstimulation der Ovarien mit der intrauterinen Insemination kombiniert wird, als wenn beide Behandlungen einzeln vorgenommen werden (nach Chaffkin et al. [13]).

Trotzdem bleibt auch unter genauer Beobachtung des Zyklusgeschehens ein reelles Risiko einer höherzähligen Mehrlingsschwangerschaft (15% Gemini, 5% Trigemini) bestehen. Dieses Risiko muß vor Beginn der Therapie und auch während der Stimulationsbehandlung immer wieder mit dem Ehepaar erörtert werden. Wenn mehr als drei Follikel mit einem Durchmesser > 14 mm sichtbar sind und eine entsprechende Estradiolkonzentration (> 2500 pmol/l) gemessen wurde, besteht die Möglichkeit einer Multiovulation. Dann muß erwogen werden, *den Zyklus vor der Insemination abzubrechen*. Alternativ bietet die selektive Follikelreduktion durch die gezielte sonographisch-kontrollierte, vaginale Follikelpunktion die Möglichkeit, die Anzahl der präovulatorischen Follikel zu reduzieren, und dadurch das Risiko der Mehrlingsschwangerschaft zu vermeiden (Abb. 10-9) [9, 30]. Eigene Erfahrungen belegen, daß durch die selektive präovulatorische Follikelreduktion die Konzeptionschance nicht beeinträchtigt wird.

Sowohl die Qualität des präovulatorischen LH-Anstieges als auch die Dauer der Lutealphase sind nach der Stimulation der Follikelphase mit Gonadotropinen geschwächt. Der präovulatorische Anstieg des LH bleibt häufig aus, oder, wenn er eintritt, ist er zu schwach, um tatsächlich eine Ovulation herbeizuführen. Der präovulatorische LH-Anstieg wird durch einen follikulären Faktor beeinflußt, der nur im Rahmen der Gonadotropinstimulation wirksam ist (der sog. LH-surge inhibiting factor) [63]. Als Ersatz für den präovulatorischen LH-Anstieg wird zur Ovulationsinduktion hCG injiziert. Die Standarddosis beträgt 10000 IE hCG; 5000 IE sind jedoch auch ausreichend. Drei Kriterien sind für die Gabe von hCG zur Ovulationsinduktion nach vorheriger Stimulation der Ovarien mit Gonadotropinen entscheidend:

- Follikeldurchmesser von 18 bis 19 mm
- Serum-Estradiol 800–1000 pmol/l pro reifen Follikel
- logarithmischer Anstieg der Serum-Estradiolkonzentration nach vorherigem linearem Anstieg

Die medikamentöse Unterstützung der Lutealphase nach vorheriger Stimulation der Follikelreifung mit Gonadotropinen wird nicht einheitlich befürwortet. Die Lutealfunktion kann mit wiederholten Injektionen von hCG (z.B. 5000 IE in viertägigen Abständen) oder mit mikronisiertem Progesteron (z.B. 600 mg täglich vaginal) verbessert werden.

In diesem Zusammenhang muß auch das postulierte drei- bis vierfach höhere Risiko für die spätere Entwicklung eines *Ovarialkarzinoms* bei Frauen nach vor-

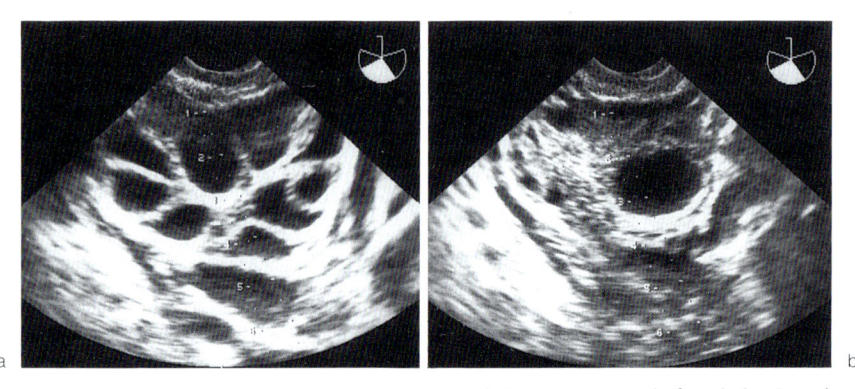

Abb. 10-9 Durch die selektive Follikelreduktion kann das Risiko einer Mehrlingsschwangerschaft nach der Gonadotropinstimulation der Ovarien verringert werden. Hierzu werden präovulatorisch überzählige Follikel unter Ultraschallsicht vaginal punktiert und entleert. a) vor der Punktion, b) nach der Punktion

heriger Sterilitätsbehandlung mit Clomifen und Gonadotropinen erwähnt werden [81]. Obwohl dieser Zusammenhang keineswegs gesichert ist, ist es ratsam, beim initialen Aufklärungsgespräch ein mögliches höheres Risiko eines späteren Ovarialkarzinoms zu erörtern.

2.2 Stimulation der Ovarialfunktion im Rahmen der IvF/ET

Die ersten Schwangerschaften nach IvF/ET wurden in Spontanzyklen, d. h. in unbehandelten Zyklen, erzielt. Schon nach kurzer Zeit diente die multiple Follikelreifung einer Verbesserung der Schwangerschaftschancen [20]. Entscheidend für diese Entwicklung war die Feststellung, daß die Schwangerschaftsrate nach IvF/ET direkt mit der Anzahl der übertragenen Embryonen korreliert [74].

Zur Induktion einer multiplen Follikelreifung wurden im Rahmen der IvF/ET mehrere Methoden ausgetestet. Die kombinierte Gabe von Clomifen und Gonadotropinen für die ovarielle Stimulation im Rahmen der IvF/ET fand die weiteste Verbreitung. Hierbei wird Clomifen über fünf Tage verabfolgt (100 mg täglich von Zyklustag 5 bis 9 oder auch von Zyklustag 3 bis 7). Danach wird die Follikelreifung weiter mit exogenen Gonadotropinen unterstützt. Die Ovulation wird mit der einmaligen Injektion von 10 000 IE hCG ausgelöst. Die Eizellen werden zwischen 35 und 36 Stunden nach der Auslösung der Ovulation gewonnen.

Die Stimulationsbehandlung erfordert eine intensive hormonelle und sonographische Überwachung der Follikelreifung. Besonders wichtig ist der genaue Nachweis des präovulatorischen LH-Anstieges, der sich unter dem Einfluß unphysiologisch hoher Östrogenspiegel häufig frühzeitig ereignet; es kann die Follikelreifung dann nicht vollständig abgeschlossen werden. Ein frühzeitiger Anstieg der LH-Konzentration führt in über 25% der Behandlungen zum vorzeitigen Abbruch der Therapie. Auch wurde im Zusammenhang mit dem Einsatz von Clomifen eine Häufung von Fehlgeburten beobachtet [62].

Zur Verbesserung der Ergebnisse der IvF/ET hat auch die *Kombinationsbehandlung mit GnRH-Agonisten und Gonadotropinen* wesentlich beigetragen. Durch die Gabe von langwirkenden GnRH-Agonisten wird der gonadotropinproduzierende Teil der Adenohypophyse desensibilisiert, so daß die endogene Gonadotropinsekretion supprimiert wird. Daher kann durch den Einsatz langwirkender GnRH-Agonisten die vorzeitige Luteinisierung nahezu vollständig verhindert werden. Diese höhere Effizienz der ovariellen Stimulation sowie die Möglichkeit einer gezielten Planung bei der Durchführung der technisch und personell aufwendigen IvF/ET haben zur raschen Verbreitung der GnRH-Agonisten geführt.

Für den Einsatz von langwirkenden GnRH-Agonisten in der Kombination mit Gonadotropinen wurden verschiedene Möglichkeiten für die ovarielle Stimulation entwickelt. Drei Kombinationen haben sich in der klinischen Praxis etabliert: das lange Protokoll, das kurze Protokoll und das ultrakurze Protokoll (Abb. 10-10).

Die Begründung der verschiedenen Kombinationsschemata findet sich im sog. Flare-up-Phänomen. Das Flare-up ist die massive Ausschüttung von LH und FSH innerhalb der ersten drei Tage nach Beginn der Suppressionsbehandlung mit dem GnRH-Agonisten. Erst nach dem Flare-up-Effekt tritt die Phase der Desensibilisierung auf, die zur Suppression der endogenen Gonadotropinsekretion führt. Diese Freisetzung endogener Gonadotropine beeinflußt die Follikelreifung. In einigen Behandlungsprotokollen wird daher der Flare-up-Effekt zur Unterstützung der exogenen Gonadotropinbehandlung ausgenutzt (kurzes Protokoll, ultrakurzes Protokoll). Im langen Protokoll dagegen wird die Suppressionbehandlung mit dem GnRH-Agonisten zu einem Zeitpunkt begonnen, in dem die Ausschüttung der endogenen Gonadotropine keinen Einfluß auf das Zyklusgeschehen ausüben kann (in der späten Lutealphase des vorherigen Zyklus; Abb. 10-11). Vorteil der kurzen Protokolle ist der Spareffekt auf die Gonadotropinpräparate. Nachteil der verstärkten endogenen Gonadotropinfreisetzung ist die erhöhte Konzentration von LH in der frühen Follikelphase, die die Follikelreifung nachhaltig beeinträchtigt [28, 55, 72]. In mehreren prospektiv-vergleichenden Untersuchungen hat sich daher der Einsatz des langen Protokolls den übrigen Kombinationsschemata als überlegen erwiesen [29] (Tab. 10-5). Das lange Protokoll ermöglicht die Selektion einer größeren Anzahl Follikel, so daß mehr Eizellen für die In-vitro-Fertilisation gewonnen werden können. Aufgrund der niedrigen LH-Konzentration während der Follikelphase ist die Entwicklungsfähigkeit der gewonnenen Eizellen ebenfalls begünstigt. Nachteil

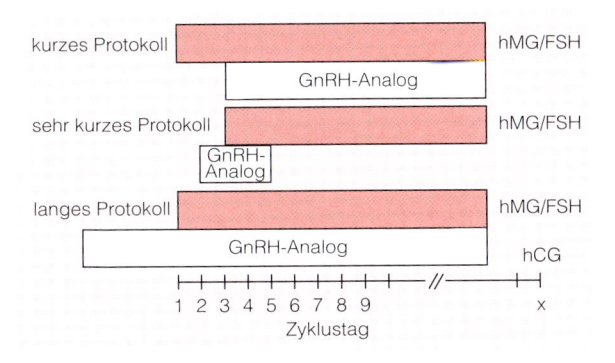

Abb. 10-10 Zur Suppression bei gleichzeitiger Stimulation der Ovarien haben sich drei Kombinationen von GnRH-Agonisten und Gonadotropinen etabliert. Hierbei nutzen das kurze und ultrakurze Protokoll die Ausschüttung von endogenen Gonadotropinen für die Induktion der Follikelreifung aus. Beim langen Protokoll wird die Behandlung mit einem GnRH-Agonisten in der Lutealphase des vorherigen Zyklus eingeleitet, um zu verhindern, daß durch den GnRH-Agonisten eine Follikelreifung eingeleitet wird. Beim langen Protokoll beruht die Follikelreifung fast ausschließlich auf der exogenen Gonadotropingabe.

Tabelle 10-5 Ergebnisse mehrerer prospektiver Untersuchungen zum Einfluß des Protokolls zur ovariellen Stimulation für die IvF/ET (Einfluß auf die zyklusbezogenen Schwangerschaftsraten)

Protokoll	Clomifen/hMG	nur hMG	ultrakurzes Protokoll	kurzes Protokoll	langes Protokoll
Macnamee et al. [42]	18,1% (25/138)		35,5% (44/124)		
Antoine et al. [5]		12,2% (11/90)			21,1% (19/90)
Abdalla et al. [1]	16,9% (14/83)			30,6% (33/108)	
Ron-El et al. [60]		12,6% (19/151)			25,8% (39/151)
Maroulis et al. [44]		15,1% (14/93)		14,3% (5/35)	14,1% (9/64)
Kingsland et al. [37]	18,2% (14/77)	17,3% (14/81)	13,5% (10/74)		23,7% (18/76)
Marcus et al. [43]			28,2% (44/154)		35,3% (54/153)

des langen Protokolls ist der weitaus höhere Bedarf an exogenen Gonadotropinen, wodurch sich diese Therapieform erheblich verteuert. Ein weiterer Nachteil ist das höhere Risiko des ovariellen Überstimulationssyndroms. Der Einsatz von GnRH-Agonisten blockiert offensichtlich auch supraovarielle Mechanismen der Follikelselektion und damit auch endogene Schutzmechanismen gegen das ovarielle Überstimulationssyndrom.

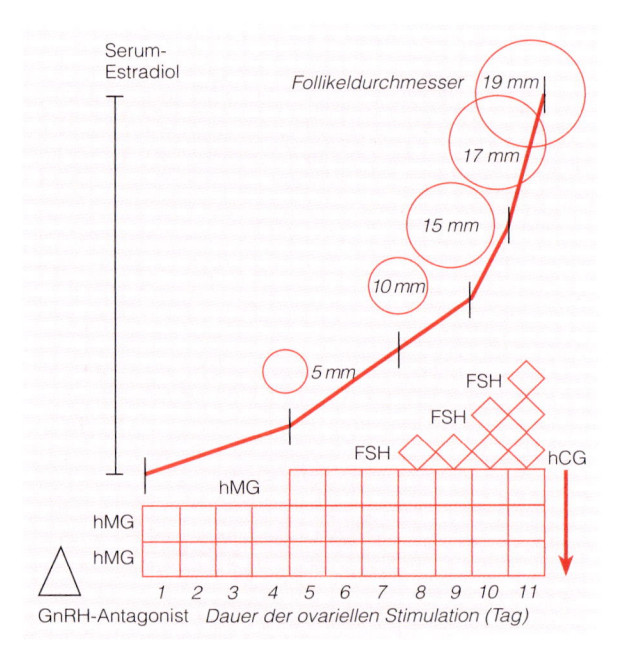

Abb. 10-11 *Das lange Protokoll* wird häufig zur Unterstützung der IvF/Embryotransfer-Therapie eingesetzt. Hierbei wird der GnRH-Agonist zwischen dem 22. und 25. Tag des vorherigen Zyklus eingesetzt. Die Stimulation der Follikelreifung wird mit hMG (z. B. zwei Ampullen hMG täglich) vorgenommen. Eine stetig ansteigende Dosierung des Gonadotropinpräparates hat sich zur Förderung eines synchronen Wachstums der rekrutierten Follikel bewährt. Um zu verhindern, daß die Follikelreifung durch die LH-Komponente des hMG-Präparates gestört wird, wird bei hoher Dosierung des hMG gereinigtes urinäres FSH hinzugefügt. Die Stimulationsbehandlung wird mit seriellen Estradiolbestimmungen im Serum und vaginosonographisch überprüft.

2.3 Das ovarielle Überstimulationssyndrom

Definition

Das ovarielle Überstimulationssyndrom als Komplikation der medikamentösen Verstärkung der Ovarfunktion kann lebensbedrohlich sein. In Tabelle 10-6 sind die Risikofaktoren zusammengefaßt. Die schwere Form ist gekennzeichnet durch den massiven Übertritt von Exsudat in den extravaskulären Raum mit nachfolgendem Aszites und Hydrothorax. Dies ist von einer Hypovolämie und einer Hämokonzentration begleitet.

Die ovarielle Überstimulation ereignet sich bei einer deutlichen Vergrößerung der Ovarien als Folge einer iatrogenen Verstärkung der Ovarialfunktion mit gleichzeitig erhöhter Serum-Estradiolkonzentration (> 9000 pmol/l) und bei nachweisbarer hCG-Aktivität. Die Pathogenese des ovariellen Überstimulationssyndroms ist nicht bekannt, jedoch wurde im Rahmen des ovariellen Überstimulationssyndroms eine erhöhte kapilläre Permeabilität als Folge einer verstärkten Plasma-Reninaktivität ovarieller Herkunft beobachtet [49].

Das ovarielle Überstimulationssyndrom tritt nur sehr selten bei der Stimulation der Ovarien zur Ovulationsinduktion im Rahmen einer Inseminationsbehandlung auf, ist jedoch häufiger bei der gezielten Überstimulation im Rahmen der IvF/ET und verwandten Behandlungsmethoden der assistierten Fertilisation. Die Häufigkeit des schweren Überstimulationssyndroms variiert zwischen 1,6% [71] und 2,4% (eigenes Patientenkollektiv).

Diagnose

Man hat eine Einteilung des ovariellen Überstimulationssyndroms in Schweregrade I, II, und III vorge-

Tabelle 10-6 Risikofaktoren für das Überstimulationssyndrom (nach Navot et al. [48])

Überstimulation möglich	Überstimulation unwahrscheinlich
Alter < 35 Jahre	Alter > 36 Jahre
Hyperandrogenämisch asthenische Körperstruktur	Hypergonadotropinämie kräftige Körperstruktur
„High ovarian responder"	„Low responder"
Halskettenzeichen	funktionsruhiges Ovar
Schwangerschaft	keine Schwangerschaft
hCG-Gabe in Lutealphase	Progesteron in der Lutealphase
langes Protokoll	Clomifen- oder hMG-Stimulation

schlagen. Das Überstimulationssyndrom Grad I ist durch Ovarien unter 6 cm gekennzeichnet, während beim Überstimulationssyndrom Grad II die Ovarien bis zu 12 cm groß sind. Für das Überstimulationssyndrom Grad III ist die Vergrößerung der Ovarien auf mehr als 12 cm sowie die Bildung von Aszites oder eines Hydrothorax für die Einteilung entscheidend. Nur das ovarielle Überstimulationssyndrom Grad III ist klinisch relevant und muß stationär behandelt werden. Diese Einteilung ist aber durch die Entwicklung der *assistierten Fertilisation*, besonders seitdem die ultraschallkontrollierte vaginale Follikelpunktion breite Anwendung gefunden hat, hinfällig geworden. Da nach der Gewinnung von Eizellen häufig ein blutig tingierter Aszites ohne weitere Hinweise auf eine ovarielle Überstimulation vorhanden ist, bietet die neue *Einteilung nach Navot* bessere Möglichkeiten zur Differenzierung des klinisch relevanten Überstimulationssyndroms Grad III [48] (Tab. 10-7). Dieses wird jetzt aufgeteilt in ein *bedrohliches* (Hämatokrit > 45%) und ein *kritisches* (Hämatokrit > 55%) Überstimulationssyndrom.

Risikofaktoren für das Überstimulationssyndrom sind das PCO-Syndrom, das sonographische Bild des Halskettenzeichens beider Ovarien und das Alter der Patientin. Der Einsatz eines langwirkenden GnRH-Analogons zur Suppression stellt einen zusätzlichen Risikofaktor dar.

Die Möglichkeit eines ovariellen Überstimulationssyndroms muß in Erwägung gezogen werden, wenn während der Follikelphase die Bildung einer großen Anzahl Sekundärfollikel bei gleichzeitigem schnellem Anstieg der Serum-Estradiolkonzentration auffällt. Das Überstimulationssyndrom Grad III kann nur auftreten, wenn endogenes oder exogenes hCG vorhanden ist. Daher muß grundsätzlich bei der Diagnose des Überstimulationssyndroms Grad III an die Möglichkeit einer Frühschwangerschaft (eventuell auch einer Mehrlingsschwangerschaft) gedacht werden.

Therapie

Da die Pathogenese des ovariellen Überstimulationssyndroms nicht bekannt ist, ist die Therapie symptombezogen und empirisch. Der Leitparameter der therapeutischen Bemühungen ist der Hämatokritwert, da er gut mit dem Schweregrad des Überstimulationssyndroms korreliert ist. Eine stationäre Behandlung ist bei einem Hämatokritwert von mehr als 45% indiziert; der Zustand wird ab einem Hämatokrit von mehr als 55% lebensbedrohlich. Unter stationärer intensiver Beobachtung müssen Flüssigkeitszufuhr und Urinproduktion bilanziert sowie täglich Elektrolythaushalt, Nierenfunktion, plasmatische Gerinnung und Hämatokrit kontrolliert werden. Hilfreich sind täglich wiederholte Bestimmungen des Bauchumfangs und des Körpergewichtes. Die Hämokonzentration kann mit adäquater Flüssigkeitszufuhr (1,5–2 l täglich) sowie mit Humanalbumin (50 g/h) beeinflußt werden. Die Thrombosegefahr kann mit der Gabe von 3×5000 IE Heparin reduziert werden. Bei einer Oligo-Anurie als Zeichen einer drohenden Niereninsuffizienz kann auch eine niedrigdosierte Gabe von Diuretika (z.B. 20 mg Furosemid nach vorheriger Gabe von 100 g Humanalbumin 20% i.v.) notwendig werden. Als besonders hilfreich hat sich die Parazentese des Aszites und des Hydrothorax erwiesen, da sie rasch zu einer subjektiven Erleichterung führt. Auch bei der drohenden Niereninsuffizienz ist die Punktion des Aszites besonders wirksam. Im Laufe der Zeit tritt eine allmähliche Verbesserung der Symptomatik ein. Bei bestehender Schwangerschaft kann das Überstimulationssyndrom bis zu drei Wochen anhalten.

Tabelle 10-7 Kriterien für das ovarielle Überstimulationssyndrom (nach Navot et al. [48])

Bedrohliche Überstimulation	Kritische Überstimulation
Ovarien > 12 cm	Ovarien > 12 cm
Aszites	massiver Aszites mit Dyspnoe
Hydrothorax (fakultativ)	Hydrothorax, Vulvaödem
Hämatokrit > 45%	Hämatokrit > 55%
Leukozytose > 15 000/mm³	Leukozytose > 25 000/mm³
Oligurie	Oligurie
Kreatinin im Normbereich	Kreatinin ansteigend
Erhöhte Leberenzyme	Niereninsuffizienz
	drohende Thromboembolie

Literatur

1. Abdalla, H. I., K. K. Ahuja, T. Leonard, N. N. Morris, J. W. Honour, H. S. Jacobs: Comparative trial of luteinizing hormone-releasing hormone analog/human menopausal gonadotropin and clomiphene citrate/human menopausal gonadotropin in an assisted conception program. Fertil. and Steril. 53 (1990) 473–478.
2. Adashi, E. Y.: Clomiphen citrate: mechanism(s) and site(s) of action – a hypothesis revisited. Fertil. and Steril. 42 (1984) 331–791.
3. Adashi, E. Y., C. E. Resnick, J. D'Ercole, M. E. Svoboda, J. J. van Wyk: Insulin-like growth factors as intraovarian regulators of granulosa cell growth and function. Endocr. Rev. 6 (1985) 400–420.
4. Andersen, A. N., H. Pedersen, H. Djursing, B. N. Andersen, H. G. Friesen: Bioactivity of prolactin in a woman with an excess of large molecular size prolactin, persistent hyperprolactinaemia and spontaneous conception. Fertil. and Steril. 38 (1982) 625–628.
5. Antoine, J. M., J. Salat-Baroux, S. Alvarez, D. Cornet, Ch. Tibi, J. Mandelbaum: Ovarian stimulation using human menopausal gonadotrophins with or without LHRH analogues in a long protocol for in-vitro fertilization: a prospective randomised comparison. Hum. Reprod. 5 (1990) 565–569.
6. Ardaens, Y., Y. Robert, L. Lemaitre, P. Fossati, D. Dewailly: Polycystic ovarian disease: contribution of vaginal endosonographie and reassessment of ultrasonic diagnosis. Fertil. and Steril. 55 (1991) 1062–1068.
7. Bals-Pratsch, M., O. Schober, J. P. Hanker, Ch. DeGeyter, H. P. G. Schneider: Schilddrüsenfunktionsstörungen und Sterilität der Frau. Zbl. Gynäk. 115 (1993) 18–23.
8. Barbieri, R. L., K. J. Ryan: Hyperandrogenism, insulin resistance, and acanthosis nigricans syndrome: a common endocrinopathy with distinct pathophysiologic features. Amer. J. Obstet. Gynec. 147 (1983) 90–101.
9. Belaisch-Allart, J., J. Belaisch, A. Hazout, J. Testart, R. Frydman: Selective oocyte retrieval: a new approach to ovarian hyperstimulation. Fertil. and Steril. 50 (1988) 654–656.
10. Birkenfeld, A., H. M. Beier, J. G. Schenker: The effect of clomiphene citrate on early embryonic development, endometrium and implantation. Hum. Reprod. 1 (1986) 387–393.
11. Blumenfeld, Z., B. Lunenfeld: The potentiating effect of growth hormone on follicle stimulation with human menopausal gonadotropin in a panhypopituitary patient. Fertil. and Steril. 52 (1989) 328–330.
12. Centola, G. M., J. H. Mattox, R. F. Raubertas: Pregnancy rates after double versus single insemination with frozen donor semen. Fertil. and Steril. 54 (1990) 1089–1092.
13. Chaffkin, L. M., J. C. Nulsen, A. A. Luciano, D. A. Metzger: A comparative analysis of the cycle fecundity rates associated with combined human menopausal gonadotropin (HMG) and intrauterine insemination (IUI) versus either HMG or IUI alone. Fertil. and Steril. 55 (1991) 252–257.
14. Dale, P. O., T. Tanbo, E. Haug, T. Åbyholm: Polycystic ovary syndrome: low-dose follicle stimulating hormone administration is a safe stimulation regimen even in previous hyperresponsive patients. Hum. Reprod. 7 (1992) 1085–1089.
15. Dale, P. O., T. Tanbo, S. Vaaler, T. Åbyholm: Body weight, hyperinsulinaemia, and gonadotropin levels in the polycystic ovarian syndrome: evidence of two distinct populations. Fertil. and Steril. (1992) 487–491.
16. Diamant, Y. Z., S. Evron: Induction of ovulation by combined clomiphene citrate and dexamethasone treatment in clomiphene citrate nonresponders. Europ. J. Obstet. Gynaec. 11 (1981) 335–340.
17. DiMarzo, S., J. F. Kennedy, P. E. Young, S. A. Hebert, D. C. Rosenberg, B. Villanueva: Effect of controlled ovarian hyperstimulation on pregnancy rates after intrauterine insemination. Amer. J. Obstet. Gynec. 166 (1992) 1607–1613.
18. Dodson, W. C., A. F. Haney: Controlled ovarian hyperstimulation and intrauterine insemination for treatment of infertility. Fertil. and Steril. 55 (1991) 457–467.
19. Eden, J. A., J. Place, G. D. Carter, J. Jones, J. Alaghband-Zadeh, M. E. Pawson: The effect of clomiphene citrate on follicular phase increase in endometrial thickness and uterine volume. Obstet. and Gynec. 73 (1989) 187–190.
20. Edwards, R. G.: Test-tube babies. Nature 293 (1981) 253–256.
21. Filicori, M., C. Flamigni, M. C. Meriggiola et al.: Endocrine response determines the clinical outcome of pulsatile gonadotropin-releasing hormone ovulation induction in different ovulatory disorders. J. clin. Endocr. 72 (1991) 965–972.
22. Filicori, M., C. Flamigni, M. C. Meriggiola et al.: Ovulation induction with pulsatile gonadotropin-releasing hormone: technical modalities and clinical perspectives. Fertil. and Steril. 56 (1991) 1–13.
23. Germond, M., S. Dessole, A. Senn et al.: Successful in-vitro fertilisation and embryo transfer after treatment with recombinant human FSH. Lancet I (1992) 1170–1171.
24. Hoff, J. D., M. E. Quigley, S. S. C. Yen: Hormonal dynamics at midcycle: a reevaluation. J. clin. Endocr. 57 (1983) 792–796.
25. Homburg, R., A. Eshel, H. I. Abdalla, H. S. Jacobs: Growth hormone facilitates ovulation induction by gonadotropins. Clin. Endocr. 29 (1988) 113–117.
26. Homburg, R., C. Pariente, B. Lunenfeld, J. S. Jacobs: The role of insulin-like growth factor (IGF-1) and IGF binding protein 1 (IGFBP-1) in the pathogenesis of polycystic ovary syndrome. Hum. Reprod. 7 (1992) 1379–1383.
27. Homburg, R., C. West, T. Torresani, H. S. Jacobs: Cotreatment with human growth hormone and gonadotropins for induction of ovulation: a controlled clinical trial. Fertil. and Steril. 53 (1990) 254–260.
28. Howles, C. M., M. C. MacNamee, R. G. Edwards, R. Goswamy, P. C. Steptoe: Effect of high tonic levels of luteinising hormone on outcome of in-vitro fertilisation. Lancet II (1986) 521–522.
29. Hughes, E. G., D. M. Fedorkow, S. Daya, M. A. Sagle, P. van de Koppel, J. A. Collins: The routine use of gonadotropin-releasing hormone prior to in vitro fertilization and gamete intrafallopian transfer: a meta-analysis of randomized controlled trials. Fertil. and Steril. 58 (1992) 888–896.
30. Ingerslev, H. J.: Selective follicular reduction following ovulation induction by exogenous gonadotrophins in polycystic ovarian disease. A new approach to treatment. Hum. Reprod. 6 (1991) 682–684.
31. Jones, G. S.: Update on in vitro fertilization. Endocr. Rev. 5 (1984) 62–75.
32. Jones, G. S., M. de Moraes-Ruehsen: A new syndrome of amenorrhoea in association with hypergonadotropism and apparently normal follicular apparatus. Amer. J. Obstet. Gynec. 104 (1969) 597–600.
33. Kamrava, M. M., M. M. Seibel, M. J. Berger, I. Thompson, M. L. Taymor: Reversal of persistent anovulation in polycystic ovarian disease by administration of chronic low-dose follicle-stimulating hormone. Fertil. and Steril. 37 (1982) 520–523.
34. Kauppila, A., H. Martikainen, U. Puistola, M. Reinilä, L. Rönnberg: Hypoprolactinemia and ovarian function. Fertil. and Steril. 49 (1988) 437–441.
35. Kelly, A. C., R. Jewelewicz: Alternate regimens for ovulation induction in polycystic ovarian disease. Fertil. and Steril. 54 (1990) 195–202.
36. Kenigsberg, D., B. A. Littmann, R. F. Williams, G. D. Hodgen:

Medical hypophysectomy II. Variability of ovarian response to gonadotropin therapy. Fertil. and Steril. 42 (1984) 116–126.

37. Kingsland, C., S. L. Tan, N. Bickerton, B. Mason, S. Campbell: The routine use of gonadotropin-releasing hormone agonists for all patients undergoing in vitro fertilization. Is there any medical advantage? A prospective randomized study. Fertil. and Steril. 57 (1992) 804–809.

38. Kotsuji, F., A. Takeshi, N. Kamitani, T. Tominaga, M. Kiitaguchi, Y. Okamura: The efficacy of every other day administration of gonadotropin-releasing hormone in women with hypothalamic amenorrhea: gonadotropin-releasing hormone treatment can induce clomifen responsiveness. Obstet. and Gynec. 71 (1988) 615–621.

39. Leyendecker, G., L. Wildt, M. Hansmann: Pregnancies following chronic intermittent ("pulsatile") administration of Gn-RH by means of a portable pump ("Zyklomat"): a new approach to the treatment of infertility in hypothalamic amenorrhoe. J. clin. Endocr. 51 (1980) 1214–1216.

40. Lobo, R. A., U. Goebelsmann: Adult manifestation of congenital adrenal hyperplasia due to incomplete 21-hydroxylase deficiency mimicking polycystic ovary disease. Amer. J. Obstet. Gynec. 138 (1980) 720–726.

41. Lobo, R. A., W. Paul, C. M. March, L. Granger, O. A. Kletzky: Clomiphene and dexamethasone in women unresponsive to clomiphene citrate alone. Obstet. and Gynec. 60 (1982) 479–501.

42. Macnamee, M. D., C. M. Howles, R. G. Edwards, P. J. Taylor, K. T. Elder: Short-term luteinizing hormone-releasing hormone agonist treatment: prospective trial of a novel ovarian stimulation regimen for in vitro fertilization. Fertil. and Steril. 52 (1989) 264–269.

43. Marcus, S. F., P. R. Brinsden, P. Macnamee, P. A. Rainsbury, K. T. Elder, R. G. Edwards: Comparative trial between an ultra-short and long protocol of luteinizing hormone-releasing hormone agonist for ovarian stimulation in in-vitro fertilization. Hum. Reprod. 8 (1993) 238–243.

44. Maroulis, G. B., M. Emery, B. S. Verkauf, A. Saphier, M. Bernhisel, T. R. Yeko: Prospective randomized study of human menotropin versus a follicular and a luteal phase gonadotropin-releasing hormone analog – human menotropin stimulation protocols for in vitro fertilization. Fertil. and Steril. 55 (1991) 1157–1164.

45. Martinez, A. R., R. E. Bernardus, J. P. W. Vermeiden, J. Schoemaker: Reliability of home urinary LH tests for timing of insemination: a consumer's study. Hum. Reprod. 7 (1992) 751–753.

46. McFaul, P. B., A. I. Traub, W. Thompson: Treatment of clomiphene-citrate-resistant polycystic ovarian syndrome with pure follicle-stimulating hormone or human menopausal gonadotropin. Fertil. and Steril. 53 (1990) 792–797.

47. Muasher, S. J., S. Oehninger, S. Simonetti et al.: The value of basal and/or stimulated serum gonadotropin levels in prediction of stimulation response and in vitro fertilization outcome. Fertil. and Steril. 50 (1988) 298–307.

48. Navot, D., P. A. Bergh, N. Laufer: Ovarian hyperstimulation syndrome in novel reproductive technologies: prevention and treatment. Fertil. and Steril. 58 (1992) 249–261.

49. Navot, D., E. J. Margalioth, N. Laufer et al.: Direct correlation between plasma renin activity and severity of the ovarian hyperstimulation syndrome. Fertil. and Steril. 48 (1987) 57–61.

50. Nestler, J. E., L. P. Powers, D. W. Matt et al.: A direct effect of hyperinsulinemia on serum sex hormone-binding globulin levels in obese women with the polycystic ovary syndrome. J. clin. Endocr. 72 (1991) 83–89.

51. Oehninger, S., R. Scott, S. J. Muasher, A. A. Acosta, H. W. Jones jr, Z. Rosenwaks: Effects of the severity of tubo-ovarian disease and previous tubal surgery on the results of in vitro fertilization and embryo transfer. Fertil. and Steril. 51 (1989) 126–130.

52. Pearlstone, A. C., N. Fournet, J. C. Gambone, S. C. Pang, R. P. Buyalos: Ovulation induction in women age 40 and older: the importance of basal follicle-stimulating hormone level and chronological age. Fertil. and Steril. 58 (1992) 674–679.

53. Polson, D. W., J. Wadsworth, J. Adams, S. Franks: Polycystic ovaries – a common finding in normal women. Lancet I (1988) 870–872.

54. Reame, N. E., S. E. Sauder, G. D. Case, R. P. Kelch, J. C. Marshall: Pulsatile gonadotropin secretion in women with hypothalamic amenorrhoea: evidence that reduced frequency of gonadotropin-releasing hormone secretion is the mechanism of persistent anovulation. J. clin. Endocr. 61 (1985) 851–858.

55. Regan, L., E. J. Owen, H. S. Jacobs: Hypersecretion of luteinising hormone, infertility, and miscarriage. Lancet II (1990) 1141–1144.

56. Reinthaller, A., C. Bieglmayer J. Deutinger, P. Csaicsich: Transient hyperprolactinemia during cycle stimulation: influence on the endocrine response and fertilization rate of human oocytes and effects of bromocriptine treatment. Fertil. and Steril. 49 (1988) 432–436.

57. Remorgida, V., P. L. Venturini, P. Anserini, E. Salerno, L. DeCecco: Naltrexone in functional hypothalamic amenorrhoea and in the normal luteal phase. Obstet. and Gynec. 76 (1990) 1115–1120.

58. Richards, J. S.: Maturation of ovarian follicles: actions and interactions of pituitary and ovarian hormones on follicular cell differentiation. Physiol. Rev. 60 (1980) 51–89.

59. Robinson, S., D. A. Rodin, A. Deacon, M. J. Wheeler, R. N. Clayton: Which hormone tests for the diagnosis of polycystic ovary syndrome? Brit. J. Obstet. Gynaec. 99 (1992) 232–238.

60. Ron-El, R., A. Herman, A. Golan, H. Nachum, Y. Soffer, E. Caspi: Gonadotropins and combined gonadotropin-releasing hormone agonist-gonadotropins protocols in a randomized prospective study. Fertil. and Steril. 55 (1991) 574–578.

61. Rosenfield, R. L., R. B. Barnes, J. F. Cara, A. W. Lucky: Dysregulation of cytochrome P450c17alpha as the cause of polycystic ovary syndrome. Fertil. and Steril. 53 (1990) 785–791.

62. Saunders, D. M., P. A. L. Lancaster, E. L. Pedisich: Increased pregnancy failure rates after clomiphene following assisted reproductive technology. Hum. Reprod. 7 (1992) 1154–1158.

63. Schenken, R. S., G. D. Hodgen,: Follicle-stimulating hormone induced ovarian hyperstimulation in monkeys: blockage of the luteinizing hormone surge. J. clin. Endocr. 57 (1983) 50–55.

64. Schneider, H. P. G., J. P. Hanker, Ch. Frantzen: Kombinierte Antiöstrogen- und LH-RH-Therapie. In: Schneider, H. P. G., C. Lauritzen, E. Nieschlag (Hrsg.): Grundlagen und Klinik der menschlichen Fortpflanzung, S. 686–688. De Gruyter, Berlin–New York 1988.

65. Scott, R. T., G. E. Hoffmann, S. Oehninger, S. Muasher: Intercycle variability of day 3 follicle-stimulating hormone levels and its effect on stimulation quality in in vitro fertilization. Fertil. and Steril. 54 (1990) 297–302.

66. Scott, R. T., J. P. Toner, S. J. Muasher, S. Oehninger, S. Robinson, Z. Rosenwaks: Follicle-stimulating hormone levels on day 3 are predictive of in vitro fertilization outcome. Fertil. and Steril. 51 (1989) 51–54.

67. Seibel, M. M., C. McArdle, D. Smith, M. L. Taymor: Ovulation induction in polycystic ovary syndrome with urinary follicle-stimulating hormone or human menopausal gonadotropin. Fertil. and Steril. 43 (1985) 703–708.

68. Shaker, A. G., R. Fleming, M. E. Jamieson, R. W. S. Yates, J. R. T. Coutts: Absence of effect of adjuvant growth hormone therapy on follicular responses to exogenous gonadotropins in women: normal and poor responders. Fertil. and Steril. 58 (1992) 919–923.

69. Shoham, Z., G. S. Conway, A. Patel, H. S. Jacobs: Polycystic ovaries in patients with hypogonadotropic hypogonadism: similarity of ovarian response to gonadotropin stimulation in patients with polycystic ovarian syndrome. Fertil. and Steril. 58 (1992) 37–44.
70. Silverberg, K. M., J. V. Johnson, D. L. Olive, W. N. Burns, R. S. Schenken: A prospective, randomized trial comparing two different intrauterine regimens in controlled ovarian hyperstimulation cycles. Fertil. and Steril. 57 (1992) 357–361.
71. Smitz, J., M. Camus, P. Devroey, P. Erard, A. Wisanto, A. C. van Steirteghem: Incidence of severe ovarian hyperstimulation syndrome after GnRH agonist/HMG superovulation for in-vitro fertilization. Hum. Reprod. 5 (1990) 933–937.
72. Stanger, J. D., J. L. Yovich: Reduced in-vitro fertilization of human oocytes from patients with raised basal luteinizing hormone levels during the follicular phase. Brit. J. Obstet. Gynaec. 92 (1985) 385–393.
73. Stewart, P. M., G. H. Beastall, C. H. L. Shackleton, C. R. W. Edwards: 5 alpha-reductase activity in polycystic ovary syndrome. Lancet I (1990) 431–433.
74. Testart, J., J. Belaisch-Allart, R. Frydman: Relationships between embryo transfer results and ovarian response and in vitro fertilization rate: analysis of 186 human pregnancies. Fertil. and Steril. 45 (1986) 237–243.
75. Ulrich, U., M. Nehmzow, B. Krause, G. Göretzlehner: Ovulationsinduktion durch Clomiphenkonversion. Zbl. Gynäk. 112 (1990) 501–503.
76. Veldhuis, J. D., W. S. Evans, L. M. Demers, M. O. Thorner, D. Wakat, A. D. Rogol: Altered neuroendocrine regulation of gonadotropin secretion in women distance runners. J. clin. Endocr. 61 (1985) 557–563.
77. Volpe, A., P. G. Artini, A. Barreca, F. Minuto, G. Coukos, A. R. Genazzani: Effects of growth hormone administration in addition to gonadotrophins in normally ovulating women and polycystic ovary syndrome (PCO) patients. Hum. Reprod. 7 (1992) 1347–1352.
78. Volpe, A., G. Coukos, P. G. Artini et al.: Pregnancy following combined growth hormone-pulsatile GnRH treatment in a patient with hypothalamic amenorrhoea. Hum. Reprod. 5 (1990) 345–347.
79. Wang, C. F., C. Gemzell: The use of gonadotropins for the induction of ovulation in women with polycystic ovarian disease. Fertil. and Steril. 33 (1980) 479–486.
80. Whittaker, P. G., T. Wilcox, T. Lind: Maintained fertility in a patient with hyperprolactinämia due to big-big prolactin. J. clin. Endocr. 53 (1981) 863–866.
81. Whittemore, A. S., R. Harris, J. Itnyre, J. Halpern, The Collaborative Ovarian Cancer Group: Characteristics relating to ovarian cancer risk: collaborative analysis of 12 US case-control studies. Amer. J. Epidem. 136 (1992) 1175–1183.
82. Wildt, L., G. Leyendecker: Induction of ovulation by the chronic administration of naltrexone in hypothalamic amenorrhoe. J. clin. Endocr. 64 (1987) 1334–1335.
83. Wildt, L., G. Leyendecker, T. Sir-Petermann, S. Waibel-Treber: Treatment with naltrexone in hypothalamic ovarian failure: induction of ovulation and pregnancy. Hum. Reprod. 8 (1993) 350–358.
84. Yagel, S., A. Ben-Chetrit, E. Anteby, D. Zacut, D. Hochner-Celnikier, M. Ron: The effect of ethinyl estradiol on endometrial thickness and uterine volume during ovulation induction by clomiphene citrate. Fertil. and Steril. 57 (1992) 33–36.
85. Yong, E. L., A. Glasier, H. Hillier et al.: Effect of cyclofenil on hormonal dynamics, follicular development and cervical mucus in normal and oligomenorrhoeic women. Hum. Reprod. 7 (1992) 39–43.

11 Weibliche Sterilität durch Erkrankungen der Hypophyse, der Schilddrüse und der Nebenniere

M. Bals-Pratsch, H.P.G. Schneider

Inhalt

1	Hypophysenerkrankungen als Ursache weiblicher Sterilität 196		2.1	Endokrine Funktionsstörungen der Schilddrüse 199
1.1	Prolaktinom 196		2.2	Struma 200
1.2	Differentialdiagnose des Prolaktinoms ... 196		2.3	Autoimmunerkrankungen der Schilddrüse 201
1.3	Hypophysäres Cushing-Syndrom 197			
1.4	Schwangerschaftsbedingte Hypophyseninsuffizienz 197		3	Nebennierenerkrankungen als Ursache weiblicher Sterilität 201
			3.1	Adrenogenitales Syndrom 201
2	Schilddrüsenerkrankungen als Ursache weiblicher Sterilität 199		3.2	Nebennierenrindeninsuffizienz 203

1 Hypophysenerkrankungen als Ursache weiblicher Sterilität

1.1 Prolaktinom

Bei etwa einem Drittel der Frauen mit unerfülltem Kinderwunsch findet sich eine prolaktinogene Ovarialinsuffizienz. Ein Prolaktinom wird in ca. der Hälfte der Fälle nachgewiesen [24]. Bevorzugt zum Nachweis eines Hypophysenadenoms wird die Kernspintomographie in axialer und koronarer Schichtung mit einer Schichtdicke von 2 mm mit Kontrastmittelgabe durchgeführt.

Prolaktinwerte zwischen 1500 und 5000 mIE/l deuten auf ein *Mikroprolaktinom* hin (Tumor < 1 cm Durchmesser), während Werte darüber hinaus ein *Makroprolaktinom* vermuten lassen. Mikroadenome zeigen in der Regel auch in einer Gravidität eine geringe Wachstumstendenz. Eine Behandlungsnotwendigkeit ergibt sich bei Kinderwunsch aus der Amenorrhö-Galaktorrhö-Symptomatik sowie aus der Osteoporosegefahr aufgrund des Östrogenmangels. Die früher ausgesprochene Empfehlung einer operativen Therapie aller radiologisch nachweisbaren Prolaktinome ist nicht mehr aufrechtzuerhalten, zumal auch nach selektiver initial erfolgreicher transsphenoidaler Adenomektomie nicht selten Rezidive beobachtet wurden [29]. Mikroprolaktinome werden grundsätzlich mit dopaminerg wirksamen Pharmaka als Langzeittherapie behandelt, wodurch sich die Hyperprolaktinämie fast ausnahmslos normalisieren läßt und eine Verkleinerung des Tumorgewebes resultiert [27]. Durch einen Auslaßversuch sollte alle zwei bis drei Jahre überprüft werden, ob die Therapie noch notwendig ist. Makroadenome sprechen in der Regel auch gut auf eine medikamentöse Therapie an, sollten bei Komplikationen wie dem Chiasmasyndrom jedoch nach kurzfristiger erfolgloser konservativer Therapie operativ angegangen werden.

Mittel der ersten Wahl zur Behandlung der Hyperprolaktinämie ist das Bromocriptin (Pravidel®), welches einschleichend bis zur Normalisierung des Prolaktinspiegels dosiert zur Abendmahlzeit eingenommen werden sollte. Bei Unverträglichkeit von Bromocriptin oral kann die vaginale Applikation [8] oder die parenterale Gabe von 50 oder 100 mg Bromocriptin (Parlodel LAR®) alle vier Wochen i.m. versucht werden. Alternativ kann die Einstellung auch mit anderen dopaminergen Ergotverbindungen wie Lisurid oder Metergolin vorgenommen werden. Mit dem besonders lang wirksamen, jedoch noch in der klinischen Prüfung befindlichen Dopaminagonisten Cabergoline konnten wir bei sehr guter Verträglichkeit bei den amenorrhoischen Studienteilnehmern ausnahmslos eine Eumenorrhö und Normalisierung der Prolaktinwerte und Wiederherstellung der Fertilität erzielen.

1.2 Differentialdiagnose des Prolaktinoms

Differentialdiagnostisch von einem Prolaktinom abzugrenzen sind andere Ursachen der Hyperprolaktinämie, die auch mit einem pathologischen radiologischen Sellabefund einhergehen können. Schwere *Hypothyreosen* können gelegentlich ein Prolaktinom sogar mit intrasellärem Befund vortäuschen [7]. In etwa 30 bis 50 % der Patienten mit einer *Akromegalie* findet sich eine Hyperprolaktinämie, da entweder ein somatotrop-laktotroper Mischtumor oder eine Begleithyperprolaktinämie vorliegt. Letztere weist häufig auf eine suprasselläre Extension des Adenoms hin, das durch Kompression des Hypophysenstiels zu einer Enthemmung der laktotropen Zellen geführt hat. Eine solche auch als *Entzügelungshyperprolaktinämie*

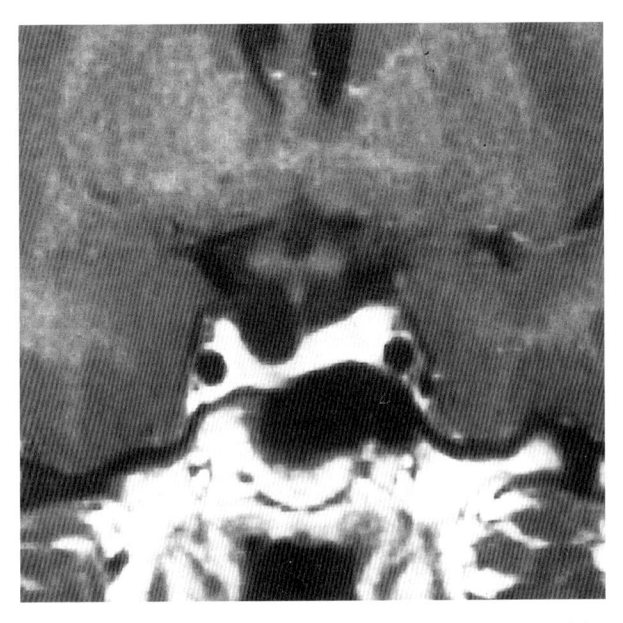

Abb. 11-1 Empty-sella-Syndrom mit Entzügelungshyperprolaktinämie bei einer 24jährigen Patientin. Asymmetrische Herniation der suprasellären Zisterne in die Sella, Verlagerung der Hypophyse und leichte Verziehung des Infundibulums nach links (Kernspintomographie, koronare Schichtung).

bekannte Ursache kann auch bei einem Kraniopharyngeom oder bei einem hormonell inaktiven suprasellär extendierenden Adenom beobachtet werden. Aufgrund einer verbesserten radiologischen Diagnostik durch die Kernspintomographie stellte sich bei einer Patientin unserer Klinik mit einer bereits achtjährigen Hyperprolaktinämieanamnese kein Mikroprolaktinom heraus, sondern eine asymmetrische Herniation der suprasellären Zisterne in die Sella im Sinne eines *Empty-sella-Syndroms* mit Verlagerung des Hypophysenstiels (Abb. 11-1). Allgemein ist bei dem Syndrom der „leeren Sella" die Hypophyse an die Kurvatur des Dorsum sellae durch eine mit Liquor gefüllte Ausstülpung der Arachnoidea verlagert.

1.3 Hypophysäres Cushing-Syndrom

Bei Sterilitätspatientinnen mit klinischen Zeichen für einen Hyperkortizismus ist zusätzlich zur Abklärung der Zyklusfunktion auch die Auschlußdiagnostik für ein Cushing-Syndrom durchzuführen, welches in 80 % der Fälle durch ein Mikroadenom der Hypophyse bedingt ist. Durch die Hyperandrogenämie besteht beim Hyperkortizismus in der Regel auch bei regelmäßigen Zyklen eine Follikelreifungsstörung und gestörte Lutealfunktion. Eine einmalige Cortisolbestimmung ist aufgrund der Tagesrhythmik sowie auch intermittierend verlaufender hypophysärer Cushing-Syndrome nicht ausreichend. Daher müssen Funktionstests zum sicheren Ausschluß des Hyperkortizismus erfolgen. An erster Stelle ist hier der Dexamethason-Kurztest mit möglichst nur 1 mg zur Nacht zu nennen, und bei fehlender Suppression der hochdosierte Dexamethontest auszuführen [28]. Bei unklaren Befunden können wiederholte Bestimmungen eines Cortisol-Tagesprofils im Serum oder Speichel, die Bestimmung des freien Cortisols im 24-Stunden-Sammelurin und gegebenenfalls ein Insulintoleranztest neben der radiologischen Diagnostik (CT-Nebennieren sowie Kernspintomographie der Sella) die Verdachtsdiagnose bestätigen. Da es sich bei den Mikroadenomen der Hypophyse meist um nur wenige Millimeter große Tumoren handelt, gelingt auch mit der Kernspintomographie der Tumornachweis häufig nicht, so daß gegebenenfalls auch eine explorative Hypophysenfreilegung mit Aufsuchen des Mikroadenoms erforderlich ist.

Sterilitätspatientinnen mit deutlichen Cushing-Symptomen sind eher die Ausnahme. Wir konnten bei einer Patientin jedoch ein kleines 0,3 × 0,7 cm messendes ACTH-produzierendes Mikroadenom (Abb. 11-2) nachweisen, welches transnasal selektiv exstirpiert wurde. Die Patientin wurde bei langjähriger primärer Sterilität neun Monate später spontan schwanger (Abb. 11-3).

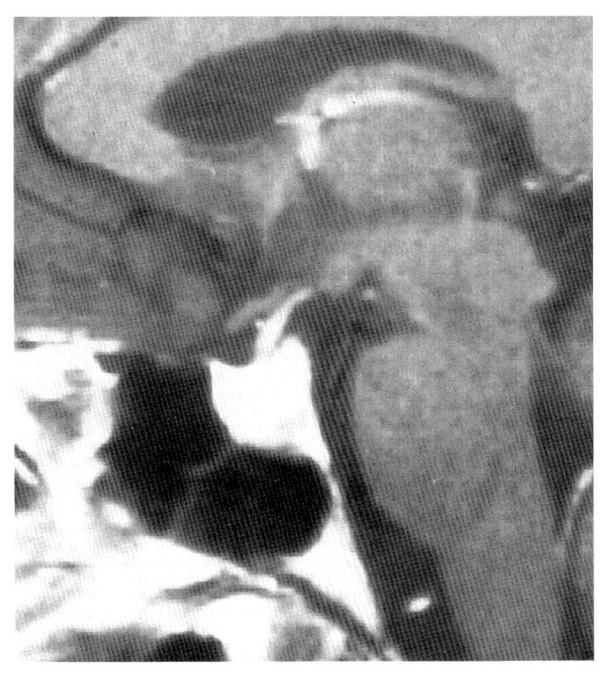

Abb. 11-2 Mikroadenom der Hypophyse bei Cushing-Syndrom in einer 31jährigen Patientin. Im dorsokaudalen Abschnitt des rechtsseitigen Sellaanteils ist eine hypodense Struktur zu erkennen (Ausdehnung kranio-kaudal 0,7 cm, dorso-ventral 0,3 cm (Kernspintomographie, sagittale Schichtung).

1.4 Schwangerschaftsbedingte Hypophyseninsuffizienz

Ein Zusammenhang zwischen Hypophysenfunktion und Schwangerschaft ist spätestens seit den Beschreibungen von Sheehan bekannt. Aufgrund der zunehmenden Perfektionierung geburtshilflicher Maßnahmen ist heute das *Sheehan-Syndrom* als Folge einer ischämischen Nekrose der Hypophyse durch einen peripartalen Blutverlust selten geworden. Es ist jedoch auch bekannt, daß die Hypophyse postpartal als endokrines Organ durch eine chronische lymphozytäre Entzündung im Sinne einer autoimmunen Hypophysitis postpartal zerstört werden kann [6, 16].

Uns wurde eine Patientin wegen eines erneuten Kinderwunsches bei einer Oligomenorrhö und der Diagnose eines Sheehan-Syndroms bei postpartaler Agalaktie zur Weiterbehandlung vorgestellt. Vor der

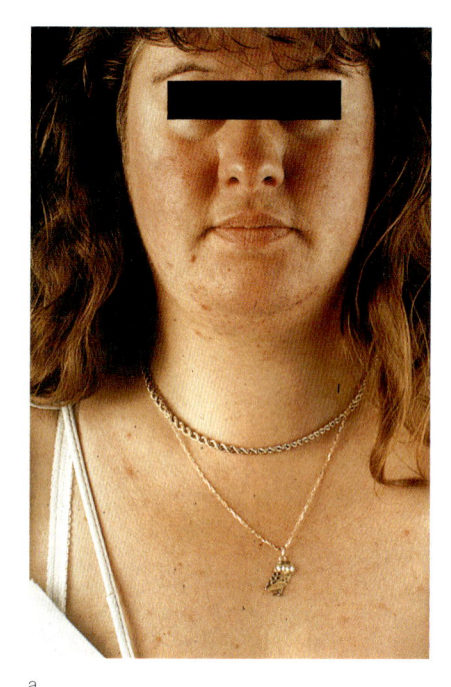

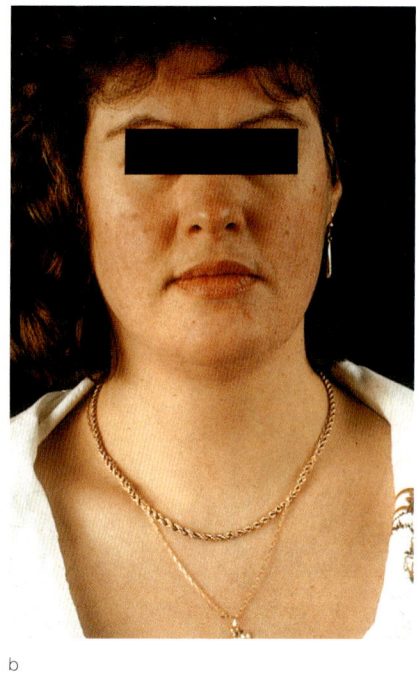

Abb. 11-3 31jährige Patientin mit hypophysärem Cushing-Syndrom.
a) vor transnasaler selektiver Mikroadenomexstirpation
b) sechs Monate postoperativ

Gravidität war sie bei primärer Sterilität und einer Eumenorrhö wegen erhöhter Dihydroepiandrosteron-Sulfat(DHEA-S)-Werte mit Dexamethason behandelt worden. Sie berichtete über eine schleppende postpartale Erholung sowie über eine Hyperthyreose, die drei Monate postpartal diagnostiziert wurde. Nach initialer mehrmonatiger thyreostatischer Therapie wurde später eine sich entwickelnde Hypothyreose mit steigenden L-Thyroxindosen substituiert. Unter dieser Medikation kam es fast zwei Jahre nach einer unauffälligen Spontangeburt ohne Blutungskomplikationen zu einer Addison-Krise. Seit diesem Zeitpunkt erhielt die Patientin eine Substitutionstherapie mit L-Thyroxin sowie Gluko- und Mineralokortikoiden aufgrund einer Hypophyseninsuffizienz. Angesichts der Diagnose einer kleinen Sella in der Kernspintomographie (Abb. 11-4) ist offenbar eine Hypophysitis und kein Sheehan-Syndrom Ursache der Hypophyseninsuffizienz. Die Addison-Krise wurde am ehesten durch die L-Thyroxinbehandlung bei einer vorbestehenden latenten sekundären adrenalen Insuffizienz als Folge einer postpartalen Hypophysitis ausgelöst. Vor der geplanten Gonadotropinstimulation bei einer Ovarialinsuffizienz WHO Gruppe II wurde die Patientin spontan schwanger, und der Schwangerschaftsverlauf und Wochenbett waren unter Fortführung der Kortikoidmedikation unauffällig, abgesehen von einer erneuten Agalaktie bei subnormalen Prolaktinspiegeln.

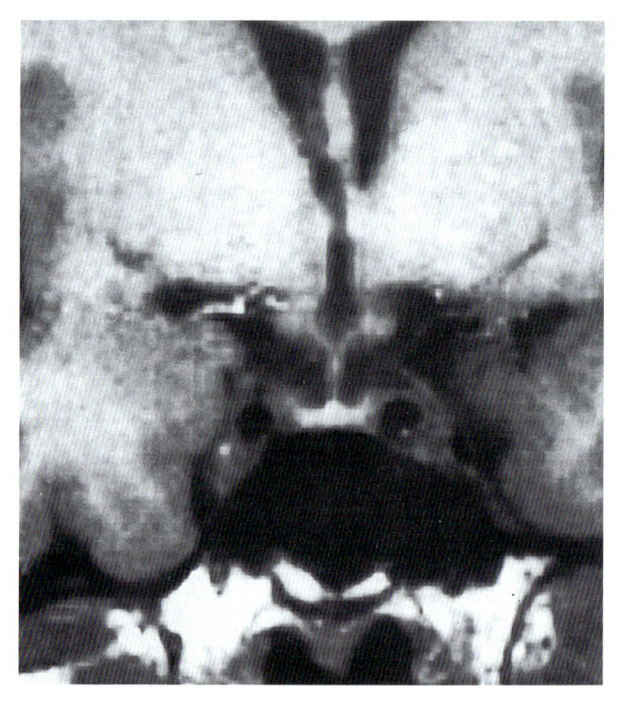

Abb. 11-4 Auffallend kleine Hypophyse bei postpartaler Hypophyseninsuffizienz in einer 30jährigen Patientin (Kernspintomographie, koronare Schichtung)

2 Schilddrüsenerkrankungen als Ursache weiblicher Sterilität

2.1 Endokrine Funktionsstörungen der Schilddrüse

Manifeste Hyper- und Hypothyreosen können Zyklusstörungen verursachen und so häufig zur funktionellen Sterilität führen. Tritt trotz der Schilddrüsendysfunktion eine Gravidität ein, ist der Schwangerschaftsverlauf meist kompliziert. Bei einer Hyperthyreose wird häufig eine schwere Hyperemesis gravidarum sowie ein erhöhtes Risiko für Aborte und einen intrauterinen Fruchttod beobachtet, während bei Hypothyreosen zusätzlich vermehrt kongenitale Anomalien sowie Intelligenzdefekte berichtet werden [26]. Daher soll bei Schilddrüsenfunktionsstörungen vor Beginn der Sterilitätsbehandlung eine Euthyreose erreicht sein. Bei Hyperthyreosen ist möglichst eine definitive operative Schilddrüsenbehandlung oder Radiojodtherapie zu empfehlen. Eine thyreostatische Therapie im Rahmen einer Sterilitätstherapie ist grundsätzlich abzulehnen, da Thyreostatika plazentagängig sind und vor allem die Gefahr der fetalen Hypothyreose mit späteren Intelligenzdefekten und das Risiko einer fetalen Strumaentwicklung besteht. Eine fetale Struma kann so ausgeprägt sein, daß diese zu einer fetalen Schluckstörung mit Polyhydramnie führen und ein Geburtshindernis darstellen kann (Abb. 11-5).

Die Behandlung funktioneller Störungen der Ovarialfunktion mit Schilddrüsenhormon ist nicht neu. Früher wurde häufig allein wegen eines anovulatorischen Zyklus trotz normaler Schilddrüsenparameter mit Schilddrüsenhormon behandelt [23]. Es wurde angenommen, daß die Patientinnen eine milde Form der Hypothyreose hatten. Tatsächlich wurde später gezeigt, daß bei vielen sterilen Frauen eine sog. latente oder subklinische Hypothyreose mit Hilfe des TRH-Testes diagnostiziert werden kann [3], wobei der Krankheitswert dieses biochemischen Befundes umstritten ist und Spontanheilungen keine Ausnahme darstellen [11]. Unter einer Substitutionstherapie mit L-Thyroxin wurden erhöhte Schwangerschaftsraten berichtet [2, 3], wobei die so verminderte TRH-Ausschüttung zur Normalisierung einer erhöhten hypophysären Prolaktinsekretion beitragen und eine verbesserte Ovarialfunktion erreicht werden soll. Weitergehende kontrollierte Untersuchungen zur Effizienz der L-Thyroxintherapie auf die Schwangerschaftsraten sind noch erforderlich.

Unter den von uns betreuten überwiegend funktionell sterilen Frauen konnten wir nur in 3% (drei Patientinnen) manifeste Schilddrüsenfunktionsstörungen feststellen. Zusätzlich fanden wir bei 24% der Frauen eine latente Hypothyreose, wobei wir einen Δ-TSH-Wert (Differenz zwischen stimuliertem und basalem TSH-Wert) von 12,5 µIE/l als pathologisch definierten:

Δ-TSH nach 30 min	Häufigkeit
2,5– 7,5 µIE/ml	30%
7,6–12,5 µIE/ml	43%
12,6–17,5 µIE/ml	13%
17,6–22,5 µIE/ml	8%
22,6–37,5 µIE/ml	3%
<2,5/>37,5 µIE/ml	3%

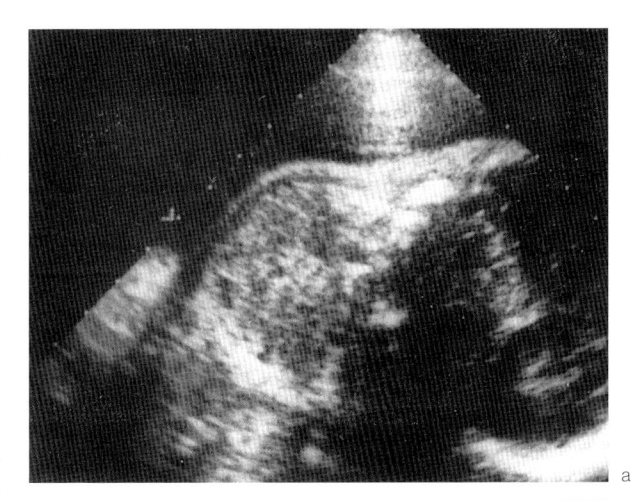

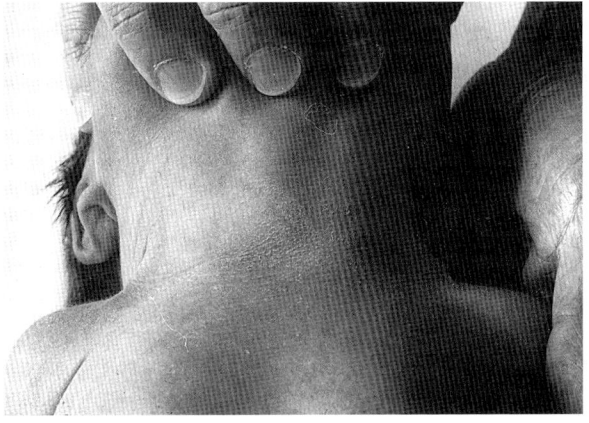

Abb. 11-5 Fetale Struma.
a) Ultraschalldarstellung mit kindlichem Kopf (rechts) und Kropf (8 × 5 cm, links im Bild) vor Therapie im Mutterleib (Original: W. Holzgreve)
b) Kind postpartal (Hormonanalytik intrapartum: T_3, 10 ng/100ml; T_4 6,3 µg/100ml, TSH 36,6 µIE/ml

2.2 Struma

Zur Überprüfung der Schilddrüsenfunktion gehört insbesondere in Jodmangelgebieten wie Mitteleuropa mit einer hohen Prävalenz von Schilddrüsenerkrankungen neben der endokrinologischen auch die morphologische Schilddrüsendiagnostik, die vorwiegend von Internisten oder Nuklearmedizinern durchgeführt wird. An erster Stelle ist hier die Schilddrüsensonographie zu nennen, mit der ohne Strahlenbelastung für den Patienten die Volumenbestimmung durchgeführt und diffuse oder herdförmige Veränderungen der Schilddrüse erkannt werden können (Tab. 11-1). Bei einem Schilddrüsenvolumen von mehr als 18 ml besteht bei Frauen eine Struma [10]. Demgegenüber ist die quantitative Schilddrüsenszintigraphie mit Tc^{99m} überwiegend bei Strumen zum Ausschluß von Autonomien und zur Abklärung von sonographischen Veränderungen in der Schilddrüse indiziert. Dabei ist die häufigste Ursache für einen erhöhten Schilddrüsen-Uptake von Technetium die erhöhte Jodavidität im Jodmangelgebiet.

In unserem Kollektiv von 107 Sterilitätspatientinnen fanden wir nach diesen Kriterien eine Strumaprävalenz von 51%:

Schilddrüsenvolumen	Häufigkeit
<10 ml	7%
10–18 ml	42%
18–25 ml	26%
25–50 ml	24%
>50 ml	1%

Diese Strumaprävalenz lag signifikant höher als in einem Kontrollkollektiv fertiler Frauen mit 32% [1] und der allgemein bekannten Strumainzidenz in den alten Bundesländern von mindestens 25% [9]. Das Schilddrüsenvolumen zeigte eine Zunahme entsprechend dem Technetium-Uptake als Hinweis auf den Jodmangel als strumigenen Reiz, jedoch keine Abhängigkeit vom Δ-TSH-Wert im Gegensatz zu kontroversen Aussagen in der Literatur [25]. Auffällige Veränderungen wie Knotenbildungen, Zysten oder Echoarmut des Schilddrüsengewebes wurden in ca. 30% der Patientinnen – überwiegend bei Euthyreose – diagnostiziert. Nach Einleitung einer Suppressionstherapie mit L-Thyroxin 100 µg in Kombination mit Jodid 100 µg beobachteten wir eine relativ hohe spontane Schwangerschaftsrate, die möglicherweise auf die Normalisierung einer erhöhten LH-Pulsfrequenz bei Strumapatientinnen [4] zurückgeführt werden kann. Eine Strumatherapie erfordert jedoch auch eine regelmäßige Kontrolle der Schilddrüsenparameter, so daß sich entwickelnde Hyperthyreosen insbesondere in der Frühgravidität durch die stimulierende TSH-ähnliche Wirkung des β-hCG auf die Schilddrüse erkannt werden müssen. Bei einer Patientin mit einer Rezidivstruma mußten wir wegen klinischer und laborchemischer Anhaltspunkte für eine Hyperthyreose die Rezidivprophylaxe mit L-Thyroxin 100 µg/die völlig absetzen (Abb. 11-6).

Tabelle 11-1 Typische Echomuster der Schilddrüse mit jeweils dazugehörigem Krankheitsbild. (nach Köbberling und Pickardt [15])

Echomuster	Vereinbar mit Krankheitsbild
Normal, homogen	– normale Schilddrüse – disseminierte Struma – Schilddrüsenautonomie
Echoarm, homogen	– immunogene Hyperthyreose – immunogene Hypothyreose – Jodmangelhypothyreose
Echoreicher, echoarmer oder echogleicher Knoten mit Halophänomen	– Adenom (aktiv/ inaktiv) – knotige Hyperplasie (z. T. zystisch)
Echoarm mit dorsaler Schallverstärkung	– Zyste – Abszeß
Unscharf begrenzt, echoarm oder echokomplex	– subakute/akute Thyreoiditis – Neoplasie
Echodicht mit Schallauslöschung	– Verkalkung

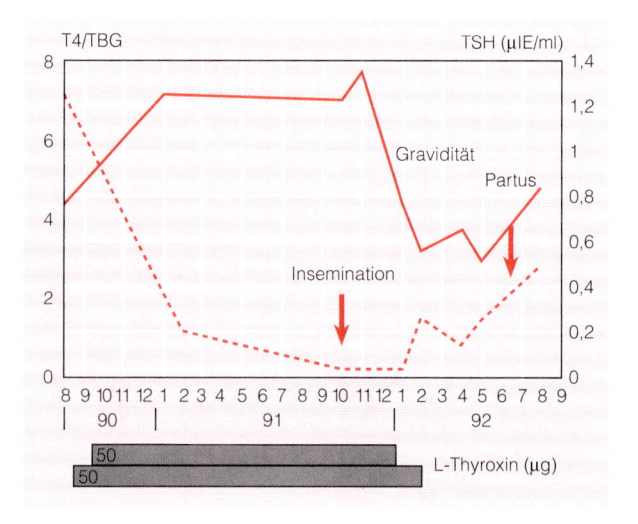

Abb 11-6 Suppressionstherapie bei einer inhomogenen Rezidivstruma bei einer 32jährigen Patientin mit primärer Sterilität und Hyperthyreose während der Gravidität nach Sterilitätsbehandlung. Durchgezogene Linie T_4/TBG (Normbereich 3,9–6,5; Graubereich 6,6–7,7), gestrichelte Linie TSH (Normbereich 0,25–3,10 µIE/l).

2.3 Autoimmunerkrankungen der Schilddrüse

Bei Hyper- und Hypothyreosen ist die Bestimmung von Schilddrüsenautoantikörpern indiziert. Bei der Immunhyperthyreose Typ Basedow binden Autoantikörper an den TSH-Rezeptor (TSH-Rezeptorantikörper = TRAK) der Schilddrüsenepithelzellen und stimulieren die Bildung von Schilddrüsenhormonen. Der Nachweis gelingt bei 90% der unbehandelten Patientinnen mit Morbus Basedow und differenziert somit zwischen Immunhyperthyreose und diffuser Autonomie [17]. Autoantikörper gegen die mikrosomalen Antigene (MAK), speziell gegen die thyreoidale Peroxidase (Anti-TPO) der Schilddrüse werden bei den meisten Patienten mit Autoimmunerkrankungen der Schilddrüse nachgewiesen. Bei den chronischen Thyreoitiden, Struma lymphomatosa Hashimoto und atrophische Thyreoiditis sind die mikrosomalen Antikörper in bis zu 95% der Fälle positiv. Antikörper gegen das Thyreoglobulin als Hauptproteinbestandteil der Schilddrüsenfollikel (TAK) werden ebenfalls häufig gefunden, wobei die höchsten Antikörpertiter gegen Thyreoglobulin und mikrosomales Antigen überwiegend bei der atrophischen Form gefunden werden.

Eine Immunthyreopathie wird bei bis zu 10% der Frauen im reproduktionsfähigen Alter beobachtet [13]. Eigene Untersuchungen zeigten eine Inzidenz von ca. 20% Immunthyreopathien, wobei überwiegend Antikörper gegen mikrosomales Antigen und Thyreoglobulin als Ausdruck einer chronischen Immunthyreoiditis gefunden wurden, welche zytologisch im Feinnadelpunktat durch Nachweis von lymphozytären Infiltraten gesichert werden konnten. Eine Thyreoiditis kann aufgrund einer progressiven Gewebszerstörung zu einer substitutionspflichtigen Hypothyreose führen, die mit L-Thyroxin 100 bis 200 µg/die behandelt werden muß. Möglicherweise manifestiert sich eine Hypothyreose erst durch den erhöhten L-Thyroxinbedarf in einer Gravidität bzw. exazerbiert nicht selten im Sinne einer postpartalen Thyreoiditis, so daß die *Bestimmung der Schilddrüsenantikörper vor einer Sterilitätsbehandlung* zur Vorbereitung der gewünschten Schwangerschaft und deren normalem und erfolgreichem Verlauf von Bedeutung ist (Abb. 11-7).

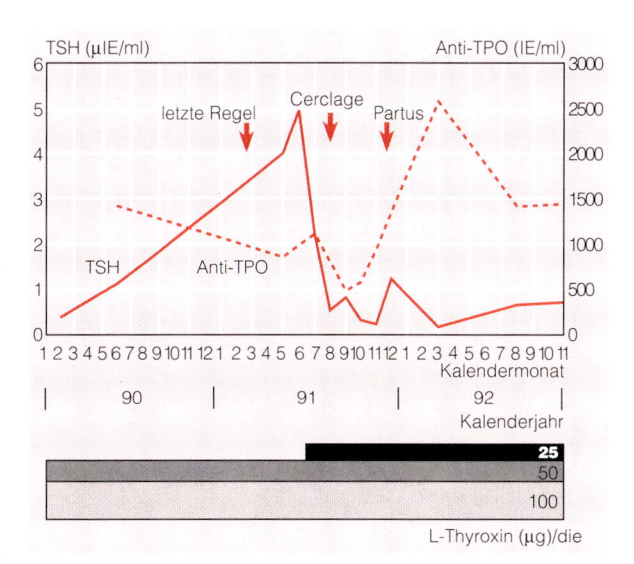

Abb. 11-7 Autoimmunhypothyreose (Hashimoto) bei einer 27jährigen Patientin mit habituellen Aborten. Während der Gravidität nahm Anti-TPO als Ausdruck der Immuntoleranz ab, und TSH stieg wegen vermehrten Schilddrüsenhormon-Bedarfs an; der Verlauf der postpartalen Thyreoiditis war angedeutet biphasisch, mit vorübergehender TSH-Suppression und Anti-TPO-Anstieg nach drei Monaten und anschließender Besserung der Werte. Durchgezogene Linie: TSH (Normbereich 0,25-3,10 µIE/l), gestrichelte Linie Anti-TPO (Normbereich <100 IE/ml).

3 Nebennierenerkrankungen als Ursache weiblicher Sterilität

3.1 Adrenogenitales Syndrom

Das adrenogenitale Syndrom (AGS) ist eine autosomal-rezessive Krankheit, die eher selten auftritt (Inzidenz ≥ 1:5000) und in 95% der Fälle durch eine defekte Cortisolbiosynthese aufgrund eines 21-Hydroxylasedefektes bedingt ist. Durch den Enzymdefekt kommt es über eine vermehrte ACTH-Stimulation zur Nebennierenrindenhyperplasie (congenital adrenal hyperplasia) und zur Anreicherung androgen wirksamer Präkursoren bei gerade noch ausreichender oder subnormaler Cortisolsynthese. Die klassische konnatale Form fällt bereits postpartal durch ein intersexuelles Genitale unterschiedlicher Ausprägung auf, die von einer einfachen Klitorishypertropie bis hin zu einer vollständigen Virilisierung des äußeren Genitale mit Ausbildung eines Sinus urogenitalis reichen kann. Beim unkomplizierten AGS ist nur die Cortisolbiosynthese in der Zona fasciculata gestört, während beim komplizierten AGS, dem Salzverlustsyndrom, ein 21-Hydroxylasedefekt auch in der Zona glomerulosa mit einem substitutionspflichtigen Aldosteronmangel besteht. Die „Late-onset"-Form fällt in der Pubertät durch eine Virilisierung und progredienten Hirsutismus bei meist gleichzeitig bestehender Ovarialinsuffizienz auf. Der Enzymdefekt läßt sich durch Bestimmung des in der Regel bereits basal massiv erhöhten 17-Hydroxyprogesteron (17-OHP) bzw. des überschießenden Anstieges nach ACTH-Stimulation (z.B. mit Synacthen®) nachweisen.

Durch exogene Kortikoidsubstitution kann der Androgenexzeß beim AGS normalisiert werden. Üblicherweise erfolgt die Therapie mit dem wichtigsten natürlichen Glukokortikoid, Hydrocortison (= Cortisol), sowie mit dem synthetischen Mineralokortikoid Fludrocortison. Durch die hormonelle Therapie werden die drei bei AGS betroffenen endokrinen Systeme beeinflußt: die Hypothalamus-Hypophysen-Nebennierenachse, das Renin-Angiotensin-Aldosteron-System sowie die Hypothalamus-Hypophysen-Ovar-Achse (Abb. 11-8). Durch die Hydrocortisonbehandlung wird der durch den 21-Hydroxylasedefekt bedingte ACTH-Exzeß als Ursache der Nebennierenhyperplasie normalisiert, während durch die Mineralokortikoid-Gabe von 100 bis 300 µg/Tag die Reninaktivität in den Normbereich gesenkt wird. Somit kann eine durch Hypovolämie bedingte ACTH-Ausschüttung verhindert werden. Durch die resultierende Abnahme der zuvor exzessiv produzierten Androgene in der Nebennierenrinde kommt es zur Normalisierung der Hypothalamus-Hypophysen-Gonaden-Achse. Eine komplette Normalisierung der adrenalen Androgenproduktion ist jedoch nur mit supraphysiologischen Kortikoidgaben im Sinne eines iatrogenen Cushing-Syndroms möglich. Nur so kann verhindert werden, daß der intrinsische 21-Hydroxylasedefekt exzessive Mengen von Androgenpräkursoren in den Androgensyntheseweg einschleust. Eine Behandlung sollte mit physiologischen Hydrocortisondosen zwischen 12 und 15 mg/m² Körperoberfläche erfolgen und bei schweren Enzymdefekten 25 mg/m² Körperoberfläche nicht überschreiten.

Die Therapieüberwachung umfaßt neben der klinischen Untersuchung und Bestimmung der Serumelektrolyte die Kontrolle des 17-OHP-Wertes und die Bestimmung der weiteren Androgene (z.B. Testosteron, DHEA-S, Androstendion) sowie der Reninaktivität.

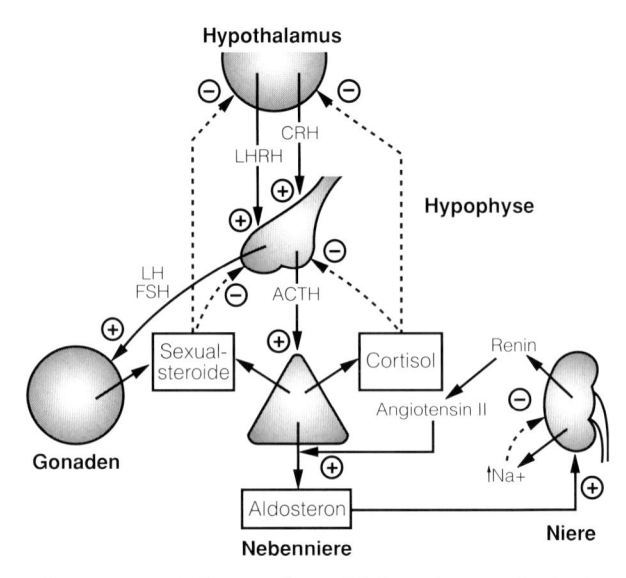

Abb. 11-8 Beeinflussung des endokrinen Systems durch den 21-Hydroxylasedefekt beim kongenitalen adrenogenitalen Syndrom. Es werden drei endokrine Systeme beim 21-Hydroxylasedefekt beim AGS beeinträchtigt: die Hypothalamus-Hypophysen-Nebennieren-Achse (Corticotropin-releasing-Hormon [CRH]–ACTH–Cortisol), die Renin-Angiotensin-Aldosteron-Achse und die Hypothalamus-Hypophysen-Gonaden-Achse (LHRH–LH–FSH–Sexualsteroide). Stimulierende Wirkungen sind durch Plus-Zeichen, negative Feedback-Wirkungen durch Minus-Zeichen gekennzeichnet (nach Cutler und Laue [5]).

vität. Insbesondere bei Neueinstellungen sind ergänzende Laboruntersuchungen im 24-Stunden-Sammelurin sinnvoll: Bestimmung des 17-OHP-Abbauproduktes Pregnantriol als Maß für die 17-OHP-Tagesproduktion und des freien Cortisols zur Überprüfung eines iatrogenen Glukokortikoidexzesses.

Unter der Substitutionsbehandlung mit Cortison ist es unbedingt erforderlich, die Patienten mit einem *Kortikoid-Notfallausweis** auszustatten. Es muß eine Aufklärung darüber erfolgen, daß die blinde Dosissteigerung der Substitution auf das Doppelte bis Vierfache bei allen schweren Streßsituationen wie Operationen, Infektionskrankheiten und Unfällen von vitaler Bedeutung ist. Ein abruptes Absetzen der Substitution führt zu einer lebensbedrohlichen Addison-Krise. Diese Situation haben wir zuletzt bei einer Patientin erlebt, bei der die Hausärztin aus Sorge um eine angebliche immunsuppressive Wirkung des Hydrocortisons wegen rezidivierender Infekte der Atemwege die Medikation abrupt beendet hatte.

In der Kindheit ist das Behandlungsziel die Suppression der Androgene zur Vermeidung einer Pubertas praecox und eines Minderwuchses sowie das Erreichen einer

---

* von der Fa. Merck, Darmstadt, erhältlich

ausgeglichenen Elektrolytbilanz. Aus diesem Grunde müssen Kinder mit AGS „scharf" eingestellt und engmaschig überwacht werden, um weitgehend normale Androgenspiegel zu erzielen. Dabei liegen die Kortikoiddosen (16–19 mg/m² Körperoberfläche) in der Regel über denen einer Substitutionstherapie der Nebennierenrindeninsuffizienz.

Junge Frauen mit AGS hingegen leiden an einem Hirsutismus und Zyklusstörungen im Sinne einer Oligo- oder Amenorrhö, daher häufig an einer Infertilität, und haben psychologische Probleme insbesondere bei virilisiertem Genitale. Entsprechend unseren Erfahrungen entscheiden sich betroffene Frauen nicht selten frühzeitig für die gewollte Kinderlosigkeit, da sie unzureichend aufgeklärt sind über die Vererbung des Krankheitsbildes oder eine mögliche Virilisierung bei einem weiblichen Feten befürchten. Wir raten daher grundsätzlich allen betroffenen Frauen, sich humangenetisch beraten zu lassen.

Ein gegenüber der allgemeinen Bevölkerung erhöhtes Risiko für ein erkranktes Kind besteht nur bei einem Partner, der heterozygoter Genträger des 21-Hydroxylasedefektes ist. Mit einer Sicherheit von 80% kann durch den Heterozygotentest (Bestimmung von 17-OHP basal und 30 min nach Stimulation mit ACTH) biochemisch die Gesundheit des Partners hinsichtlich des Enzymdefektes festgestellt werden [14]. Ist der Partner hingegen Genträger, besteht ein 25%iges Risiko für ein Kind mit AGS, vergleichbar mit dem Risiko für einen Wiederholungsfall bei Vorliegen eines sog. Indexfalls. Den betroffenen Paaren sollte dann eine pränatale Diagnostik angeboten werden (Nachweis durch HLA-Typisierung bei Vorliegen eines Indexfalls bereits frühzeitig durch eine Chorionzottenbiopsie, sonst durch Bestimmung des 17-OHP im Fruchtwasser ab der 16. Schwangerschaftswoche). Da noch vor der pränatal bekannten Diagnose eine beginnende intrauterine Virilisierung eines weiblichen Feten vorkommen kann, sollte möglichst ab der 5. bis 6. Schwangerschaftswoche eine pränatale Therapie einer „Risikomutter" mit Dexamethason 1 bis 1,5 mg/die durchgeführt werden [19]. Schwangere mit AGS und einem heterozygoten Partner müßten auf Dexamethason umgestellt werden, da im Gegensatz zu Hydrocortison Dexamethason die Plazentaschranke passieren kann. Diese Behandlung sollte bei einem betroffenen weiblichen Feten bis zum Ende der Gravidität fortgesetzt werden, kann andernfalls jedoch wieder ausschleichend abgesetzt werden.

Viele Patientinnen mit AGS bleiben ledig [21], so daß eine Fertilitätsproblematik gar nicht aufkommt. Ein Drittel der Patientinnen kann wegen eines mangelhaft ausgebildeten Introitus vaginae keinen regelrechten Geschlechtsverkehr ausüben. Während 60% der Frauen mit einfach virilisierendem AGS über Schwangerschaften berichten, so liegt die Schwangerschaftsrate bei Patientinnen mit Salzverlustsyndrom unter 10%. Diese Daten decken sich mit den Schwangerschaftsraten von Knorr [14] und mit unseren eigenen Erfahrungen. Inwieweit insbesondere beim Salzverlustsyndrom der intrauterine Androgenexzeß möglicherweise zerebrale Strukturen in der Fetalzeit maskulinisiert hat und sich dementsprechend keine zyklische Gonadotropinsekretion entwickelt und ein normaler Menstruationszyklus ausgeschlossen ist, kann nur vermutet werden. Wahrscheinlich ist die Herstellung normaler ovulatorischer Zyklen von der vollständigen Normalisierung der Androgene abhängig, die nur durch eine zum Teil massive Überdosierung mit Glukokortikoiden möglich ist. Wir konnten bei einer Patientin mit Salzverlustsyndrom feststellen, daß maximale Hydrocortisongaben von bis zu 60 mg/die (38 mg/m² Körperoberfläche) zu einem regelmäßigen Zyklus bei gleichzeitiger deutlicher Cushing-Symptomatik führten, während unter der Standarddosis mit Hydrocortison und Fludrocortison eine Amenorrhö beobachtet wurde.

Es wurden unterschiedliche Therapieschemata getestet, um möglichst mit einer geringen Hydrocortisondosis eine optimale Suppression der Androgene und somit eine gute Zyklusfunktion zu erzielen. Dabei wurde versucht, bei drei Einzeldosen Hydrocortison durch Gabe der Hauptdosis so spät wie möglich am Abend den frühmorgendlichen ACTH-Peak zu unterdrücken [22]. Die Aufteilung der Hydrocortisonmedikation in vier Einzeldosen, um 3 Uhr nachts mit der ersten Dosis beginnend, hat sich als sehr effektiv erwiesen [20]. In besonderen Situationen sollte für einen begrenzten Zeitraum, z.B. bei AGS-Patientinnen mit unerfülltem Kinderwunsch, diese aufwendige modifizierte Hydrocortisonsubstitution durchaus zur Optimierung der Zyklusfunktion versucht werden.

3.2 Nebennierenrindeninsuffizienz

Frauen mit marginaler Nebennierenrindeninsuffizienz können schwanger werden. Durch den fetalen Beitrag zur Steroidbiosynthese wird die Symptomatik während der Gravidität eher geringer; unmittelbar postpartal kann jedoch eine Addison-Krise ausbrechen

[18]. Bei ausgeprägter primärer oder sekundär hypophysärer Nebennierenrindeninsuffizienz ist bereits zur Aufrechterhaltung der Körperfunktion eine Substitutionstherapie mit Hydrocortison erforderlich. Die Gabe von täglich 30 mg Hydrocortison ist meist ausreichend. Um die natürliche zirkadiane Rhythmik nachzuahmen, werden zwei Drittel der Dosis morgens und ein Drittel am Nachmittag verabfolgt. Zusätzlich wird ein Mineralokortikoid (5α-Fludrocortison) gegeben, wobei die Standarddosis von 0,1 mg/die entsprechend dem Blutdruck variiert wird. Die Patienten mit Morbus Addison müssen ebenfalls mit einem Kortikoid-Notfallausweis ausgestattet und darüber aufgeklärt werden, daß zur Vermeidung einer Addison-Krise bei physischem oder psychischem Streß entsprechend dem Ausmaß der Belastung die Glukokortikoiddosis bis maximal 200 mg/die gesteigert werden muß. Eine Addison-Krise kann übrigens auch ausgelöst werden, wenn bei Patienten mit primärer oder sekundärer Nebennierenrindeninsuffizienz Schilddrüsenhormon ohne vorherige oder gleichzeitige Substitution mit Cortisol verabreicht wird.

Die primäre Nebennierenrindeninsuffizienz ist die Folge einer Zerstörung der Nebennierenrinde mit daraus folgendem Mangel an Gluko- und Mineralokortikoiden und den Nebennierenandrogenen und ist allgemein als Morbus Addison mit den typischen klinischen Symptomen bekannt. Als häufigste Ursache ist heute die *Autoimmunadrenalitis* erkannt, die besonders das weibliche Geschlecht mit einer Inzidenz von 2,5:1 Frauen gegenüber Männern betrifft. Die größte Häufigkeit wird im reproduktionsfähigen Alter in der 3. bis 4. Lebensdekade beobachtet. In bis zu 18% der Fälle kann gleichzeitig eine Ovarial- und Hodeninsuffizienz neben anderen Autoimmunerkrankungen (z.B. Thyreoiditis, Diabetes mellitus) gefunden werden [12]. Aus diesen Gründen empfiehlt sich bei Frauen mit primärer Ovarialinsuffizienz und entsprechender Klinik die Bestimmung der organspezifischen Antikörper (z.B. gegen Ovar-, Nebennierenrinden- und Schilddrüsengewebe). Wir konnten in den letzten Jahren bei einer Sterilitätspatientin die Entwicklung einer primären Ovarialinsuffizienz beobachten, bei der erst fünf Jahre später eine Nebennierenrindeninsuffizienz sowie gleichzeitig eine primäre Autoimmunhypothyreose sich manifestierte. In der Regel ist bei diesen Patientinnen eine Substitutionstherapie hinsichtlich der betroffenen Organe erforderlich.

Literatur

1. Bals-Pratsch, M., O. Schober, J. P. Hanker, Ch. de Geyter, H. P. G. Schneider: Schilddrüsenfunktionsstörungen und Sterilität der Frau. Zbl. Gynäk. 115 (1993) 118–223.
2. Bispink, L., W. Brändle, C. Lindner, G. Bettendorf: Präklinische Hypothyreose und Ovarialfuntionsstörungen. Geburtsh. u. Frauenheilk. 49 (1988) 881–888.
3. Bohnet, H. G., K. Fiedler, F. A. Leidenberger: Subclinical hypothyroidism and infertility. Letter. Lancet II (1981) 1278.
4. Brabant, G.: Thyreotropin. Thieme Copythek, S. 106. Thieme, Stuttgart – New York 1989.
5. Cutler, G. B., L. Laue: Congenital adrenal hyperplasia due to 21-hydroxylase deficiency. New Engl. J. Med. 323 (1990) 1806–1813.
6. Federlin, K., Becker, H.: Autoimmunität in der Schwangerschaft und Postpartalperiode. Med. Welt 42 (1991) 26–30.
7. Fish, L. H., C. N. Mariash: Hyperprolactinemia, infertility and hypothyroidism. Arch. intern. Med. 148 (1988) 709–711.
8. Ginsburg, J., P. Hardiman, M. Thomas: Vaginal bromocriptine. Letter. Lancet 338 (1991) 1205-1206.
9. Gutekunst, R.: Jodmangel bei Kindern und Erwachsenen. In: Köbberling, J., C. R. Pickardt (Hrsg.): Struma, S. 17–24. Springer, Berlin – Heidelberg – New York 1990.
10. Gutekunst, R., W. Becker, R. Hehrmann, T. Olbricht, P. Pfannenstiel: Ultraschalldiagnostik der Schilddrüse. Dtsch. med. Wschr. 113 (1988) 1109–1112.
11. Hoff, H. G., T. Olbricht: Die subklinische Hypothyreose – eine behandlungsbedürftige Erkrankung? Med. Welt 83 (1988) 296–301.
12. Irvine, W. J., E. W. Barnes: Addison's disease, ovarian failure and hypoparathyroidism. J. clin. Endocr. 4 (1975) 379–434.
13. Kämpe, O., R. Jansson, F. A. Karlsson: Effects of L-thyroxine and iodide on the development of autoimmune postpartum thyroiditis. J. clin. Endocr. 70 (1990) 1014–1018.
14. Knorr, D.: Störungen der Pubertät und des Wachstums. In: Schneider, H. P. G., C. Lauritzen, E. Nieschlag (Hrsg.): Grundlagen und Klinik der menschlichen Fortpflanzung, S. 385–448. DeGruyter, Berlin – New York 1988.
15. Köbberling, J., C. R. Pickardt (Hrsg.): Struma, S. 72. Springer, Berlin – Heidelberg – New York 1990.
16. Komatsu, M., T. Kondo, K. Yamauchi et al.: Antipituitary antibodies in patients with primary empty sella syndrome. J. clin. Endocrin. 67 (1988) 633–638.
17. Mann, K.: Autoimmunerkrankungen endokriner Drüsen. Bayer. Internist 1 (1989) 3–23.
18. McGill, I. G.: Addison's disease presenting as a crisis in the puerperium. Brit. med. J. II (1971) 566.
19. Migeon, C. J.: Comments about the need for prenatal treatment of congenital adrenal hyperplasia due to 21-hydroxylase deficiency (editorial). J. clin. Endocr. 70 (1990) 836–837.
20. Möller, H.: Chronopharmacology of hydrocortisone and 9α-fluorhydrocortisone in the treatment for congenital adrenal hyperplasia. Europ. J. Pediatr. 144 (1985) 370–373.
21. Mulaikal, R. M., C. J. Migeon, J. A. Rock: Fertility rates in female patients with congenital adrenal hyperplasia due to 21-hydroxylase deficiency. New Engl. J. Med. 316 (1978) 178–82.
22. Nieschlag, E., H. Wenner, H. Bren, E. J. Wickings, G. Schellong: Adrenogenitales Syndrom. Therapeutische Einstellung anhand des Tagesprofils des 17-Hydroxyprogesterons im Serum. Dtsch. med. Wschr. 105 (1980) 600–603.

23. Ross, G. R., R. L. van de Wiele: The ovaries. In: Williams, R. H. (ed.): Textbook of Endocrinology, S. 415. Saunders, Philadelphia – London – Toronto 1974.
24. Schneider, H. P. G., J. P. Hanker: Zyklusstörungen und Diagnostik der funktionell gestörten Fertilität. In: Schneider, H. P. G., C. Lauritzen, E. Nieschlag (Hrsg.): Grundlagen und Klinik der menschlichen Fortpflanzung, S. 509. De Gruyter, Berlin–New York 1988.
25. Speroff, L., H. Glass, N. G. Kase, H. G. Bohnet: Gynäkologische Endokrinologie und steriles Paar, S. 160. Diesbach, Berlin 1989.
26. Thomas, R., R. L. Reid: Thyroid disease and reproductive dysfunction: a review. Obstet. and Gynec. 70 (1987) 789–798.
27. Tindal, G. T., K. Kovac, E. Horvath, M. O. Thorner: Human prolactin-producing adenomas and bromocriptine: A histological, immunocytochemical, ultrastructural, and morphometric study. J. clin. Endocr. 55 (1982) 1178.
28. Trainer, P. J., A. Grossman: The diagnosis and differential diagnosis of Cushing's syndrome. Clin. Endocr. 34 (1991) 317–330.
29. Werder, K. von: Therapie von Mikro- und Makroprolaktinomen. Dtsch. med. Wschr. 116 (1991) 25–27.

12 Störungen der männlichen Fertilität und ihre Behandlung

E. Nieschlag

Inhalt

1	Das fertilitätsgestörte Paar	209	2.5.3	LH	222
			2.5.4	FSH	222
2	Diagnostik männlicher Fertilitätsstörung	210	2.5.5	GnRH-Test	222
2.1	Anamnese	210	2.5.6	Prolaktin	223
2.2	Somatische Untersuchung	211	2.5.7	Weiterführende Diagnostik	223
2.2.1	Symptome des Androgenmangels	211	2.6	Hodenbiopsie	223
2.2.2	Hoden	212	2.7	Zyto- und molekulargenetische Untersuchungen	223
2.2.3	Nebenhoden	212			
2.2.4	Varikozele	212	3	Krankheitsbilder	224
2.2.5	Penis	213	3.1	Störungen im Bereich des Hypothalamus und der Hypophyse	224
2.2.6	Prostata	213			
2.2.7	Gynäkomastie	213	3.1.1	Idiopathischer hypogonadotroper Hypogonadismus (IHH) und Kallmann-Syndrom	224
2.3	Apparative Untersuchungen	214			
2.3.1	Sonographie	214			
2.3.2	Doppler-Sonographie und Thermographie	215	3.1.2	Prader-Labhart-Willi-Syndrom	226
			3.1.3	Präpuberale Hypophyseninsuffizienz	226
2.3.3	Weitere bildgebende Verfahren	215	3.1.4	Konstitutionelle Pubertas tarda	226
2.4	Untersuchung des Ejakulates	215	3.1.5	Postpuberale Hypophyseninsuffizienz	227
2.4.1	Physikalische Untersuchungen	217	3.1.6	Isolierter Gonadotropinmangel	227
2.4.2	Mikroskopische Untersuchungen	217	3.1.7	Hyperprolaktinämie	227
2.4.3	Biochemische Untersuchungen	218	3.2	Störungen im Bereich der Testes	227
2.4.4	Immunologische Untersuchungen	218	3.2.1	Angeborene Anorchie	227
2.4.5	Mikrobiologische Untersuchungen	219	3.2.2	Erworbene Anorchie	228
2.4.6	Spermatozoenfunktionstests	219	3.2.3	Lageanomalien der Testes	228
2.4.7	Nomenklatur, Normalwerte und Bewertung der Ejakulatparameter	220	3.2.4	Varikozele	229
			3.2.5	Sertoli-cell-only-Syndrom	230
2.5	Endokrinologische Diagnostik	221	3.2.6	Syndrom der immotilen Zilien	230
2.5.1	Testosteron, freies Testosteron, Speicheltestosteron, sexualhormonbindendes Globulin	221	3.2.7	Globozoospermie	231
			3.2.8	Orchitis	231
			3.2.9	Klinefelter-Syndrom	231
2.5.2	hCG-Test	221	3.2.10	XYY-Syndrom	232

3.2.11	XX-Mann 232
3.2.12	Männliches Turner-Syndrom 232
3.2.13	Fertilitätsstörungen bei primär nicht testikulären Erkrankungen 233
3.2.14	Fertilitätsstörungen durch Noxen 233
3.2.15	Hodentumoren 234
3.2.16	Oviduktpersistenz 235
3.2.17	Pseudohermaphroditismus masculinus aufgrund von Enzymdefekten in der Testosteronbiosynthese 235
3.3	Störungen im Bereich der ableitenden Samenwege und der akzessorischen Geschlechtsdrüsen 236
3.3.1	Infektionen 236
3.3.2	Obstruktionen 236
3.3.3	Liquefizierungsstörungen 237
3.3.4	Immunologisch bedingte Infertilität .. 237
3.4	Störungen der Samendeposition 237
3.4.1	Penisdeformationen 237
3.4.2	Ektope Mündungen der Urethra 237
3.4.3	Phimose 238
3.4.4	Retrograde Ejakulation 238
3.4.5	Erektile Dysfunktion 238
3.5	Störungen im Bereich der Androgen-Zielorgane 239
3.5.1	Androgenresistenz bei Infertilität 239
3.5.2	Präpeniles Skrotum 239
3.5.3	Reifenstein-Syndrom 239
3.5.4	Testikuläre Feminisierung 239
3.5.5	Perineoskrotale Hypospadie mit Pseudovagina 240
4	Reproduktive Funktionen im Alter 240
5	Therapie 240
5.1	Substitution des Hypogonadismus mit Testosteron 241
5.2	Behandlung des sekundären Hypogonadismus bei Kinderwunsch 242
5.2.1	GnRH 242
5.2.2	hCG/hMG 242
5.3	Medikamentöse Behandlung der idiopathischen Infertilität 243
5.3.1	hCG/hMG 243
5.3.2	GnRH 243
5.3.3	Androgene 244
5.3.4	Antiöstrogene und Aromatasehemmer 244
5.3.5	Kallikrein 244
5.4	Assistierte Fertilisation 244
5.4.1	Homologe Insemination 245
5.4.2	In-vitro-Fertilisation (IvF) 245
5.4.3	Mikroinjektion von Spermatozoen 245

1 Das fertilitätsgestörte Paar

Falls der Kinderwunsch eines Paares unerfüllt bleibt, sucht traditionsgemäß zunächst die Frau medizinischen Rat. An diesem jahrhundertealten Verhalten hat auch die moderne Aufklärung nichts geändert; sie hat höchstens dazu beigetragen, daß der männliche Partner den Arzt überhaupt bzw. im Schnitt ein wenig eher aufsucht, als es früher der Fall war. Die Analyse der Ursachenverteilung von Fertilitätsstörungen zeigt jedoch, daß bei bis zur Hälfte der Paare mit unerfülltem Kinderwunsch auch beim Mann Störungen vermutet werden müssen (Abb. 12-1). Unter der Annahme einer Prävalenz von 15% ungewollter Kinderlosigkeit bei Paaren im fortpflanzungsfähigen Alter in Deutschland [21], ergibt sich daraus eine hohe Inzidenz von Fertilitätsstörungen bei Männern, die damit zu den häufigsten Erkrankungen des jüngeren und mittleren Lebensalters des Mannes gehören.

Ausgehend von der Beobachtung, daß die eingeschränkten reproduktiven Funktionen eines Partners erst durch entsprechende Störungen auf seiten des anderen Partners evident werden, lassen sich die Interdepenzen männlicher und weiblicher reproduktiver Funktionen schematisch vereinfacht wie in Abbildung 12-2 darstellen.

Zur Beurteilung der Auswirkungen eingeschränkter reproduktiver Funktionen ist Information darüber wichtig, in welchem Zeitraum bei einem „normalen" Paar der Gruppe 1 eine Schwangerschaft eintritt. Wenn ein Paar der Gruppe 1 eine Schwangerschaft plant, tritt sie bei etwa 75% innerhalb von drei Monaten ein [35]. Bei unselektierten Paaren, bei denen es zu einer Schwangerschaft kommt, entstehen 70% innerhalb der ersten sechs und 90% innerhalb der ersten zwölf Monate ungeschützten Verkehrs [63].

Diese Rate nimmt jedoch mit dem Alter des weiblichen Partners deutlich ab. Erst innerhalb von 20 bis 28 Monaten trat bei 80% aller Paare, deren Frauen

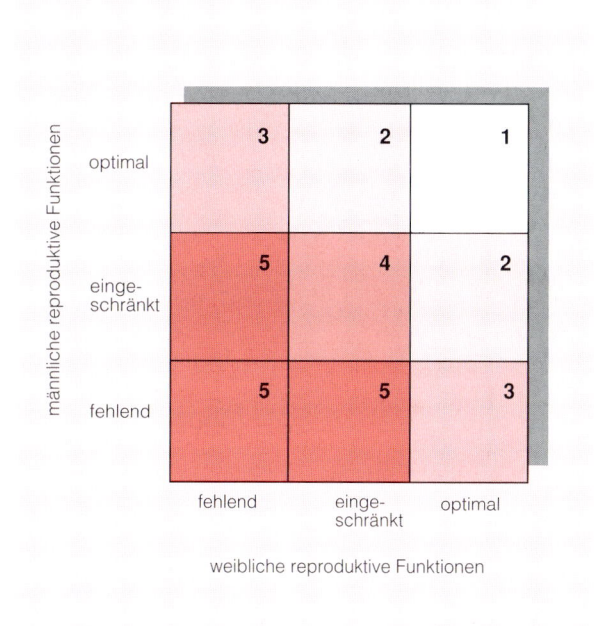

Abb. 12-2 Interdependenzen männlicher und weiblicher reproduktiver Funktionen (nach WHO [115]).
- Paare der Gruppe 1, bei der beide Partner optimale Funktionen aufweisen, werden den Arzt wegen Kinderwunsches nicht aufsuchen.
- Bei Paaren der Gruppe 2 werden die suboptimalen Funktionen des einen Partners wahrscheinlich in vielen Fällen durch die optimalen Funktionen des anderen kompensiert. Diese Paare kommen wahrscheinlich viel häufiger in der Gesamtbevölkerung vor, als ihre Häufigkeit in der Fertilitätssprechstunde vermuten läßt.
- Bei Paaren der Gruppe 3 wird sich die Behandlung ganz auf einen der beiden Partner konzentrieren, und es wird ausreichen, wenn nur der Gynäkologe bzw. der Androloge therapeutisch tätig wird.
- Problematisch ist jedoch die Behandlung der Paare der Gruppen 4 und 5. Beide Partner bedürfen der Behandlung. Der therapeutische Erfolg, d.h. eine Schwangerschaft, stellt sich bei diesen Paaren um so eher ein, je intensiver und koordinierter die ärztliche Betreuung ist. Gerade diese Paare profitieren am meisten von einer Behandlung in einem reproduktionsmedizinischen Zentrum, in dem gynäkologisch und andrologisch gleichermaßen ausgebildete Ärzte eng zusammenarbeiten. Der Anteil der Gruppen 4 und 5 an den die Fertilitätssprechstunde aufsuchenden Paaren beträgt 26%.

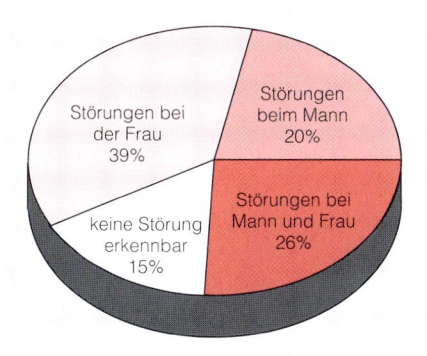

Abb. 12-1 Verteilung der Ursachen zwischen Mann und Frau bei ungewollter Kinderlosigkeit (nach WHO [115]).

älter als 25 Jahre waren, eine Gravidität ein [12]. Hierbei kommt der Koitusfrequenz eine große Bedeutung zu. Finden zwei Kohabitationen pro Woche statt, gibt es statistisch in 24 Wochen nur einen Koitus zum Konzeptionsoptimum. Bei unauffälligen Ejakulatparametern und regelrechten weiblichen Befunden ist das Intervall bis zur Konzeption um so kürzer, je höher die Koitusfrequenz ist. Bei Paaren, die über ungewollte Kinderlosigkeit von mehr als zwölf Monaten klagen und bei denen andrologische Faktoren der Kinderlosigkeit ausgeschlossen sind, zeigt sich schließlich ein Maximum der Konzeptionsrate bei einer Koitusfrequenz von drei- bis viermal pro Woche [69]. Wenn die Spermatozoenproduktion jedoch eingeschränkt ist, gilt diese direkte Beziehung nicht mehr. Aus diesen Überlegungen folgt, daß bei jüngeren Ehepaaren Untersuchungen erst nach mindestens einjährigem unerfülltem Kinderwunsch vorgenommen werden. Ist die Ehefrau älter als 30 Jahre, können bereits früher Untersuchungen veranlaßt werden. Da die reproduktiven Funktionen des Mannes bei gutem Gesundheitszustand bis ins höhere Alter erhalten bleiben [85], liefert zunehmendes Alter des männlichen Partners allein keinen physiologischen Anlaß zu beschleunigtem ärztlichem Handeln.

Die dargestellten gegenseitigen Abhängigkeiten der reproduktiven Funktionen von Mann und Frau sollten Anlaß dazu sein, bei unerfülltem Kinderwunsch beide Partner gleichzeitig zu untersuchen. Die *Untersuchung beider Partner* sollte gleich intensiv sein. Sich bei der Beurteilung der männlichen reproduktiven Funktionen nur auf die von einem auswärtigen Labor erstellten Seminalparameter oder gar nur auf den Postkoitaltest zu verlassen, selbst wenn er unter standardisierten Bedingungen durchgeführt wurde [118], bedeutet eine Vereinfachung, die über kurz oder lang in eine Sackgasse führt. Korrektes ärztliches Vorgehen verlangt eine gründliche Erhebung der Anamnese, eine sorgfältige körperliche Untersuchung und sich anschließende Laboruntersuchungen. Die Einheit, die das fertilitätsgestörte Paar bildet, darf nicht vernachlässigt werden, auch wenn sich das vorliegende Kapitel auf Diagnostik und Therapie der männlichen Fertilitätsstörungen konzentriert.

2 Diagnostik männlicher Fertilitätsstörung

2.1 Anamnese

Wenn immer möglich, sollte die Anamnese in Anwesenheit beider Partner erhoben werden. Dies bringt nicht nur einen Informationsgewinn für den Arzt, sondern hilft auch den Partnern, gegenseitiges Verständnis für diagnostische und therapeutische Maßnahmen zu erhalten. Die Dauer des aktiven Kinderwunsches bzw. des ungeschützten Verkehrs und die Koitusfrequenz werden erfragt. Regelmäßige Trennungen, z.B. aus beruflichen Gründen, werden vermerkt. Hinweisen auf eine Dyspareunie muß nachgegangen werden. Berufliche oder private Belastungen, die Spannung oder Konfliktstoff für das Paar liefern, werden erfragt. Der Arzt wird versuchen, einen Eindruck über die Intensität und die Motive des Kinderwunsches jedes einzelnen Partners zu erhalten. Um das Gespräch möglichst ergiebig zu gestalten, muß eine entspannte Atmosphäre geschaffen und jeder Eindruck von Zeitdruck vermieden werden. Unter Routinebedingungen sollte ein Zeitraum von mindestens 15 bis 20 Minuten angesetzt werden.

Frühere Schwangerschaften mit der gegenwärtigen oder einer anderen Partnerin werden festgehalten. Nach den bereits durchgeführten und geplanten Fertilitätsuntersuchungen bei der *Partnerin* wird gefragt (Basaltemperatur, Follikulometrie, Hormonbestimmungen, Laparoskopie? Wurden bereits Tests zur Spermatozoen-Mukus-Interaktion durchgeführt? Wurden bereits therapeutische Maßnahmen eingeleitet?).

Familienanamnestisch wird nach dem Gesundheitszustand der Eltern und Geschwister sowie deren Fertilitätsstatus gefragt. Wenn sich Anhaltspunkte ergeben, muß die Befragung auf die weitere Verwandtschaft ausgedehnt werden. Diese Fragen erhalten durch neuere molekulargenetische Befunde besondere Bedeutung für die Diagnostik und eine eventuelle humangenetische Beratung (siehe auch Bd. 4, Kap. 10).

Bei der *Eigenanamnese* werden alle bisherigen Erkrankungen registriert. Insbesondere Lageanomalien der Testes, deren medikamentöse oder operative Behandlung sowie der Zeitpunkt dieser Maßnahme sind von Bedeutung. Wegen der eventuellen Verletzung der *Ductus deferentes* ist die Frage nach Herniotomien, insbesondere im Kleinkindesalter, wichtig. Wurde eine Zirkumzision aus religiösen oder medizinischen Gründen durchgeführt? Infektionskrankheiten mit und ohne klinisch manifester Orchitis oder Epididymitis, wie z.B. Mumps, Typhus, Tuberkulose, Gonorrhö, Syphilis und AIDS, können zu Fertilitätsstörungen führen. Bei venerischen Krankheiten ist der Zeitpunkt des Therapiebeginns und die Art der Therapie wichtig. Diabetes mellitus, Hepato- und Nephropathien bedingen eventuell Potenz- und/oder Fertilitätsstörungen. Einige Krankheiten, wie das Kartagener-Syndrom (siehe Abschnitt 3.2.6), das Young-Syndrom und die zystische Fibrose (siehe auch Abschnitt 3.3.2) sind unmittelbar mit Infertilität assoziiert. Daher ist eine genaue Anamnese von Erkrankungen der Luftwege von besonderer Wichtigkeit (rezidivierende bzw. chronische Sinusitis oder Bronchitis). Die bei manchen Erkrankungen notwendige Medikation kann zu Fertilitäts- oder Potenzstörungen führen, wie Sulfasalazin (bei Morbus Crohn, Colitis ulcerosa), Antihypertonika, Antibiotika, Zytostatika. Androgene, anabole Steroide, Östrogene und Antiandrogene unterdrücken die Spermatogenese. Berufliche Exposition gegenüber Hitze und Chemikalien sollte erfragt werden. Die Rolle des Nikotins als fertilitätshemmende Noxe ist umstritten; Rauchgewohnheiten werden jedoch erfaßt, da sie Hinweise auf die Lebensgewohnheiten des Patienten und seine allgemeine Risikobereitschaft und sein Gesundheitsbewußtsein geben [111]. Sportliche Aktivitäten, besondere Lebensgewohnheiten, Nahrungsaufnahme und Alkoholkonsum werden registriert.

Beim Verdacht auf eine durch Hypogonadismus bedingte Fertilitätsstörung sind besondere auf einen Androgenmangel hinweisende Aspekte zu beachten. Eine Abnahme der allgemeinen Leistungsfähigkeit, eine Verminderung des Bartwuchses mit Abnahme der Rasurfrequenz, eine Abnahme der Erektionshäufigkeit, insbesondere der spontanen morgendlichen Erektionen, und eine Verminderung des Sexualantriebs und der sexuellen Phantasien liefern wichtige Hinweise auf einen eventuellen Androgenmangel. Aufgrund des Libidoverlustes kann der Leidensdruck der Patienten im Gegensatz zu nicht auf Testosteronmangel beruhenden Erektionsstörungen eher gering sein. Bei Verdacht auf einen Hypophysentumor ist nach Veränderungen des Sehvermögens, bei Verdacht auf ein Kallmann-Syndrom mit hypothalamisch bedingtem Hypogonadismus nach dem Riechvermögen zu fragen.

Weitere anamnestische Aspekte ergeben sich aus dem Verdacht auf besondere Krankheitsbilder und werden bei deren Besprechung im weiteren Text hervorgehoben.

2.2 Somatische Untersuchung

Eine gründliche körperliche Untersuchung soll eine Orientierung über alle Organsysteme vermitteln. Dabei wird vor allem auf den Genitalbereich und die Skrotalorgane, die Leistengegend und Symptome des Androgenmangels geachtet.

2.2.1 Symptome des Androgenmangels

Entscheidend für die Ausbildung der Symptome des Androgenmangels ist die Frage, ob der Androgenmangel vor oder nach Abschluß der Pubertät eingetreten ist (Tab. 12-1). Besteht der Androgenmangel zum Zeitpunkt der normalerweise einsetzenden Pubertät, kommt es zum Bild des *Eunuchoidismus*. Charakteristisch für diese Patienten ist eine verzögert einsetzende Pubertät mit eunuchoidem Hochwuchs, der durch verspätet eintretenden Schluß der Epiphysenfugen bedingt ist. Die Spannweite wird größer als die Gesamtkörperlänge, und die Beine werden länger als der Rumpf. Diese sind im Sitzen klein (Sitzzwerge) und im Stehen groß (Stehriesen).

Bei der Messung der Spannweite werden die Enden der Mittelfinger als Endpunkte gewählt, und es ist darauf zu achten, daß die beiden Arme eine Linie bilden. Meßlatten mit Maßarretierungen vereinfachen den Meßvorgang. Der Testosteronmangel führt nicht unmittelbar zur Zunahme des Depotfetts, die Fettverteilung bleibt jedoch kindlich und enthält feminine Züge (Betonung von Hüften, Nates, Unterbauch). Der Stützapparat ist nur gering ausgebildet, der Stimmbruch bleibt aus. Die Stirnhaargrenze bleibt gerade, und es bilden sich keine Geheimratsecken aus. Der Bartwuchs fehlt oder ist spärlich, so daß Rasur nur selten notwendig ist. Die obere Pubeshaargrenze verläuft horizontal. Die Hämoglobinwerte und Erythrozytenzahlen bewegen sich im unteren Normbereich, es kann eine leichte normochrome Anämie bestehen. Schon frühzeitig entwickelt sich eine feine periorale und periorbitale Hautfältelung. Die Talgdrüsen produzieren wenig Sebum. Der Penis bleibt infantil, die Prostata klein. Die Spermatogenese kommt nicht in Gang, und die Testes bleiben klein. Kommen andere zentrale Störungen, insbesondere der Schilddrüsenfunktion und der Wachstumsfaktoren, hinzu, können die Patienten klein bleiben, die Körperproportionen entwickeln sich aber dennoch wie beim eunuchoiden Hochwuchs.

Tritt der *Androgenmangel nach erfolgter Pubertät* ein, so kann er sich nicht mehr in den Proportionen des Körperbaus ausdrücken. Sekundäre Geschlechtsbehaarung und die übrige Körperbehaarung werden jedoch spärlicher, wohingegen Geheimratsecken oder Glatze bestehenbleiben. Auch die Stimme ändert sich nicht mehr. Die Muskelmasse reduziert sich, und die Körperkraft läßt nach. Lange bestehender Androgenmangel führt zu einer Erschlaffung des Stützapparates und zur Osteoporose, die schwere Lumbago und Wirbelbrüche zur Folge haben kann [51]. Die Anämie zusammen mit einer verminderten Hautdurchblutung verur-

Tabelle 12-1 Symptomatik des Androgenmangels in Abhängigkeit vom Manifestationsalter

Betroffenes Organ	Vor abgeschlossener Pubertät	Nach abgeschlossener Pubertät
Kehlkopf	– ausbleibende Stimmutation	– keine Änderung der Stimme
Behaarung	– horizontale Pubeshaargrenze – gerade Stirnhaargrenze – mangelnder Bartwuchs	– nachlassende sekundäre Geschlechtsbehaarung
Haut	– fehlende Sebumproduktion – ausbleibende Akne – Blässe – periorale und periorbitale Hautfältelung	– fehlende Sebumproduktion – Atrophie – Blässe – periorale und periorbitale Hautfältelung
Knochen	– eunuchoider Hochwuchs – Osteoporose	– Osteoporose
Knochenmark	– leichte Anämie	– leichte Anämie
Muskulatur	– unterentwickelt	– Atrophie
Prostata	– unterentwickelt	– Atrophie
Penis	– infantil	– keine Größenänderung
Hoden	– kleines Volumen	– Hodenvolumenabnahme
Spermatogenese	– nicht initiiert	– sistiert
Libido und Potenz	– nicht entwickelt	– Verlust

sacht Blässe des Patienten, die auch durch Sonneneinstrahlung kaum beeinflußbar ist. Die Spermatogenese kommt zum Erliegen, so daß Hodenkonsistenz und -volumen zurückgehen. Obwohl vorhanden, stehen Potenzstörungen nicht im Vordergrund der Beschwerden des Patienten, da auch die Libido verschwindet und so kaum Leidensdruck entsteht.

Tritt der *Androgenmangel bereits intrauterin* auf, kann es zur Ausbildung intersexueller Genitalorgane kommen, die aber auch durch Störungen des Androgenstoffwechsels in den Zielorganen bedingt sein können (siehe Abschnitt 3.5).

2.2.2 Hoden

Das Hodenvolumen beträgt beim gesunden Mitteleuropäer im Schnitt 18 ml pro Hoden, in einem Bereich von 10 bis 30 ml. Der linke Hoden ist physiologischerweise um etwa 1 ml kleiner als der rechte. Ethnische Einflüsse müssen berücksichtigt werden; z.B. ist das Hodenvolumen chinesischer Männer kleiner. Das Hodenvolumen korreliert in weiten Grenzen mit der Spermatozoenproduktion. Daher liefert normales Hodenvolumen bei Azoospermie den Verdacht auf einen Verschluß der ableitenden Samenwege. Die Größe der Hoden wird durch Palpation im Vergleich zu hodenförmigen Modellen mit definierten Größen (Orchidometer) oder sonographisch erfaßt (siehe Abschnitt 2.3.1). Die Größe nicht voll deszendierter Testes ist palpatorisch nicht immer exakt zu bestimmen. In diesen Fällen, wie allgemein bei Untersuchungen der Genitalorgane, ergänzt die Ultrasonographie die palpatorische Untersuchung. Der normale Hoden hat eine feste Konsistenz. Bei fehlender LH- und FSH-Stimulation aufgrund einer Hypothalamus- oder Hypophysenstörung sind die Hoden weich; kleine, sehr feste Hoden finden sich beim Klinefelter-Syndrom. Fluktuierende bis prall-elastische Konsistenz deutet auf eine Hydrozele hin, die durch Diaphanoskopie oder – besser – durch Ultraschall bestätigt wird. Sehr harte Konsistenz mit Seitendifferenz und höckriger Oberfläche bedeuten Verdacht auf einen Hodentumor.

2.2.3 Nebenhoden

Der normale Nebenhoden läßt sich als ein weicher Gang kraniodorsal zum Hoden palpieren. Weiche zystische Erweiterungen lenken den Verdacht auf einen distalen Verschluß, Verhärtungen auf einen Verschluß z.B. nach gonorrhoischer Epididymitis. Spermatozelen imponieren als prall-elastische, kugelförmige Gebilde zumeist im Nebenhodenkopfbereich. Schmerzhafte Schwellungen des Nebenhodens lassen an akute oder chronische entzündliche Prozesse, weichlich tumoröse Schwellungen im Nebenhodenbereich an ein seltenes Tuberkulom denken.

2.2.4 Varikozele

Eine Erweiterung des venösen Plexus pampiniformis zur Varikozele, die in 95 % der Fälle einseitig links auftritt, wird durch sorgfältige Palpation am *stehenden* Patienten erfaßt (Abb. 12-3). Wichtig ist, ob sich die Venenstauung bei Erhöhung des Druckes im Bauchraum (Valsalva-Versuch) füllt. Die Füllung weist auf eine Insuffizienz der Venenklappen hin. Varikozelen treten links häufiger auf, wahrscheinlich wegen der ungünstigeren Abflußverhältnisse. Die V. spermatica sinistra mündet in die V. renalis, während die V. spermatica dextra direkt in die V. cava inferior mündet. Trotz der verschiedenen physikalischen Untersuchungsverfahren, mit denen eine Varikozele objektiviert werden kann (siehe Abschnitt 2.3), bleibt die sorgfältige Palpation wichtiger Bestandteil der andrologischen Untersuchung und ist im Zweifelsfall ausschlaggebend.

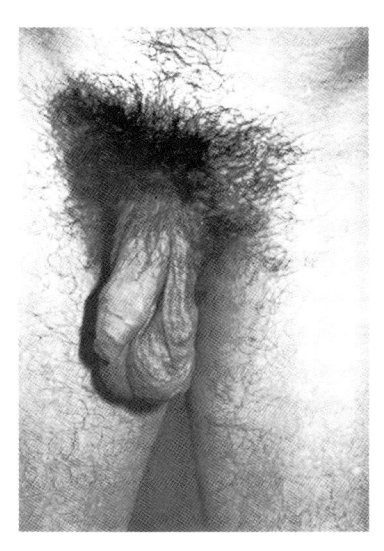

Abb. 12-3 Deutlich sichtbare Varikozele bei einem 30jährigen, fertilitätsgestörten Mann.

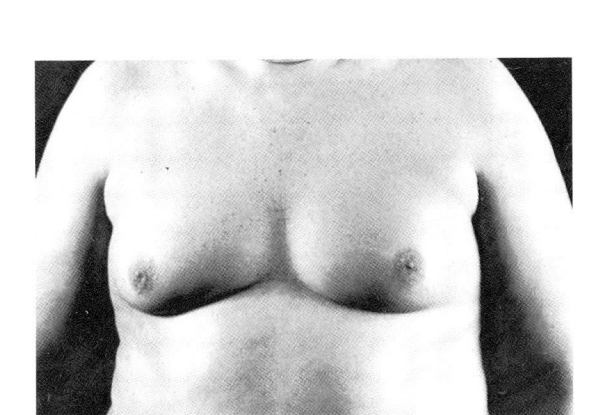

Abb. 12-4 Geringgradige Hypospadie bei einem 32jährigen Patienten der Fertilitätssprechstunde (Hypospadia glandis).

Abb. 12-5 Beidseitige Gynäkomastie bei einem 35jährigen Mann.

2.2.5 Penis

Bei der Untersuchung des Penis ist die Urethramündung genau zu lokalisieren, da auch leichte Hypospadieformen (Abb. 12-4) zu Fertilitätsstörungen führen können. Eine Phimose läßt sich durch den Versuch, das Präputium zurückzustreichen, feststellen. Sie sollte aus hygienischen und zeugungstechnischen Gründen bald operativ korrigiert werden. Deviationen des Penis im erigierten Zustand und daraus resultierende Kohabitationsschwierigkeiten beschreibt der Patient oder dokumentiert sie durch Selbstphotographie (Polaroidaufnahmen).

2.2.6 Prostata

Die normale Prostata weist bei der rektalen Untersuchung eine glatte Oberfläche auf und entspricht in der Größe etwa einer Roßkastanie. Bei Hypogonadismus ist das Prostatavolumen klein, die übliche altersabhängige Größenzunahme bleibt aus. Teigige, weiche Konsistenz weist auf eine Prostatitis hin, allgemeine Vergrößerung auf benigne Prostatahyperplasie, höckrige Oberfläche und harte Konsistenz auf ein Karzinom. Beide Erkrankungen sind eher bei älteren Patienten zu finden und haben bei den die Fertilitätssprechstunde aufsuchenden Männern mit einem Durchschnittsalter von 32 Jahren noch eine niedrige Inzidenz. Durch die transrektale Sonographie, bei der gleichzeitig die Samenblasen beurteilt werden können, läßt sich gegenüber der Palpation ein deutlicher Informationsgewinn erzielen. Bei Patienten unter 45 Jahren untersuchen wir die Prostata nur gezielt bei entsprechendem Verdacht, beim Patienten über 45 Jahren gehören Palpation und Sonographie zur Routineuntersuchung.

2.2.7 Gynäkomastie

Unter Gynäkomastie versteht man die verstärkte Ausbildung des Mamma-Drüsenkörpers beim Mann (Abb. 12-5). Sie muß durch Palpation oder bildgebende Sonographie von einer reinen Lipomastie unterschieden werden. Eine Gynäkomastie tritt meistens beidseitig, seltener einseitig, ohne Seitenpräferenz auf. Bei großen, besonders einseitigen Gynäkomastien und verdächtigen Tastbefunden sollte eine Mammographie zur Entdeckung eines eventuellen Mammakarzinoms herangezogen werden. Eine Gynäkomastie kann zu Spannungsgefühl der Brüste und Berührungsempfindlichkeit der Mammillen führen, sie ist jedoch meist völlig asymptomatisch.

Gynäkomastien bilden sich häufig bei pubertierenden Jungen mit einem Prädilektionsalter von 14 Jahren und verschwinden innerhalb von zwei bis drei Jahren. Eine begleitende Adipositas verstärkt und verlängert die Symptomatik. Gynäkomastien persistieren vereinzelt auch bis ins Erwachsenenalter, ohne pathognomonische Bedeutung zu besitzen, und treten wieder häufiger bei älteren Männern auf. Kleine, feste Testes in Kombination mit Gynäkomastie lenken den Verdacht auf ein Klinefelter-Syndrom. Auch bei anderen Formen des primären Hypogonadismus und Defekten der Androgenzielorgane bilden sich Gynäkomastien aus. Bei Hyperprolaktinämie kann es zu einer Gynäkomastie kommen, die aber eher durch den begleitenden Hypogonadismus als durch Prolaktin bedingt ist.

Besonders schnell sich entwickelnde Gynäkomastien sind ein Hinweis auf einen endokrin aktiven Hodentumor [18]. Charakteristisch ist die Symptomentrias Gynäkomastie, Libidoverlust und Hodentumor. Bei jeder Gynäkomastie ist die sorgfältige palpatorische und sonographische Untersuchung der Testes obligat! Die Tumoren (Leydig-Zell-Tumor, embryonales Karzinom, Teratokarzinom, Chorionkarzinom, Kombinationstumor) führen entweder direkt oder über eine hCG-Bildung zu einer vermehrten Östrogenproduktion der Leydig-Zellen. Bei chronischen Systemerkrankungen (z. B. Leberzirrhose, terminale Niereninsuffizienz unter Hämodialyse, Hyperthyreose) kann es zur Ausbildung einer Gynäkomastie kommen. Eine große Anzahl von Medikamenten mit verschiedensten Wirkungsmechanismen bedingen möglicherweise eine Gynäkomastie. Da eine Gynäkomastie ein wichtiges Kriterium für die Diagnose sowie für die Verlaufskontrolle einer Behandlung ist, sollte die Indikation zur Operation zurückhaltend gestellt werden. Falls operiert wird, sollte im Hinblick auf die kosmetischen Ergebnisse ein erfahrener Mammachirurg konsultiert werden.

2.3 Apparative Untersuchungen

2.3.1 Sonographie

Durch die Sonographie sind die Skrotalorgane einer nebenwirkungsfreien, bildgebenden Diagnostik zugänglich geworden. Normale Hoden und Nebenhoden weisen eine homogene Echostruktur des Parenchyms auf. Die palpatorische Hodenvolumenbestimmung kann durch Hydrozelen, verdickte Skrotalhaut, fibrosierte Nebenhoden oder insbesondere durch Lageanomalien erschwert sein. Hier trägt die Sonographie zur Objektivierung des Befundes bei. Unter Anwendung der Formel für das Rotationsellipsoid ist eine präzise und reproduzierbare Volumenbestimmung möglich, die besondere Bedeutung gerade bei Therapieverlaufsstudien (z. B. Gonadotropinbehandlung bei hypogonadotropem Hypogonadismus) erlangt [10]. Eine Hydrozele erscheint als areflexiver Randsaum um den Hoden. Bei einer Varikozele wird eine Erweiterung der Venendurchmesser des Plexus pampiniformis registriert, die Zunahme des Durchmessers einzelner Venen kann im Valsalva-Versuch gemessen werden (Abb. 12-6).

Für die Diagnostik von Hodentumoren ist die Sonographie heute die Methode der Wahl, da auch intratestikuläre, nicht palpable tumorverdächtige Strukturveränderungen erfaßt werden (Abb. 12-7). Die Sonographie weist bei der Diagnostik von Hodentumoren eine hohe Sensitivität auf. Tumoren der Testes erscheinen als hyperechogene, hypoechogene oder gemischte Areale. Differentialdiagnostisch muß bei hypoechogenen Bezirken an Abszesse, Hämatome und intratestikuläre Zysten gedacht werden. Bei hyperechogenen Arealen kommen differentialdiagnostisch fibrotische Veränderungen (z. B. nach Mumpsorchitis oder nach Hodenbiopsie) sowie die seltene Microlithiasis testis in Betracht. Da Patienten mit Fertilitätsstörungen eine erhöhte Inzidenz von Hodentumoren aufweisen, gewinnt die Sonographie auch aus diesem Grunde in der Fertilitätssprechstunde zunehmend an Bedeutung [76].

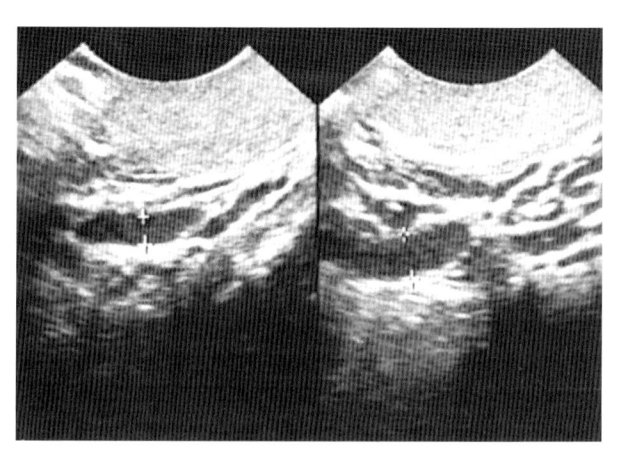

Abb. 12-6 Ultrasonographische Darstellung des linken Skrotalfaches eines 28jährigen fertilitätsgestörten Mannes mit Varikozele. Neben der homogenen Struktur des Hodens sind die Gefäßerweiterungen deutlich erkennbar. Die linke Bildhälfte zeigt den Venensitus unter Ruhebedingungen (maximaler Venendurchmesser 4,2 mm), die rechte Bildhälfte im Valsalva-Preßversuch (maximaler Venendurchmesser 6,9 mm).

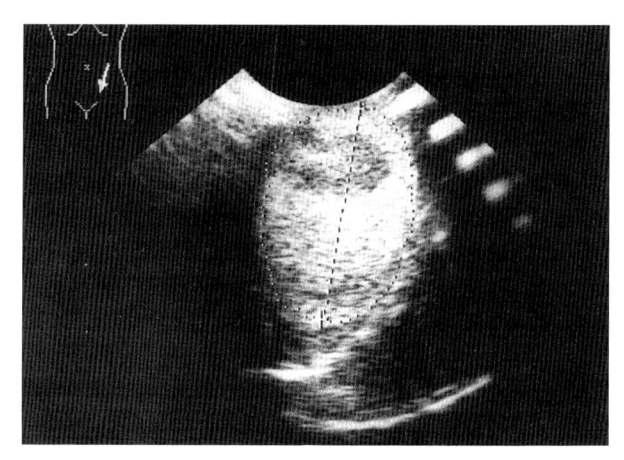

Abb. 12-7 Linker Hoden eines 32jährigen Mannes, an dessen oberem Pol eine echoärmere, aufgelockerte Struktur erkennbar ist, die als Hodentumor diagnostiziert wurde. Operation und Histologie ergaben ein Seminom.

Bei akuter Epididymitis ergibt sich ein hypoechogenes, verbreitertes, aufgelockertes sonographisches Bild des Nebenhodens. Häufig wird eine Begleithydrozele gefunden. Eine chronische Epididymitis ist aufgrund fibrotischer Umwandlung des Nebenhodens echoreich. Eine Spermatozele erscheint als reflexfreies, glatt begrenztes rundes Areal im Verlauf des Nebenhodens.

In unserer Sprechstunde wurden bei 48 % von 1698 konsekutiv untersuchten Patienten pathologische Befunde bei der sonographischen Untersuchung erhoben (Tab. 12-2). Aufgrund des hohen Anteils durch Sonographie erfaßbarer pathologischer Veränderungen

Tabelle 12-2 Ultrasonographische Befunde der Skrotalorgane bei 1698 konsekutiven Patienten des Instituts für Reproduktionsmedizin der Universität Münster

	n	%
Normal	880	52
Varikozele	335	20
Hydrozele	147	9
Nebenhoden pathologisch	190	11
Spermatozele	95	6
Testes		
– inhomogene Binnenechos	118	7
– Zysten	19	1,1
– Tumoren	8	1,5

und der hohen Sensitivität und Spezifität der Methode wird in unserer Klinik die bildgebende Sonographie bei jedem Patienten als Screening-Untersuchung durchgeführt.

Neuerdings gewinnt auch die transrektale Sonographie der Prostata und der Samenblasen bei der Diagnostik des Hypogonadismus und der Infertilität an Bedeutung. Bei Androgenmangel zeigt sich ein deutlich vermindertes Prostatavolumen im Vergleich zu altersgleichen normalen Männern [8]. Die bildgebende transrektale Sonographie ist wesentlicher Bestandteil bei der Diagnostik der Prostatitis, der benignen Prostatahyperplasie und des Prostatakarzinoms. Insbesondere durch die vergleichende Untersuchung vor und nach Ejakulation können neben Samenblasenagenesie oder -aplasie auch Samenblasendysfunktionen erfaßt werden, die in bislang noch weitgehend unbekanntem Ausmaß zur Infertilität führen können.

2.3.2 Doppler-Sonographie und Thermographie

Mit der Doppler-Sonographie lassen sich die Strömungsverhältnisse im Plexus pampiniformis erfassen. Hierdurch kann ein eventueller Rückstrom im Valsalva-Versuch akustisch hörbar gemacht und bidirektional registriert werden. Die Doppler-Sonographie eignet sich gut zur Beurteilung des Therapieerfolgs nach operativer oder radiologischer Behandlung der Varikozele bzw. zur Objektivierung von eventuellen Rezidiven.

Da eine Varikozele mit venösem Rückstau eine Temperaturerhöhung des betroffenen Hodens und Skrotalfaches bewirkt, können Temperaturunterschiede zwischen den beiden Skrotalhälften Hinweise auf die pathophysiologischen Auswirkungen einer Varikozele geben. Die diagnostische Bedeutung der Thermographie, die mit thermosensiblen Meßfolien oder neuerdings auch kontinuierlich über 24 Stunden mittels eines tragbaren Meßgerätes mit Thermofühlern (Thermoport) durchgeführt werden kann [54, 66], ist jedoch noch nicht endgültig abgeklärt.

2.3.3 Weitere bildgebende Verfahren

Beim Verdacht auf pathologische Prozesse im Hypophysen- oder Hypothalamusgebiet ist die Magnetresonanztomographie (MRT) heute Methode der Wahl und der herkömmlichen Zielaufnahme der Sellaregion und der Computertomographie überlegen [98]. Bei Verdacht auf Kryptorchismus oder ein- oder beidseitige Anorchie und fehlendem sonographischem Nachweis testikulären Gewebes im Skrotum und Inguinalkanal muß die MRT (oder Computertomographie) zur Hodensuche eingesetzt werden.

Bei jüngeren Patienten mit Hypogonadismus und Jungen mit Pubertas tarda wird aus der Knochenkonstellation und den Epiphysenfugen der linken Hand das Knochenalter röntgenologisch bestimmt. Durch Androgenmangel bedingte Veränderungen der Wirbelsäule können nur im fortgeschrittenen Stadium durch herkömmliche Röntgenaufnahmen dokumentiert werden. Durch planare Verfahren wie DPA (dual photon absorptiometry) und DEXA (dual energy X-ray absorptiometry) oder volumetrische Methoden wie die quantitative Computertomographie der Lendenwirbelsäule (QCT) oder periphere QCT des Radius oder Tibia (pQCT) lassen sich osteoporotische Veränderungen frühzeitig mit hoher Genauigkeit und Reproduzierbarkeit erfassen [38]. Unter Androgensubstitution stellen diese Verfahren zusätzlich zur endokrinen Diagnostik eine langfristige objektive Therapieverlaufskontrolle dar.

2.4 Untersuchung des Ejakulates

Um den Untersuchungsgang zu standardisieren und die Ergebnisse von Labor zu Labor vergleichbar zu machen, muß die Untersuchung des Ejakulates heute nach den Richtlinien der Weltgesundheitsorganisation (WHO) durchgeführt werden [118]. Zur übersichtlichen Darstellung und schnellen Vergleichbarkeit der an verschiedenen Untersuchungsterminen gewonnenen Ergebnisse empfiehlt sich die Eintragung der Resultate in geeignete Formblätter (Abb. 12-8).

Institut für Reproduktionsmedizin der Universität Münster (Prof. Dr. E. Nieschlag)
Ejakulat- und Hormonbefundbogen nach WHO (1992)   Pat. Nr.:

Name, Vorname:			Geb.-Datum:		
Datum					
Karenz (Tage)					
Therapie					
Uhrzeit der Probenabgabe					
Analysebeginn					
Volumen (ml)					
Farbe					
Konsistenz					
pH					
Motilität (%) (a) schnell progressiv					
(b) langsam progressiv					
(c) lokal					
(d) immotil					
Zahl (Mill/ml)					
(Mill/Ejak.)					
Morphologie Normalformen (%)					
Kopfdefekte (%)					
Mittelstückdefekte (%)					
Schwanzdefekte (%)					
Zytoplasmatropfen (%)					
Teratozoospermieindex					
Spezifische Defekte					
Eosintest (% angefärbte Zellen)					
HOS-Test (% angeschw. Zellen)					
Rundzellen (Mill/ml)					
Leukozyten (Mill/ml)					
Agglutinationen (%)					
MAR-Test IgG (%)					
IgA (%)					
α-Glucosidase (> 11 mU/Ejak.)					
Fructose (> 13 µmol/Ejak.)					
Zink (> 2,4 µmol/Ejak.)					
Sonderbestimmungen					
MTA					
LH (2-10 U/l)					
FSH (1-7 U/l)					
Prolaktin (< 500 mU/l)					
Testosteron (> 12 nmol/l)					
Östradiol (< 250 pmol/l)					
SHBG (11-71 nmol/l)					
PSA (< 4 µg/l)					

neg.= negativer Test   < (Wert) = unter der Nachweisgrenze   n.a.= nicht auswertbar   n.d.= nicht durchführbar

Abb. 12-8   Formblatt zum Erfassen der Ejakulatbefunde und Serum-Hormonwerte, in das die Ergebnisse von fünf konsekutiven Untersuchungen eingetragen werden können. Damit wird eine synoptische Verlaufsbetrachtung über längere Beobachtungs- bzw. Behandlungszeiträume ermöglicht.

Unter Berücksichtigung der Kinetik der Spermatozoenproduktion [26] sollte die *Karenzzeit* zwischen 48 Stunden und sieben Tagen liegen. Eine Diagnose sollte auf *zwei* Ejakulatuntersuchungen basierend erstellt werden, die mindestens sieben Tage, aber auch nicht länger als drei Monate auseinanderliegen sollten. Das Ejakulat muß möglichst am Ort der Untersuchung gewonnen werden. Der dafür vorgesehene Raum darf nicht den Eindruck eines Aborts oder einer Abstellkammer vermitteln, sondern muß der Bedeutung des Vorgangs Rechnung tragen, der einen diagnostischen Schritt auf dem Weg zur Zeugung eines Kindes darstellt. Wenn dieser Anspruch an die Umgebung erfüllt wird, haben nur wenige Patienten Schwierigkeiten, ein Ejakulat unter diesen Umständen zu gewinnen. Wenn dies jedoch nur zu Hause geschehen kann, muß die Ejakulatprobe möglichst umgehend und vor starken Temperaturschwankungen geschützt im Labor eintreffen. Der Zeitpunkt zwischen Gewinnung und Untersuchungsbeginn ist in jedem Falle zu registrieren.

Das Ejakulat sollte in ein weithalsiges Glasgefäß mit graduiertem Zylinder gewonnen werden, der das Transferieren in andere Gefäße zu weiteren Untersuchungen unnötig macht. Plastikgefäße sind nur bedingt verwendbar, wenn ausgeschlossen ist, daß sie spermizide Substanzen enthalten. Die Markierung des Gefäßes zur unverwechselbaren Probenidentifizierung ist selbstverständlich.

2.4.1 Physikalische Untersuchungen

Das Ejakulatvolumen wird an der Graduierung des Glasgefäßes abgelesen und sollte mindestens 2 ml betragen. Normales Ejakulat hat ein homogenes, grauopaleszentes Aussehen und liquefiziert bei Zimmertemperatur innerhalb von 60 Minuten; erst hiernach kann mit der mikroskopischen Untersuchung begonnen werden. Gelblich trüber Aspekt und putrider Fötor können auf Infektionen hinweisen, rötliche Färbung auf Erythrozyten (Hämospermie). Für alle weiteren Untersuchungen muß das Ejakulat gut durchgemischt sein. Wenn der pH-Wert 8,0 übersteigt, besteht der Verdacht auf eine Infektion; in Verbindung mit Azoospermie geben pH-Werte unter 7,0 einen Hinweis auf eine Fehlbildung oder einen Verschluß des Ductus deferens, der Samenblasen oder des Nebenhodens.

Die *Konsistenz* (auch als Viskosität bezeichnet) des Ejakulates kann nach Aspiration in eine 5-ml-Pipette beim Heraustropfen erfaßt werden. Die Fadenbildung sollte nicht länger als 2 cm sein.

2.4.2 Mikroskopische Untersuchungen

Die mikroskopische Untersuchung kann mit einem normalen Lichtmikroskop durchgeführt werden, ein Phasenkontrastmikroskop liefert jedoch bessere Ergebnisse.

Agglutinationen

Im Nativpräparat können Agglutinationen der Spermatozoen beobachtet werden. Dabei kann es sich um Kopf-zu-Kopf-, Schwanz-zu-Schwanz- oder gemischte Agglutinationen handeln. Agglutinationen geben Hinweise auf Spermatozoenantikörper. Allerdings treten Agglutinationen gehäuft auch ohne Antikörper bei Karenzzeiten von über sieben Tagen auf. Von Agglutinationen ist das Verbacken von Spermatozoen mit Debris oder anderen Bestandteilen des Ejakulats zu unterscheiden, das gelegentlich beobachtet wird und nicht als pathologisch zu betrachten ist.

Spermatozoenmotilität

Die Motilität der Spermatozoen wird ebenfalls im Nativpräparat bei einer 400- bis 600fachen Vergrößerung beurteilt. Die Untersuchung sollte bei Raumtemperatur zwischen 20 und 24 °C innerhalb von 60 Minuten nach Ejakulation erfolgen. Die Bewegungsqualität wird entsprechend den Kategorien „a" bis „d" als Prozent ausgedrückt, wobei mindestens 2×100 Zellen beurteilt werden sollen. Die Kategorien sind folgendermaßen definiert:
a) schnelle progressive Beweglichkeit
b) langsame oder träge progressive Beweglichkeit
c) nicht progressive Beweglichkeit
d) Immotilität

Spermatozoenkonzentration

Die Spermatozoenkonzentration wird in einer Hämozytometerkammer (z.B. nach Neubauer) nach Verdünnung mit der Lösung, die Bikarbonat, Formalin und Gentianaviolett enthält, bestimmt. Wenn die Probe weniger als zehn Spermatozoen pro Quadrat der Kammer enthält, sollten alle 25 Quadrate ausgezählt werden, für höhere Spermatozoenkonzentrationen genügen zehn Quadrate.

Rundzellen

Neben Spermatozoen enthält das Ejakulat Epithelzellen des Urogenitaltraktes, Spermatogenesezellen und Leukozyten. Letztere werden zusammen als Rundzellen bezeichnet. Um zwischen weißen Blutzellen und Spermatogenesezellen zu unterscheiden, wird eine Peroxidasefärbung vorgenommen, die speziell die Leukozyten darstellt, die so exakt in ihrer Zahl bestimmt werden können.

Spermatozoenmorphologie

Die Morphologie der Spermatozoen wird aus einem fixierten und gefärbten Ausstrich eines Aliquots einer gut durchgemischten Ejakulatprobe untersucht. Zur Färbung stehen verschiedene Färbeverfahren zur Verfügung, von denen die Papanicolaou-Färbung am häufigsten verwandt wird. Es empfiehlt sich, mit möglichst nur einer Methode zu arbeiten, da unterschiedliche Färbungen erhebliche Abweichungen in der Beurteilung der Spermatozoenmorphologie verursachen können [72]. Mindestens 100, besser jedoch 200 Spermatozoen sollten beurteilt werden, wobei vor allem auf die funktionell wichtigen Teile der Samenzelle geachtet werden sollte. Berücksichtigt werden sollten vor allem abnorme Formen und

Größen des Spermatozoenkopfes, Defekte des Hals- und Mittelstückes, Schwanzdefekte und Zytoplasmatropfen. Viele abnorme Samenzellen weisen mehrere Defekte auf. Da gezeigt werden konnte, daß die mittlere Anzahl morphologischer Defekte pro abnormem Spermatozoon einen prädiktiven Wert für die Spermatozoenfunktion hat, sollte die Morphologieanalyse multiparametrisch erfolgen und es sollte der „Teratozoospermieindex" erstellt werden [57].

Lebensfähigkeit der Spermatozoen

Zur Ermittlung des Anteils lebensfähiger Spermatozoen können Vitalfärbungen oder Testverfahren eingesetzt werden, die die osmotische Belastungsfähigkeit der Samenzellen unter hypoosmotischen Bedingungen prüfen.

Sind mehr als 50% der Spermatozoen immotil, so sollte der Anteil vitaler Spermatozoen mit Hilfe sog. *Vitalfärbeverfahren* ermittelt werden. Diese basieren auf der Tatsache, daß tote Spermatozoen mit geschädigten Plasmamembranen bestimmte Farbstoffe (z.B. Eosin) aufnehmen und somit selektiv angefärbt werden. Mit Hilfe dieser Technik kann man auch die Ergebnisse der Motilitätsbeurteilung überprüfen, da der Prozentsatz toter Zellen nicht den Prozentsatz immotiler Zellen übersteigen sollte. Darüber hinaus ist ein hoher Anteil immotiler, aber vitaler Zellen ein wichtiger Hinweis auf eventuell vorliegende Strukturdefekte des Flagellums.

Der einfach durchzuführende *hypoosmotische Schwelltest* (HOS-Test) basiert auf der Semipermeabilität der intakten Zellmembran. Durch Wassereinstrom kommt es unter hypoosmotischen Bedingungen zu einer Expansion des Zellvolumens, das Spermatozoon schwillt sichtbar an. Der für klinische Zwecke 1984 [52] eingeführte HOS-Test sollte nicht als Spermatozoenfunktionstest eingesetzt werden, sondern als ein fakultatives und ergänzendes Verfahren zur Prüfung der Vitalität der Samenzellen. Der Test liefert zusätzliche Informationen über Integrität und „Dehnbarkeit" der Zellmembran des Spermatozoenschwanzes [118].

Qualitätskontrolle

Erst in jüngster Zeit findet Qualitätskontrolle Eingang in das Andrologielabor. Gründe für die späte Entwicklung sind Schwierigkeiten bei der Arbeit mit lebenden Gameten und ein Fehlen von Referenzmethoden. Während Referenzmethoden langsam eingeführt werden, beispielsweise die Durchflußzytometrie zur Bestimmung der Spermatozoenkonzentration [9], hat im vergangenen Jahrzehnt die weltweite Verbreitung des WHO-Handbuches zu einer stark verbesserten Standardisierung der Techniken zur Ejakulatanalyse geführt. Damit ist die Basis für Maßnahmen zur Qualitätskontrolle gegeben. Wenn es auch noch keine verbindlichen Verfahren zur Durchführung einer internen Qualitätskontrolle gibt und externe Qualitätskontrolle bisher nur auf experimenteller Basis erprobt wurde [79], geben die bisher publizierten Erfahrungen Anregungen [27, 33], wie intra- und interindividuelle Variabilitäten bei der Beurteilung von Spermatozoenparametern erfaßt werden können.

Computerassistierte Spermatozoenanalyse

Die konventionelle Analyse der Spermatozoen zeichnet sich durch starke subjektive Einflüsse auf die Meßergebnisse aus. Daher wurden die verschiedensten Versuche unternommen, insbesondere die Spermatozoenmotilität objektiv zu erfassen. Am weitesten entwickelt wurde die auf der Auswertung von Videoaufnahmen basierende computerassistierte Spermatozoenanalyse (CASA) [118, 62]. Mit diesem Verfahren ist zwar eine sehr detaillierte Analyse der Spermatozoenmotilität möglich, die Fertilitätsdiagnostik wurde durch diese Parameter bisher jedoch noch nicht verbessert. Daher dienen diese Verfahren noch vorwiegend Forschungszwecken.

2.4.3 Biochemische Untersuchungen

Das Seminalplasma enthält eine Fülle von chemischen Substanzen, deren Ursprung zum Teil gut definiert ist und die somit als Marker für die verschiedensten Kompartimente des männlichen Genitaltraktes fungieren können.

Zink, Zitrat und saure Phosphatase sind gute Indikatoren für die *Prostatafunktion*. Wegen der Einfachheit der Bestimmung sind vor allem Zink und Zitrat für die Klinik wichtig. Ähnlich verhält es sich bei Prostaglandinen und Fruktose. Unter Routinebedingungen kann die Fruktose bei Verdacht auf Agenesie und schwere Dysfunktionen der *Samenbläschen* oder des *Ductus deferens* durchgeführt werden.

Die Marker für die *Nebenhodenfunktion* (Carnitin, Glukosidase und Glycerylphosphorylcholin) korrelieren in ihrer klinischen Wertigkeit gut, so daß es genügt, den am einfachsten zu messenden Analyten zu bestimmen, nämlich die neutrale α-Glukosidase [28]. Ihre Bestimmung liefert Informationen darüber, ob eine Motilitätsstörung der Spermatozoen mit einer Dysfunktion des Nebenhodens einhergeht und gibt bei Azoospermie und normalen FSH-Werten einen weiteren Hinweis für eine Obstruktion der Epididymis oder des Ductus deferens.

2.4.4 Immunologische Untersuchungen

Spermatozoenagglutinationen im Nativpräparat geben einen direkten Hinweis auf das Vorhandensein von spezifischen Antikörpern. Aber nicht alle gegen Spermatozoen gerichteten Antikörper bewirken Agglutinationen; einige sitzen auf der Spermatozoenoberfläche und bewirken im Zervixschleim Immobilität oder sind zytotoxisch. Daher gibt auch ein negativer Postkoitaltest bzw. ein Spermatozoen-Mukus-Penetrationstest einen Hinweis auf das Vorhandensein von gegen Spermatozoen gerichteten Antikörpern.

Von Bedeutung sind membranständige Spermatozoenantikörper. Die Antikörper gehören zur IgA- und IgG-Klasse. Zu ihrer Bestimmung hat sich der sog. *Mixed antiglobulin reaction test* (MAR-Test) bewährt, bei dem eine frische Spermatozoenprobe mit IgG-beschichteten Latexpartikeln oder Schaferythrozyten und IgG-Antiserum gemischt werden. Bei der Anwesenheit von Antikörpern auf den Spermatozoen werden sie an die Zellen bzw. Partikel gebunden. Anstelle der Zellen und Partikel können auch sog. Immunobeads aus Polyacrylamid verwandt werden.

2.4.5 Mikrobiologische Untersuchungen

Bei dem Verdacht auf eine Infektion der ableitenden Samenwege, der z.B. bei einer Leukozytenkonzentration im Seminalplasma von mehr als 1 Mio./ml gegeben ist, sollte eine mikrobiologische Untersuchung des Ejakulates durchgeführt werden. Während das Anlegen einer Ejakulatkultur für den Nachweis von Mykoplasmen und Ureaplasmen weitgehend unproblematisch ist, erfordert der Nachweis von Chlamydien spezielle Untersuchungsverfahren. Zu den etablierten Nachweisverfahren gehören die Chlamydienkultur aus dem Urethralabstrich und der Antikörpernachweis aus dem Patientenserum. Der Nachweis von Chlamydienantikörpern mittels Chlamydien-Immunoperoxidasetest aus dem Seminalplasma und der Direktnachweis mittels PCR (polymerase chain reaction) sind zwar möglich, besitzen zur Zeit jedoch noch klinisch-experimentellen Charakter.

2.4.6 Spermatozoenfunktionstests

Die Untersuchung der Ejakulatparameter stellt einen wichtigen Abschnitt in der andrologischen bzw. reproduktionsmedizinischen Labordiagnostik dar. Da die Ejakulatparameter allerdings keine scharfe Diskriminierung zwischen fertilen und infertilen Männern liefern, wird nach zusätzlichen Tests gesucht, die Aufschluß über die Funktion der Spermatozoen geben können. Als feste Bestandteile der Diagnostik können der Postkoitaltest und der Spermatozoen-Mukus-Penetrationstest betrachtet werden. An weiteren Tests, die noch unmittelbarer die Fertilisierungsfähigkeiten der Spermatozoen erfassen, wird gegenwärtig geforscht.

Relativ breite Anwendung hat bisher der heterologe Ovumpenetrationstest gefunden, obwohl seine Aussagekraft begrenzt ist. Möglicherweise können die zeitaufwendigen Bioassays in Zukunft durch einfache biochemische Tests ersetzt werden. Es liegen Hinweise dafür vor, daß bei übermäßiger Entstehung hochreaktiver Sauerstoffradikale eine Zellschädigung durch Peroxidation eintreten kann, wodurch eine Störung der Spermatozoenfunktion verursacht wird [2]. Auch können bei funktionsgestörten Spermatozoen abnorm hohe Aktivitäten bestimmter Enzyme, z.B. der Creatinphosphokinase, nachgewiesen werden [49]. Somit könnte die Messung der freien Sauerstoffradikale oder der Creatinphosphokinase wichtige funktionelle Parameter werden.

Postkoitaltest

Der Postkoitaltest liefert wichtige Informationen über die Interaktion männlicher und weiblicher reproduktiver Funktionen. Er gibt sowohl Auskunft über die Vitalität der Spermatozoen als auch über fertilitätshemmende zervikale Faktoren. Der Postkoitaltest muß jedoch unter standardisierten Bedingungen durchgeführt werden. Hierzu gehört Durchführung zum Zeitpunkt der Ovulation und Beurteilung 9 bis 24 Stunden nach dem Verkehr. Der Postkoitaltest gilt als normal, wenn in einer endozervikalen Mukusprobe bei 200facher mikroskopischer Vergrößerung mindestens zehn bewegliche Spermatozoen pro Gesichtsfeld gesehen werden [118].

Spermatozoen-Mukus-Penetrationstest

Fällt der Postkoitaltest negativ aus, wird der Spermatozoen-Mukus-Penetrationstest in vitro durchgeführt, der nach seinem Erfinder auch *Kremer-Test* genannt wird [65]. Zervixschleim, der zum Ovulationszeitpunkt gewonnen wird, wird in eine Glaskapillare aufgenommen, die ein auf einem Objektträger angebrachtes Reservoir mit einem Aliquot des Ejakulates eingetaucht wird. Nach einer Stunde Inkubation bei 37 Grad Celsius in der feuchten Kammer wird die Spermatozoenmigration in der Kapillare beobachtet. Der Test konzentriert sich sowohl auf die Eindringtiefe der Spermatozoen (Wegstrecke des Leitspermatozoons) als auch auf ihre Dichte im Verlauf des Röhrchens (bei 1, 4 und 7 cm). Zeigt der Test eine schlechte Eindringfähigkeit der Spermatozoen, wird ein gekreuzter Test durchgeführt, bei dem Ejakulat und Zervikalschleim sowohl des betroffenen Paares wie von fertilen Spendern „über Kreuz" eingesetzt werden. Hieraus läßt sich schließen, ob die Ursache für das schlechte Ergebnis auf seiten des Mannes oder der Frau liegt [118]. Als Alternative für den menschlichen Zervikalschleim wird auch boviner Mukus (Penetrak®) eingesetzt. Da aber auch der kommerziell erhältliche bovine Mukus erhebliche Chargenschwankungen aufweist, sind vergleichbare Standardbedingungen schwer zu erreichen. Daher werden Versuche unternommen, biochemisch definierte Gele z.B. aus Hyaluronsäure als Mukussurrogat einzusetzen [80].

Heterologer Ovumpenetrationstest

Beim heterologen Ovumpenetrationstest (HOP-Test) wird überprüft, ob Spermatozoen in Zona-pellucida-freie Hamstereier eindringen können. Die WHO empfiehlt ein standardisiertes Protokoll zur Durchführung des Testes [118]. Der Test erfaßt die Fähigkeit von Spermatozoen, zu kapazitieren, die Akrosomreaktionen zu durchlaufen und in zona-pellucida-freie Eier eindringen zu können. Er sagt aber nichts darüber aus, ob Spermatozoen auch die Zona pellucida durchdringen und ob sie letztlich menschliche Ova fertilisieren können. Damit hat der Test nicht die in ihn gesetzten Hoffnungen erfüllt und liefert keine eindeutigen Ergebnisse, wenn er als Prognostikum für die Fertilisierungsfähigkeit eingesetzt wird. So weisen die Ergebnisse des HOP-Testes und die der In-vitro-Fertilisation Diskrepanzen auf.

Hemi-Zona-Assay

Vor kurzem sind Tests zur Beurteilung der Bindungsfähigkeit menschlicher Spermatozoen an menschliche Zonae pellucidae entwickelt worden. Für diese Tests werden nicht lebensfähige und nicht fertilisierbare Oozyten aus Autopsiepräparaten, aus chirurgisch entfernten Ovarien sowie aus In-vitro-Fertilisationsprogrammen verwendet. Diese Oozyten können für mehrere Wochen in hochkonzentrierten Salzlösungen aufbewahrt werden. Beim Hemi-Zona-Assay [89] wird die Zona pellucida mit Mikrodissektoren in zwei gleiche Hälften geteilt. Dann wird an einer Zonahälfte die Bindungsfähigkeit der zu testenden Spermatozoen, an der anderen Hälfte die Bindungsfähigkeit einer gleichen Anzahl von Kontrollspermatozoen gemessen. Der Test ist durch die begrenzte Verfügbarkeit menschlicher Oozyten und durch die Erfordernis einer Mindestspermatozoenkonzentration in ihrer Anwendbarkeit eingeschränkt. Die Ergebnisse erscheinen noch validierungsbedürftig.

Beurteilung der Akrosomreaktion

Zur Beurteilung des Akrosoms menschlicher Spermatozoen ist eine Vielzahl von Techniken verfügbar. Vermutlich am einfachsten zu handhaben sind diejenigen, bei denen fluoreszierende Lektine, zum Teil zusammen mit fluoreszierendem Vitalfarbstoff, eingesetzt werden. Erdnußagglutinin markiert die äußere Akrosommembran, Erbsenagglutinin die akrosomale Matrix. Die klinische Relevanz der Beurteilung der Akrosomreaktion und ihrer Dynamik ist zur Zeit noch unklar.

2.4.7 Nomenklatur, Normalwerte und Bewertung der Ejakulatparameter

Die Normalwerte für Ejakulatparameter sind in Tabelle 12-3 aufgeführt. Diese Kriterien charakterisieren eine *Normozoospermie*. Um die verschiedenen Kombinationen der möglichen Defekte einheitlich beschreiben zu können, wurde die in Tabelle 12-4 zusammengestellte Nomenklatur eingeführt.

Wenn man sich auch grundsätzlich auf eine Definition der Normozoospermie geeinigt hat, dürfen Ab-

Tabelle 12-3 Normalwerte des Ejakulates bei Untersuchung entsprechend WHO-Richtlinien [118]

Ejakulatvolumen	≥ 2,0 ml
pH	7,2–8,0
Spermatozoenkonzentration	≥ 20 Mio. Spermatozoen/ml
Gesamte Spermatozoenzahl	≥ 40 Mio. Spermatozoen/Ejakulation
Motilität	≥ 50% der Spermatozoen mit Vorwärtsbeweglichkeit (d.h. Kategorien „a" + „b") *oder* ≥ 25% Spermatozoen mit schneller progressiver Motilität (Kategorie „a")
Morphologie	≥ 30% normal geformte Spermatozoen
Vitalität	≥ 75% vitale Spermatozoen, d.h. Zellen, die Eosin-Farbstoff nicht aufnehmen
MAR-Test	<10% der Spermatozoen, mit anhaftenden Partikeln oder Erythrozyten
Leukozyten	< 1 Mio./ml
α-Glukosidase (neutral)	≥ 20 mE/Ejakulat
Zitrat	≥ 52 µmol/Ejakulat
Saure Phosphatase	≥ 200 µmol/Ejakulat
Fruktose	≥ 13 µmol/Ejakulat
Zink	≥ 2,4 µmol/Ejakulat

Tabelle 12-4 Beschreibende Terminologie der Ejakulatbefunde [118]

Normozoospermie	– normale Ejakulatbefunde (entspr. Tab. 12-3)
Oligozoospermie	< 20 Mio. Spermatozoen/ml
Asthenozoospermie	< 50% Spermatozoen mit progressiver Beweglichkeit (Kategorien „a" und „b") *und* < 25% der Spermatozoen mit Motilität der Kategorie „a"
Teratozoospermie	< 30% der Spermatozoen mit normaler Morphologie
Oligoasthenoteratozoospermie (OAT)	Kombination aller 3 zuvor genannten Defekte (Kombination von nur 2 Defekten sind durch Wortkombinationen beschreibbar)
Azoospermie	keine Spermatozoen im Ejakulat
Parvisemie	Ejakulatvolumen < 2 ml
Aspermie	kein Ejakulat

weichungen von diesen Werten nicht als völlige Unfähigkeit zur Zeugung interpretiert werden. Diese Unfähigkeit kann erst mit Sicherheit diagnostiziert werden, wenn eine Azoospermie besteht. Unterhalb der Normalwerte sind Schwangerschaften möglich, treten aber mit geringerer Wahrscheinlichkeit ein. Wie eingangs bereits betont, erfordern subnormale Befunde beim Mann eine besonders intensive Behandlung der Partnerin und dürfen in keinem Fall dazu führen, daß die Diagnostik und Therapie bei der Partnerin eingestellt oder verzögert wird. Denn pathologische reproduktive Funktionen und Parameter des Mannes können durch optimale physiologische Abläufe auf weiblicher Seite ausgeglichen werden.

2.5 Endokrinologische Diagnostik

Die Bestimmung von Testosteron – dem wichtigsten Androgen – und der Gonadotropine hat einen festen Platz in der andrologischen Diagnostik. Darüber hinaus können Hormonbestimmungen bei besonderen Fragestellungen von diagnostischer Bedeutung sein, so z.B. die Bestimmung von hCG und Estradiol beim Verdacht auf Hodentumor. Störungen der sexuellen Differenzierung können die Bestimmung des Steroidmusters zur Lokalisierung von Enzymdefekten oder die Bestimmung der Androgenrezeptoren, ihrer molekularen Struktur und der androgenmetabolisierenden Enzyme in den Zielorganen erforderlich machen. Zur Bestätigung eines Hypophysentumors und zur Dokumentation der Ausfallserscheinungen sind die Bestimmung von Prolaktin und Hypophysenfunktionstests erforderlich, die auch andere als die gonadotropen Partialfunktionen erfassen. Zur Durchführung dieser Diagnostik sei auf die von der Deutschen Gesellschaft für Endokrinologie herausgegebenen Richtlinien verwiesen [87].

2.5.1 Testosteron, freies Testosteron, Speicheltestosteron, sexualhormonbindendes Globulin

Testosteron im Serum ist die wichtigste Labormeßgröße, um den klinischen Verdacht auf einen Hypogonadismus zu bestätigen und eine Testosteronsubstitutionstherapie zu überwachen. Bei der Beurteilung der Testosteronwerte müssen Tagesschwankungen mit morgens ca. 20% höheren Serumkonzentrationen als abends berücksichtigt werden. Kurze intensive körperliche Arbeit kann zu einer Erhöhung, längerfristige, erschöpfende körperliche Arbeit und Leistungssport können zu einem Abfall der Serumkonzentration führen. Praktisch jede schwere Erkrankung, insbesondere der Leber, der Nieren und des Kreislaufsystems sowie Streß, Narkose, Drogen und verschiedene Medikamente (z.B. Ketoconazol) führen zu einem Abfall des Testosterons. Bei älteren Männern werden gehäuft niedrigere Werte gefunden. Dieser Abfall ist zum Teil physiologisch, teilweise jedoch auch durch Krankheit und insbesondere durch die Häufung verschiedener Erkrankungen bedingt (Multimorbidität).

Unter Berücksichtigung dieser Faktoren liegen normwertige Testosteronkonzentrationen im Serum beim erwachsenen Mann während der ersten Tageshälfte zwischen 12 und 30 nmol/l; Werte unter 10 nmol/l sind sicher pathologisch, Werte dazwischen müssen kontrolliert werden. Jungen vor der Pubertät und Kastraten weisen Werte unter 4 nmol/l auf.

Im Blut ist Testosteron an Proteine gebunden, spezifisch an das sexualhormonbindende Globulin (SHBG). Nur ca. 2% des Testosterons sind ungebunden und stehen als freies Testosteron für die biologische Wirkung zur Verfügung. Da das Gesamt-Testosteron praktisch immer mit dem freien Testosteron korreliert, ist die separate Bestimmung des freien Testosterons für die Routine nicht erforderlich. Als Ausnahmen bewirken Hyperthyreose und Einnahme von Antiepileptika über eine Vermehrung des SHBG eine Erhöhung der Testosteronkonzentration im Serum, ohne daß die biologisch aktive, freie Fraktion entsprechend erhöht wird. Bei extremer Adipositas werden niedrige Testosteronwerte gemessen, allerdings in Kombination mit niedrigen SHBG-Werten; die freie Testosteronfraktion bleibt demzufolge normal.

Testosteron kann auch im Speichel bestimmt werden (Normalwert 200–500 pmol/l). Die Konzentrationen korrelieren mit dem freien Testosteron im Serum. Die Bestimmung eignet sich vor allem für die Überwachung einer Testosteronsubstitution, da der Patient die Proben ohne medizinisches Personal selbst gewinnen kann.

2.5.2 hCG-Test

Durch Stimulation mit humanem Choriogonadotropin (hCG) kann die endokrine Reservekapazität der Testes überprüft werden. hCG besitzt überwiegend LH-Aktivität und stimuliert die Testosteronproduktion der Leydig-Zellen. Heute dient der Test vorwiegend der Differenzierung zwischen Kryptorchismus bzw. Hodenektopie (vorhandener, jedoch eingeschränkter Anstieg) und Anorchie (fehlender Testosteronanstieg). Am ersten Tag der Untersuchung wird zwischen 8.00 und 10.00 Uhr eine Blutprobe abgenommen, unmittelbar darauf erfolgt eine einmalige Injektion von 5000 IE hCG i.m. Weitere Blutabnahmen erfolgen nach 48 und/oder 72 Stunden. Der Anstieg des Testosterons sollte das 1,5- bis 2,5fache betragen. Werte darunter weisen auf einen primären, Werte darüber auf einen sekundären Hypogonadismus hin. Fehlender Anstieg von basalen Werten im Kastratenbereich sind ein Hinweis auf Anorchie oder vollständige Hodenatrophie.

2.5.3 LH

Die Beurteilung des LH- und FSH-Serumspiegels in Kombination mit Testosteron gibt Hinweise auf die Lokalisation der Ursache eines Hypogonadismus, die für eine adäquate Therapie von entscheidender Bedeutung ist. Hohe Gonadotropinwerte im Serum zusammen mit niedrigen Testosteronspiegeln weisen auf eine testikuläre Ursache (primärer Hypogonadismus), niedrige Werte auf eine zentrale Ursache (sekundärer Hypogonadismus) hin.

Bei der Interpretation der basalen LH-Werte muß die physiologische pulsatile Sekretion aus der Hypophyse mit entsprechenden Schwankungen der Serumspiegel berücksichtigt werden. Beim normalen Mann werden etwa 8 bis 20 LH-Pulse pro Tag gemessen. Bei Patienten mit primärem Hypogonadismus steigt neben der mittleren LH-Konzentration auch die LH-Pulsfrequenz an, bei Ausfall der hypothalamischen GnRH-Sekretion werden keine oder nur ganz vereinzelt LH-Pulse gemessen. Hohe LH-Spiegel in Kombination mit hohen Testosteronkonzentrationen weisen auf einen Androgenrezeptordefekt (Androgenresistenz) hin.

2.5.4 FSH

FSH weist nur geringe Konzentrationsschwankungen im Serum auf, so daß auch einer Einzelbestimmung hohe Aussagekraft zukommt. In gewissen Grenzen kann die FSH-Konzentration im Serum als Spiegel der Spermatogenese angesehen werden, so daß die FSH-Bestimmung in den letzten Jahren die Hodenbiopsie weitgehend verdrängt hat.

Hohe FSH-Werte in Gegenwart kleiner, fester Testes (<6 ml) und einer Azoospermie sind diagnostische Hinweise für ein Klinefelter-Syndrom. Liegt das Hodenvolumen über 6 ml und besteht gleichzeitig eine Azoospermie oder ausgeprägte Oligozoospermie, zeigt ein erhöhter FSH-Wert eine primäre Störung der Spermatogenese an. Das Ausmaß der FSH-Erhöhung korreliert in weiten Grenzen mit der Anzahl der Samenkanälchen ohne Keimzellen (Sertoli-cell-only-Tubuli) [14].

Liegen normale FSH-Werte in Kombination mit Azoospermie, normaler Hodengröße und erniedrigten Glukosidasewerten im Ejakulat vor, muß der Verdacht auf einen Verschluß oder Aplasie der ableitenden Samenwege abgeklärt werden. Bei dieser Konstellation und bei unklaren Befunden ist eine beidseitige Hodenbiopsie gerechtfertigt, um bei normalem Biopsiebefund die Indikation für eine rekonstruktive Mikrochirurgie der Samenwege zu stellen [100].

Für die diagnostische Bestimmung von FSH und LH im Serum stehen hochspezifische Fluoroimmunoassays zur Verfügung, deren Einsatz sich vor allem zur Differenzierung von niedrig-normalen und pathologisch niedrigen Werten lohnt. In den letzten Jahren wurden auch sensible In-vitro-Bioassays für FSH entwickelt [103]. Es zeigte sich jedoch in den meisten Fällen eine gute Übereinstimmung der Bioaktivität mit der Immunoaktivität der Gonadotropine [55], so daß In-vitro-Bioassays für die klinische Routinediagnostik entbehrlich sind.

2.5.5 GnRH-Test

Der GnRH-Test wird zur Bestimmung der gonadotropen Reservekapazität der Hypophyse durchgeführt und ist insbesondere bei niedrig-normalen LH- und FSH-Werten indiziert, die nicht immer von pathologisch-niedrigen basalen Werten differenziert werden können. Der Anstieg des LH sollte 30 bzw. 45 Minuten nach Injektion von 100 µg GnRH in einer der beiden Proben mindestens dreifach, der des FSH etwa 1,5fach über den Basalwerten liegen.

Wenn bei begründetem Verdacht auf hypothalamische Störung bei einem ersten GnRH-Test kein Anstieg der Gonadotropine zu beobachten ist, wird der Test nach mindestens 36stündiger pulsatiler GnRH-Behandlung (5 µg GnRH alle 120 min) wiederholt [91]. Ein dann nachweisbarer Anstieg deutet auf eine hypothalamische Störung, ein fehlender Anstieg auf eine Insuffizienz der Hypophyse hin. Zur weiteren Abklärung sind bildgebende Verfahren (z.B. MRT) notwendig. Bei basal erhöhten Gonadotropinwerten, die auf eine primäre Schädigung der Testes hinweisen, bringt der GnRH-Test keine zusätzlichen Informationen.

2.5.6 Prolaktin

Die Bestimmung von Prolaktin bei männlichen Patienten, die die Fertilitätssprechstunde aufsuchen, hat längst nicht die Bedeutung wie bei der Frau. Daher ist die Bestimmung als Suchtest bei der Erstuntersuchung nicht gerechtfertigt. Bei unklarer Fertilitätsstörung, bei Potenzstörung, bei Gynäkomastie oder anderen auf eine Hypophysenfunktionsstörung hinweisenden Symptomen sollte jedoch Prolaktin bestimmt werden. Bei der Interpretation muß berücksichtigt werden, daß zahlreiche Medikamente, insbesondere Psychopharmaka und Streß, die Prolaktinsekretion erhöhen.

2.5.7 Weiterführende Diagnostik

Die Bestimmung von Dihydrotestosteron (DHT), Androstendion und 17β-Estradiol im Serum können bei besonderen Fragestellungen, z.B. Gynäkomastie, Verdacht auf Hodentumor, Enzymdefekten in der Testosteronbiosynthese oder Resistenz der Androgenzielorgane indiziert sein. Die Bestimmung der 5α-Reduktaseaktivität und der Androgenrezeptoren in Hautfibroblasten und molekularbiologische Analysen des Androgenrezeptorgens [20, 70] können bei Verdacht auf Androgenresistenz in den Zielorganen indiziert sein.

2.6 Hodenbiopsie

Die Bestimmung von FSH im Serum und der Glukosidase im Seminalplasma zusammen mit der Ultrasonographie haben die invasive Hodenbiopsie als Routinediagnostik zur Beurteilung der männlichen Fertilität verdrängt. Bei unklaren Befunden kann die immer beidseitig durchzuführende Hodenbiopsie eine Differenzierung zwischen einem Verschluß der ableitenden Samenwege und einer Schädigung des Samenepithels liefern. In jedem Falle sollte vor einer rekonstruktiven Chirurgie der ableitenden Samenwege bei klinischem Verdacht auf einen Verschluß, der bei normalen FSH-Werten in Kombination mit Azoospermie, normaler Hodengröße und erniedrigten Glukosidasewerten im Ejakulat besteht, eine Schädigung des Samenepithels durch eine beidseitige Hodenbiopsie ausgeschlossen werden.

Die Hauptindikation der Hodenbiopsie bildet heute die Früherkennung des manifesten Tumors und des Carcinoma in situ des Hodens (siehe auch Abb. 12-7). Die Biopsie weist hier eine sehr hohe Sensitivität und Spezifität auf. So sollten sonographisch auffällige Inhomogenitäten des Hodenparenchyms einer Hodenbiopsie zugeführt werden. Ob bei jedem kryptorchen bzw. anamnestisch kryptorchen Hoden wegen der erhöhten Tumorinzidenz eine Hodenbiopsie durchgeführt werden sollte, ist angesichts der Möglichkeit der Hodensonographie noch umstritten [13]. Bei Orchiektomie eines klinisch manifesten Hodentumors sollte immer eine Biopsie aus dem kontralateralen Hoden beurteilt werden, da bei diesen Patienten die Inzidenz eines kontralateralen Hodentumors oder Carcinoma in situ deutlich erhöht ist [104].

Zur korrekten Beurteilung des Hodengewebes sollte die Fixierung einer Biopsie in 5,5%igem Glutaraldehyd für die lichtmikroskopische Beurteilung im Semidünnschnitt bzw. in Bouin-Lösung für zusätzliche immunhistochemische Nachweisverfahren erfolgen. Eine Fixierung des Hodengewebes in der üblichen Formalinlösung ist wenig sinnvoll, da der schlechte Strukturerhalt des Gewebes eine korrekte Beurteilung der Spermatogenese und das Erkennen eines Carcinoma in situ nicht zuläßt.

2.7 Zyto- und molekulargenetische Untersuchungen

Patienten, die die Fertilitätssprechstunde aufsuchen, weisen im Vergleich zur Normalbevölkerung eine erhöhte Inzidenz von Chromosomenanomalien auf. Bei Patienten mit Azoospermie oder Oligozoospermie mit einer Spermatozoenkonzentration von weniger als 10 Mio./ml wird in großen Übersichtsarbeiten eine Inzidenz der Anomalien von bis zu 20% angegeben, wobei über den Zusammenhang zu der Fertilitätsstörung in einigen Fällen bisher noch spekuliert werden muß [19]. Die Inzidenz der Chromosomenanomalien steigt mit abnehmender Qualität der Ejakulatparameter und ist am höchsten bei Azoospermie. Dabei sind besonders die Geschlechtschromosomen betroffen; am häufigsten findet sich die 47,XXY-Konstellation (Klinefelter-Syndrom). Zur schnellen Orientierung in der klinischen Praxis kann hierbei die Bestimmung des Kerngeschlechts in Mundepithelzellen dienen, in denen die beim Mann pathologischen Barr-Körperchen nachgewiesen werden können. Allerdings ist dieses Verfahren mit einer hohen Fehlerquote behaftet. Zur Bestätigung eines Verdachts ist die Chromosomendarstellung aus Lymphozytenkulturen unerläßlich. Hierbei können auch kleine strukturelle Chromosomendefekte diagnostiziert werden. Kontrovers wird die Bedeutung von Chromosomenanomalien in der meiotischen Phase der Spermatogenese beurteilt [19].

Durch Entwicklung neuer molekularbiologischer Techniken sind in Zukunft weitere Fortschritte in der Diagnostik des Hypogonadismus und der Infertilität zu erwarten. So können z. B. seit neuestem im Screening-Verfahren Mikrodeletionen im Bereich des sog. AZF(Azoospermiefaktor)-Genortes auf dem Y-Chromosom bei Patienten mit Störungen der Spermatogenese nachgewiesen werden [112]. Jüngst konnte bei Patienten mit obstruktiver Azoospermie die Assoziation zwischen beiderseitiger kongenitaler Ductus-deferens-Aplasie und Mutationen im Zystische-fibrose-transmembran-Regulatorgen aufgezeigt werden [71].

3 Krankheitsbilder

Die Ursachen männlicher Fertilitätsstörungen können auf den verschiedensten Ebenen lokalisiert sein. Es können die Testes selber betroffen sein, die Ursachen können in den ableitenden Samenwegen oder den akzessorischen Geschlechdsrüsen liegen, es kann eine Störung der Samendeposition vorliegen, es können aber auch die übergeordneten Zentren wie Hypothalamus und Hypophyse oder die Androgen-Zielorgane betroffen sein. Um eine gewisse Systematik in die Klinik der männlichen Fertilitätsstörungen zu bringen, wird in diesem Kapitel eine Besprechung der Krankheitsbilder, eingeteilt nach der Lokalisation der Ursache, vorgenommen. Eine Übersicht liefert Tabelle 12-5. Daneben gibt es eine relativ große Gruppe von Patienten, für deren Fertilitätsstörung keine klare Ursache identifiziert werden kann. Aller Wahrscheinlichkeit nach stellen diese Patienten eine sehr heterogene Gruppe dar, deren sog. *idiopathische Infertilität* die verschiedensten Ursachen haben kann. Diese Ursachen zu erforschen, ist eine der wichtigsten Aufgaben der Andrologie. Soweit können die Störungen nur mit den aus Oligoasthenoteratozoospermie zusammengesetzten Begriffen symptomatisch beschrieben werden. Der idiopathischen Infertilität wird hier nur im Zusammenhang mit therapeutischen Maßnahmen ein eigenes Kapitel gewidmet (siehe Abschnitt 5.3).

Eine Übersicht über die relative Häufigkeit der einzelnen Krankheitsbilder bzw. -gruppen liefert die Diagnosenstatistik des Instituts für Reproduktionsmedizin Münster (Tab. 12-6).

3.1 Störungen im Bereich des Hypothalamus und der Hypophyse

3.1.1 Idiopathischer hypogonadotroper Hypogonadismus und Kallmann-Syndrom

Beim *idiopathischen hypogonadotropen Hypogonadismus* (IHH) kommt es aufgrund fehlender GnRH-Sekretion des Hypothalamus zum isolierten LH- und FSH-Mangel. Das Syndrom tritt sporadisch, aber auch familiär gehäuft auf und kann dann auch weibliche Familienmitglieder betreffen. Die genetisch bedingte Störung kann auch das Riechhirn erfassen, so daß die Patienten zusätzlich eine An- oder Hyposmie aufweisen. Diese Sonderform wird als *Kallmann-Syndrom* bezeichnet [114].

Die Patienten suchen den Arzt meist wegen der ausbleibenden Pubertätsentwicklung auf. Bei manchen wird die Diagnose aber auch erst in einem weitaus höheren Alter gestellt. Beginnend mit dem Pubertätsalter entwickelt sich das Vollbild des Eunuchoidismus. Der unterentwickelte oder fehlende Geruchssinn wird dem Patienten und seiner Umgebung oft erst durch gezieltes Befragen und systematische Prüfung bewußt. Häufig finden sich bei den Patienten auch Lageanomalien der Testes.

Die Diagnose wird durch die niedrigen Testosteron- und Gonadotropinwerte im Serum und den Anstieg des LH und FSH im GnRH-Test gesichert. Bei begründetem Verdacht und fehlendem LH- und FSH-Anstieg im ersten GnRH-Test muß eventuell mit GnRH pulsatil für 36 Stunden vorbehandelt werden, bevor ein LH- und FSH-Anstieg im wiederholten GnRH-Test registriert werden kann. Zur Entwicklung der Spermatogenese bei vorhandenem Kinderwunsch wird mit GnRH pulsatil oder mit hCG/hMG behandelt. Wenn nur die Symptome des Androgen-

Tab. 12-5 Systematik der Störungen der Hodenfunktion, basierend auf der Lokalisation ihres Ursprungs

Lokalisation der Störung	Krankheitsbild	Ursache	Symptome des Androgenmangels	Infertilität
Hypothalamus/ Hypophyse	idiopathischer hypogonadotroper Hypogonadismus u. Kallmann-Syndrom	anlagebedingte Störung der GnRH-Sekretion	+	+
	Prader-Labhart-Willi-Syndrom	anlagebedingte Störung der GnRH-Sekretion	+	+
	Laurence-Moon-Bardet-Biedl-Syndrom	anlagebedingte Störung der GnRH-Sekretion	+	+
	familiäre Kleinhirnataxie	anlagebedingte Störung der GnRH-Sekretion	+	+
	konstitutionelle Pubertas tarda	„nachgehende biologische Uhr"	+	+
	sekundäre GnRH-Sekretionsstörung	Tumoren, Infiltrationen, Traumen, Strahlen Durchblutungsstörungen, Unterernährung, Allgemeinerkrankungen	+	+
	Hypopituitarismus	Tumoren, Infiltrationen, Traumen, Strahlen Ischämie, Zustand nach Operationen	+	+
	Pasqualini-Syndrom	anlagebedingte LH-Sekretionsstörung	+	(+)
	isolierter FSH-Mangel	anlagebedingte FSH-Sekretionsstörung	–	+
	Hyperprolaktinämie	Adenome, Medikamente	+	+
	exogen bedingte Störung	Medikamente, Drogen	+	+
Testes	angeborene Anorchie	fetaler Hodenverlust	+	+
	erworbene Anorchie	Trauma, Torsion, Tumor, Infektion, Operation	+	+
	reine Gonadendysgenesie	Defekt des Y-Chromosoms (?)	+	+
	gemischte Gonadendysgenesie	verspätete Entwicklung des Hodens, Synthesestörung des fetalen Hodens (?)	+	+
	Oviduktpersistenz	Fehlendes Anti-Müller-Hormon	–	(–)
	Germinalzellaplasie (Sertoli-cell-only-Syndrom)	anlagebedingt oder erworben (Strahlen, Infektion)	–	+
	Leydig-Zell-Aplasie	anlagebedingt	+	(+)
	Pseudohermaphroditismus masculinus	Enzymdefekte der Testosteronsynthese	+	+
	Klinefelter-Syndrom	Nondisjunction in der Reifeteilung der Gameten	+	+
	XYY-Syndrom	numerische Chromosomenaberration	(+)	(+)
	XX-Mann-Syndrom	Translokation eines Y-Chromosomenstücks in der Spermatogenese des Vaters (?), Mutation (?)	+	+
	männliches Turner-Syndrom	Translokation eines Y-Chromosomenstücks in der Spermatogenese des Vaters (?), Mutation (?)	+	+
	Lageanomalien der Testes	anlagebedingt, Testosteronmangel anatomische Besonderheiten	(+)	+
	endokrin aktive Hodentumoren	?	+	+
	Varikozele	Veneninsuffizienz mit Durchblutungsstörung des Hodens	(–)	+
	Orchitis	Infektionen mit Zerstörung des Keimepithels	(–)	+
	Globozoospermie	Spermatogenesestörung	–	+
	Syndrom der immotilen Zilien	Spermatogenesestörung	–	+
	exogen und durch Allgemeinerkrankungen bedingte Störungen	z.B. Medikamente, ionisierende Strahlen, Hitzeexposition, Umwelt- und Genußgifte Leberzirrhose, Niereninsuffizienz	+	+
Ableitende Samenwege und akzessorische Geschlechtsdrüsen	Infektionen	Bakterien, Viren, Chlamydien	–	+
	Obstruktionen	angeborene Anomalien, Infektionen, Vasektomie	–	+
	zystische Fibrose	Mutation im CF-Gen	–	+
	Young-Syndrom	?	–	+
	Liquefizierungsstörung	?	–	+
	immunologisch bedingte Infertilität	Autoimmunität	–	+
Samendeposition	Penisdeformation	angeboren oder erworben	–	+
	Hypo-/Epispadie	angeboren	–	(+)
	Phimose	angeboren	–	(+)
	erektile Dysfunktion	multifaktoriell	(+)	(+)

(Fortsetzung umseitig)

Fortsetzung von Tab. 12-5

Androgenzielorgane	testikuläre Feminisierung	anlagebedingter kompletter Androgenrezeptormangel	+	+
	Reifenstein-Syndrom	anlagebedingter mäßiger Androgenrezeptormangel	+	+
	präpeniles Skrotum	anlagebedingter mäßiger Androgenrezeptormangel	+	+
	Androgenresistenz bei Infertilität	anlagebedingter geringer Androgenrezeptormangel	–	+
	rezeptor-positive Androgenresistenz	Störungen distal des Androgenrezeptors	(+)	(+)
	perineoskrotale Hypospadie mit Pseudovagina	anlagebedingter 5α-Reduktasemangel	+	+

Tabelle 12-6 Prozentuale Verteilung der Diagnosen von 5061 konsekutiven Patienten des Instituts für Reproduktionsmedizin der Universität Münster. Bei Mehrfachdiagnosen wurde das führende Krankheitsbild gezählt.

Diagnose	Verteilung (%)
Idiopathische Fertilitätsstörung	30,2
Varikozele	15,4
Endokriner Hypogonadismus*	9,7
Infektionen	8,5
Lageanomalien der Testes	8,0
Störungen der Samendeposition	6,7
Allgemeinerkrankungen	5,2
Immunologische Faktoren	3,8
Hodentumoren	2,1
Obstruktionen	1,5
Sonstige Diagnosen	8,9

* inklusive idiopathischer hypogonadotroper Hypogonadismen (IHH), Hypophyseninsuffizienz und Klinefelter-Syndrom.

mangels behandelt werden sollen, wird direkt mit einer Testosteronsubstitution begonnen, in die letztlich auch die Behandlung mit GnRH oder Gonadotropinen nach Eintritt der gewünschten Schwangerschaft einmünden wird (siehe Abschnitt 5.2).

3.1.2 Prader-Labhart-Willi-Syndrom

Beim sehr seltenen Prader-Labhart-Willi-Syndrom liegt ebenfalls eine hypothalamische Störung mit mangelnder GnRH-Synthese vor. Hinzu kommen weitere Symptome wie Minderwuchs, Adipositas, Lageanomalien der Testes, Diabetes mellitus und eingeschränkte Intelligenz sowie Hüftgelenkserkrankung, Strabismus und Skoliose. Bei diesen Patienten steht nicht die Frage der Infertilität, sondern – angesichts der bis zur Imbezillität reichenden Zerebralinsuffizienz – die Frage der Kontrolle der Fertilität und des Sexualtriebs im Vordergrund. Dies muß bei der Testosteronsubstitution berücksichtigt werden.

3.1.3 Präpuberale Hypophyseninsuffizienz

Das Ausbleiben der Pubertät kann auch durch eine Störung auf der Ebene der Hypophyse bedingt sein. Zur verminderten Gonadotropinsekretion gesellen sich dann meist die Ausfälle anderer troper Hormone hinzu. Bei Ausfall sämtlicher Hypophysenhormone spricht man vom *Panhypopituitarismus*. Dann wird auch die Nebennierenrinden- und Schilddrüsenfunktion sowie das Wachstum beeinträchtigt. Ursachen sind meist Tumoren im Bereich der Hypophyse, Entzündungen, Infarkte oder Traumen. Die Diagnose wird durch Hypophysenfunktionstests gesichert. Die Gonadotropine steigen auch nach pulsatiler GnRH-Vorbehandlung im GnRH-Test nicht an. Durch bildgebende Verfahren wird die Sellaregion untersucht. Ein Tumor wird eventuell operativ angegangen. Neben einer Substitution mit Testosteron oder Gonadotropinen müssen auch die übrigen Partialfunktionen der Hypophyse ersetzt werden.

3.1.4 Konstitutionelle Pubertas tarda

Wenn bei Jungen bis zum 15. Lebensjahr eine Vergrößerung der Testes über 3 ml und bis zum 16. Lebensjahr Pubesbehaarung nicht festgestellt werden können, spricht man von einer Pubertas tarda. Neben den bereits beschriebenen, definierten Störungen im Hypothalamus-Hypophysenbereich können auch chronische Allgemeinerkrankungen, Mangelernährung und psychosoziale Deprivationen zu verzögerter Pubertätsentwicklung führen. Am häufigsten ist jedoch die konstitutionelle Pubertas tarda.

Diese Form der Pubertas tarda tritt familiär gehäuft auf. Die Aussage des Vaters oder der Mutter über eine spät einsetzende Pubertät gibt einen wichtigen diagnostischen Hinweis. Die Wachstumskurven und das röntgenologisch bestimmte Skelettalter (linke Hand) hinken hinter dem chronologischen Alter her. Der

GnRH-Test liefert Anhaltspunkte für die Diagnose, da als frühes Zeichen einer doch einsetzenden Pubertät ein – wenn auch noch subnormaler – Anstieg des LH und FSH zu beobachten ist. Letztlich wird die Diagnose nach Ausschluß anderer Ursachen gestellt.

Die Behandlung richtet sich nach der psychischen Situation und dem Leidensdruck des Jungen und besteht in einer Anregung des Regelkreises. Dies kann entweder durch die pulsatile Verabreichung von GnRH, durch hCG-Injektionen (1000 bis 2500 IE zweimal wöchentlich über drei Monate) oder durch Verabreichung von Testosteron (drei Injektionen von je 250 mg Testosteronenanthat im Abstand von vier Wochen) erfolgen. Die zuletzt genannte Behandlung, die wir bevorzugen, bedeutet die geringste Belastung für den Patienten und führt rasch zu einer Androgenisierung ohne Verzögerung der Knochenreifung. Auch Fertilität tritt in den meisten Fällen nach Abschluß der einmal eingeleiteten Pubertät ein.

3.1.5 Postpuberale Hypophyseninsuffizienz

Eine nach abgeschlossener Pubertät beim Erwachsenen auftretende Hypophyseninsuffizienz führt zu den charakteristischen Symptomen des postpuberalen Androgenmangels (siehe Abschnitt 2.2.1). Ursache sind meist Tumoren der Hypophyse, es können aber auch Tumoren im Bereich des Hypophysenstiels und des Hypothalamus sowie Metastasen in diesem Bereich Ursache sein. Auch Infektionen, Traumen, Hämochromatose und Hämosiderose können zu Hypophyseninsuffizienz führen. Die Diagnose wird durch bildgebende Verfahren der Sellaregion, Prüfung des Gesichtsfeldes und Hypophysenfunktionstests gesichert. Falls ein Tumor lokalisiert werden kann, sollte er operativ entfernt werden. Durch transsphenoidale Operation gelingt meist die Schonung des gesunden Hypophysengewebes [68]. Bis zur Operation bzw. bis sich das Hypophysengewebe nach Operation erholt hat oder falls die Hypophyse ganz entfernt werden muß, wird mit den Schilddrüsen- und Nebennierenrindenhormonen sowie Testosteron substituiert. Fertilität ist mit hCG/hMG zu erreichen. Nach Eintritt der erwünschten Schwangerschaft wird wieder auf Testosteron als Dauertherapie umgestellt.

3.1.6 Isolierter Gonadotropinmangel

Bei diesen Krankheitsbildern liegt ein selektiver Mangel der hypophysären Gonadotropine vor. Das *Pasqualini-Syndrom* ist durch eine LH-Mindersekretion gekennzeichnet; bei einer Sonderform des Pasqualini-Syndroms wird zwar LH sezerniert, es ist jedoch biologisch inaktiv. Ein *isolierter FSH-Mangel* ist nur sehr vereinzelt beschrieben worden; der Anteil der Patienten mit einer Sekretion eines biologisch inaktiven FSH ist wahrscheinlich ebenfalls selten.

3.1.7 Hyperprolaktinämie

Prolaktinproduzierende Hypophysenadenome sind die häufigste Ursache einer organisch bedingten Hyperprolaktinämie. Prolaktinome lassen sich in Mikroadenome mit einem Durchmesser bis zu 10 mm und Makroprolaktinome, bei denen es sich meist um große, rasch proliferativ wachsende Tumoren handelt, einteilen. Während Mikroprolaktinome bei Frauen viermal häufiger sind als bei Männern, beträgt das Geschlechterverhältnis bei Makroprolaktinomen 1:1. Die Höhe der basalen Prolaktinspiegel korreliert grob mit der Größe des Adenoms. Maligne Prolaktinome, die meist sehr hohe Prolaktinspiegel aufweisen, sind selten. Aber auch nicht prolaktinsezernierende Hypophysentumoren können über eine Verminderung der hypothalamischen Hemmung der Prolaktinsekretion zu einer Hyperprolaktinämie führen.

Zahlreiche Medikamente verursachen eine Hyperprolaktinämie, insbesondere alle mit dopaminhemmenden Eigenschaften. Neuroleptika, MAO-Hemmer und zentral wirkende Antihypertonika wie Methyldopa und Reserpin, Metoclopramid und Domperidon stimulieren die Prolaktinausschüttung über eine Blockade der Dopaminrezeptoren. Hyperprolaktinämie kann zu Potenzverlust, Fertilitätsstörungen und Gynäkomastie sowie in einigen Fällen auch Galaktorrhö führen. Therapeutisch sollte das verursachende Medikament, wenn möglich, weggelassen werden. Prolaktinome werden mit Dopaminagonisten (Bromocriptin, Lisurid) behandelt, die meist schnell zu einer Reduktion des Adenoms führen. Operativ muß nur noch selten bei ausgeprägten lokalen Symptomen (z.B. Druck auf den N. opticus) behandelt werden.

3.2 Störungen im Bereich der Testes

3.2.1 Angeborene Anorchie

Die angeborene doppelseitige Anorchie ist mit einem Fall auf 20 000 Männer selten. Die einseitige Anorchie (Monorchie) ist etwa viermal so häufig. Das seltene Krankheitsbild wird bereits in der Bibel erwähnt: „Denn es gibt Verschnittene, die vom Mutterleib so geboren sind" (Matthäus 19,12). Auch wenn sich bei diesen Patienten Testesgewebe nicht immer nachweisen läßt, muß es zur Zeit der Sexualdifferenzierung vorhanden gewesen sein, da sich ein männlicher Phänotyp entwickelte. Differentialdiagnostisch muß ein Kryptorchismus ausgeschlossen werden. Im hCG-Test erfolgt bei Kryptorchismus ein Anstieg des Testosterons, bei Anorchie fehlt er. Unbehandelt bleibt bei den Jungen die Pubertät aus (Pubertas tarda), und es entwickelt sich das typische Bild des Eunuchoidismus. Die Therapie besteht in einer Dauersubstitution mit Testosteron, die zur Zeit der erwarteten Pubertät in niedriger Dosierung beginnt und bei Erreichen einer normalen Erwachsenengröße in eine volle Substitution einmündet. Während die endokrinen Ausfälle gut substituiert werden können, bleibt die Infertilität unbeeinflußbar.

3.2.2 Erworbene Anorchie

Die Testes können als Folge von Traumen, schweren Entzündungen, Torsionen, mißglückten (z.B. Herniotomie, Orchidopexie) und intendierten Operationen (z.B. wegen eines Tumors) verlorengehen. Der Verlust *eines* Hodens wird vom verbliebenen normalen im Hinblick auf Fertilität und endokrine Funktionen kompensiert und erfordert keine Therapie. Bei beidseitigem Verlust muß jedoch Testosteron vom Beginn der Pubertät bzw. beim Erwachsenen vom Zeitpunkt des Verlustes an substituiert werden, um eine Pubertätsentwicklung zu induzieren oder um die verschiedenen Androgenfunktionen zu erhalten. Aus psychologischen oder kosmetischen Gründen können Testesprothesen eingesetzt werden. Wenn die Testes zur Behandlung eines Prostatakarzinoms oder bei Sexualdelinquenten (siehe das „Gesetz zur freiwilligen Kastration" von 1969*) entfernt wurden, werden die Androgene selbstverständlich nicht substituiert, da ihre Eliminierung in diesen Fällen therapeutisches Prinzip ist.

Fast alle Gesellschaften mit Polygamie kannten Kastraten als Aufpasser (Eunuchen, Haremswächter), die z.B. am chinesischen Kaiserhof auch politischen Einfluß erlangten. Mit Rückgang der Polygamie verschwand diese Form der erworbenen Anorchie. Kastration vor der Pubertät führte zu einer Erhaltung der Stimmlage des Knaben bei Erwachsenen, jedoch mit größerem Volumen. Diese Stimmen waren bei vielen gesangsliebenden Völkern begehrt. So gehörten Frühkastraten zur Besetzung der italienischen Opera seria des 17. und 18. Jahrhunderts, und in vatikanischen Chören waren diese Stimmen noch bis zur Wende vom 19. zum 20. Jahrhundert vertreten. Jetzt begnügt sich die Oper mit Frauen in Hosenrollen. Auch Kastration als Selbstverstümmelung aus religiösem Fanatismus wurde von alters her beobachtet, zuletzt bei der im 18. Jahrhundert in Rußland gegründeten Sekte der Skopzen. Interessanterweise ist die Lebenserwartung von geistig behinderten Frühkastraten etwa 10% höher als die vergleichbarer intakter Männer [45].

3.2.3 Lageanomalien der Testes

Im letzten Schwangerschaftstrimenon wandern die Hoden aus einer intraabdominalen Position durch den Leistenkanal in das Skrotum. Diese Wanderung ist normalerweise bei der Geburt abgeschlossen, sie kann aber auch ausbleiben oder unterbrochen werden, so daß folgende Formen der Lageanomalien der Hoden resultieren können:

– *Kryptorchismus:* Der Hoden liegt oberhalb des Inguinalkanals intraabdominal, ist also weder tast- noch sichtbar und muß von einer Anorchie differenziert werden.
– *Leistenhoden:* Der Hoden liegt fixiert im Inguinalkanal.
– *Gleithoden:* Der Hoden liegt mobil im Inguinalkanal, kann in das Skrotum herabgedrückt werden, rutscht jedoch beim Loslassen wieder in die ursprüngliche Position zurück.
– *Pendelhoden:* Der Hoden pendelt zwischen der Lage im Skrotum und im Leistenkanal hin und her, z.B. auf Kältereiz oder beim Verkehr.
– *Hodenektopie:* Der Hoden liegt außerhalb des physiologischen Deszensusweges, z.B. femoral oder perineal.

Die Ursachen für die Lageanomalien sind nicht vollständig aufgeklärt. Endokrine Faktoren spielen eine Rolle, denn Lageanomalien finden sich gehäuft bei angeborenen hypogonadotropen Zuständen, Defekten in der Testosteronsynthese oder -wirkung und bei Chromosomenaberrationen. Ein Drittel der Frühgeborenen weist Lageanomalien auf. Ein Prozent der einjährigen Jungen hat eine Lageanomalie; einseitige Lageanomalie ist etwa fünfmal häufiger als beidseitige.

Patienten mit Fertilitätsstörungen weisen in einem hohen Prozentsatz Lageanomalien der Testes auf. In unserer Ambulanz sind etwa 8% der Patienten betroffen. Dabei handelt es sich seltener um aktuell bestehende Lageanomalien, sondern viel häufiger um anamnestische Angaben. Bei diesen Patienten wurden dann meist von Beginn des Schulalters bis zum Eintritt der Pubertät Behandlungen durchgeführt, die auch im Hinblick auf den Deszensus erfolgreich waren, jedoch eine Fertilitätsstörung nicht verhindern konnten, da sie

---
* BGB 1.I vom 15.8.69, geändert 23.11.73

nach heutiger Auffassung zu spät eingesetzt wurden. Denn die zu Fertilitätsstörungen führenden Veränderungen treten schon sehr früh auf und nicht erst – wie früher geglaubt wurde – zur Zeit der Pubertät. So ist bereits in frühen Stadien der Tubulusdurchmesser und die Anzahl der Spermatogonien vermindert, und die Ultrastruktur der Sertoli-Zellen ändert sich. Je länger die Lageanomalie besteht, desto ausgeprägter sind die morphologischen Veränderungen [44]. Beim Erwachsenen sind die betroffenen Testes oft schon an ihrem geringen Volumen erkennbar. Die Ejakulatparameter sind eingeschränkt, das FSH kann erhöht sein. Eine die Spermatogenese verbessernde Therapie gibt es dann nicht mehr. Es können lediglich Verfahren der assistierten Befruchtung erwogen werden, wobei aber auch hier Mindestvoraussetzungen erfüllt sein müssen (siehe auch Kap. 13).

Wegen der schlechten Fertilitätschancen nach einer späten Behandlung wird jetzt gefordert, daß Lageanomalien eines oder beider Hoden bis zum Ende des ersten, spätestens aber zweiten Lebensjahres korrigiert sein sollten. Die Behandlung wird mit GnRH (intranasal) oder hCG (intramuskulär) durchgeführt. Bei ausbleibendem Erfolg sollte eine Orchidopexie angeschlossen werden. Da diese Empfehlung aber erst seit 20 Jahren strikter befolgt wird, das Durchschnittsalter der die Fertilitätssprechstunde aufsuchenden Patienten aber 32 Jahre beträgt, wird es noch einige Zeit dauern, um den Beweis dazu zu führen, daß die frühe Behandlung zu einer besseren Fertilitätsprognose führt. Falls die Fertilitätschancen durch die frühe Behandlung nicht verbessert werden sollten, würde sich die Hypothese bestätigen, daß Maldeszensus und Infertilität auf eine gemeinsame Wurzel zurückgehen.

Testes mit abnormer Lage entarten etwa zehnmal häufiger als vollständig deszendierte Hoden. Bei dieser zunächst hoch erscheinenden Zahl muß jedoch berücksichtigt werden, daß die Inzidenz eines Hodentumors für die gesamte männliche Bevölkerung bei 0,004 % liegt und somit für nichtdeszendierte Hoden eine immer noch geringe Inzidenz von etwa 0,04 % erwartet werden kann [36]. Da Tumoren in deszendierten Hoden leichter palpatorisch erfaßt werden können, sollte eine Lageanomalie nicht zuletzt aus Gründen einer Vorsorgediagnostik korrigiert werden. Hoden mit Lageanomalien im Erwachsenenalter sollten regelmäßig (z. B. in jährlichen Abständen) palpiert und ultrasonographisch auf die Entstehung von Tumoren hin untersucht werden. Der Patient sollte zur regelmäßigen Selbstuntersuchung angehalten werden.

3.2.4 Varikozele

Mit Varikozele wird eine varizenartige Erweiterung des Plexus pampiniformis bezeichnet. Wahrscheinlich wegen des hämodynamisch ungünstigen Abgangs der V. spermatica sinistra in die V. renalis, während die V. spermatica dextra direkt in die V. cava inferior einmündet, findet sich eine Varikozele in 95 % der Fälle linksseitig. Etwa 5 % aller Männer haben eine Varikozele. In der Fertilitätssprechstunde steigt der Anteil von Varikozelenträgern an der Gesamtzahl der Patienten je nach Zusammensetzung jedoch auf 15 bis 25 %. Somit ist die Varikozele nach der idiopathischen Infertilität der häufigste pathologische Zustand, der bei Patienten mit Störungen der Zeugungsfähigkeit gefunden wird. Die Diagnostik der Varikozele wurde in den Abschnitten 2.3.1 und 2.3.2 beschrieben.

Obwohl Varikozelen bei fertilitätsgestörten Patienten etwa drei- bis fünfmal häufiger auftreten als bei „spontanen" Vätern und obwohl seit über 40 Jahren Varikozelen routinemäßig mit der Absicht der Fertilitätssteigerung behandelt werden, ist bis heute nicht endgültig geklärt, ob die verschiedenen Behandlungsverfahren tatsächlich die Chancen auf eine Schwangerschaft erhöhen. Allerdings wurde inzwischen belegt, daß Varikozelen mit subnormalen Ejakulat- und Hormonparametern verbunden sind [74] und daß sich diese Befunde progredient verschlechtern [24]. Daß dennoch einige Patienten mit Varikozele spontan Kinder zeugen können, sich bei anderen aber ein Fertilitätsproblem entwickelt, hängt mit der großen Variationsbreite der Abnormitäten und mit den eingangs erwähnten Interdependenzen der reproduktiven Funktionen eines Paares zusammen. Leichtere Störungen eines Mannes mit Varikozele können durch gute reproduktive Funktionen seiner Partnerin kompensiert werden, während Störungen auf beiden Seiten zum Problem werden (siehe auch Abschnitt 1).

Während der Zusammenhang zwischen Varikozele und eingeschränkter Fertilität als etabliert angesehen werden kann, ist der Einfluß der Therapie weit weniger klar. Obwohl allgemein die *chirurgische Ligatur der V. spermatica* und seit neuerem auch *angiographische Methoden zur Okklusion der V. spermatica* als integraler Bestandteil der Behandlung männlicher Fertilitätsstörungen bei Varikozele angesehen werden, sind nicht alle Untersucher davon überzeugt, daß derartige Therapien tatsächlich die Fertilitätschancen erhöhen. Studien berichten meist über positive Effekte. Eine Übersicht über 50 Publikationen, die insgesamt 5471 Patienten mit operativer Ligatur umfassen, finden eine durchschnittliche Schwangerschaftsrate von 36%, allerdings mit einer großen Schwankungsbreite [73]. Die einzigen Studien, die Patienten mit chirurgischer Ligatur mit unbehandelten Kontrollgruppen vergleichen, kommen zu dem Schluß, daß die Ligatur die Schwangerschaftsraten nicht erhöht [88, 94, 110]. Allerdings fand in zwei der Studien eine echte Randomisierung nicht statt, und in der dritten Studie blieb die Schwangerschaftsrate mit 12% über fünf Jahre erstaunlich niedrig, so daß sich hier die Frage nach anderen interferierenden Faktoren stellt. Vielleicht haben diese Studien deshalb bisher das Therapieverhalten nicht beeinflußt.

Somit bestehen berechtigte Zweifel an einer Notwendigkeit zur Behandlung einer Varikozele. Allerdings sind die bisherigen Studien weder in die eine noch in die andere Richtung völlig überzeugend. Wir befinden uns bei der Therapie der Varikozele in einer ähnlichen Situation, wie sie für einige Arzneimittel besteht, die vor dem Inkrafttreten des neuen Arzneimittelgesetzes zugelassen wurden: Der schlüssige Beweis der Wirksamkeit bzw. der Unwirksamkeit muß noch geführt werden. Hierzu müssen ausreichend große, prospektive, strikt kontrollierte, randomisierte Studien durchgeführt werden. Das Ergebnis einer mehrjährigen eigenen entsprechenden Studie wird für Ende 1993 erwartet. In einer vorangegangenen prospektiven, randomisierten Studie zum Vergleich zwischen einer operativen und einer angiographischen Methode konnten wir zunächst feststellen, daß beide Verfahren zu nahezu identischen Schwangerschaftsraten von 28 bzw. 31% innerhalb von zwölf Monaten führen [84]. Somit können den Patienten gegenwärtig die beiden Verfahren als echte Alternative angeboten werden, wobei angiographische Verfahren den Vorteil der ambulanten Durchführbarkeit haben. Bei den angiographischen Verfahren empfehlen wir die Embolisation mit Gewebekleber gegenüber einer Sklerosierung, da die Embolisation an exakt definierbarer Stelle vorgenommen werden kann.

Bis zur endgültigen Klärung der offenen Frage, ob die Behandlung der Varikozele zu einer Verbesserung der Fertilitätschancen führt oder nicht, kann unter folgenden Voraussetzungen die Indikation zur Behandlung gestellt werden:

- unerfüllter Kinderwunsch seit mindestens einem Jahr
- durch somatische und physikalische Untersuchung bestätigte Varikozele
- kleineres Hodenvolumen auf der betroffenen Seite
- subnormale Ejakulatparameter
- FSH nicht über den oberen Normalbereich erhöht
- weitgehend abgeklärte weibliche reproduktive Funktionen ohne unbehandelbare Störungen

3.2.5 Sertoli-cell-only-Syndrom

Die Germinalzellaplasie, das sog. Sertoli-cell-only-Syndrom (SCO-Syndrom), ist durch Tubuli seminiferi charakterisiert, die nur Sertoli-Zellen und keine weiteren Zellen der Spermatogenese enthalten. Die endokrine Hodenfunktion ist weitgehend normal, so daß diese Männer normal maskulinisiert sind. Erst die Infertilität führt zum Arzt. Das Hodenvolumen ist deutlich vermindert. Wenn das gesamte Hodenvolumen erfaßt ist (komplettes SCO-Syndrom), sind die FSH-Werte sehr stark erhöht, und es besteht eine Azoospermie. Die Germinalzellaplasie kann aber auch nur einen Teil des Keimepithels erfassen (z.B. als fokales SCO-Syndrom). Wenn es sich nur um wenige Tubuli handelt, können die FSH-Werte normal oder wenig erhöht sein, und es findet sich eine Oligoasthenoteratozoospermie in unterschiedlicher Ausprägung.

Die Germinalzellaplasie ist kein Krankheitsbild sui generis, sondern ein Zustand, der durch die verschiedensten Ursachen angeboren und erworben auftreten kann. Bei den angeborenen Formen wandern offensichtlich die Germinalzellen nicht in das Tubulusepithel ein. Neuerdings wurden in einigen Fällen Mikrodeletionen auf dem Y-Chromosom und der Azoospermiefaktor als genetische Ursachen beschrieben. Daneben kann die Germinalzellaplasie im Laufe des Lebens durch definierbare endogene oder exogene Schädigungen hervorgerufen werden, z.B. durch Virusinfektionen, Lageanomalien der Testes, ionisierende Strahlen und Zytostatika. Eine ursächliche Therapie gibt es für diesen Zustand nicht. Verfahren der assistierten Befruchtung können versucht werden, wenn Mindestanforderungen an Zahl und Qualität der Spermatozoen erfüllt werden.

3.2.6 Syndrom der immotilen Zilien

Beim Syndrom der immotilen Zilien handelt es sich um einen anlagemäßigen Defekt der Spermatogenese, der in einem Konstruktionsfehler des Spermatozoenschwanzes resultiert. Normalerweise besitzen die Schwänze neun Paare von Mikrotubuli, die konzentrisch um ein zentrales Paar angeordnet sind. Die Tubuli eines jeden Paares sind untereinander und speichenartig mit den zentralen Tubuli durch Dyneinarme verbunden. Fehlen diese Arme, resultiert Immotilität des Spermiums. Die Dyneinarme fehlen bereits in allen Stadien der Spermatidenbildung. Die Zilien der Atemwegsepithelien, die nach demselben Strukturplan gebaut sind, weisen bei diesen Patienten oft denselben Defekt auf, so daß Sekretstörungen und Atemwegsinfektionen häufig sind.

Eine Sonderform stellt das *Kartagener-Syndrom* dar, bei dem zu den beschriebenen Symptomen noch ein Situs inversus hinzukommt. Bei Verdacht sollte eine Thoraxaufnahme angefertigt werden. Als Screening-Test für die Zilienfunktion dient der Saccharintest, der die durch den Zilienschlag bedingte Transportgeschwindigkeit von der Nase zum Rachenraum prüft. Der Verdacht wird elektronenmikroskopisch gesichert. Eine Therapie gibt es nicht [34, 78].

3.2.7 Globozoospermie

Ähnlich wie beim Syndrom der immotilen Zilien handelt es sich bei der Globozoospermie um eine anlagemäßige Störung der Spermatogenese, bei der sich der Golgi-Apparat nicht in das Akrosom umbildet. Dadurch erhalten die Spermatozoen eine kugelige Kopfform. Die Spermatozoen sind beweglich, aber nicht in der Lage, Ova zu fertilisieren [40]. Eine totale Globozoospermie ist selten, häufiger ist nur ein Teil der Spermatozoen von dieser Störung betroffen. Die Mikroinjektion von Spermatozoen in den perivitellinen Raum oder in das Zytoplasma der Eizelle wird gegenwärtig bei Globozoospermie oder beim Syndrom der immotilen Zilien als Therapiemöglichkeit experimentell erprobt.

3.2.8 Orchitis

Eine akute Entzündung der Hoden ist meist Folge einer Virusinfektion. Am bekanntesten ist die Mumpsorchitis, aber auch andere Viren, wie z.B. ECHO-Viren, lymphozytäre Choriomeningitisviren, Marburg-Viren und Arboviren der Gruppe B, stehen im Verdacht, den Hoden schädigen zu können. Bakterielle Infektionen durch Gonorrhö oder Tuberkulose spielen in Mitteleuropa bei Fertilitätsfragen nur noch eine untergeordnete Rolle. Bei Patienten aus tropischen Ländern muß auch an parasitäre Erkrankungen wie Filariasis oder Bilharziose sowie Lepra gedacht werden, die zu Orchitiden und Infertilität führen können.

Die akute Entzündung ist durch Ödem des Interstitiums und des Keimepithels gekennzeichnet. Ein mononukleares Infiltrat deutet auf die Virusgenese hin. Die ödematöse Schwellung kann zu einer schmerzhaften Vergrößerung des Hodens führen, der ein Vielfaches des ursprünglichen Volumens annehmen kann. Der erhöhte intratestikuläre Druck und die daraus resultierende Ischämie oder das Virus selbst können zu irreversiblen Schädigungen des Keimepithels führen. In ausgeprägten Fällen kommt es zu einer Degeneration des Keimepithels bis hin zum Sertoli-cell-only-Syndrom (siehe Abschnitt 3.2.5) oder einer Sklerosierung oder Hyalinisierung der Tubuli. In diesem Endstadium können sich die Hoden sehr hart anfühlen, so daß differentialdiagnostisch auch an einen Tumor gedacht wird. Im Sonogramm weisen die Testes multiple Inhomogenitäten auf, die als „Schneegestöber" imponieren können. Im Ejakulat findet sich eine ausgeprägte Oligoasthenoteratozoospermie, oft besteht Azoospermie. Als Ausdruck der Schädigung des Keimepithels ist das FSH deutlich erhöht.

Eine Therapie für die Fertilitätsstörung gibt es nicht. Eine Insuffizienz der Leydig-Zellen ist selten und bedarf gegebenenfalls einer Androgensubstitution. Im akuten Stadium der viralen Orchitis werden die Hoden hochgelagert, und es wird eine systematische Therapie mit Glukokortikoiden durchgeführt. Hierunter tritt eine Abschwellung und Schmerzminderung ein. Ob so jedoch die Fertilitätsprognose günstiger wird, ist unklar.

3.2.9 Klinefelter-Syndrom

Mit einem Fall unter 500 erwachsenen Männern bildet das Klinefelter-Syndrom eine der häufigsten Formen des männlichen Hypogonadismus. Diese Patienten sind durch sehr kleine, feste Testes, die selten ein Volumen über 3 ml erreichen, eine Azoospermie, eunuchoide Züge in unterschiedlicher Ausprägung und – in der Mehrzahl der Fälle – eine Gynäkomastie gekennzeichnet. Die Hoden weisen histologisch eine adenomatöse Hyperplasie der Leydig-Zellen, fehlende Spermatogenese und Fibrose der Tubuli auf.

Meistens führen Störungen der Fertilität und/oder die Potenz zur Erstdiagnose. Vor der Pubertät gibt es kaum diagnostische Zeichen, und in der Pubertät reicht die Androgenproduktion oft noch aus, um eine unauffällige Entwicklung zu bewirken. In den meisten Fällen erlangt der Penis normale Erwachsenengröße. Sekundäre Geschlechtsbehaarung kann normal sein, weist in vielen Fällen jedoch hypogonadale Muster auf. Die Potenz entwickelt sich zunächst meist normal, läßt jedoch vom 25. Lebensjahr an deutlich nach. Der sich so dokumentierende Androgenmangel führt auch zu einem Nachlassen der Muskelkraft, einer Erschlaffung des Stützapparats und der Ausbildung einer Osteoporose, die oft zunächst zu einer Lumbago führt. Im Gegensatz zu dem auf reinen Androgenmangel beruhenden Disproportionierungen des Skeletts wachsen bei dem Klinefelter-Patienten die Beine stärker als die Arme. Die Spannweite ist dann nicht größer als die Gesamtkörperlänge, die Beine sind jedoch deutlich länger als der Rumpf. Die Intelligenz mancher, aber nicht aller Klinefelter-Patienten ist eingeschränkt [77]. Oft fallen die Jungen durch Schulschwierigkeiten auf und bleiben hinter dem Leistungs- und Berufsniveau der Familie zurück. Einige dieser Veränderungen können dadurch mitbedingt sein, daß die Jungen durch Vergleich mit ihren Kameraden das Abnorme feststellen und in eine Außenseiterrolle gedrängt werden.

Dem Klinefelter-Syndrom liegt eine numerische Chromosomenanomalie zugrunde, die durch eine Nondisjunction in der Reifeteilung der Gameten der Eltern bedingt ist. Bei etwa einem Drittel der Patienten stammt das zusätzliche Chromosom vom Vater. Fortgeschrittenes Alter der Mutter bei der Konzeption erhöht die Inzidenz. Die klassische Form des Syndroms ist durch einen 47,XXY-Karyotyp charakterisiert. Daneben kommen Chromosomenkonstellationen mit drei und vier X-Chromosomen und Mosaike (z.B. 46,XY/47,XXY) vor. Das Klinefelter-Syndrom geht nicht mit einer erhöhten Abortrate einher.

Die aufgeführten Symptome führen bei der klinischen Untersuchung zum Verdacht auf ein Klinefelter-Syndrom. Die Bestimmung des Kerngeschlechts aus dem Epithel der Mundschleimhaut kann bei Vorliegen eines Barr-Körperchens den Verdacht erhärten. Die Diagnose wird durch die Chromosomenanalyse gesichert, die zunächst an Lymphozyten durchgeführt wird. Ein normaler Karyotyp in den Lymphozyten schließt die Diagnose jedoch nicht aus, da nicht immer alle Zellinien gleichermaßen betroffen sind. Bei weiterbestehendem Verdacht müssen eventuell Hautfibroblasten oder Hodengewebe karyotypisiert werden. Der Androgenmangel wird durch Bestimmung des Testosterons im Serum gesichert. FSH ist sehr stark erhöht, LH mäßig und in Abhängigkeit vom Androgenmangel. Es findet sich praktisch immer eine Azoospermie. Nur bei ganz wenigen jüngeren Patienten wurden vorübergehend einige Spermatozoen im Ejakulat festgestellt.

Die Fertilitätsstörung kann nicht behandelt werden. Die endokrine Insuffizienz erfordert jedoch eine rechtzeitige Substitution, die bei Auftreten der Androgenmangelsymptome und der labormäßigen Sicherung des Testosterondefizits beginnen sollte. Gegenwärtig wird diskutiert, ob die Substitution bereits frühzeitig zur Zeit der Pubertät beginnen sollte, da sich die so behandelten besser sozial angepaßt entwickeln. Zumindest bei jugendlichen Patienten, die durch psychisches Fehlverhalten oder Schulschwierigkeiten auffallen, sollte eine frühzeitige Androgensubstitution erwogen werden. Bei guter Substitution können die erwachsenen Patienten ein normales Berufs- und Eheleben führen. Die Gynäkomastie bleibt auch bei guter Androgensubstitution unbeeinflußt. Aus kosmetischen Gründen kann eine Mastektomie erwogen werden. Die Operation sollte einem erfahrenen Mammachirurgen überlassen werden, da die eventuell resultierenden Narben entstellender sein können als die Gynäkomastie (Übersicht in [7]).

3.2.10 XYY-Syndrom

Ein überzähliges Y-Chromosom findet sich bei etwa 1 bis 2 von 1000 männlichen Neugeborenen, womit die Inzidenz ähnlich hoch ist wie beim Klinefelter-Syndrom. Aber anders als bei diesem bieten Männer mit einem 47,XYY-Karyotyp kein einheitliches Bild. Bei der Mehrzahl fällt ein übermäßiges Längenwachstum und ein Hypogonadismus in unterschiedlicher Ausprägung auf. Häufig liegt eine erhebliche Spermatogenesestörung vor, die zu einer therapeutisch nicht beeinflußbaren Infertilität führt. Die Diagnose wird durch den Nachweis des überzähligen Y-Chromosoms und die Karyotypisierung gestellt. Ein Androgenmangel muß substituiert werden.

3.2.11 XX-Mann

Bei einigen Patienten, bei denen klinisch der Verdacht auf ein Klinefelter-Syndrom besteht (kleine feste Testes, Gynäkomastie und Azoospermie) und bei denen auch das Kerngeschlecht positiv ist, zeigt der Karyotyp eine 46,XX-Konstellation. Bei einer Inzidenz von einem auf 20 000 sind XX-Männer sehr selten.

Als genetische Ursache wurde ein früher Verlust des Y-Chromosoms vermutet. Offensichtlich hat jedoch eine Translokation zwischen X- und Y-Chromosom in der Spermatogenese des Vaters stattgefunden. Wahrscheinlich wurde der sog. Testes-determining-Faktor (TDF) vom Y-Chromosom auf den kurzen Arm des X-Chromosoms übertragen. Bei einigen Patienten kann auch molekulargenetisch das Sex-determining-region-Y-Gen (SRY) entdeckt werden [37]. Dies erklärt, wie sich ein männlicher Phänotyp ohne jede Zeichen der Intersexualität in Abwesenheit eines Y-Chromosoms entwickeln kann.

Die Infertilität ist unbeeinflußbar, ein eventueller Androgenmangel muß substituiert werden.

3.2.12 Männliches Turner-Syndrom

Obwohl insgesamt und in der Fertilitätssprechstunde sehr selten, sollte das männliche Turner-Syndrom oder Noonan-Syndrom der Vollständigkeit halber hier erwähnt werden. Bisher wurden etwa 400 Fälle beschrieben. Wie der Name andeutet, weisen diese phänotypisch männlichen Patienten einen kurzen Hals mit Pterygium colli, Minderwuchs, Ptosis, Schildbrust mit Hyperthelie, Epikanthus und Mikrognathie auf. Lageanomalien der Testes finden sich bei 70%. Sehr häufig ist die Assoziation mit kongenitalen kardiovaskulären Fehlbildungen. Geistige Retardierung findet sich in etwa der Hälfte der Patienten. Germinalzellaplasie und Infertilität sind häufig. Ähnlich wie beim XX-Mann hat wahrscheinlich ein Transfer genetischen Materials vom Y-Chromosom auf andere Chromosomen mit nachfolgendem Verlust des Y-Chromosoms stattgefunden. Nur ein geringer Teil der Patienten weist allerdings eine 45,X0-Konstellation auf, die Mehrzahl hat einen 46,XY-Karyotyp. Die Infertilität der Patienten ist therapeutisch nicht beeinflußbar. Falls sie das Erwachsenenalter erreichen, sollte eine Testosteronsubstitution erfolgen (Übersicht in [3]).

3.2.13 Fertilitätsstörungen bei primär nicht testikulären Erkrankungen

Jede schwere Erkrankung kann zu Fertilitätsstörung, Libido- und Potenzverlust führen. Diese Symptome können zu den frühen Zeichen einer allgemeinen Erkrankung gehören, weshalb auch in der Fertilitätssprechstunde an derartige Grundkrankheiten gedacht werden muß und orientierende Laboruntersuchungen gerechtfertigt sind. Selten in akuten, wohl aber in chronischen Phasen kann Kinderwunsch bestehen, der dann nur in Verbindung mit der Grundkrankheit behandelt werden kann (Übersicht in [53]).

Neuropathie und Durchblutungsstörungen bedingen Hypogonadismus bei *Diabetes mellitus*. Die meisten Patienten mit chronischer *Niereninsuffizienz* klagen über Libido- und Potenzverlust, ihre Zeugungsfähigkeit ist eingeschränkt. Während die Hämodialyse kaum Besserung dieser Symptome bringt, sind die Beschwerden nach erfolgreicher Nierentransplantation reversibel, und auch die Fertilität kann wiederkehren [46]. Vorher ist auch im Hinblick auf den erythropoetischen Effekt eine Androgensubstitution indiziert. Eine *Leberzirrhose* führt zu Hypogonadismus mit verminderten Serum-Testosteronwerten und Spermatogenesestörung [113]. *Colitis ulcerosa* und *Morbus Crohn* können zu Fertilitätsstörungen führen [75]. Die *Myotonia dystrophica* führt zu Hyalinisierung der Samenkanälchen und später auch zur Atrophie der Leydig-Zellen, so daß Fertilitätsstörungen und Libido- und Potenzverlust auftreten. Der Androgenmangel kann substituiert werden, die Tubulusveränderungen sind jedoch unbeeinflußbar. *Chronische Atemwegserkrankungen* führen wahrscheinlich über eine Hypoxie der Testes zu Hypogonadismus [43]. Allgemeine *Arteriosklerose*, *Hyperthyreose*, *Hyperkortizismus* und *Unterernährung* können Ursache eines Hypogonadismus sein.

3.2.14 Fertilitätsstörungen durch Noxen

Da das Keimepithel zu den Geweben mit den höchsten Mitoseraten gehört, ist es gegenüber den toxischen Einflüssen von zytostatischen Substanzen, Antimetaboliten und ionisierenden Strahlen besonders empfindlich.

Röntgenstrahlen, die die Testes auch als Streustrahlung treffen können, führen zu einer Hemmung der Spermatogenese bis hin zur Azoospermie. Fraktionierte Bestrahlung verursacht eine stärkere Keimzellschädigung als eine gleich hohe Einzelstrahlung. Dosen über 3 Gray bewirken irreversible Keimzelldegeneration [42]. Bei Dosen darunter können die Spermatogonien des Typ A erhalten bleiben, so daß sich die Spermatogenese nach ein bis fünf Jahren wieder erholen [29] und auch Fertilität wiederkehren kann. Auch *Radiojodtherapie* bei malignen Schilddrüsenerkrankungen in einer Gesamtdosis über 100 Millicurie (3,7 Gigabecquerel) beeinträchtigt die Spematogenese [47]. Es gibt keine Hinweise für eine erhöhte Rate von Fehlbildungen oder kongenitalen Störungen bei Kindern von strahlentherapierten Vätern, systematische Studien hierzu fehlen aber.

Die Leydig-Zellen sind gegenüber ionisierenden Strahlen wesentlich resistenter als Keimzellen. Nach einer Bestrahlung mit 8 Gray in der Kindheit wegen einer akuten lymphoblastischen Leukämie weisen 10% und nach 24 bis 30 Gray die Mehrzahl der Männer einen permanenten Testosteronmangel auf. Eine Bestrahlung der Hoden im Erwachsenenalter mit 20 Gray resultiert in einer meist noch kompensierten Leydig-Zell-Insuffizienz.

Eine Vielzahl von Medikamenten beeinträchtigt die männlichen reproduktiven Funktionen (Tab. 12-7). Hier sind vor allem Zytostatika zur Behandlung von Neoplasien zu nennen. Alkylierende Chemotherapeutika (u.a. Busulfan, Chlorambucil, Cyclophosphamid, Melphalan) verursachen aufgrund ihrer Beeinträchtigung der DNS-Synthese eine besonders ausgeprägte Schädigung der Spermatogenese mit hochgradiger Oligozoospermie oder Azoospermie. Die Wirkung dieser Substanzen auf das Keimepithel ist von der kumulativen Gesamtdosis und Therapiedauer abhängig. Chlorambucil verursacht ab 400 mg eine reversible und ab etwa 2600 mg eine irreversible Azoospermie. Cyclophosphamid verursacht nach Gesamtdosen von über 18 g immer eine meist irreversible Azoospermie [22].

Antimetaboliten (Methotrexat, 5-Fluorouracil) schädigen die Spermatogenese wesentlich geringer.

Tabelle 12-7 Medikamente und chemische Substanzen mit negativem Einfluß auf die männliche Fertilität

Zytostatika	Antibiotika/Sulfonamide
– Actinomycin D	– Actinomycin
– Aminoglutethimid	– Co-trimoxazol
– Bleomycin	– Chloramphenicol
– Busulfan	– Metronidazol
– Chlorambucil	– Nitrofurantoin
– Cyclophosphamid	– Tetrazykline
– 5-Fluorouracil	– Trimethoprim
– Melphalan	– Salazopyridin
– Methotrexat	
– Procarbazin	Antimykotika
– Thiotepa	– Ketoconazol
– Vincaalkaloide	– Griseofulvin
ZNS-wirksame Substanzen	Sympatholytika
– Carbamazepin	– Dibenamin
– Carbromal	– Phentolamin
– Chlorpromazin	– Propranolol
– Diazepam	
– Imipramin	Hormone und
– Lithiumsalze	Hormonantagonisten
– Metoclopramid	– Östrogene
– Nortryptilin	– Cyproteronacetat
– Phenytoin	– Flutamid
– Trifluoperazin	– Spironolacton
	– GnRH-Analoga
Umwelt- und Arbeitsstoffe	
– Dibromochloropropan (DBCP)	
– Schwefelkohlenstoff (CS_2)	
– Blei	

Selbst nach hohen Dosen von Methotrexat wurde nur eine reversible Oligozoospermie berichtet. Die Vincaalkaloide (Vincristin, Vinblastin) inhibieren reversibel die mitotischen Teilungen der Spermatogonien. Darüber hinaus binden sie an Proteine der Mikrotubuli des Spermiumflagellums und können so die Spermatozoenmotilität beeinflussen.

Andere Chemotherapeutika werden meist nur in Kombination mit weiteren Medikamenten gegeben, so daß deren isolierte Wirkung nicht zu eruieren ist. Die schädlichen Auswirkungen der Kombinationstherapie bei Hodgkin-Lymphomen ist bisher am besten untersucht. Die Behandlung mit Stickstofflost, Procarbazin, Prednison und Vincristin oder Vinblastin (MOPP oder MVPP) führt schon nach zwei Behandlungszyklen bei allen Patienten zur häufig irreversiblen Azoospermie [23]. In der Hodenhistologie findet sich oft eine völlige Keimzellaplasie (SCO-Syndrom), die auch noch zwei Jahre nach Abschluß der Therapie bei über 90 % der Behandelten fortbesteht.

Eine Alternative zum MOPP-Schema ist die Kombination von Adriamycin, Bleomycin, Vinblastin und Dacarbazin (ABVD), die eine wesentlich geringere Gonadentoxizität aufweist. Ebenfalls reversibel sind die nach einer Kombination von Cisplatin, Vinblastin, Bleomycin und Doxorubicin oder Adriamycin auftretenden Spermatogeneseschäden. Die Gonadentoxizität einer zytostatischen Chemotherapie ist unabhängig vom Lebensalter zum Zeitpunkt der Therapie, so daß Männer, die während der Kindheit oder Adoleszenz behandelt wurden, ebenfalls in einem hohen Prozentsatz erhebliche Fertilitätsstörungen aufweisen [17]. Wegen der meist nur geringen Schädigung der Leydig-Zell-Funktion sind der Pubertätseintritt und die Virilisierung nicht beeinträchtigt.

Da das Ausmaß und die Reversibilität einer durch Zytostatika induzierten Fertilitätsschädigung nicht sicher vorhersehbar ist und zur Zeit auch durch keine adjuvanten Maßnahmen beeinflußt werden kann, ist eine Aufklärung des Patienten hierüber vor Therapiebeginn erforderlich. Falls nicht bereits vor Therapiebeginn eine Beeinträchtigung der Fertilität besteht, kann dem Patienten die Kryokonservierung der Spermatozoen zur Zeugungsreserve angeboten werden [59].

Trimethoprim, Nitrofurantoin und Salazosulfapyridin greifen die Spermatozyten, teilweise im Nebenhoden, an und führen zu Fertilitätsstörungen. Die neuerdings bei Colitis eingesetzte 5-Aminosalicylsäure hat diesen Effekt nicht und sollte daher bei Patienten mit Kinderwunsch anstelle des Salazosulfapyridins eingesetzt werden. Einige Substanzen aus der Imidazolreihe, z.B. Antimykotika, beeinflussen die Funktion der Leydig-Zellen und können Symptome des Hypogonadismus hervorrufen. Viele Antibiotika haben einen ähnlichen Effekt wie Zytostatika. Da ihre Verabreichung auch wegen banaler Infekte verbreitet ist, muß stets nach ihrer eventuellen Einnahme in den letzten Monaten gefragt werden.

Der Einfluß des *Nikotins* bzw. des *Rauchens* auf die Fertilität ist noch nicht schlüssig bewiesen. Neuere Untersuchungen weisen darauf hin, daß Fertilitätsstörungen bei Rauchern eher durch die Persönlichkeitsstruktur als durch das Rauchen selbst bedingt sind, wobei das Rauchen nur einen von vielen negativen Faktoren darstellt [111].

Eine große Zahl von *Substanzen aus der Umwelt* wird verdächtigt, fertilitätshemmende Wirkung zu haben. Nur für wenige ist dieser Effekt jedoch schlüssig bewiesen. Hierzu gehören bei entsprechender Exposition das Pestizid Dibromochlorpropan (DBCP), Schwefelkohlenstoff (CS_2) und Blei [99].

3.2.15 Hodentumoren

Auf die gesamte männliche Bevölkerung bezogen sind Hodentumoren mit einer Inzidenz von eins auf 25 000 selten. Neunzig Prozent der Hodentumoren treten vor dem 60. Lebensjahr auf und haben ein Prädilektionsalter von 20 bis 35 Jahren, dem Alter also, in dem auch eine Infertilität evident wird. In der eigenen Fertilitätssprechstunde „erstdiagnostizierten" wir einen Hodentumor bei einem von etwa 500 Patienten. Auf das erhöhte Risiko einer malignen Entartung bei Lageanomalien der Testes wurde im Abschnitt 3.2.3 hingewiesen. Inwieweit sich darüber hinaus Infertilität und Hodentumor gegenseitig bedingen, ist weitgehend unklar. Ein Hodentumor kann auch unter der Betreuung eines Patienten manifest werden. Daran muß vor allem bei sich verschlechternden und anderweitig nicht erklärbaren Ejakulatparametern gedacht werden. Die Palpation der Testes ist deshalb nicht nur Bestandteil der Erstuntersuchung, sondern muß in regelmäßigen Abständen wiederholt werden. Die befallenen Hoden imponieren durch ihre harte Konsistenz oder durch lokalisierte Verhärtung im Tumorbereich. Die Verhärtung wird besonders im Vergleich zum kontralateralen Hoden deutlich. Jeder verdächtige Befund muß ultrasonographisch abgeklärt werden. Durch die Ultrasonographie können auch Tumoren entdeckt werden, bevor sie bei der Palpation oder durch andere Symptome auffallen.

Die am häufigsten vorkommenden *Seminome* verursachen keine endokrinen Störungen. Seltener als die in 95% der Fälle vom Germinalepithel ausgehenden Tumoren sind die *Leydig-Zell-Tumoren*, die etwa 2% ausmachen. Wenn sie vor der Pubertät auftreten, produzieren sie Androgene und führen zu einer *Pubertas praecox*. Nach der Pubertät bilden sie Östrogene und bewirken eine Feminisierung mit der charakteristischen Symptomentrias: Gynäkomastie, Impotenz und Hodentumor. Noch seltener sind *Sertoli-Zell-Tumoren*, die ebenfalls Östrogene produzieren und eine Symptomatik wie Leydig-Zell-Tumoren verursachen. Nach Entfernung des befallenen Hodens erholt sich der kontralaterale Hoden schnell, und die Symptome sind voll reversibel. Die aus plazentarem Gewebe entstehenden malignen *Chorionkarzinome* können hCG und Östrogene produzieren, die zu einer Gynäkomastie führen. Die Diagnose wird durch den Nachweis von hCG im Serum gesichert.

Bei einer Hodenbiopsie kann zufällig ein Carcinoma in situ entdeckt werden. Die Kerne der Spermatogonien sind irregulär geformt, das Chromatin weist mehrere Nukleoli auf, und Mitosen sind häufig. Da man annimmt, daß das Carcinoma in situ in einen malignen Tumor übergeht, sollte es wie ein Tumor behandelt werden [104].

Falls eine Metastasierung eine Bestrahlung und/oder Chemotherapie erforderlich macht, gilt für die Erholung der reproduktiven Funktionen das im Abschnitt 3.2.14 Gesagte. Die Frage der *Kryokonservierung* eines vor einer derartigen Behandlung gewonnen Ejakulates kann erwogen werden. Allerdings können die Seminalparameter bereits bei Diagnosestellung so schlecht sein, daß sich ein Einfrieren nicht lohnt. Nach dem Einfrieren, das von entsprechend eingerichteten andrologischen Laboratorien vorgenommen wird, übernehmen kommerzielle Institutionen die Einlagerung auf Dauer [59].

3.2.16 Oviduktpersistenz

Wenn zur Zeit der fetalen sexuellen Differenzierung das Inhibin nicht produziert wird, bilden sich die Müller-Gänge auch bei männlichen Individuen nicht zurück. Neben den männlichen Geschlechtsorganen entwickeln sich auch aus den Müller-Gängen die Tuben und der Uterus. Da die Funktion der Leydig-Zellen nicht beeinträchtigt ist, läuft die Pubertät normal ab. Es können jedoch Lageanomalien der Hoden und Fertilitätsstörungen beobachtet werden. Meist werden Tuben und Uterus erst anläßlich einer Herniotomie oder Laparotomie zufällig entdeckt, oft aber auch erst bei der Autopsie. Therapeutisch werden Uterus und Tuben entfernt, wobei vor allem die in den Lig. teres verlaufenden Vasa deferentia geschont werden müssen.

3.2.17 Pseudohermaphroditismus masculinus aufgrund von Enzymdefekten in der Testosteronbiosynthese

Während beim Hermaphroditismus verus in demselben Individuum sowohl testikuläres als auch ovarielles Gonadengewebe vorkommt, liegt beim Pseudohermaphroditismus masculinus eindeutig männliches gonadales und chromosomales Geschlecht vor, aber es kommt zur Ausbildung eines weiblichen bzw. intersexuellen inneren und äußeren Genitales. Obwohl diese Patienten Testes haben, erscheinen sie phänotypisch — wenn auch in sehr unterschiedlicher Ausprägung — als Frauen und suchen als Frauen den Arzt auf. Als Ursache für die intersexuelle Entwicklung wurden Enzymdefekte in der Testosteronbiosynthese der Leydig-Zellen entdeckt, die hier besprochen werden sollen, während Rezeptordefekte in den Zielorganen im Abschnitt 3.5 abgehandelt werden.

Der Enzymdefekt in der Testosteronbiosynthese bewirkt, daß zur Zeit der fetalen Sexualdifferenzierung nicht genügend Testosteron zur Ausprägung des männlichen Typs zur Verfügung steht. Die phänotypische Variationsbreite ist groß. Bei einigen Fällen erscheint das äußere Genitale vorwiegend weiblich. Hinter Hautfalten, die den großen Labien ähnlich sehen, findet sich ein klitorisartiger Phallus mit Präputium, dahinter entweder ein gemeinsamer Meatus oder zwei getrennte Öffnungen für Harnröhre und Vagina. Bei anderen Fällen findet sich ein Scrotum bifidum und ein Phallus, der die Größe eines kleinen Penis erreichen kann und meist eine Hypospadie aufweist. Die Testes können in den Labialfalten, inguinal oder intraabdominal liegen. Von der Pubertät an ist der übrige Phänotyp eher männlich. Ausgeprägter Hirsutismus bzw. männlicher Haar- und Bartwuchs sowie die primäre Amenorrhö führen zum Arzt.

Fertilität ist nie gegeben. Wegen der Gefahr der malignen Entartung werden die Testes entfernt, und eine Substitution mit Östrogenen wird eingeleitet. Eventuell ist eine operative Vaginalplastik durchzuführen.

3.3 Störungen im Bereich der ableitenden Samenwege und der akzessorischen Geschlechtsdrüsen

3.3.1 Infektionen

Bei Infektionen der männlichen Geschlechtsorgane sind vor allem Prostata, hintere Harnröhre, Trigonum vesicae und Bläschendrüsen beteiligt. Entzündungen des Nebenhodens gehen häufig über einen kanalikulären/aszendierten Ausbreitungsweg von dort aus. Zwar kann man aufgrund der Hauptsymptomatik von Epididymitis, Prostatitis, Vesikulitis oder Urethritis sprechen, kombinierte Entzündungen sind jedoch die Regel.

In der Fertilitätssprechstunde wird man selten mit den akuten Krankheitsbildern konfrontiert, eher mit subklinischen und chronischen Verläufen und Endzuständen [93]. Der Nebenhoden wird dann palpatorisch vergrößert und induriert, die Prostata weist eine teigige Schwellung auf. Bei der Lokalisation der Entzündung helfen die verschiedenen Markersubstanzen und die Ultrasonographie. Bei mehr als einer Million Leukozyten pro Milliliter Ejakulat versuchen wir, einen Keimnachweis durchzuführen. Da eine sterile Gewinnung des Ejakulates praktisch unmöglich ist und das Ejakulat bakterizide Substanzen enthält, gelingt es nicht immer, die pathogenen Keime nachzuweisen. Bei persistierender Leukozytose muß eventuell ungezielt behandelt werden, vorzugsweise mit Tetrazyklinen. Chlamydien müssen aus dem Urethralabstrich und durch Antikörper nachgewiesen werden. Bei Nachweis von Mykoplasmen und Ureaplasmen wird Ofloxacin (Tarivid®) eingesetzt. Diffuse teigige Veränderungen im Nebenhodenbereich müssen auch heute noch an eine Tuberkulose denken lassen, die sekundär als Folge eines Befalls der Prostata oder der Bläschendrüsen entstanden ist. Bei Nachweis von säurefesten Stäbchen muß spezifisch und eventuell operativ behandelt werden.

3.3.2 Obstruktionen

Atresien als Folge entzündlicher Prozesse der ableitenden Samenwege sind die häufigste Ursache einer Obstruktion. Bakterielle Entzündungen bei Harnwegsinfekten beschränken sich meist auf eine Seite, während eine nicht rechtzeitig behandelte Gonokokkeninfektion oft beide Nebenhoden erfaßt und im Endstadium eine Azoospermie verursacht. Bei frühzeitiger antibiotischer Therapie ist dies jedoch eine Seltenheit geworden.

Aplasie des Ductus deferens oder anatomische Defekte des Nebenhodens mit *Atresien* des Ductus deferens sind mit etwa 25 % an allen Obstruktionen beteiligt. Neuerdings wurde festgestellt, daß Patienten mit Aplasie des Ductus deferens häufig Träger von Genmutationen für zystische Fibrose sind [32]. Daher müssen die Patienten und ihre Partnerinnen vor einer eventuellen Behandlung molekulargenetisch untersucht werden, um das Paar über das Risiko der Zeugung eines Kindes mit zystischer Fibrose richtig beraten zu können [71].

Rezidivierende schwere bronchopulmonale Infektionen, exokrine Pankreasinsuffizienz und erhöhter Salzverlust mit dem Schweiß sind die führenden Symptome der zystischen Fibrose. Fast alle betroffenen männlichen Patienten sind infertil, da aufgrund Hypo- oder Aplasie von Nebenhoden und Ductus deferens eine Azoospermie besteht. Neben der gewollten Unterbrechung des Ductus deferens als Vasektomie zur Kontrazeption kommen iatrogene Schädigungen bei Herniotomien, Orchidopexien und Varikozelenoperationen vor. Bei Herniotomien im Kleinkindesalter wird der Ductus deferens relativ häufig durchtrennt, woran dann im Erwachsenenalter nicht mehr gedacht wird. Die anamnestische Angabe einer Herniotomie ist deshalb wichtig.

Zu den beschriebenen Fällen mit Obstruktion der ableitenden Samenwege kann bei intakter Spermatogenese an rekonstruktive mikrochirurgische Verfahren im Sinne einer Vasovasostomie oder einer Epididymovasostomie gedacht werden. Sofern die anatomischen Verhältnisse eine derartige Operation nicht erlauben, wird neuerdings versucht, Spermatozoen aus dem Nebenhoden abzupunktieren und eine In-vitro-Fertilisation vorzunehmen. Dieses Verfahren hat das Einpflanzen einer alloplastischen Spermatozele, mit der ohnehin kaum Erfolge erzielt wurden, obsolet gemacht.

3.3.3 Liquefizierungsstörungen

Innerhalb von Sekunden nach der Ejakulation koaguliert das Ejakulat. Proteolytische Enzyme der Prostata bewirken innerhalb von 30 Minuten eine erneute Verflüssigung. Ausbleiben der Verflüssigung deutet auf eine Insuffizienz der Prostata und kann durch Androgenmangel ausgelöst werden. Niedrige Androgenspiegel sollten deshalb normalisiert werden. Bleibt eine Verflüssigung des Ejakulates trotz normaler Androgenspiegel aus, kann die Zugabe des proteolytischen Enzyms Chymotrypsin zum Ejakulatkoagel dessen Auflösung bewirken. Die Insemination mit einem so vorbehandelten Ejakulat kann zur Schwangerschaft führen [41].

3.3.4 Immunologisch bedingte Infertilität

Bei etwa 4% aller Männer mit unerfülltem Kinderwunsch zeigen sich im Ejakulat Antikörper gegen Spermatozoen (Nachweis siehe Abschnitt 2.4.6). Antikörper gegen Spermatozoen können zur Verminderung der Spermatozoenmotilität, zu Agglutinationen, zu verminderter Mukuspenetration und zu Fertilisierungsstörungen führen. Durch Infektionen, Traumen und Obstruktionen von Hoden, Nebenhoden und Samenleiter sowie durch andere, noch nicht genauer definierte Vorgänge ausgelöste Autoimmunprozesse kommen ursächlich in Frage. Soweit möglich, gehören die Beseitigung anatomischer Anomalien und die Korrektur von Obstruktionen zur Therapie. Darüber hinaus wurde über viele Jahre eine immunsuppressive Therapie mit Steroiden, teilweise in hohen Dosen, empfohlen [48]. Plazebokontrollierte, doppelblinde, randomisierte Studien zeigten jedoch, daß durch diese nicht nebenwirkungsfreie Therapie (Verschlechterung der Glukosetoleranz, Gefahr der Hüftgelenkskopfnekrose) eine Erhöhung der Schwangerschaftsraten nicht erzielt werden konnte [4]. Deutlich verbesserte Schwangerschaftsraten wurden unter Anwendung der assistierten Befruchtung gesehen. Hierbei ist allerdings noch nicht entschieden, ob intrauterine Inseminationen mit präparierten Spermatozoen in stimulierten und exakt kontrollierten Zyklen oder die aufwendigere In-vitro-Fertilisation bessere Ergebnisse bringen.

3.4 Störungen der Samendeposition

3.4.1 Penisdeformationen

Entwicklungsstörungen der Pars spongiosa des Penis mit Ausbildung einer Chorda anstelle der normalen Glans können den Penis bei Erektion so stark verkrümmen, daß eine intravaginale Ejakulation unmöglich ist. Durch eine Fehllage der Genitalhöcker kann es zu einer *penoskrotalen Transposition* kommen, bei der der Phallus dorsal zum Skrotum liegt und ein Koitus unmöglich wird. Bei Patienten, bei denen gleichzeitig eine ausgeprägte Hypospadie bestand, wurde eine Androgenrezeptorstörung als mögliche Ursache gefunden (siehe auch Abschnitt 3.5.2) [6].

Eine Verschmelzungsstörung der embyonalen Skrotalwülste kann zu einer *Doppelanlage* des Genitales mit schweren Störungen der Blasenentleerungen führen, die einen Koitus unmöglich machen. Die erworbene *Induratio penis plastica* mit fibrösen Strängen auf der dorsalen Penisseite, ähnlich einer Dupuytren-Kontraktur der Hand, verhindert eine Erektion. Zur Behandlung der Fertilitätsstörung kommen homologe Inseminationen in Frage.

3.4.2 Ektope Mündungen der Urethra

Bereits geringfügige Abweichungen der Urethramündung von der normalen Position in der Spitze der Glans penis können ein Fertilitätshindernis darstellen. Eine Verlagerung des Orificium auf die ventrale Seite des Penis wird als *Hypospadie* bezeichnet. Die Mündung kann noch im Bereich der Glans, in der Corona glandis, dem Penisschaft, dem penoskrotalen Übergang oder dem Perineum lokalisiert sein. Androgenmangel oder fehlende Androgenempfindlichkeit in der Fetalzeit werden für eine Hypospadie verantwortlich gemacht (siehe auch Bd. 1). Hypospadien finden sich bei etwa einem von 400 Männern. Seltener ist eine *Epispadie*, bei der die Urethralmündung auf der dorsalen Penisseite liegt. Im Hinblick auf die Fertilität kommen homologe Inseminationen in Frage.

3.4.3 Phimose

Eine Phimose beim Erwachsenen kann ein Fertilitätshindernis darstellen, da sie eine regelrechte Erektion und Ejakulation erschweren kann. Darüber hinaus kommt es zu Smegmastauungen und Infektionen, die zusätzlich eine Fertilitätsstörung bewirken können. Eine Phimose sollte alsbald durch Zirkumzision behandelt werden.

3.4.4 Retrograde Ejakulation

Störungen der α-adrenergen Stimulation des Blasenhalses mit folgender Kontraktion, die normalerweise den Rückfluß des Ejakulates in die Blase bei der Ejakulation verhindert, können zu einer retrograden Ejakulation in die Blase führen. Die Patienten empfinden zwar einen Orgasmus, es besteht jedoch eine Aspermie. Bilaterale Sympathektomien, retroperitoneale Ausräumung der Lymphbahnen bei Neoplasmen mit nervöser Schädigung des sympathischen Grenzstrangs oder das α-adrenerge System beeinflussende Pharmaka wie Phenoxybenzamin oder Guanethidin kommen als Ursachen in Frage. Eine retrograde Ejakulation wird durch den Nachweis von Spermatozoen im Urinsediment nach Koitus oder Masturbation nachgewiesen. Zur Behandlung können α-Sympathomimetika versucht werden (z.B. Imipramin 3 × 25 ml täglich über eine Woche; cave: Beeinträchtigung des Reaktionsvermögens!). Wenn es so nicht gelingt, eine antegrade Ejakulation zu erzeugen, kann versucht werden, Spermatozoen aus dem vorher alkalisierten Urin zu gewinnen und nach Swim-up-Präparation zu inseminieren.

3.4.5 Erektile Dysfunktion

Ohne Erektion ist eine intravaginale Ejakulation nicht möglich. Psychische, neurale, vaskuläre und endokrine Faktoren sind für das Zustandekommen einer Erektion verantwortlich, deren einzelne oder gemeinsame Störung zu erektiler Dysfunktion (Impotentia coeundi) führen kann. Werden die parasympathischen Bahnen des kleinen Beckens zerstört, werden spontane Erektionen unmöglich. Verletzungen des Rückenmarks (Querschnittslähmung) führen zu Erektionsstörungen. Auch neurologische Erkrankungen wie diabetische Neuropathie, multiple Sklerose, Myelitis oder Tumoren der Nervenbahnen können Ursache einer erektilen Dysfunktion sein. Medikamente wie Ganglienblocker, Anticholinergika, Antihypertonika, Phenothiazine und trizyklische Antidepressiva kommen als Ursache in Frage. Durch zentralnervöse Einflüsse kann die reflektorische Erektion gehemmt werden.

Psychogene Faktoren wurden lange Zeit als die Hauptursache einer Impotenz angesehen. In den beiden letzten Jahrzehnten konnte jedoch gezeigt werden, daß vaskuläre Störungen als häufigste Ursache anzusehen sind. Insbesondere spielen eine verminderte Arterialisation der Schwellkörper und eine pathologische Drainage der Corpora cavernosa eine Rolle. Neurogene und psychogene Ursachen werden häufig beobachtet, während Androgenmangel nur in etwa 5 % der Fälle mit erektiler Dysfunktion gefunden wird, derentwegen primär der Arzt konsultiert wird. Die Praxis zeigt, daß monokausale Störungen eher selten sind und meist eine multifaktorielle Genese zugrunde liegt. Letztlich darf nicht vergessen werden, daß jede ernstere Erkrankung eine Impotenz zur Folge haben kann und diese oft sogar Frühsymptom ist. Deshalb darf auf eine gründliche allgemeine Untersuchung niemals verzichtet werden.

An Anamnese, psychologische Evaluierung und körperliche Untersuchung schließt sich die Labordiagnostik an. Neben allgemein klinisch-chemischen Parametern sollte Testosteron bestimmt werden. Bei Verdacht auf Hypophysentumor sind spezielle endokrinologische Verfahren erforderlich (siehe Abschnitt 2.5). Mit Hilfe der SKAT (Schwellkörper-Autoinjektionstherapie)-Testung und der SPACE (single potential analysis of cavernous electric activity) werden penile Hämodynamik, Innervation und Muskulatur beurteilt. Penile Tumeszenz und Rigidität werden unter SKAT-Testung registriert. Zur Vorbereitung operativ-rekonstruktiver Maßnahmen werden die Pharmako-Phalloarteriographie und die Pharmako-Cavernosometrie und -graphie durchgeführt.

Therapeutisch kommt die Behandlung der Grundkrankheit und der Ausschluß medikamentöser Nebenwirkungen in Frage. Ein Androgendefizit muß ausgeglichen werden. Bei vaskulär-arteriell bedingter Erektionsstörung kann die Schwellkörper-Autoinjektionstherapie (SKAT) mit Papaverin und Phentolamin oder mit Prostaglandin E_1 angewandt werden. Neuerdings werden auch mit dem Stickoxiddonor SN1 gute Ergebnisse berichtet. Einige Minuten nach Injektion kommt es zur Erektion, die regelrechten Verkehr erlaubt. Da es sich um vom Bundesgesundheitsamt nicht zugelassene Therapieformen handelt, muß der Patient entsprechend aufgeklärt werden. Bei einer arteriellen Minderversorgung oder einer venösen Abflußstörung können gefäßchirurgische Operationen eine erektile Dysfunktion beseitigen. (Übersichten zu diesem Abschnitt in [56, 106])

3.5 Störungen im Bereich der Androgen-Zielorgane

Damit Testosteron an den inneren und äußeren Geschlechtsorganen und den Hautorganen seine Wirkung entfalten kann, muß es in 5α-Dihydrotestosteron (DHT) enzymatisch umgewandelt und dann an einen Rezeptor gebunden werden. Bei Fehlen des entsprechenden Enzyms (der 5α-Reduktase) oder bei Fehlen des Rezeptors kommt es zu bestimmten Krankheitsbildern (Übersicht in [101]). In gewissen Grenzen bestimmt die Ausprägung des Rezeptormangels das Krankheitsbild. Dem Rezeptormangel liegen Störungen im Androgenrezeptor-Gen zugrunde. Während das komplette Fehlen des Rezeptor-Gens sehr selten ist, wurden Mutationen in den verschiedensten Domänen des Rezeptors als Ursache der Androgeninsensibilität beschrieben (Übersicht in [20, 70]).

3.5.1 Androgenresistenz bei Infertilität

Die mildeste Form des Androgenrezeptordefektes ist das *Syndrom der infertilen Männer*. Infertilität aufgrund einer Störung der Spermatogenese ist das einzige Symptom bei diesen phänotypisch völlig normalen Männern. Die Geschlechtsorgane sind eindeutig männlich, und die Hoden sind deszendiert.

Den ersten Hinweis auf eine Störung des Androgenrezeptors ergeben Ejakulat- und Hormonanalysen. Die Kombination von Azoospermie oder Oligoasthenoteratozoospermie mit erhöhten LH- und Testosteronkonzentrationen im Blut ist charakteristisch. Zur Bestätigung der Diagnose ist die Bestimmung der Androgenrezeptoren in Hautbiopsien der äußeren Genitalien erforderlich. Die anfangs geäußerte Vermutung einer hohen Inzidenz dieser Ursache einer Infertilität hat sich später nicht bestätigt [16]. Eine sinnvolle Therapie gibt es nicht.

3.5.2 Präpeniles Skrotum

Beim Syndrom des präpenilen Skrotums wurde erst kürzlich ein Androgenrezeptordefekt als pathophysiologische Ursache beschrieben. Das zumeist zweigeteilte Skrotum liegt bei den betroffenen Patienten vor dem Penis und ist mit Hypospadie, Maldescensus testis und inkompletter Virilisierung assoziiert [6].

3.5.3 Reifenstein-Syndrom

Beim Reifenstein-Syndrom liegt ebenfalls ein Androgenrezeptormangel vor, der zwar stärker ausgeprägt ist als bei den in den vorhergehenden Abschnitten beschriebenen Krankheitsbildern, aber weniger stark ist als bei der testikulären Feminisierung. Diese Patienten sind phänotypisch männlich, aber mit Gynäkomastie, Hypospadie und Lageanomalien der Testes. Somit erinnern sie zunächst an einen 46,XY-Karyotyp. Sekundäre Geschlechtsbehaarung ist vorhanden, wenn auch spärlich. Die Testes weisen meist einen Spermatogenesestopp im Stadium der primären Spermatozyten auf, so daß Azoospermie und Infertilität resultieren. Es finden sich hohe LH- und FSH-Werte; die Testosteronwerte können normal oder erhöht sein. Die Diagnosesicherung erfolgt wieder durch Nachweis der Androgenrezeptoren aus der Haut der Geschlechtsorgane. Die Bestimmung des Androgenrezeptor-Gens kann weitere Aufklärung der Pathophysiologie bringen. Die Testes sollten möglichst ins Skrotum gebracht werden und regelmäßig auf eventuelle Tumorentwicklung hin untersucht werden. Darüber hinaus gibt es keine sinnvolle Therapie.

3.5.4 Testikuläre Feminisierung

Die testikuläre Feminisierung stellt die ausgeprägteste Form des Androgenrezeptormangels dar. Testosteron kann praktisch gar nicht zur Wirkung kommen, so daß sich die Patienten phänotypisch zu Frauen entwickeln. Da auch der Rezeptor in den Haarfollikeln vollständig fehlt, kann sich die sekundäre Behaarung (auch die vom weiblichen Typ) nicht ausbilden, was zu der Bezeichnung *Hairless women* geführt hat. Das äußere Genitale erscheint normal weiblich, die Vagina ist jedoch kurz, und ein Uterus fehlt. Die in den großen Labien, inguinal oder intraabdominal liegenden Testes weisen hyperplastische Leydig-Zellen, englumige Tubuli mit Sertoli-Zellen und fehlende Spermatogenese auf. Die Patienten sind psychosozial voll als Frauen integriert und suchen den Gynäkologen meist wegen der primären Amenorrhö auf. Die Testes, insbesondere wenn sie inguinal oder intraabdominal liegen, sollten wegen der Gefahr der malignen Entartung entfernt werden. Danach muß sich eine Substitution mit Östrogenen anschließen. Die Patienten sollten möglichst nicht über den wahren Hintergrund ihrer primären Amenorrhö, jedoch über die bleibende Infertilität aufgeklärt werden. Sie können heiraten und ein regelrechtes Eheleben führen.

3.5.5 Perineoskrotale Hypospadie mit Pseudovagina

Das Fehlen der 5α-Reduktase in den Androgenzielorganen führt bei den betroffenen Patienten zwar zu einem männlichen Phänotyp, jedoch resultiert ein Mikropenis und eine perineoskrotale Hypospadie sowie eine kleine Vaginalöffnung (Pseudovagina). Wegen des bei der Geburt phänotypisch weiblich imponierenden Genitales werden fast alle betroffenen Patienten als Mädchen aufgezogen. Mit der Pubertät setzt jedoch aufgrund der zunehmenden Testosteronsekretion eine Virilisierung ein. Eine Gynäkomastie bildet sich nicht aus. Bei den meisten Patienten erfolgt auch eine psychosexuelle Umorientierung zum männlichen Geschlecht. Es treten Erektionen und Ejakulationen auf, und Geschlechtsverkehr kann ausgeführt werden, Zeugungsfähigkeit wurde bisher aber nicht dokumentiert. Die Testosteronwerte im Serum sind normal oder erhöht, gleichzeitig ist Dihydrotestosteron erniedrigt und steigt auch unter hCG-Stimulation nicht an.

Die Diagnose wird durch die verminderte 5α-Reduktaseaktivität im Hautbiopsiematerial bestätigt. Das Krankheitsbild wird autosomal-rezessiv vererbt. Nach der Erstbeschreibung einer Familie auf Santo Domingo wurden inzwischen weltweit betroffene Familien identifiziert [50].

4 Reproduktive Funktionen im Alter

Im Gegensatz zur Frau gibt es beim Mann keine der Menopause vergleichbare abrupte altersbedingte Änderung der reproduktiven Funktionen. Ein Climacterium virile gibt es nicht. Bei einigen Männern bleiben endokrine und exokrine Hodenfunktionen bis ins hohe Alter intakt. Hierbei scheint es sich um besonders rüstige Männer zu handeln, die frei von schweren Erkrankungen bleiben.

Bei der männlichen Gesamtpopulation vollziehen sich jedoch im Laufe des Alterungsprozesses Veränderungen der reproduktiven Funktionen. Die sexuelle Aktivität läßt nach, wobei auch Partnerprobleme eine Rolle spielen. Die Testosteronwerte im Serum sinken ab, LH und FSH steigen an. Die endokrine Reservekapazität der Testes im hCG-Test ist vermindert. Ein Teil dieser Veränderungen kann über eine gedrosselte Durchblutung der Testes in Abhängigkeit von fortschreitender Arteriosklerose erklärt werden. Im wesentlichen korreliert die Veränderung mit allgemeinen Erkrankungen, die mit zunehmendem Alter gehäuft auftreten.

Weniger das Alter als solches, sondern die mit dem Alter zunehmende Multimorbidität sind also für die Veränderung der reproduktiven Funktionen verantwortlich (Übersicht in [82, 109]).

Therapeutisch steht eine Behandlung begleitender Erkrankungen im Vordergrund. Dabei kann wiederum eine erforderliche Medikation negative Auswirkungen auf die Hodenfunktion haben. Nach Ausschluß eines Prostatakarzinoms und unter Kontrolle der Prostata (Bestimmung des prostataspezifischen Antigens [PSA] im Serum, digitale und ultrasonographische Untersuchung der Prostata) kann bei nachgewiesenem Testosteronmangel eine Testosteronsubstitution versucht werden. Eine möglichst niedrige Dosierung ist anzustreben. Zur Behandlung einer eventuellen Fertilitätsstörung kommen dieselben Maßnahmen wie bei jüngeren Männern in Betracht.

5 Therapie

Auf spezielle therapeutische Maßnahmen wurde bereits im Abschnitt 3 bei den betreffenden Erkrankungen eingegangen. Darüber hinaus kommen bei verschiedenen Krankheitsbildern gleichartige therapeutische Prinzipien zur Anwendung, die hier besprochen werden sollen (Übersicht in Tab. 12-8). Wie im Abschnitt 1 dieses Kapitels betont wurde, muß die Behandlung der männlichen Infertilität immer die weibliche Seite mit einbeziehen. Optimierung der reproduktiven Funktionen der Frau ist Bestandteil jeder Therapie des fertilitätsgestörten männlichen Partners.

Tabelle 12-8 Therapeutische Möglichkeiten bei männlicher Infertilität

1. Rationale Therapie
IHH und Kallmann-Syndrom:	GnRH oder hCG/hMG
Hypophyseninsuffizienz:	hCG/hMG
Prolaktinom:	Dopaminagonisten
Infektionen:	Antibiotika
Chronische Erkrankungen (z.B. Niereninsuffizienz, Hepatopathie, Diabetes mellitus):	Therapie des Grundleidens
Medikamente/Toxine:	Eliminierung
Obstruktive Azoospermie:	Epididymovasostomie
Ductusaplasie:	Spermienaspiration
Hypospadie:	Insemination
Retrograde Ejakulation:	Imipramin

2. Präventive Therapie
Lageanomalien der Hoden:	GnRH/hCG/Orchidopexie
Pubertas tarda:	Endokrine Therapie
Infektionen:	Antibiotika, frühzeitig
Exogene Faktoren (Strahlen, Medikamente, Toxine):	Eliminierung
Malignome:	Kryokonservierung der Spermatozoen

3. Keine Therapie
Anorchie:	(Testosteronsubstitution)
Gonadendysgenesie:	(Testosteronsubstitution)
Klinefelter-Syndrom:	(Testosteronsubstitution)
Sertoli-cell-only-Syndrom	
Azoospermiefaktor	
Globozoospermie	
Immotile Zilien	
Androgenrezeptorstörung	

4. Umstrittene Therapie
Varikozele:	siehe Abschnitt 3.2.4
Immunologische Infertilität:	siehe Abschnitt 3.3.4
Idiopathische Infertilität:	siehe Abschnitt 5.3

5.1 Substitution des Hypogonadismus mit Testosteron

Alle Formen des Hypogonadismus, auch die sekundären Formen, die vorübergehend zur Erlangung der Fertilität mit GnRH oder Gonadotropinen behandelt werden können, bedürfen langfristig einer Substitution mit Testosteron. Bei richtiger Dosierung und Überwachung [83] ist eine Testosteronsubstitution eine für Patienten und Arzt sehr befriedigende Therapie.

Als wichtige Parameter einer adäquaten Dosierung dienen *Libido* und *Potenz* des Patienten, seine psychische und physische *Aktivität* und die *Virilität* seines Habitus (sekundäre Geschlechtsbehaarung, Bartwuchs und Rasurfreqenz, Sebumproduktion, Muskelkraft). Eine effektive Testosteronsubstitution führt zu einer Steigerung der *Erythropoese* und läßt sich durch das rote Blutbild dokumentieren. Während eine zu niedrige Dosierung die für den Hypogonadismus charakteristische leichte Anämie nicht behebt, kann eine Überdosierung zu mäßiger Polyzythämie und erhöhtem Hämatokrit führen. Ein *Ejakulatvolumen* im Normalbereich gibt Aufschluß über eine Stimulation der akzessorischen Geschlechtsdrüsen. Unter der Testosterontherapie steigt das bei Androgenmangel kleine *Prostatavolumen* in wenigen Monaten in den altersentsprechenden Normalbereich an, ohne dieses jedoch zu übersteigen, wie Volumenmessungen mittels rektaler Sonographie ergeben haben. Das prostataspezifische Antigen (PSA) und der Uroflow liefern weitere Parameter zur Überprüfung der Prostatafunktion. Gerade beim älteren Patienten (über 45 Jahre) ist die regelmäßige Überwachung der Prostata von besonderer Bedeutung, um ein Prostatakarzinom nicht zu übersehen, das durch Testosteron in seinem Wachstum gefördert würde. Da Testosteronmangel zur Osteoporose führt, die durch Testosteronsubstitution verhindert oder behoben werden kann, ist die Bestimmung der *Knochendichte* ein weiterer entscheidender Parameter in der Therapieüberwachung. Wir bevorzugen die quantitative Computertomographie (QCT) der LWS, aber auch Verfahren der Photonen- oder Röntgenabsorptionsmetrie kommen in Frage. In den ersten zwei Jahren einer Substitutionstherapie überprüfen wir die Patienten in halbjährlichen Abständen, dann in jährlichen Intervallen, während der Hausarzt häufigeren Kontakt haben sollte, der sich z.B. im Rahmen der Verabreichung von Testosteroninjektionen ergibt.

Um die hier aufgeführten Ziele einer Testosterontherapie zu erreichen, stehen verschiedene pharmakologische Möglichkeiten der Substitution zur Verfügung. Idealerweise sollte eine Substitutionstherapie Testosteronkonzentrationen im Serum produzieren, die den physiologischen Konzentrationen möglichst nahekommen [117]. Mit keiner der bisher für die Klinik zur Verfügung stehenden Testosteronpräparate wird dieses Ziel jedoch erreicht, denn das Depotpräparat Testosteronenantat führt nach intramuskulärer Applikation zu suprafysiologischen Werten über mehrere Tage, und das oral wirksame Testosteronundecanoat verursacht nach jeder Einnahme einen nur kurzlebigen Testosterongipfel im Serum.

Die Standardtherapie besteht gegenwärtig vorzugsweise in der intramuskulären Verabreichung von 250 mg *Testosteronenantat* (Testoviron®-Depot 250) alle zwei bis drei Wochen. Alternativ kommt eine Substitution mit zwei bis drei Kapseln à 40 mg *Testosteronundecanoat* (Andriol®) in Frage. Beide Therapieformen sind als Langzeittherapie zu betrachten und gelten als äußerst nebenwirkungsarm. Obwohl die mit 120 mg Testosteronundecanoat verabreichte tägliche Testosterondosis (etwa 60% des Moleküls entsprechen dem reinen Testosteron) etwa siebenfach höher ist als die mit Testosteronenantat zugeführte Dosis, werden auch von Testosteronundecanoat keine gravierenden Nebenwirkungen berichtet. Dies weist auf die große therapeutische Breite des Testosterons hin, die auch durch die relativ gute Verträglichkeit von mißbräuchlich hochdosiertem Testosteron (z.B. bei Sportlern) unterstrichen wird. Unter therapeutischen Dosen sind auch keine abnormen psychischen Reaktionen und Verhaltensweisen z.B. im Hinblick auf Aggressivität zu erwarten [81].

Ausgeglichenere Serum-Testosteronspiegel und damit eine für den Patienten noch höhere Lebensqualität sind durch neue Testosteronpräparate zu erwarten, die sich allerdings noch in der Entwicklung befinden. Einmalige intramuskuläre Injektionen von 600 bis 1000 mg *Testosteronbuciclat* führen bei hypogonadalen Patienten über drei Monate zu Testosteron-Serumspiegeln im unteren Normalbereich [11]. Durch Inkorporation von Testosteron in biologisch abbaubare Polylactid/-glycolid-Mikrosphären werden nach einmaliger intramuskulärer Injektion ebenfalls Serum-Testosteronspiegel im Normalbereich bis zu drei Monaten erreicht [15]. Eine Testosteronsubstitution, die der normalen Tagesrhythmik des Testosterons beim Mann weitgehend entspricht, läßt sich durch Verwendung von transdermalen therapeutischen Systemen in Form von skrotal aufgetragenen *Testosteronmembranen* (TTS-Testosteron®) erzielen [92]. Testosteron gelangt bei Verwendung von transdermalen therapeutischen Systemen über die Skrotalhaut unter Umgehung des hepatischen Kreislaufs in die Zirkulation und zu den Erfolgsorganen. Mit den täglich zu erneuernden Membranen werden Testosteron-Serumspiegel im physiologischen Bereich erreicht. Die von uns bisher bis zu sechs Jahren behandelten Patienten sind klinisch gut eingestellt. Die Testosteronmembranen befinden sich zur Zeit noch in der Zulassungsphase beim Bundesgesundheitsamt.

Die Verabreichung des oral wirksamen 17α-Methyltestosteron ist wegen gefährlicher Nebenwirkungen als obsolet zu betrachten und taucht in Deutschland auch nur noch in Kombinationspräparaten auf, die gemieden werden sollten. Mesterolon (Proviron®) hat als 5α-Dihydrotestosteronderivat nicht das volle Wirkspektrum des Testosterons und ist deshalb für die Substitution des Hypogonadismus nicht geeignet.

5.2 Behandlung des sekundären Hypogonadismus bei Kinderwunsch

Auch bei sekundärem Hypogonadismus besteht die Langzeittherapie in einer Substitution mit Testosteron. Wenn Kinderwunsch eintritt, wird bei IHH mit GnRH oder hCG/hMG und bei Hypophyseninsuffizienz mit hCG/hMG behandelt (siehe Abschnitt 3.1) [67, 97]. Während dieser Therapie kann auf Testosterongaben verzichtet werden, da die Leydig-Zellen zu ausreichender Eigenproduktion angeregt werden. Bei Eintritt einer Gravidität wird dann wieder auf Testosteron umgestellt. Bei erneutem Kinderwunsch kann die Spermatogenese wie vorher mit GnRH oder hCG/hMG stimuliert werden. Danach schließt sich wieder eine lebenslange Testosteronsubstitution an.

5.2.1 GnRH

Die Therapie mit GnRH muß pulsatil erfolgen, da eine konstante Gabe zur Desensibilisierung der Hypophyse führen würde [114]. Über eine am Körper getragene Infusionspumpe (Zyklomat pulse®) wird alle 120 Minuten GnRH s.c. injiziert (Lutrelef® mit zugehörigem Infusionsset). Die Anfangsdosis beträgt 5 μg und kann entsprechend den erzielten LH-, FSH- und Testosteronspiegeln im Serum bis auf 20 μg gesteigert werden. Regelmäßige Kontrollen der LH-, FSH- und Testosteronwerte und die Zunahme des Hodenvolumens, das sonographisch gesichert werden kann, zeigen den Erfolg der Behandlung an. Eine erste Ejakulatuntersuchung kann nach zwölf Wochen erfolgen. Ein Zeitraum von einem Jahr muß zunächst als Therapiephase veranschlagt werden, die sich jedoch auch noch länger hinziehen kann. Schwangerschaften treten bereits bei einer Spermatozoenkonzentration um 1 bis 5 Mio./ml ein.

5.2.2 hCG/hMG

Bei der hCG/hMG-Therapie des Hypogonadismus wegen Kinderwunsches können zunächst 1000 bis 2500 IE hCG (humanes Choriongonadotropin = LH-Aktivität) zweimal wöchentlich i.m. über vier bis acht Wochen verabreicht werden (Choragon®, Predalon®, Pregnesin®, Primogonyl®). Anschließend wird unter Fortsetzung der hCG-Injektionen wöchentlich 3×150 IE hMG (humanes Menopausengonadotropin = FSH-Aktivität) injiziert (Humegon®, Pergonal®). Allgemein hat sich ein Schema bewährt, bei dem die hMG-Injektionen montags, mittwochs und freitags und die hCG-Injektionen zusätzlich montags und freitags verabreicht werden. Es hat sich gezeigt, daß sich die Kinetik des hCG nicht ändert, wenn es subkutan injiziert wird [95]. Bei guter Compliance können somit die Injektionen vom Patienten selber vorgenommen werden, wodurch die Therapie für ihn wesentlich erleichtert wird. Aufgrund der langen Spermatogenesedauer und anschließender Nebenhodenpassage sind Effekte im Ejakulat frühestens zwölf Wochen nach Beginn der hMG-Therapie nachweisbar. In einigen Fällen liefert die Behandlung erst nach einjähriger oder noch längerer Anwendung für eine Fertilisierung ausreichende Spermatozoenkonzentrationen.

5.3 Medikamentöse Behandlung der idiopathischen Infertilität

Wie die Darstellung der Therapie des endokrinen Hypogonadismus (siehe Abschnitt 5.2) und der speziellen Therapieformen bei einzelnen Krankheitsbildern (siehe Abschnitt 3) zeigen, gibt es bei einer ganzen Reihe von Fertilitätsstörungen des Mannes rational begründete und effektive Behandlungsmöglichkeiten. Bei einigen Erkrankungen mit bekannten Ursachen gibt es aber auch (noch) keine rationale Therapie. Schießlich bleibt die Gruppe der Patienten mit einer idiopathischen Infertilität, für die weder die Ursache bekannt ist, noch eine rationale Therapie existiert.

Patienten mit *idiopathischer Fertilitätsstörung* weisen subnormale Ejakulat- und eventuell auch erhöhte FSH-Werte auf, die Ursachen dieser Störungen sind jedoch unbekannt. Hinter dieser Sammeldiagnose verbergen sich wahrscheinlich eine Vielzahl von unterschiedlichen pathogenetischen Mechanismen, die aufzuklären eine der wichtigsten und spannendsten Aufgaben der Reproduktionsmedizin ist, um schließlich die verursachenden Störungen durch rationale Therapie beheben zu können. Neue Ansätze sind gegenwärtig vorwiegend aus der Forschung über die molekulargenetische und parakrinologische Steuerung der Spermatogenese und die Biologie der Gameten zu erwarten. In Ermangelung rationaler Therapiemöglichkeiten werden bisher bei diesen Patienten häufig Medikamente eingesetzt, deren Effektivität nicht bewiesen ist. Oft werden dann auch noch mehrere derartige Medikamente in aufeinanderfolgenden Therapiezyklen verordnet, ohne daß dadurch eine echte Wirkung erzielt würde. Auch bei der Behandlung von Fertilitätsstörungen gilt jedoch der allgemein gültige Grundsatz, daß therapeutische Maßnahmen, deren Effektivität nicht in kontrollierten Studien nachgewiesen wurde, nur im Rahmen von klinischen Studien eingesetzt werden dürfen, bis ihre Effektivität endgültig erwiesen ist. Die strikte Befolgung dieses Prinzips verlangt eine große Disziplin vom behandelnden Arzt und einen Konsensus unter der Ärzteschaft, damit nicht Therapien voreilig eingesetzt werden und Schwangerschaften, die ohnehin eingetreten wären, dieser Therapie zugeschrieben werden. Der durch die Schwangerschaft beglückte Patient würde diesen Plazeboeffekt nicht durchschauen. Die Durchsetzung dieses Prinzips hierzulande wird durch das mehr und mehr Einfluß gewinnende Arzneimittelgesetz und das jüngst erlassene Gesundheitsstrukturgesetz unterstützt.

5.3.1 hCG/hMG

In Ermangelung rationaler Therapieansätze bei idiopathischer Infertilität lag es nahe, zunächst die bei richtiger Indikation, d. h. bei sekundärem Hypogonadismus so erfolgreichen endokrinen Therapiemaßnahmen zu erproben (siehe auch Abschnitt 5.2.2). Angesichts der guten Erfolgsrate der hCG/hMG-Therapie im Hinblick auf den Eintritt einer Schwangerschaft bei hypogonadotropem Hypogonadismus wurde diese Behandlung auch bei Patienten mit normogonadotropen Fertilitätsstörungen seit Anfang der sechziger Jahre erprobt. Wir konnten jedoch in einer kontrollierten Studie nachweisen, daß bei Patienten mit normalen Serumkonzentrationen von LH, FSH und Testosteron und Spermatozoenkonzentrationen unter 10 Mio./ml die Behandlung mit hCG/hMG gegenüber einer Plazebogruppe keine Verbesserung der Ejakulatparameter oder Erhöhung der Schwangerschaftsrate bewirkt [61]. Diese Studie hat darüber hinaus den Plazeboeffekt hervorgehoben, da nämlich auch Verbesserungen der Ejakulatparameter in der doppelblind behandelten Plazebogruppe zu beobachten waren. Jedenfalls stellt die normogonadotrope idiopathische Infertilität keine Indikation für eine hCG/hMG-Therapie dar.

5.3.2 GnRH

Durch GnRH oder GnRH-Agonisten kann die Gonadotropinsekretion der Hypophyse stimuliert werden, und auch dieser Effekt wurde zur Therapie der idiopathischen Infertilität erprobt. Anfängliche Erfolge konnten später auch bei einer vorsichtigen, die Desensibilisierung der Hypophyse vermeidenden Dosierung nicht bestätigt werden [86]. In ähnlicher Weise sind die Versuche einer pulsatilen GnRH-Therapie bei idiopathischer Infertilität mit normalem oder erhöhtem Serum-FSH-Spiegel erfolglos geblieben, da sie nicht zu einer signifikanten Verbesserung der Ejakulatparameter oder einer Steigerung der Schwangerschaftsrate führten [5].

5.3.3 Androgene

Da die Spermatogenese ohne Testosteron nicht normal ablaufen kann, wurde immer wieder eine Therapie der idiopathischen Infertilität mit Androgenen versucht, obwohl sie rational nicht begründbar ist, da ein Androgenmangel bei diesem Krankheitsbild nicht nachgewiesen werden konnte. Nach jahrelanger Anwendung von *Mesterolon* in der Praxis hat schließlich die WHO eine große multizentrische, randomisierte, kontrollierte, doppelblinde Studie mit 246 Paaren durchgeführt, und es zeigte sich gegenüber der Einnahme eines Plazebos keine statistisch signifikante Erhöhung der Schwangerschaftsrate [116].

Die Verabreichung von Testosteronestern unterdrückt die Gonadotropinsekretion der Hypophyse und hemmt dadurch die Spermatogenese, so daß es in einem hohen Prozentsatz der so behandelten Patienten zu einer Azoospermie kommt. Dieser Effekt wird in Versuchen zur männlichen Kontrazeption ausgenützt. Bei der Behandlung der männlichen Infertilität mit Testosteronestern glaubte man, daß nach Absetzen der Injektionen eine überschießende Spermatozoenbildung mit erhöhten Spermatozoenkonzentrationen (sog. Rebound) beobachtet werden könnte. Diese Anfangshoffnung wurde in späteren Untersuchungen weder bei Patienten mit idiopathischer Infertilität noch bei freiwilligen normalen Probanden bestätigt. Die berichteten Schwangerschaftsraten schwankten erheblich. Alle diese Studien wurden unkontrolliert durchgeführt. Diese Therapie kann also nicht empfohlen werden. Allerdings hat sich die Befürchtung, daß die Rebound-Therapie zu einer Hyalinisierung der Tubuli führen könnte, nicht bestätigt. Auch für den Einsatz von *Testosteronundecanoat* konnte der Effektivitätsnachweis bisher nicht erbracht werden und ist somit nicht rational begründbar. Jüngst wurde ein erneuter Versuch unternommen, Androgenen einen Platz in der Behandlung der idiopathischen Infertilität einzuräumen, indem Testosteronundecanoat vor einer In-vitro-Fertilisation eingesetzt wurde [1]. Wiederum handelt es sich nur um eine unkontrollierte Beobachtung, wie sie nicht publiziert werden sollte.

5.3.4 Antiöstrogene und Aromatasehemmer

Antiöstrogene (Clomifencitrat, Tamoxifen) vermindern durch Rezeptorblockade und Aromatasehemmer (Testolacton) über eine Hemmung der Aktivität des Aromataseenzymkomplexes, der die Konversion von Androgenen zu Östrogenen katalysiert, die Wirkung der Östrogene. Da Östrogene über einen negativen Feedback-Mechanismus die Gonadotropinsekretion der Hypophyse hemmen, kann durch die Blockierung der Östrogenwirkung ein Anstieg der Gonadotropine erreicht werden. Unter der Annahme, daß der Anstieg von LH und FSH zu einer Verbesserung der Spermatogenese führe, werden Antiöstrogene und Aromatasehemmer auch bei idiopathischer Infertilität eingesetzt. Die bisher durchgeführten Studien zu dieser Indikation zeigen jedoch entweder negative oder widersprüchliche Ergebnisse [25, 64, 105]. Es fehlen kontrollierte Studien mit ausreichend großen Patientenkollektiven, um endgültig über die Wirksamkeit Aufschluß zu geben. Bisher ist ihr Einsatz nicht gerechtfertigt.

5.3.5 Kallikrein

Für den Einsatz von Kallikrein besteht kein klares therapeutisches Konzept [96]. Dennoch wird es seit über 15 Jahren in der Behandlung der idiopathischen Fertilitätsstörungen, insbesondere zur Verbesserung der Spermatozoenmotilität, eingesetzt. Die Ergebnisse im Hinblick auf die Verbesserung der Seminalparameter und den Eintritt von Schwangerschaften waren bisher widersprüchlich. Wir konnten in einer kontrollierten, randomisierten, doppelblinden Studie mit 91 Paaren nachweisen, daß die Kallikreinbehandlung zu keiner signifikanten Verbesserung der Seminalparameter und der Schwangerschaftsrate führte [58]. Ob eventuell eine höhere Dosierung als die gegenwärtig gewählte zu besseren Ergebnissen führen wird, bleibt Spekulation, bis entsprechende Studien Fakten liefern werden.

5.4 Assistierte Fertilisation

Durch die assistierte Fertilisation wurden die therapeutischen Möglichkeiten der Reproduktionsmedizin in den letzten zehn Jahren revolutioniert. Diese Verfahren werden auch zur Behandlung männlicher Fertilitätsstörungen eingesetzt, bei denen auf andere Weise eine Schwangerschaft nicht erzielt werden kann.

Erfolgsmeldungen dürfen aber nicht von der Forderung ablenken, daß auch diese Verfahren einer kritischen Wertung unterzogen werden müssen und ihre Effektivität in kontrollierten Studien erwiesen werden muß.

5.4.1 Homologe Insemination

Homologe Inseminationen werden aus männlicher Indikation als Behandlungsmöglichkeit bei idiopathischer Infertilität, bei immunologischer Infertilität und bei anders therapeutisch nicht beeinflußbaren Fertilitätsstörungen eingesetzt. Intravaginale oder intrazervikale homologe Inseminationen mit nativem Ejakulat oder sog. Split-Ejakulat müssen heute als obsolet angesehen werden, da intrauterine Inseminationen mit präparierten Spermatozoen zu deutlich höheren Schwangerschaftsraten führen [108]. Dabei spielt der Zeitpunkt der Insemination eine entscheidende Rolle. Denn auch bei natürlichem Geschlechtsverkehr kann die Schwangerschaftsrate erhöht werden, wenn der Ovulationszeitpunkt durch LH-Bestimmung genauer eingegrenzt wird. Die Schwangerschaftsrate ist aber noch einmal höher, wenn bei intrauteriner Insemination der Ovulationstermin auf dieselbe Weise festgelegt wird [60]. Zusätzlich können die Chancen einer Schwangerschaft noch dadurch erhöht werden, daß die Anzahl der Eizellen durch Hyperstimulation mit Clomifen oder hMG erhöht wird [31]. Wird die Hyperstimulation noch mit zwei- oder dreimaligen Inseminationen am Ovulationstermin kombiniert, kann eine noch höhere Schwangerschaftsrate resultieren [102]. In der eigenen Zusammenarbeit mit der Universitäts-Frauenklinik Münster werden mittels dieser Technik Schwangerschaftsraten von 25 % pro Zyklus erreicht.

Auch wenn sich hier Erfolge abzeichnen, muß gefordert werden, daß die verschiedenen Verfahren der Insemination kontrollierten Bedingungen unterworfen werden, um das für das betroffene Paar günstigste und am wenigsten invasive Verfahren auswählen zu können. Auch müssen dem jeweiligen Kenntnisstand angepaßte Minimalforderungen an die Qualität des Ejakulates gestellt werden, um Erfolg wahrscheinlich machen zu können. Zum Beispiel akzeptieren wir nur Patienten für das Inseminationsprogramm, bei denen mindestens 160 000 motile Spermatozoen in 0,3 ml Medium gewonnen werden können. Ferner sollte, da sich die meisten Schwangerschaften in den ersten drei Inseminationszyklen einstellen, auf mehr als drei Versuche verzichtet werden.

5.4.2 In-vitro-Fertilisation

Als weitere Therapiemöglichkeit bei anders nicht behandelbarer männlicher Infertilität wird heute die In-vitro-Fertilisation (IvF) eingesetzt. Wie eine Übersicht zeigte, wurden weltweit von über 47000 IvF-Zyklen 15 % zur Behandlung der männlichen Infertilität durchgeführt [107]. Dabei bleibt allerdings festzuhalten, daß die Fertilisations- und Schwangerschaftsraten bei aus männlicher Indikation durchgeführten IvF deutlich hinter der Erfolgsrate bei tubarer Sterilität und normalen Spermatozoenparametern zurückbleiben. Selbst wenn es zu Fertilisationen kommt, bleibt die Schwangerschaftsrate niedriger als bei normalen männlichen Werten [30]. Bisher ist es nicht gelungen, einheitliche Mindestanforderungen an die Spermatozoenparameter zu definieren, um noch eine vertretbare Erfolgsquote garantieren zu können.

Der Einsatz von GIFT (gamete intrafallopian transfer) hat den Nachteil, daß bei ausbleibendem Erfolg – im Gegensatz zur IvF – keine Information über die Fertilisierungsfähigkeit der Spermatozoen erhalten wird. Darüber hinaus zeigen kritische Studien, daß der Erfolg der homologen Insemination mindestens ebenso hoch wie der von GIFT sein kann, wenn der gleiche diagnostische Aufwand zur Terminierung des Zyklus und dieselben Techniken zur Spermatozoenpräparation verwandt werden. Die Indikation sollte mit äußerster Zurückhaltung gestellt werden.

5.4.3 Mikroinjektion von Spermatozoen

Während noch entschieden werden muß, ob bei männlicher Infertilität natürlicher Geschlechtsverkehr oder Insemination im stimulierten Zyklus oder IvF die erfolgversprechendste Methode ist, schieben sich neue Techniken in den Vordergrund: die Mikroinjektion von Spermatozoen in die Eizelle (siehe auch Kap. 13). Zunächst wurde versucht, Spermatozoen in den perivitellinen Raum zwischen Zona pellucida und Eizellmembran zu injizieren. Allerdings blieben die Schwangerschaftsraten bei dieser subzonalen Insemination mit 5 % sehr niedrig [39]. Dagegen wird neuerdings über überraschend hohe Schwangerschaftsraten bei der direkten intrazytoplasmatischen Injektion des Spermiums in die Eizelle berichtet [90]. Da diese Technik nur einzelne Spermatozoen benötigt und verwendet, werden hiermit große Hoffnungen auch für Männer mit äußerst eingeschränkten Spermatozoenzahlen und -qualitäten geweckt. Zunächst bleibt allerdings in den meisten Fällen die Frage offen, inwieweit so bei definierten (z.B. Globozoospermie, Syndrom der immotilen Zilien, das mit Kartagener-Syndrom assoziiert sein kann) und in ihrer Genese unbekannte Fertilitätsstörungen Dispositionen zu genetischen Erkrankungen weitergegeben werden können.

Literatur

1. Abdelmassih, R., M. Dhont, F. Comhaire: Pilot study with 120 mg Andriol treatment for couples with a low fertilization rate during in-vitro fertilization. Hum. Reprod. 7 (1992) 267.
2. Aitken, R. J., J. S. Clarkson, T. B. Hargreave, D. S. Irvine, F. C. W. Wu: Analysis of the relationship between defective sperm function and the generation of reactive oxygen species in cases of oligozoospermia. J. Androl. 10 (1989) 214.
3. Allanson, J.: Noonan syndrome. J. med. Genet. 24 (1987) 9.
4. Bals-Pratsch, M., M. Dören, B. Karbowski, H. P. G. Schneider, E. Nieschlag: Cyclic corticosteroid immunosuppression is unsuccessful in the treatment of sperm antibody-related male infertility: a controlled study. Hum. Reprod. 7 (1992) 99.
5. Bals-Pratsch, M., U. A. Knuth, W. Hönigl, H. M. Klein, M. Bergmann, E. Nieschlag: Pulsatile GnRH-therapy in oligozoospermic men does not improve seminal parameters despite decreased FSH levels. Clin. Endocr. 30 (1989) 549.
6. Bals-Pratsch, M., H. U. Schweikert, E. Nieschlag: Androgen receptor disorder in three brothers with bifid prepenile scrotum and hypospadias. Acta endocr. 123 (1990) 271.
7. Bandmann, H. J., R. Breit: Klinefelter's Syndrome. Springer, Berlin–Heidelberg–New York 1984.
8. Behre, H. M., J. Bohmeyer, E. Nieschlag: Prostate volume in testosterone-treated and untreated hypogonadal men in comparison to age-matched normal controls. Clin. Endocr. (im Druck).
9. Behre, H. M., U. Hacker-Klom, W. Göhde, E. Nieschlag: Objective and accurate measurement of sperm concentration by flow cytometry. In: Serio, M. (ed.): Proceedings IVth International Congress on Andrology, p. 133. Serono Symposia Review 1989.
10. Behre, H. M., D. Nashan, E. Nieschlag: Objective measurement of testicular volume by ultrasonography: evaluation of the technique and comparison with orchidometer estimates. Int. J. Androl. 12 (1989) 395.
11. Behre, H. M., E. Nieschlag: Testosterone buciclate (20-Aet-1) in hypogonadal men: pharmacokinetics and pharmacodynamics of the new long-acting testosterone ester. J. clin. Endocr. 75 (1992) 1204.
12. Bender, S.: End results in treatment of primary sterility. Fertil. and Steril. 4 (1953) 34.
13. Benson, R.C., C. M. Beard, P. P. Kelalis, L. T. Kurland: Malignant potential of the cryptorchid testis. Mayo Clin. Proc. 66 (1991) 372.
14. Bergmann, M., H. M. Behre, E. Nieschlag: Serum FSH and testicular morphology in male infertility. Clin. Endocr. (in press).
15. Bhasin, S., R. S. Swerdloff, M. Steiner et al.: A biodegradable testosterone microcapsule formulation provides uniform eugonadal levels of testosterone for 10–11 weeks in hypogonadal men. J. clin. Endocr. 74 (1992) 75.
16. Bouchard, P., F. Wright, M. C. Portois, B. Couzinet, G. Schaison, I. Moszowicsz: Androgen insensitivity in oligozoospermic men: a reappraisal. J. clin. Endocr. 63 (1986) 1242.
17. Brämswig, J. H., U. Heimes, E. Heiermann, W. Schlegel, E. Nieschlag, G. Schellong: The effects of different cumulative doses of chemotherapy on testicular fuction. Cancer 65 (1990) 1298.
18. Braunstein, G. D.: Current concept: gynecomastia. New Engl. J. Med. 328 (1993) 328.
19. DeBraekeleer, M., T. N. Dao: Cytogenetic studies in male infertility: a review. Hum. Reprod. 6 (1991) 245.
20. Brinkmann, A. O., G. Jenster, G. G. J. M. Kuiper et al.: Structure and function of the human androgen receptor. In: E. Nieschlag, U.-F. Habenicht (eds.): Spermatogenesis, Fertilization, Contraception, p. 97. Springer, Berlin–Heidelberg–New York 1992.
21. Bruckert, E.: How frequent is unintentional childlessness in Germany? Andrologia 23 (1991) 245.
22. Chapman, R. M.: Gonadal injury resulting from chemotherapy. Amer. J. int. Med. 4 (1983) 149.
23. Chapman, R. M., S. B. Sutcliff, L. H. Rees, C. R. W. Edwards, J. S. Malpas: Cyclical combination chemotherapy and gonadal function: retrospective study in males. Lancet I (1979) 285.
24. Chehval, M. J., R. N. Purcell: Deterioration of semen parameters over time in men with untreated varicocele: evidence of progressive testicular damage. Fertil. and Steril. 57 (1992) 174.
25. Clark, R., R. J. Sherins: Treatment of men with idiopathic oligozoospermic infertility using the aromatase inhibitor testolactone. Results of a double-blinded, randomized, placebo-controlled trial with crossover. J. Androl. 10 (1989) 240.
26. Cooper, T. G., C. Keck, U. Oberdieck, E. Nieschlag: Effects of multiple ejaculations after extended periods of sexual abstinence on total, motile and normal sperm numbers, as well as on accessory gland secretions from healthy normal and oligozoospermic men. Hum. Reprod. 8 (1993) 1251–1258.
27. Cooper, T. G., J. Neuwinger, S. Bahrs, E. Nieschlag: Internal quality control of semen analysis. Fertil. and Steril. 58 (1992) 172.
28. Cooper, T. G., C. H. Yeung, D. Nashan, E. Nieschlag: Epididymal markers in human infertility. J. Androl. 9 (1989) 91.
29. Damewood, M. D., L. B. Grochow: Prospects for fertility after chemotherapy or radiation for neoplastic disease. Fertil. and Steril. 45 (1986) 443.
30. DeGeyter, C., M. DeGeyter, H. P. G. Schneider, E. Nieschlag: Subnormal sperm parameters in conventional semen analysis cause discrepancy between fertilization and pregnancy rates in in-vitro fertilization and embryo transfer. Int. J. Androl. 15 (1992) 485.
31. Dodson, W. C., A. F. Haney: Controlled ovarian hyperstimulation and intrauterine insemination for treatment of infertility. Fertil. and Steril. 55 (1991) 457.
32. Dumur, V., R. Gervais, J.-M. Rigot et al.: Abnormal distribution of CF Delta F508 allele in azoospermic men with congenital aplasia of epididymis and vas deferens. Lancet 336 (1990) 512.
33. Dunphy, B. C., R. Kay, C. L. R. Barratt, I. D. Cooke: Quality control during the conventional analysis of semen, an essential exercise. J. Androl. 10 (1989) 378.
34. Eliasson, R., B. Mossberg, P. Camner, B. A. Afzelius: The immotile cilia syndrome. New Engl. J. Med. 297 (1977) 1.
35. Falk, H. C. , S. A. Kaufmann: What constitutes a normal semen? Fertil. and Steril. 1 (1950) 489.
36. Farrer, J. H., J. Rajfer: Cryptorchidism and testicular cancer. In: Javadpour, N. (ed.): Principles and Management of Testicular Cancer, p. 133. Thieme, Stuttgart–New York 1986.
37. Fechner, P. Y., S. Marcantonio, V. Jaswaney et al.: The role of the sex-determining region Y gene in the etiology of 46,XX maleness. J. clin. Endocr. 76 (1993) 690.

38. Fischer, M., D. Felsenberg, B. Kempers: Methoden der Knochendichtemessung – heutiger Stand. Klinikarzt 22 (1993) 15.
39. Fishel, S., J. Timson, F. Lisi, L. Rinaldi: Evaluation of 225 patients undergoing subzonal insemination for the procurement of fertilization in vitro. Fertil. and Steril. 57 (1992) 840.
40. Flörke-Gerloff, S., E. Töpfer-Petersen, W. Müller-Esterl et al.: Biochemical and genetic investigation of round-headed spermatozoa in infertile men including two brothers and their father. Andrologia 16 (1984) 187.
41. Freischem, C. W., J. Bordt, J. P. Hanker, H. P. G. Schneider, E. Nieschlag: Schwangerschaft nach Behandlung des Ejakulates mit α-Chymotrypsin wegen fehlender Liquefizierung. Geburtsh. u. Frauenheilk. 43 (1983) 490.
42. Freund, I., M. T. Zenzes, R. P. Müller, R. Pötter, U. A. Knuth, E. Nieschlag: Testicular function in eight seminoma patients after unilateral orchidectomy and radiotherapy. Int. J. Androl. 10 (1987) 447.
43. Gosney, J. R.: Atrophy of Leydig cells in the testes of men with longstanding chronic bronchitis and emphysema. Thorax 42 (1987) 615.
44. Hadziselimovic, F.: Cryptorchidism – ultrastructure of normal and cryptorchid testis development. Adv. Anat. Embryol. cell. Biol. 53 (1977) 1.
45. Hamilton, J. B., G. E. Mestler: Mortality and survival: Comparison of eunuchs with intact men and women in a mentally retarded population. J. Geront. 24 (1969) 395.
46. Handelsman, D. J.: Hypothalamic-pituitary-gonadal dysfunction in renal failure, dialysis and renal transplantation. Endocr. Rev. 6 (1985) 151.
47. Handelsman, D. J., J. R. Turtle: Testicular damage after radioactive iodine (I-131) therapy for thyroid cancer. Clin. Endocr. 18 (1983) 465.
48. Hendry, W. F.: The significance of antisperm antibodies: measurements and management. Clin. Endocr. 36 (1992) 219.
49. Huszar, G., L. Vigue, M. Corrales: Sperm creatine kinase activity in fertile and infertile men. J. Androl. 11 (1990) 40.
50. Imperato-McGinley, J., R. E. Peterson, T. Gautier: Primary and secondary 5α-reductase deficiency. In: Serio, M., M. Motta, M. Zanisi, L. Martini (eds.): Sexual Differentiation, p. 233. Raven Press, New York 1984.
51. Jackson, J. A., M. W. Riggs, A. M. Spiekermann: Testosterone deficiency as a risk factor for hip fractures in men: a case-control study. Amer. J. med. Sci. 304 (1992) 4.
52. Jeyendran, R. S., H. H. van der Ven, M. Perez-Pelaez, B. G. Crabo, L. J. D. Zaneveld: Development of an assay to assess the functional integrity of the human sperm membrane and its relationship to the other semen characteristics. J. Reprod. Fertil. 70 (1984) 219.
53. Jockenhövel, F.: Hypogonadismus und Infertilität als Folge von allgemeinen Erkrankungen und Toxinen. Internist 34 (1993) 741–755.
54. Jockenhövel, F., A. Gräwe, E. Nieschlag: A portable digital data recorder for long-term monitoring of scrotal temperatures. Fertil. and Steril. 54 (1990) 694.
55. Jockenhövel, F., S. A. Khan, E. Nieschlag: Diagnostic value of bioactive FSH in male infertility. Acta endocr. 121 (1989) 802.
56. Jonas, U., W. F. Thon, C. G. Stief (eds.): Erectile Dysfunction. Springer, Berlin–Heidelberg–New York 1991.
57. Jouannet, P., B. Ducot, D. Feneux, A. Spira: Male factors and the likelihood of pregnancy in infertile couples. I. Study of sperm characteristics. Int. J. Androl. 11 (1988) 379.
58. Keck, C., H. M. Behre, F. Jockenhövel, E. Nieschlag: Ineffectiveness of kallikrein in treatment of idiopathic male infertility: a double-blind, randomized, placebo-controlled trial. Hum. Reprod. (im Druck). 9 (1994).
59. Keck, C., E. Nieschlag: Kryokonservierung von Spermien als Zeugungsreserve für onkologische Patienten. Internist 34 (1993) 775–780.
60. Kirby, C., S. Flaherty, B. Godfrey, G. Warnes, C. Matthews: A prospective trial of intrauterine insemination of motile spermatozoa versus timed intercourse. Fertil. and Steril. 56 (1991) 102.
61. Knuth, U. A., W. Hönigl, M. Bals-Pratsch, G. Schleicher, E. Nieschlag: Treatment of severe oligozoospermia with hCG/hMG. A placebo-controlled double-blind trial. J. clin. Endocr. 65 (1987) 1081.
62. Knuth, U. A., J. Neuwinger, E. Nieschlag: Computer-based techniques for semen analysis and their application in andrology. In: Guardabasso, V., D. Rodbard, G. Forti (eds.): Computers in Endocrinology: Recent Advances. Serono Symposia Publications, Raven Press, New York 1991.
63. Knuth, U. A., D. Mühlenstedt: Kinderwunschdauer, kontrazeptives Verhalten und Rate vorausgegangener Infertilitätsbehandlung. Geburtsh. u. Frauenheilk. 51 (1991) 1.
64. Krause, W., H. Holland-Moritz, P. Schramm: Treatment of idiopathic oligozoospermia with tamoxifen – a randomized controlled study. Int. J. Androl. 15 (1992) 14.
65. Kremer, J.: A simple sperm penetration test. Int. J. Fertil. 10 (1965) 209.
66. Lerchl, A., C. Keck, J. Spiteri-Grech, E. Nieschlag: Diurnal variations of scrotal temperature in normal men and patients with varicocele before and after treatment. Int. J. Androl. 16 (1993) 195–200.
67. Liu, L., S. Banks, K. M. Barnes, R. J. Sherins: Two-year comparison of testicular responses to pulsatile gonadotropin-releasing hormone and exogenous gonadotropins from the inception of therapy in men with isolated hypogonadotropic hypogonadism. J. clin. Endocr. 67 (1988) 1140.
68. Lüdecke, D. K.: Behandlung der Hypophysentumoren. In: Nieschlag, E. (ed.): Endokrinologische Therapie in der Reproduktionsmedizin, S. 89. Deutscher Ärzte-Verlag, Köln 1982.
69. MacLeod, J., R. Z. Gold, C. M. McLane: Correlation of the male and female factors in human infertility. Fertil. and Steril. 6 (1955) 112.
70. McPhaul, M. J., M. Marcelli, S. Zoppi, J. E. Griffin, J. D. Wilson: Genetic basis of endocrine disease. 4. The spectrum of mutations in the androgen receptor gene that cause androgen resistance. J. clin. Endocr. 4 (1993) 17.
71. Meschede, D., C. Keck, C. DeGeyter, A. Engel, E. Nieschlag: Eine Mutation im Cystische Fibrose-Transmembran Regulatorgen bei beidseitiger kongenitaler Ductus-Aplasie. Dtsch. med. Wschr. 118 (1993) 661.
72. Meschede, D., C. Keck, T. Zander, G. Cooper, E. Nieschlag: Influence of three different preparation techniques on the result of human sperm morphology analysis. Int. J. Androl. (im Druck).
73. Mordel, N., S. Mor-Yosef, E. J. Margalioth et al.: Spermatic vein ligation as treatment for male infertility. J. reprod. Med. 35 (1990) 123.
74. Nagao, R. R., S. R. Plymate, R. E. Berger, E. B. Perin, C. A. Paulsen: Comparison of gonadal function between fertile and infertile men with varicoceles. Fertil. and Steril. 46 (1986) 930.
75. Narendranathan, M., R. S. Sandler, C. M. Suchindran, D. A. Savitz: Male infertility in inflammatory bowel disease. J. clin. Gastroenterol. 11 (1989) 403.
76. Nashan, D., H. M. Behre, J. H. Grunert, E. Nieschlag: Diagnostic value of scrotal sonography in infertile men: report on 658 cases. Andrologia 22 (1990) 387.
77. Netley, C.: Predicting intellectual functioning in 47,XYY boys from characteristics of sibs. Clin. Genet. 32 (1987) 24.
78. Neugebauer, D. Ch., J. Neuwinger, F. Jockenhövel, E. Nieschlag: "9 + 0" axoneme in spermatozoa and some nasal cilia of a patient with totally immotile spermatozoa associated with thickened sheath and short midpiece. Hum. Reprod. 5 (1990) 981.
79. Neuwinger, J., H. M. Behre, E. Nieschlag: External quality

control in the andrology laboratory: an experimental multicenter trial. Fertil. and Steril. 54 (1990) 308.
80. Neuwinger, J., T. G. Cooper, U. A. Knuth, E. Nieschlag: Hyaluronic acid as a medium for human sperm migration tests. Hum. Reprod. 6 (1991) 396.
81. Nieschlag, E.: Testosteron, Anabolika und aggressives Verhalten bei Männern. Dtsch. Ärztebl. 89 (1992) 2967.
82. Nieschlag, E.: Gibt es ein Climacterium virile? Münch. med. Wschr. 135 (1993) 273.
83. Nieschlag, E., H. M. Behre: Pharmacological use of testosterone. In: Nieschlag, E., H. M. Behre (eds.): Testosterone: Action–Deficiency–Substitution. Springer, Berlin–Heidelberg–New York 1990.
84. Nieschlag, E., H. M. Behre, A. Schlingheider, D. Nashan, J. Pohl, A. R. Fischedick: Surgical ligation versus angiographic embolization of the vena spermatica: a prospective randomized study for the treatment of varicocele-related infertility. Andrologia 25 (1993) 233–237.
85. Nieschlag, E., U. Lammers, C. W. Freischem, K. Langer, E. J. Wickings: Reproductive functions in young fathers and grandfathers. J. clin. Endocr. 55 (1982) 676.
86. Nieschlag, E., M. von der Ohe: Trial of a LH-RH-agonist for the treatment of male infertility. In: Bettendorf, G., V. Insler (eds.): Advances in Diagnosis and Treatment of Infertility. Elsevier, Amsterdam 1981.
87. Nieschlag, E., A. von zur Mühlen, W. Sippel: Männliche Gonaden. In: Deutsche Gesellschaft für Endokrinologie (Hrsg.): Rationelle Diagnostik in der Endokrinologie. Thieme, Stuttgart–New York 1993.
88. Nilsson, S., A. Edvinsson, B. Nilsson: Improvement of semen and pregnancy rate after ligation and division of the internal spermatic vein: fact or fiction? Brit. J. Urol. 51 (1979) 591.
89. Oehninger, S., L. J. Burkmann, C. C. Coddington et al.: Hemizona assay: assessment of sperm dysfunction and prediction of in vitro fertilization outcome. Fertil. and Steril. 51 (1989) 665.
90. Palermo, G., H. Joris, M. P. Derde, M. Camus, P. Devroey, A. van Steirteghem: Sperm characteristics and outcome of human assisted fertilization by subzonal insemination and intracytoplasmic sperm injection. Fertil. and Steril. 59 (1993) 826.
91. Partsch, C. J., Hermanussen, M., Sippel, W. G.: Differentiation of male hypogonadotropic hypogonadism and constitutional delay of puberty by pulsatile administration of gonadotropin-releasing hormone. J. clin. Endocr. 60 (1985) 1196.
92. Place, V. A., L. Atkinson, D. A. Prather, N. Trunnell, F. E. Yates: Transdermal testosterone replacement through genital skin. In: Nieschlag, E., H. M. Behre (eds.): Testosterone: Action–Deficiency–Substitution. Springer, Berlin–Heidelberg–New York 1990.
93. Purvis, K., E. Christiansen: Infection in the male reproductive tract. Impact, diagnosis and treatment in relation to male infertility. Int. J. Androl. 16 (1993) 1.
94. Rodriguez-Rigau, L., K. Smith, E. Steinberger: Relationship of varicocele to sperm output and fertility of male partners in infertile couples. J. Urol. 120 (1978) 691.
95. Saal, W., J. Happ, U. Cordes, R. P. Baum, M. Schmidt: Subcutaneous gonadotropin therapy in male patients with hypogonadotropic hypogonadism. Fertil. and Steril. 56 (1991) 319.
96. Schill, W. B., W. Miska: Possible effects of the kallikrein-kinin system on male reproductive functions. Andrologia 24 (1992) 69.
97. Schopohl, J., G. Mehltretter, R. von Zumbusch, T. Eversmann, K. von Werder: Comparison of gonadotropin-releasing hormone and gonadotropin therapy in male patients with idiopathic hypothalamic hypogonadism. Fertil. and Steril. 56 (1991) 1143.
98. Schopohl, J., T. Vogl, C. J. Strasburger: Bildgebende Verfahren bei hypothalamisch-hypophysären Erkrankungen. Internist 34 (1993) 733–740.
99. Schrag, S. D., R. L. Dixon: Occupational exposures associated with male reproductive dysfunction. Ann. Rev. Pharmacol. Toxicol. 25 (1985) 567.
100. Schwarzer, J. U.: Mikrochirurgie in der Urologie. Dtsch. Ärztebl. 89 A1 (1992) 2948.
101. Schweikert, H. U., G. Romalo: Syndromes caused by androgen resistance. In: Nieschlag, E., H. M. Behre (eds.): Testosterone: Action–Deficiency–Substitution. Springer, Berlin–Heidelberg–New York 1990.
102. Silverberg, K., J. Johnson, D. Olive, W. Burns, R. S. Schenken: A prospective, randomized trial comparing two different intrauterine insemination regimens in controlled ovarian hyperstimulation cycles. Fertil. and Steril. 57 (1992) 357.
103. Simoni, M., E. Nieschlag: In vitro bioassays of follicle-stimulating hormone: methods and clinical applications. J. endocr. Invest. 14 (1991) 983.
104. Skakkebaek, N. E., K. M. Grigor, A. Giwercman, M. Rorth: Management and Biology of Carcinoma in situ and Cancer of the Testis. Karger, Basel 1993.
105. Sokol, R., B. Steiner, M. Bustillo, G. Petersen, R. Swerdloff: A controlled comparison of the efficacy of clomiphene citrate in male infertility. Fertil. and Steril. 49 (1988) 865.
106. Stief, C. G.: Diagnostik und Therapie der erektilen Dysfunktion. Internist 34 (1993) 767–774.
107. Testart, J., M. Plachot, J. Mandelbaum, J. Salat-Baroux, R. Frydman, J. Cohen: World collaborative report on IVF-ET and GIFT: 1989 results. Hum. Reprod. 7 (1992) 362.
108. Urry, R. L., R. G. Middleton, K. Jones, M. Poulson, R. Worley, W. Keye: Artificial insemination: a comparison of pregnancy rates with intrauterine versus cervical insemination and washed sperm versus serum swim-up sperm preparations. Fertil. and Steril. 49 (1988) 1036.
109. Vermeulen, A.: Androgens and male senescence. In: Nieschlag, E., H. M. Behre (eds.). Testosterone: Action–Deficiency–Substitution. Springer, Berlin–Heidelberg–New York 1990.
110. Vermeulen, A., M. Vandeweghe, J. P. Deslypere: Prognosis of subfertility in men with corrected or uncorrected varicocele. J. Androl. 7 (1986) 147.
111. Vogt, H. J., S. Borelli, W. D. Heller: Fertilität bei Rauchern und Nichtrauchern. Z. Hautkr. 60 (1984) 1127.
112. Vogt, P. A. C. Chandley, T. B. Hargreave, R. Keil, K. Ma, A. Sharkey: Microdeletions in interval 6 of the Y chromosome of males with idiopathic sterility point to disruption of AZF, a human spermatogenesis gene. Hum. Genet. 89 (1992) 491.
113. Wang, Y. J., J. C. Wu, S. D. Lee, Y. T. Tsai, K. J. Lo: Gonadal dysfunction and changes in sex hormones in postnecrotic cirrhotic men: a matched study with alcoholic cirrhotic men. Hepatogastroent. 38 (1991) 531.
114. Whitcomb, R., W. F. Crowley: Clinical review 4: diagnosis and treatment of isolated gonadotropin-releasing hormone deficiency in men. J. clin. Endocr. 70 (1990) 3.
115. World Health Organization Task Force on the Diagnosis and Treatment of Infertility: Towards more objectivity in diagnosis and management of male infertility. Int. J. Androl. Suppl. 7 (1987) 3.
116. World Health Organization Task Force on the Diagnosis and Treatment of Infertility: Mesterolone and idiopathic male infertility: a double-blind study. Int. J. Androl. 12 (1989) 254.
117. World Health Organization: Guidelines for the Use of Androgens. Contributors: Nieschlag, E., C. Wang. WHO Geneva 1992.
118. World Health Organization: Laborhandbuch zur Untersuchung des menschlichen Ejakulates und der Spermien/Zervikalschleim-Interaktion. Übersetzung: Nieschlag, E., M. Bals-Pratsch, H. M. Behre, U. A. Knuth, D. Meschede, S. Nieschlag. Springer, Berlin–Heidelberg–New York 1993.

13 Moderne Reproduktionstechniken

D. Krebs

Inhalt

1	Historische Entwicklung	250	6.5 Fertilisation in der Kapillare	263
			6.6 Assistierte Fertilisation	263
2	Indikationen	250	6.7 Kultur des Embryos	264
3	Sterilitätsursachen und Voruntersuchungen	251	7 Embryo- bzw. Gametentransfer	265
			7.1 Zeitpunkt	265
4	Zyklusbehandlung vor der Eizellgewinnung	253	7.2 Technik	266
4.1	Spontanzyklus	254	7.2.1 Intrauteriner Transfer	266
4.2	Stimulation mit Clomifen	254	7.2.2 Intratubarer Transfer	267
4.3	Stimulation mit Clomifen und Gonadotropinen (hMG)	254	8 Behandlung der Patientin nach dem Embryotransfer	269
4.4	Stimulation mit Gonadotropinen (hMG)	254	9 Kryokonservierung	271
4.5	Stimulation mit follikelstimulierendem Hormon (FSH)	254	10 Ergebnisse der In-vitro-Fertilisation mit Embryotransfer und anderer Methoden der assistierten Reproduktion	273
4.6	Stimulation mit Gonadotropinen (hMG) nach Vorbehandlung mit GnRH-Analoga	255	10.1 Bewertungskriterien und Einflußfaktoren	273
5	Eizellgewinnung	257	10.2 Tubarbedingte Sterilität	275
5.1	Pelviskopische Eizellgewinnung	257	10.3 Andrologisch bedingte Sterilität	275
5.2	Transvaginale ultraschallgesteuerte Eizellgewinnung	258	10.4 Idiopathische Sterilität	276
6	Extrakorporale Fertilisation der Eizelle	259	11 Schwangerschaftsverlauf nach assistierter Reproduktion	277
6.1	Kulturmedien	259		
6.2	Vorbereitung der Eizelle	259	12 Ethische Aspekte der extrakorporalen Befruchtung	277
6.3	Vorbereitung der Spermatozoen	260		
6.4	Fertilisation in der Kultur	262		

1 Historische Entwicklung

Im Jahr 1978 wurde in England das erste Kind geboren, das seine Existenz einer Befruchtung außerhalb des Körpers und dem anschließenden Transfer des jungen Embryos in den Uterus der Mutter verdankte. Damit wurde eine Entwicklung abgeschlossen, die seit der Entdeckung der Spermatozoen beim Menschen im 17. Jahrhundert [25] und der Entdeckung der menschlichen Eizelle im Jahr 1827 [50] durch zahlreiche reproduktionsphysiologische Arbeiten, insbesondere mit Labortieren, fast zwangsläufig in diese Richtung führte. Inzwischen werden fast 10 000 Kinder pro Jahr nach In-vitro-Befruchtung mit anschließendem Embryotransfer geboren, und die Methode hat ihren festen Platz in der Behandlung der Sterilität eingenommen.

Bei der Betrachtung der historischen Entwicklung muß angemerkt werden, daß es sich bei den Embryotransferversuchen am Tier meist um den Transfer von in vivo entwickelten Blastozysten in Empfängertiere handelte [24]. Auch die erfolgreichen Versuche am Kaninchen [6], bei denen eine In-vitro-Befruchtung mit anschließendem Embryotransfer und Austragung der Schwangerschaft stattfand, weichen von den Versuchen beim Menschen ab, da am Kaninchen der Embryotransfer in den Eileiter eines Empfängertiers und nicht in den Uterus des Spendertiers erfolgte. Dementsprechend sind die Probleme, die sich beim Menschen ergeben, nicht nachgeahmt.

Die extrakorporale Befruchtung und der Embryotransfer beim Menschen weisen folgende besondere Probleme auf:

- Zum Zeitpunkt der ersten Versuche mit menschlichen Eizellen und menschlichen Spermatozoen bestand die Auffassung, daß die Spermatozoen einem besonderen Reifungsvorgang (Kapazitation) im weiblichen Organismus unterzogen werden müssen, um ihre Fertilisationsfähigkeit zu erreichen.
- Es lagen zu diesem Zeitpunkt relativ wenige Untersuchungen vor, die sich mit den Reifungsvorgängen der menschlichen Eizelle befaßten, insbesondere in Hinblick auf die In-vitro-Fertilisation.
- Es ließ sich relativ schnell feststellen, daß die Entwicklung des nach extrakorporaler Befruchtung entstandenen jungen Embryos in vitro langsamer ablief als nach normaler Befruchtung in vivo. Zahlreiche Versuche in der Zusammensetzung der Nährmedien wurden aus diesem Grund unternommen.
- Bei der In-vitro-Befruchtung entwickelte sich nur ein Teil der Eizellen zu höheren, nach ursprünglichen Vorstellungen zum Transfer reifen Entwicklungsstadien. Man ging zunächst davon aus, daß nur der Transfer eines Morulastadiums in den Uterus zu einer Implantation führen würde. Erst die Besinnung auf die Situation nach der Operation von Estes (Implantation der Ovarien in den Uterus [18]) führte zum Transfer früherer Stadien und zu erfolgreichen Nidationen.

2 Indikationen

Die Methode der extrakorporalen Befruchtung mit anschließendem Embryotransfer wurde entwickelt, um im Fall einer tubaren Sterilität bei völligem Fehlen der Eileiter oder bei stark traumatisierten Eileitern ohne Aussicht auf eine erfolgreiche rekonstruierende Operation noch zu einem Kind zu verhelfen.

Die Zahl der Ehepaare, die für eine erfolgreiche In-vitro-Fertilisation in Frage kommen, läßt sich anhand von Volkszählungsdaten grob abschätzen. Bei der Volkszählung in der Bundesrepublik Deutschland im Jahre 1970 wurde die Zahl der kinderlosen Ehen mit 14,7%, d. h. 1 772 500 Ehen angegeben. Wenn man annimmt, daß:

- 25% der Ehen gewollt kinderlos blieben
- in 40% die Sterilitätsursache bei der Ehefrau zu suchen war
- die tubare Sterilität als Ursache mit 30% angesetzt und
- durch medikamentöse (Endometriose) und operative Behandlung in 40% eine erfolgreiche Behandlung der tubaren Sterilität angenommen werden kann

so verblieben 1970 ungefähr 200000 Ehen, bei denen eine erfolgreiche extrakorporale Befruchtung mit anschließendem Embryotransfer den Kinderwunsch hätte erfüllen können. Bezieht man die obigen Angaben auf die 10 bis 20 Jahre verheirateten Ehepaare, so läßt sich grob ein jährlicher Bedarf von 1000 bis 1500 Behandlungsfällen in der Bundesrepublik Deutschland für Patientinnen mit rein tubar bedingter Sterilität errechnen.

In der Zwischenzeit ist die Indikation zur In-vitro-Befruchtung auch auf andere Sterilitätsursachen (Abb. 13-1) ausgedehnt worden. Dies war insbesondere zu erwarten, da die Wahrscheinlichkeit einer erfolgreichen Sterilitätsbehandlung auch bei anderen Sterilitätsursachen nur bei nahezu 50% liegt (Tab. 13-1) [16].

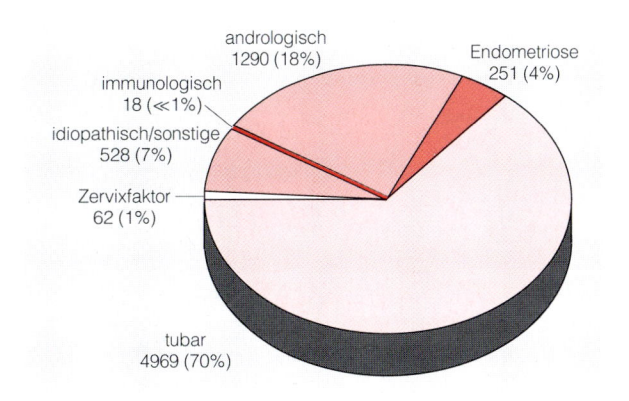

Abb. 13-1 Indikationen zur In-vitro-Fertilisation und Embryotransfer der deutschsprachigen IvF-Gruppen aus dem Jahre 1990 (nach Lehmann et al. [35]).

Tabelle 13-1 Wahrscheinlichkeit einer erfolgreichen Sterilitätsbehandlung bei verschiedenen Ursachen seitens der Frau (nach Dor [16])

Sterilitätsursache	Schwangerschaftserwartung
– ovariell	52,8%
– tubar	43,4%
– uterin	38,3%
– zervikal	24,5%
– ungeklärt	72,2%
gesamt	51,0%

Nur durch die Erweiterung der Indikation ist erklärlich, daß die Zahl der mit Hilfe der assistierten Reproduktion behandelten Sterilitätspaare weltweit steil in die Höhe gegangen ist. So berichteten auf dem Kongreß für In-vitro-Fertilisation 1984 in Helsinki 58 Arbeitsgruppen über 9641 Behandlungszyklen. 1985 auf dem Kongreß für In-vitro-Fertilisation in Melbourne waren es bereits 138 Arbeitsgruppen, die über 26331 Behandlungszyklen berichteten. 1989 auf dem VI. Weltkongreß für In-vitro-Fertilisation und Embryotransfer in Jerusalem wurde bereits über 55368 Behandlungszyklen weltweit berichtet.

3 Sterilitätsursachen und Voruntersuchungen

Bei Berücksichtigung der gängigen Einteilung von Sterilitätsursachen (Abb. 13-2) fällt als zahlenmäßig große Gruppe die andrologisch bedingte Sterilität sowie die ebenfalls zahlenmäßig relevante Gruppe der ungeklärten Sterilitäten ins Auge.

Die Erweiterung der Indikation und insbesondere die Ausdehnung auf die andrologische und die idiopathische Sterilität haben außerdem zur Entwicklung neuer Methoden der assistierten Reproduktion geführt. Bei Vorhandensein intakter Eileiter war es möglich, durch Verbringung der Gameten oder der Embryonen an den eigentlichen zeitgerechten Ort der Befruchtung die Möglichkeiten der Behandlung zu verbessern. Diese Entwicklung geschah zunächst durch das laparoskopische Einbringen von Gameten, Zygoten oder Embryonen. Neuerdings ist es mit Hilfe speziell entwickelter Katheter möglich geworden, auf transvaginalem-transuterinem Weg einen intratubaren Transfer vorzunehmen (siehe auch Abschnitt 7). Diese Erweiterung der Methodik macht es heute mehr denn je notwendig, sich vor Beginn jeder Behandlung unter Anwendung der Methoden der assistierten Reproduktion ein genaues Bild über die Ursache der vorliegenden Störung zu machen. Auch wenn bestimmte Ursachen primär als Grund für die vorliegende Sterilität eines Ehepaares angesehen werden, ist es unbedingt erforderlich, das gesamte Spektrum der diagnostischen Verfahren auszunutzen. Außerordentlich häufig sind begleitende Sterilitätsfaktoren, die bei Nichtbeachtung den Behandlungserfolg gefährden. So wurde in einer Analyse von 405 Paaren festgestellt, daß nur in 33% der Fälle bei tubarer Sterilitätsursache auch ein ovula-

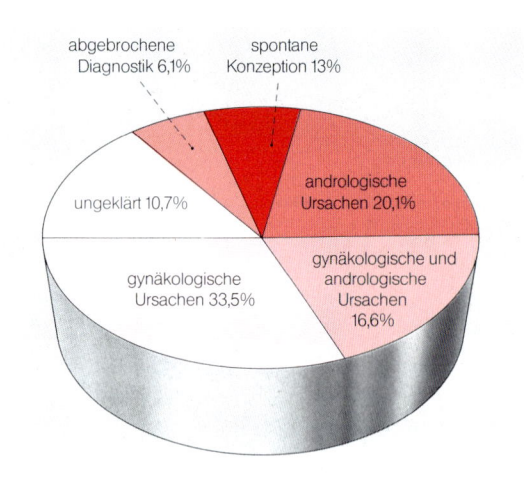

Abb. 13-2 Sterilitätsursachen (nach Winkhaus [56]).

torischer Zyklus und eine Normozoospermie vorlagen [11]. In allen anderen Fällen waren zusätzlich zum tubaren Sterilitätsfaktor Veränderungen im endokrinen Geschehen oder im Ejakulat zu diagnostizieren (Tab. 13-2).

Die folgenden Parameter sollten vor der Indikationsstellung zu assistierten Befruchtung vorliegen:

Bei der Frau:
- sorgfältige laparoskopische Abklärung des tubaren Faktors unter Berücksichtigung der Chancen einer mikrochirurgischen Operation
- hysteroskopische Beurteilung des Cavum uteri
- Bestimmung der Hormonparameter FSH, LH, Prolaktin, Testosteron und Dehydroepiandrosteron
- Durchführung eines Kontrollzyklus, in welchem das Follikelwachstum mittels Ultraschall überprüft und die Corpus-luteum-Phase mittels dreier Progesteronbestimmungen beurteilt wird. In diesem Kontrollzyklus sollte auch eine Kontrolle der Zervixfaktoren und ein mikrobiologischer Abstrich von der Zervix unter Einschluß der Chlamydiendiagnostik erfolgen. Außerdem sollte nach Verkehr zum optimalen Zeitpunkt ein Sims-Huhner-Test vorliegen.

Beim Mann:
- kompetente andrologische Untersuchung mit möglichst zwei Spermiogrammen (falls Störungen erkennbar sind) unter besonderer Berücksichtigung der Progressionsmotilität und der Morphologie
- mikrobiologische Analyse des Ejakulates
- in Fällen von nachweisbaren andrologischen Störungen: Bestimmungen von FSH, LH, Prolaktin und Estradiol

Da nicht selten psychische Störungen und Sterilität vergesellschaftet sind, sollte der Versuch einer psychosomatischen Analyse der Situation, in der sich das Ehepaar befindet, angestrebt werden. Hier sollte man sich nicht scheuen, die Hilfe eines psychosomatisch oder psychotherapeutisch ausgebildeten Kollegen heranzuziehen, um Angaben über die Motivation des Kinderwunsches und den Leidensdruck durch den unerfüllten Kinderwunsch zu erfahren und auch mit dem Ehepaar zu besprechen, was dann im Falle einer erfolglosen Behandlung für das Paar für Möglichkeiten gegeben sind (siehe auch Kap. 4). Wie die Erfahrung zahlreicher Autoren belegen [56], kommt es bereits in der Vorphase der Behandlung häufig zu Spontankonzeptionen (Tab. 13-3), eine Feststellung, die wir auch bei unseren angemeldeten IvF-Patientinnen machen konnten.

Erst wenn eine genaue Analyse aller möglicherweise ursächlich für die vorliegende Sterilität in Frage kommenden Faktoren vorgenommen wurde, kann die In-

Tabelle 13-2 Zusätzliche sterilitätsmindernde Faktoren bei tubarbedingter Sterilität (nach Diedrich et al. [11])

n = 405		Laparoskopien	%
♀	normaler Zyklus	238	59
	Corpus-luteum-Insuffizienz anovulatorischer Zyklus Amenorrhö	167	41
♂	Normozoospermie	247	61
	Asthenospermie	106	26
	Oligospermie	29	7 ⎤ = 39%
	Polyspermie	23	6 ⎦

ovulatorischer Zyklus + Normospermie = 133 Patientinnen (33%)

Tabelle 13-3 Prozentualer Anteil spontaner Konzeptionen an der Gesamtkonzeptionsrate nach Beratung und partieller Diagnostik (nach Winkhaus [56])

Quellen	Jahr	n	Gesamt-konzeptions-rate (%)	Anteil der spontanen Konzeptionen (%)
Buxton	1955	1213	36,6	10,4
Southam	1957	1437	39,2	24,0
Ward	1965	6400	25,0	32,0
Lübke	1972	1225	28,1	66,5
Stauber	1976	2323	30,9	57,7
Dor	1977	665	38,8	45,3
Leodolter u. Mitarb.	1977	1375	29,8	64,0
UFK Köln	1977	2877	30,3	9,1

dikation für eine der Methoden der assistierten Befruchtung gestellt werden.

In dem nun folgenden Aufklärungsgespräch über die anzuwendende Methode wird dem Ehepaar das Vorgehen eingehend erklärt und auf die möglichen Komplikationen (z.B. Überstimulation) hingewiesen. Es ist eingehend auf die Schwangerschaftsrate und die erhöhte Fehlgeburtenrate zu verweisen und es muß darauf eingegangen werden, inwieweit bei dem Vorhandensein mehrerer Eizellen unter Berücksichtigung der Rate der Mehrlingsschwangerschaften mit diesen umgegangen wird. So ist z.B. die Frage einer Kryokonservierung von Vorkernstadien eingehend vor jedem Behandlungsversuch mit dem Ehepaar abzusprechen.

4 Zyklusbehandlung vor der Eizellgewinnung

Ziel jeder Vorbehandlung ist die Gewinnung einer oder mehrerer reifer Eizellen (Abb. 13-3). Zahlreiche Versuchsreihen früherer Zeiten haben deutlich bewiesen, daß der Fertilisationserfolg von der Reife der Eizelle abhängt. Dabei sind die Kriterien der Eizellreife meist nicht direkt an der Eizelle ablesbar, sondern die Eingruppierung geschieht meist aufgrund der Beurteilung des umgebenden Cumulus oophorus, der aufgelockert und durchscheinend sein soll (siehe auch Kap. 1, Abschnitt 1.3.4). Dementsprechend versucht man, durch eine hormonelle Behandlung einerseits und durch eine sehr genaue Kontrolle des Zyklus und des Follikelwachstums andererseits, den Zeitpunkt der Eizellgewinnung durch Laparoskopie oder Punktion unter Ultraschallsicht unmittelbar vor den natürlicherweise stattfindenden Ovulationstermin zu legen. Dabei werden zur Kontrolle des Zyklus die folgenden Kriterien herangezogen:

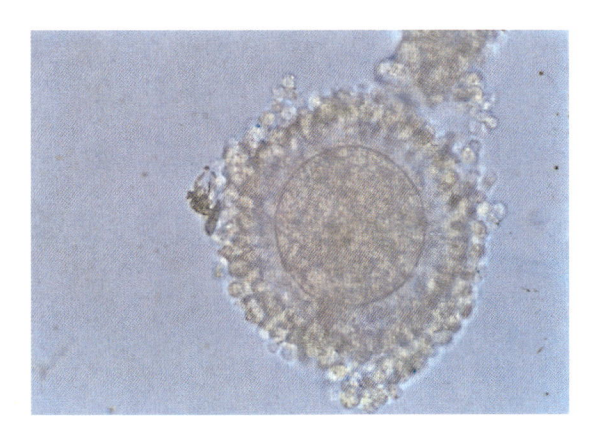

Abb. 13-3 Präovulatorische Eizelle.

– *routinemäßig:* Ultraschallausmessung des Follikels und Bestimmung des luteinisierenden Hormons (LH) im Blut oder im Urin (nicht bei Vorbehandlung mit GnRH-Analoga)

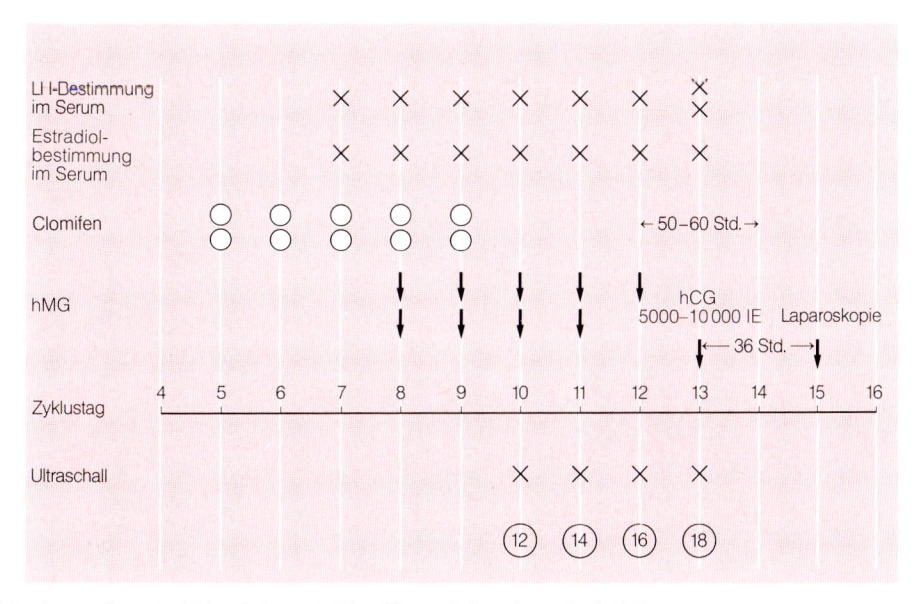

Abb. 13-4 Zyklusüberwachung bei Stimulation mit Clomifen und Gonadotropin (hMG).

- *bedingt empfehlenswert:* Estradiolbestimmung im Serum (aus Kostengründen kann heute unter Umständen auf eine Estradiolbestimmung verzichtet werden, da eine Ultraschallmessung der Endometriumdicke eine gute Korrelation zum Estradiolgehalt im Blut gibt).
- *empfehlenswert:* Progesteron- und LH-Bestimmung im Blut vor der Auslösung der Eizellreifung durch hCG

Um das oben angeführte Ziel zur Gewinnung von möglichst reifen Eizellen zu erreichen, kann man die Eizellpunktion im Spontanzyklus versuchen oder aber sich verschiedener Methoden der ovariellen Stimulation bedienen. Verwendet wird die Stimulation mit Clomifen alleine oder in Kombination mit Gonadotropinen (hMG), die Gonadotropinbehandlung mit hMG, die Vorbehandlung mit follikelstimulierendem Hormon (FSH), sowie die Gonadotropinbehandlung (hMG oder FSH) nach vorhergehender Suppressionsbehandlung durch GnRH-Analoga. Abbildung 13-4 gibt ein Stimulationsschema mit Clomifen und hMG beispielhaft wieder.

Eine allgemein gültige Empfehlung, welches Stimulationsschema anzuwenden ist, kann bis heute nicht gegeben werden. Überblickt man die Anwendung der verschiedenen Stimulationsschemata im deutschen Raum (Abb. 13-5), so stehen die Anwendung von Gonadotropinen ohne oder mit vorheriger Suppressionsbehandlung durch GnRH-Analoga deutlich im Vordergrund. Zusammengefaßt machen sie 75 % aller Vorbehandlungen aus, wobei die Suppression mit GnRH-Analoga allein bereits 41 % aller Stimulationen ausmacht und weiter im Steigen begriffen ist.

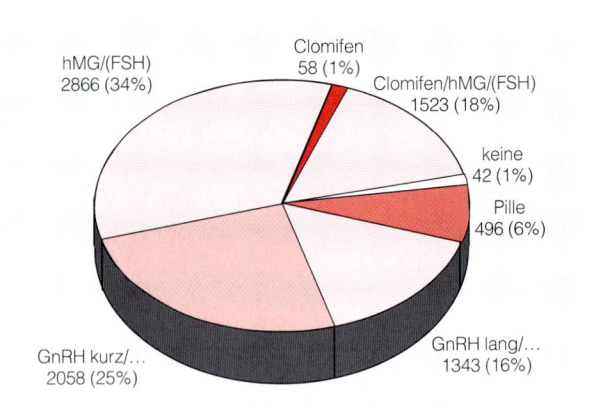

Abb. 13-5 Vorbehandlung in IvF-Zyklen (nach Lehmann et al. [35]).

kel heranreifen und dementsprechend nur wenige Eizellen für die In-vitro-Fertilisation zur Verfügung stehen.

4.3 Stimulation mit Clomifen und Gonadotropinen (hMG)

Nach wie vor ein vorteilhaftes Stimulationsschema mit zufriedenstellenden Schwangerschaftsraten (siehe auch Abschnitt 10). Das Schema ist relativ leicht und wenig aufwendig in der Kontrolle. Die Zahlen der zu gewinnenden Eizellen bei Respondern ist zufriedenstellend. Nachteilig ist die Zahl der vorzeitigen LH-Anstiege (ca. 10%), die ein Abbrechen des Zyklus bedingen. Dieser Ansatz ist für den ersten Therapiezyklus empfehlenswert.

4.1 Spontanzyklus

Obwohl einzelne Arbeitsgruppen über gute Erfahrungen berichtet haben, ist dieses Vorgehen weitgehend verlassen worden, da es einen unverhältnismäßig hohen Aufwand erfordert bei relativ großer Unsicherheit, ob die eine heranreifende Eizelle gewonnen werden kann [22].

4.4 Stimulation mit Gonadotropinen (hMG)

Diese ist bisher die häufigste Stimulationsart. Der Vorteil liegt in der Gewinnung zahlreicher Eizellen bei relativ guter Steuerbarkeit, der Nachteil in einer relativ hohen Rate spontaner LH-Anstiege (bis 15 %) sowie der Gefahr der Überstimulation (z.B. bei polyzystischen Ovarien). Die Methode ist bei Clomifenversagern, bei der andrologisch bedingten Sterilität (hohe Zahl von Einzellen) und bei zusätzlichen endokrinologischen Faktoren bei der Patientin empfehlenswert.

4.2 Stimulation mit Clomifen

Die alleinige Stimulation mit Clomifen hat den Vorteil, daß sie relativ wenig in die hormonelle Regulation der Patientin eingreift. Als nachteilig wird auch hier gesehen, daß bei gleichem Aufwand nur wenige Folli-

4.5 Stimulation mit follikelstimulierendem Hormon (FSH)

In Fällen, in denen eine Behandlung mit Clomifencitrat oder hMG zu einem Therapieabbruch wegen schlechter Follikelreifung geführt hat, kann der Versuch unternommen werden, eine Behandlung mit reinem FSH durchzuführen. Es handelt sich meist um Patientinnen mit einem polyzystischen Ovarsyndrom, das sich unter Umständen nur diskret in einer erhöhten LH/FSH-Ratio mit Werten über 2 zu 1 bemerkbar macht. Wenn einfachere Stimulationsschemata mit Clomifen in Kombination mit Dexamethason zur Androgensuppression keinen Erfolg haben oder mit der hMG-Behandlung eine Überstimulation aufgetreten ist, läßt sich mit reinem FSH in manchen Fällen eine befriedigende Follikelreifung herbeiführen. Tabelle 13-4 gibt einige Behandlungsergebnisse wieder, die sich allerdings nicht auf In-vitro-Fertilisationszyklen beziehen [5].

Die Überwachung des Zyklus erfolgt in der gleichen Weise wie bei den anderen Stimulationsschemata. Die Applikationsart des reinen FSH (z. B. Fertinorm®) erfolgt individuell, indem die Behandlung entweder mit ein oder zwei Ampullen pro Tag begonnen wird und nach vier bis fünf Tagen die ovarielle Reaktion anhand der Ultraschalluntersuchung und des Östrogenspiegels getestet wird oder durch Verabreichung von vier Ampullen reinem FSH (300 IE FSH) von Tag 3 bis Tag 6 und danach weiterer individueller Dosierung. Die bisher berichteten Prozentzahlen hinsichtlich der erfolgreichen Gewinnung von Eizellen und der Prozentsatz der möglichen Embryotransfers liegt im Rahmen der für die anderen Stimulationsschemata berichteten Raten [14]. Dabei muß allerdings berücksichtigt werden, daß es sich hier meist um Patientinnen handelt, bei denen andere Stimulationsschemata bereits versagt haben. Die Stimulation mit reinem FSH gehört heute zu den Schemata der zweiten Wahl.

4.6 Stimulation mit Gonadotropinen (hMG) nach Vorbehandlung mit GnRH-Analoga

Als Stimulationsbehandlung zunächst der zweiten Wahl – heute häufig auch primär eingesetzt (Abb. 13-5) – hat sich auch immer mehr die Suppression der endogenen Hormonproduktion durch GnRH-Analoga mit anschließender hMG-Stimulation bewährt [47]. Diese Art der Zykluskontrolle wird insbesondere angewandt, wenn in vorangegangenen Zyklen ein vorzeitiger LH-Anstieg zu beobachten war; beim PCO-Syndrom, wenn die alleinige Clomifenbehandlung keine zufriedenstellende Ergebnisse bringt [14, 44]; und unter Umständen als Stimulationsschema der ersten Wahl bei andrologisch bedingter Sterilität, wenn es darauf ankommt, möglichst viele Eizellen für die Fertilisation zur Verfügung zu haben. Verschiedene Analoga sind zur Zeit im Einsatz (Tab. 13-5).

Die GnRH-Analoga können in unterschiedlichen Stimulationsschemata angewendet werden (siehe auch Kap. 10, Abschnitt 2.2). Als Applikationsform kann die intranasale Verabreichung durch Nasenspray (z. B. Buserelin, acht Spraystöße täglich), die tägliche subkutane Injektion und die Verabreichung von Depotformen gewählt werden. Tabelle 13-6 gibt einen Überblick über die Zyklusparameter bei intranasaler Anwendung von Buserelin und intramuskulärer Gabe von Triptorelin in Depotform (Decapeptyl®) wieder. Charakteristisch für alle Stimulationsprotokolle mit GnRH-Agonisten ist, daß der Verbrauch an hMG-Ampullen hoch, die Stimulationsdauer im Vergleich zur herkömmlichen hMG-Stimulation verlängert und die Östrogene bei der Ovulationsauslösung aufgrund der zahlreichen Follikel hoch sind. In Tabelle 13-6 sind

Tabelle 13-4 Ergebnisse einer FSH-Stimulation ohne IvF (nach Braendl et al. [5])

Autor	Patienten	Zyklen	Schwangerschaften	Aborte
Venturoli et al. [54]	9	12	4	1
Garcea et al. [21]	18	43	9	2
Braendl et al. [5]	32	57	6	5
Seibel et al. [44]	10	11	1	–
Hoffman et al. [27]	15	16	4	–

Tabelle 13-5 Aminosäuresequenz von GnRH und einigen seiner Analoga (modifiziert nach Schmutzler und Diedrich [43])

	1	2	3	4	5	**6**	7	8	9	**10**
GnRH (Gonadorelin)	pGlu	His	Trp	Ser	Tyr	**Gly**	Leu	Arg	Pro	**Gly-NH₂**
Leuprorelin	1	2	3	4	5	**D-Leu**	7	8	9	**Ethylamid**
Buserelin	1	2	3	4	5	**D-Ser | But^t**	7	8	9	**Ethylamid**
Goserelin	1	2	3	4	5	**D-Ser | But^t**	7	8	9	**AzGly**
Nafarelin	1	2	3	4	5	**D-Nal(2)**	7	8	9	**Gly-NH₂**
Triptorelin	1	2	3	4	5	**D-Trp**	7	8	9	**Gly-NH₂**

Tabelle 13-6 Vergleich zwischen Buserelin-hMG- und Triptorelin-hMG-Zyklen für GIFT (Mittelwert ± Standardabweichung; nach Lindner et al. [37])

	Buserelin/hMG	Triptorelin/hMG
Zyklen (Gametentransfer)	40	29
Graviditäten	9 (23%)	13 (45%)
Verbrauch hMG (Ampullen)	31,2 ± 12,2	40,4 ± 15,0
Stimulationsdauer (Tage)	12,1 ± 1,8	12,9 ± 1,7
Latente Phase (Tage)	5,9 ± 2,2	5,3 ± 2,2
Aktive Phase (Tage)	6,2 ± 1,1	7,6 ± 1,1
Östrogene bei Ovulationsauslösung (µg/24-Std.-Urin)	228 ± 203	587 ± 500
Oozyten/Ovarpunktion	4,5 ± 1,8	6,3 ± 4,8

die Östrogene in mg/24-Stunden-Urin angegeben; bei dem Nachweis von Östrogenen im Blut werden Werte um und über 2000 pg/ml erreicht.

Die vergleichende Therapiekontrolle bei täglicher subkutaner Applikation und einmaliger intramuskulärer Applikation eines Depotpräparates sind in Abbildung 13-6a aufgeführt. Beurteilt man die für den Behandlungserfolg so wichtige morphologische Qualität der Eizellen sowie nach der Befruchtung die morphologische Qualität der Embryonen (Abb. 13-6b) in Abhängigkeit von den Protokollen A und B, so läßt sich ein Unterschied nicht nachweisen. Auffällig dürfte ein etwas geringerer Anteil an reifen Eizellen in beiden Therapieprotokollen sein, wenn man die Ergebnisse mit der reinen hMG-Stimulation vergleicht. Dagegen ist der Anteil der idealen Embryonen davon offenbar nicht betroffen.

Eine offenbar gute Möglichkeit der Verhinderung eines vorzeitigen LH-Anstieges kann mit sog. Kurzprotokollen erreicht werden [7, 39, 46]. Dabei wird ein GnRH-Analogon an den Tagen 3, 4 und 5 des Zyklus verabreicht und unmittelbar darauf mit der hMG-Stimulation begonnen. Diese kurzfristige Anwendung einer Suppressionstherapie kann für die Vermeidung einer vorzeitigen Reifung des Follikels ausreichen und die Anzahl der zur hMG-Stimulation erforderlichen Dosen kann dadurch verringert werden.

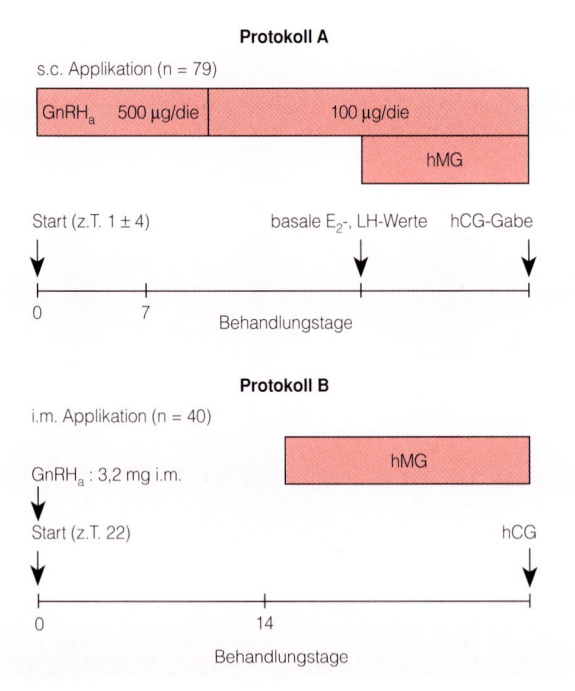

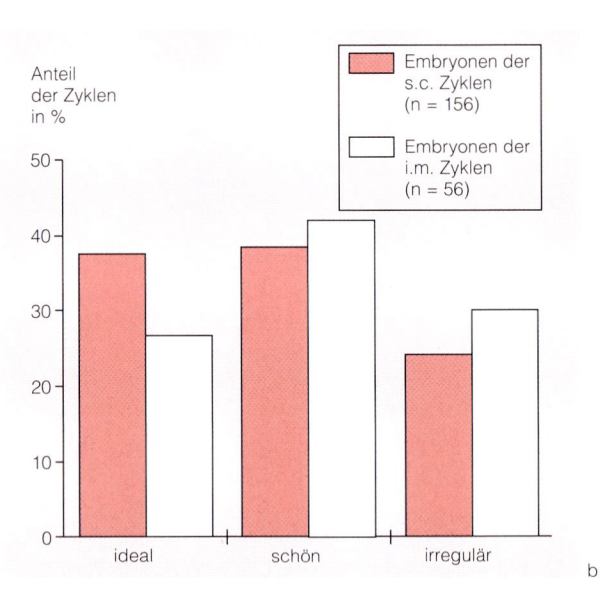

Abb. 13-6 Vergleich zwischen zwei Protokollen zur kombinierten GnRH-Agonisten/hMG-Behandlung für die In-vitro-Fertilisation (nach Schmutzler und Diedrich [43]).
a) In Protokoll A wurde der Agonist täglich in Dosen von 0,1–0,5 mg subkutan verabreicht. Das Suppressionsintervall war variabel und hing von dem Erreichen basaler LH- und Estradiolwerte (E_2) ab. In Protokoll B wurde eine einzelne Dosis von 3,2 mg intramuskulär verabreicht. Zur Vereinfachung wurde ein fixes Suppressionsintervall von 14 Tagen gewählt. Eine ausreichende Suppression wurde durch negative GnRH-Tests am 14. Tag nachgewiesen.
b) Prozentuale Verteilung der Embryoqualität in beiden Protokollen; „ideal" = regelmäßig geteilte Embryonen, „schön" = unregelmäßig geteilte Embryonen, „irregulär" = unregelmäßig geteilte Embryonen mit zytoplasmatischer Fragmentierung

5 Eizellgewinnung

Die Methode der Eizellgewinnung hat sich grundlegend geändert, seitdem sich die von Lenz et al. 1981 [36] inaugurierte Methode der transvaginalen ultraschallgesteuerten Follikelpunktion durchgesetzt hat. Die pelviskopische Eizellgewinnung wird heute nur dann eingesetzt, wenn gleichzeitig eine Diagnostik des kleinen Beckens erfolgen soll oder wenn ein laparoskopischer intratubarer Gametentransfer (GIFT) vorgenommen werden soll.

5.1 Pelviskopische Eizellgewinnung

Nach Insufflation des CO_2 und Einführung des Laparoskops versucht man, sich zunächst einen Überblick über die Situation zu verschaffen. Dabei ist es sinnvoll, über einen zweiten Einstich eine Faßzange einzuführen, mit deren Hilfe die Situation (Topographie) besser darzustellen ist. Es sollte sich um eine atraumatische Faßzange handeln, da die Pelviskopie stets auch als diagnostischer Eingriff zu sehen ist und die Möglichkeit einer operativen Therapie der tubaren Sterilität nicht ausschließt. Bestehen Verwachsungen, die einen freien Zugang zum Ovar nicht erlauben, so ist nach den Regeln der operativen Pelviskopie [45] eine Lösung der Adhäsionen anzustreben (siehe auch Kap. 5). Dadurch ist es in den allermeisten Fällen möglich, sich einen Zugang zum Ovar und damit zum Follikel zu verschaffen. Bei Verwendung eines Operationslaparoskops kann nach Darstellung des Follikels

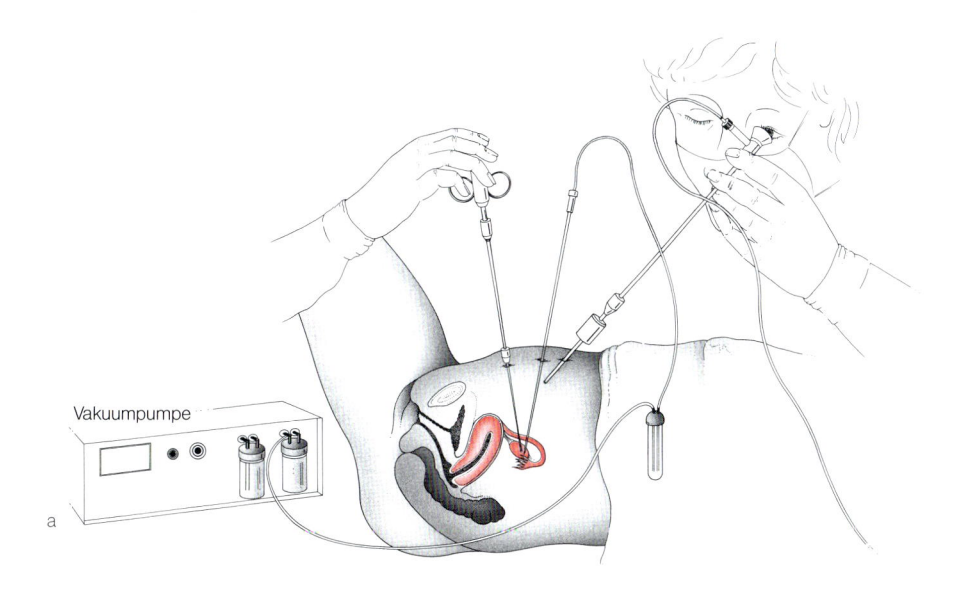

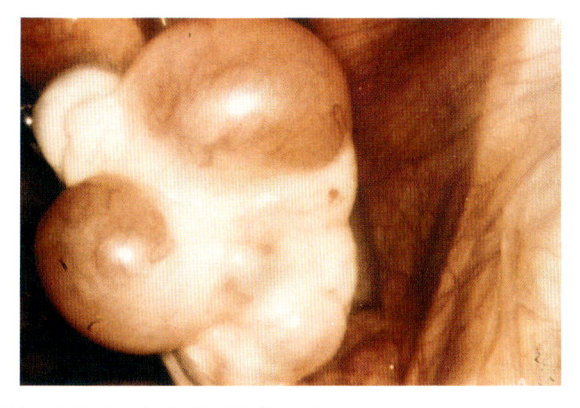

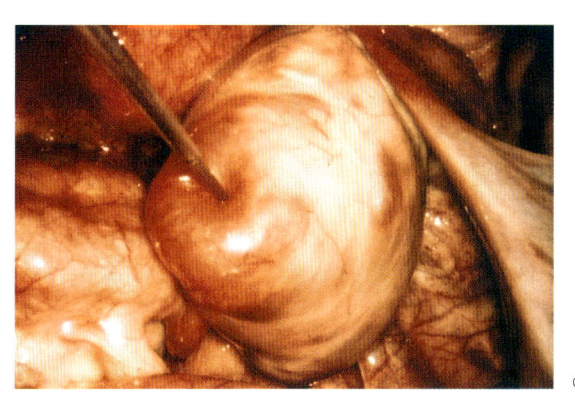

Abb. 13-7 Methode der Eizellgewinnung.
a) schematische Darstellung der Technik, b) Ovar mit mehreren Follikeln nach Stimulation, c) Follikelpunktion per laparoskopiam (Originalphotos von b und c: K. Semm, Kiel)

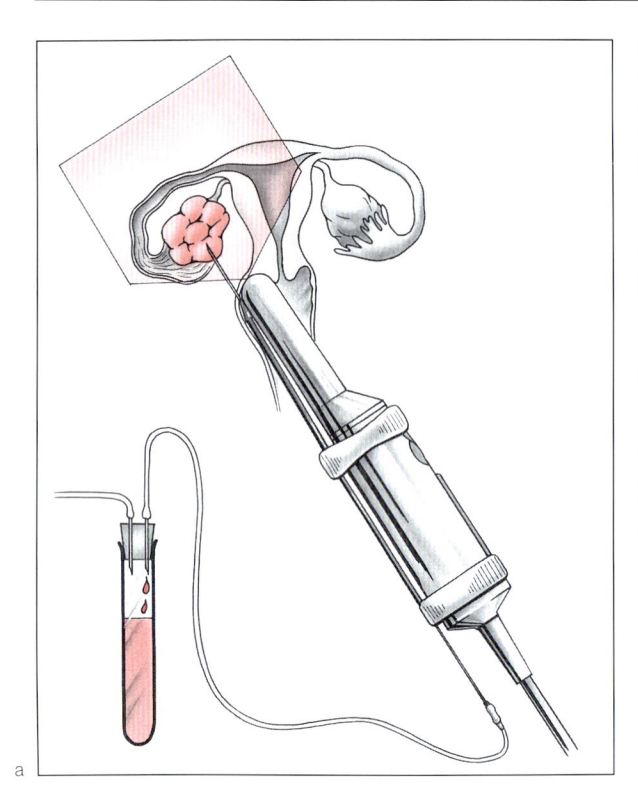

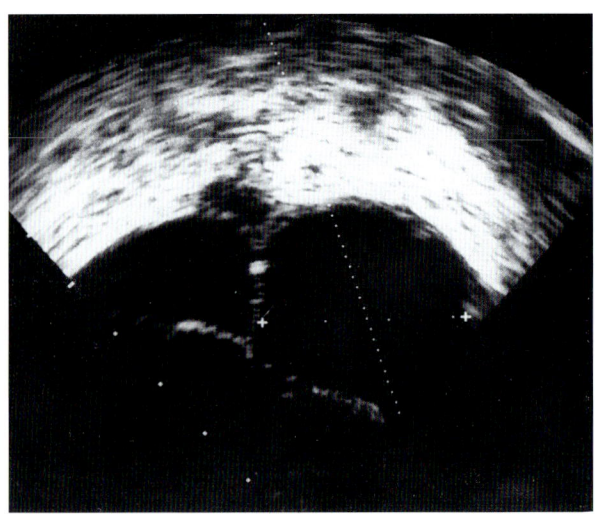

Abb. 13-8 Die transvaginale ultraschallgesteuerte Follikelpunktion.
a) schematische Darstellung
b) sonographische Abbildung der Follikelpunktion

die Aspirationskanüle direkt durch dieses eingeführt werden, um den Follikel zu punktieren. Bei Einsatz eines diagnostischen Laparoskops muß die Aspiration über einen dritten Einstich erfolgen (Abb. 13-7).

Zur Punktion stehen heute fertige Punktionssets zur Verfügung, die durch Einziehung von Teflonschläuchen in die Punktionskanüle eine einwandfreie, wirbellose, wenig traumatische Aspiration der Eizelle gestatten. Der über die Punktionskanüle eingeführte Teflonschlauch endet in einem sterilen Auffanggefäß, das über einen zweiten Schlauch mit dem Vakuumgerät verbunden ist. Abgesaugt wird normalerweise mit einem Unterdruck von ca. 120 bis 140 mm H_2O. Beim Punktionsvorgang wird darauf geachtet, daß das Vakuum an der Spitze der Punktionskanüle unmittelbar vor dem Einstich in den Follikel aufgebaut wird. Dies ist mit den heute zur Verfügung stehenden Apparaturen leicht möglich und verhindert die Füllung des Systems mit CO_2. Nach dem Einstich in den Follikel wird unter leicht drehenden, rührenden Bewegungen der Follikel unter Sicht leergesaugt. In der ersten Portion des Aspirates wird meistens klare Flüssigkeit gewonnen. Es ist sinnvoll, dann das Auffanggefäß zu wechseln, bevor der Rest aus dem Follikel herausgesaugt wird, wobei die Führung der Punktionskanüle eine leichte Kürettage der Follikelwandung erlaubt. Ist die Follikelflüssigkeit blutig, ist es zweckmäßig, durch Aspiration von bereitgehaltenem sterilem Kulturmedium eine Gerinnung der Punktionsflüssigkeit zu verhindern.

5.2 Transvaginale ultraschallgesteuerte Eizellgewinnung

Während in der Anfangszeit die ultraschallgesteuerte Eizellgewinnung auch transabdominal und transurethral erfolgte, hat sich nunmehr, nachdem Ultraschallgeräte für den transvaginalen Ultraschall zur Verfügung

Tabelle 13-7 Vergleichende Resultate der pelviskopischen und der transvaginalen ultraschallgesteuerten Follikelpunktion (nach Diedrich et al. [11])

	pelviskopische Follikelpunktion	transvaginale sonographische Follikelpunktion
Zahl der Punktionen	405	588
Zahl der Punktionen ohne Eizelle	29 (7,1%)	46 (7,8%)
Zahl der aspirierten Eizellen	1741	3164
Eizellen/Punktion	4,3	5,4
Fertilisationsrate der Eizellen	48,2%	55,1%
Zahl der Embryotransfers	320	447
Embryotransferrate pro Punktion	79,0%	76,0%

stehen, die transvaginale ultraschallgesteuerte Punktion überall eingeführt, zumal diese Punktion auch häufig ohne Narkose durchgeführt werden kann [10]. Die Ultraschallsonde wird in die Vagina eingeführt und zunächst ein Überblick über die Topographie im kleinen Becken gewonnen (Abb. 13-8a). Mit Hilfe der auf dem Bildschirm einprogrammierten Punktionslinie gelingt es leicht, den zu punktierenden Follikel so zu positionieren, daß die Nadel mit einem schnellen Stoß in den Follikel eingeführt werden kann (Abb. 13-8b). Der Follikelinhalt wird dann aspiriert; durch die ständige Beobachtung gelingt es leichter als bei der pelviskopischen Aspiration, auch Reste von Follikelflüssigkeit zu aspirieren.

Neuerdings stehen automatische Punktionsapparate zur Verfügung, bei denen durch Auslösung eines Federmechanismus die Nadel in den Follikel eingeführt wird, nachdem ein entsprechender Abstand eingestellt wurde. Die sonographisch gesteuerte Follikelpunktion ist so perfektioniert worden, daß hinsichtlich der Anzahl der zu gewinnenden Eizellen kein Unterschied mehr gegenüber dem pelviskopischen Vorgehen besteht. Unter Umständen ist die prozentuale Ausbeute pro Punktion sogar höher (Tab. 13-7).

6 Extrakorporale Fertilisation der Eizelle

6.1 Kulturmedien

Für die Kultivierung von Eizellen und Spermatozoen sowie für die Fertilisation und die Kultivierung des jungen Embryos sind verschiedene Kulturmedien empfohlen worden (z. B. Ham's F-10, Earls-Medium, Menezo-B2). Diesen käuflich zu erwerbenden Medien werden in den meisten Fällen noch zusätzlich Serum der Patientin oder Nabelschnurserum, Albumin, Pyruvat und Laktat zugegeben.

Eine eindeutig bessere Fertilisation und Schwangerschaftsrate in Abhängigkeit von den verwendeten Medien wurde bisher nicht beschrieben. Die meisten Arbeitsgruppen verwenden Ham's F-10 unter Zusatz von Serum, das den Vorteil hat, daß aus einer Basislösung stets eine Neuansetzung möglich ist. Die Verwendung von Menezo-B2-Medium hat sich durchgesetzt, da dieses Medium vollständig angesetzt erhältlich und daher leicht zu handhaben ist. Es ist aber nur begrenzt lagerfähig und teuer. Alle Arbeitsgruppen geben dem Kulturmedium 10 bis 20 % Serum von der Patientin vor der hCG-Gabe zu oder verwenden Nabelschnurserum [49]. Anstelle von Serum (Gefahr der Übertragung von Viruserkrankungen) wird von einzelnen Gruppen der Zusatz von Human- oder Rinderalbumin als Proteinquelle bevorzugt. Unterschiede wurden bisher nicht beobachtet.

6.2 Vorbereitung der Eizelle

Nach Aufsuchen der Eizelle in der Follikelflüssigkeit hat es sich bewährt, die Eizelle nach morphologischen Kriterien als reif, mittelreif und unreif einzugruppieren (Abb. 13-9). Diese sehr grobe Einteilung orientiert sich im wesentlichen an der Struktur und Durchsichtigkeit des Cumulus oophorus. Eine Eizelle wird als „präovulatorisch" bezeichnet, wenn sie von einem lockeren, voluminösen Cumulus oophorus umgeben ist. Der Cumulus mit der Eizelle erscheint silbrig und klebrig. Eine intakte Zona pellucida und der perivitelline Spalt, der die Eizelle umgibt, sollten erkennbar sein. In manchen Fällen ist ein Polkörperchen im perivitellinen Spalt erkennbar, der damit das Ende der ersten meiotischen Teilung anzeigt (siehe auch Kap. 1, Abschnitt 1.3.4). Wird die Eizelle von einem sehr kompakten Cumulus oophorus umgeben, der es nicht erlaubt, die Eizelle selbst zu beurteilen, so muß diese Eizelle als unreif bezeichnet werden.

Nach dem Aufsuchen der Eizelle in der Punktionsflüssigkeit wird diese in das Kulturmedium überführt. Dieses Kulturmedium ist zugleich auch das Fertilisierungsmedium. In Abhängigkeit vom morphologischen Reifegrad der Eizelle erfolgt nunmehr eine verschieden lange Zeit der Präinkubation. Es hat sich gezeigt, daß eine Nachreifung der Eizellen im Kulturmedium möglich ist und daß die prozentuale Fertilisationsrate besonders bei unreifen Eizellen durch eine derartige Präinkubation anzuheben ist (Tab. 13-8) [42].

Diese Ergebnisse zeigen den Wert der Einstufung der Eizellen unmittelbar nach der Punktion. Da die morphologische Beurteilung sehr grob ist, hat man sich bemüht, weitere Kriterien zur Reifebeurteilung heranzuziehen. So wurde die Lipofuszinfärbung von Teilen des Cumulus oophorus herangezogen, um den Grad der Luteinisierung der die Eizelle umgebenden

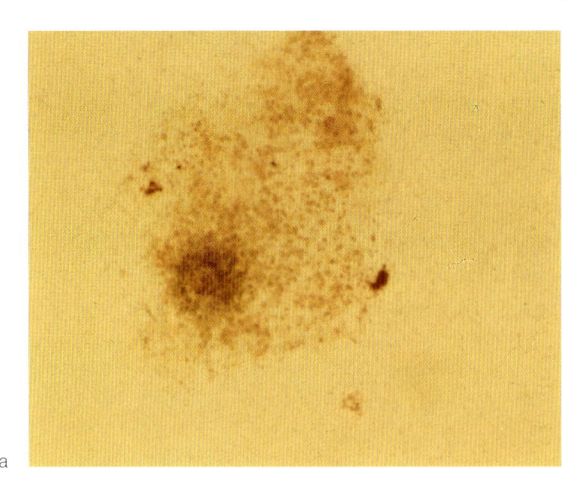

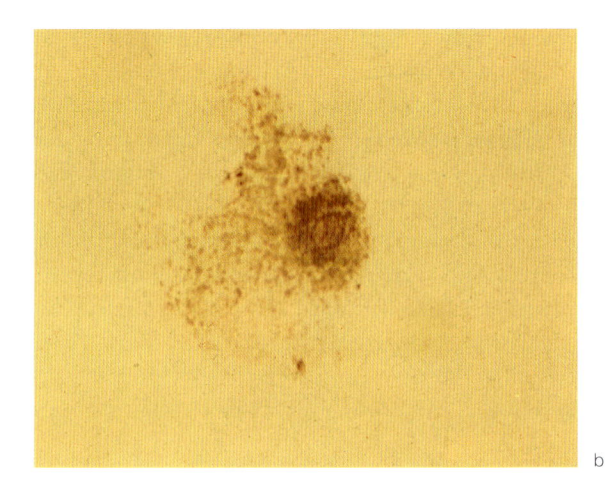

Abb. 13-9 Morphologische Eingruppierung der gewonnenen Eizellen; vergleiche die reife Eizelle in Abbildung 13-3.
a) mittelreife Eizelle, b) unreife Eizelle

Granulosazellen zu erkennen, und auch Untersuchungen über den Enzymgehalt der Follikelflüssigkeit, wie z.B. Alpha-1-Antitrypsin, wurden als Kriterium für die Eizellreife verwendet [38]. Aussichtsreich scheint auch die Feststellung des Androstendiongehalts und die Beurteilung anderer Hormone in der Follikelflüssigkeit zu sein, um den Reifegrad zu dokumentieren. Hier ist allerdings zu berücksichtigen, daß diese Methoden meist zeitaufwendig sind und daß selbst bei Methoden, die nur einige Stunden dauern, die Entscheidung über eine Präinkubation nicht mehr von dem Ausgang der Untersuchungen abhängig gemacht werden kann. Bewährt hat sich bis heute keine der Methoden.

Tabelle 13-8 Häufigkeit der Polyploidien in Abhängigkeit vom Reifegrad der Eizelle (nach Al-Hasani [1])

	Eizellpräinkubationszeit		
	0–1,5 Std.	2–4 Std.	5–8 Std.
Eizellen gesamt (n)	224	263	98
Befruchtungsrate (%)	67	70	83
Anzahl der Polyploidien	19	26	13
% der Polyploidien von befruchteten Eizellen	13,0	14,0	19,0
Polyploidien von morphologisch unreifen Eizellen	8 (42%)	9 (35%)	2 (15%)

Gesamtzahl der Eizellen = 585
Patientenzahl = 180

6.3 Vorbereitung der Spermatozoen

Die Ejakulate werden nach vier- bis fünftägiger Abstinenz durch Masturbation in sterilen Gefäßen gewonnen. Da nicht selten eine Kontamination der Ejakulate mit Bakterien oder anderen Krankheitserregern, wie z.B. Mykoplasmen oder Chlamydien, gegeben ist, sollte bei entsprechenden mikrobiologischen Ejakulatbefunden der Ehemann antibiotisch entsprechend des Keimbefalls vorbehandelt werden. Bewährt hat sich z.B eine Vorbehandlung mit Doxycyclin (z.B. Vibramycin®) für 5 bis 20 Tage vor dem Zeitpunkt der In-vitro-Befruchtung. Wie bei der homologen Insemination dürfte die Verwendung von Split-Ejakulaten eine günstige Basis auch für den In-vitro-Fertilisationsvorgang darstellen, da sich in der ersten Fraktion die meisten Spermatozoen ohne zusätzliche Beimengungen von Rundzellen und Samenplasmaflüssigkeit finden.

Auch erscheint es notwendig, darauf hinzuweisen, daß zur Gewinnung eines guten Ejakulats die psychische Situation des Ehemannes berücksichtigt werden sollte. Dies einmal durch Bereitstellung eines geeigneten Raums, zum anderen durch Vermeidung von Zeitdruck für den Ehemann, was bei den Möglichkeiten der Präinkubation ohne weiteres möglich ist. In bestimmten Fällen erscheint es auch zweckmäßiger, die Ejakulatprobe zu Hause, in gewohnter Umgebung, gewinnen und mitbringen zu lassen; unter Umständen ist es sogar angezeigt, das Ejakulat vor der Eizellgewinnung bereitzustellen und ein Zusammensein von Ehefrau und Ehemann zum Zweck der Ejakulatgewinnung zu gewährleisten.

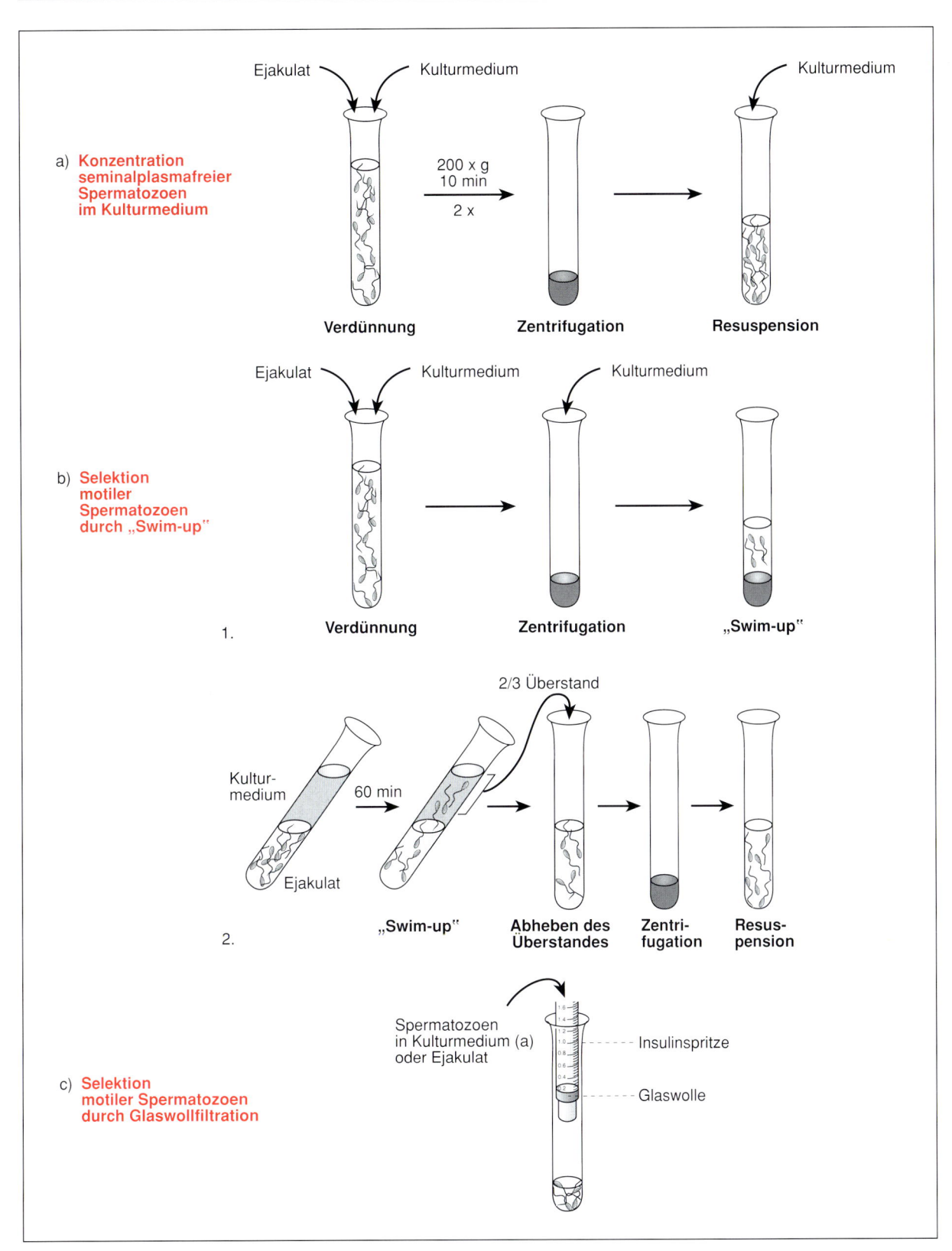

Abb. 13-10 Sperma-Aufbereitungstechniken (nach van der Ven et al. [51]).

Nach Verflüssigung des Ejakulats ist es empfehlenswert, eine kurze andrologische Beurteilung desselben durchzuführen. Insbesondere sollten Volumen, Zellzahl, Beweglichkeit, Progression und Morphologie protokolliert werden. Nur auf diese Weise ist eine retrospektive Beurteilung des Einzelfalls hinsichtlich des Erfolgs oder Mißerfolgs möglich. Da für die In-vitro-Befruchtung menschlicher Eizellen nur ein Teil der Spermatozoen (in Abhängigkeit von der Qualität des Ejakulats) notwendig sind, genügt es meist, nur einen Teil des Ejakulats (ca. 0,5–1 ml) aufzuarbeiten. Der Aufarbeitungsvorgang besteht im wesentlichen in einer Trennung der Spermatozoen vom Samenplasma. Bei menschlichen Spermatozoen scheint damit eine Kapazitierung der Samenfäden möglich zu sein (siehe auch Kap. 1, Abschnitt 3.2). Verschiedene Möglichkeiten der Ejakulataufarbeitung sind beschrieben worden:

- *Konzentration seminalplasmafreier Spermatozoen im Kulturmedium* (Abb. 13-10, Teil a): Das Ejakulat wird in einem sterilen Reagenzgläschen im Verhältnis 1 zu 3 mit Kulturmedium versetzt. Die Spermasuspension wird bei 200 g für 10 Minuten zentrifugiert, der Überstand wird abgehoben und das Sediment neu mit Kulturmedium aufgeschwemmt. Dieser Vorgang wird wiederholt, und danach wird das Sediment in 1 ml frischem Medium resuspendiert. Es erfolgt danach die Einstellung auf die für die In-vitro-Befruchtung notwendige Spermatozoenzahl.
- *Selektion motiler Spermatozoen durch „Swim-up"*: Bearbeitung des Ejakulats wie oben beschrieben; danach Präinkubation der Spermasuspension im sterilen Reagenzglas für ein bis zwei Stunden und Verwendung der Spermatozoen aus dem oberen Anteil der Suspension (Abb. 13-10, Teil b1). Das Spermatozoensediment wird nach der zweiten Sedimentation nicht resuspendiert, sondern vorsichtig mit Medium überschichtet, in welches die beweglichen Spermatozoen aufschwimmen können. Nach 30 bis 60 Minuten wird der obere Anteil verwendet. Das frische Ejakulat wird mit Kulturmedium überschichtet und für einige Stunden inkubiert. Dadurch kommt es zum Einschwimmen besonders der progressiv beweglichen Spermatozoen in das übergeschichtete Kulturmedium. Dieses wird vorsichtig abgehoben, zentrifugiert und das Sediment mit frischem Medium resuspendiert (Abb. 13-10, Teil b2).
- *Selektion motiler Spermatozoen durch Glaswollfiltration* (Abb. 13-10, Teil c): Das Ejakulat wird durch Glaswolle, Sephadex oder Albuminsäulen filtriert. Dadurch kommt es zu einer erheblichen Reduktion vorhandener Rundzellen, aber auch von toten Spermatozoen und damit zu einer Selektion der progressiv beweglichen Spermatozoen. Bei sehr viskösen Spermaproben sedimentieren die Spermatozoen häufig bei der Zentrifugation unvollständig. Es empfiehlt sich, ein größeres Ejakulatvolumen einzusetzen und das Ejakulat mit einer Spritze vorsichtig einige Male durch eine Kanüle (Nr. 1) zu ziehen. Hierdurch kann in einigen Fällen die Viskosität reduziert werden. Auch führt in diesen Fällen eine Vorbehandlung des Spermas mit Chymotrypsin manchmal zum Erfolg.

Die verschiedenen Methoden der Spermaaufbereitung sind hinsichtlich ihrer Beeinflussung des späteren Fertilisations- und Implantationserfolges noch nicht genügend berücksichtigt worden. Insbesondere bei der Verwendung von andrologisch als ungünstig eingestuften Spermaproben könnte sich in der Selektionierung der Spermatozoen noch eine Verbesserung der Ergebnisse erzielen lassen.

6.4 Fertilisation in der Kultur

Bisher besteht eine absolut gültige Vorstellung über die notwendige Spermamenge und die Inseminationsdauer nicht. So konnten extrakorporale Befruchtungen mit nur 5000 bis 10000 beweglichen Spermatozoen erzielt werden. Zur Zeit ist es üblich, eine Gesamtspermatozoenmenge von 0,3 bis 0,5 Mio. pro Eizelle einzusetzen. Die Tendenz besteht aber darin, geringere Spermatozoenzahlen pro Eizelle zu verwenden, was inbesondere wenn die Zahl auf die beweglichen Spermatozoen bezogen wird, ohne weiteres möglich sein dürfte. Hinsichtlich der Inseminationsdauer (d.h. dem Zusammensein von Oozyte und Spermatozoen) bestehen ebenfalls keine genauen Angaben. Bei guter Spermaqualität sind Vorkerne als Zeichen der Befruchtung schon sechs bis acht Stunden nach der Insemination gesehen worden. Edwards [17] konnte keine Unterschiede sehen, wenn die Inseminationsdauer zwischen 3 und 24 Stunden variierte. Normalerweise wird heute eine Inseminationsdauer von 8 bis 20 Stunden gewählt, wobei gute Fertilisationsraten erzielt werden, so daß diese Inseminationsdauer nicht als nachteilig angesehen werden kann. Allerdings sollte bei der Zugabe großer Spermamengen wegen schlechter Ejakulatbeschaffenheit die Inseminationsdauer 8 bis 10 Stunden nicht überschreiten.

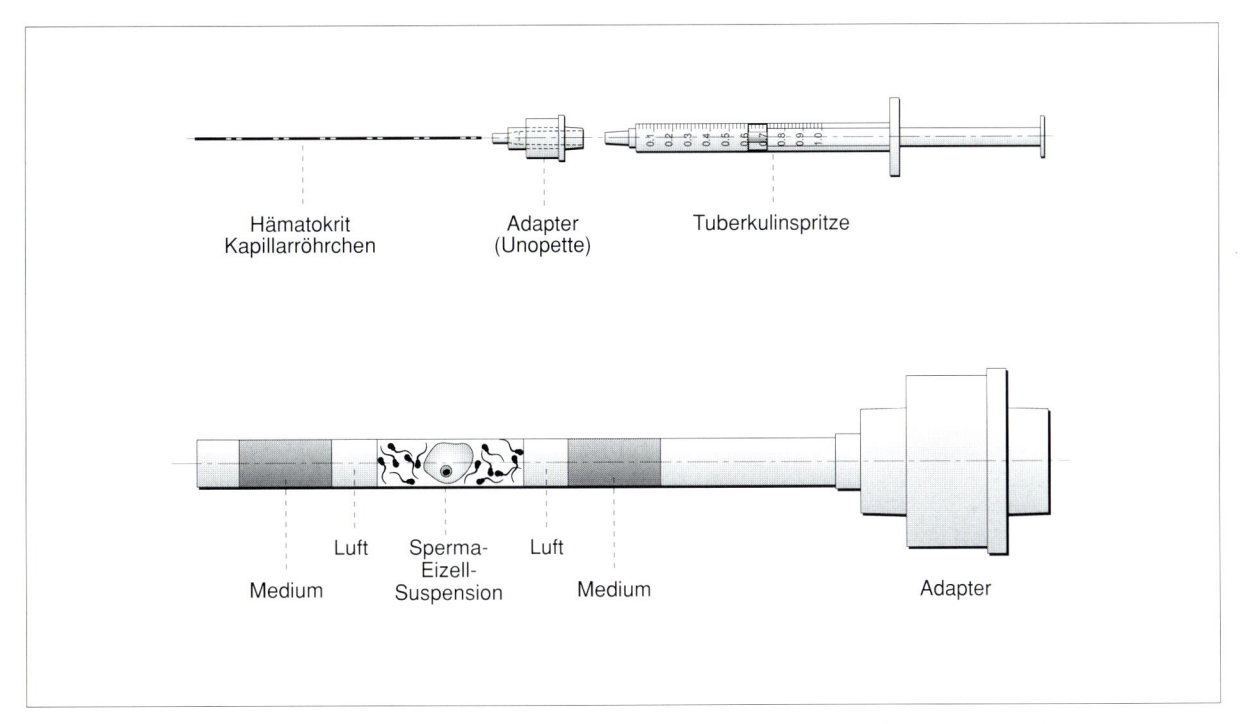

Abb. 13-11 Inkubation einer Sperma-Eizell-Suspension im Kapillarröhrchen. Oben: Gesamtansicht, unten: Vergrößerung

Nach 8 bis 20 Stunden werden die Spermatozoen und die Eizellen getrennt. Zu diesem Zeitpunkt, spätestens aber 16 bis 20 Stunden nach der Insemination, sollten die Eizellen von noch anhaftenden Granulosazellen befreit werden, um eine Beurteilung der Vorkernbildung zu ermöglichen. Zur Entfernung noch vorhandener Granulosazellen werden entweder feine, auf Insulinspritzen aufgesetzte sterile Kanülen der Größe 86 oder über der Flamme dünn ausgezogene Pasteur-Pipetten verwendet.

Einige Arbeitsgruppen bedienen sich der intravaginalen Kultur [26, 48]. Dazu werden Eizellen und Spermatozoen in üblicher Konzentration in eine Polypropylenkapsel eingeschweißt und in die Vagina verbracht. Ein Abgleiten und damit Verlust der Kapsel kann durch das Einpassen eines Diaphragmas verhindert werden. Nach 44 bis 50 Stunden wird die Kapsel entnommen und die Eizellen auf ihre Fertilisation hin überprüft.

6.5 Fertilisation in der Kapillare

Bei sehr geringen Spermatozoenzahlen kann der Kontakt zwischen Eizelle und Spermatozoen verbessert werden durch Inkubation der Sperma-Eizell-Suspension in Kapillaren (Abb. 13-11). Hierdurch kann die Entfernung zwischen Eizelle und Spermatozoen verringert und die Zahl der zugegebenen Spermatozoen reduziert werden.

6.6 Assistierte Fertilisation

Die Verfeinerung mikromanipulatorischer Methoden hat in den letzten Jahren zu einer sich ständig steigern-

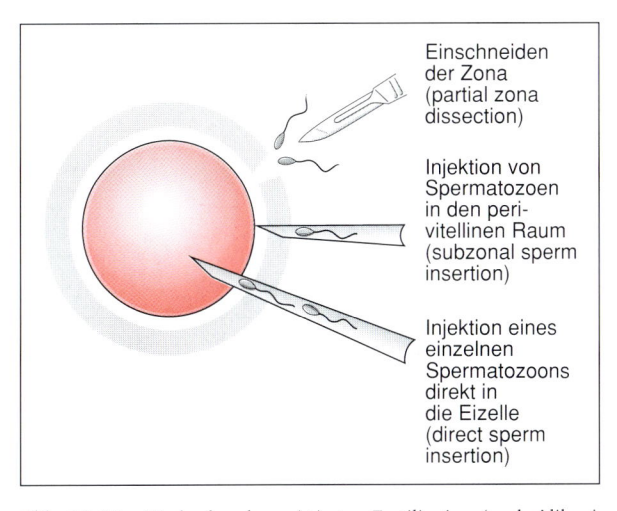

Abb. 13-12 Methoden der assistierten Fertilisation (nach Alikani et al. [3]).

den Zahl von Versuchen geführt, auch bei sehr schlechter Spermaqualität noch eine Befruchtung zu erreichen. Unter der Vorstellung, daß besonders die Zona pellucida bei ungünstiger Spermaqualität entgegensteht, bemüht man sich entweder die Zona durchgängig zu machen (sog. Zona-Drilling oder Einschneiden der Zona = partial zona dissection), die Zona durch Injektion von Spermatozoen in den perivitellinen Raum zu überwinden (subzonal sperm insertion) oder aber ein einzelnes Spermatozoon direkt in die Eizelle zu injizieren (intraplasmatic sperm injection) (Abb. 13-12). Nach den heute vorliegenden Resultaten werden diese Methoden die Behandlungsmöglichkeiten der andrologisch bedingten Sterilität wesentlich erweitern (siehe auch Kap. 12).

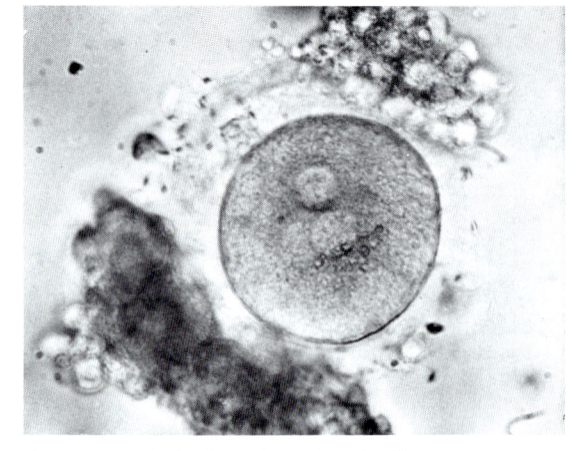

Abb. 13-14   Polyploidie nach In-vitro-Fertilisation.

6.7 Kultur des Embryos

Sechzehn bis zwanzig Stunden nach der Insemination wird nach Entfernung der noch anhaftenden Granulosazellen die Eizelle in Hinblick auf einen eingetretenen Befruchtungserfolg beurteilt. Dieser manifestiert sich normalerweise in dem Auftreten eines männlichen Vorkerns, der etwas kleiner ist als der weibliche Vorkern (Abb. 13-13). Die Beurteilung dieses Stadiums hat sich als außerordentlich wichtig erwiesen, da Mehrfachbefruchtungen (Polyploidien) möglich sind. Normalerweise wird das Eindringen von mehreren Spermatozoen in die Eizelle durch die Auslösung der kortikalen Reaktion unterbunden. Die Möglichkeit, den Fertilisationsvorgang in vitro zu beobachten, hat gezeigt, daß derartige Polyploidien häufiger auftreten als vermutet. Man sieht dann mehrere Vorkerne (Abb. 13-14) und weiß, daß diese Eizellen sich nur bis zu einem gewissen Stadium weiterentwickeln. Vielleicht ist hierin eine der Ursachen zu suchen, die zu einem so relativ hohen Verlust an Blastozysten (40–50%) führen. Beobachtungen dieses Vorkernstadiums haben gezeigt, daß offenbar das Auftreten von Polyploidien vom Alter der Patientin, aber mehr noch vom Reifegrad der Eizelle abhängig ist (siehe auch Tab. 13-8). Offenbar ist das Zustandekommen der kortikalen Reaktion mit dem Reifegrad der Eizelle korreliert, und dementsprechend sind unreife Eizellen mehrfach befruchtbar. Da eine Entwicklungsmöglichkeit aus derart mehrfach befruchteten Eizellen auch bis in höhere Stadien möglich ist – im Abortmaterial vor der 12. Embryonalwoche sind unter den nachweisbaren Chromosomenanomalien Triploidien mit ca. 20% und Tetraploidien mit 6,2% vertreten – erscheint es dringend angeraten, die Vorkernbildung der Eizellen nach der In-vitro-Befruchtung eingehend zu beobachten, zu protokollieren und mehrfach befruchtete Eizellen vom Transfer auszuschließen.

Nach der Trennung der Eizelle von den Spermatozoen erfolgt im Fall der Befruchtung die weitere Entwicklung nach einem strengen Zeitschema (Abb. 13-15). Dabei ist bei der In-vitro-Kultivierung offenbar vom Achtzellstadium an eine zeitliche Verzögerung zu beobachten. Diese Verzögerung dürfte auf die Kultivierungsbedingungen zurückzuführen sein, da sich auch im Tierexperiment gezeigt hat, daß mit verbesserten Kultivierungsbedingungen diese Verzögerung mehr und mehr auszugleichen ist [55]. Da diese Entwicklungsverzögerung zu einer Desynchronisation zwischen dem Endometrium und dem Entwicklungsstand der Eizelle führt, ist man dazu übergegan-

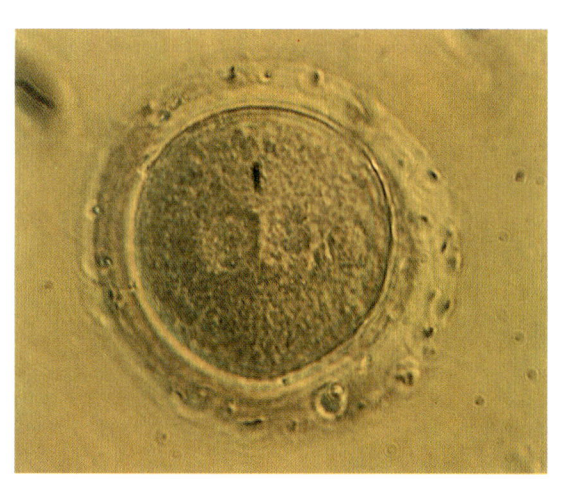

Abb. 13-13   Vorkernstadium nach In-vitro-Fertilisation.

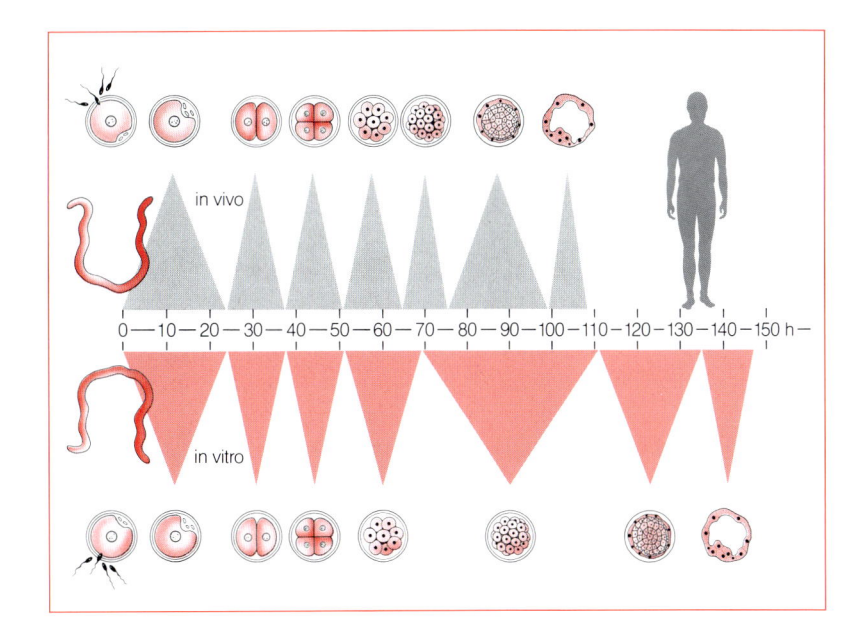

Abb. 13-15 Schema der Zeitunterschiede bei korporaler und extrakorporaler Reifung menschlicher Embryonen.

gen, den Embryotransfer zu einem Zeitpunkt durchzuführen, in dem diese Desynchronisation noch nicht zum Tragen kommt.

Bei dem heute üblichen Vorgehen werden die jungen Embryonen im Vier- bis Achtzellstadium in den Uterus der Eizellspenderin überführt (siehe auch Abschnitt 7). Naturgemäß ist dies ein zeitlich ungünstiger Moment, da die Eizelle noch über einen Zeitraum von über 72 Stunden in der Uterushöhle frei verbleiben muß, ehe sie Kontakt zum Endometrium aufnehmen kann und die Fähigkeit zur Implantation besitzt (siehe auch Kap. 1, Abschnitt 3.5). Allein die Tatsache, daß nach der Operation von Estes (Implantation der Ovarien in den Uterus) [53] Schwangerschaften auftraten, konnte für einen derart frühen Transferzeitpunkt sprechen. Im Gegensatz zur Situation beim Tier ist es offenbar möglich, daß auch eine frisch ovulierte Eizelle im Uterus fertilisiert werden kann, sich bis zu einem implantationsfähigen Stadium entwickelt und dann auch nidiert. 180 Schwangerschaften nach der Estes-Operation mit zum Teil allerdings sehr komplikationsträchtigem Verlauf sprechen für die Richtigkeit dieser Annahme. Auch die bisher vorliegenden Ergebnisse der extrakorporalen Befruchtung mit anschließendem Embryotransfer beweisen, daß der Transfer junger Entwicklungsstadien durchaus zur Entwicklung normaler Schwangerschaften führen kann.

In der letzten Zeit versucht man, durch Kultivierung von Eizellen mit körpereigenen Zellen aus der Tubenschleimhaut die Entwicklung zur Blastozyste zeitgerechter zu gestalten und damit die Ausbeute an zeitgerecht entwickelten Blastozysten für einen Transfer zu steigern. Untersuchungen mit Mäuseembryonen [40] und mit menschlichen Eizellen (Übersicht bei [28]) scheinen dafür zu sprechen, daß damit eine Verbesserung möglich sein kann. Es wird abzuwarten bleiben, ob sich eine derartige Technik durchsetzen kann und ob dadurch der Anteil von Blastozysten, der sich zur Zeit nur bei ca. 20 % in vitro erzielen läßt [2], verbessert werden kann.

7 Embryo- bzw. Gametentransfer

7.1 Zeitpunkt

Normalerweise erreichen die befruchteten Eizellen 80 bis 90 Stunden nach der Ovulation im späten Morula- bzw. frühen Blastozystenstadium das Uteruskavum [9]. Wie im Abschnitt 6.7 ausgeführt, werden heute normalerweise die Embryonen im Vier- bis Achtzellstadium transferiert. Es wird aber auch über den Embryotransfer in noch früheren Stadien berichtet. Craft et al. [8] berichten über den Transfer von präovulatorischen Eizellen, die nur sechs Stunden mit Spermatozoen inkubiert waren, und Feichtinger und Kemeter [19] transferierten den Embryo im Stadium der Vorkernbildung, d. h. ca. 20 Stunden nach der Insemination. Prietl berichtete über ähnliche Schwangerschaftsraten bei einem Transfer nach 36 Stunden im Vergleich zu dem üblichen Vorgehen, den Transfer nach 48 Stunden vorzunehmen (persönliche Mitteilung). Obwohl auch bei diesem Vorgehen Schwangerschaften erzielt werden und die Schwangerschaftsrate von Feichtinger und Kemeter als befriedigend dargestellt wird, besteht heute mehr die Tendenz, den Transfer von weiterentwickelten Stadien vorzunehmen.

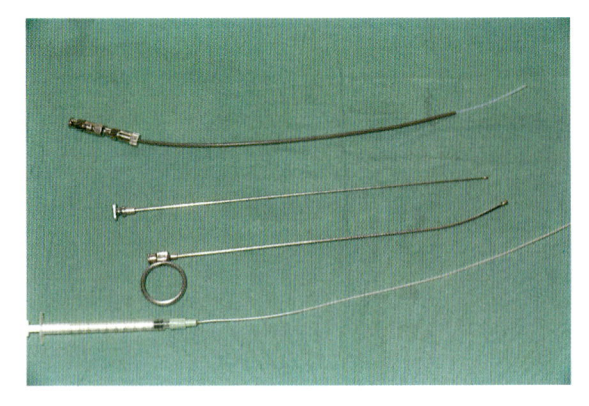

Abb. 13-16 Zerlegter Katheter für den Embryotransfer.

7.2 Technik

7.2.1 Intrauteriner Transfer

Der Embryotransfer wird beim Menschen normalerweise transzervikal durchgeführt, indem ein dünner weicher Plastikkatheter in den kapillaren Spalt des Uteruskavums eingeführt wird. Obwohl die Implantationsrate in der Veterinärmedizin nach traumatischem Embryotransfer (kleiner Flankenschnitt in Lokalanästhesie) eine höhere Implantationsrate ergeben hat [24], sind beim Menschen [17] nur wenige derartige Versuche mit keinen verbesserten Implantationsraten durchgeführt worden. Der transzervikale Embryotransfer mit seiner einfachen und ungefährlichen Durchführung dürfte sich allgemein durchgesetzt haben, zumal damit der Patientin ein zweiter operativer Eingriff in Vollnarkose erspart bleibt. Mögliche Nachteile, wie die Verschleppung von Zervixschleim, Blut und Bakterien in das Uteruskavum sowie Verletzungen des Endometriums werden minimiert durch die Verwendung von Transferkathetern mit abgerundeter Spitze und extrem dünnem Kaliber sowie durch eine antiseptische Sanierung des Vaginalmilieus bereits vor dem Transfer.

Eine Vielzahl verschiedener Transferkatheter ist bisher entwickelt und verwendet worden (Abb. 13-16). Bisher hat sich keine eindeutige Abhängigkeit der Implantationsrate von der Art des verwendeten Katheters gezeigt [15]; allerdings sind die meisten Arbeitsgruppen dazu übergegangen, einen Katheter mit seitlicher Auslaßöffnung zu verwenden. Eine halbe bis eine Stunde vor dem Embryotransfer können die Patientinnen sediert werden (z.B. mit 10 mg Diazepam i.m.). Der Einsatz von Tokolytika oder Prostaglandinsynthesehemmern wurde für den Transfer geprüft, eine Verbesserung der Ergebnisse zeigte sich jedoch nicht.

a) Transfer bei anteflektiertem Uterus.

b) Transfer bei retroflektiertem Uterus.

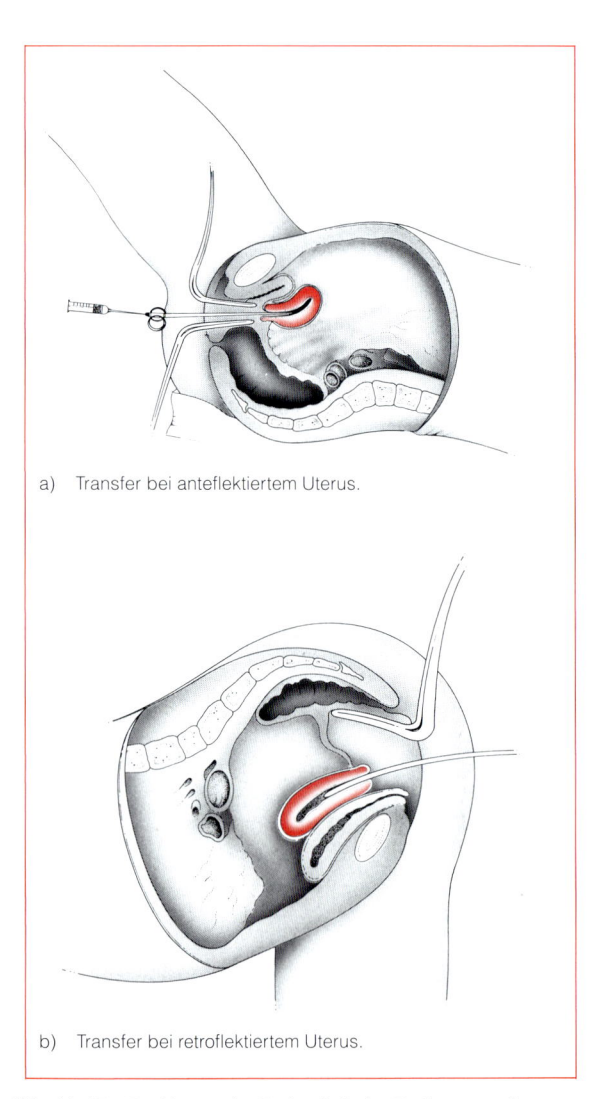

Abb. 13-17 Positionen der Patientin beim Embryotransfer.

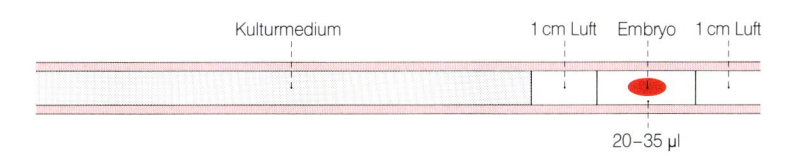

Abb. 13-18 Technik der Beladung des Transferkatheters beim Embryotransfer.

Der Transfer kann bei anteflektiertem Uterus in in Steinschnittlage (Abb. 13-17a) und beim retroflektierten Uterus in Knie-Ellenbogen-Lage (Abb. 13-17b) vorgenommen werden. Da sich keine Verbesserung der Ergebnisse durch Positionierung in Knie-Ellenbogen-Lage ergeben hat, wird heute wegen der geringeren Beeinträchtigung der Patientin allgemein die Steinschnittlage bevorzugt. Nach Einstellen der Portio und Säuberung mit einem trockenen Tupfer wird die Portio mit einer Kugelzange angehakt, es sei denn, daß bei guten Zervixfaktoren die Zervix klafft und ein leichtes Vorschieben des Katheters zu erwarten ist. Anschließend wird ein Führungskatheter über den inneren Muttermund vorgeschoben. Es erscheint zweckmäßig, die Einführungslänge des Führungskatheters durch eine Silikonscheibe zu begrenzen. Nach guter Plazierung des Führungskatheters wird der Embryo in den eigentlichen Transferkatheter aufgenommen. Es hat sich bewährt, den Katheter mit Medium zu beladen, danach mit einer ca. 1 cm langen Luftsäule, anschließend mit dem oder den Embryonen in einer möglichst geringen Flüssigkeitsmenge (20 bis 35 µl) und schließlich nochmals über eine Länge von ca. 1 cm Luft anzusaugen (Abb. 13-18).

Anschließend wird der Transferkatheter durch den Führungskatheter in das Uteruskavum eingeführt. Die Länge des Uterus sollte durch vorherige Ultraschallausmessung bekannt sein, so daß es möglich ist, die Embryonen ca. 5 mm unterhalb des Uterusfundus zu plazieren. Der Katheter wird dann vorsichtig ca. 1 cm zurückgezogen und nach einer Wartezeit von ca. 30 bis 40 Sekunden endgültig entfernt. Nach Entfernung des Katheters wird unter dem Mikroskop geprüft, ob die Embryonen aus dem Katheter ausgespült sind. Danach wird der Führungskatheter herausgezogen, die Kugelfaßzange abgehakt und das Spekulum entfernt.

Zahl der Embryonen und Transfervolumen

Systematische Untersuchungen über die Volumenaufnahmekapazität des kapillären Spaltes des Uteruskavums mit Röntgenkontrastmittel haben ergeben, daß bei Verwendung von mehr als 50 µl Flüssigkeit ein

Tabelle 13-9 Abhängigkeit der Schwangerschaftsrate von der Anzahl der transferierten Embryonen (nach Seppällä [46])

Anzahl der transferierten Embryonen	Schwangerschaften/ Transferzyklen	Schwangerschaftsrate
1 Embryo	317/3321	9,5%
2 Embryonen	366/2514	14,6%
3 Embryonen	259/1340	19,3%
4 oder mehr Embryonen	197/818	24,1%

Überlaufen auf noch vorhandene Tubenstümpfe bzw. ein Zurücklaufen in die Zervix auftreten kann. Aus diesem Grund wird heute der Embryotransfer nach Möglichkeit mit sehr kleinen Volumina (5 bis 35 µl) durchgeführt.

Da die Schwangerschaftsrate pro Transfer mit zunehmender Embryonenzahl steigt (Tab. 13-9), wird heute allgemein angestrebt, mehrere Embryonen zu transferieren. Damit ist naturgemäß auch die Gefahr der Mehrlingsschwangerschaft gegeben, über die die Patientin intensiv aufgeklärt sein muß. Nach der heute vorliegenden Weltstatistik ist der Anteil der Mehrlingsschwangerschaften zwischen 10 und 20% in den einzelnen Arbeitsgruppen angegeben. In Deutschland ist mit dem Inkrafttreten des Embryonenschutzgesetzes der Transfer von mehr als drei Embryonen verboten (Wortlaut im Anhang zu Kap. 14).

7.2.2 Intratubarer Transfer

Nachdem sich das Indikationsspektrum für die extrakorporale Befruchtung geändert hat, besteht bei der andrologischen, idiopathischen Indikation sowie bei pathologischen Zuständen im kleinen Becken (z.B. Endometriose) häufiger keine freie Tubendurchgängigkeit. Dies führte dazu, daß neue Methoden entwickelt wurden, um die Gameten oder den Embryo an den eigentlichen Ort seiner zeitgerechten Entwicklung zu bringen, den Eileiter.

Grundsätzlich ist der intratubare Transfer auf laparoskopischem wie auch auf transvaginal-transuterinem

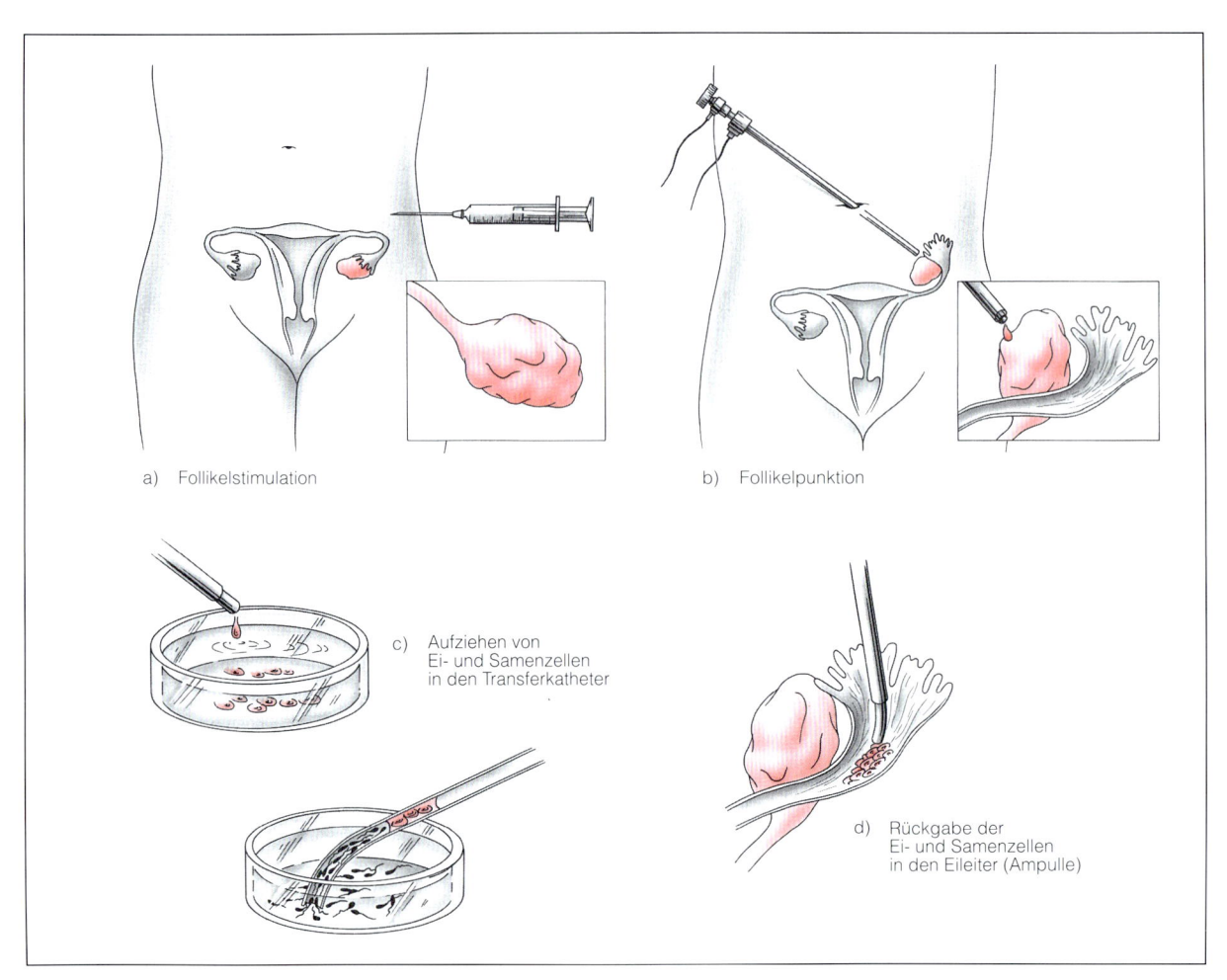

a) Follikelstimulation
b) Follikelpunktion
c) Aufziehen von Ei- und Samenzellen in den Transferkatheter
d) Rückgabe der Ei- und Samenzellen in den Eileiter (Ampulle)

Abb. 13-19 Schritte beim intratubaren Gametentransfer (GIFT; nach van der Ven et al. [52]).

Wege möglich. Entwickelt wurde der intratubare Transfer im Jahre 1984 [4]. Unmittelbar nach der laparoskopischen Gewinnung der Eizellen werden diese mit den aufbereiteten Spermatozoen in den Eileiter zurückgegeben (GIFT, Abb. 13-19). Diese Technik erlaubt eine sehr physiologische Nachahmung des Reproduktionsvorgangs und erfüllt damit den Wunsch der Patientin nach einem möglichst „natürlichen" Vorgehen; außerdem verspricht sie durch die Anpassung an den normalen Fertilisationsvorgang eine höhere Schwangerschaftsrate. Verschiedene Katheter wurden für den laparoskopischen Transfer entwickelt. Bewährt hat sich ein Metallkatheter als Führung (Fa. Labotec), durch den z.B. ein Venenkatheter (z.B. Bard-i-Kath®, Bard International Ltd.) 1,5 bis 2,0 cm³ in die Tube eingeführt und der Inhalt (Eizellen plus aufbereitete Spermatozoen) eingespült wird.

In der Zwischenzeit ist die Methode, die Eizellen mit den Spermatozoen in die Tube zu verbringen, vervollkommnet worden, indem der laparoskopische Weg verlassen und, wie bei der Punktion zur Gewinnung der Eizellen, der transvaginale Weg beschritten wird. Durch die Entwicklung spezieller Transferkatheter ist es möglich geworden, Eizellen plus Spermatozoen, aber auch Embryonen unmittelbar auf transvaginalem Wege in die Tube zu übertragen.

Die Patientin wird in Steinschnittlage gelagert, und ohne Narkose wird nach Einstellung der Portio diese durch eine Kugelzange fixiert. Dadurch ist es möglich, den Uterus zu strecken und den Transferkatheter (z.B. Jansen-Anderson Intratubal Transferset der Fa. Cook, Abb. 13-20) einzuführen.

Zunächst wird der als Führung dienende Teflonkatheter, verstärkt durch den Metallobturator bis über den inneren Muttermund, eingeführt. Danach wird der Metallobturator entfernt, der Teflonkatheter vorsichtig vorgeschoben und im Tubenwinkel plaziert. Jetzt erfolgt das Aufziehen der Eizellen und Spermato-

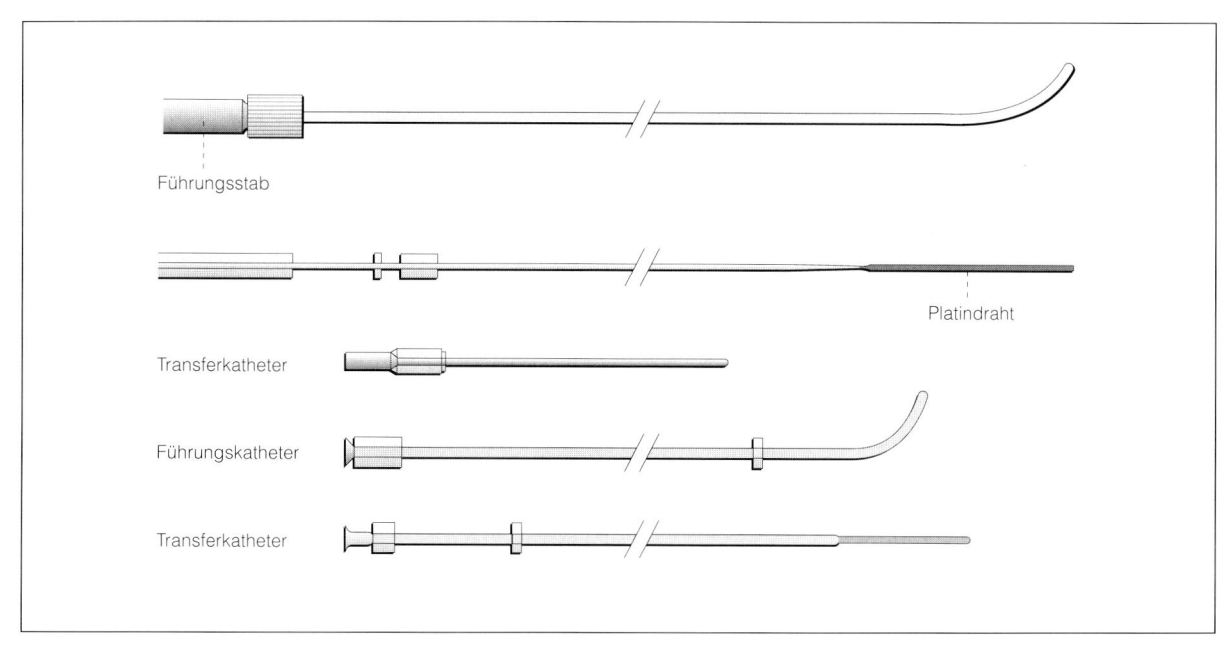

Abb. 13-20 Transvaginales intratubares Transferbesteck (modifiziert nach van der Ven et al. [52]).

zoen in den eigentlichen Transferkatheter, und dieser wird durch den liegenden Teflonkatheter vorgeschoben. Die Patientin gibt meist bei diesem Vorschieben einen leichten Schmerz an, so daß eine Seitenlokalisation vorgenommen werden kann (Abb. 13-21). Häufig ist ein leichter Widerstand bei der Passage des Tubenostiums zu überwinden. Bei ängstlichen Patientinnen bewährt es sich, vorher ein Analgetikum (z.B. Pethidin 100 mg) zu verabreichen. Auch in Allgemeinnarkose bietet diese Methode wenig Probleme für den erfahrenen Reproduktionsmediziner.

In gleicher Technik lassen sich auch Eizellen im Vorkernstadium wie auch Embryonen unterschiedlicher Entwicklungsstufen übertragen.

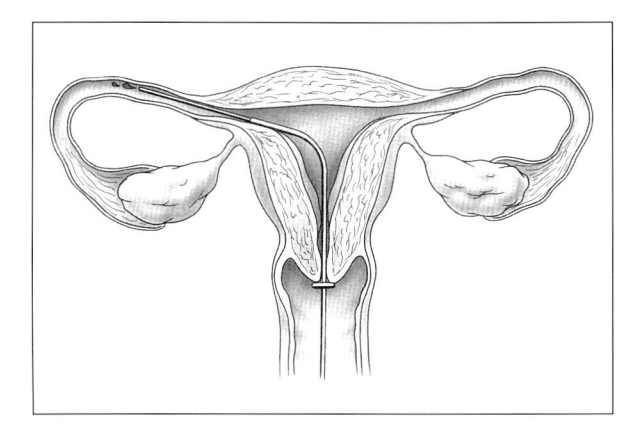

Abb. 13-21 Schema des intratubaren, transvaginalen Gameten-, Zygoten- und Embryotransfers (nach van der Ven et al. [52]).

8 Behandlung der Patientin nach dem Embryotransfer

Von den meisten Arbeitsgruppen wird nach dem Transfer eine Bettruhe für mehr oder weniger lange Zeit empfohlen. Ob daraus eine Verbesserung der Implantationsrate erwächst, ist nicht gesichert. Auch ambulant durchgeführte Embryotransfers zeigen die gleichen Implantationsraten.

Die Verwendung von Medikamenten zur Ruhigstellung der Gebärmutter (Betamimetika, Prostaglandinantagonisten, Alkohol) unmittelbar nach dem Transfer hat nach bisher vorliegenden Erfahrungen zu keiner Verbesserung der Implantationsrate geführt, so daß heute allgemein eine medikamentöse Uterusrelaxation nicht durchgeführt wird [32].

In der Anfangszeit der extrakorporalen Befruchtung wurde befürchtet, daß durch das Absaugen der Follikel unter Umständen eine Verschlechterung der Corpusluteum-Funktion herbeigeführt würde, da bei dem Absaugvorgang auch eine Vielzahl von Granulosa-

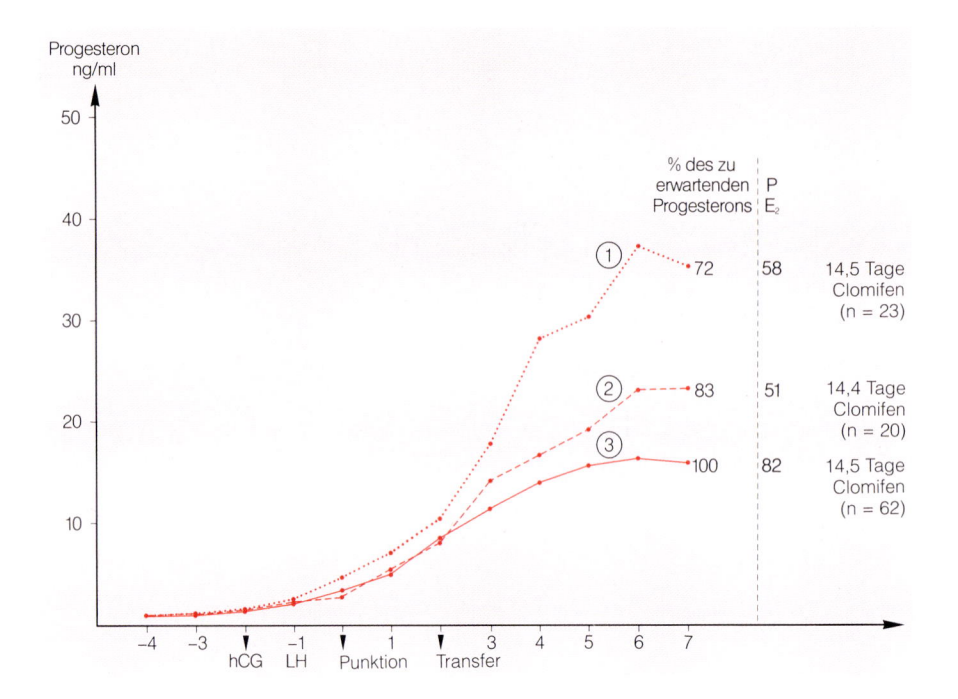

Abb. 13-22 Progesterondefizit nach hormoneller Stimulation (nach Lehmann et al. [34]).
① = Spontanzyklus, ② = nach 2 × 50 mg Clomifen, ③ = nach 3 × 50 mg Clomifen

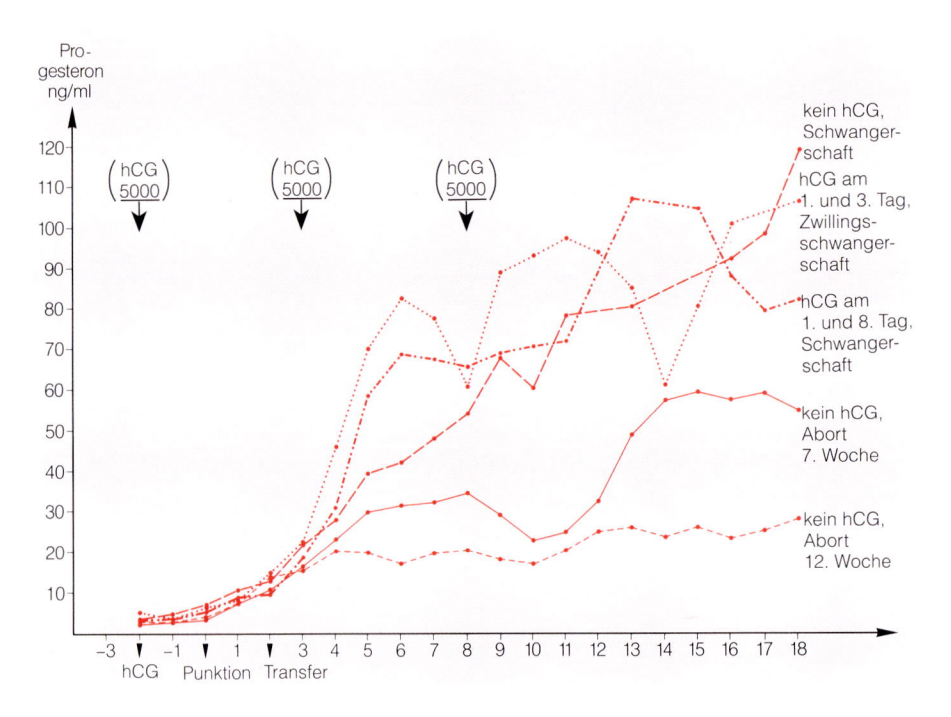

Abb. 13-23 Verbesserung der Corpus-luteum-Phase durch Gabe von hCG (nach Lehmann et al. [34]).

zellen mit entfernt werden. In zahlreichen Veröffentlichungen wurde gezeigt, daß die Follikelentleerung im Verlauf von Spontanzyklen und in clomifenstimulierten Zyklen keinen Lutealphasendefekt nach sich zieht [23].

Das Problem einer Unterstützung der Corpus-luteum-Phase stellt sich aber aus zwei zusätzlichen Gründen. Zum einen sind unter den Patientinnen, die sich wegen einer tubaren Sterilitätsursache für eine extrakorporale Befruchtung anmelden, in einem nicht kleinen Anteil solche mit Corpus-luteum-Insuffizienz anzutreffen [22]. Zum anderen wird bei der üblichen ovariellen Stimulation durch den Einsatz von Gonadotropinen – allein oder in Kombination mit Clomifen – ein relatives Progesterondefizit gefunden [31] (Abb. 13-22).

Tabelle 13-10 Schwangerschaftsraten in Abhängigkeit von der Lutealphasenunterstützung (alle Methoden; nach Lehmann et al. [35])

Lutealphasenunterstützung	Behandlungszyklen mit Transfer	Behandlungszyklen mit erzielter Schwangerschaft (n)	Behandlungszyklen mit erzielter Schwangerschaft (%)
Keine	86	10	12
Östrogen-Gestagen	5	2	40
Progesteron	73	22	30
hCG, einmalig	192	28	15
hCG, mehrmalig	1711	328	19
hCG, einmalig + Progesteron	51	6	12
hCG, einmalig + Östrogen/Gestagen	8	0	–
hCG, mehrmalig + Progesteron	503	132	26
Sonstiges	6	1	17
Andere Kombinationen	156	40	26
Alle Zyklen mit Lutealphasenunterstützung	2705	559	21
Alle Zyklen	2791	569	20

Eine Verbesserung der Lutealphase in diesen Zyklen ist auf zwei verschiedenen Wegen möglich. Jones [31] berichtet von Implantationsraten bis zu 20%, wenn je nach Stimulationsgrad 12,5 bzw. 25 mg Progesteron in Öl pro Tag intramuskulär verabreicht werden. Lehmann et al. [34] berichten über suffiziente Lutealphasen, die in der Progesteron-Estradiol-Relation den Verhältnissen in Normalzyklen entsprechen, wenn eine zusätzliche Gabe von hCG (5000 IE) an Tag 2 und 7 nach dem Embryotransfer erfolgt (Abb. 13-23).

Heute wird in den verschiedenen Arbeitsgruppen unterschiedlich verfahren. Ein kleiner Teil verzichtet auf den Einsatz jeglicher Unterstützung der Corpus-luteum-Phase. Ein anderer Teil substituiert mit hCG, und wiederum andere verabreichen Progesteron heute zumeist in Form von Vaginalsuppositorien in einer Dosis von 50 bis 150 mg (Abb. 13-24). Wesentliche Unterschiede in bezug auf die Schwangerschaftsraten finden sich nicht (Tab. 13-10). Sicher ist aber, daß sich die Gabe von hCG bei zahlreichen punktierten Follikeln wegen der Gefahr der Überstimulation verbietet und in diesen Fällen eine gewünschte Substitution immer mit Progesteron in Form von Tabletten oder Vaginalsuppositorien erfolgen sollte.

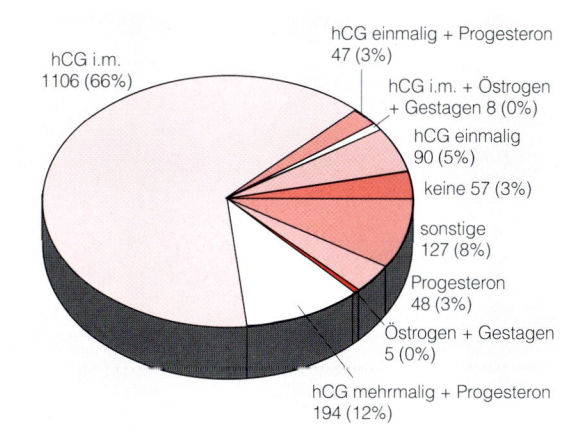

Abb. 13-24 Substitution der Corpus-luteum-Phase durch die verschiedenen Arbeitsgruppen in Deutschland (Zusammenstellung nach Lehmann et al. [35]).

9 Kryokonservierung

Nach dem in Deutschland seit dem 1. Januar 1991 geltenden Embryonenschutzgesetz (Wortlaut im Anhang zu Kap. 14) ist es notwendig, in jedem Zyklus jeweils nur soviele Eizellen zu befruchten, wie für den maximalen Transfer von drei Embryonen erforderlich sind. Damit ist primär die Kryokonservierung, die einige juristische Probleme aufwirft, in Deutschland nur bedingt von Interesse. Allerdings ist der Ausgang der Fertilisation insbesondere bei andrologischen Störungen nicht vorhersehbar, so daß in der Regel alle gewonnenen Eizellen in diesen andrologischen Fällen mit den Spermatozoen zusammengebracht werden. Dadurch kann nach 24 Stunden die Situation entstehen, daß mehr als drei Eizellen befruchtet sind. Diese Befruchtung macht sich mikroskopisch durch das Auftreten von zwei Vorkernen bemerkbar. Da das Leben in der Definition des Embryonenschutzgesetzes (§ 8) mit der Verschmelzung der Vorkerne beginnt, ist in dieser Situation entweder ein Verwerfen überzähliger Vorkernstadien (mehr als drei) erforderlich oder ein Einfrieren möglich. Dieses Einfrieren gestattet es, der Patientin in einem weiteren Zyklus, falls der primäre Versuch nicht mit einer Schwangerschaft beendet wird, die Möglichkeit zu eröffnen, durch den Transfer kryokonservierter Eizellen schwanger zu werden. Dementsprechend ist es notwendig, mit den Möglichkeiten der Kryokonservierung von Vorkernstadien vertraut zu sein.

Das Prinzip für die Einfrierung biologischen Materials ist einfach (Tab. 13-11). Es bedarf eines Kryoprotektivums, um eine Kristallisation des vorhandenen Wassers im Einfriergut zu verhindern, eines Einfrierprogramms, ebenfalls um eine Auskristallisation und damit Schädigung des Materials zu vermeiden, und einer Lagerung in bestimmten Behältern (z.B. Ampullen, Pailletten).

Verschiedene Methoden sind beschrieben worden, um eine möglichst hohe Rate von vitalen Zellen nach dem Auftauvorgang zu erhalten [41]. Heute benutzen praktisch alle Arbeitsgruppen computergesteuerte Einfrierprogramme (Abb. 13-25), die eine hohe Rate vitaler Vorkernstadien nach dem Auftauen erbringen. Diese werden im Spontanzyklus entsprechend der natürlichen Ovulation terminiert zurückgesetzt. Die Beobachtung des Zyklus erfolgt entsprechend der Überwachung bei der Stimulation des Zyklus zur In-vitro-Fertilisation mit Ultraschall, Estradiolbestimmung oder Urin-LH-Bestimmung. Der Transfer erfolgt unmittelbar nach dem Auftauvorgang.

Das Einfrieren von nicht befruchteten Eizellen hat sich nicht bewährt. Zwar ist, wie im Tierversuch und auch beim Menschen nachzuweisen, der Anteil vitaler Eizellen nach dem Wiederauftauen relativ hoch, jedoch sind die Fertilisationsrate und insbesondere die Schwangerschaftsrate unbefriedigend. Wesentlich günstiger gestalten sich die Resultate beim Einfrieren von Embryonen (Tab. 13-12). Diese Möglichkeit ist in Deutschland aufgrund des Embryonenschutzgesetzes aber nur in Ausnahmefällen zu nutzen. Allein wenn aus ärztlicher Indikation ein Transfer zum vorgesehenen Zeitpunkt aus medizinischen Gründen nicht möglich ist, darf ein Einfrieren von Embryonen erfolgen.

Tabelle 13-11 Schrittweises Vorgehen zur Einfrierung biologischen Materials (nach Prietl [41])

Gebräuchliches schrittweises Vorgehen bei der Kryokonservierung
– biologisches Material (Spermatozoen, Eizellen, Embryonen) + Kryoprotektivum (z.B. Eigelb, Glycerin, DMSO) = Gefriergut
– Konfektionierung (z.B. in Ampullen, Pailletten)
– Abkühlen auf tiefe Temperaturen (z.B. in Gefrierautomaten, auf CO_2-Eis)
– endgültige Lagerung bei –196 °C in flüssigem N_2

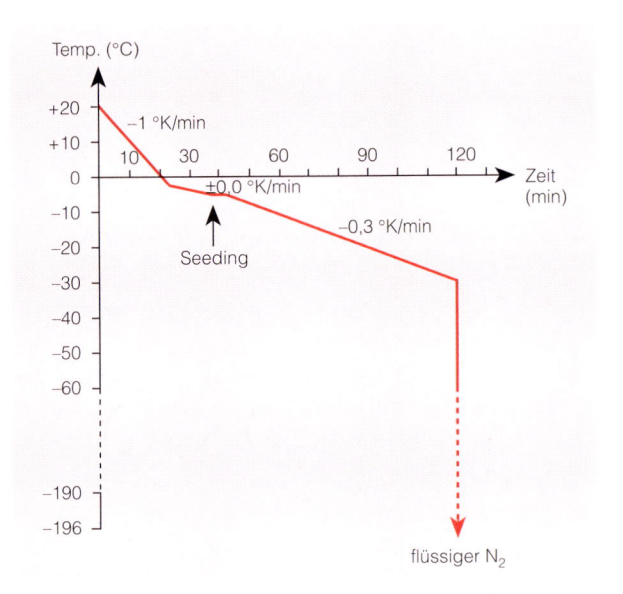

Abb. 13-25 Temperatur-Zeit-Diagramm eines schnellen Einfrierverfahrens; das Umsetzen der Pailletten in den flüssigen Stickstoff erfolgt bereits bei –30 °C. Eigenes Verfahren bei der Kryokonservierung von menschlichen Oozyten (nach Diedrich et al. [12]).

Tabelle 13-12 Ergebnisse der Kryokonservierung von Embryonen (nach einer weltweiten Fragebogenaktion 1988 von Siebzehnrübl [persönliche Mitteilung])

– insgesamt tiefgefroren	30 850	
– aufgetaut	18 322	
– transferierbar	10 920	
– transferiert	6 441	56,6 %
– Schwangerschaften	738	11,5 %
– Geburten	302	40,9 %
– Aborte	216	29,3 %
davon präklinisch		44 %
im 1. Trimenon		50 %
– laufende Schwangerschaften		29,8 %

10 Ergebnisse der In-vitro-Fertilisation mit Embryotransfer und anderer Methoden der assistierten Reproduktion

10.1 Bewertungskriterien und Einflußfaktoren

Der Erfolg einer In-vitro-Fertilisation wird als Schwangerschaftsrate pro Behandlungszyklus oder als Schwangerschaftsrate pro Embryotransfer angegeben. Da die Schwangerschaften nach Methoden der assistierten Reproduktion wie auch nach anderen Behandlungen einer Sterilität in einem höheren Maße Fehlgeburten aufweisen, besteht die eigentliche korrekte Angabe des Erfolges in dem Prozentsatz der geborenen Kinder. Tabelle 13-13 gibt eine solche Statistik wieder und stellt gegenüber eine Sammelstatistik europäischer Arbeitsgruppen einer Statistik einer einzelnen Klinik. Derartige Statistiken sind naturgemäß sehr grob und geben kaum die letztendlich richtige Situation wieder. In Sammelstatistiken werden die Ergebnisse von mehr oder weniger erfahrenen Arbeitsgruppen zusammengefaßt und es wird ein Durchschnittswert errechnet. Für die einzelnen Arbeitsgruppen ist die Zusammensetzung des Patientinnengutes von großer Bedeutung, da z.B. bei einer Häufung von andrologischen Indikationen mit deutlich schlechteren Erfolgsaussichten sich auch der Durchschnittswert erniedrigen muß. Auch werden mit derartigen Statistiken meistens größere Zeiträume erfaßt, und innerhalb dieser Zeiträume kann es auf der einen Seite durch die Erfahrung zu einer Verbesserung der Schwangerschaftsraten kommen und auf der anderen Seite durch eine Veränderung in der Zusammensetzung des Patientengutes auch zu einer Verschlechterung. Es ist daher nötig, die Resultate nach verschiedenen Gesichtspunkten aufzuschlüsseln.

Tabelle 13-13 In-vitro-Fertilisation und Embryotransfer: Ergebnisse aus Europa (nach Diedrich und Krebs [15]) und der Universitäts-Frauenklinik Bonn

	Europa (1989)	UFK Bonn (1981–1990)
Follikelpunktionen	29644	3461
Embryotransferrate	71%	76%
Schwangerschaften	4713 (16%)	635 (18%)
Abortrate	26%	18%
Mehrlingsrate	20%	13%
davon > Drillinge	3%	2%
Kinder	4106	563
Geburtenrate pro Zyklus	12%	14,6%

Allgemein gilt, daß ein wesentlicher Punkt, der die Statistik beeinflußt, die Indikationsstellung darstellt. Werden allzu großzügig z.B. andrologisch bedingte Sterilitäten in ein Programm der assistierten Reproduktion aufgenommen, so werden sich zwangsläufig die Durchschnittsergebnisse verschlechtern. Auf der anderen Seite kann man sehr gute Ergebnisse bei andrologisch bedingten Sterilitäten erzielen, wenn man die Beurteilung des Ejakulats außerordentlich streng sieht.

Der zweite Punkt, der den Erfolg wesentlich beeinflußt, ist sicher in der Qualität der Gameten und insbesondere des Embryos zu sehen. Aus diesem Grunde wäre es wünschenswert, die Schwangerschaftsergebnisse in Zukunft pro Embryo anzugeben. Dabei kann man feststellen, daß unter Umständen in Abhängigkeit von verschiedenen äußeren Bedingungen die eigentliche Schwangerschaftsrate gleich ist, daß aber auf der

Tabelle 13-14 Angaben über die verschiedenen Implantationsraten pro Embryo in Abhängigkeit von der Art der Stimulation (nach Diedrich et al. [11])

	Zahl der Patientinnen	Eizellen/ Patientin	Embryonen/ Patientin	Zahl der Patientinnen	Schwangerschaften pro Patientin	% Transfer	pro Embryo
Clomifen 100 mg/Tag	98	2,4	1,9	22	22	31	11,6
Clomifen/hMG	76	3,6	2,4	14	18	23	7,7
hMG	173	4,8	3,5	37	21	26	6,1
reines FSH	28	5,4	3,9	5	18	21	4,6
GnRH/hMG	32	4,1	3,2	7	21	31	6,9
Total	407			85	21%	27%	

Tabelle 13-15 Einfluß eines zweiten Embryotransfers auf die Ergebnisse des Embryotransfers und die Schwangerschaftsrate bei IvF-Patientinnen (nach Al-Hasani et al. [2])

	Patienten	Anzahl der transferierten Embryonen	Anzahl der Implantationen	Implantationen pro Embryo	Implantationsrate pro idealem Embryo	Schwangerschaftsraten (n)	(%)
ohne 2. Transfer	68	205	31	15%	44%	24	35
mit 2. Transfer	38	166	19	11%	42%	16	42
Gesamt	106	371	50	13%	43%	40	38

anderen Seite die Zahl der Schwangerschaften pro Embryo variiert (Tab. 13-14). Dabei steht uns heute zur prognostischen Beurteilung bezüglich der Embryoqualität nur die Morphologie zur Verfügung. Zech und Weiss [57] konnten bei einer retrospektiven Analyse ihrer Schwangerschaften feststellen, daß 92,6% der Schwangerschaften mit Embryonen erzielt wurden, die morphologisch gleichförmige Forschungsstadien und mindestens vier bis sechs Blastomeren aufwiesen. Diese ausschlaggebende Bedeutung der Embryoqualität läßt sich auch prospektiv nachweisen. In der Zeit vor dem Embryonenschutzgesetz wurden an der UFK Bonn Untersuchungen mit einem Zweittransfer durchgeführt (Tab. 13-15). Wenn am Tage 2 nach der Fertilisation mehr als drei Eizellen geteilt waren, wurden die morphologisch besten für den Retransfer ausgewählt. Die restlichen verbleibenden Embryonen wurden bis Tag 5 weiter kultiviert, wobei sich eine Entwicklung bis zur Blastozyste bei ca. 20% ergab [2]. Es zeigte sich, daß die Implantationsrate pro idealem Embryo, der transferiert wurde, außerordentlich hoch war und sich durch dieses Vorgehen die Zahl der Schwangerschaften steigern ließ.

Auch die Zusammensetzung des Krankengutes hinsichtlich des Alters kann von entscheidender Bedeutung sein (Abb. 13-26). Eine Aufschlüsselung der Schwangerschaftsrate in Abhängigkeit vom Alter der Patientinnen ergab bei der Auswertung der deutschen Arbeitsgruppen aus dem Jahre 1990 eine deutliche Abhängigkeit für Patientinnen über 40 Jahre.

Ein weiterer Faktor, der unter Umständen die Schwangerschaftsrate beeinflußt, ist in Abhängigkeit von der Zahl der transferierten Embryonen gegeben. Während die Schwangerschaftsrate bis zum Transfer von drei Embryonen ansteigt, fällt sie dann wieder leicht ab, wenn mehr als drei Embryonen transferiert werden (siehe auch Tab. 13-14). Allerdings existieren auch andere Statistiken, die noch eine Steigerungsrate bei der Rückgabe von vier Embryonen und mehr aufweisen (Abb. 13-26). Auch diese unterschiedlichen Schwangerschaftsraten machen die Vergleichbarkeit verschiedener Kollektive außerordentlich schwierig.

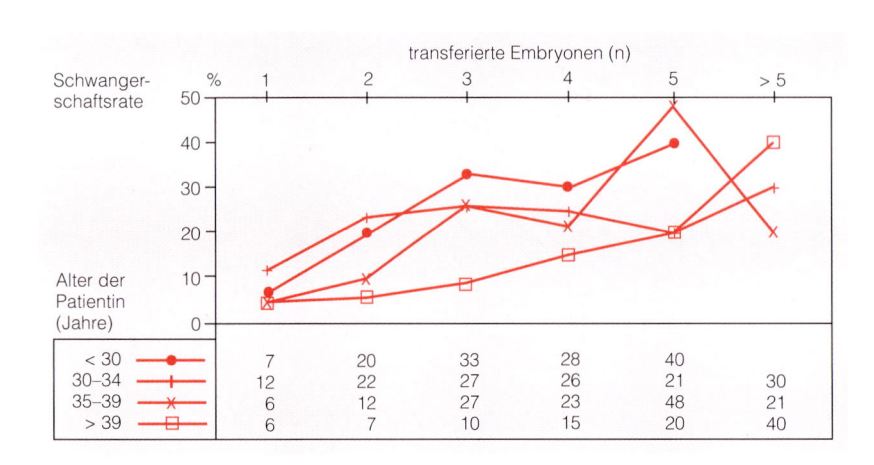

Abb. 13-26 Schwangerschaftsrate in Abhängigkeit vom Alter der Patientinnen und Zahl der transferierten Embryonen (nach Lehmann et al. [35]).

10.2 Tubarbedingte Sterilität

Nach wie vor ist es dringend notwendig, bei einer tubarbedingten Sterilität zunächst die Möglichkeiten der mikrochirurgischen Korrektur der Fertilisationsfähigkeit genauestens zu überprüfen (siehe auch Kap. 8). Es empfiehlt sich daher, daß Gruppen, die sich mit der In-vitro-Fertilisation beschäftigen, gleichfalls die Möglichkeit der Mikrochirurgie aufweisen oder aber mit einer entsprechenden Arbeitsgruppe an einer Klinik zusammenarbeiten, um vor der Entscheidung, welche Therapieform gewählt werden soll, eine genaue anatomische Analyse vorzunehmen. Die Erfolgsmöglichkeiten der mikrochirurgischen Korrektur bei tubarer Sterilität variieren zwar stark (Tab. 13-16) [20], sind aber in Abhängigkeit von der Art der vorliegenden Störung so hoch, daß diese Möglichkeit nach wie vor als Therapie der ersten Wahl gelten muß. Zwar werden diese Schwangerschaftsraten auch erzielt, wenn man mehrere IvF-Versuche pro Patient durchführt (Tab. 13-17) [15]. In solchen Fällen muß die Patientin, für die wiederholte Behandlungen unzweifelhaft eine psychische Streßsituation darstellen, über die mögliche Wiederholungsnotwendigkeit aufgeklärt werden.

Tabelle 13-16 Erfolgsraten nach mikrochirurgischer Korrektur einer postentzündlichen tubaren Sterilität (Literaturzusammenstellung von Frantzen [20])

Art der Operation	intrauterine Graviditäten (%)	Lebendgeburten (%)	extrauterine Graviditäten (%)
Adhäsiolyse	21,4–75,0	7,1–75,0	0– 6,7
Fimbrioplastik	16,7–62,5	16,7–57,1	0–25,0
Salpingostomie	17,0–38,9	14,9–35,0	0–18,0
Cornuale Anastomose	0–52,6	0–52,6	5,3–16,7

Tabelle 13-17 Gegenüberstellung der Schwangerschaftsraten nach Mikrochirurgie und In-vitro-Fertilisation (nach Diedrich und Krebs [15])

Mikrochirurgie:	
Salpingostomie	30–60%
Reanastomose (nach Tubenkoagulation)	40–60%
Adhäsiolyse	30–40%
beidseits verschlossene Tuben Fimbriektomie Tuben < 4 cm	< 10%
In-vitro-Fertilisation:	
Tubare, andrologische, idiopathische Sterilität 2803 Zyklen bei 1173 Patienten = 2,4 Punktionen/Patient 504 Schwangerschaften	42%

10.3 Andrologisch bedingte Sterilität

Bei andrologisch bedingter Sterilität und gleichzeitigem Tubenverschluß bleibt nur die Möglichkeit der In-vitro-Befruchtung mit intrauterinem Embryotransfer. Ist aber eine oder sind beide Tuben offen, so kann heute ein abgestuftes Vorgehen gewählt werden. Die Therapie wird zumeist mit Inseminationen begonnen, wobei diese heute meist mit aufbereitetem Sperma intrauterin erfolgen. Auch wenn die Erfolgsraten als nicht sehr hoch angesehen werden (Tab. 13-18), stellt die Insemination doch ein wenig belastendes Verfahren dar, dessen Möglichkeiten ausgenutzt werden sollten. Durch die Möglichkeit der Katheterisierung der Tube ist es heute auch möglich, eine intratubare Insemination auf der Seite der Ovulation vorzunehmen. Ob dies in Zukunft bessere Therapieergebnisse verspricht, muß noch überprüft werden.

Der zweite Schritt wäre entweder in einem intrauterinen Gametentransfer oder einem intratubaren Zygoten- oder Embryotransfer zu sehen. Heute wird man, um die Beeinträchtigung der Patientin möglichst gering zu halten, überwiegend den transvaginalen Weg beschreiten, zumal die Schwangerschaftsraten nach laparoskopischem und transvaginalem Embryotransfer gleich sind. Natürlich wird die Wahl des Verfahrens eindeutig von der Qualität des Spermas abhängen. Je ungünstiger der Spermabefund ist, um so eher wird man einem intratubaren Zygoten- oder Embryotransfer zuneigen, da damit gleichfalls eine Aussage zum Befruchtungsvermögen der Spermatozoen gemacht werden kann. In der Literatur werden die Schwangerschaftsraten bei andrologischer Sterilität und In-vitro-Fertilisation mit 14 bis 25 % angegeben.

Hier muß einschränkend bemerkt werden, daß durch die schlecht zu objektivierende Spermaqualität die Ergebnisse der einzelnen Arbeitsgruppen sehr differieren. Daß Schwangerschaften auch mit außerordentlich schlechtem Sperma erzielt werden können, ergibt eine Analyse von 98 andrologisch bedingten Sterilitäten, die an der Universitäts-Frauenklinik Bonn ausgewertet wurden (Tab. 13-19). Bisher ist es noch nicht möglich, etwas Abschließendes über die Erfolgsraten der Mikromanipulation bei sehr schlechtem Sperma festzustellen. Jedoch sind die ersten Veröffentlichungen ermutigend. Alikani et al. [3] berichten über Erfahrungen mit 418 Zyklen, in denen sie in 68 %

Tabelle 13-18 Schwangerschaftsraten nach intrauteriner Insemination in Abhängigkeit von der Spermaqualität (europäische Sammelstatistik nach Sunde und Kahn[*], zitiert bei van der Ven et al. [51])

Spermaqualität	Schwangerschaften	Behandlungszyklen	Schwangerschaftsrate pro Zyklus
Oligospermie	4	100	4,0%
Asthenospermie	22	258	8,5%
Oligoasthenospermie	7	106	6,6%
Teratospermie	5	125	4,0%

[*] Europäische Sammelstatistik: A. Sunde und J. A. Kahn, Human Reproduction Vol. 2, Supplement 2, 1987

einen Transfer vornehmen konnten, mit 93 klinischen Schwangerschaften. Elf dieser Schwangerschaften endeten durch eine Fehlgeburt, 82 blieben bestehen und 38 Kinder wurden bereits geboren.

10.4 Idiopathische Sterilität

Bei der idiopathischen Sterilität sollten zunächst alle Möglichkeiten der konservativen Sterilitätsbehandlung unter Einbeziehung psychotherapeutischer Maßnahmen genutzt werden. Nur wenn mit diesen Methoden kein Erfolg zu erzielen ist, erscheint der Versuch der assistierten Reproduktion gerechtfertigt. Da in diesen Fällen ein einwandfreier Ejakulatbefund und offene Tuben Voraussetzung sind, bietet sich als einfachstes Verfahren die Methode des intratubaren Gametentransfers an. Dieser bedeutet für die Patientin die geringste Belastung, zumal heute die Punktion transvaginal und auch der sofortige Transfer transvaginal durchgeführt werden kann.

In Abbildung 13-27 ist das Ergebnis einer kooperativen internationalen Studie [29] wiedergegeben. Es zeigt sich eindeutig, daß insbesondere Patientinnen

Tabelle 13-19 Einschränkung der Spermatozoenqualität und Schwangerschaften nach In-vitro-Fertilisation (n = 98; nach Diedrich et al. [11])

		Schwangerschaften			Schwangerschaften
Asthenospermie		34	Oligospermie		24
Motilität	< 10%	4	Zahl/ml $\times 10^6$	< 5	5
	< 20%	11		< 10	8
	< 40%	19		< 20	11
Teratospermie		32	Polyspermie		8
Morphologie	< 10%	1			
	< 20%	15			
	< 40%	16			

bzw. Ehepaare mit idiopathischer, d. h. unerklärbarer Sterilität von der Anwendung dieser Methode profitieren. Die Resultate der deutschen Arbeitsgruppen zeigen ein vergleichbares Ergebnis. Nicht überraschend ist, daß Patientinnen mit idiopathischer Sterilität nach erfolgreicher Schwangerschaft durch intratubaren Gametentransfer häufig ohne Schwierigkeiten und ohne Anwendung der Methoden der assistierten Reproduktion spontan schwanger werden.

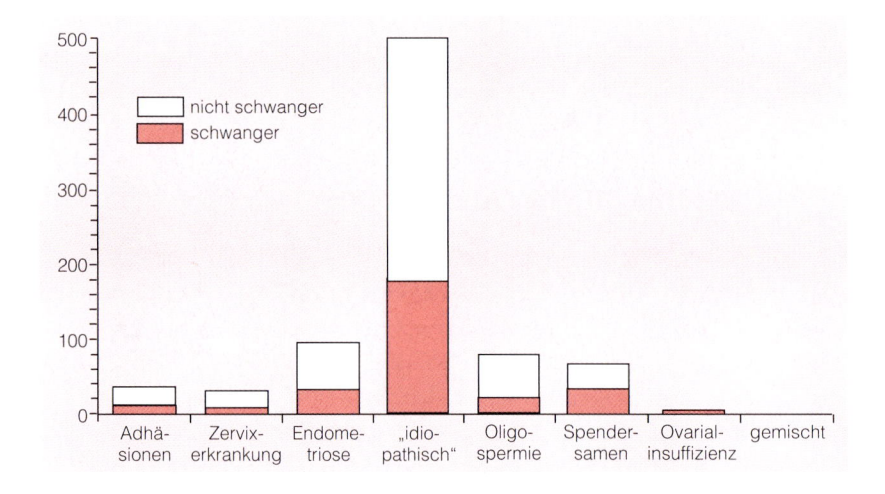

Abb. 13-27 Schwangerschaftsrate nach intratubarem Gametentransfer (GIFT); Ergebnisse einer internationalen kooperativen Studie (nach Jansen [29]).

11 Schwangerschaftsverlauf nach assistierter Reproduktion

Der Verlauf der erzielten Schwangerschaften nach In-vitro-Fertilisation, intratubarem Embryotransfer und intratubarem Gametentransfer sind nach wie vor mit einer höheren Abortrate und der erhöhten Anzahl von Mehrlingsschwangerschaften belastet (Tab. 13-20). Insbesondere die Mehrlingsschwangerschaften belasten die perinatale Sterblichkeit durch den hohen Anteil an Frühgeburten. Nach den heute vorliegenden Erfahrungen kann aber davon ausgegangen werden, daß mit keiner erhöhten Rate von Fehlbildungen zu rechnen ist.

Tabelle 13-20 Verlauf der Schwangerschaften nach In-vitro-Fertilisation (europäische Sammelstatistik, zitiert nach Diedrich und Krebs [15])

Schwangerschaften	4713
Aborte	26 %
– bis 12. Schwangerschaftswoche	23 %
Extrauteringravidität	4,9%
Mehrlingsrate	20 %
– davon Drillinge	3 %
Geburten	
– spontan	52 %
– vaginale Operationen	14 %
– Sectio	34 %
Fehlbildungen	2,3%

12 Ethische Aspekte der extrakorporalen Befruchtung

Von zahlreichen Fachdisziplinen wird versucht, medizinische Fragestellungen ethischer Natur zu beantworten und zu lösen. Theologen, Philosophen, Soziologen, Juristen, um nur einige Fachgruppen zu nennen, bemühen sich, in schwierigen Entscheidungssituationen dem Mediziner Hilfestellung zu geben (siehe auch Kap. 15). Sie alle haben den Vorteil, ihre Antworten sorgfältig zu überlegen und ihre Meinung aus einer gewissen Distanz zum Betroffenen, dem Patienten, auszudrücken. Die ärztliche Entscheidung ist dagegen meist eine schnell oder sofort zu treffende, und der Arzt ist in seiner Aufgabe, für den einzelnen Hilfe zu bringen, nicht frei von Emotionen. Persönliche Erfahrungen und auch Niederlagen bei der Behandlung von Patienten fließen in seine Entscheidungsfindung ein.

In moderner Form ist die Aufgabe des Arztes in der Deklaration von Tokio festgelegt: „Es ist die vornehmste Pflicht des Arztes, seinen Beruf im Dienst der Menschlichkeit auszuüben, die körperliche und geistige Gesundheit ohne Ansehen der Person zu erhalten und wiederherzustellen und die Leiden und das Leid der Patientin zu lindern. Die höchste Achtung vor dem menschlichen Leben muß sogar unter Bedrohung aufrechterhalten werden. Ärztliches Wissen darf niemals gebraucht werden, wenn die Gesetze der Menschlichkeit dadurch verletzt würden."

Geht man von diesem Auftrag aus, so wird es erklärlich, daß der Arzt alles als Rechtens betrachtet, das dem Wohle des Patienten dient. Er ist geneigt, aus seinem Arbeitsauftrag heraus, alles zu tun, um, ohne Rücksicht auf andere gesellschaftspolitische Fragestellungen zu handeln, dem Patienten zu helfen. Dieser sein Auftrag macht es ihm auch schwer, von anderen Fachrichtungen vorgetragene Einwände gelten zu lassen und er geht in Konfrontation, wenn ihm der Gesetzgeber Fesseln anlegt, die ihm unnötig erscheinen und die er im Zusammenhang mit der Versorgung von Patienten nicht nachvollziehen kann.

In der Bundesrepublik Deutschland hat man es für nötig erachtet, ein Gesetz zum Schutz von Embryonen zu verabschieden, obwohl sich Richtlinien der Bundesärztekammer für den Umgang mit Embryonen bewährt haben. Das am 1.1.1991 in Kraft getretene Gesetz wird im Anhang zum Kapitel 14 im Wortlaut aufgeführt und dort im Text erläutert.

Im Gegensatz zu anderen Staaten hat Deutschland ein sehr restriktives Gesetz. Dieses Gesetz hat aber bis zum heutigen Zeitpunkt keine gravierenden Nachteile für den behandelnden Arzt oder für die Patienten mit sich gebracht. Das Gesetz ist forschungsfeindlich, was vom moralischen Standpunkt durchaus vertretbar ist. Es ist aber auch ein Gesetz, das Entwicklungen der Zukunft keine Rechnung trägt und daher einer ständigen Diskussion unterworfen bleiben sollte.

Literatur

1. Al-Hasani, S., H. H. van der Ven, K. Diedrich, U. Hamerich, F. Lehmann, D. Krebs: Polyploidien bei der In-vitro-Fertilisation menschlicher Eizellen: Häufigkeit und mögliche Ursachen. Geburtsh. u. Frauenheilk. 44 (1984) 395.
2. Al-Hasani, S., H. van der Ven, K. Diedrich, A. Reinecke, H. Hartje, D. Krebs: Der Einfluß aufeinanderfolgender Embryotransfers auf die Schwangerschaft nach in-vitro Fertilisation. Geburtsh. u. Frauenheilk. 50 (1990) 640–643.
3. Alikani, M., J. Cohen, F. L. Licciardi, B. E. Talansky: Micromanipulation. In: Asch, R. H., J. W. W. Studd (eds.): Annual Progress in Reproductive Medicine 1993, pp. 1–18. Parthenon, Casterton Hall 1993.
4. Asch, R. H., L. R. Ellsworth, J. P. Balmaceda, P. C. Wong: Pregnancy after translaparoscopic gamete intrafallopian transfer. Lancet II (1984) 1034.
5. Braendl, W., C. Sprotte, G. Bettendorf: Gonadotropinbehandlung bei Ovarialinsuffizienz, Stimulation der Follikelreifung mit humanem urinärem FSH. Geburtsh. u. Frauenheilk. 45 (1985) 438.
6. Chang, M. C.: Capacitation. Nature 168 (1951) 697.
7. Check, J. H., K. Nowroozi, J. S. Chase: Comparison of short- versus long-term leuprolide acetate – human menopausal gonadotrophin hyperstimulation in in-vitro fertilization patients. Hum. Reprod. 7 (1992) 31–34.
8. Craft, I., F. McLeod, S. Green, O. Djahanbakha, A. Bernard, H. Twigg: Human pregnancy following oocyte and sperm transfer to the uterus. Lancet I (1982) 1031.
9. Croxatto, H. B., M. E. S. Ortiz: Egg transport in the fallopian tube. Gynec. Invest. 6 (1975) 215.
10. Dellenbach, P., I. Nisand, L. Moreau, B. Feger, T. Plumere, P. Gerlinger: Transvaginal-sonographically controlled ovarian follical puncture for egg retrieval. Fertil. and Steril. 44 (1985) 656.
11. Diedrich, K., S. Al-Hasani, H. H. van der Ven, C. Diedrich, D. Krebs: In-vitro-Fertilisation menschlicher Eizellen und Embryotransfer. In: Diedrich, K. (Hrsg.): Neue Wege in Diagnostik und Therapie der Sterilität, 2. Aufl., S. 169–195. Bücherei des Frauenarztes, Bd. 25. Enke, Stuttgart 1990.
12. Diedrich, K., S. Al-Hasani, H. van der Ven, D. Krebs: Successful in vitro fertilization of frozen-thawed rabbit and human oocytes. Congress on Future Aspects in Human In Vitro Fertilization, Apr. 2–4, 1986 in Vienna.
13. Diedrich, K., S. Al-Hasani, H. H. van der Ven, F. Lehmann, D. Krebs: Ovarielle Stimulation in einem In-vitro-Fertilisationsprogramm. Geburtsh. u. Frauenheilk. 43 (1983) 486.
14. Diedrich, K., M. Birkhäuser: Die Behandlung des PCO-Syndroms durch ovarielle Stimulation mit Gonadotropinen (HMG, reines FSH) In: Diedrich, K. (Hrsg.): Neue Wege in Diagnostik und Therapie der Sterilität, 2. Aufl., S. 55–62. Bücherei des Frauenarztes, Bd. 25. Enke, Stuttgart 1990.
15. Diedrich, K., D. Krebs: Indikationen und Ergebnisse zur In-vitro-Fertilisation. Gynäkologe 23 (1990) 186–195.
16. Dor, J., R. Homburg, E. Rabau: An evaluation of etiologic factors and therapy in 665 infertile couples. Fertil. and Steril. 28 (1977) 718.
17. Edwards, R. G., S. B. Fishel, J. M. Purdy: In vitro fertilization of human eggs: analysis of follicular growth, ovulation and fertilization. In: Beier, H. M., H. R. Lindner (eds.): Fertilization of the Human Egg In Vitro. Springer, Berlin–Heidelberg–New York 1983.
18. Estes, W. L.: Ovarian implantation. The preservation of ovarian function after operation for disease of the pelvic viscera. Surg. Gynec. Obstet. 38 (1924) 394.
19. Feichtinger, W., P. Kemeter: In vitro fertilization as an outpatient/office procedure. J. in-vitro. Fertil. u. Embryotransf. 1 (1984) 108.
20. Frantzen, C.: Mikrochirurgische Tubenkorrektur. Fertilität 2 (1986) 115–119.
21. Garcea, N., S. Campo, V. Panetta et al.: Induction of ovulation with purified urinary follicle-stimulating hormone in patients with polycystic ovarian syndrome. Amer. J. Obstet. Gynec. 151 (1985) 635.
22. Garcia, J.: Monitoring the natural menstrual cycle for the in vitro fertilization. Infertility 6 (1983) 1.
23. Garcia, J., G. S. Jones, A. A. Acosta, G. L. Wright: Corpus luteum function after follicle aspiration for oocyte retrieval. Fertil. and Steril. 36 (1981) 565.
24. Hahn, J.: Embryotransfer beim Tier. In: Krebs, D. (Hrsg.): Praktikum der extrakorporalen Befruchtung. Urban & Schwarzenberg, München–Wien–Baltimore 1984.
25. Hamm, J.: zitiert nach Joel [30].
26. Hewitt, J.: The intravaginal culture technique for supernumerary oocytes from gamete intrafallopian transfer. Hum. Reprod. 6 (1991) 76–78.
27. Hoffman, D. I., R. A. Lobo, J. D. Campeau et al.: Ovulary induction in clomiphene-resistant anovulatory women: differential follicular response to purified urinary follicle-stimulating (FSH) versus purified urinary FSH and luteinizing hormone. J. clin. Endocr. 60 (1985) 922.
28. Horta, I. M., R. H. Asch: Co-culture systems for human embryos: an update. In: Asch, R. H., J. W. W. Studd (eds.): Annual Progress in Reproductive Medicine 1993, pp. 27–36. Parthenon, Casterton Hall 1993.
29. Jansen, R. P. S.: Gamete intrafallopian transfer. In: Wood, C., A. Trounson (eds.): Clinical In Vitro Fertilization. Springer, Berlin–New York–Heidelberg 1989.
30. Joel, C. A.: Fertility Disturbances in Men and Women. Historical Survey, pp. 3–47. Harper, Basel–München–Paris–New York 1971.
31. Jones, G. S.: The use of human menopausal gonadotropin for ovulation stimulation in patients for in vitro fertilization. Infertility 6 (1983) 11.
32. Krebs, D.: Gegenwärtiger Stand der extrakorporalen Befruchtung mit anschließendem Embryotransfer. Frauenarzt 3 (1984) 19.
33. Krebs, D., F. Lehmann: Patientenauswahl und Patientenvorbereitung. In: Krebs, D. (Hrsg.): Praktikum der extrakorporalen Befruchtung. Urban & Schwarzenberg, München–Wien–Baltimore 1984.
34. Lehmann, F., K. Diedrich, H. H. van der Ven, S. Al-Hasani, D. Krebs: Aktueller Stand der In-vitro-Fertilisation. In: Krebs, D. (Hrsg.): Praktikum der extrakorporalen Befruchtung. Urban & Schwarzenberg, München–Wien–Baltimore 1984.
35. Lehmann, F., H. Haeske-Seeberg, B. Seeberg: Aktueller Stand der ivF- und GIFT-Therapie in der Bundesrepublik Deutschland. Fertilität 7 (1991) 150–155.
36. Lenz, S., J. G. Lauritsen, M. Kjellow: Collection of human oocytes for IVF by ultrasonically guided follicular puncture. Lancet I (1981) 1163.
37. Lindner, C., B. Braendle, V. Lichtenberg, L. Bispink, G. Bettendorf: GnRH-Agonist/HMG-Stimulation für den intratubaren Gamententransfer (GIFT). Geburth. u. Frauenheilk. 49 (1989) 91–95.
38. Lopata, A., R. McMaster, J. McBain, H. W. H. Johnston: In-vitro fertilization of preovulatory human eggs. J. Reprod. Fertil. 52 (1978) 339.
39. Marrs, R.: Clomiphene. Infertility 6 (1983) 31.
40. Ouhibi, N., J. Hamidi, J. Guillaud, Y. Ménézo: Co-culture of 1-cell mouse embryos on different cell supports. Hum. Reprod. 5 (1990) 737–743.
41. Prietl, G., S. Al-Hasani, H. van der Ven, K. Diedrich, D. Krebs:

41. Kryokonservierung menschlicher Spermatozoen, Oozyten und Embryonen. In: Diedrich, K. (Hrsg.): Neue Wege in Diagnostik und Therapie der Sterilität, 2. Aufl., S. 141–168. Bücherei des Frauenarztes, Bd. 25. Enke, Stuttgart 1990.
42. Sathananthan, A. H.: Maturation of the human oocyte in vitro: nuclear events during meiosis (an ultrastructural study). Gamete Res. 12 (1985) 237–254.
43. Schmutzler, R. K., K. Diedrich: Physiologische und klinische Aspekte der GnRH-Agonisten. In: Diedrich, K. (Hrsg.): Neue Wege in Diagnostik und Therapie der Sterilität, 2. Aufl., S. 63–76. Bücherei des Frauenarztes, Bd. 25. Enke, Stuttgart 1990.
44. Seibel, M. M., C. McArdle, D. Smith, M. L. Taymor: Ovulation induction in polycystic ovary syndrome with urinary follicle-stimulating hormone or human menopausal gonadotropin. Fertil. and Steril. 43 (1985) 703.
45. Semm, K.: Operative Pelviskopie. Thieme, Stuttgart–New York 1984.
46. Seppälä, M.: World Collaborative Report on In Vitro Fertilization and Embryo Replacement: Current State of the Art in January 1984. Ann. N.Y. Acad. Sci. 442 (1985) 703.
47. Smitz, J., N. Bollen, M. Camus, P. Devroey, A. Wisanto, A. C. van Steirteghem: Short-term use of buserelin in combination with human menopausal gonadotrophins for ovarian stimulation for in-vitro fertilization in endocrinologically normal women. Hum. Reprod. 5 (1990) 157–162.
48. Sterzik, K., B. Rosenbusch: Neue Aspekte der In-vitro-Fertilisation. Erfahrungen mit der intravaginalen Fertilisation und Kultur menschlicher Eizellen (IVC). In: Schmidt, W. (Hrsg.): Jahrbuch der Gynäkologie und Geburtshilfe, Aus Wissenschaft und Klinik 1991. Biermann, Zülpich 1991.
49. Trotnow, S.: Extrakorporale Befruchtung und Embryotransfer. Darstellung der Methodik. Arch. Gynec. 238 (1985) 53–59.
50. van Baer 1827, zitiert nach Joel [30].
51. van der Ven, H., S. Al-Hasani, K. Diedrich: Neue Aspekte der Inseminationsbehandlung. In: Diedrich, K. (Hrsg.): Neue Wege in Diagnostik und Therapie der Sterilität, 2. Aufl. S. 123–140. Bücherei des Frauenarztes, Bd. 25. Enke, Stuttgart 1990.
52. van der Ven, H., K. Diedrich, O. Bauer: Intratubare Fertilisations- und Transfertechniken („GIFT", „ZIFT", „TV-Test"). In: Diedrich, K. (Hrsg.): Neue Wege in Diagnostik und Therapie der Sterilität, S. 196–204. Bücherei des Frauenarztes, 2. Aufl., Bd. 25. Enke, Stuttgart 1990.
53. Vara, P.: Ergebnisse und Erfahrungen bei operativer Behandlung der Sterilität. Gynaecologia 147 (1959) 445.
54. Venturoli, S. et al.: Induction of ovulation with "pure" human urinary FSH in patients with chronic anovulation and polycystic ovaries. In: Flamigni, C., J. R. Givens (eds.): The Gonadotropins: Basic Science and Clinical Aspects in Females, p. 439. Proc. Serono Symposia, vol. 42. Academic Press, London 1982.
55. Wenk, K.: Der Einfluß des Prostaglandins F_2-alpha auf die morphologische und zeitliche Entwicklung der ersten Reifeteilungen in in vivo fertilisierten und in vitro kultivierten Kanincheneizellen. Dissertation, Med. Hochschule Lübeck 1984.
56. Winkhaus, I.: Mono- und multifaktorielle Partnersterilität. In: Kaiser, R., F. B. Schumacher (Hrsg.): Menschliche Fortpflanzung. Thieme, Stuttgart–New York 1981.
57. Zech, H., P. Weiss: Welche Kriterien der Embryoqualität können für den Erfolg einer IVF-Behandlung ausschlaggebend sein? Fertilität 1991 (1991) 73–76.

14 Juristische Aspekte moderner Reproduktionstechniken

W. Spann, H. Frenzel

Inhalt

1 Vorbemerkungen 282

2 Entwicklung der Rechtslage 282

3 Status praesens...................... 283

   Anhang............................ 286

1 Vorbemerkungen

Lange bevor die Humanmedizin sich mit den Möglichkeiten nicht natürlicher unterstützender Maßnahmen zur Zeugung beschäftigte, hat auf diesem Gebiet die Veterinärmedizin nicht nur theoretische Überlegungen angestellt, sondern auch praktizierbare Methoden entwickelt.

Erst durch den bekannten Vortrag des Münchner Gynäkologen Döderlein im Jahr 1912 wurden diese Methoden in der Humanmedizin sozusagen gesellschaftsfähig. Inzwischen sind 80 Jahre vergangen, in denen auch in Deutschland die Methoden der Reproduktionstechniken – wenn auch nicht an vorderster Front – weiterentwickelt wurden und internationalen Standard erreicht haben:

– Die erste und unabdingbare Voraussetzung für die Entstehung eines neuen menschlichen Lebewesens ist die Vereinigung von Ei und Samenzelle.
– Die zweite und zumindest bis heute noch ebenfalls unabdingbare Voraussetzung ist die Einnistung und Heranreifung der Frucht in der Gebärmutter einer Frau.

Die erste Voraussetzung kann auf drei grundsätzlich unterschiedlichen Wegen erreicht werden: die künstliche Insemination, die In-vitro-Fertilisation und die Mikroinsemination (siehe auch Kap. 13).

– Unter *künstlicher Insemination* versteht man die Einbringung von Sperma in den Geschlechtsapparat der Frau. Die Methode wird deshalb als künstliche Insemination (und nicht Befruchtung) bezeichnet, weil der Vorgang der Befruchtung als solcher, d. h. die Vereinigung beider Zellen, dabei ein natürlicher bleibt.
– Der wichtigste Schritt in der jüngeren Vergangenheit war die extrakorporale Herbeiführung der Vereinigung, was als *In-vitro-Fertilisation* (IvF) oder auch als extrakorporale Befruchtung bezeichnet wird. Bei dieser Methode werden die Voraussetzungen für die Vereinigung beider Zellen in vitro geschaffen, jedoch ohne auf die Vereinigung von Ei und Samenzelle von außen einzuwirken.
– Die *Mikroinsemination* ist eine Sonderform der IvF, bei der an der Vereinigung von Ei und Samenzellen in vitro mechanisch mitgewirkt wird.

Alle drei Methoden haben als Ziel, eine Befruchtung herbeizuführen; sie unterscheiden sich lediglich in der Technik, die zur Anwendung kommt. Alle manipulatorischen Maßnahmen zur Reproduktion stellen aus der Sicht des Biologen lediglich auf den Erfolg der Zeugung ab.

Aus *ethisch-moralischer Sicht* ergeben sich über die Gesetze der Biologie hinaus zwei Fragen, nämlich die der Herkunft des männlichen und weiblichen „Materials", insbesondere die familienrechtliche Stellung der beiden Menschen, von denen Ei und Samenzelle stammen, zueinander, also ob verheiratet oder nicht. Zweitens ist hier von Bedeutung, ob die fruchtaustragende Frau und die Frau, von der das befruchtete Ei stammt, identisch sind oder nicht, d.h., die Frage der sog. Leihmutter.

2 Entwicklung der Rechtslage

Die Reichsgewerbeordnung (RGO) brachte 1871 im damaligen Reichsgebiet im Gegensatz zu der aus dem Mittelalter stammenden Kurierpflicht erstmals die Kurierfreiheit ohne Einschränkung, die jedermann die Ausübung der Heilkunde gegen Entgelt gestattete. Diese Situation blieb bis zum Erlaß des Heilpraktikergesetzes von 1939, das die Kurierfreiheit auf Ärzte und Heilpraktiker einschränkte, wobei zumindest zunächst bestimmte Heilbehandlungen – vor allem auch im Bereich der Gynäkologie – allein dem Arzt vorbehalten wurden. Zu keiner Zeit war ein bestimmtes ärztliches Handeln einer bestimmten Gruppe von Ärzten, wie Fach- bzw. Gebietsärzten, vorbehalten. Die Approbation bzw. zeitweise die Bestallung erlaubten vielmehr dem Arzt jedes ärztliche Handeln, soweit er dafür die erforderlichen Kenntnisse und Erfahrung besaß.

Grundsätzliche Voraussetzung für die Rechtmäßigkeit ärztlichen Handelns war und ist die Einwilligung des Patienten. Die Wirksamkeit der Einwilligung wurde und wird begrenzt durch § 226a des Strafgesetzbuches (StGB). Diese Vorschrift verbietet einen ärztlichen Eingriff trotz vorliegender Einwilligung, wenn der geplante Eingriff gegen die guten Sitten verstößt. Da „gute Sitte" ein unbestimmter Rechtsbegriff ist, besteht auch heute mit dieser gesetzlichen Vorschrift keine exakte Abgrenzung zwischen Erlaubtem und Nichterlaubtem.

3 Status praesens

Im folgenden werden beispielhaft die im Lande Bayern gültigen Vorschriften zugrunde gelegt, die sich aufgrund der beiden bundeseinheitlichen Vorschriften (*Sozialgesetzbuch, Richtlinien des Bundesausschusses* und *Embryonenschutzgesetz**) nicht wesentlich von den anderen Bundesländern unterscheiden dürften. Trotzdem empfiehlt es sich für den Arzt, der auf dem Gebiet der Reproduktion tätig werden will, sich bei seiner zuständigen Landesärztekammer über die gültigen Vorschriften zu erkundigen.

Diese bisher nur wenig eingeengte Handlungsfreiheit des Arztes wurde in jüngerer Zeit durch die *Berufsordnungen der einzelnen Bundesländer* (in Bayern § 6a) im Hinblick auf die Zulässigkeit bestimmter ärztlicher Eingriffe eingeschränkt. Dazu gehören neben der Zulässigkeit der Sterilisation auch die In-vitro-Fertilisation und der Embryotransfer. Verbindlich für den Arzt ist jeweils die Berufsordnung seiner zuständigen Landesärztekammer, da nur die Landesärztekammern (nicht die Bundesärztekammer) Körperschaften des öffentlichen Rechts sind. Einzelheiten regeln die Richtlinien der Ärztekammern. Etwa gleichzeitig kam die Ergänzung des V. Buches des Sozialgesetzbuches auf Bundesebene, denn Sozialrecht ist Bundesrecht, durch Neufassung der §§ 27a und 121a, die speziell die kassenärztlichen Leistungen bei künstlicher Befruchtung regeln.

– § 27a bestimmt die Voraussetzungen für die Leistungspflicht der Krankenkassen. Ergänzt wird diese gesetzliche Vorschrift durch die Richtlinien des Bundesausschusses der Ärzte und Krankenkassen vom 14. August 1990.
– § 121a regelt die Genehmigung zur Durchführung künstlicher Befruchtungen. Die Genehmigung gemäß § 121a erteilt die zuständige Landesbehörde. In Bayern haben das zuständige Sozialministerium und die Landesärztekammer einen gemeinsamen Ausschuß gebildet, der Einzelheiten zu regeln hat.

Zu § 27a (Sozialgesetzbuch)

Als Leistungen der Krankenbehandlung gelten auch medizinische Maßnahmen zur Herbeiführung einer Schwangerschaft, wenn folgende Voraussetzungen erfüllt sind:

– Die Maßnahme muß nach ärztlicher Feststellung erforderlich sein.
– Es muß nach ärztlicher Feststellung hinreichende Aussicht bestehen, daß durch die Maßnahmen eine Schwangerschaft herbeigeführt wird. Die geforderte hinreichende Sicherheit besteht in der Regel nicht mehr, wenn die Maßnahme viermal ohne Erfolg durchgeführt worden ist.
– Die Personen, die diese Maßnahmen in Anspruch nehmen wollen, müssen miteinander verheiratet sein.
– Es dürfen nur Ei- und Samenzellen der Ehegatten verwendet werden.
– Vor der Durchführung muß eine Beratung durch einen Arzt stattfinden, der an der Behandlung nicht selbst beteiligt ist.

Gemäß § 27a Absatz 2 gelten die obengenannten Voraussetzungen auch für Inseminationen, die nach Stimulationsverfahren durchgeführt werden, wenn dadurch ein erhöhtes Risiko von Schwangerschaften mit drei oder mehr Embryonen besteht. Für die Inseminationen ohne Stimulationsverfahren bestehen keine Begrenzungen und keine Verpflichtungen zur Beratung durch einen anderen Arzt (§ 27a).

Zu § 121a (Sozialgesetzbuch)

§ 121a regelt die Durchführung künstlicher Befruchtungen. Nach dieser Vorschrift dürfen die Krankenkassen Maßnahmen zur künstlichen Befruchtung gemäß § 27a nur erbringen lassen durch:

– Kassenärzte
– ermächtigte Ärzte
– ermächtigte ärztlich geleitete Einrichtungen oder
– zugelassene Krankenhäuser

---
* Wortlaut im Anhang zu diesem Kapitel.

denen die zuständige Behörde die erforderliche Genehmigung erteilt hat. Auch hier gelten die Vorschriften für künstliche Inseminationen nur dann, wenn sie mittels Stimulationsverfahren durchgeführt werden und dadurch ein erhöhtes Risiko mit drei oder mehr Embryonen entsteht. Die Genehmigung für die Durchführung darf nur erteilt werden, wenn die notwendigen diagnostischen und therapeutischen Möglichkeiten vorhanden sind und ein Arbeiten nach wissenschaftlich anerkannten Methoden gewährleistet ist. Ferner muß Gewähr gegeben sein für eine bedarfsgerechte und wirtschaftliche Durchführung. Ein Anspruch auf Genehmigung besteht nicht. Bei einer notwendigen Auswahl zwischen mehreren Bewerbern entscheidet die Behörde unter Berücksichtigung der öffentlichen Interessen und der Vielfalt der Bewerber nach pflichtgemäßem Ermessen.

Zu den Richtlinien des Bundesausschusses der Ärzte und Krankenkassen über ärztliche Maßnahmen zur künstlichen Befruchtung

– Maßnahmen zur Herbeiführung einer Schwangerschaft durch künstliche Befruchtung dürfen nur durchgeführt werden, wenn die Maßnahmen zur Herstellung der Empfängnisfähigkeit, wie z. B. Fertilisationsoperation oder alleinige hormonelle Stimulation, die nicht Gegenstand dieser Richtlinien sind, keine hinreichende Aussicht auf Erfolg bieten, nicht durchführbar oder nicht zumutbar sind.
– Die Maßnahmen sind nur im homologen System zulässig. Nach der Geburt eines Kindes besteht ein erneuter Anspruch, nach einer Sterilisation allerdings grundsätzlich nicht. Ausnahmen bedürfen der Zustimmung der Krankenkasse.
– Die Krankenkasse übernimmt die Kosten nur bei ihren Versicherten.
– Leistungen, die nicht über die künstliche Befruchtung hinausgehen, wie z. B. die Kryokonservierung, werden nicht getragen.
– Die Richtlinien gelten ausschließlich für ambulant durchzuführende Maßnahmen.
– Voraussetzung ist, daß die Ehegatten HIV-negativ sind und daß bei der Frau ein ausreichender Schutz gegen eine Rötelninfektion besteht.

Die Methoden sind in vier Gruppen eingeteilt. Ärztliche Maßnahmen zur künstlichen Befruchtung gemäß § 27a kommen im Rahmen folgender vier Verfahren zum Einsatz (siehe auch Kap. 13):

– intrazervikale, intrauterine oder intratubare Insemination im Spontanzyklus, gegebenenfalls nach Ovulations-Timing, jedoch ohne Polyovulation (drei oder mehr Follikel)
– intrazervikale, intrauterine oder intratubare Insemination nach hormoneller Stimulation zur Polyovulation (drei und mehr Follikel)
– Zygotentransfer oder intratubarer Embryotransfer (EIFT = embryo intrafallopian transfer)
– intratubarer Gametentransfer (GIFT = gamete intrafallopian transfer)

Hormonbehandlungen werden in zahlreichen gynäkologischen Praxen nicht nur vor Inseminationen, sondern auch vor (natürlichen) Kohabitationen durchgeführt. Das Problem ist daher nicht die Hormonbehandlung als solche, sondern die Kontrolle der nach der Behandlung entstandenen Zahl der Follikel (z. B. mittels Ultraschalldiagnostik). Es muß sichergestellt werden, daß der Arzt keine Insemination vornimmt, sofern nach der Hormonbehandlung mehr als zwei Follikel entstanden sind, und damit ein erhöhtes Risiko für eine Schwangerschaft mit drei oder mehr Embryonen besteht. Nur diejenigen Frauenärzte, die eine Insemination in diesem Stadium vornehmen wollen, bedürfen der Genehmigung nach § 121a SGB V. Alle Frauenärzte müßten sich haftungsrechtlich und berufsrechtlich verantworten.

Genehmigungspflicht ist nach § 121a Absatz 1 Satz 2 SGB V bei Inseminationen nur dann gegeben, wenn sie nach Stimulationsverfahren durchgeführt werden, bei denen dadurch ein erhöhtes Risiko von Schwangerschaften mit drei oder mehr Embryonen besteht. Zur Frage, ob nicht grundsätzlich jede externe hormonelle Stimulation, z. B. auch das „Ovulations-Timing", das Risiko einer Mehrlingsschwangerschaft mit den daraus resultierenden Komplikationen für Mutter und Kind in sich birgt, und damit eine Genehmigungspflicht begründen würde, vertritt das Beratungsgremium beim Sozialministerium den folgenden Standpunkt:

– Beratung für die Maßnahmen zur künstlichen Befruchtung gemäß § 27a können *nur auf Überweisung* in Anspruch genommen werden.
– Maßnahmen zur künstlichen Befruchtung dürfen nur durchgeführt werden, wenn *hinreichende Aussicht* besteht, daß durch die gewählte Behandlungsmethode eine Schwangerschaft herbeigeführt wird. Eine hinreichende Erfolgsaussicht besteht für die jeweilige Behandlungsmaßnahme in der Regel nicht, bei der Insemination im Spontanzyklus bis zu

achtmal, Insemination nach hormoneller Stimulation bis zu sechsmal, In-vitro-Fertilisation bis zu viermal und intratubarer Gametentransfer bis zu zweimal vollständig durchgeführt wurden, ohne daß eine klinisch nachgewiesene Schwangerschaft eingetreten ist. Darüber hinausgehende Behandlungsversuche bedürfen der Genehmigung.

Sofern eine Indikation sowohl für Maßnahmen zur In-vitro-Fertilisation als auch für Maßnahmen zum intratubaren Gametentransfer vorliegt, dürfen die beabsichtigten Maßnahmen grundsätzlich nur alternativ, d. h. entweder Maßnahmen zur In-vitro-Fertilisation oder Maßnahmen zum intratubaren Gametentransfer, durchgeführt werden. Ausnahmen bedürfen der Genehmigung. Bei der In-vitro-Fertilisation gelten die Maßnahmen als vollständig durchgeführt, wenn die Eizellkultur angesetzt worden ist. Bei der In-vitro-Fertilisation besteht im übrigen, abweichend von der zuvor genannten Zahl, eine hinreichende Erfolgsaussicht bereits nach zweimaliger vollständiger Durchführung der Maßnahmen dann nicht, wenn in beiden Fällen eine Befruchtung nicht eingetreten ist und sich bei der Analyse der hierfür maßgeblichen Ursachen erkennen läßt, daß eine In-vitro-Fertilisation nicht möglich ist.

– Da das *Alter der Frau* im Rahmen der Sterilisationsbehandlung einen limitierenden Faktor darstellt, sollen Maßnahmen zur künstlichen Befruchtung bei Frauen, die das 40. Lebensjahr vollendet haben, nicht durchgeführt werden. Ausnahmen sind nur bei Frauen zulässig, die das 45. Lebensjahr noch nicht vollendet haben, sofern die Krankenkasse, nach gutachterlicher Beurteilung der Erfolgsaussichten, eine Genehmigung erteilt hat.

Medizinische Indikationen

Als medizinische Indikationen zur Durchführung von ärztlichen Maßnahmen zur künstlichen Befruchtung gilt folgendes:

Für die *Insemination im Spontanzyklus* (ohne Polyovulation):

– somatische Ursachen (z.B. Impotentia coeundi, retrograde Ejakulation, Hypospadie, Zustand nach Konisation, Dyspareunie)
– gestörte Spermatozoon-Mukus-Interaktion
– Subfertilität des Mannes
– immunologisch bedingte Sterilität

Für die *Insemination nach hormoneller Stimulation* zur Polyovulation:

– Subfertilität des Mannes
– immunologisch bedingte Sterilität

Berechtigte Ärzte für die Behandlung von Kassenpatienten

Maßnahmen zur künstlichen Befruchtung nach diesen Richtlinien dürfen nur solche Vertragsärzte (Kassenärzte), ermächtigte Ärzte oder ermächtigte ärztlich geleitete Einrichtungen erbringen, denen die zuständige Behörde gemäß § 121a eine Genehmigung zur Durchführung dieser Maßnahmen erteilt hat. Dies gilt bei Inseminationen nur dann, wenn sie nach Stimulationsverfahren durchgeführt werden, bei denen dadurch ein erhöhtes Risiko von Schwangerschaft von drei oder mehr Embryonen besteht.

Homologe Inseminationen ohne vorangegangene Stimulationsbehandlung dürfen nur von solchen Ärzten durchgeführt werden, die zur Führung der Gebietsbezeichnung Frauenarzt berechtigt sind.

Beratungen zu den individuellen medizinischen, psychischen und sozialen Aspekten der künstlichen Befruchtung dürfen nur von Vertragsärzten, die zum Führen der Gebietsbezeichnung „Frauenarzt" berechtigt sind, sowie von solchen anderen Ärzten durchgeführt werden, die über spezielle Kenntnisse auf dem Gebiet der Reproduktionsmedizin verfügen. Voraussetzung für die Durchführung dieser Beratungen ist ferner der Nachweis der Berechtigung zur Teilnahme an der psychosomatischen Grundversorgung.

Es wird deutlich, daß der Gesetzgeber im Bereich der Reproduktionsmedizin eine umfassende Aufklärung, eine effektive Behandlung und eine zusätzliche psychosomatische Behandlung fordert. Das Gremium „Künstliche Befruchtung" beim Bayerischen Staatsministerium für Arbeit und Sozialordnung, Familie, Frauen und Gesundheit hat festgelegt, daß die psychosomatische Beratung durch einen Arzt zu erfolgen hat, der die Voraussetzungen der „Vereinbarung über die Anwendung von Psychotherapie" in der vertragsärztlichen Versorgung (1. Juli 1988) erfüllt. Der Arzt muß dafür (Leistungsinhalt der Nr. 850 und 851 BMÄ bzw. 849 GOÄ) eine mindestens dreijährige Erfahrung in selbstverantwortlicher ärztlicher Tätigkeit sowie Kenntnisse in einer psychosomatisch orientierten Krankheitslehre und reflektierte Erfahrungen über die psychodynamische und therapeutische Bedeutung der Arzt-Patient-Beziehung nachweisen. Ziel der Beratung soll es sein, die medizinischen, psychischen und sozialen Aspekte der künstlichen Befruchtung darzulegen. Auf dem Hintergrund der zum Teil erheblichen seelischen und körperlichen Belastungen für die Frau ist in diesem Zusammenhang sicherlich auch auf die Möglichkeit der Adoption hinzuweisen.

Für den *intratubaren Gametentransfer* ist folgendes zu berücksichtigen: Wie die künstliche Befruchtung einer Eizelle außerhalb des Mutterleibes und der anschließende Embryotransfer, ist auch der intratubare Gametentransfer als Maßnahme zur Behandlung der Sterilität eine ärztliche Tätigkeit, die nur im Rahmen der von der Ärztekammer als Bestandteil der Berufsordnung beschlossenen Richtlinien zulässig ist. Das heißt, auch der Arzt, der keine In-vitro-Fertilisation, sondern nur den Gametentransfer durchführen will, hat sein Vorhaben der Ärztekammer anzuzeigen und nachzuweisen, daß die für beide Behandlungsmethoden gemeinsam festgelegten berufsrechtlichen Anforderungen erfüllt sind. Daneben ist eine Genehmigung nach § 121a SGB V dann erforderlich, wenn diese Behandlungsmethoden im Rahmen der kassenärztlichen Versorgung angewandt werden sollen.

Zur *Abrechnung* bei seiner Kassenärztlichen Vereinigung muß der antragstellende Frauenarzt die in den Qualifikationsvoraussetzungen der Kassenärztlichen Bundesvereinigung gemäß § 135 Abs. 2 SGB V zur Durchführung von Untersuchungen in der Ultraschalldiagnostik (Ultraschallvereinbarung vom 10. 2. 1993; Deutsches Ärzteblatt 90, Heft 8, 24. 3. 1993) für das Gebiet der Frauenheilkunde, gültig ab 1. 4. 1993, genannten Anforderungen nachweisen. Darüber hinaus ist zu belegen, daß er mindestens 100 ovarielle Zyklen unter Anleitung erfahrener Diagnostiker sonographisch überwacht hat.

Zum allgemeinen Verfahren

Gegenüber der Bayerischen Landesärztekammer sind die berufsrechtlichen Voraussetzungen nachzuweisen. Der entsprechende Antrag unter Darlegung der erworbenen Kenntnisse und Fähigkeiten nach § 121a SGB V ist zu stellen an:

Bayerisches Staatsministerium für Arbeit und Sozialordnung, Familie, Frauen und Gesundheit
Postfach, 80732 München
oder
Winzererstr. 9, 80797 München

Das Beratungsgremium „künstliche Befruchtung" stellt dann im Rahmen der Sitzung der gesetzlichen Mitglieder und in der Vorabentscheidung der Kommission der Bayerischen Landesärztekammer fest, daß die geforderten Voraussetzungen erfüllt sind. Der entsprechende Bescheid zur Durchführung künstlicher Befruchtungen ergeht dann mit Rechtsbehelfsbelehrung durch das Ministerium.

Anhang

Gesetz zum Schutz von Embryonen (Embryonenschutzgesetz – ESchG)*

§ 1
Mißbräuchliche Anwendung von Fortpflanzungstechniken

(1) Mit Freiheitsstrafe bis zu drei Jahren oder mit Geldstrafe wird bestraft, wer
1. auf eine Frau eine *fremde* unbefruchtete Eizelle überträgt,
2. es unternimmt, eine Eizelle zu einem anderen Zweck künstlich zu befruchten, als eine Schwangerschaft der Frau herbeizuführen, von der die Eizelle stammt,
3. es unternimmt, innerhalb eines Zyklus mehr als drei Embryonen auf *eine* Frau zu übertragen,
4. es unternimmt, durch intratubaren Gametentransfer innerhalb eines Zyklus mehr als drei Eizellen zu befruchten,
5. es unternimmt, mehr Eizellen einer Frau zu befruchten, als ihr innerhalb eines Zyklus übertragen werden sollen,
6. einer Frau einen Embryo vor Abschluß seiner Einnistung in der Gebärmutter entnimmt, um diesen auf eine andere Frau zu übertragen oder ihn für einen nicht seiner Erhaltung dienenden Zweck zu verwenden, oder
7. es unternimmt, bei einer Frau, welche bereit ist, ihr Kind nach der Geburt Dritten auf Dauer zu überlassen (Ersatzmutter), eine künstliche Befruchtung durchzuführen oder auf sie einen menschlichen Embryo zu übertragen.

(2) Ebenso wird bestraft wer
1. künstlich bewirkt, daß eine menschliche Samenzelle in eine menschliche Eizelle eindringt, oder
2. eine menschliche Samenzelle in eine menschliche Eizelle künstlich verbringt, ohne eine Schwangerschaft der Frau herbeiführen zu wollen, von der die Eizelle stammt.

(3) Nicht bestraft werden
1. in den Fällen des Absatzes 1 Nr. 1, 2 und 6 die Frau, von der die Eizelle oder der Embryo stammt, sowie die Frau, auf die die Eizelle übertragen wird oder der Embryo übertragen werden soll, und
2. in den Fällen des Absatzes 1 Nr. 7 die Ersatzmutter sowie die Person, die das Kind auf Dauer bei sich aufnehmen will.

*Beschluß vom 24. Oktober 1990

(4) In den Fällen des Absatzes 1 Nr. 6 und des Absatzes 2 ist der Versuch strafbar.

§ 2
Mißbräuchliche Verwendung menschlicher Embryonen

(1) Wer einen extrakorporal erzeugten oder einer Frau vor Abschluß seiner Einnistung in der Gebärmutter entnommenen menschlichen Embryo veräußert oder zu einem nicht seiner Erhaltung dienenden Zweck abgibt, erwirbt oder verwendet, wird mit Freiheitsstrafe bis zu drei Jahren oder mit Geldstrafe bestraft.
(2) Ebenso wird bestraft, wer zu einem anderen Zweck als der Herbeiführung einer Schwangerschaft bewirkt, daß sich ein menschlicher Embryo extrakorporal weiterentwickelt.
(3) Der Versuch ist strafbar.

§ 3
Verbotene Geschlechtswahl

Wer es unternimmt, eine menschliche Eizelle mit einer Samenzelle künstlich zu befruchten, die nach dem in ihr enthaltenen Geschlechtschromosom ausgewählt worden ist, wird mit Freiheitsstrafe bis zu einem Jahr oder mit Geldstrafe bestraft. Dies gilt nicht, wenn die Auswahl der Samenzelle durch einen Arzt dazu dient, das Kind vor der Erkrankung an einer Muskeldystrophie vom Typ Duchenne oder einer ähnlich schwerwiegenden geschlechtsgebundenen Erbkrankheit zu bewahren, und die dem Kind drohende Erkrankung von der nach Landesrecht zuständigen Stelle als entsprechend schwerwiegend anerkannt worden ist.

§ 4
Eigenmächtige Befruchtung, eigenmächtige Embryoübertragung und künstliche Befruchtung nach dem Tode

(1) Mit Freiheitsstrafe bis zu drei Jahren oder mit Geldstrafe wird bestraft, wer
1. es unternimmt, eine Eizelle künstlich zu befruchten, ohne daß die Frau, deren Eizelle befruchtet wird, und der Mann, dessen Samenzelle für die Befruchtung verwendet wird, eingewilligt haben,
2. es unternimmt, auf eine Frau ohne deren Einwilligung einen Embryo zu übertragen, oder
3. wissentlich eine Eizelle mit dem Samen eines Mannes nach dessen Tode künstlich befruchtet.
(2) Nicht bestraft wird im Fall des Absatzes 1 Nr. 3 die Frau, bei der die künstliche Befruchtung vorgenommen wird.

§ 5
Künstliche Veränderung menschlicher Keimbahnzellen

(1) Wer die Erbinformation einer menschlichen Keimbahnzelle künstlich verändert, wird mit Freiheitsstrafe bis zu fünf Jahren oder mit Geldstrafe bestraft.
(2) Ebenso wird bestraft, wer eine menschliche Keimzelle mit künstlich veränderter Erbinformation zur Befruchtung verwendet.
(3) Der Versuch ist strafbar.
(4) Absatz 1 findet keine Anwendung auf
1. eine künstliche Veränderung der Erbinformation einer außerhalb des Körpers befindlichen Keimzelle, wenn ausgeschlossen ist, daß diese zur Befruchtung verwendet wird,
2. eine künstliche Veränderung der Erbinformation einer sonstigen körpereigenen Keimbahnzelle, die einer toten Leibesfrucht, einem Menschen oder einem Verstorbenen entnommen worden ist, wenn ausgeschlossen ist, daß
   a) diese auf einen Embryo, Fetus oder Menschen übertragen wird oder
   b) aus ihr eine Keimzelle entsteht, sowie
3. Impfungen, strahlen-, chemotherapeutische oder andere Behandlungen, mit denen eine Veränderung der Erbinformation von Keimbahnzellen nicht beabsichtigt ist.

§ 6
Klonen

(1) Wer künstlich bewirkt, daß ein menschlicher Embryo mit der gleichen Erbinformation wie ein anderer Embryo, ein Fetus, ein Mensch oder ein Verstorbener entsteht, wird mit Freiheitsstrafe bis zu fünf Jahren oder mit Geldstrafe bestraft.
(2) Ebenso wird bestraft, wer einen in Absatz 1 bezeichneten Embryo auf eine Frau überträgt.
(3) Der Versuch ist strafbar.

§ 7
Chimären- und Hybridbildung

(1) Wer es unternimmt,
1. Embryonen mit unterschiedlichen Erbinformationen unter Verwendung mindestens eines menschlichen Embryos zu einem Zellverband zu vereinigen,
2. mit einem menschlichen Embryo eine Zelle zu verbinden, die eine andere Erbinformation als die Zellen des Embryos enthält und sich mit diesem weiter zu differenzieren vermag, oder
3. durch Befruchtung einer menschlichen Eizelle mit dem Samen eines Tieres oder durch Befruchtung einer tierischen Eizelle mit dem Samen eines Menschen einen differenzierungsfähigen Embryo zu erzeugen, wird mit Freiheitsstrafe bis zu fünf Jahren oder mit Geldstrafe bestraft.
(2) Ebenso wird bestraft, wer es unternimmt,
1. einen durch eine Handlung nach Absatz 1 entstandenen Embryo auf
   a) eine Frau oder
   b) ein Tier
   zu übertragen, oder
2. einen menschlichen Embryo auf ein Tier zu übertragen.

§ 8
Begriffsbestimmung

(1) Als Embryo im Sinne dieses Gesetzes gilt bereits die befruchtete, entwicklungsfähige menschliche Eizelle vom Zeitpunkt der Kernverschmelzung an, ferner jede einem Embryo entnommene totipotente Zelle, die sich bei Vorliegen der dafür erforderlichen weiteren Voraussetzungen zu teilen und zu einem Individuum zu entwickeln vermag.
(2) In den ersten vierundzwanzig Stunden nach der Kernverschmelzung gilt die befruchtete menschliche Eizelle als entwicklungsfähig, es sei denn, daß schon vor Ablauf dieses Zeitraums festgestellt wird, daß sich diese nicht über das Einzellstadium hinaus zu entwickeln vermag.
(3) Keimbahnzellen im Sinne dieses Gesetzes sind alle Zellen, die in einer Zell-Linie von der befruchteten Eizelle bis zu den Ei- und Samenzellen des aus ihr hervorgegangenen Menschen führen, ferner die Eizelle vom Einbringen oder Eindringen der Samenzelle an bis zu der mit der Kernverschmelzung abgeschlossenen Befruchtung.

§ 9
Arztvorbehalt

Nur ein Arzt darf vornehmen:
1. die künstliche Befruchtung,
2. die Übertragung eines menschlichen Embryos auf eine Frau,
3. die Konservierung eines menschlichen Embryos sowie einer menschlichen Eizelle, in die bereits eine menschliche Samenzelle eingedrungen oder künstlich eingebracht worden ist.

§ 10
Freiwillige Mitwirkung

Niemand ist verpflichtet, Maßnahmen der in § 9 bezeichneten Art vorzunehmen oder an ihnen mitzuwirken.

§ 11
Verstoß gegen den Arztvorbehalt

(1) Wer, ohne Arzt zu sein,
1. entgegen § 9 Nr. 1 eine künstliche Befruchtung vornimmt oder
2. entgegen § 9 Nr. 2 einen menschlichen Embryo auf eine Frau überträgt, wird mit Freiheitsstrafe bis zu einem Jahr oder mit Geldstrafe bestraft.

(2) Nicht bestraft werden im Fall des § 9 Nr. 1 die Frau, die eine künstliche Insemination bei sich vornimmt, und der Mann, dessen Samen zu einer künstlichen Insemination verwendet wird.

§ 12
Bußgeldvorschriften

(1) Ordnungswidrig handelt, wer, ohne Arzt zu sein, entgegen § 9 Nr. 3 einen menschlichen Embryo oder eine dort bezeichnete menschliche Eizelle konserviert.

(2) Die Ordnungswidrigkeit kann mit einer Geldbuße bis zu fünftausend Deutsche Mark geahndet werden.

§ 13
Inkrafttreten

Dieses Gesetz tritt am 1. Januar 1991 in Kraft.

15 Ethische Aspekte moderner Reproduktionstechniken

H.-M. Sass

Inhalt

1 Ethik menschlicher Reproduktion 290

2 Substitutionstherapie in der Ehe 290

3 Gameten- und Embryonenspende 291

4 Gastmutterschaft 292

5 Nichteheliche Partnerschaften und Alleinstehende 292

6 Kryokonservierung 293

7 Forschungsethik und Reproduktionsmedizin 293

8 Patientin-Arzt-Verhältnis 294

9 Ethische Risiken rechtlicher Regelungen 294

1 Ethik menschlicher Reproduktion

Medizinethische Herausforderungen und Diskussionen werden in Zukunft die Diskussionen um Aufgaben und Grenzen der Reproduktionsmedizin in der Gynäkologie noch stärker prägen als bisher. Hormonell manipulierte Ovulation, künstliche intra- und extrakorporale Befruchtung, Kryokonservierung, autologe und heterologe Ei-, Samen- und Embryonenspende sind die wichtigsten neuen Methoden, die einer standesethischen, individualethischen, auch einer gesellschaftlichen Güterabwägung bedürfen [4, 19, 21, 28, 33].

Standesorganisationen [1, 2, 6, 7, 8, 14], Religionsgemeinschaften [11, 15, 26, 30, 35], und nationale Parlamente und Kommissionen [3, 9, 10, 12, 16], auch politische Parteien und Interessengruppen [31, 36] beschäftigen sich weltweit zunehmend mit ethischen Chancen und Risiken der Reproduktionsmedizin [17, 20, 23, 32, 34]. Insgesamt werden die reicheren Interventionsmöglichkeiten ethisch und moraltheologisch positiv bewertet [19, 33]; umstritten bleibt der Einsatz von artifizieller Insemination (AI), In-vitro-Fertilisation (IvF) und intratubarem Gametentransfer (GIFT) bei nicht grundsätzlicher Ablehnung vor allem bei konservativen moraltheologischen Positionen in der römisch-katholischen Kirche [11, 19, 23, 25, 26, 30, 35] und im Islam [24, 30].

Von der Erfüllung des Kinderwunsches in unfruchtbar gebliebenen ehelichen Gemeinschaften durch Substitutionstherapie bis hin zu den gesellschaftlich wie ethisch umstrittenen Formen der heterologen Insemination und Gastmutterschaft, auch der Fertilisation von nicht in Partnerschaft lebenden Frauen, ergibt sich ein großes Feld für Selbstbestimmung, Lebensqualität und die Erreichung individueller Lebensziele [18, 19, 28, 29, 33].

Leben geben und Zeugen ist nach allen religiösen und säkularen Positionen ein hohes Privileg und eine in moralischer Verantwortung wahrzunehmende Pflicht. Wo diese Zeugung aus medizinisch zu diagnostizierenden Gründen nicht auf natürliche Weise in vivo vollzogen werden kann, bieten sich auch in der Humanmedizin Reproduktionstechniken als Substitutionstherapie an.

Die ethischen Rahmenbedingungen von AI, IvF, GIFT und Embryotransfer (ET) sind in der Humanmedizin jedoch völlig anders als in der Veterinärmedizin, welche viele der Methoden zuerst entwickelte. Zeugung und Leben zu ermöglichen, die natürlich nicht möglich sind, erscheint als ein ethisch hoch einzuschätzender Beitrag der modernen Technik. Ethisch gesehen werden Kontrazeption und klinisch unterstützte Formen der Konzeption erst möglich durch die technische Differenzierbarkeit zwischen rekreativer und reproduktiver Sexualität, hier nicht unter dem Aspekt der Rekreation und persönlichen Lebensfreude, sondern unter dem des Lebengebens für einen neuen Menschen. Wie auch im Falle der Familienberatung, der Kontrazeption und der pränatalen Diagnose unterscheiden wir, bei technischer und medizinischer Gleichartigkeit der Methode, ethisch nicht vergleichbare unterschiedliche Fälle, ausgehend von den Normalfällen mit einem hohen Überschuß an ethischem Nutzen über den ethischen Kosten bis hin zu den komplizierteren und zusätzlichen Fällen mit abnehmendem ethischem Nutzen und ansteigenden ethischen Lasten [14, 18, 28, 30].

2 Substitutionstherapie in der Ehe

Der Normalfall von AI, IvF, GIFT und ET ist ihr Einsatz als Substitutionstherapie bei einem Ehepaar, nachdem andere Therapieversuche gescheitert sind. Den ethischen Kosten der Laparoskopie und der hormonellen Stimulierung der Frau sowie der Masturbation beim Mann steht der unvergleichlich hohe ethische Wert gegenüber, einem Kind das Leben zu geben und ein eheliches Kind zu haben, das mit beiden Eltern verwandt ist und von der Mutter auf natürliche Weise ausgetragen wird. Wenn die Eltern im eigenen Kind ein höheres sittliches Ziel sehen als in der Adoption oder Kinderlosigkeit, dann ist der Einsatz von Reproduktionsmedizin nicht nur ethisch erlaubt, sondern geboten; ärztliches Standesethos [1, 2, 7, 8, 14] und öffentlich sittliches Urteil haben dieses Argument auch inzwischen nachvollzogen [3, 5, 10, 16, 27, 31]. Die klinische Praxis in Deutschland bevorzugt aus ethischen Gründen, wo immer möglich, GIFT vor IvF und hat, trotz des medizinischen wie ethischen Risikos, der Notwendigkeit mehrfacher Versuche von IvF und ET von der Übertragung von mehr als höchstens drei Morulae innerhalb eines Behandlungszyklus Abstand genommen, um sich möglicherweise ergebende ethische Probleme des selektiven Fetozids zu umgehen; sie genügen damit auch den Vorschriften des Embryonenschutzgesetzes [9] (Wortlaut im Anhang zu Kap. 14). In der pluralistischen, oft multikulturellen Gesellschaft der Bundesrepublik ergeben sich vor allem innerhalb der römisch-katholischen Güterabwägung grundsätzliche Überlegungen der ethischen Akzeptanz von Reproduktionsmedizin, weil die Trennung zwischen rekreativer und prokreativer Sexualität für den Regelfall moraltheologisch, zuletzt zusammengefaßt in der Enzyklika „Donum Vitae" [26], nicht akzeptiert ist. Die Zahl der Autoren und die Stärke der Argumente, die innerhalb der naturrechtlichen Position des römischen Katholizismus zu einer positiven Abwägung für den Einsatz von AI, IvF und GIFT kommen, ist jedoch bemerkenswert [11, 19, 25, 35]. Die besonderen transkulturellen Probleme der Behandlung fundamentalistischer islamischer Patientinnen sind dem erfahrenen Gynäkologen bekannt; die Infertilitätsbehandlung gehört, auch wegen der innerislamischen ethischen Kontroversen [23(1), 24, 30], zu den menschlich und ethisch schwierigeren Herausforderungen, auch bei verheirateten Patientinnen.

3 Gameten- und Embryonenspende

Ei-, Samen- und Embryonenspende gehören zu den ethisch komplizierten Fällen der Reproduktionsmedizin; sie unterscheiden sich vom Normalfall durch abnehmenden ethischen Nutzen und anwachsende ethische Lasten.

Kann von einem Ehepartner kein Sperma oder Ovum, aus welchen Gründen auch immer, zur Verfügung gestellt werden, oder liegen andere Gründe, wie z.B. ein schweres Erbleiden bei einem der beiden Partner vor, das eine homologe Insemination nicht wünschbar macht, dann ist die Spende von Gameten oder Embryonen durch Dritte kein technisches, wohl aber ein ethisches Problem.

Auf der Aktivseite ethischer Güterabwägung bei der *Gametenspende* steht die Verwandtschaft mit mindestens einem Ehepartner und das Austragen des Kindes durch die Ehefrau, auf der Passivseite die genetische Verflechtung mit einem Spender, mögliche Identitätsprobleme des Kindes, das seinen genetischen Vater oder seine genetische Mutter nicht kennt. Insgesamt ist es aber nachvollziehbar, wenn das Ehepaar auch in diesem Fall zu einer positiven Güterabwägung kommt, auch im Vergleich mit der Adoption. Die Diskussion hat vor allem in der Bundesrepublik die Frage der personalen Identitätsfindung eines auf diese Weise gezeugten Menschen ethisch sehr eng an das Recht der Person, den genetischen Vater oder die genetische Mutter zu kennen, angebunden [1, 4, 7, 9]. Heterologe Insemination wird aus rechtlichen und standesrechtlichen Gründen deshalb in der Bundesrepublik nicht durchgeführt. Das deutsche Zivil- und Strafrecht faßt diese ethisch neuen Fälle nicht in ihrer sittlichen Eigenart, sondern subsumiert sie unter bestehendes Recht (der außereheliche Vater, Alimentenrecht, Erbrecht). Die paternalistische Rechtsregelung der heterologen Gametenspende hat, anders als in anderen Staaten [18, 23, 29], im deutschen Rechtsraum die Diskussion um das ethische Für und Wider im Einzelfall verstummen lassen.

Bei der *Embryonenspende* fällt die ethische Güterabwägung generell schlechter aus und bedarf seitens der Empfänger, Spender und assistierenden Mediziner eines wesentlich höheren ethischen Argumentationsaufwandes. Sie ist in der Bundesrepublik verboten, die beteiligten Frauen bleiben jedoch von der Strafverfolgung verschont [9]. Im Vergleich zur Adoption eines Geborenen hat die „Adoption" einer Morula jedoch den ethischen Vorteil, daß sie von der empfangenden Mutter ausgetragen wird, es also innerhalb der Ehe zu einer Schwangerschaft kommt. Insgesamt sind die ethischen Argumente für die Akzeptanz der Embryonenspende schwächer als sie bei der Befürwortung der heterologen Insemination wären. Die Arbeitsgruppe vom Bundesministerium für Jugend (BMJ) und Bundesministerium für Forschung und Technik (BMFT) (Benda-Kommission) sah die Embryonenspende nur dort als ethisch vertretbar an, wo keiner der beiden Ehepartner Keimmaterial beisteuern kann und wo der Embryo bereits vorhanden ist und anderenfalls zum Absterben verurteilt wäre [3].

4 Gastmutterschaft

Besonders emotional sind die ethischen Aspekte der Gastmutterschaft diskutiert worden; hier wird – im Gegensatz zur Embryonenspende – die Schwangerschaft gastweise von einer Gastmutter ausgeführt. Während für die Ei-, Samen- und Embryonenspende die traditionelle Ethik und Rechtsprechung der Adoption für den ethischen Diskurs vergleichend herangezogen werden kann, ist es hier die Rolle der Amme, für die wir heute allerdings seit der Verfügbarkeit zuverlässiger und effektiver Säuglingsnahrung [21, 28] keine ethischen und kulturellen Erfahrungen mehr haben.

Die emotionale Bindung der austragenden Mutter während der Schwangerschaft an das Kind, die mögliche Kommerzialisierung, mögliche Sorglosigkeit der Gastmutter im Umgang mit dem Ungeborenen zu dessen Nachteil oder gar Behinderung, die Nutzung der Gastmutter nicht nur aus medizinischer, sondern auch aus nichtmedizinischer kultureller Indikation sowie mögliche Identitätsprobleme des Kindes sind als Gründe für ein Verbot von Gastmutterschaft aufgeführt worden [9, 27]. Jeder einzelne dieser Gründe ist schwerwiegend; wird aber bei der Diskussion eines konkreten Einzelfalles die Gesamtheit aller dieser Argumente zusammengetragen, dann wird für diesen Einzelfall normativ generell vom Allgemeinfall oder Extremfall her argumentiert, was ethisch wenig bedenklich ist. Dem ärztlichen Ethos weit näherliegend ist die *konkrete Güterabwägung des Einzelfalles*:

– das Austragen eines Kindes durch eine Leihmutter, wobei der Embryo von einem Ehepaar in vitro gezeugt wurde und aus medizinischer Indikation von der Ehefrau nicht ausgetragen werden kann
– das Austragen eines Kindes für ein Ehepaar, wobei nur einer der Ehepartner genetisches Material beigesteuert hat, nicht aber die austragende Gastmutter
– das Austragen eines Kindes für einen oder eine Alleinstehende
– das Austragen eines Kindes in den beiden zuletzt genannten Fällen, wobei die Gastmutter zugleich auch Spenderin des Eies ist

Diese vier Szenarien unterscheiden sich durch zunehmend schwierigere Akzeptanzüberlegungen auch im Einzelfall; verboten sind in der Bundesrepublik alle Formen der Gastmutterschaft [9] und wurden auch vorher aus standesethischen Gründen nicht durchgeführt [7].

5 Nichteheliche Partnerschaften und Alleinstehende

Die Anwendung von modernen Reproduktionstechniken in nichtehelichen Partnerschaften und bei Alleinstehenden werfen im Gegensatz zum Normalfall des verheirateten Ehepaares ebenfalls zusätzliche ethische Fragen auf. Dabei ist der Fall einer stabilen Partnerschaft, die alle partnerschaftlichen Kennzeichen einer guten und ständigen Ehe bis auf die formelle Gleichheit mit der Ehe hat, noch der leichteste Fall [28]; in Österreich sollen daher IvF und GIFT bei länger als drei Jahre zusammenlebenden Paaren auch rechtlich zulässig gemacht werden [5, 27]. Da auch die formalen Voraussetzungen einer Ehe keine solide Gewähr dafür geben, daß ein Kind künftig in einer harmonischen Familienstruktur aufwächst, ist dieser Fall ethisch in große Nähe zum Normalfall zu stellen, wenn nicht zusätzliche ethische Komplikationen wie Ei- oder Samenspende hinzukommen.

Der Fall einer alleinstehenden Frau, die sich ein Kind wünscht, das mit ihr verwandt ist und von ihr ausgetragen wird, aber dennoch weder eine feste Partnerschaft eingehen noch sich in einer flüchtigen Bekanntschaft in vivo schwängern lassen möchte, dürfte ebenfalls wohl nur mit großem ethischem Argumentationsaufwand negativ beschieden werden können, auch wenn derzeit ärztliche Standesethik und rechtliche Überlegungen die In-vitro-Fertilisation und den Embryotransfer für diese Fälle ausschließen möchten [3, 5, 7, 13, 27]. Einerseits ist der alleinstehende Elternteil (nach Scheidung oder Tod des Ehegatten) heute eine sozial und kulturell akzeptierte Form der „Kleinfamilie", andererseits ist unsere öffentliche Moral in bezug auf die In-vivo-Fertilisation von Alleinstehenden, ja Minderjährigen, so relativ liberal, daß es ethisch nur schwer zu rechtfertigen ist, den begründeten Wunsch einer Alleinstehenden auf Einsatz moderner Reproduktionstechniken abzulehnen. Diese Ablehnung ist Ausdruck einer defensiven ethischen Unsicherheit, die nur mit dem Neuigkeitscharakter dieser Techniken erklärt werden kann.

Die Argumente eines alleinstehenden Mannes, ein von ihm in vitro gezeugtes Kind durch eine Gastmutter austragen zu lassen, um es dann zu adoptieren, haben demgegenüber ein wesentlich ungünstigeres Kosten-Nutzen-Verhältnis, einmal wegen der doppelten Problematik der Eispende und der Gastmutterschaft, dann aber auch wegen der kulturell immer noch stark verankerten Rollenfunktion von Vater und Mutter in unserer Gesellschaft, die dem alleinstehenden Vater weniger als der alleinstehenden Mutter zutraut, das Kind in Geborgenheit und Sicherheit aufziehen zu können. Es sollte noch angemerkt werden, daß bei diesen komplizierten ethischen Fällen die Güterabwägung um so positiver ausfällt, je mehr medizinische Indikationen es für diese Sonderfälle gibt, und daß sie um so weniger positiv ausfällt, je mehr die In-vitro-Fertilisation und der Embryotransfer zur Verstärkung und Vertiefung von kulturellen Werten aus individualethischer Zielsetzung benutzt werden [28].

6 Kryokonservierung

Als eine technisch weitgehend bewährte Methode ist die Kryokonservierung für den Normalfall von großer medizinischer, aber auch ethischer Bedeutung, weil sie wiederholte invasive Eingriffe zur Eientnahme auf ein Minimum beschränken kann und weil stimulierte, entnommene und fertilisierte Ova nicht abzusterben brauchen. Die technischen Risiken der Kryokonservierung für den Präembryo liegen weit unter den Sterbensrisiken, denen dieser vor der Nidation auch sonst natürlicherweise ausgesetzt ist, und dürften deshalb vernachlässigt werden. Ob es dem befruchteten Ei oder dem Präembryo gegenüber eine Ethik der Solidarität und daher einen auch rechtlich zu schützenden Raum geben soll, ist ethisch und rechtlich umstritten [4, 5, 13, 26, 27, 28]. Eine ethisch wie kulturell gemeinsam von unterschiedlichen Positionen der pluralistischen Gesellschaft akzeptierte Bewertung des moralischen Status von befruchteten Eizellen oder Präembryonen ist vorest nicht zu erwarten. Deshalb haben, nicht nur wegen ihres ethisch defensiven Charakters, sondern auch wegen der Gesetzeslage [9, 27], derzeit solche ethischen Positionen sicher ein gutes Argument, die einen behutsamen und ethisch defensiven Umgang mit Oozyten und Präembryonen empfehlen [8].

Die generationenübergreifende Konservierung von Gameten und Präembryonen findet wenig oder keine guten ethischen Argumente. Gute ethische Gründe gibt es aber für die Kryokonservierung von Sperma bei Männern mit gefährlichen Berufen (Verletzungsgefahr der Hoden oder toxische oder radiologische Belastung am Arbeitsplatz), auch für die Kryokonservierung von Embryonen junger Paare, die erst zu einem späteren Zeitpunkt ihrer Partnerschaft und Berufslaufbahn ein Kind haben wollen. Diese Fragen gehen aber so sehr in die intimen Planungen eines Paares ein, daß nicht zu ersehen ist, wieso das ärztliche Berufsethos oder das ordnungspolitische Ethos des Gesetz- oder Verordnungsgebers solchen verantwortlich angestellten Güterabwägungen mündiger Bürger heteronom Schwierigkeiten oder gar Verbote in den Weg legen sollte.

7 Forschungsethik und Reproduktionsmedizin

Noch mehr als Fragen der Kryokonservierung sind Fragen der ethischen Akzeptanz von Forschungen an Gameten, Oozyten und Präembryonen abhängig von der Beantwortung der Frage nach dem moralischen Status des frühen menschlichen Lebens. Für den therapiesuchenden Patienten und den behandelnden und forschenden Arzt sind das zunächst Fragen der individuellen Gewissensentscheidung. Kirchen, politische Parteien, Parlamente und Regierungen nehmen aber zunehmend dem Bürger wie dem Arzt die Möglichkeit eigener Gewissensentscheidung ab und ersetzen diese durch paternalistische Forderungen, Richtlinien und Gesetze. Wenn der befruchteten Eizelle der grundgesetzlich garantierte Schutz der Menschenwürde zugesprochen wird, wie es das Embryonenschutzgesetz tut [9], dann sind Forschungen zur Verbesserung der Methoden in der Reproduktionsmedizin und der Behandlung der menschlichen Infertilität kaum oder nur mit großen Schwierigkeiten durchzuführen. Eine solche Behinderung von Forschung aus ethischen Motiven heraus hat selbst ihre eigenen ethischen Risiken und Folgelasten, die von den Befürwortern des Embryonenschutzgesetzes ebensowenig reflektiert werden wie der Tatbestand, daß derzeit die befruchtete Eizelle rechtlich besser geschützt ist als der spätere Embryo vor dem Schwangerschaftsabbruch.

8 Patientin-Arzt-Verhältnis

Die modernen Reproduktionstechniken bringen zugleich mit den gewachsenen Möglichkeiten medizinischer Intervention und individueller Selbstbestimmung neue Zuständigkeiten in der Verantwortung mit sich. Begriffe wie „Partnerschaft" und „verantwortliche Elternschaft" bedürfen einer vertieften Neubewertung im Lichte der modernen Reproduktionsmedizin, die zugleich mit den neuen Freiheiten auch die Pflichten, die sich aus den Optionen ergeben, ausmessen und zuschreiben müssen. Das sind primär Herausforderungen für die Patientin und nur sekundär für den Mediziner.

Es ist nicht mehr der Gynäkologe, der stellvertretend für die Patientin aus den zur Verfügung stehenden Optionen der Intervention entsprechend seinem Weltbild auswählt, sondern vielmehr die Patientin selbst, die aus ihrem Selbstverständnis, ihrem Verantwortungsbewußtsein und ihrem Lebensentwurf Entscheidungen treffen und verantworten muß.

Der erweiterte Rahmen medizinisch-technischer Interventionen und Manipulationen ändert zugleich auch die medizinisch-ethischen Parameter der Arzt-Patient-Interaktion. Sowohl die Vielfalt der technischen Optionen als auch die Pluralität der modernen Welt und die Achtung vor dem Lebensentwurf und Wertbild der Patientin verlangen von der Arztethik eine kopernikanische Wende, weg von der paternalistischen Entscheidung für andere und hin zum Ernstnehmen von Entscheidungen der Patientin. Eine abschließende Verantwortung kann aber kein Arzt der Patientin abnehmen, wenn wir das Prinzip der persönlichen und individuellen Verantwortung auch im Umgang mit Geschlechtlichkeit und Zeugung ernst nehmen.

9 Ethische Risiken rechtlicher Regelungen

Ähnlich ist es mit dem ethischen Konflikt zwischen staatlicher Regelung und individuellem Gewissen. Viele Regelungen des deutschen Embryonenschutzgesetzes [9, 13] (Wortlaut im Anhang zu Kap. 14) und des österreichischen Entwurfs eines Fortpflanzungsmedizingesetzes [5, 27] nehmen ethisch bedenkliche Eingriffe in den Raum privater Verantwortung vor. Besonders wenig nachvollziehbar ist es, wenn das ESchG die Präimplantationsdiagnostik unter Strafe stellt und statt dessen verantwortliche Eltern bei einer genetisch bedingten Risikoschwangerschaft auf den ethisch weniger akzeptablen Weg des Aborts verweist [9, 22].

Gesetze und Verordnungsinitiativen dieser Art gehen von einem obrigkeitlichen Staatsverständnis aus, das dem mündigen Bürger keine Kompetenz und Pflicht zu selbstverantwortlicher Entscheidung zubilligt und damit ethisches Handeln aus Verantwortung durch regelhaftes Befolgen von Paragraphen ersetzt. Rechtsethisch ist ein solches Selbstmißverständnis staatlicher Institutionen in einer auf Verantwortung und Mündigkeit der Bürger basierenden Demokratie nicht zu rechtfertigen. Und wo ist die individuelle Entscheidung mehr gefordert als beim Ausmessen verantwortlicher Partnerschaft und Elternschaft? Weniger staatliche bevormundende Eingriffe in die persönliche Veranwortung sind aber nicht nur eine unverzichtbare Forderung in einer säkularen Gesellschaft mündiger Bürger. Dem klassischen sozialethischen Prinzip der Subsidiarität entsprechend sollten „Nächste" (Frauen,

Paare, Familie, Ärzte) primäre ethische Verantwortungsträger sein, vorrangig vor sekundär Betroffenen oder staatlichen Institutionen. Mit den Argumenten der katholischen Moraltheologie hat der Moraltheologe Haering vor 25 Jahren von einem „Ethos der Manipulation" gesprochen und damit die von Gott dem Menschen auferlegte Veranwortung angesprochen, zwischen „Gut" und „Böse" wählen zu müssen und wählen zu dürfen; er hat damit Maßstäbe für die Güterabwägungen bei den ethischen Herausforderungen der modernen Reproduktionsmedizin im Licht einer christlichen Verantwortungsethik gesetzt.

Literatur

1. American Fertility Society: Guidelines for in vitro fertilization, gamete intrafallopian transfer, and related procedures. Fertil. and Steril. 56 (1991) 194–197.
2. American Fertility Society Ethics Committee: Ethical considerations of the new reproductive technologies. Fertil. and Steril. 53 (1990), suppl. 2: I–VII, 1S–109S.
3. Arbeitsgruppe BMJ/BMFT (Benda-Kommission): In-vitro-Fertilisation. Schweitzer, München 1985.
4. Bernat, E. (Hrsg.): Lebensbeginn durch Menschenhand. Probleme künstlicher Befruchtungstechnologien aus medizinischer, ethischer und juristischer Sicht. Leykam, Graz 1985.
5. Bernat, E.: Regulating "the artificial family": an Austrian compromise. Int. J. Bioethics 3 (1992) 103–108.
6. Braun, V., D. Mieth, K. Steigleder (Hrsg.): Ethische und rechtliche Fragen der Gentechnologie und Reproduktionsmedizin. Schweitzer, München 1987.
7. Bundesärztekammer: Richtlinien zur Durchführung von IVF und ET als Behandlungsmethode der menschlichen Sterilität. Dtsch. Ärztebl. 82 (1985) 1649, 1690–1698.
8. Bundesärztekammer: Richtlinien zur Forschung an frühen menschlichen Embryonen. Dtsch. Ärztebl. 82 (1985) 3757–3764.
9. Bundesrepublik Deutschland: Embryonenschutzgesetz [ESchG]. Bundesgesetzblatt 1990 (1) 2746.
10. Canada Law Reform Commission: Medically assisted procreation. Working paper 65, pp. 244 and 256. Minister of Supply and Services, Ottawa 1992.
11. Carlson, J. M.: "Donum Vitae" on homologous interventions: is IVT–ET a less acceptable gift than GIFT? J. Med. and Phil. 14 (1989) 523–540.
12. Catenhusen, H. M. (Hrsg.): Chancen und Risiken der Gentechnologie: Bericht der Enquetekommission des Deutschen Bundestages, S. LVII u. 405. Schweitzer, München 1987.
13. Deutsch, E.: Fetus in Germany: the fetus protection law of 12. 13. 1990. Int. J. Bioethics 3 (1992) 85–93.
14. Deutsche Gesellschaft für Gynäkologie und Geburtshilfe: Entwurf einer Stellungnahme zur extrakorporalen Fertilisation. Geburtsh. u. Frauenheilk. 8 (1984) 46–48 (S. 28–42 weitere Stellungnahmen zur IVF und ET der American Fertility Society der Royal Society, und European Medical Research Council).
15. Evangelische Kirche in Deutschland, Deutsche Bischofskonferenz: Gott ist ein Freund des Lebens. Herausforderungen und Aufgaben beim Schutz des Lebens. Gütersloher Verlagshaus, Gütersloh 1989.
16. Great Britain Medical Research Council: Working party on children conceived by in vitro fertilization. Brit. med. J. 300 (1990) 1229–1233.
17. Halman, L. J., A. Abbey, F. M. Andrews: Attitudes about infertility interventions among fertile and infertile couples. Amer. J. publ. Hlth 82 (1992) 191–194.
18. Jansen, R. P.: A practical ethical framework for IVF and related reproductive interventions. Ann. N.Y. Acad. Sci. 442 (1985) 595–600.
19. Haering, B.: Ethik der Manipulation. Styria, Graz 1977.
20. Hartz, S. C., J. B. Porter, A. H. DeCherney: National documentation and quality assurance of medically assisted conception: the experience of the US IVF register. Emerging Issues biomed. Policy 1 (1992) 225–237.
21. Keane, N. P., D. L. Breo: The Surrogate Mother. Everest House, New York 1981.
22. Kielstein, R., H. M. Sass: Right not to know or duty to know? Prenatal screening for polycystic renal disease. J. Med. and Phil. 17 (1992) 395–405.
23. Lustig, B. A., B. A. Brody, H. T. Engelhardt, L. B. Mc Cullough: Bioethics Yearbook. Kluwer, Dordrecht 1991 (vol. 1), 1992 (vol. 2).
24. Marshall, P. A.: Ethics in human reproduction in the Muslim world. IRB. A Review of Human Subject Research 14 (1992, Heft 2) 6.
25. Müller-Hartburg, W. (Hrsg.): Extrakorporale Befruchtung und Embryotransfer. Arzt u. Christ 30 (1984) Heft 4.
26. Papst Paul VI: Enzyklika Humanae Vitae. Vatikan, Rom 1968.
27. Republik Österreich: Fortpflanzungsmedizingesetz [FMedG], Regierungsvorlage. Stenographische Protokolle des Nationalrates XVIII GP vom 30. 7. 1991
28. Sass, H.-M.: Extrakorporale Fertilisation und Embryotransfer. Zukünftige Möglichkeiten und ihre ethische Bewertung. In: Floehl, R. (Hrsg.): Genforschung. Fluch oder Segen? S. 44. Schweitzer, München 1985.
29. Sass, H.-M.: Methoden ethischer Güterabwägung in der Biotechnologie. Fragen der Gentechnologie und Reproduktionsmedizin, S. 89–110. Schweitzer, München 1987.
30. Schenker, J. G.: Jewish and Moslem aspects of IVF and ET. Ann. N. Y. Acad. Sci. 442 (1985) 601–607.
31. Seesing, H. (Hrsg.): Technologischer Fortschritt und menschliches Leben (Die Menschenwürde als Maßstab der Rechtspolitik. Rechtspolitische Grundsätze der CDU und CSU zur Fortpflanzungsmedizin). München, Schweitzer 1987.
32. Seibel, M. M.: A new era in reproductive technology: in vitro fertilization, gamete intrafallopian transfer, and donated gametes and embryos. New Engl. J. Med. 318 (1988) 828–834.
33. Singer, P.: The ethics of the reproductive revolution. Ann. N.Y. Acad. Sci. 442 (1985) 588–594.
34. Sauer M. V., R. J. Paulson, R. A. Lobo: Reversing the natural decline in human fertility: an extended clinical trial of oocyte donation to women of advanced reproductive age. J. Amer. med. Ass. 268 (1992) 1275–1279.
35. Vacek, E. C.: Catholic "natural law" and reproductive ethics. J. Med. and Phil. 17 (1992) 329–346.
36. Woll, Lisa: The effect of feminist opposition to reproductive technology: a case study in Victoria, Australia. Issues in reproductive and genetic engineering. J. int. Feminist Anal. 5 (1992) 21–38.

16 Adoption

R. Penning, P. Betz, W. Spann
unter Mitarbeit von
J. Mikulasch-Gyba

Inhalt

1	Adoption als Weg zur Familiengründung 298	4.5	Auswahl des Adoptivkindes (sog. Matching) 304
2	Einige Zahlen zur Adoption 298	4.6	Adoption älterer Kinder 304
3	Rechtliche Grundlagen 299	5	Adoption ausländischer Kinder 305
3.1	Rechtliche Grundlagen der Adoption ... 299	6	Situation der leiblichen Mutter 306
3.2	Rechtliche Grundlagen der Adoptionsvermittlung 301	7	Spezielle Probleme der Adoptivfamilie 307
4	Bewerbung um ein Adoptivkind 302		
4.1	Motivation der Adoptionsbewerber 302	8	Schwangerschaft nach Adoption 307
4.2	Adoptionsvermittlungsstellen 302		
4.3	Bewerbungsverfahren 303	9	Familienpflege („Vollzeitpflege") als Alternative zur Adoption 308
4.4	Prüfung der sog. Adoptionsfähigkeit 303		

1 Adoption als Weg zur Familiengründung

Als einzige Methode, den Fortbestand einer Familie bei Kinderlosigkeit zu sichern, kann die Adoption auf eine lange Tradition zurückblicken [4]. Die nach heutigem Wissen erste positiv-rechtliche Regelung findet sich im Kodex des Hammurabi (um 1700 v. Chr.). Im Kulturkreis der Griechen und Römer war Adoption eine übliche Methode zur Sicherung der Erbfolge und bestimmter an den Fortbestand der Patriziergeschlechter gebundener Privilegien. Nachdem die Adoption im christlichen Mittelalter ihre Bedeutung weitgehend verloren hatte, wurde sie im 19., teilweise erst im 20. Jahrhundert mit der Entwicklung der heutigen durchgegliederten Rechtssysteme wieder in fester, von Staat zu Staat unterschiedlicher Form eingeführt.

Stark gewandelt hat sich das Selbstverständnis des Rechtsinstituts der Adoption und der mit ihr befaßten, überwiegend staatlichen Stellen. Galt in den Motiven des Bürgerlichen Gesetzbuches (BGB) von 1900 die Annahme *an Kindes Statt* „für wohlhabende edeldenkende Personen, die in kinderloser Ehe leben, als erwünschtes Mittel, diesen Mangel zu beseitigen und das Andenken an ihren Namen und ihre Familie fortzupflanzen", so versteht sich Adoption heute als ein Mittel der Sozialfürsorge; sie ermöglicht die kontinuierliche Betreuung eines Kindes, dessen biologische Eltern außerstande oder nicht gewillt sind, für es zu sorgen. Mit der Reform des bundesdeutschen Adoptionsrechts zum 1. 1. 1977 ist Adoption die *Annahme als Kind*, mit allen daraus folgenden Rechten und Pflichten für Adoptiveltern und Adoptivkind. Im Mittelpunkt des Adoptionsverfahrens steht nicht die Familiengründung kinderloser Ehepaare, sondern de jure allein das Wohl des Kindes. Zum Leidwesen vieler kinderloser Paare ist es demnach nicht Aufgabe der Adoptionsvermittlungsstellen, für Adoptionswillige ein Kind zu suchen. Angestrebt wird vielmehr, potentiell adoptionsfähigen Kindern ein geregeltes Heranwachsen in ihrer leiblichen Familie zu ermöglichen. Nur wenn dies nicht möglich ist, wird versucht, für das betreffende Kind unter den vorhandenen Adoptionsbewerbern das Paar auszuwählen, das eine Einbindung des Kindes in ein positives Familienleben nach Ansicht der Vermittlungsstelle am ehesten gewährleistet.

Ärzte, speziell Gynäkologen, werden mit dem Problemkreis Adoption vor allem an zwei Stellen konfrontiert. Zum einen bleiben etwa 10 bis 15 % aller Ehen unfreiwillig kinderlos; viele dieser Paare suchen ärztliche Hilfe. Erweist sich die Kinderlosigkeit als therapierefraktär, folgt oft der Wunsch nach einem Adoptivkind, wobei zumeist unrealistische Vorstellungen von den Aufgaben, den Belastungen, den Erfolgschancen und der Dauer einer Adoptionsvermittlung bestehen. Zum anderen suchen etwa 90 % aller abtreibungswilligen Frauen die nach § 218b StGB vorgeschriebene Beratungsstelle bereits mit fertiger „Indikation", also mit abgeschlossener Willensbildung und ausgestellter Bescheinigung, auf [1]. Ein Hinweis, daß die Adoptionsfreigabe als grundsätzlich wichtige, im Einzelfall allerdings oft problematische Alternative zur Abtreibung in Frage kommt, könnte demnach am ehesten durch den Arzt erfolgen, der die sog. Notlagenindikation bescheinigt.

2 Einige Zahlen zur Adoption

Die jährliche Adoptionszahl liegt heute in der Bundesrepublik Deutschland (alte Bundesländer) bei rund 7000 (1987: 7500). Über 50 % sind sog. Verwandtenadoptionen, überwiegend durch Stiefvater bzw. -mutter, aber auch etwa durch einen alleinstehenden Elternteil oder Großeltern. Rund 16 % der Adoptivkinder sind im Ausland geboren. Die Hälfte der adoptierten Kinder ist nominell ehelich geboren, aber nur 5 % entstammen intakten, vollständigen Ehen. Im Jahre 1990 waren 561 (= 8 %) der adoptierten Kinder jünger als ein Jahr, 1987 noch 931 (= 12 %). Die Zahl der adoptierten Kinder über sechs Jahre blieb im selben Zeitraum mit ca. 3100 konstant.

Während die jährliche Geburtenzahl seit 1965 kontinuierlich auf derzeit rund 900 000 (gesamte BRD; davon rund 140 000 nichtehelich) und damit verbunden auch die Zahl der zur Adoption freigegebenen Kinder abgesunken ist, steigt die Zahl der Adoptionsbewerber ständig an. Demgegenüber wird die Zahl der Abtreibungen auf über 200 000 pro Jahr geschätzt

(1990: 75 000 gemeldete Abtreibungen; dabei handelte es sich 31 000mal um die erste Schwangerschaft).

Die Angaben der offiziellen Adoptionsstatistik, wonach zu einem bestimmten Stichtag 20 000 Adoptionsbewerbern zur Zeit lediglich 700 noch nicht vermittelte Kinder gegenüberstehen, geben die Chancen der Bewerber um eine Fremdadoption allerdings nicht korrekt wieder. Betrachtet man den Zeitraum eines Jahres, stehen rund 25 000 – erfolgreichen und erfolglosen – Bewerbern rund 7000 zur Fremdadoption vermittelte und vorgemerkte Kinder gegenüber.

Adoptionen führen in aller Regel, insbesondere wenn Säuglinge vermittelt werden, zu einer guten Eltern-Kind-Beziehung. Im Jahre 1990 mußten z.B. lediglich 14 Adoptionsverhältnisse in der Bundesrepublik Deutschland wieder aufgehoben werden.

3 Rechtliche Grundlagen

3.1 Rechtliche Grundlagen der Adoption

Artikel 6 Grundgesetz:
(1) Ehe und Familie stehen unter dem besonderen Schutze der staatlichen Ordnung.
(2) Pflege und Erziehung der Kinder sind das natürliche Recht der Eltern und die zuförderst ihnen obliegende Pflicht. Über ihre Betätigung wacht die staatliche Gemeinschaft.
(3) Gegen den Willen der Erziehungsberechtigten dürfen Kinder nur aufgrund eines Gesetzes von der Familie getrennt werden, wenn die Erziehungsberechtigten versagen oder wenn die Kinder aus anderen Gründen zu verwahrlosen drohen.
(4) Jede Mutter hat Anspruch auf den Schutz und die Fürsorge der Gemeinschaft.

§ 1741 BGB:
(1) Die Annahme als Kind ist zulässig, wenn sie dem Wohl des Kindes dient und zu erwarten ist, daß zwischen dem Annehmenden und dem Kind ein Eltern-Kind-Verhältnis entsteht.

Die Adoption eines Minderjährigen ist nur dann zulässig, wenn sie seinem Wohl dient und ihm ein beständiges und ausgeglichenes Zuhause verschafft. Die Annahme soll deshalb nur in Betracht kommen, wenn anzunehmen ist, daß ein dauerhaftes Eltern-Kind-Verhältnis entsteht. Eine bestimmte Ehedauer ist gesetzlich nicht verlangt; als Faustregel sollte die Ehe jedoch mindestens drei Jahre bestehen. Das Wohl des Kindes wird sowohl für das Adoptionsvermittlungsverfahren als auch für gerichtliche Entscheidungen ganz klar in den Vordergrund gestellt. Insgesamt muß eine merklich bessere Entwicklung der Persönlichkeit des Kindes zu erwarten sein.

Ferner soll ein Eltern-Kind-Verhältnis hergestellt werden. Das Alter der Eltern zum Kind soll deshalb einem solchen Verhältnis entsprechen. Kinderlosigkeit der Annehmenden ist seit 1977 nicht mehr vorgeschrieben.

§ 1741 BGB:
(2) Ein Ehepaar kann ein Kind gemeinschaftlich annehmen. Ein Ehegatte kann sein nichteheliches Kind oder ein Kind seines Ehegatten allein annehmen ...
(3) Wer nicht verheiratet ist, kann ein Kind allein annehmen. Der Vater oder die Mutter eines nichtehelichen Kindes kann das Kind annehmen.

§ 1755 BGB:
(1) Mit der Annahme erlöschen das Verwandtschaftsverhältnis des Kindes und seiner Abkömmlinge zu den bisherigen Verwandten und die sich aus ihm ergebenden Rechte und Pflichten.

Die gemeinschaftliche Annahme durch ein Ehepaar ist nach dem Gesetz der Regelfall. Personen, die nicht miteinander verheiratet sind, können ein Kind nicht gemeinschaftlich adoptieren. Ein Ehepaar kann ein beiden fremdes Kind nur gemeinschaftlich adoptieren. Außerdem werden in der Praxis häufig Kinder eines Ehegatten, die nicht der gemeinsamen Ehe entsprungen sind, von diesem oder dem anderen Ehegatten adoptiert.

Grundsätzlich können auch Alleinstehende ein Kind adoptieren. Bei Fremdadoptionen dürfte dies in praxi allerdings an den Auswahlkriterien der Adoptionsvermittlungsstellen scheitern, weil diese nach Möglichkeit vollständige Familien suchen.

Adoptiert ein Elternteil sein nichteheliches Kind, erlöschen sämtliche rechtlichen Bindungen des Kindes an den anderen leiblichen Elternteil. Dieser verliert sein Sorgerecht und auch jedes Besuchsrecht, so daß hier eine gewisse Mißbrauchgefahr insofern gegeben ist, als die Adoption als Waffe im nachehelichen „Kampf" eingesetzt werden könnte.

§ 1743 BGB:
(1) Bei der Annahme durch ein Ehepaar muß ein Ehegatte das 25. Lebensjahr, der andere Ehegatte das 21. Lebensjahr vollendet haben.
(2) Wer ein Kind allein annehmen will, muß das 25. Lebensjahr vollendet haben.
(3) Wer sein nichteheliches Kind oder ein Kind seines Ehegatten annehmen will, muß das 21. Lebensjahr vollendet haben.
(4) Der Annehmende muß unbeschränkt geschäftsfähig sein.

War früher ein Mindestalter von 50 Jahren (seit 1961: 35 Jahren) gefordert, um Kinderlosigkeit der Annehmenden zu gewährleisten, so geht der Gesetzgeber heute davon aus, daß wissenschaftliche Voraussagen über die Fortpflanzungsfähigkeit eines Paares in der Regel frühzeitig möglich sind.

§ 1746 BGB:
(1) Zur Annahme ist die Einwilligung des Kindes erforderlich. Für ein Kind, das geschäftsunfähig oder noch nicht 14 Jahre alt ist, kann nur sein gesetzlicher Vertreter die Einwilligung erteilen …
(3) Verweigert der Vormund oder Pfleger die Einwilligung … ohne triftigen Grund, so kann das Vormundschaftsgericht sie ersetzen.

§ 1747 BGB:
(1) Zur Annahme eines ehelichen Kindes ist die Einwilligung der Eltern erforderlich.
(2) Zur Annahme eines nichtehelichen Kindes ist die Einwilligung der Mutter erforderlich …
(4) Die Einwilligung eines Elternteils ist nicht erforderlich, wenn … sein Aufenthalt dauernd unbekannt ist.

§ 1748 BGB:
(1) Das Vormundschaftsgericht hat auf Antrag des Kindes die Einwilligung eines Elternteils zu ersetzen, wenn dieser seine Pflichten gegenüber dem Kind anhaltend gröblich verletzt hat oder durch sein Verhalten gezeigt hat, daß ihm das Kind gleichgültig ist, und wenn das Unterbleiben der Annahme dem Kind zu unverhältnismäßigem Nachteil gereichen würde …

§ 1750 BGB:
(1) Die Einwilligung … ist dem Vormundschaftsgericht gegenüber zu erklären. Die Erklärung bedarf der notariellen Beurkundung. …
(2) Die Einwilligung kann nicht unter einer Bedingung oder einer Zeitbestimmung erteilt werden. Sie ist unwiderruflich; …

In die Annahme eines Kindes unter 14 Jahren müssen also im Regelfall dessen beide Elternteile im eigenen Namen und im Namen des Kindes einwilligen. Ihre Einwilligung kann nach dem Kriterium des Kindeswohls vom Vormundschaftsgericht ersetzt werden. Ein Kind über 14 Jahre muß zusätzlich selbst einwilligen. Seine Einwilligung kann das Gericht nicht ersetzen, sie ist auch frei widerruflich.

§ 1747 BGB:
(3) Die Einwilligung kann erst erteilt werden, wenn das Kind acht Wochen alt ist. Sie ist auch dann wirksam, wenn der Einwilligende die schon feststehenden Annehmenden nicht kennt.

Gemeint ist hier die notariell beurkundete und damit unwiderrufliche Einwilligung. Die Frist dient dem Schutz der Mütter vor einer nicht reiflich überlegten Weggabe ihres Kindes. Neben hormonellen Umstellungen sowie emotionalen und sozialen Veränderungen während der Schwangerschaft sind die Mütter in der ersten Zeit nach der Geburt oft besonderen Belastungen ausgesetzt, wie etwa dem Druck durch Eltern und Kindesvater zur Adoptionsfreigabe.

Die Länge der Frist ist ein Kompromiß zwischen dem Bestreben, der Mutter die Entwicklung echter Bindungen zu dem Kind mit dem Ziel eines Zusammenlebens der leiblichen Eltern mit ihrem Kind zu ermöglichen, und andererseits dem Bestreben, das Kind möglichst früh zur Adoption freizugeben, damit es entsprechend entwicklungspsychologischen Erkenntnissen nach Ablauf des 2. Lebensmonats die Bezugsperson nicht mehr wechseln muß.

Während die Eltern sonst nur in die Adoption durch ein konkretes Bewerberpaar, dessen soziales Umfeld mit Ausnahme des Namens ihnen bekannt ist, einwilligen können, wird durch Satz 2 sichergestellt, daß das Kind bereits unmittelbar nach der Geburt in Adoptionspflege gegeben werden kann. Hier besteht für die Annehmenden allerdings das Risiko, daß die leiblichen Eltern bzw. die leibliche Mutter ihre Meinung ändern und das Kind doch nicht zur Adoption freigeben.

§ 1752 BGB:
(1) Die Annahme als Kind wird auf Antrag des Annehmenden vom Vormundschaftsgericht ausgesprochen …

§ 1754 BGB:
(1) Nimmt ein Ehepaar ein Kind an oder nimmt ein Ehegatte ein Kind des anderen Ehegatten an, so erlangt das Kind die rechtliche Stellung eines gemeinschaftlichen ehelichen Kindes der Ehegatten.
(2) In den anderen Fällen erlangt das Kind die rechtliche Stellung eines ehelichen Kindes des Annehmenden.

§ 1757 BGB:
(1) Das Kind erhält als Geburtsnamen den Familiennamen des Annehmenden.

§ 1758 BGB:
(1) Tatsachen, die geeignet sind, die Annahme und ihre Umstände aufzudecken, dürfen ohne Zustimmung des Annehmenden und des Kindes nicht offenbart oder ausgeforscht werden …

§ 6 RuStAG:
Mit der nach den deutschen Gesetzen wirksamen Annahme als Kind durch einen Deutschen erwirbt das minderjährige Kind die Staatsangehörigkeit …

§ 61 PStG:
(2) Ist ein Kind angenommen, so darf nur Behörden, den Annehmenden, deren Eltern, dem gesetzlichen Vertreter des Kindes und dem über 16 Jahre alten Kind selbst Einsicht in den Geburtseintrag gestattet oder eine Personenstandsurkunde aus dem Geburtenbuch erteilt werden. …

§ 62 PStG:
(2) In der Geburtsurkunde werden, wenn das Kind angenommen worden ist, als Eltern nur die Annehmenden angegeben. …

Die Adoption, die früher durch zivilrechtlichen Vertrag zwischen Angenommenem und Annehmendem vereinbart wurde, wobei bestimmte Vertragsbedingungen (z.B. Ausschluß von der Erbfolge) frei vereinbar waren, wird jetzt durch Gerichtsbeschluß ausgesprochen und hat damit viel stärkere Rechtswirkung. Sie ist bei Annahme Minderjähriger eine sog. Volladoption. Bei Fremdadoption erlöschen sämtliche rechtlichen Beziehungen des Kindes zu seinen leiblichen Eltern; es erlangt den vollen Status eines ehelichen Kindes der Adoptiveltern und erhält deren Familiennamen. Eine Änderung des Vornamens ist möglich. Als

Voraussetzung gilt, daß dies dem Wohl des Kindes entspricht.

Lange Zeit galt das *Prinzip der anonymen Adoption*: Ohne Einwilligung der Adoptiveltern können die leiblichen Eltern den Aufenthalt des Kindes niemals erfahren, das Kind den Namen seiner leiblichen Eltern erst mit 16 Jahren. Der Adoptivkindstatus geht lediglich aus Personenstandsurkunden hervor, wie sie z. B. zum Heiraten benötigt werden. Verschweigen die Adoptiveltern dem Kind seinen Status, so erfährt es spätestens bei der Vorbereitung seiner eigenen Heirat – dann allerdings zwangsläufig – davon.

Diese anonyme Durchführung einer Adoption ist jedoch nicht gesetzlich vorgeschrieben. Viele Mütter bzw. Eltern, die ihr Kind zur Adoption freigegeben haben, berichten noch nach Jahren, daß ihnen diese Entscheidung weiterhin Probleme bereitet. Sie sind an Informationen über das Wohlergehen des Kindes sehr interessiert. Eine Form der sog. „offenen Adoption" kann hier für die Beteiligten, insbesondere für die abgebende Mutter hilfreich sein; unter Wahrung des Inkognito können abgebende Mütter/Eltern bei der Auswahl der künftigen Adoptiveltern mitwirken. Sofern die Adoptiveltern zustimmen, können auch weitere Kontakte in Form eines anonymen Briefwechsels oder Austausch von Photos über die Vermittlungsstelle stattfinden.

§ 1744 BGB:
Die Annahme soll in der Regel erst ausgesprochen werden, wenn der Annehmende das Kind eine angemessene Zeit in Pflege gehabt hat.

§ 1751 BGB:
(1) Mit der Einwilligung eines Elternteils in die Annahme ruht die elterliche Sorge dieses Elternteils; die Befugnis zum persönlichen Umgang mit dem Kinde darf nicht ausgeübt werden. Das Jugendamt wird Vormund. ...

§ 43b FGG:
(1) Für Angelegenheiten, die die Annahme eines Kindes betreffen, ist das Gericht zuständig, in dessen Bezirk der Annehmende seinen Wohnsitz oder ... seinen Aufenthalt hat; ...

Auf Antrag der zukünftigen Adoptiveltern prüft das Amtsgericht/Vormundschaftsgericht, ob alle formalen rechtlichen Voraussetzungen für eine Adoption erfüllt sind. Ferner prüft es, ob die Annahme dem Kindeswohl dient und ob die *Herstellung eines Eltern-Kind-Verhältnisses* erwartet werden kann. Grundlage hierfür ist eine gutachtliche Äußerung der Adoptionsvermittlungsstelle, die das Gericht einholen muß. Wohl wichtigstes Kriterium ist der Verlauf der sog. Adoptionspflegezeit nach § 1744 BGB, die aufzeigen soll, ob Bewerber bei allgemeiner Adoptionseignung mit dem konkret vermittelten Kind harmonieren, die jedoch häufig als Probezeit mißverstanden wird. Ihre Dauer ist nicht festgelegt, sie richtet sich vor allem nach dem Alter des Kindes. Als Faustregel gilt eine Einjahresfrist. Bei älteren Kindern, insbesondere bei solchen, die mehrfach die Bezugsperson gewechselt haben, kann die Eingewöhnung wesentlich länger dauern.

Unterhaltspflicht, Aufsichtspflicht und eventuelle Haftung liegen mit Beginn der Adoptionspflege bei den prospektiven Adoptiveltern, das Sorgerecht nach der Adoptionseinwilligung der leiblichen Eltern beim Jugendamt.

3.2 Rechtliche Grundlagen der Adoptionsvermittlung

§ 2 AdVermiG:
(1) Die Adoptionsvermittlung ist Aufgabe des Jugendamtes und des Landesjugendamtes. Das Jugendamt darf die Adoptionsvermittlung nur durchführen, wenn es eine Adoptionsvermittlungsstelle eingerichtet hat ...
(2) Zur Adoptionsvermittlung sind auch die örtlichen und zentralen Stellen des Diakonischen Werks, des Deutschen Caritasverbandes, der Arbeiterwohlfahrt ... berechtigt, wenn die Stellen ... als Adoptionsvermittlungsstellen anerkannt worden sind.

§ 3 AdVermiG:
Mit der Adoptionsvermittlung dürfen nur Fachkräfte betraut werden, die dazu aufgrund ihrer Ausbildung und ihrer beruflichen Erfahrung geeignet sind. Die Adoptionsvermittlungsstellen sind mit mindestens einer hauptamtlichen Fachkraft zu besetzen.

§ 5 AdVermiG:
(1) Die Adoptionsvermittlung ist nur den nach § 2 (1) befugten Jugendämtern und Landesjugendämtern und den nach § 2 (2) berechtigten Stellen gestattet; anderen ist die Adoptionsvermittlung untersagt. ...

§ 14 AdVermiG:
(1) Ordnungswidrig handelt, wer entgegen § 5 (1) Adoptionsvermittlung ausübt, ...
(3) Die Ordnungswidrigkeit kann in den Fällen des Abs. (1) mit einer Geldbuße bis zu DM 10 000,– ... geahndet werden.

Um zu gewährleisten, daß jede Adoptionsvermittlung sich streng am Gesichtspunkt des Kindeswohls orientiert, darf sie nur von dazu zugelassenen Stellen bei Jugendämtern und bestimmten freien Trägern ausgeübt werden. Die Adoption darf nur durch Fachkräfte vermittelt werden; dies sind in der Regel Sozialarbeiter oder Sozialpädagogen. Gefälligkeits- und Gelegenheitsvermittlungen durch Heimpersonal, Ärzte oder Hebammen sowie gewerbsmäßige Vermittlung sollen verhindert werden und sind verboten (§ 5 AdVermiG), da dies oft zur Fehlvermittlung mit womöglich irreparablen Folgen für das betroffene Kind führt. Außerdem soll gewährleistet werden, daß die leiblichen Eltern nicht im Drittinteresse zur Adoptionsfreigabe gedrängt werden, sondern daß sie vielmehr über die ihnen zustehenden sonstigen Hilfen (z.B. Familienpflege, Heimunterbringung, Mutterschaftshilfen, Unterhaltsansprüche, Sozialhilfe, Wohngeld, Erziehungsgeld, Beihilfen bestimmter Stiftungen, Kinderkrippen) beraten werden.

§ 7 AdVermiG:
(1) Wird der Adoptionsvermittlungsstelle bekannt, daß für ein Kind die Adoptionsvermittlung in Betracht kommt, so führt sie zur Vorbereitung der Vermittlung unverzüglich die sachdienlichen Ermittlungen bei den Adoptionsbewerbern, bei dem Kind und seiner Familie durch. Dabei ist insbesondere zu prüfen, ob die Adoptionsbewerber unter Berücksichtigung der Persönlichkeit des Kindes und seiner besonderen Bedürfnisse für die Annahme des Kindes geeignet sind. Mit den Ermittlungen bei den Adoptionsbewerbern soll schon vor der Geburt des Kindes begonnen werden, wenn zu erwarten ist, daß die Einwilligung zur Annahme als Kind erteilt wird. ...

§ 8 AdVermiG:
Das Kind darf erst dann zur Eingewöhnung bei den Adoptionsbewerbern in Pflege gegeben werden, wenn feststeht, daß die Adoptionsbewerber für die Annahme des Kindes geeignet sind.

§ 9 Ad VermiG:
(1) Im Zusammenhang mit der Vermittlung und der Annahme hat die Adoptionsvermittlungsstelle jeweils mit Einverständnis die Annehmenden, das Kind und seine Eltern eingehend zu beraten und zu unterstützen, insbesondere bevor das Kind in Pflege genommen wird und während der Eingewöhnungszeit. ...

Aufgabe der Vermittlungsstellen ist es also unter anderem, die leiblichen Eltern über Folgen und Alternativen der Freigabe aufzuklären. Vermittlungsfähige Kinder sollen untersucht und ihre Vorgeschichte festgehalten werden. Unter den vorhandenen Adoptionsbewerbern sollen die für das konkrete Kind am besten geeigneten ermittelt werden; nur zu diesen darf das Kind in Adoptionspflege gegeben werden. Während der Adoptionspflege und auch nach der Adoption haben die Annehmenden ein Anrecht auf eingehende Beratung.

4 Bewerbung um ein Adoptivkind

4.1 Motivation der Adoptionsbewerber

Das Motiv der meisten Adoptionsbewerber ist die unfreiwillige Kinderlosigkeit. Ehen werden in der Regel unter dem Aspekt der Familiengründung geschlossen; die eigene Fruchtbarkeit wird dabei vorausgesetzt. In den ersten Ehejahren steht oft die wirtschaftliche Absicherung im Vordergrund, eine Empfängnis soll vermieden werden. Stellt sich später immer noch kein Kind ein, folgt die Suche nach medizinischer Hilfe. Wird hier die Unwahrscheinlichkeit oder Unmöglichkeit einer Empfängnis bescheinigt, folgt oft der Entschluß, die Familiengründung auf dem Umweg einer Adoption zu vollziehen.

Das Alter der meisten Adoptionsbewerber liegt heute zwischen 30 und 40 Jahren. Sie sind ganz überwiegend in erster Ehe verheiratet. Der Adoptionswunsch konkretisiert sich nach etwa sechs bis zehn Ehejahren. Viele Bewerber haben ein überdurchschnittliches Einkommen, die Mittelschicht ist überrepräsentiert.

Etwa 90 % der Adoptivbewerber wünschen sich an erster Stelle einen gesunden weißhäutigen Säugling oder ein entsprechendes Kleinkind. Hier herrscht ein erhebliches numerisches Mißverhältnis zwischen Bewerbern und vermittelbaren Kindern. Schwer zu vermitteln sind Kinder ab dem Schulalter oder behinderte Kinder, die auch häufig bereits längere Zeit in Heimen lebten. Aus nachvollziehbaren Gründen ist nur eine Minderzahl der Adoptionsbewerber bereit und auch in der Lage, hier von ihrem ursprünglichen Adoptionswunsch abzurücken.

Nur wenige Adoptionsbewerber rechnen zu Anfang mit der Langwierigkeit und den Belastungen des Verfahrens. Durch den Mangel an vermittelbaren Kindern kann einem nicht unerheblichen Teil der Kinderwunsch überhaupt nicht erfüllt werden. Hier bleibt nach mühevollem Bewerbungsverfahren oft das Gefühl, anhand schwer durchschaubarer Kriterien bei einer behördlichen Prüfung der „Elternwürdigkeit" durchgefallen zu sein.

4.2 Adoptionsvermittlungsstellen

Zur Zeit gibt es bei fast jedem der über 500 Jugendämter im Bundesgebiet eine Adoptionsvermittlungsstelle, im Telefonbuch zu finden unter Stadtverwaltung bzw. Landratsamt–Jugendamt. Aufgabe der zentralen Adoptionsstellen bei den Landesjugendämtern ist vor allem die Vermittlung von älteren Heimkindern und behinderten Kindern, darüber hinaus die Beratung bei Problemfällen. Zusätzlich unterhalten derzeit das Diakonische Werk, der Caritasverband und angegliederte Organisationen rund 100 Adoptionsvermittlungsstellen. (Zur Vermittlung ausländischer Kinder siehe Abschnitt 5.)

An diese Stellen sollten Angehörige von Heilberufen schwangere Frauen, die beabsichtigen, ihr Kind zur Adoption freizugeben, so früh wie möglich verweisen. Nur sie sind darauf eingerichtet, mit der Mutter bzw. den Eltern die Alternativen bei dieser schwierigen Entscheidung durchzuarbeiten. Wie mehrfach betont, ist es Aufgabe und Selbstverständnis der Vermittlungsstellen, für freigegebene Kinder Adoptiveltern zu suchen, nicht aber, möglichst viele Kinder zu vermitteln oder für kinderlose Ehepaare ein Kind zu suchen. Nur wenn ein Verbleib in der Familie nicht möglich ist, wird die Auswahl des besten derzeit verfügbaren Elternpaares angestrebt. Die Länge der Wartezeit ist hierbei für die Auswahl in der Regel kein Kriterium.

4.3 Bewerbungsverfahren

Adoptionswillige werden zunächst an das örtlich zuständige Jugendamt verwiesen, wo sie einen Antrag auf eine Adoption stellen können. Nach der Überprüfung können sie sich bei einer oder auch mehreren Vermittlungsstellen ihrer Wahl um ein Adoptivkind bewerben. In praxi werden Kinder jedoch meist an Bewerber aus dem eigenen Einzugsgebiet vermittelt. Kann dem Bewerber ein geeignetes Kind vermittelt werden, wird ihm dieses zunächst in *Adoptionspflege* gegeben. Bei positivem Verlauf der Adoptionspflegezeit spricht das örtlich zuständige Vormundschaftsgericht nach Anhörung der Vermittlungsstelle auf Antrag der Annehmenden die Adoption aus.

Das Verfahren zur Überprüfung der Adoptionseignung hat meist etwa folgenden Verlauf: Zunächst wird der Bewerber zu einem Informationsgespräch eingeladen, wo ihm das Jugendamt seine Sicht der Adoption, insbesondere die zentrale Stellung des Kindeswohls, und den Verfahrensgang auseinandersetzt. In zeitlichem Abstand folgen dann mehrere Gespräche mit einem Sozialarbeiter, in der Regel im Rahmen von Hausbesuchen. Hierbei wird das soziale Umfeld der Bewerber erkundet. Es wird versucht, auch unbewußte Motive für den Adoptionswunsch herauszuarbeiten. Eine ärztliche Untersuchung, Einkommensnachweis und Lebenslauf werden verlangt. Der Sozialarbeiter faßt das Ergebnis in einem Bericht zusammen und teilt dies auch den Bewerbern mit. Abgelehnt werden hierbei nur wenige Bewerber. Einspruch bzw. Klage beim Verwaltungsgericht sind möglich. In den – einsehbaren – Akten des Jugendamtes wird die Adoptionseignung allerdings durchaus abgestuft beurteilt. Auch dies wird den Bewerbern mitgeteilt.

4.4 Prüfung der sog. Adoptionsfähigkeit

Zur Beurteilung der sog. Adoptionsfähigkeit ist ein Kriterium z.B. *das Alter der Bewerber*, das die Entstehung eines Eltern-Kind-Verhältnisses zulassen soll. Säuglinge und Kleinkinder werden deshalb (in der Regel) nicht an Bewerber über 35 bis 38 Jahre vermittelt. Auch für ältere Kinder gibt es keine starre Obergrenze. Sie wird unterschiedlich gehandhabt und liegt bei ca. 40 Jahren, je nach Kindesalter auch entsprechend darüber. Die Bewerber sollen *frei sein von ansteckenden Krankheiten* und von Störungen, die lebensverkürzend wirken oder zu schwerer Gebrechlichkeit führen. Vorstrafen, die Aussagen über die *Erziehungsfähigkeit* zulassen, werden einbezogen. Das Einkommen und die Wohnverhältnisse werden ebenso überprüft wie der Sozialstatus und die Kontaktfähigkeit der Bewerber.

Wichtig ist die *Stabilität der Ehe*. Zwar wird großer Wert auf wirtschaftliche Mindestabsicherung gelegt, um diesbezügliche erhebliche Belastungen von der Familie fernzuhalten. Ein Ehepartner sollte jedoch nicht berufstätig sein und sich um das Kind kümmern können.

Es wird versucht, sich ein Bild von den *Erziehungsvorstellungen*, der Lernfähigkeit, der möglichen Belastbarkeit und Flexibilität der Bewerber zu machen. Wichtig ist auch die Einstellung des Bewerbers zur rechtzeitigen und sachgerechten Aufklärung des Kindes über die Tatsache seiner Adoption. Auf entsprechende religiöse Bindungen wird bei älteren Kindern oder auf Wunsch der leiblichen Eltern Wert gelegt.

Es wird versucht, die Bewerber in bezug auf ihre *Beweggründe* und die Erwartungen gegenüber dem Kind kennenzulernen. Der Wunsch nach Adoption sollte von beiden Partnern ausgehen. In Erziehungskrisen besteht sonst die Gefahr, daß sich der überredete Partner wenig einsetzt. Es wird geprüft, ob sich Bewerber nach jahrelangem Kinderwunsch das Phantasiebild eines dankbaren und pflegeleichten Kindes geschaffen haben, das der Realität nicht standhalten kann. Auch unflexible hohe Ansprüche an die Intelligenz und spätere Karriere des Kindes können eine Adoption gefährden. Probleme ergeben sich, wenn das Adoptivkind lediglich als Ersatz für ein verstorbenes eigenes Kind, dessen idealisiertem Bild es dann möglichst gleichen soll, oder als Spielkamerad für ein kontaktarmes leibliches Kind gesucht wird.

Alleinstehende Personen kommen für eine Fremdadoption in der Regel schon deshalb nicht in Frage, weil die leiblichen Eltern hier nicht einwilligen. Zur Adoption durch Alleinstehende kommt es meist, wenn bereits eine wie auch immer geartete Beziehung zwischen Kind und Bewerber bestand.

Seitens der Adoptionsfachkräfte wird versucht, den Bewerbern das *Überprüfungsverfahren* transparent zu machen, auch damit diese nachvollziehen können, daß bestimmte Gesprächsinhalte und Unterlagen zur Überprüfung notwendig sind. Bewerber, die abgelehnt werden, haben ein Anrecht auf eine Begründung. Eine Klage beim Verwaltungsgericht verspricht allerdings nur dann Erfolg, wenn offensichtlich ein Mißbrauch des Ermessensspielraums vorliegt.

4.5 Auswahl des Adoptivkindes (sog. Matching)

Hat ein Bewerber die Adoptionspflegeerlaubnis erhalten und sich um ein Kind beworben, kann ihn der Vermittler berücksichtigen, wenn er für ein Kind die Adoptiveltern auswählt. Da ab einem gewissen Eignungsgrad die Bewerber gleichwertig sind, gibt es bei dieser Entscheidung viel Ermessensspielraum. Bei der Vermittlung von gesunden Säuglingen stehen mit Ausnahme des gewünschten Geschlechts des Kindes, eventueller Befürchtungen der Bewerber über die Abstammung des Kindes sowie gegebenenfalls gewünschter Religionszugehörigkeit kaum weitere Vorgaben seitens der Bewerber zur Verfügung.

Weitaus wichtiger und schwieriger ist die Auswahl des im konkreten Fall geeignetsten Elternpaares bei älteren Kindern. Hierzu sind vor Vermittlung des Kindes ausgedehnte Ermittlungen nötig. Insbesondere wird dabei eingegangen auf die Biographie und die gegenwärtigen Lebensumstände des Kindes, auf Sozialverhalten, Sprachvermögen, emotionale Bindungsfähigkeit, Auffälligkeiten, Behinderungen, auf geistigen und körperlichen Entwicklungsstand. All dies, insbesondere die Biographie, wird in den Akten festgehalten und steht auch später Adoptivkind und -eltern für eventuelle Rückfragen zur Verfügung.

Werden für ein bestimmtes Kind Adoptiveltern gesucht, so muß der Adoptionsvermittler die am besten geeigneten Bewerber auswählen. Er verläßt sich beim Matching weitgehend auf seine eigene Berufserfahrung. Dabei werden die im Rahmen der Vorbereitung über die Bewerber wie über das Kind und dessen Vorgeschichte gewonnenen Erkenntnisse herangezogen. Äußere Kriterien können die Verfügbarkeit notwendiger Einrichtungen (vor allem bei behinderten Kindern!) und eventuell in ländlichen Gegenden das Anstreben einer gewissen räumlichen Trennung von den leiblichen Eltern sein. Geachtet werden kann auf Vergleichbarkeit des soziokulturellen Hintergrundes.

Während Bewerber mit bereits einem Adoptivkind wegen ihrer Erziehungserfahrung in der Regel bevorzugt werden, haben manche Vermittlungsstellen Bedenken, Kinder an Paare mit bereits einem leiblichen Kind zu vermitteln. Das Risiko, das eigene oder – im Sinne einer Kompensation – das adoptierte Kind könnte bevorzugt werden, erscheint hier zu groß. Wird dennoch vermittelt, wird in aller Regel darauf geachtet, daß das Adoptivkind das jüngste in der Geschwisterreihe ist und schon aus diesem Grund ein erhöhtes Maß an Zuwendung erhält.

4.6 Adoption älterer Kinder

Bei Fremdadoptionen älterer Kinder dauert die Eingewöhnung und damit auch die Adoptionspflegezeit meist bedeutend länger als bei Säuglingen. Bei Kindern, die schon mehrfach die Bezugsperson wechseln mußten, insbesondere auch bei Heimkindern, ist bereits die Kontaktanbahnung mit Schwierigkeiten verbunden. Die Bewerber sollen das Kind erst kennenlernen, bevor sie es zur – bereits vorentscheidenden – Adoptionspflege aufnehmen; dies soll andererseits für das Kind zunächst nicht erkennbar sein, um ihm eine mögliche weitere Enttäuschung zu ersparen. In der Regel wird das Kind deshalb erst nach behutsamen Erstkontakten und einigen Wochenendausflügen oder -besuchen bei den „Besuchspaten" zu seinen „neuen Eltern" übersiedeln. Je älter das Kind ist, desto eher werden Probleme, wie etwa Schlafstörungen oder Bettnässen, in der ersten Zeit auftreten.

Die Belastung der Adoptiveltern ist oft erheblich. Es besteht bei übergenauer Beobachtung die Gefahr, daß jede normale Unart des Kindes auf dessen Vorgeschichte oder auf eigenes Versagen zurückgeführt wird. Die latente Angst vor den „schädlichen Erbanlagen" des Kindes kann zu erheblicher Beunruhigung z.B. dann führen, wenn das Kind einer Prostituierten in der Pubertät erste Kontakte mit dem anderen Geschlecht aufnimmt. Aber auch Trotzphasen werden bei ehemaligen Heimkindern möglicherweise falsch bewertet. Der Kontakt mit der in diesen Problemen erfahrenen Vermittlungsstelle sollte deshalb aufrechterhalten werden.

Bei älteren Kindern folgt auf eine ermutigende Phase des Einschmeichelns meist ein kürzerer oder längerer Zeitraum, in dem das Kind versucht, gewarnt durch bisherige schlechte Erfahrungen, die Stabilität der neuen Beziehung zu erproben. Übersteht das Adoptionspflegeverhältnis diese Austestphase, wird die Integration des Kindes in die neue Familie in der Regel gelingen.

Zu beachten ist, daß das Kind während der Adoptionspflegezeit noch nicht den Nachnamen der Adoptiveltern trägt. Krankenschein und dergleichen lauten auf den Namen des Kindes. Taktvolles Verhalten Dritter kann hier die Integration wesentlich erleichtern; insbesondere die Schulbehörde ist aber oft nicht bereit, Kinder in Adoptionspflege unter ihrem zukünftigen Namen einzuschreiben.

5 Adoption ausländischer Kinder

Bestimmte früher vor allem soziales Engagement manche Leute dazu, neben eigenen Kindern noch eines aus der Dritten Welt aufzuziehen, so hat die Nachfrage nach ausländischen Adoptivkindern heute wegen der Knappheit vermittelbarer Kinder nie geahnte Höhen erreicht. Von den dazu zugelassenen Stellen werden derzeit jährlich etwa 1000 ausländische Kinder, in der Mehrzahl aus Süd- und Südostasien, Osteuropa oder Südamerika kommend, zur Adoption an deutsche Bewerber vermittelt.

Ebenso wie die Heimatländer lehnen allerdings die in Deutschland zugelassenen Vermittlungsstellen die Vermittlung einer großen Zahl ausländischer Kinder an deutsche Eltern ab. Sie sehen die Priorität im Ausbau von Hilfen für elternlose ausländische Kinder in deren Heimatländern.

Mehrere Organisationen wie z.B. der „Internationale Sozialdienst" vermitteln derzeit, oft durch die angebahnten Kontakte mit den einheimischen Behörden und Regierungen regional spezialisiert, Auslandsadoptionen. Nach Schätzungen werden jährlich etwa 1000 weitere ausländische Kinder von kommerziellen Organisationen illegal oder im rechtsfreien Raum nach Deutschland vermittelt, meist mit erheblichen Gewinnspannen. Während die anerkannten Stellen lediglich Kinder vermitteln, die völlig ohne eigene Familie sind, ist die Herkunft der illegal vermittelten Kinder oft unklar. Nach Presseberichten werden sie teilweise ihren Müttern abgekauft oder schlicht verschleppt, was den Adoptionsbewerbern jedoch meist nicht deutlich wird. In mehreren südamerikanischen Ländern sind deshalb Adoptionsvermittlungen ins Ausland derzeit generell verboten.

Nicht übersehen werden sollte, daß bei Auslandsadoptionen in besonderem Maß Belastbarkeit und Flexibilität, pädagogisches Geschick und Einfühlungsvermögen gefordert werden. Die endgültige Entscheidung zum Zusammenbleiben muß fallen, bevor ein Zusammengehörigkeitsgefühl wachsen kann. Geringere körperliche Störungen sind möglicherweise im Heimatland nicht bekanntgeworden. Durch sein exotisches Aussehen erregt das Kind oft distanzlose Aufmerksamkeit. Auch ist es kaum möglich, abzuschätzen, welche Dimensionen die offenbar zunehmende Ausländerfeindlichkeit erreichen wird, wenn das Kind in die Schule kommt oder erwachsen ist.

Die Kosten privat vermittelter Auslandsadoptionen sind teilweise erheblich; oft wird die Adoption „im Paket" mit einem teuren Urlaubsaufenthalt angeboten. Die Vermittlungsgebühren der zugelassenen Auslandsadoptionsstellen liegen wesentlich niedriger; allerdings verlangen die Sozialbehörden einiger Heimatländer ebenfalls Vermittlungsgebühren, die bis zu mehreren tausend Mark reichen und sämtlich der Jugendfürsorge zufließen.

Werden Kinder im Ausland nach ausländischem Recht von deutschen Eltern adoptiert, ist ihre rechtliche Situation in der Bundesrepublik Deutschland teilweise so unklar, daß dringend empfohlen werden muß, das Kind nach deutschem Recht noch einmal zu adoptieren, wobei es sich bei illegalen Adoptionen häufig als schwierig erweist, die erforderlichen Unterlagen beizubringen. Ein nach deutschen Gesetzen wirksam von einem Deutschen adoptiertes Kind erhält nach § 6 RuStAG (siehe Abschnitt 3.1) grundsätzlich die deutsche Staatsangehörigkeit.

6 Situation der leiblichen Mutter

Die schwächste und undankbarste Position aller am Adoptionsverfahren Beteiligten ist sicher die der freigebenden Eltern, in der Regel also der alleinstehenden leiblichen Mutter. Die Geburtenrate der Bundesrepublik Deutschland liegt in der Welt an letzter Stelle. Abtreibungen sind de facto legalisiert, werden teilweise als emanzipatorische Handlung geradezu propagiert. Wer sein Kind jedoch austrägt und dann zur Adoption freigibt, stößt auf eine Mauer von Ablehnung und Vorurteilen.

Freigebende Mütter sind zu 80% unverheiratet [4]. Der leibliche Vater ist oft nicht bekannt. Unterstützung jedweder Art ist meist weder von ihm noch von den Eltern der Mutter zu erwarten, da ungewollte Schwangerschaften oft ein Ausdruck gestörter Eltern-Tochter-Beziehung sind. Nur rund 30% der Mütter verfügen über eine – nicht immer abgeschlossene – Berufsausbildung [4]. Als Motiv für die Adoptionsfreigabe werden überwiegend finanzielle und persönliche Schwierigkeiten, nur in 5% Desinteresse am Kind angegeben [4]. Rund 70% der freigebenden Mütter haben weitere Kinder zu versorgen. Alleinstehende Frauen mit zwei oder mehr Kindern haben jedoch kaum noch Möglichkeiten, eine für die eigene Stabilisierung so wichtige dauerhafte neue Partnerbindung einzugehen.

Während der Kindsvater in der Regel anonym bleibt, muß die freigebende Mutter gegen den Druck massiver Vorurteile ankämpfen, die unter dem Schlagwort „Rabenmutter" zusammengefaßt werden können und die ihr von Bekannten, Familie und leider auch oft auf der Entbindungsstation entgegengebracht werden. In vielen Kliniken werden deshalb Mütter, die ihr Kind sofort nach der Geburt zur Adoption freigeben, aus dem Kreißsaal nicht auf die Wöchnerinnenstation verlegt, um ihnen die Begegnung mit der Mutterschaft anderer zu ersparen. In Erfahrungsberichten wird jedoch immer wieder geklagt, daß dies in anderen Kliniken abgelehnt wird, und daß zur Freigabe entschlossene Mütter sich massiven Beeinflussungsversuchen durch Klinikpersonal ausgesetzt sehen, die in der Regel zwar wohlgemeint sind, aber die soziale Situation und die speziellen Probleme mangels entsprechender Ausbildung nicht entsprechend berücksichtigen können. Auch Adoptiveltern, die „ihr" Kind von der Klinik abholen, fühlen sich gelegentlich durch offen ablehnende Haltung des Klinikpersonals verletzt.

Während Abtreibungen heute kaum tabuisiert sind, schlimmstenfalls totgeschwiegen werden, ist es der freigebenden Mutter meist nicht möglich, sich mit anderen darüber auszusprechen und zu ihrer Handlungsweise zu stehen. Eltern, Verwandten und Bekannten wird von einer Totgeburt erzählt. Oft wird sogar der Wohnort gewechselt, was auf massives Verdrängen der Problematik mit entsprechend langwierigen psychischen Folgeerscheinungen hinweist. Die Adoptionsvermittlungsstellen sind deshalb bemüht, mit freigabewilligen Schwangeren möglichst frühzeitig Kontakt aufzunehmen. Noch Schwankende sollen über alternative Hilfsangebote informiert werden (Zusammenstellung bei [1]). Eine Beeinflussung in jedwede Richtung sollte unterbleiben, es sei denn, die Mutter lehnt ihr Kind ganz offensichtlich innerlich ab. Empfindet die Mutter die Adoptionsfreigabe nicht als ihren eigenen freien Entschluß, scheint dies die regelmäßig nach der Freigabe vorhandenen Schuldgefühle erheblich zu verstärken.

Systematische und repräsentative Untersuchungen, wie leibliche Eltern die Adoptionsfreigabe verarbeiten, gibt es nicht. Nach einer Umfrage verspürten 50% der Befragten noch 10 bis 33 Jahre nach Freigabe Gefühle wie Verlust, Schmerz und Trauer [7]. Im Vordergrund stand die Befürchtung, das Kind verstehe die Gründe für die Freigabe nicht und habe eine schlechte Meinung von seinen leiblichen Eltern. Rund 80% wären an einem Treffen mit dem Kind interessiert, wenn das volljährige Kind dies wünschte. Etwa 35% waren von Eltern, Arzt oder Seelsorger zur Adoptionsfreigabe beeinflußt worden.

Auch zu der Frage, ob Abtreibung oder Adoptionsfreigabe langfristig die Psyche der Mutter stärker belasten, fehlen systematische Untersuchungen. Wahrscheinlich kann dies nur anhand der Persönlichkeitsstruktur der einzelnen Frau beantwortet werden. Eine eigenverantwortliche Entscheidung erscheint am wichtigsten.

Es ist letztlich eine Frage der Weltanschauung, ob man den Schutz des ungeborenen Lebens oder die Handlungsautonomie der Mutter in den Vordergrund stellt. Einerseits ist die psychische Belastung der Mutter während des Austragens und nach der Freigabe des Kindes nicht zu unterschätzen; andererseits kann man nicht primär unterstellen, dies sei unzumutbar. Adoptionsvermittlungsstellen, insbesondere kirchlicher Träger, arbeiten deshalb oft eng mit Schwangerschafts-Konfliktberatungsstellen zusammen. Das bloße Vertrösten auf eine eventuelle Adoptionsfreigabe im Rahmen der Beratung nach § 218b StGB erscheint allerdings nur vertretbar, wenn konkrete Anhaltspunkte dafür vorliegen, daß die Schwangere die psychische Belastung einer Abtreibung schwer ertragen wird. Anzumerken ist auch, daß die Achtwochenfrist nach § 1747 BGB der Mutter nur theoretisch eine Zeit zur reiflichen Überlegung bietet. De facto fällt eine Entscheidung ja oft bereits mit Ablauf der Fristen des § 218a StGB.

Insgesamt bleibt festzuhalten, daß die Zahl der zur Adoption verfügbaren Kinder, insbesondere der Säuglinge, langfristig nicht durch – teilweise moralisierenden – Druck auf die leibliche Mutter erhöht werden kann, sondern nur durch Abbau der Vorurteile, die viele Mütter von diesem objektiv zumindest für das Kind zuträglichsten Schritt abhalten.

7 Spezielle Probleme der Adoptivfamilie

Eine erhebliche Belastung für alle Adoptiveltern bringt die Aufklärung des Kindes über seinen Adoptionsstatus mit sich. Diese Aufklärung ist jedoch unverzichtbar, auch wenn manche Adoptiveltern sie innerlich ablehnen und die Adoptivelternschaft als eine „Elternschaft zweiter Wahl" vor ihrer Umgebung zu verheimlichen suchen. Es ist auf lange Sicht nicht zu verhindern, daß das Kind informiert wird. Häufig geschieht dies durch Hänseleien in Kindergarten oder Schule oder durch versehentliche Äußerungen. Mit 16 Jahren hat das Kind das Recht auf Einsicht in die standesamtlichen Papiere. Bei einer Heirat erfährt es zwangsläufig den Namen seiner leiblichen Eltern. Je später das Adoptivkind über seinen Status erfährt, desto stärker wird es die Verheimlichung als Vertrauensbruch empfinden. Deshalb bestehen alle Vermittlungsstellen auf einer möglichst frühzeitigen Aufklärung. Sie machen die Bereitschaft zur Aufklärung teilweise zum Auswahlkriterium, haben allerdings leider keine Möglichkeit, sie durchzusetzen. Alle Vermittlungsstellen beraten jedoch jederzeit gerne über das Procedere. Wichtig ist auch, daß die Adoptiveltern dem Kind ein Bild über seine leiblichen Eltern und deren Probleme mit distanziertem Verständnis vermitteln. Negative und verständnislose Schilderungen schlagen sich im Selbstwertgefühl des Kindes nieder, auch unbewußte Vorbehalte gegenüber seiner Abstammung spürt das Kind. Deshalb ist auch die Einstellung zu den Freigabemotiven der leiblichen Eltern ein Kriterium bei der Auswahl der Adoptiveltern.

Meist während der Pubertät hat jedes Adoptivkind eine Phase, in der es seine Identität sucht, seine Vergangenheit aufarbeiten muß. Zum Teil versuchen die Kinder, ihre leiblichen Eltern zu treffen, was dann bei vielen Adoptiveltern erhebliche Befürchtungen auslöst. Diese sind allerdings in aller Regel grundlos. Das heranwachsende Kind sucht nicht andere Eltern, es will nur verstehen, woher es kommt. Die Suche ist völlig unabhängig von der Qualität der Beziehung zu den Adoptiveltern, sie erfolgt oft heimlich, da das Kind die Adoptiveltern nicht verletzen will. Dabei handelt es sich meist um eine kurze, überhöhte Episode, die in aller Regel nicht mit einer längerfristigen Beeinträchtigung des Adoptivverhältnisses verbunden ist.

8 Schwangerschaft nach Adoption

Berichte von Ehepaaren, die nach jahrelanger unfreiwilliger Kinderlosigkeit, vielleicht auch langwieriger Sterilitätsbehandlung plötzlich ein eigenes Kind bekamen, nachdem sie ein fremdes Kind in Adoptionspflege genommen oder bereits adoptiert hatten, sind nicht ganz selten.

Ob dieses Phänomen, das sich durch Wegfallen einer Streßsituation, in der jede Menstruationsblutung wie eine kleine Fehlgeburt empfunden wird, zwanglos erklären ließe, überzufällig häufig auftritt, läßt sich aus heutigem Wissensstand nicht entscheiden. Einerseits ist z.B. einer Studie zu entnehmen, daß dort 6,4% aller Adoptionsbewerbungen wegen Schwangerschaft zurückgezogen wurden [2]. Andererseits konnte man bei 895 Paaren aus einer Fertilitätssprechstunde keinen Unterschied in der Konzeptionshäufigkeit zwischen Paaren ohne und mit mittlerweile angenommenen Adoptivkindern nachweisen [3]. Es läßt sich somit nur feststellen, daß sowohl Adoptionsvermittler als auch Gynäkologen oft von der Häufigkeit dieses Phänomens subjektiv überzeugt sind, daß aber eine statistische Absicherung bisher nicht gelungen ist.

9 Familienpflege („Vollzeitpflege") als Alternative zur Adoption

Für Bewerber, denen ein Adoptivkind nicht vermittelt werden kann, besteht darüber hinaus die Möglichkeit, ein Pflegekind aufzunehmen. Pflegeeltern werden von den Jugendämtern laufend gesucht. Pflegeeltern können einem oder mehreren Kindern, teilweise über lange Jahre, als Ersatzeltern die dringend benötigten Bezugspersonen sein und ergänzend zu den sozial oft schlecht gestellten leiblichen Eltern, die dazu nicht in der Lage sind, Geborgenheit und Beständigkeit gewähren. Dies sollte jedoch nicht subjektiv als mindere Variante einer nicht zustandegekommenen Adoption verstanden werden, sondern eben als Alternative. Diese ist jedoch nicht unproblematisch; unabhängig von der Enge der Beziehungen kann irgendwann die Trennung vom Kind bevorstehen. Nur in den seltensten Fällen enden Pflegeverhältnisse mit der Adoption des Kindes. Gegenseitiges Bemühen und Verständnis für die jeweils anderen Eltern sind für die Identitätsentwicklung des Kindes deshalb von überragender Bedeutung.

§ 33 SGB VIII:
Hilfe zur Erziehung in Vollzeitpflege soll ... Kindern und Jugendlichen in einer anderen Familie eine zeitlich befristete Erziehungshilfe oder eine auf Dauer angelegte Lebensform bieten. ...

§ 38 SGB VIII:
(2) Sofern der Personensorgeberechtigte ... die Rechtsmacht der Pflegeperson ... soweit einschränkt, daß diese eine dem Wohl des Kindes oder des Jugendlichen förderliche Erziehung nicht mehr ermöglichen können, sowie bei sonstigen Meinungsverschiedenheiten sollen die Beteiligten das Jugendamt einschalten. ...

Als Pflegeeltern kommen in erster Linie Ehepaare in Betracht, weil sie einem Pflegekind die für seine Entwicklung notwendigen Identifikationspersonen sein können. Stellt nur ein Gatte den Antrag auf Pflegeerlaubnis, muß der andere einverstanden sein. Die Altersdifferenz zum Kind sollte in etwa einem Eltern-Kind-Verhältnis entsprechen. Ähnlich wie bei Adoptionen sollten räumliche und wirtschaftliche Verhältnisse ausreichend sein und keine ansteckenden Krankheiten vorliegen. Die Ehe sollte intakt sein, Intelligenz und Belastbarkeit den Anforderungen des Kindes genügen. Auch Erziehungstüchtigkeit und charakterliche Unbedenklichkeit werden vom Jugendamt überprüft. Das Motiv für die Aufnahme eines oder mehrerer Pflegekinder sollte nicht nur finanzieller Natur und die Bereitschaft zur konkret zu erwartenden Dauer des Pflegeverhältnisses vorhanden sein. Zudem müssen Pflegeeltern bereit sein, eventuelle Kontakte zwischen Kind und leiblichen Eltern zu akzeptieren.

Bei Pflegekindern handelt es sich oft um Kinder solcher lediger Mütter, die z. B. wegen Berufstätigkeit die Versorgung nicht selbst übernehmen können. In anderen Fällen macht das Kind Erziehungsschwierigkeiten, oder die Eltern sind zur adäquaten Erziehung ungeeignet oder nicht bereit. Wenn in solchen Fällen die Eltern in die Adoptionsfreigabe nicht einwilligen und die Voraussetzungen zur Einwilligungsersetzung durch das Vormundschaftsgericht (noch) nicht vorliegen, versucht das Jugendamt, Pflegepersonen zu finden, die imstande sind, dem Kind vertrauensvolle Bindungen zu ermöglichen, die andererseits eine Trennung vom Kind einplanen und möglicherweise mittragen können. Die Pflegeeltern übernehmen hier Aufgaben der öffentlichen Jugendhilfe. Sie tragen auch erheblich zur finanziellen Entlastung der öffentlichen Hand bei. Bestehen bei Kindern erhebliche pädagogische Defizite, ist zu prüfen, ob sog. heilpädagogische Pflegefamilien dem Kind gerecht werden können oder ob Erziehung durch geschulte Pädagogen in Heimen notwendig ist. Der Großteil der Pflegekinder in der Bundesrepublik Deutschland ist bei Verwandten untergebracht.

Von juristischer Seite [5] wird dringend empfohlen, einen schriftlichen Pflegevertrag abzuschließen. Die ebenfalls dringend empfohlene Haftpflichtversicherung wird teilweise vom Jugendamt übernommen.

Die Vertretung des Kindes in Belangen des täglichen Lebens liegt bei den Pflegeeltern. Bei Streitigkeiten zwischen leiblichen und Pflegeeltern entscheiden, orientiert am Kindeswohl, Jugendamt oder Vormundschaftsgericht.

Üben die leiblichen Eltern ihre Rechte mißbräuchlich aus und ist dadurch das körperliche, geistige oder seelische Wohl des Kindes gefährdet, kann ihnen das

Vormundschaftsgericht auf Antrag der Pflegeeltern das Umgangsrecht, eventuell sogar das elterliche Sorgerecht nach § 1666 BGB entziehen. Auch kann das Vormundschaftsgericht nach § 1632 (4) BGB die Herausnahme des Kindes aus einem bereits längere Zeit bestehenden Pflegeverhältnis untersagen, wenn das Kind durch die Herausnahme in seiner Entwicklung gefährdet würde.

Literatur

1. Augstein, R., H.-G. Koch: Was man über den Schwangerschaftsabbruch wissen sollte. Beck, München 1985.
2. Hoffmann-Riem, C.: Das adoptierte Kind. Fink, München 1985.
3. Lamb, E. J., S. Leurgans: Does adoption affect subsequent fertility? Amer. J. Obstet. Gynec. 134 (1979) 138.
4. Napp-Peters, A.: Adoption – das alleinstehende Kind und seine Familien. Luchterhand, Neuwied 1978.
5. Oberloskamp, H.: Wie adoptiere ich ein Kind? Wie bekomme ich ein Pflegekind? 2. Aufl. Beck, München 1988.
6. Roth-Stielow, K.: Adoptionsgesetz – Adoptionsvermittlungsgesetz. Kohlhammer, Stuttgart 1976.
7. Sorosky, A. D., A. Baran, R. Pannor: Adoption. Rowohlt, Reinbek 1982.

Die Adoptionsvermittlungsstellen bei den Jugendämtern und Landesjugendämtern stellen darüber hinaus Literaturlisten sowie eine Fülle zum Teil ausführlicher Broschüren und Beratungsschriften für Adoptionswillige zur Verfügung.

17 Fehlgeburt

P. Berle

Inhalt

1	Definition der Fehlgeburt 313	4.4.2	Veränderungen an Embryonen und Feten 321
2	Epidemiologie der Fehlgeburt 313	4.4.3	Differentialdiagnostische Überlegungen aus morphologischer Sicht . 322
2.1	Einfluß des Gestationsalters 313		
2.2	Einfluß des mütterlichen Alters 314		
2.3	Einfluß der Parität 314	5	Ätiologische Faktoren bei Fehlgeburten 323
2.4	Einfluß vorausgegangener Fehlgeburten 314	5.1	Berufstätigkeit der Mutter 323
		5.2	Chemische Substanzen........... 323
2.5	Einfluß vorausgegangener Abruptiones 315	5.3	Rauchen und Alkoholkonsum 324
		5.4	Immunologische Faktoren 325
2.6	Einfluß des zeitlichen Abstands vorausgegangener Geburten oder Aborte 315	5.5	Endokrine Faktoren 325
		5.6	Infektionen 326
		5.7	Impfungen 328
3	Fehlbildungsrate bei Fehlgeburten ... 315	5.8	Nichtinfektiöse Erkrankungen der Mutter 328
4	Fehlgeburten bei chromosomalen Aberrationen 316	5.9	Homologe und heterologe Insemination, In-vitro-Fertilisation und intratubarer Gametentransfer.... 330
4.1	Ätiologie 316		
4.2	Inzidenz.................... 316		
4.2.1	Abhängigkeit vom Schwangerschaftsalter 316	5.10	Der Tubenfaktor 330
		5.11	Uterine Faktoren 331
4.2.2	Inzidenz bestimmter chromosomaler Aberrationen 316	5.11.1	Angeborene Fehlbildungen 331
		5.11.2	Erworbene uterine Faktoren 331
4.2.3	Abhängigkeit vom Geschlecht 317	5.11.3	Unterschiedliche Gefäßversorgung des Uterus 332
4.2.4	Abhängigkeit vom mütterlichen Alter....................... 318		
		6	Klinik der Fehlgeburt 332
4.2.5	Abhängigkeit vom väterlichen Alter.. 318	6.1	Drohende Fehlgeburt (Abortus imminens) 332
4.2.6	Abhängigkeit von saisonalen Einflüssen 318		
		6.2	Beginnende Fehlgeburt (Abortus incipiens) 333
4.3	Zytogenetische Befunde am Abortmaterial 318		
4.4	Morphologische Befunde am Abortmaterial 319	6.3	Unvollständige und vollständige Fehlgeburt (Abortus incompletus bzw. Abortus completus) 333
4.4.1	Veränderungen der Plazenta 319		

6.4	Fieberhafte Fehlgeburt (Abortus febrilis) 334	8.2	Hormontherapie 340
6.5	Komplizierte Fehlgeburt (Abortus complicatus) 334	8.2.1	Mögliche Wirkmechanismen 340
		8.2.2	Zur Teratogenität der Östrogene und Gestagene 341
7	Diagnostik und Differentialdiagnostik von Fehlgeburten 334	9	Prognose der drohenden Fehlgeburt . 342
7.1	Krankheitsbilder bei Fehlgeburten .. 334	9.1	Risiken nach drohender Fehlgeburt .. 342
7.1.1	Drohende Fehlgeburt im I. Trimenon 334	9.2	Prognosebeurteilung bei drohender Fehlgeburt 343
7.1.2	Abortivei 335	9.2.1	Sonographische Kriterien 343
7.1.3	Missed abortion 335	9.2.2	Endokrine Kriterien 343
7.1.4	Tubargravidität 335	9.2.3	Die Wertigkeit der Sonographie in Relation zu den endokrinen Parametern . 345
7.1.5	Unvollständige bzw. vollständige Fehlgeburt 337		
7.1.6	Drohende Fehlgeburt im II. Trimenon 337	10	Besondere Aspekte des habituellen Abortes 346
7.2	Diagnostische Methoden bei Fehlgeburten 337	10.1	Ätiologie des habituellen Abortes ... 346
7.2.1	Sonographische Kriterien 337	10.2	Diagnostisches Vorgehen beim habituellen Abortes 347
7.2.2	Endokrine Kriterien 339	10.3	Therapie des habituellen Abortes 348
8	Therapie der drohenden Fehlgeburt .. 340	10.3.1	Immuntherapie 348
8.1	Bettruhe 340	10.3.2	Totaler Muttermundverschluß 348

1 Definition der Fehlgeburt

Fehlgeburt ist definiert als die Geburt eines toten Feten mit einem Geburtsgewicht unter 1000 g. Diese Definition basiert auf dem Personenstandsgesetz von 1939, gültig für die Bundesrepublik Deutschland, das in § 29, Abs. 3 die Meldepflicht für totgeborene Feten mit einem Gewicht von mehr als 1000 g festlegt. Alle unter 1000 g schweren totgeborenen Kinder unterliegen somit nicht der Meldepflicht und gelten nicht als Geburt.

Die Forderungen nach Herabsetzen der Definitionsgrenze von 1000 auf 500 g, wie auch auf dem Deutschen Kongreß für Perinatalmedizin 1983 formuliert, basiert auf der entscheidenden Verbesserung der Überlebenschancen von Kindern zwischen 500 und 1000 g durch die intensive neonatale Versorgung. Die FIGO (Fédération Internationale de Gynécologie et Obstétrique) empfahl im Jahr 1982 die 500-Gramm-Gewichtsgrenze zur Definition der Fehlgeburt im nationalen Vergleich.

Die Weltgesundheitsorganisation (WHO) hat 1955 eine *Einteilung der Fehl- und Frühgeburt* nach Gestationswochen vorgeschlagen. Diese Einteilung umfaßt vier Gruppen:

– Gruppe 1: Fehlgeburten bis zur 19. Woche
– Gruppe 2: Fehlgeburten von der 20. bis zur 28. Woche
– Gruppe 3: Frühgeburten jenseits der 28. Woche
– Gruppe 4: alle Fälle, die nicht den Gruppen 1 bis 3 zugeordnet werden können

Diese auf eine genaue Anamnese angewiesene Definition hängt naturgemäß von vielen Unwägbarkeiten ab, so daß das fetale Gewicht als Definitionsparameter vorzuziehen ist. Die immer genauere Ultraschalltechnik ermöglicht zudem eine zunehmend verläßliche fetale Gewichtsbestimmung und folglich eine genauere Abgrenzung zwischen drohender Fehl- und Frühgeburt.

2 Epidemiologie der Fehlgeburt

Der Prozeß der Befruchtung ist offenbar bemerkenswert ineffizient, denn nur eine Minorität der Embryonen entwickelt sich kontinuierlich fort und endet in einer Lebendgeburt. Je jünger die Schwangerschaft, desto höher ist die Rate des Embryoverlustes (Abb. 17-1). Die Häufigkeit klinisch erkannter spontaner Aborte wird zwischen 10 und 20% angegeben [30, 45, 75]. Die tatsächliche Spontanabortrate ist jedoch wesentlich höher, da in diesen Zahlen nicht jene frühen Aborte enthalten sind, die noch vor Durchführung eines Schwangerschaftstestes komplett ausgestoßen werden (Abb. 17-2).

Tatsächlich konnten in einer prospektiven Studie, in der bei 197 fertilen Frauen β-hCG während der Lutealphase schon bestimmt wurde, 152 Konzeptionen in rund 623 Zyklen entdeckt werden, von denen 14 (9,2%) in einem klinisch erkennbaren Abort endeten, während 65 (43%) der 152 biochemisch nachgewiesenen Schwangerschaften unerkannt verlorengingen.

Die Häufigkeit dieser frühen, spontan subklinisch ablaufenden Aborte wird heute allgemein auf einen Wert zwischen 30 und 50% geschätzt.

2.1 Einfluß des Gestationsalters

Die Rate erkannter Aborte fällt im Verlauf der Schwangerschaftswochen in mehreren Statistiken kontinuierlich ab (Abb. 17-1). Die drei größten prospektiven Studien, aus denen nicht nur die Abortrate, sondern auch die Abhängigkeit der Abortrate von verschiedenen Einflußfaktoren untersucht wurde [30, 45, 70], umfassen über 44000 Schwangere aus 36 Kliniken.

In allen Studien ist der Missed abortion nicht gesondert aufgeführt. Übereinstimmend ist eine hohe Abortrate in der 6. und 8. Schwangerschaftswoche von 15 bis 18% und eine Abortrate in der 17. Woche von zwischen 2 und 3%. Die Gesamtabortrate bis zur 28. Woche betrug 10,6% [30]. Würde die Definition der Fehlgeburt die 500-Gramm-Gewichtsgrenze und somit das mittlere Fetalgewicht der 22. Woche berücksichtigen, müßte die Abortrate um den Anteil korrigiert werden, der zwischen der 22. und 27. Woche post menstruationem eintritt. Die Gesamtabortrate reduzierte sich dann um etwa 1%.

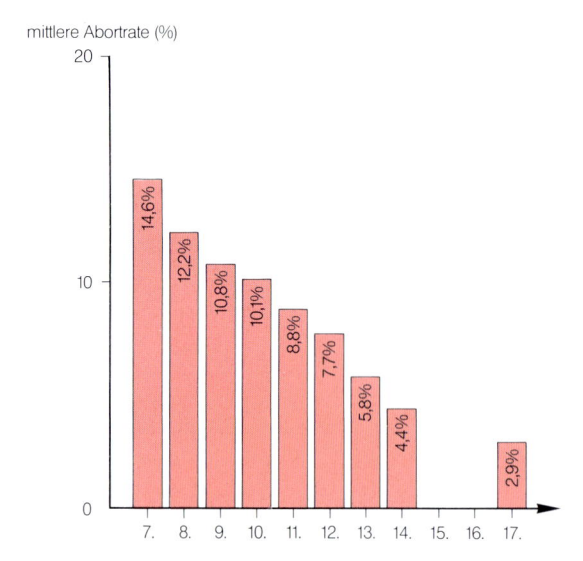

Abb. 17-1 Mittlere Abortrate aus drei prospektiven Studien mit insgesamt etwa 46000 Schwangerschaften (Daten nach Harlap et al. [30], Koller [45] und Stavsic et al. [70]).

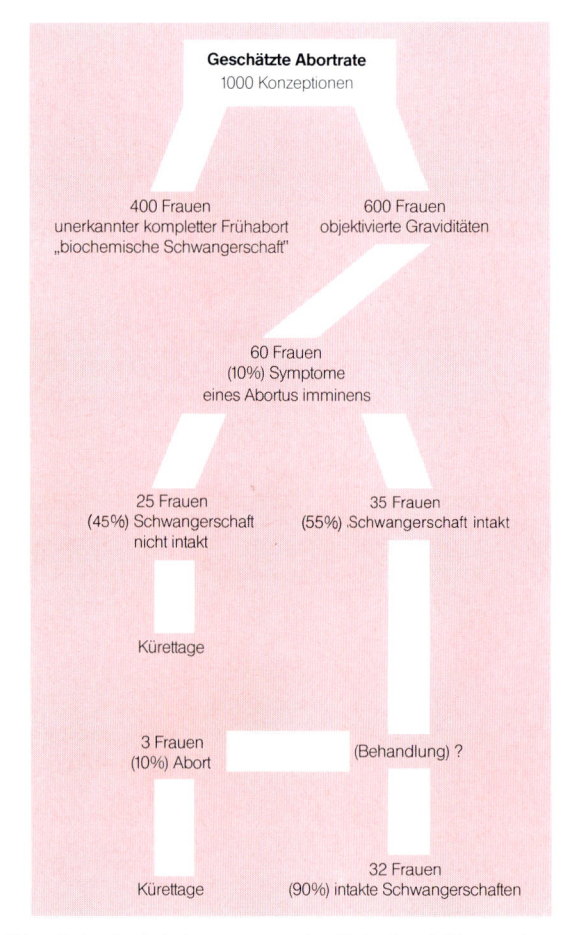

Abb. 17-2 Statistisch zu erwartender Verlauf nach Konzeption.

In einigen älteren Übersichtsarbeiten über die Fehlgeburt liegt die höchste Abortrate in der 11. Woche. Aber diese Publikationen beinhalten klinische Daten aus einer Zeit, als der Missed abortion noch nicht mittels der Ultraschalltechnik diagnostiziert werden konnte. Die höchste Abortrate in der 11. Woche kann somit nur vorgetäuscht sein, da nach heutiger Kenntnis oft mehrere Wochen vergehen, bis nach Absterben der Frucht erste klinische Symptome einer Fehlgeburt auftreten.

2.2 Einfluß des mütterlichen Alters

Die Aborthäufigkeit nimmt mit dem mütterlichen Alter zu (Abb. 17-3). Aus den Werten errechnet sich eine mittlere Gesamtabortrate von 9,5 % [45]. Die Abortrate liegt in der Altersgruppe der 25- bis 29jährigen in fast allen Schwangerschaftswochen am niedrigsten. In der Gruppe der älter als 35jährigen steigt sie in allen Schwangerschaftsstudien bis zur 27. Woche um einen Faktor 1,5 bis 2 an. Die größten Unterschiede in der Abortziffer ergeben sich in den frühen Schwangerschaftswochen, während bei den Spätaborten die Unterschiede wesentlich geringer werden. Die Abortwahrscheinlichkeit in der 8. Woche bei einer 25- bis 29jährigen beträgt 9,9 %, im Gegensatz zu 15,5 % bei einer 30- bis 34jährigen und 20,2 % bei einer Schwangeren über 35 Jahre [45].

Bei sonographischem Nachweis fetaler Herzaktionen bis zur 10. Schwangerschaftswoche liegt die Abortrate bei den jünger als 35jährigen mit 3,2 % signifikant unter jener von 22,2 % der älter als 35jährigen [10]. Eine Altersabhängigkeit errechnet sich auch nach In-vitro-Fertilisation [47], ohne daß man der Methode eine erhöhte Abortrate anlasten konnte [80].

2.3 Einfluß der Parität

Das Abortrisiko im 1. Schwangerschaftsdrittel erhöht sich in Abhängigkeit von der Parität. Besonders deutlich wird diese Erhöhung bei den Schwangeren unter 25 Jahren. In dieser Gruppe steigt die Aborthäufigkeit bei zwei und mehr vorausgegangenen Geburten auf fast das dreifache der Abortrate gleichaltriger Nulliparae an [45]. Bei den über 30jährigen Schwangeren ist dieser Unterschied nicht mehr erkennbar. Wahrscheinlich ist das mütterliche Alter als Risikofaktor zumindest in dieser Altersgruppe bedeutsamer.

2.4 Einfluß vorausgegangener Fehlgeburten

Mit zunehmender Zahl vorausgegangener Fehlgeburten nimmt die Spontanabortrate deutlich zu. Frauen

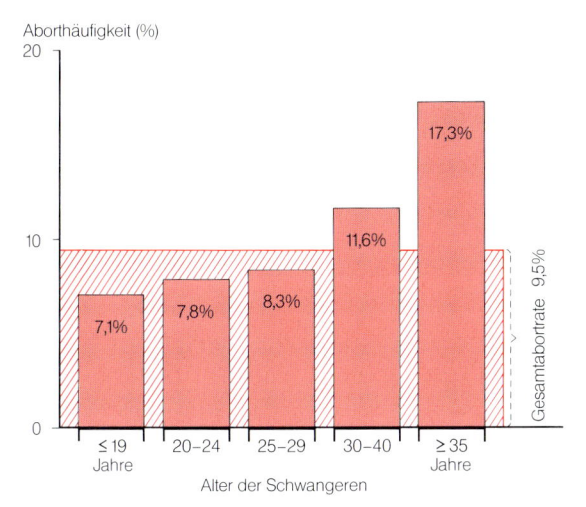

Abb. 17-3 Aborthäufigkeit (≤ 27. SSW) in Abhängigkeit vom Alter der Mutter (nach Koller [45]).

mit drei und mehr vorausgegangenen Fehlgeburten haben unabhängig vom Alter ein dreifach höheres Risiko einer erneuten Fehlgeburt in der folgenden Schwangerschaft als Nulligravidae. Bei Aufschlüsselung nach Früh- und Spätaborten ist die Wahrscheinlichkeit eines Spätaborts größer, wenn ein Spätabort, und die eines Frühaborts, wenn ein Frühabort vorausgegangen ist. Die Gesamtabortrate betrug 8%, wenn kein Abort vorausgegangen war, hingegen 10,3%, wenn ein Abort, und 20,6%, wenn zwei Aborte vorausgegangen waren [44].

2.5 Einfluß vorausgegangener Abruptiones

Abruptiones in der Anamnese haben keinen Einfluß auf die Abortrate im I. Trimenon einer folgenden Schwangerschaft. Hingegen ist die Fehlgeburteninzidenz im II. Trimenon nach vorausgegangenen Abruptiones erhöht und abhängig von dem Gestationsalter bei der Abruptio. Nach einer Abruptio innerhalb der ersten acht Schwangerschaftswochen scheint kein Einfluß auf das Abortrisiko der nachfolgenden Schwangerschaft zu bestehen. Das Abortrisiko im II. Trimenon ist zusätzlich von der beim induzierten Abort erfolgten Technik der Zervixdilatation abhängig. Die vaginale, intrazervikale und parenterale Anwendung von Prostaglandin E_2 zur Zervixerweichung und Dilatation ist nach heutiger Ansicht die geeignetste Methode, das Risiko eines Spontanaborts im II. Trimenon einer nachfolgenden Schwangerschaft zu minimieren.

2.6 Einfluß des zeitlichen Abstands vorausgegangener Geburten oder Aborte

Das alterskorrigierte Risiko eines Spontanaborts nach einem Partus oder einem Abort ist nur dann erhöht, wenn die Konzeption weniger als drei Monate nach einer vorausgegangenen Entbindung eingetreten ist. Dieses erhöhte Risiko betrifft sowohl die Abortrate im I. als auch im II. Trimenon.

3 Fehlbildungsrate bei Fehlgeburten

Die Fehlgeburten sind mit einem hohen Anteil an Fehlbildungen belastet, so daß die Fehlgeburt auch als eine natürliche Möglichkeit der Eliminierung angesehen werden kann. Bei 34 nach Uterusexstirpationen im Uterus nachgewiesenen Embryonen im Alter von maximal 17 Tagen post conceptionem fanden sich in 10 Fällen grobe anatomische Abnormitäten, die nicht mit dem Leben vereinbar sind und schon sehr bald zur Fehlgeburt geführt hätten. Systematische Untersuchungen an 1000 Feten wiesen in 1,3% Neuralrohrdefekte in einer geographischen Gegend nach, in der das Auftreten derartiger Fehlbildungen bei Lebendgeburten nur in 1,3‰ beobachtet wird. Eine andere Untersuchung wies bei 3000 Embryonen erhöhte Raten für Neuralrohrdefekte, Lippen-Kiefer-Gaumen-Spalten, Polydaktylien und Zyklopien im Vergleich zu

Tabelle 17-1 Vorkommen externer Fehlbildungen bei 3000 Embryonen und Feten (nach Becker [3])

Mißbildungsart	Vorkommen (‰)		Wahrscheinlichkeit der Eliminierung (%)
	Abort	Geburt	
Neuralrohrdefekte	13,1	1,0	92
Lippen-Kiefer-Gaumen-Spalte	24,4	2,7	87
Polydaktylie	9,0	0,9	90
Zyklopie	6,2	0,1	98

Lebendgeburten nach (Tab. 17-1) [3]. Daraus läßt sich eine Wahrscheinlichkeit für eine Fehlgeburt bei den entsprechenden Fehlbildungen errechnen. Auch bei einem Vergleich der Spontanaborte mit den durch Abruptio gewonnenen Feten finden sich bei den Spontanaborten dreimal häufiger Fehlbildungen.

4 Fehlgeburten bei chromosomalen Aberrationen

4.1 Ätiologie

Von den befruchteten Eizellen – so wird vermutet – erreichen ca. 25% nicht das Blastulastadium. Der Anteil der Embryonen, die das Implantationsstadium nicht überleben, ist ähnlich hoch, wenngleich aufgrund der Erfahrung mit niedrigen Implantationsraten nach extrakorporaler Befruchtung dieser Prozentsatz auch bei spontanen Schwangerschaften noch höher liegen kann. 40% aller fertilisierten Eizellen werden in den ersten zwei bis drei Wochen post conceptionem (p.c.) eliminiert. Die Ursache dieser hohen frühen Eliminierungsrate kann in umfangreichen chromosomalen Aberrationen, wie Fehlen eines autosomalen Chromosoms, oder auch in Trisomien liegen. Auch in der Gruppe der Embryonen, die die 8. Woche post menstruationem (p.m.) nicht überleben, sind chromosomale Aberrationen und Fehlbildungen häufig. Der mittlere Prozentsatz pathologischer chromosomaler Befunde bei 4100 von verschiedenen Autoren kulturell untersuchten Spontanaborten liegt bei 51,1%. Die Spannweite der Prozentsätze beträgt 44 bis 61% [31].

Das Fehlen eines ganzen Autosoms ist ein nicht mehr mit dem Leben zu vereinbarender Verlust an genetischer Information. Ebenso können massive Fehlentwicklungen in der Morphogenese, wie Fehlen einer effektiven Blutzirkulation, den Tod des Embryos bedingen. Weitere fetale Ursachen für einen Abort sind nicht bekannt. Auch bleibt unklar, warum die Mehrzahl der Embryonen oder Feten mit isolierter Polydaktylie oder Lippen-Kiefer-Gaumen-Spalte abgestoßen wird. Ähnlich unklar ist die hohe Abortrate bei der Monosomie X, obwohl das Turner-Syndrom mit dem intra- und extrauterinen Leben ohne weiteres vereinbart ist.

4.2 Inzidenz

4.2.1 Abhängigkeit vom Schwangerschaftsalter

Die Zeit zwischen dem Absterben und dem Ausstoßen einer Frucht kann mehrere Wochen betragen. Die Frage, wann ein chromosomal pathologischer Karyotyp zum Tod oder zu einem Stillstand der Entwicklung führt, kann nur durch sorgfältige histologische Untersuchung des Schwangerschaftsprodukts beantwortet werden (Abb. 17-4). Die zytogenetische Aufarbeitung von 1500 Aborten p.c. erbrachte in 66% bei Aborten der 3. bis 7. Woche und nur in 22% bei Aborten der 8. bis 12. Woche p.c. einen abnormen Karyotyp [12]. Während die Autoren dieser Arbeit mit zunehmender Gestationsdauer eine Abnahme der chromosomalen Aberrationen fanden, konnten andere [31], die den chromosomalen Befund mit dem Zeitpunkt des klinischen Aborts in Relation setzten, anstatt als Bezugsgröße die Gestationswoche des histologisch bestimmten Entwicklungsstandes zu nehmen, eine Abnahme nicht bestätigen [31]. So findet sich bei der Monosomie X ein mittleres Entwicklungsalter von 5,8 Wochen p.c., während das mittlere Entwicklungsalter tetraploider Embryonen 2,9 Wochen p.c., beträgt. Diese Befunde erhärten die Vermutung, daß die niedrige Inzidenz tetraploider Aborte nur vorgetäuscht ist, da diese sich durch die frühe Ausstoßung der Untersuchung entziehen. Das mittlere histologische Entwicklungsalter der Trisomien ist mit 4,2 Wochen am weitesten fortgeschritten. Das mittlere Entwicklungsalter chromosomal normaler Aborte liegt mit 5,3 Wochen allerdings noch höher. Die zeitliche Differenz zwischen dem Entwicklungsalter und dem klinischen Abort beträgt im Mittel 5,9 Wochen.

4.2.2 Inzidenz bestimmter chromosomaler Aberrationen

Trisomien sind mit einem Anteil von 52% bei den chromosomalen Aberrationen am häufigsten vertreten. Es folgen die Triploidie mit 22%, die Monosomie X mit 16%, die Tetraploidie mit 6% und Translokationen mit 4% [12, 31]. Die Hälfte der Triploidien besitzt einen Chromosomensatz von 69,XXY, etwa ein Drittel einen Chromosomensatz von 69,XXX. Die restlichen Triploidien entfallen auf nicht typisierte Anomalien und nur ca. 5% auf einen Karyotyp XYY. Nur in

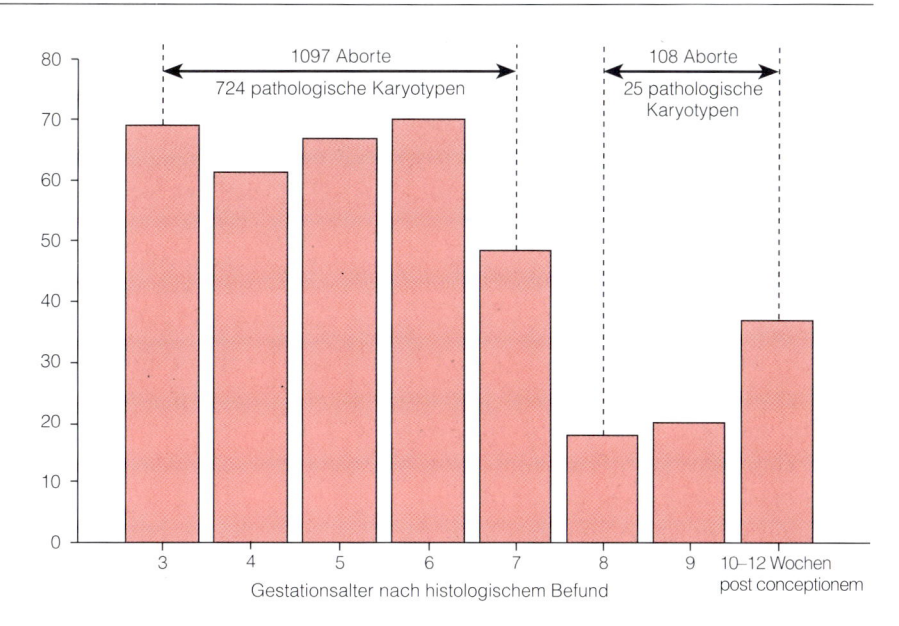

Abb. 17-4 Prozentualer Nachweis eines abnormen Karyotyps (nach Becker [3]).

einem Drittel der Aborte mit chromosomalen Aberrationen wurden bei einem Elternteil chromosomale Veränderungen entdeckt. Die Ursache für die chromosomale Aberration muß in zwei Drittel der Aborte in einem „Irrtum der Natur" liegen, der während der Gametogenese oder aber während der Befruchtung entstanden sein muß. Eine chromosomale Nondisjunction während der Meiosis oder Mitosis sowohl der männlichen als auch der weiblichen Gameten führt zu einer Monosomie X oder Trisomie.

Monosomie X

Bei 50 bis 100 von 1000 Aborten (5–10 %) besteht eine Monosomie X, während die Häufigkeit dieser Anomalie auf 1000 Lebendgeburten beim weiblichen Geschlecht 0,01 % und beim männlichen Geschlecht 0,02 % beträgt. Die Überlebenschance einer Monosomie X liegt somit in einer Größenordnung von 1:300.

Trisomien

Die Trisomien 13, 18 und 21 kommen in 3,5 % der Aborte vor, jedoch nur in 0,3 % der Lebendgeburten. Mit 5,5 % Anteil liegt die Trisomie 16 in der Statistik der Aborte aufgrund einer Trisomie weit vorn. Sie ist mit dem Leben nicht vereinbar.

Triploidie, Tetraploidie

Die Triploidie und die Tetraploidie sind mit dem Leben nicht vereinbar. Auch diese chromosomalen Abnormitäten finden sich bei 5 bis 6 % der Aborte ähnlich häufig.

Die Entstehung der Triploidie kann durch Diandrie oder durch Dispermie mit zwei Chromosomensätzen väterlicherseits und einem mütterlichen Chromosomensatz erklärt werden. Der äußerst geringe Anteil des 69,XYY Karyotyps kann dafür sprechen, daß diese Konstellation zu einem frühen Entwicklungsstillstand führt, so daß der Abort schon eintritt, bevor die Schwangerschaft gesichert werden konnte.

Etwa 65 % aller Tetraploidien weisen den Karyotyp 92,XXX auf. Die Tatsache, daß alle Aborte mit einer Tetraploidie eine Geschlechtschromosomen-Konstellation von XXXX oder XXXY aufweisen, unterstützt die These, daß die Tetraploidie durch einen Fehler während der ersten Teilungsphase der Eizelle entstanden sein könnte.

Die wenigen Arbeiten, die über die Häufigkeit chromosomaler Aberrationen in Abhängigkeit von der Rasse vorliegen, berichten über fehlende Unterschiede in der Häufigkeit und in der Verbreitung bestimmter genetischer Defekte.

4.2.3 Abhängigkeit vom Geschlecht

Die Publikationen über die Geschlechtsverteilung bestimmter chromosomaler Aberrationen sind uneinheitlich [12, 31]. Faßt man alle vorliegenden Ergebnisse über das Geschlechtsverhältnis bei den abortierten Trisomien zusammen, so errechnet sich ein Verhältnis von XY zu XX wie 3,6 zu 4,0. Diese Differenz ist statistisch nicht gesichert, so daß eine besondere Affinität bestimmter chromosomaler Anormalitäten zu einem der beiden Geschlechter bis heute nicht bewiesen werden konnte.

4.2.4 Abhängigkeit vom mütterlichen Alter

Die *Trisomiehäufigkeit* abortierter Feten steigt mit dem Alter der Mutter [31]. Zwei- oder gar Dreifachtrisomien werden am häufigsten bei Schwangeren im Durchschnittsalter von 37 Jahren gefunden. Das Durchschnittsalter jener Frauen mit einem Abort eines regelrechten Karyotyps beträgt 29 Jahre.

Nur unwesentliche Altersunterschiede der Schwangeren sind in Relation zur *Art der Trisomie* zu beobachten. So beträgt jeweils das mütterliche Durchschnittsalter der abortierten Trisomien 14, 15, 18, 21 und 22 mehr als 33 Jahre, das jeweilige mittlere mütterliche Alter bei abortierten Trisomien 13 und 16, 28 bzw. 30 Jahre.

Frauen mit Aborten mit *Triploidien, Tetraploidien* oder einer *Monosomie X* sind mit durchschnittlich 25 Jahren jünger als jene mit Aborten eines normalen Chromosomensatzes (28 Jahre). Als Ursache für die Monosomie X wird eine Phasenverschiebung während der Meiose oder Mitose diskutiert, ein Ereignis, das bei jüngeren Eltern offenbar häufiger vorkommt.

4.2.5 Abhängigkeit vom väterlichen Alter

Bei chromosomal abnormen Aborten liegt das väterliche Alter geringfügig über dem der Väter chromosomal normaler Embryonen. Auch ist das durchschnittliche väterliche Alter bei abortierten Trisomien erhöht, ohne daß dieser Unterschied statistisch signifikant ist. Das väterliche Alter bei den Polyploidien und der Monosomie X liegt nicht, wie bei den Müttern nachgewiesen, unter dem mittleren väterlichen Alter chromosomal normaler Aborte.

4.2.6 Abhängigkeit von saisonalen Einflüssen

Eine Abhängigkeit der Inzidenz chromosomal abnormer Aborte von monatlichem oder jahreszeitlichem Auftreten besteht nicht.

4.3 Zytogenetische Befunde am Abortmaterial

Die breite Aufklärung unserer Bevölkerung veranlaßt die Beteiligten nach einem Abort immer häufiger, nach der Ursache und dem Wiederholungsrisiko zu fragen. Allgemeine Hinweise auf statistische Zahlen, die einen Rückschluß auf Ursache und Wiederholungsrisiko in dem speziellen Fall nicht zulassen, sind wenig zufriedenstellend. Häufig schwingt die Frage mit, wie hoch die Wahrscheinlichkeit einer mit dem Leben zu vereinbarenden chromosomalen Anormalität nach einem genetisch bedingten Abort ist.

Tatsächlich bestehen Korrelationen zwischen dem chromosomalen Bild verschiedener Aborte bei denselben Eltern. Bei einem Abort mit einem normalen Karyotyp in der Anamnese weisen auch die nachfolgenden Aborte einen normalen Chromosomensatz auf [31]. Die Wahrscheinlichkeit eines pathologischen Karyotyps bei einem Abort beträgt 50%, wenn ein Abort mit einem pathologischen Chromosomensatz vorausgegangen ist.

Da die Hälfte aller chromosomaler Anomalien bei Aborten Trisomien sind, steigt die Inzidenz im zweiten Abort auf das Doppelte. Das bedeutet, daß z.B. Trisomien, die bei Berücksichtigung aller Aborte einschließlich des ersten in 20 bis 25% nachweisbar sind, beim zweiten Abort nach chromosomal auffälligen Voraborten ca. 50% ausmachen.

Die bei Aborten zu findenden Trisomien sind mit dem mütterlichen Alter korreliert. Die Häufigkeit hängt also wie bei den lebendgeborenen Trisomien weitgehend vom Alter der Mutter ab. Dennoch ist das Risiko einer Trisomie bei einem folgenden Abort am höchsten, wenn ein Abort mit einer Trisomie vorausgeht (Abb. 17-5). Diese Beobachtung ist von klinischer Relevanz, zumal die Trisomien verschiedener Chromosomenpaare nicht miteinander korrelieren. Einer Trisomie 16 kann somit eine Trisomie 21 folgen. Die Trisomie 16 ist mit dem Leben nicht vereinbar, die Trisomie 21 kann mit dem Leben vereinbar sein. Das erhöhte Wiederholungsrisiko einer Trisomie betrifft somit nicht nur folgende Aborte, sondern alle folgenden Schwangerschaften. Eine Frau mit einem Abort in der Anamnese, bei dem die zytogenetische Untersuchung eine Trisomie ergeben hat oder dessen histologische Untersuchung eine Trisomie sehr wahrscheinlich macht, sollte bei jeder folgenden Schwangerschaft einer zytogenetischen Untersuchung des Fruchtwassers zum Ausschluß einer erneuten Trisomie zugeführt werden. Diese Notwendigkeit wurde retrospektiv

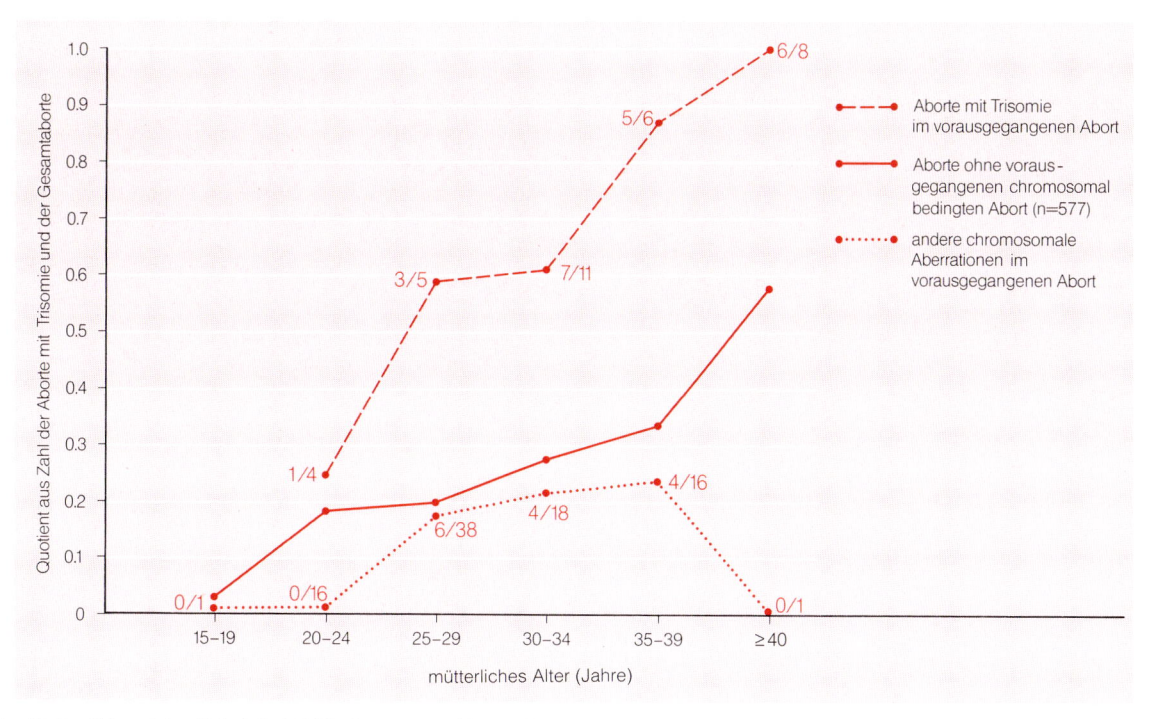

Abb. 17-5 Trisomiehäufigkeit bei Fehlgeburten in Abhängigkeit von chromosomalen Veränderungen vorausgegangener Aborte (nach Hassold [31]).

durch eine Durchsicht der in den Jahren 1976 bis 1981 geborenen Kinder mit einem Down-Syndrom untermauert, da die Mütter dieser Kinder jünger waren, wenn sie in der Anamnese Aborte aufwiesen [39]. Die Wahrscheinlichkeit eines lebendgeborenen Kindes mit einem Down-Syndrom ist also bei Frauen gleichen Alters größer, wenn Aborte in der Anamnese vorausgehen. Besonders deutlich wird dieser Unterschied bei einem mütterlichen Alter unter 20 Jahren, da in dieser Altersgruppe bei nur einem vorausgegangenen Abort die Wahrscheinlichkeit zwischen 1 und 11‰, bei zwei und mehr Aborten in der Anamnese zwischen 5 und 13‰ liegt. In der Gruppe der 21- bis 29jährigen ist diese Abhängigkeit nicht so deutlich. Zumindest *bei Schwangeren unter 20 Jahren mit Aborten in der Anamnese sollte somit die pränatale Diagnostik diskutiert werden.*

4.4 Morphologische Befunde am Abortmaterial

Die histopathologische Untersuchung des Abortmaterials mit einer kompetenten Beurteilung findet in der Routine auch an vielen größeren Instituten nur sehr zögernd ihren Platz. Dabei kann die Untersuchung des Embryos, des Feten oder der Plazenta in über 30 % der Fälle die Ursache für den Abort aufdecken [54] und eine Aussage über die Prognose nachfolgender Schwangerschaften auch ohne zytogenetische Befunde erlauben. Die Aussagekraft eines pathologischen Befundes ist dann groß, wenn er auch Befunde beschreibt, die mit zytogenetischen Veränderungen in Verbindung gebracht werden können. Erst dann kann der Kliniker der Patientin eine hinreichende Erklärung für den Abort geben.

Pathologische Befunde mit stereotypen Beschreibungen des Abortmaterials wie „Abortmaterial mit teils entzündlichen, teils regressiven Veränderungen" sind wertlos und führen beim Kliniker zur Unzufriedenheit und bei der Patientin zur Hilflosigkeit.

4.4.1 Veränderungen der Plazenta

Eine pathologisch-anatomische Befundung des Abortmaterials soll möglichst folgende Kriterien beinhalten:

– eine Diagnose oder eine Bestätigung der klinischen Diagnose
– Grundlagen für die Prognose nachfolgender Schwangerschaften und eventuell für die nachfolgende erforderliche genetische Beratung
– ätiologische Überlegungen

- mögliche Hinweise für epidemiologische Konsequenzen
- Veränderungen des Embryos oder des Feten

Einteilung der Plazentaveränderungen

Eine bekannte Einteilung der Aborte nach histomorphologischen Kriterien ist die von *Mall und Meyer* [49], der weitere Modifikationen folgten. Sie beruht vorwiegend auf der Beurteilung der Frucht. Sie unterscheidet eine knotenförmige, eine zylindrische und eine verkümmerte Frucht sowie den Fetus compressus.

Die Zotten der Plazenten fehlgebildeter Embryonen werden als wenig vaskularisiert beschrieben. Einige zeigen hyaline, andere wieder hydropische oder hydatidiforme Degenerationen, deren Häufigkeit mit 30% bei Spontanaborten gegenüber 2% bei Kontrollfällen angegeben wird. Bei 50% der Plazenten mit hydatidiformer Degeneration kann keine Frucht gefunden werden. In 30% wird ein knotenförmiger Embryo beschrieben, und nur in 3% findet sich ein mehr als 5 mm langer Embryo. Diese Beobachtung läßt den Schluß zu, daß die hydatiforme Degeneration sehr früh einsetzt und mit einer Fehlbildung des Embryos einhergeht.

Eine besonders für die Routine geeignete morphologische Einteilung hat *Rushton* vorgeschlagen [63]:

I. *Der Embryo fehlt, ist amorph, verkümmert oder zylindrisch*. Die Zotten zeigen:
a) überwiegend hydatidiforme Veränderungen (Abb. 17-6)
b) überwiegend Zottenfibrose mit Obliteration der Zottengefäße
c) hydatiforme und fibrotische Veränderungen

In dieser Gruppe kommen chromosomale Anomalien sehr häufig vor (Tab. 17-2). Die Plazenten weisen Veränderungen des Zeitpunkts auf, an dem die Störung der Embryogenese einsetzt. Beginnt die Störung vor dem Einsetzen der Blutzirkulation, fehlen die Zottengefäße (Abb. 17-7). Das Zottenstroma weist vorwiegend hydropische und hydatidiforme Veränderungen auf. Tritt die Entwicklungsstörung nach Einsetzen der Blutzirkulation ein, zeigt sich eine vermehrte zelluläre Stromareaktion, eine Stromafibrose und eine Obliteration der Zottengefäße. Trophoblastische Zelleinschlüsse im Zottenstroma, die von einigen Autoren als Indiz für eine Trisomie angesehen werden [54], können auftreten.

II. *Ein Fetus oder Embryo ist nachweisbar, aber mazeriert.*

In dieser Gruppe sind die Veränderungen der Zotten kaum von jenen der Gruppe Ib zu unterscheiden. Auch finden sich obliterierte Zottengefäße, eine Stromafibrose, vermehrte Verklumpung des Synzytiotrophoblasten, unregelmäßige Formen der Zotten und intravillöse Trophoblastzellinseln. Eisen und Kalksalze lassen sich im Zottenstroma nachweisen. In und zwischen den Zotten, vorwiegend in der Nähe der Basalmembran, liegen vermehrt Fibrinausschwitzungen. Möglicherweise treten erst nach Beendigung der

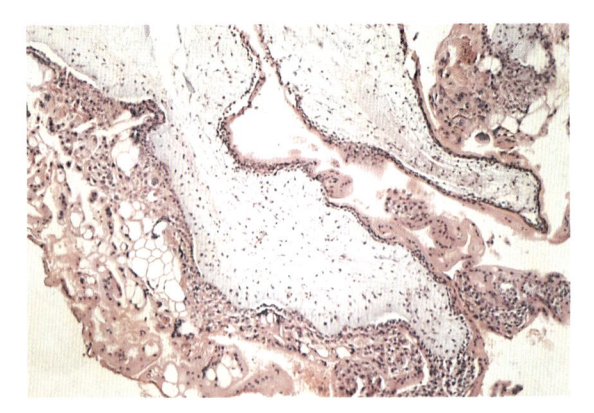

Abb. 17-6 Hydropische, gefäßlose Chorionzotten mit atypischer Trophoblastproliferation bei hydatidiformer Mole.

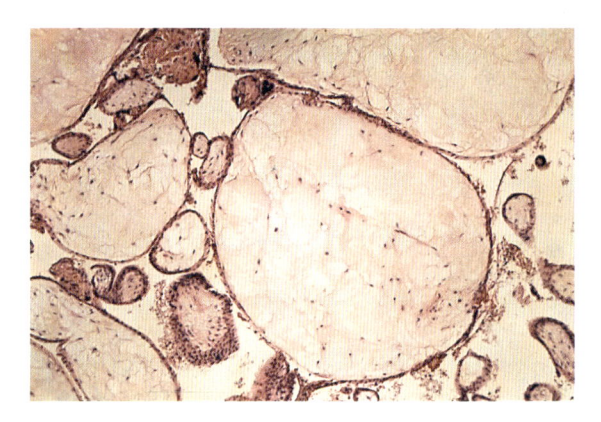

Abb. 17-7 Hydropische, gefäßlose Plazentazotten bei Anlagestörungen (Abortivei); keine atypische Trophoblastproliferation.

fetalen Zirkulation diese Veränderungen auf, so daß sie sekundärer Natur sind. Die Ursache des fetalen Todes ist somit in der Mehrzahl der Fälle nicht mehr zu sichern.

III. *Ein Embryo oder Fetus ist nachweisbar und weist keine Mazerationszeichen auf.*

In dieser Gruppe liegt die Ursache für den intrauterinen Fruchttod und die Fehlgeburt zumeist in Störungen des uterinen Umfelds. Pathologische Veränderungen der Plazenta fehlen. Fehlbildungen des Feten können unter Umständen vorhanden sein.

Rushton [63] legt im Gegensatz zu Mall und Meyer [49] in seiner Klassifizierung mehr Gewicht auf die Plazentaveränderungen. In beiden Schemata müssen jedoch die sekundär regressiven von den primären Veränderungen unterschieden werden. In den ersten Schwangerschaftswochen kann ein Unterscheidungsmerkmal der Nachweis der zweizeiligen Trophoblastzellschicht sein, die bei sekundärer hydropischer Degeneration vorhanden ist, bei primären hydropischen Veränderungen, z.B. bei der Polyploidie, aber fehlt.

Tabelle 17-2 Histopathologische Befunde der Plazenta bei pathologischem und normalem Karyotyp

Histologische Befunde	Chromosomen-aberration	Wahrscheinlichkeit des Vorkommens bei normalem Karyotyp
plumpe Trunci mit stummel- oder girlandenförmigen Ausziehungen	Triploidie	5%
Invagination von Trophoblastzellknoten in das Stroma		10%
hydropische Degeneration des Stromas ohne Hyperplasie des Trophoblasten; größere Zysten und Zotten ohne Gefäße		0%
mangelhafte Ramifikation	Trisomie 16, 3, 2	15%
mangelhafte Vaskularisation Hypoplasie des Trophoblasten		20% 10%
wandernde Trophoblastzellen im Stroma		20%
allgemeine Retardierung oder Zottenentwicklung bzw. Reifung; stummelförmige Rami	Trisomie 13	10% 5%
stummelförmige Rami	Monosomie X	5%
Invagination von Trophoblastzellknoten in das Stroma		10%
mangelhafte Vaskularisation		30%

Chromosomale Aberrationen

Die morphologische Befundung muß sich häufig auf die Plazenta beschränken, da der Embryo oder der Fetus fehlen. Um so wichtiger ist die Tatsache, daß aus einigen plazentaren Veränderungen Rückschlüsse auf chromosomale Aberrationen möglich sind. Besonders bei der nicht lebensfähigen Trisomie 16, der Trisomie 3 und 2 und der Monosomie X sind die embryonalen Zotten mangelhaft ramifiziert und vaskularisiert [54]. Der Trophoblast ist hypoplastisch, im Zottenstroma liegen gehäuft sog. wandernde Trophoblastzellen. Die Trisomien 13 und 18 hingegen sind allein aus dem histologischen Bild nicht zu identifizieren. In diesen Fällen kann die Untersuchung des Embryos oder des Feten mit den obligatorischen Gesichtsspalten bei der Trisomie 13 hilfreich sein. Auch die Trisomien 15 und 17, die mit dem Leben nicht vereinbar sind, besitzen in der Plazenta kein typisches histologisches Korrelat. Polyploidien wie Triploidie und Tetraploidie weisen regelmäßig Ramifikationsstörungen mit stummelförmigen oder girlandenförmigen Ausziehungen der Trunci auf. Reichlich Invaginationen von Trophoblastzellknoten mit Degenerationen und Verkalkung sowie hydropische Zottendegenerationen sind ein weiteres wichtiges Indiz für eine Polyploidie [54].

Pathogenese der Plazentaveränderungen

Nur wenige Informationen liegen über die Pathogenese der morphologischen Plazentaveränderungen vor. Die überzufällig häufig vorkommende hydatidiforme Degeneration der Zotten in Verbindung mit pathologischen Embryonen untermauert jedoch die Ansicht, daß die morphologischen Veränderungen sich im Zottenstroma ausbilden, wenn eine fetale funktionstüchtige Blutzirkulation fehlt. Die hydatidiforme Degeneration ist um so ausgeprägter, je intensiver die pathologischen Veränderungen des Embryos sind. In der Konsequenz dieser These ist die Ursache der Aborte mit hydatiformer Degeneration, aber mit einem normalen Embryo, nicht in einer defekten Eizelle, sondern in extraovulären Faktoren zu suchen. Eine fehlende hydatidiforme Degeneration spricht dann auch nicht für einen in der Eizelle begründeten Abort.

4.4.2 Veränderungen an Embryonen und Feten

Die *äußere Untersuchung* von Feten oder Embryonen bis zur 20. Woche p.m. ist gegenüber der eines Feten am Ende einer Schwangerschaft wenig aussagekräftig, da sich viele pathologische Veränderungen in diesen ersten Wochen einer Schwangerschaft der Identifikation entziehen können. Bestimmte äußere Merkmale können auf eine chromosomale Aberration hindeuten, z.B. die Zyklopie auf eine Trisomie 13, Fehlbildungen der Hände, Füße und Finger auf eine Trisomie 18, das flaschenförmige Aussehen der unteren Extremitäten auf eine Triploidie, oder gar die Anwesenheit von Zysten im Nacken und in der Submaxillarregion auf einen 45,X0 Karyotyp. Sehr schwierig ist die Identifizierung eines „Potter-Gesichts", so daß von Pathologen vorgeschlagen wird, bei Verdacht auf pathologische Veränderungen der Extremitäten, des Gesichts oder eines Organs diese Veränderungen durch fotografische Dokumentationen festzuhalten (siehe auch Bd. 4, Kap. 19 bis 22). Nicht selten läßt sich erst nach Erhalt zytogenetischer Befunde das äußere Erscheinungsbild in ein Gesamtkonzept einordnen.

Für die Feststellung des *Zeitpunkts des Todes* ist wohl die Fußlänge der wertvollste Parameter, da dieser mit der Scheitel-Steiß-Länge gut korreliert. Hingegen ist die Länge des Embryos, insbesondere bei Mazerationen, nur von geringem Wert. Der radiologische Nachweis von Ossifikationsherden in der Wirbelsäule kann eine weitere Ergänzung darstellen.

Bei Fehlen jeglicher äußerer pathologischer Veränderungen sind Fehlbildungen innerer Organe nicht sehr wahrscheinlich; die Inzidenz innerer Fehlbildungen bei normalem Äußeren beträgt 2 bis 10% [63]. Wegen der geringen Zuverlässigkeit der äußeren Inspektion dürfen *histologische*, möglicherweise auch *histochemische* oder gar *immunhistochemische Untersuchungen* nicht fehlen, da nur mit diesen Untersuchungsverfahren z.B. eine Muskeldystrophie nach Duchenne oder auch andere metabolische Erkrankungen identifiziert werden können. Angeborene polyzystische Nieren und eine angeborene Leberfibrose sind weitere Erkrankungen, die nur durch histologische Untersuchung verifiziert werden können.

Nur bei 17,5% der Aborte mit intakter Amnionhöhle sind die Embryonen normal entwickelt. Die Plazenten dieser normalen Feten zeigen keine pathologischen Veränderungen. Bei hydatidiformer Veränderung der Zotten weisen die Feten jedoch in 79% pathologische Veränderungen auf, oder sie sind überhaupt nicht vorhanden. Wird ein Fetus gefunden, so weist er in jedem Fall Pathologien auf, wenn hydatidiforme Veränderungen der Zotten nachweisbar sind. Das subchoriale Hämatom hingegen geht nur in 31% mit Veränderungen am Feten einher. In 69% werden bei diesen Plazentaveränderungen mazerierte Feten gefunden, so daß diese Veränderungen wahrscheinlich sekundärer Natur und Begleitsymptom der Mazeration des Feten sind [6].

4.4.3 Differentialdiagnostische Überlegungen aus morphologischer Sicht

In der westlichen Welt liegt die Inzidenz einer *Blasenmole* in der Größenordnung von 1:2000 Schwangerschaften, während in Asien (Taiwan) die Häufigkeit einer Blasenmole mit 1:125 Schwangerschaften wesentlich höher liegt. In der Regel endet eine molige Schwangerschaft vor der 20. Woche p.m. Die Diagnose kann häufig schon makroskopisch gestellt werden, da das Gewebe fast vollständig aus Zysten mit einem Durchmesser von 1 bis 10 mm besteht. Die Zysten enthalten klare Flüssigkeit, die Zystenwand ist durchsichtig. Normales Plazentagewebe ist makroskopisch oft nicht erkennbar. Die partielle hydatidiforme Degeneration der Zotten, mitunter mit dem Nachweis einer

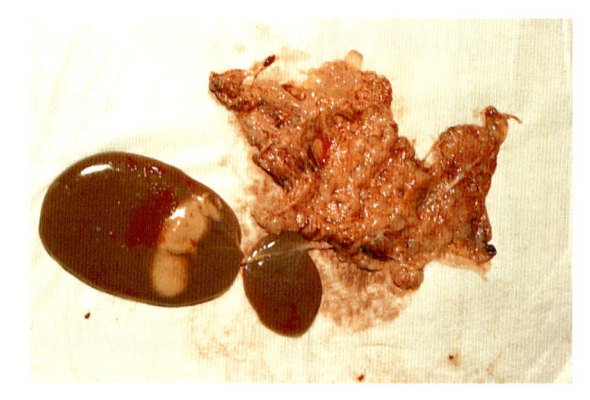

Abb. 17-8 Blasenmole mit gleichzeitigem Nachweis eines Feten mit Fruchtsack.

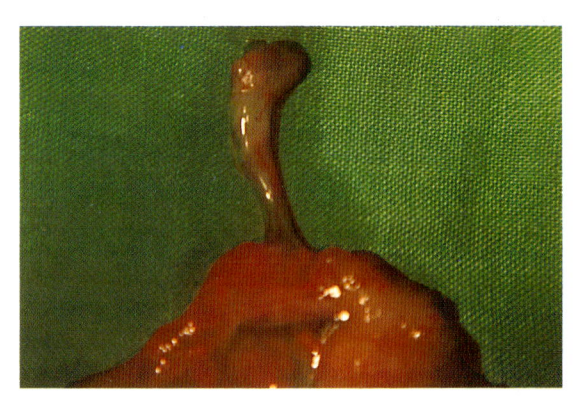

Abb. 17-9 Stummelförmiger Embryo mit geöffneter Amnionhöhle.

Amnionhöhle und eines Embryos (Abb. 17-8) ist in der Regel ein anderes Krankheitsbild als die komplette Blasenmole, bei der die Amnionhöhle und der Fetus fehlen. Übergänge einer hydatidiformen Degeneration zur kompletten Blasenmole kommen vor und brauchen nicht auf einer unterschiedlichen Genese zu beruhen; vielmehr wird für möglich gehalten, daß sowohl die partielle als auch die komplette Blasenmole Ausdruck einer chomosomalen Aberration mit einem mehr graduellen Unterschied molenartiger Veränderungen ist.

Während diese Unterscheidung eine nur geringe prognostische Relevanz besitzt, ist die Frage einer möglichen Malignität von höchstem Interesse (siehe auch Bd. 11, Kap. 8). Aber gerade diese Frage kann in Einzelfällen nicht beantwortet werden, da sichere histologische Kriterien als Unterscheidungsmerkmal nicht selten fehlen. Ausgeprägte Proliferationszeichen des Trophoblasten, der Grad der Atypien der Zellen und der Zellkerne, die Anzahl der Mitosen sind Indizien für eine maligne Erkrankung. Im Einzelfall ist eine zuverlässige Aussage über die Prognose nur in Verbindung mit der klinischen endokrinologischen Beurteilung möglich.

Beim *Chorionkarzinom* fehlen zumeist Zotten, die Proliferation des Trophoblasten überwiegt, so daß die Diagnose „Chorionkarzinom" nur dann gestellt werden sollte, wenn Zotten nicht nachweisbar sind. 10% der Chorionkarzinome entwickeln allerdings in der Folge zottenähnliche Bilder.

Bei der *partiellen Blasenmole* liegen normale Zotten neben Zotten hydatidiformer Degeneration. Zu sehen sind diese Veränderungen bei der Triploidie und der Trisomie 16. Eine Fruchthöhle kann vorhanden sein, ein Embryo oder eine Nabelschnur sind zu identifizieren (Abb. 17-9). Die normalen Zotten enthalten Gefäße, die aber bei einem Missed abortion eine nicht zeitgerechte Vaskularisation aufweisen. Die Oberfläche der molaren Zotten besteht im allgemeinen aus einer einzelligen Schicht, während die Oberfläche normaler, in der Vaskularisation zurückgebliebener Zotten gewöhnlich noch zweischichtig ist. Eine Hyperplasie der Trophoblastzellen führt zu einem insgesamt mehr kompakten Eindruck des Aufbaus, der noch durch die dazwischenliegenden Fibrinstreifen verstärkt werden kann.

5 Ätiologische Faktoren bei Fehlgeburten

5.1 Berufstätigkeit der Mutter

Die Zahl berufstätiger Frauen nimmt stetig zu. Mindestens ein Drittel der im Arbeitsprozeß stehenden Personen sind Frauen. In den Jahren 1975 bis 1979 standen in Skandinavien 63 bis 79% der 20- bis 40jährigen Frauen im Berufsleben. In den USA waren 42% aller Frauen mit Lebendgeburten während ihrer Schwangerschaft berufstätig. In Finnland gingen 67% der Frauen mit Lebendgeburten während ihrer Schwangerschaft einer geregelten Arbeit nach [41].

Der Einfluß der Berufstätigkeit auf die Abortrate wird nicht einheitlich beurteilt. Epidemiologische Studien in Finnland erbringen eine mittlere Abortrate aller Bevölkerungsschichten von 7,43%, während die Abortrate der Industriearbeiterinnen 11% und die der Studentinnen und Lehrerinnen 8,37% beträgt [33]. Bei Hausfrauen ist die Abortrate mit 6,85% signifikant niedriger. Ähnliche Ergebnisse liegen aus dem Iran vor, wo die Abortrate der Berufstätigen 12% und die der Nichtberufstätigen 8% beträgt [33]. In der Studie der Deutschen Forschungsgemeinschaft war jedoch kein Einfluß der Berufstätigkeit auf die Abortrate nachweisbar [54].

Wenn auch die Berufstätigkeit an sich als Ursache einer erhöhten Abortrate in Zweifel gezogen werden kann, so steht doch eine genaue Arbeitsplatzanalyse aus, die mögliche Noxen und deren Einfluß auf die Abortrate untersucht. Die Senatskommission der Deutschen Forschungsgemeinschaft hat 1988 zur Überprüfung gesundheitsschädlicher Stoffe am Arbeitsplatz eine Liste der maximalen Arbeitsplatzkonzentrationen (MAK) und biologischer Arbeitsstofftoleranzwerte (BAT) auch für Schwangere erstellt [37]. Unklar bleibt aber weiterhin, ob einzelne primär nicht schädliche Substanzen in verschiedenen Kombinationen auch mit anderen exogenen Faktoren oder in Verbindung mit Streß Risiken entwickeln können [46].

5.2 Chemische Substanzen

Theoretisch kann eine Noxe schon vor der Nidation wirksam werden und früh zu einem genetisch irreversiblen Schaden führen. Sie kann aber auch direkt auf das Schwangerschaftsprodukt einwirken und zur Schädigung oder zum Tod des Embryos führen. Chemische Substanzen, die einen genetischen Schaden noch vor der Nidation setzen, sind bis heute jedoch nicht bekanntgeworden (siehe auch Bd. 4, Kap. 9). Dieses Informationsdefizit schließt diese Möglichkeit jedoch nicht aus, da die Schädigung zu einem sehr frühen Abort führen würde, so daß die Schwangerschaft möglicherweise erst gar nicht erkannt werden würde.

Gibt es überhaupt Noxen, die durch diese frühe Schädigung zu einer Sterilität führen? Chemische Substanzen werden heute auf ihre Teratogenität oder Embryotoxizität in Tierversuchen getestet. Der Wert dieser Untersuchungen für den Menschen bleibt aber umstritten. Folgende chemische Substanzen und Pharmaka müssen als potentiell teratogen angesehen werden:

- Quecksilber
- Kupfer
- Blei
- Styren
- Coendisulfid
- Formaldehyd

- Arsen
- Cadmium
- Schwefeldioxyd
- Lötdämpfe
- organische Lösungsmittel
- Vinylchlorid
- Desinfektionsmittel aldehydischer und alkoholischer Basis
- Insektizide
- Dioxin
- Lachgas
- Zytostatika

Die schwere intrauterine Toxizität von *Quecksilber* beim Menschen ist identifiziert worden [41]. Anhaltspunkte gibt es für *Blei* als Abortursache beim Menschen [15, 67]. Bei Arbeiterinnen, die in einer Kupferschmelze beschäftigt und damit *Kupfer, Blei, Arsen* und *Cadmium* sowie *Schwefeldioxid* ausgesetzt sind, zeigte sich eine erhöhte Abortrate [56]. Eine andere Analyse hospitalisierter Frauen mit Spontanaborten erbrachte unter den Metallarbeiterinnen eine signifikant höhere Abortrate [33]. Ein besonders hohes Risiko scheint die Arbeit in der Radio- und Fernsehindustrie zu besitzen, wobei die *Lötdämpfe* als mögliches Agens angesehen werden [33].

Eine Befragung verschiedener Berufsgruppen in Schweden und Finnland ergab eine hohe Spontanabortrate bei in chemischen Laboratorien und Krankenhäusern beschäftigten Schwangeren [28, 45]. In drei weiteren Interviewstudien in Schweden haben sich ähnlich hohe Spontanabortraten ergeben, wobei hierfür der Umgang mit *organischen Lösungsmitteln* verantwortlich gemacht wird [28].

Polystyren wird ebenfalls als nachteilig für die Reproduktion angesehen, da bei den Frauen, die mit der Polymerisation dieser Substanz zu tun haben, vermehrt Spontanaborte auftreten [51]. Bei der Arbeit mit Polyvinyl und Polyolefinen konnte jedoch die zunächst vermutete erhöhte Abortrate nicht bestätigt werden [51]. Zwei weitere Studien lassen allerdings vermuten, daß in der Bevölkerung, die in der Nähe einer Vinylchloridfabrik wohnt, vermehrt fehlgebildete Kinder geboren werden [23].

Erwähnenswert ist jene finnische Studie, in der bei 9000 Frauen, die der Gewerkschaft der Chemie angehörten, in den Jahren 1973 bis 1976 im Vergleich zu der allgemeinen Abortrate aller Frauen in Finnland signifikant häufiger Spontanaborte auftraten [33]. Aufschlußreich ist jene Analyse, in der jene Frauen eine besonders hohe Spontanabortrate aufweisen, die in der Plastikindustrie mit *Styren* arbeiten. Auch sind besonders jene Arbeiterinnen mit einer höheren Abortrate belastet, die in chemischen Reinigungsbetrieben und in der pharmazeutischen Industrie tätig sind. Eine erhöhte Spontanabortrate lassen Beobachtungen an Schwangeren vermuten, die mit *Coendisulfid* in Berührung kommen [24]. Diese Ergebnisse mit der Unterscheidung nach Arbeitsplätzen sollten allerdings mit Zurückhaltung interpretiert werden, da in den einzelnen Gruppen die Zahl relativ klein ist.

In einer in Finnland fertiggestellten Interviewstudie von Frauen [33], die mit chemischen *Desinfektionsmitteln* aldehydischer und alkoholischer Basis arbeiten, kommt der Verdacht auf, daß der Umgang mit diesen Substanzen ein erhöhtes Abortrisiko darstellt. *Formaldehyd* wird auch in einer russischen Studie für eine erhöhte Spontanabortrate verantwortlich gemacht [66].

Wieweit andere weit verbreitete chemische Substanzen wie *Insektizide* die Abortrate beeinflussen können, ist nicht bekannt. Eine erhöhte, aber statistisch nicht zu sichernde Aborthäufigkeit wird in der prospektiven Studie der Deutschen Forschungsgemeinschaft bei Frauen festgestellt, die in der Schwangerschaft mit chemischen Substanzen in Berührung gekommen sind, die zur Ungeziefer- und Unkrautvernichtung benutzt werden. Aufgrund der statistischen Berechnung wird aber nicht ausgeschlossen, daß es sich dabei um eine zufällige Information handelt.

Auch *Dioxin* ist sicher eine teratogen wirkende Noxe. Über den Einfluß dieses Giftes auf die Spontanabortrate ist jedoch nahezu nichts bekannt. Wenige Berichte lassen trotzdem einen Zusammenhang vermuten [11].

Die erste Vermutung einer möglichen Gefahr für eine Schwangerschaft *im Operationsraum* kam 1967 auf [77]. Später wurde diese Vermutung bestätigt [69]. Neuere Arbeiten jedoch verneinen einen Zusammenhang zwischen der Arbeit in Operationsräumen und einer erhöhten Abortrate [2, 34], eine Tatsache, die wohl auf die verbesserte Absorption von Narkosegasen in einem geschlossenen Beatmungssystem zurückzuführen sein dürfte.

Der endgültige Beweis des Einflusses bestimmter Noxen auf die Spontanabortrate steht aus, da alle diese Studien retrospektiv angelegt sind und die Interviews wie auch das Ausfüllen vorgelegter Fragebogen einen entsprechenden Unsicherheitsfaktor darstellen. Viele der Befragten antworten nicht, so daß auch in einer großen Studie nur etwa 50 bis 70% der Antworten ausgewertet werden können.

Die Bestätigung der experimentellen Ergebnisse über einen *strahlenbedingten* intrauterinen Fruchttod mit folgendem Abort steht für den Menschen aus (siehe auch Bd. 4, Kap. 9). Wahrscheinlich ist der strahlenempfindlichste Zeitpunkt mit der höchsten, eine Fehlgeburt auslösenden Wirkung kurz vor oder kurz nach der Ovulation und Konzeption. Ein sehr früher Abort ist die Folge, der kurz nach einer zu erwartenden Menstruation einsetzen kann und gar nicht als solcher bewußt erlebt wird.

5.3 Rauchen und Alkoholkonsum

Durch prospektiv angelegte, epidemiologische Studien [30] konnte das *Rauchen* als ein zusätzliches Risiko für die Erhöhung der Abortrate weitgehend ausgeschlossen werden (Tab. 17-3). Auch bei exzessiv starken Raucherinnen (mehr als 30 Zigaretten pro Tag) ist die Spontanabortrate nicht erhöht. Diese Aussage wird besonders durch die große Zahl von 32000 beobachteten Schwangeren bekräftigt, von denen immerhin 24% täglich rauchten.

Nicht einheitlich ist die Meinung über den Einfluß von *Alkohol* auf die Fehlgeburtsrate im I. Trimenon. Sicher ist der abortauslösende Faktor des Alkohols im II. Trimenon. Der regelmäßige tägliche Alkoholkonsum erhöht das Risiko eines Aborts im II. Trimenon um das Dreifache, wobei die Art des Getränks unberücksichtigt bleiben kann. Vielmehr ist die Gesamtmenge an absolutem Alkohol entscheidend. Die Minimalmenge, ab der ein Effekt zu erwarten ist, liegt bei ca. 28 g Alkohol pro Woche [30].

In einer retrospektiv angelegten Befragung von Frauen mit einem Abort in der Anamnese finden sich 17%, die mindestens zweimal pro Woche Alkohol tranken, während in der Kontrollgruppe (kein Abort

Tabelle 17-3 Spontanabortrate im II. Trimenon (14.–27. Woche) in Abhängigkeit von Zigaretten- und Alkoholkonsum (nach Harlap und Shiono [29])

Zigaretten/Tag		Alkohol 0	„Drink" pro Tag < 1	> 1
0	Zahl der Frauen	9640	7443	290
	errechnetes relatives Risiko	1,00	1,05	3,18
	Fehlgeburtsrate %	2,3	2,4	7,4
< 30	Zahl der Frauen	2164	3231	292
	errechnetes relatives Risiko	1,05	1,27	2,24
	Fehlgeburtsrate %	2,4	3,0	5,2
> 30	Zahl der Frauen	259	361	76
	errechnetes relatives Risiko	1,13	2,00	3,29
	Fehlgeburtsrate %	2,6	4,7	7,6

in der Anamnese) nur 8 % einen Alkoholkonsum zugaben. Alkoholkonsum vor der Schwangerschaft hat keinen Einfluß auf die Abortrate, sofern die Schwangere mit Einsetzen der Schwangerschaft Alkohol meidet.

Welcher ätiologische Faktor für diese erhöhte Abortrate verantwortlich ist, ist bis heute nicht bekannt. Sicher ist, daß der sich entwickelnde Fetus besonders bis zur 14. Gestationswoche auf Alkohol hoch empfindlich ist, so daß neben teratogenen auch fetotoxische Wirkungen diskutiert werden müssen (siehe auch Bd. 4, Kap. 9).

5.4 Immunologische Faktoren

Das Schwangerschaftsprodukt wird vom mütterlichen Organismus toleriert, obwohl dieser einen genetisch differenten Organismus mit eigener Immunkompetenz trägt (siehe auch Kap. 2 und Bd. 5). Im einzelnen ist nicht bekannt, welche Mechanismen Platz greifen, damit das Schwangerschaftsprodukt nicht abgestoßen wird. Die Produktion blockierender Antikörper wird als erste Immunantwort des mütterlichen Organismus auf die Implantation der Blastozyste angesehen [44]. Sehr wahrscheinlich handelt es sich dabei um einen IgG-Antikörper, dessen Schutzfunktion in einer Maskierung fremder fetaler Antigene besteht. Bei Unterstellung der Richtigkeit dieser These bedeutet die Abwesenheit derartiger blockierender Antikörper im mütterlichen Serum in der Folge eine Abstoßung des Trophoblasten. Möglicherweise blockieren diese gegen HLA-Antigene gerichteten Antikörper den zytotoxischen Effekt mütterlicher Lymphozyten am Trophoblasten [44]. Eine andere Erklärung wäre die Verhinderung der Produktion des migrationsinhibierenden Faktors (MIF) [74].

Ein weiterer schwangerschaftsschützender Faktor ist der sog. Early pregnancy Factor (EPF) mit immunsuppressiven Eigenschaften [72]. Dieser Faktor ist schon 48 Stunden nach der Konzeption im mütterlichen Serum erhöht und erreicht im III. Trimenon einer Schwangerschaft wieder Normalwerte. Der Rosetten-Inhibitionstest zeigt die Suppression mütterlicher Lymphozytenaktivität durch diesen Faktor während der ersten Wochen einer Schwangerschaft. Eine Reduzierung dieses Faktors soll einem Spontanabort, aber auch einer Entbindung vorausgehen. Diese Befunde stützen die Hypothese einer reduzierten Immunsuppression als Ursache für einen Abort.

Für die Möglichkeit einer verminderten Erkennung des Antigens als Abortursache sprechen Befunde, die zeigen konnten, daß die mütterlichen Lymphozyten bei einer Fehlgeburt in der gemischten Lymphozytenkultur eine verminderte zelluläre Immunantwort gegenüber väterlichen Lymphozyten aufweisen.

Bei der Erörterung immunologischer Abortursachen wird auch immer wieder eine Inkompatibilität im AB0-Blutgruppensystem für möglich gehalten. So wird die Anwesenheit des Antikörpers Anti-PP1 P^k im mütterlichen Blutserum mit habituellen Aborten in Verbindung gebracht. Bei einer Frau mit zwölf aufeinanderfolgenden habituellen Aborten konnten außer des Nachweises dieses Anti-PP1 P^k-Antikörpers keine anderen pathologischen Befunde erhoben werden [4].

Vier *Charakteristika immunologischer Faktoren* sind bei Müttern mit einem Spontanabort zu erkennen, dessen Ursache selbst unbekannt bleibt:

– die Abwesenheit blockierender Antikörper im mütterlichen Plasma während der Schwangerschaft gegenüber väterlichen Zellen in gemischten Lymphozytenzellkulturen
– die Anwesenheit blockierender Antikörper im nicht schwangeren Zustand
– eine verminderte Aktivität mütterlicher Zellen auf väterliche Zellen in Lymphozytenzellkulturen im Vergleich zur Aktivität gegenüber Zellen Dritter
– ein außergewöhnlicher Antigenanteil innerhalb des HLA-Systems

Weitere Ausführungen finden sich in Abschnitt 10.

5.5 Endokrine Faktoren

Endokrine Einflüsse auf die Fehlgeburtenrate werden immer wieder diskutiert. Es wird für wahrscheinlich gehalten, daß die Fehlgeburtenrate um so kleiner ist, je besser die „endokrine Feinabstimmung" vor, während und unmittelbar nach der Ovulation ist. Bei 35% der habituellen Aborte liegen Anhaltspunkte für eine der Schwangerschaft vorausgehende Corpus-luteum-Insuffizienz vor.

Ein Einfluß von Östrogenen und von Progesteron auf intrazelluläre Vorgänge während der Meiosis der Eizelle ist möglich, so daß *chromosomale Aberrationen* auch endokrin bedingt sein können. Eine sehr grobe Schätzung erbringt unter optimalen Bedingungen nur einen pathologischen Karyotyp (7,6%) in 13 befruchteten Eizellen. Nach Gonadotropin- oder Clomifentherapie liegt in 84% der Aborte ein pathologischer Karyotyp vor, während der Anteil chromosomaler Aberrationen nur 60% der Aborte beträgt, wenn keine hormonale Sterilitätsbehandlung vorausgeht [12]. Die mehr negative Auswahl der Patienten in diesem Sterilitätskrankengut wird als Ursache für die erhöhte Abortrate angesehen, ohne aber diese Auswahl konkretisieren zu können. Die Abortursache nach einer Hormontherapie wird in der Eizelle selbst oder in einer inadäquaten Funktion des Corpus luteum zu suchen sein.

Jede *endokrine Sterilitätsbehandlung* ist angelegt, die endokrine Synapse eines Zyklus so zu imitieren, daß möglichst keine Abweichungen von der Norm entstehen. Die Abortrate bei verschiedenen Behandlungsmöglichkeiten liegt selbst dann höher als in einem unselektierten Krankengut. Sie beträgt unter Nichtberücksichtigung der Therapieform in den einzelnen Zentren zwischen 20 und 30%. Nach einer Gonadotropinbehandlung einer hypogonadotropen Sterilität liegt die Abortrate bei 28% und die nach Behandlung normogonadotroper Zyklusstörungen bei 41%.

Gonadotropinbehandlung

Die Ursache für die erhöhte Abortrate nach Gonadotropinbehandlung liegt möglicherweise in einer zu frühen Gabe von hCG und somit in einem zu frühen Follikelsprung. Der Abort tritt dann ein, weil sich die Befruchtung an einer nicht reifen Eizelle vollzog oder das zurückgebliebene Corpus luteum eine nicht ausreichende Progesteronproduktion gewährleisten kann. Als Ursache für die höhere Abortrate bei noch vorhandener endogener Gonadotropinsekretion kann ein zu früher endogener LH-Anstieg im Serum oder eine inadäquate Therapie unkoordinierter Follikelreifung sein.

Es gibt eine Abhängigkeit der Abortrate von der FSH-LH-Relation applizierter Gonadotropinpräparationen. Bei einem FSH-LH-Quotienten von 5:1 beträgt die Abortrate 28,9%, bei einem FSH-LH-Quotienten von 1:1 oder kleiner als 5,9% [18]. Möglicherweise spielt der höhere Kohlenhydratanteil eine Rolle, da durch ihn die Halbwertszeit und immunologische Potenz charakterisiert ist. Es ist nicht ausgeschlossen, daß eine inadäquate Corpus-luteum-Phase letztendlich Ursache für eine erhöhte Abortrate ist.

Behandlung mit Antiöstrogenen und Dopaminagonisten

Nach *Clomifentherapie* errechnet sich eine Abortrate von 19,3%. Obwohl die mütterliche Progesteron-Serumkonzentration nach Ovulationsauslösung mittels Clomifen im Normbereich liegt, läßt sich morphologisch in 50% der untersuchten Zyklen eine mangelhafte sekretorische Umwandlung des Endometriums nachweisen. Hierfür wird die antiöstrogene Wirkungskomponente des Clomifens verantwortlich gemacht, da Östrogene für die Induktion von Progesteronrezeptoren im Endometrium erforderlich sind. Die noch vorhandene antiöstrogene Aktivität des Clomifens in der späten Follikelphase hemmt die normalerweise mit dem Anstieg der Östrogene einsetzende Entwicklung der Produktion von Progesteronrezeptoren. 16,6% der Schwangerschaften enden mit einem nachfolgenden Abort, obwohl das Endometrium zyklusgerecht entwickelt ist, während bei nicht zeitgerechter Entwicklung des Endometriums ein Abort in 80% nachgewiesen werden kann. Die Abortrate kann reduziert werden, wenn in der späten Follikelphase nach Clomifenbehandlung zusätzlich Östrogene verabfolgt werden. Diese Beobachtungen bestätigen die Notwendigkeit einer exakten Koordination des endokrinen Managements eines Zyklus (siehe auch Abschnitt 5.9). Prospektive Untersuchungsreihen sollten jedoch diese Einzelbeobachtungen bestätigen.

Die Abortrate der nach *Bromocriptintherapie* eingetretenen Schwangerschaften ist mit 11,8% gegenüber einem unselektierten Krankengut nicht erhöht. Offenbar sind die mit einer Hyperprolaktinämie einhergehenden Störungen therapeutisch besser anzugehen, wobei ein dem physiologischen sehr ähnlicher Zyklus erreicht wird.

5.6 Infektionen

Der Ausgang einer Schwangerschaft bei einer Infektion der Mutter und des Feten hängt weitgehend von der Art, der Zahl und der Virulenz der Keime ab, wobei die Gestationswoche, der Sitz der Infektion und mögliche Begleiterkrankungen der Mutter zusätzlich prognostische Kriterien darstellen. Folgende Mikroorganismen und Viren können mit einem Spontanabort in Verbindung gebracht werden: Toxoplasmen und Mykoplasmen, Listerien, Plasmodien und Chlamydien, Zytomegalieviren, Varizellen und Pockenviren (siehe auch Bd. 5).

Toxoplasmose

Es wird heute allgemein anerkannt, daß das Toxoplasma gondii bis zur 12. Woche p.m. die Plazenta durchdringt und zum intrauterinen Fruchttod führt. Ein Streitpunkt bleibt die Frage, ob eine Reinfektion möglich und somit die Toxoplasmose Ursache für habituelle Aborte sein kann. Die erste Toxoplasmoseinfektion führt gewöhnlich zu einer Immunität, die aber nicht komplett zu sein braucht. Sie schützt in der Regel vor einer Reinfektion, kann sie aber möglicherweise nicht in jedem Fall verhindern. Die Mehrzahl der Autoren hält eine Reinfektion für nicht wahrscheinlich. So konnten Toxoplasmen bei sporadisch auftretenden, aber nicht bei habituellen Aborten identifiziert werden. Die Beurteilung einer Reinfektion ist dadurch erschwert, daß die serologischen Testverfahren nicht immer die Infektion widerspiegeln. So konnten bei fünf von sieben histologisch nachgewiesenen Toxoplasmoseinfektionen des Endometriums bei habituellen Aborten diese serologisch nicht bestätigt werden. Der Ausschluß einer Toxoplasmose des Genitales kann somit nur durch Endometriumbiopsien und durch Immunfluoreszenzmethoden des Menstrualblutes erfolgen. In Einzelfällen können vorhandene Toxoplasmosezysten im Endometrium im Fall einer erneuten Schwangerschaft durch den Trophoblasten geöffnet werden, so daß hierdurch eine direkte Infektion des Trophoblasten möglich ist, bevor der mütterliche Organismus mit einer Antikörperbildung reagieren kann.

Im Anschluß an einen durch Toxoplasmose bedingten Abort ist eine Therapie mit Sulfalen (2 g/Woche), z.B. Longum®, oder mit Sulfadiazin-Heyl® (8×500 mg täglich) über vier Wochen und mit Pyrimethamin, z.B. Daraprim® (25 mg/Tag) bis zu einer Gesamtmaximaldosis von 600 mg erforderlich.

Listeriose

Sehr widersprüchlich sind die Meinungen über einen ätiologischen Zusammenhang zwischen Listerioseinfektionen und habituellen Aborten. Sporadisch auftretende Fehlgeburten können durch eine Listerioseinfektion hervorgerufen werden. Der morphologische Nachweis im Feten und in der Plazenta sowie mikrobiologische Nachweismethoden sichern endgültig den Beweis einer Infektion. Eine antibiotische Behandlung mit Penicillin und Tetrazyklinen der bei der Schwangeren ablaufenden Erkrankung sollte abgeschlossen werden. Serologische Kontrolluntersuchungen zeigen das Ansprechen der Therapie durch Titerabfall. Allerdings gibt es Berichte über Wiedereintreten positiver Kulturen im Zervixsekret wenige Wochen nach Ende der antibiotischen Therapie, so daß die serologischen durch zusätzliche kulturelle Untersuchungen des Endometriums und des Menstrualblutes nach Therapieende ergänzt werden müssen.

Infektionen durch Chlamydien, Mykoplasmen, Candida und andere Keime

Chlamydia trachomatis wird oft bei Frauen in Verbindung mit durch Geschlechtsverkehr übertragenen Krankheiten in der Cervix uteri gefunden. Der Nachweis eines Zusammenhangs mit einem Abortgeschehen wurde bis heute nicht erbracht.

Nicht ausreichend sind ebenfalls Befunde und deren Interpretationen über die Möglichkeit einer Mykoplasmainfektion als Abortursache. Beschrieben werden Ureaplasmen als Ursache einer Zervizitis und Endometritis mit anschließender Fehlgeburt und eine erfolgreiche Behandlung der auf diesen Keimbefall zurückzuführenden habituellen Aborte mit Tetrazyklinen (Doxycyclin 100 mg für 12 Tage). Dabei wurde ein Befall mit andern Keimen nicht ausgeschlossen, so daß die Ergebnisse einer weiteren Bestätigung bedürfen. Auf der Suche nach der Ursache eines habituellen Aborts sollte die mikrobiologische Untersuchung auf Chlamydia trachomatis jedoch einschließen.

Nur selten dürfte *Candida albicans* Ursache für eine intrauterine Infektion und somit für eine Fehlgeburt sein. Ausgeschlossen ist diese Möglichkeit dann nicht, wenn eine mit Candida belegte Intrauterinspirale vor Eintritt einer Schwangerschaft nicht entfernt wird. Ein Amnioninfektionssyndrom ist dann Ursache für den intrauterinen Fruchttod oder für eine Fehlgeburt. In den nachgewiesenen Candidainfektionen werden weißlich-gelbliche Plaques auf der Nabelschnur als Zeichen eines Pilzbefalls beschrieben.

Grundsätzlich kann jeder Keim in der Zervix zur Fehlgeburt führen. Überwiegend dürfte es sich dabei aber um Aborte im II. Trimenon handeln. Möglicherweise sind besonders dann Schwangerschaften durch transzervikale Infektion gefährdet, wenn im II. Trimenon Blutungen vorausgegangen sind. Bei einer Abortrate von 7,5% fanden sich in 44% der Fälle pathologisch-anatomische Zeichen einer Infektion [58]. Nicht jeder Keimbefall der Zervix bedeutet jedoch eine aufsteigende Infektion mit nachfolgendem Abort. Somit gibt es keine einheitliche Meinung über die Notwendigkeit oder Bedeutung bakterieller Untersuchungen der Zervix in der Frühgravidität, weder bei normalem Schwangerschaftsverlauf noch beim Abortus imminens.

Virusinfektionen

Die Abortrate bei *Herpesvirusinfektionen* ist mit 34% erhöht. Auch das *Zytomegalievirus* kann Ursache sporadisch auftretender Aborte sein. Die Identifizierung dieser Erkrankung ist durch das äußere Erscheinungsbild mit den typischen Effloreszenzen nicht schwierig. Problematischer ist die Diagnostik einer Herpesvirusinfektion. Der Nachweis fluoreszierender Antikörper des Typs II (Herpes-genitalis-Virus) mit einem vierfachen Titeranstieg dürfte Beweis für eine Genitalinfektion sein. Reinfektionen sind beim Herpes-genitalis-Virus nicht selten, wobei nicht jede Reinfektion mit einem vierfachen Titeranstieg einherzugehen braucht.

5.7 Impfungen

Impfungen in der Schwangerschaft werden in Band 4, Kapitel 11 abgehandelt. An dieser Stelle werden sie nur im Zusammenhang mit Aborten besprochen.

Pockenimpfung: Eine Impfung gegen Pocken ist seit der Erklärung der WHO in 1979, die Pockenerkrankung sei weltweit ausgerottet, gegenstandslos geworden.

Poliomyelitisimpfung: Die trivalente Polio-Schluckimpfung hat keinen Einfluß auf die Abortrate. Von 69 geimpften Schwangeren vor der 16. Woche p.m. abortierten fünf, so daß diese Inzidenz niedriger als in der Kontrollgruppe liegt.

Gelbfieberimpfung: Die Impfung mit abgeschwächten Lebendviren hat sich bei über 50000 Frauen, einschließlich einer Vielzahl von Schwangeren, als harmlos erwiesen. Eine erhöhte Abortrate wird nicht beobachtet. Vorsichtshalber wird bei uns aber weiterhin empfohlen, die Impfung erst nach dem I. Trimenon durchzuführen.

Masernimpfung: Da die Immunität gegenüber dieser Infektionskrankheit in der gesamten erwachsenen Bevölkerung sehr groß ist, gibt es während der Schwangerschaft kaum eine Indikation für eine derartige Impfung. Erkenntnisse über eine mögliche nachteilige Wirkung einer Masernimpfung in der Frühschwangerschaft gibt es nicht. Aus Sicherheitsgründen sollte im Fall einer fraglichen Exposition bei unklarer Immunitätslage eine passive Impfung mit Immunglobulin vorgenommen werden.

Mumpsimpfung: Die Infektion bedingt eine erhöhte Abortrate im I. Trimenon. Nach Injektion eines Lebendimpfstoffs können nach Abruptio in 2 von 45 Plazenten die Viren isoliert werden. Im Feten selbst gelingt dieser Nachweis nicht. Die Möglichkeit einer intrauterinen Infektion ist aber nicht auszuschließen, so daß die Impfung gegen Mumps während der Schwangerschaft unterlassen werden sollte.

5.8 Nichtinfektiöse Erkrankungen der Mutter

Lupus erythematodes

Fünfzig Krankheitsfälle eines Lupus erythematodes sind beschrieben, bei denen in einem hohen Prozentsatz Kinder mit einem kompletten Herzblock geboren worden sind. Die Mütter hatten keine Kenntnis über ihre Krankheit, da diese ohne besondere Symptomatik abgelaufen war. Es wird vermutet, daß antinukleäre Antikörper der IgG-Klasse die Plazenta passieren und auf das Leitungssystem des Herzens und das umgebende Kollagen sowie auf das Myokard einwirken. In vielen Fällen führt der Lupus erythematodes zum Abort. Habituelle Aborte treten auf, ohne daß die Krankheit klinisch manifest zu sein braucht. Die Ursache ist unklar. Es wird für möglich gehalten, daß ein Immunkomplex sich an der Basalmembran des Trophoblasten niederschlägt und in einem Teil der Fälle zum intrauterinen Fruchttod führt. Für immunologische Reaktionen als Abortursache sprechen auch Experimente, bei denen Lymphozytenantikörper mit der Basalmembran der Plazenta als Antigen bei Patienten mit Lupus erythematodes häufiger reagieren, wenn die Schwangerschaft mit einem Abort endet, als mit Plazenten späterer Totgeburten [13].

Das häufig symptomlos ablaufende Krankheitsbild gehört wahrscheinlich zum rheumatischen Formenkreis, so daß die Therapie mit Kortikosteroiden eine theoretische Begründung findet. Eine Reduzierung habitueller Aborte nach Cortisontherapie ist möglich, kann jedoch nicht immer erreicht werden. Obwohl bei habituellen Aborten nach Cortisontherapie ausgetragene Schwangerschaften beobachtet werden, änderten sich die hohen mütterlichen Antikörpertiter nicht.

Im Verlauf eines Krankheitsfalls wird nach einer täglichen Prednisolondosis von 10 mg, bis zur 16. Gestationswoche verabfolgt, eine Verhinderung der direkten Zelltoxizität der T-Lymphozyten nachgewiesen. Im letzten Drittel der Schwangerschaft wurde beim Feten eine Bradykardie von 40 bis 60 Schlägen pro Minute festgestellt, die nach spontanem Blasensprung in der 37. Woche Indikation zur abdominalen Schnittentbindung war. Ein postpartal angefertigtes Elektrokardiogramm des Neugeborenen ergab einen totalen atrioventrikulären Block als Ursache für die Bradykardie. Zirkulierende antinukleäre Antikörper wurden im kindlichen Blut nachgewiesen, so daß diese bei habituellen Aborten und Verdacht auf Lupus erythematodes bestimmt werden sollten.

Diabetes mellitus

Nicht einheitlich sind die Erfahrungen über die Fehlgeburtshäufigkeit bei Diabetes mellitus der Mutter. Während eine Gruppe von Autoren beim insulinpflichtigen Diabetes häufiger eine Fehlgeburt beschreibt, können andere im Rahmen einer sorgfältigen Studie keine erhöhte Fehlgeburtsrate gegenüber einer Kontrollgruppe statistisch nachweisen. Gehäuft auftretenden Fehlgeburten in der Höhe von ca. 26% (14 von 59) fanden zu zwei Dritteln in den 14 Wochen p.m. statt [81a]. Bei zehn dieser Aborte war kein Fetus vorhanden, so daß es sich um Abortiveier handeln muß. Bei Würdigung aller Daten stellt der schlecht eingestellte Diabetes mellitus der Schwangeren einen zusätzlichen Risikofaktor dar, so daß auch in der Frühschwangerschaft die strenge tägliche Blutzuckerkontrolle mit der daraus berechneten täglichen Insulindosis die beste Prophylaxe ist.

Hypo- und Hyperthyreoidismus

Besonders bei wiederholten Aborten sollte die Schilddrüsenfunktion überprüft werden. Bei einer Unterfunktion mit TSH-Erhöhungen (über 25 mIE/l) ist eine Substitution erforderlich, wobei der tägliche Schülddrüsenhormonbedarf in der Gravidität zwischen 150 und 300 µg liegt [52]. Bei ausreichender Substitution sinkt der TSH-Spiegel in den Normbereich.

Bei einer Hyperthyreose soll eine Abortneigung in bis zu 50% bestehen. Neben der typischen klinischen Symptomatik (Herzjagen, Schlaflosigkeit, Unrast) sind es vor allem die erhöhten T_3- und T_4- sowie die erniedrigten TSH-Werte im Serum, die die Diagnose sichern. Bei der Beurteilung der T_3- und T_4-Spiegel sollten aber die in der Gravidität normalerweise erhöhten Werte ihre Berücksichtigung finden. Ausgeprägte Hyperthyreosen erhalten eine Monotherapie mit Thyreostatika (wie z.B. Propylthiouracil, Thiamazol, Carbimazol), die in niedriger Dosierung offenbar keine Nachteile bei den Feten beinhalten (Übersicht bei [32]).

Psychische Faktoren

Die Frage nach einer psychischen Ursache einer Fehlgeburt läßt häufig offen, ob eine gefundene Differenz einer Vergleichsanalyse Ursache oder Folge eines Aborts ist. Besonders der habituelle Abort stellt per se eine erhebliche psychische Belastung dar, so daß Ursache und Wirkung schwer auseinandergehalten werden können. Trotz dieser Einschränkung sind einige Untersuchungen erwähnenswert, die die Einflüsse psychischer Faktoren auf den spontanen und habituellen Abort zu untersuchen versucht haben. Diese Ergebnisse sind erwähnenswert, obwohl die Untersuchungsgruppen klein sind und die Aussagekraft somit eingeschränkt ist.

Bei einer Gruppe von 61 Frauen mit einem habituellen Abort konnten durch psychologische Testverfahren deutliche Unterschiede einiger Parameter zu einer Kontrollgruppe erarbeitet werden. Statistisch sind die unterschiedlichen Reaktionen signifikant. Frauen, die nach einer Psychotherapie eine Schwangerschaft ausgetragen haben, weisen eine signifikante Änderung ihrer Verhaltensweise in den Testverfahren auf. Sie entsprachen dann der der Kontrollgruppe. Untermauert werden diese Beobachtungen dadurch, daß 74% der Schwangerschaften ausgetragen wurden, wenn eine Psychotherapie möglich war und durchgeführt wurde. Hingegen wurden nur 16% der Schwangerschaften bis zum errechneten Termin gebracht, wenn die Schwangere einer psychotherapeutischen Behandlung nicht zugänglich war [79]. Der statistisch gesicherte therapeutische Effekt macht wahrscheinlich, daß psychische Faktoren für habituelle Aborte verantwortlich oder mitverantwortlich sein können.

Ein besonderes Interesse verlangt auch die Beobachtung innerhalb eines kleinen Kibbuz, in dem innerhalb weniger Wochen sieben Schwangere abortierten, so daß die Furcht umging, im Kibbuz seien schädigende Umweltfaktoren für ein derartiges Schicksal verantwortlich. Die Analyse der Gesamtsituation durch Fachleute ergab jedoch, daß die Furcht vor einer Fehlgeburt durch besondere Umstände eskalierte, so daß sich der Glaube an die Unmöglichkeit einer normalen Entwicklung des Feten im Kibbuz verstärkte. Psychische Ursachen sind für diese Aborthäufung nicht auszuschließen.

5.9 Homologe und heterologe Insemination, In-vitro-Fertilisation und intratubarer Gametentransfer

Die Aborthäufigkeit nach heterologer *Insemination* mit frischem Sperma liegt im Normbereich (Tab. 17-4). Bei Erstgebärenden beträgt sie 11,4%, bei Mehrgebärenden 14,1%. Diese Mittelwerte sind aus einem sehr inhomogenen Krankengut aus 36 Untersuchungsserien verschiedener Jahre errechnet, wobei die Aborthäufigkeit von 3,3 bis 34,7% schwankt. Wird tiefgefrorenes Sperma inseminiert, liegt die Aborthäufigkeit bei 1276 Schwangerschaften aus sechs Untersuchungsreihen in derselben Größenordnung. Es gibt eine statistisch gesicherte Differenz zwischen der Abortrate nach heterologer Insemination von frischem oder tiefgefrorenem Sperma und jener nach homologer Insemination. In 15 Untersuchungsreihen mit insgesamt 279 Schwangerschaften lag die Aborthäufigkeit nach homologer Insemination mit 24,3% deutlich höher. Dabei war die Altersverteilung der Eltern nach heterologer Insemination nicht unterschiedlich von der der Eltern nach homologer Insemination.

Diese Untersuchungen ergeben Hinweise für einen Zusammenhang zwischen qualitativ und quantitativ schlechtem Spermabefund und erhöhter Abortrate. Nach heterologer Insemination liegt die Abortrate dann höher, wenn zur Ovulationsauslösung und besserer zeitlicher Abstimmung *Clomifen* verabfolgt wurde [17]. Die Indikation zur Clomifenbehandlung ist somit sehr eng zu ziehen (siehe auch Abschnitt 5.5). Clomifen soll nicht appliziert werden, wenn die Ursache der Sterilität allein in einer Oligo- oder Oligoasthenozoospermie begründet liegt. Vielmehr ist zu empfehlen, die Zeit zwischen Ovulation und Befruchtung so kurz wie möglich zu halten [5].

Tabelle 17-4 Aborthäufigkeit nach Insemination mit Sperma vom Spender (AID = artificial insemination with donor semen) bzw. vom Ehemann (AIH = artificial insemination with husband's semen) (nach Allen et al. [1])

	Zahl der Schwangerschaften	Abortrate
AID (Frischsperma)	2656	12,7%
AID (tiefgefrorenes Sperma)	1176	10,5%
AIH	279	24,3%
AIH intrauterin		26%

Das *Alter der Mutter* bleibt ein erhöhter Risikofaktor auch bei heterologer Insemination. So beträgt die Abortrate bei 20- bis 29jährigen nach heterologer Insemination 12,4% und bei 30- bis 39jährigen 32,3%.

Die Abortrate nach *In-vitro-Fertilisation und Embryotransfer* ist erhöht. Bei 3405 induzierten Graviditäten von 168 Arbeitsgruppen abortierten 26%. Mit 24% lag die Abortrate nach intratubarem Gametentransfer ähnlich hoch [10, 16]. Bis zur 10. Schwangerschaftswoche traten 80% der Aborte auf [17].

5.10 Der Tubenfaktor

Die mittlere Abortrate nach einer Sterilitätsoperation an der Tube liegt deutlich über der der mittleren Abortrate eines unselektierten Krankengutes (siehe auch Kap. 8). Diese Beobachtungen lassen an einen Tubenfaktor als mittelbare Ursache für ein Abortgeschehen denken. Bei einer Zusammenstellung mehrerer Publikationen errechnet sich aus 560 Schwangerschaften nach Salpingostomie wegen eines distalen Tubenverschlusses eine Abortrate von 26,7%, während 15,5% als Tubargravidität endeten. Ähnlich häufig tritt ein Abort nach einer uterusnahen Tubenoperation ein. Von 391 Schwangerschaften verschiedener Zentren endeten 22,4% mit einem Abort und 12,5% mit einer Tubargravidität [41a]. Tubargraviditäten kommen nach operativer Korrektur sowohl eines distalen als auch eines proximalen Tubenverschlusses seltener als Aborte vor. Nach mikrochirurgischer Technik ändert sich diese Reaktion nicht, obwohl der Tubenfaktor durch die weniger traumatisierende Operationstechnik auch als Abortursache minimiert werden kann. Nach Adhäsiolyse wurde eine Abortrate von 4,2%, nach Fimbrioplastik von 0,5%, nach Salpingostomie von 4,7% und nach uterusnahen tubotubaren Anastomosen 6% angegeben (C. Frantzen, persönliche Mitteilung). Die höchste Abortrate von 9% nach Refertilisierungsoperationen wird mit der Überalterung des Patientenkollektivs erklärt, bei dem zusätzlich noch therapiebedürftige Ovarialfunktionsstörungen vorlagen. Die Tubargraviditätsrate liegt auch in diesem Krankengut mit 4% bei entzündlich bedingten, tubaren Sterilitäten und mit 2,3% nach Refertilisierung nach Tubensterilisationen unter der Abortrate.

Neben der Überalterung gibt es keine schlüssige Erklärung für diese nach Operationen an den Tuben erhöhte Abortrate. Anatomische Veränderungen im ampullären Anteil der Tube, die den Kontakt der Spermatozoen mit der Eizelle erschweren, können möglicherweise für einen verspäteten Eintritt des Befruchtungsvorgangs verantwortlich sein. Hierdurch kann ein allmählicher Verlust der Integrität der Eizelle eintreten und die Fähigkeit einer regelgerechten Reifeteilung verlorengehen. Die Folge sind dann chromosomale Aberrationen, die die eigentliche Ursache für den Abort sind. Diskutiert wird auch ein beschleunigter oder verzögerter Eitransport, der den Embryo auf ein nicht synchron entwickeltes Endometrium treffen läßt, so daß hierdurch die Nidation beeinträchtigt wird.

5.11 Uterine Faktoren

5.11.1 Angeborene Fehlbildungen

Hemmungsfehlbildungen wie der *Uterus subseptus*, der *Uterus septus* und der *Uterus bicornis* werden in einen ursächlichen Zusammenhang mit habituellen Fehlgeburten des II. Trimenons gebracht (siehe auch Kap. 7). Eine mangelhafte Durchblutung oder ein auf zu kleines Raumangebot zurückzuführender erhöhter Innendruck des Uterus wird hierfür verantwortlich gemacht. Fehlgeburten im I. Trimenon können ebenfalls Folge dieser Fehlbildungen sein, da die in der Nähe des Septums erfolgte Nidation aufgrund mangelhafter Blutversorgung gestört sein kann. Die Versorgung des Trophoblasten ist hierdurch reduziert, was schließlich die eigentliche Ursache für den Abort ist. Der *Uterus duplex* vermag 80% der Schwangerschaften auszutragen und ist somit nur selten Ursache für Fehlgeburten.

Die *Objektivierung* dieser Fehlbildungen gelingt zumeist durch Hysterosalpingographie (siehe auch Bd. 8, Kap. 4). Der Uterus duplex ist bei der einfachen Spekulumeinstellung durch zwei Portiones erkennbar. Eine komplette Trennung der beiden Uterushöhlen ist aber nur durch Hysterosalpingographie nachzuweisen, da in diesem Fall sich immer nur die Tube der Seite mit Kontrastmittel füllt, auf der das Hysterosalpingographiegerät auf der Portio sitzt. Bei unklaren Befunden liefert die Hysteroskopie zusätzlich Informationen. Gerade bei einem inkompletten Septum kann sie möglicherweise für die Wahl der vorzunehmenden Operationen zusätzlich Erkenntnisse bringen. Einer Laparotomie sollte sie vorgeschaltet werden. Bei Verdacht auf eine Hemmungsfehlbildung im Bereich des Uterus sollten Fehlbildungen der Nieren und der harnableitenden Wege ausgeschlossen werden. In 9% der Patientinnen mit einem Uterus duplex können schwerwiegende Fehlbildungen bis hin zum Fehlen einer Niere entdeckt werden.

Die *operative Behandlung* der Hemmungsfehlbildungen des Uterus hängt weitgehend von der Art und Ausdehnung und der Fehlbildung ab. Strassmann, Jones und Jones, Rock und Jones haben verschiedene Techniken beschrieben (siehe auch Bd. 8, Kap. 4). Einer operativen Korrektur bedarf es nur beim habituellen Abort und nicht komplett gedoppelten Uterus (Uterus subseptus, Uterus bicornis). Eine Korrektur durch ein abdominelles Vorgehen (nach Strassmann oder Jones und Jones) dürfte bei einem Uterus bicornis bevorzugt werden, während das mehr oder weniger weit in das Cavum uteri reichende Septum hysteroskopisch entfernt werden kann. Für die abdominellen Verfahren sind Erfolgsraten publiziert (Tab. 17-5), für das hysteroskopische Vorgehen liegen vergleichbare Ergebnisse nicht vor. Eine sorgfältige Indikationsstellung scheint für den Erfolg besonders wichtig zu sein.

Tabelle 17-5 Schwangerschaftsrate nach operativer Korrektur eines Uterus subseptus durch keilförmige Exzision (nach Jansen [41a])

	präoperativ	postoperativ
Zahl der Patienten	62	58
Zahl der Schwangeren	62	56
Zahl lebender Kinder	4 (6%)	47 (82%)
Gesamtzahl aller Schwangerschaften	165	77
Abort	156 (95%)	14 (18%)
Frühgeburten	9 (5%)	4 (5%)
Lebende Kinder	4 (2%)	58 (75%)

5.11.2 Erworbene uterine Faktoren

Synechien

Die Häufigkeit der intrauterinen Adhäsionen oder Synechien in einer nicht voroperierten weiblichen Bevölkerung wird auf 1,5% geschätzt, während bei 68% der infertilen Frauen Synechien entdeckt werden können. In allen Fällen gehen Kürettagen voraus. Bei ca. 12% der Patientinnen mit habituellen Aborten finden sich intrauterine Adhäsionen. Möglicherweise sind Synechien Ursache für einen sehr frühen Schwangerschaftsverlust, so daß bei zwei oder mehr aufeinanderfolgenden Aborten bis zur 14. Woche intrauterine Ursachen durch Hysteroskopie ausgeschlossen werden müssen.

Eine mögliche Erklärung für die *Entstehung* von Synechien ist eine zu geringe Vaskularisation des zu spärlichen Endometriums, so daß der proliferierende Effekt der Östrogene nicht ausreichend wirksam werden kann.

Eine erfolgreiche *Therapie* besteht in der hysteroskopischen Entfernung oder Durchtrennung der Synechien in Kombination mit einer nachfolgenden systemischen Östrogenbehandlung. Nach einer in der Weise erfolgten Therapie wird eine Schwangerschaftsrate von 50 bis 87 % beobachtet. Die Abortrate liegt nach dieser kombinierten Therapie bei 7,5 %, während sie nach hysteroskopischer Durchtrennung ohne nachfolgende Östrogenzusatzbehandlung noch 35,4 % beträgt [41a].

Uterus myomatosus

Achtzehn Prozent der Aborte werden auf Myome zurückgeführt, wobei die Ursachen bei intramuralen und submukösen Myomen vermutlich Alterationen des Endometriums, des Stromas oder der Vaskularisation sind. Blutflußströmungsstudien weisen einen verminderten Blutfluß in Myomen und im Nachbargewebe nach. Es erscheint möglich, daß ein vermindertes Blutangebot an den sich entwickelnden Trophoblasten zu einem Spontanabort führt. Auch mechanische Wirkungsprinzipien wie ein lokaler Druck, Distorsionen oder Degenerationen eines intramuralen oder submukösen Myoms oder die Irritation durch ein gestieltes submuköses Myom des Endometriums können im Einzelfall eine Implantation beeinträchtigen. Bei 1941 Frauen, die sich einer operativen Myomenukleation unterzogen haben, sank die präoperative Abortrate von 41 % auf postoperativ 19 % [41a].

5.11.3 Unterschiedliche Gefäßversorgung des Uterus

In der Regel besteht der aszendierende Ast der A. uterina aus einem einzelnen Gefäß, von dem Bogenarterien zum Uterus abgehen. Der aszendierende Ast kann sich aber auch in einen anterioren und posterioren Schenkel teilen, so daß die Bogenarterien ihren Ursprung von zwei getrennten Gefäßen aus nehmen.

Von 119 Patienten, die in der Anamnese einen Spontanabort angaben, hatten 77 % auf jeder Seite nur eine Arterie, 13,4 % eine Arterie auf der einen und zwei Arterien auf der anderen Seite und 23,5 % auf jeder Seite zwei Arterien. In der Gruppe der Frauen mit einer Arterie auf beiden Seiten liegt die Abortrate in der Höhe von 15,5 %, in der Gruppe, in der nur auf einer Seite ein Arterienast nachweisbar war, in der Größenordnung von 43,8 %, und in der Gruppe der Frauen, die auf beiden Seiten zwei Arterienäste aufweisen, in der Größenordnung von 60,7 % [14]. Diese statistisch gesicherten Ergebnisse lassen vermuten, daß die Anatomie der uterinen Gefäße einen Einfluß auf die Abortrate hat. Die eigentliche Ursache der höheren Fehlgeburtsrate könnte dabei in einer unterschiedlichen Hämodynamik liegen, die möglicherweise eine bedeutende Rolle bei der Plazentation spielt und somit initial eine Bedeutung für die Blutversorgung des intervillösen Raums besitzt. Diese Hypothese impliziert die Entwicklung des intervillösen Raums entlang des Verlaufs der Aa. arcuatae.

Zwei Fragen bleiben noch zu klären:

– Kann die Konfiguration einer Arterie die Plazentation beeinflussen?
– Ist die Plazentation entscheidend für eine normale Entwicklung einer Schwangerschaft?

6 Klinik der Fehlgeburt

6.1 Drohende Fehlgeburt (Abortus imminens)

Die drohende Fehlgeburt, die bedrohte Schwangerschaft, die gestörte Frühschwangerschaft sind Synonyma für ein Syndrom, das im *I. Trimenon* bei positivem Schwangerschaftstest aus uterinen Blutungen und wehenartigen Schmerzen besteht. Die Bedrohung oder die Störung kann jedoch im einzelnen nicht identifiziert werden. Bei der gynäkologischen Untersuchung ist der Zervikalkanal geschlossen. Die klinische Symptomatik unterscheidet sich nicht von derjenigen bei Beginn der Ausstoßung eines Missed abortion oder Abortiveis.

Bei Fehlgeburtsbestrebungen im *II. Trimenon* nach der 14. Woche p.m. sind Blutungen ex utero immer seltener das Leitsymptom, je fortgeschrittener die Schwangerschaft ist. Kontraktionen stehen im Vordergrund, deren Ursachen häufig nicht zu erkennen sind. Die apparative Registrierung der Wehentätigkeit ist vor der 20. Woche technisch erschwert, so daß die Objektivierung der Kontraktion zumeist durch die klinische Untersuchung erfolgen muß. Fehlerquellen entstehen vor allem durch einen noch relativ kleinen Uterus, dessen Konsistenz durch die Bauchdecken nur schwer zu registrieren ist. Andererseits reicht häufig die Empfindlichkeit der externen Tokometrie für eine zuverlässige Erfassung der Kontraktionen nicht aus.

Eine verkürzte Cervix uteri mit einem zumindest für einen Finger durchgängigen Zervikalkanal bei fehlenden Kontraktionen kann ebenfalls eine Bedrohung einer Schwangerschaft bedeuten, ohne daß man diese konkretisieren kann. In diesem Fall ist zumeist die Diagnose „Zervixinsuffizienz" anzuerkennen.

6.2 Beginnende Fehlgeburt (Abortus incipiens)

Bei der klinischen Symptomatik des im *I. Trimenon* begonnenen oder sich in Gang befindlichen Aborts steht die Blutung im Vordergrund, der Zervikalkanal ist offen. Im allgemeinen ist die Schwangerschaft nicht mehr zu halten. Die Abortbestrebung sollte nicht gehemmt werden. Ist im Ultraschallbild eine intakte Schwangerschaft nicht nachweisbar, kann die Kürettage erfolgen.

Im *II. Trimenon* unterscheidet sich der Abortus incipiens vom Abortus imminens nur durch die Intensität der Kontraktionen und durch die Weite des offenen Zervikalkanals. Ob ein therapeutischer Versuch der Wehenhemmung unternommen werden soll, muß der Arzt im Einzelfall entscheiden, da prognostische Voraussagen ad hoc nicht möglich sind und erst im Verlauf der nächsten Stunden einer parenteralen wehenhemmenden Therapie mit Betamimetika die Effektivität und damit der Sinn und Nutzen einer Wehenhemmung abgeschätzt werden kann. Bei Ausschluß eines vorzeitigen Blasensprungs mit sonographischem Nachweis eines lebenden Kindes konnten 78,1 % der wegen Blutungen und Kontraktionen zwischen der 16. und 26. Woche mit Betamimetika behandelten Schwangeren von einem lebenden Kind entbunden werden.

Ein *vorzeitiger Blasensprung* im II. Trimenon stellt ein besonderes Problem dar. Tritt er zwischen der 16. und 22. Woche auf, ist das Abortgeschehen im allgemeinen nicht aufzuhalten, da eine Kausaltherapie nicht möglich ist. Die Infektionsgefahr ist zudem groß, so daß die Spontanausstoßung die beste Prophylaxe einer intrauterinen Infektion ist. Auf eine schwangerschaftserhaltende Therapie sollte verzichtet werden. Allerdings liegt auch keine Indikation zur Schwangerschaftsbeendigung vor, da dieses einem vorzeitigen Schwangerschaftsabbruch gleichkäme.

Bei einem Blasensprung nach der 22. Woche und einem geschätzten Kindsgewicht von 500 g ist eine abwartende Haltung gerechtfertigt. Treten Wehen hinzu, so ist unter strenger Leukozyten- und Temperaturkontrolle und zwei bis drei kardiotokographischen Kontrollen pro Tag eine Tokolyse indiziert. Der sonographische Nachweis einer Oligo- oder Anhydramnie ist keine Kontraindikation für eine abwartende Haltung. Tritt ein Amnioninfektionssyndrom hinzu, verbietet sich jedes weitere Abwarten, so daß die abdominale Schnittentbindung dann indiziert ist.

6.3 Unvollständige und vollständige Fehlgeburt (Abortus incompletus bzw. Abortus completus)

Ein Abortus completus ist nur bis zur 6. Woche p.m. zu erwarten. Er wird von der Patientin häufig nicht als solcher identifiziert, sondern als verspätete und verstärkt einsetzende Menstruation empfunden, die nach einigen Tagen sistiert. Der Abortus incompletus führt die Patientin mit der Symptomatik heftiger Blutungen und Abgang von Blutkoageln in ärztliche Behandlung.

Im I. Trimenon unterscheidet sich der Abortus incompletus vom Abortus incipiens und Abortus imminens zumeist durch die Intensität der Blutung. So ist tatsächlich bei Abgang von Blutkoageln mit großer Wahrscheinlichkeit an einen inkompletten oder kompletten Abgang fetaler Teile zu denken, den die Patientin aber nicht bemerkte. Im II. Trimenon geht die Ausstoßung des Feten im allgemeinen mit Wehen einher. Die Symptomatik ist eindeutig. Nicht selten sind dann Nabelschnurreste als Zeichen einer inkompletten Ausstoßung vor dem Introitus vaginae oder in der Vagina sichtbar.

Bei der gynäkologischen Untersuchung ist der Abortus incompletus vom Abortus imminens durch einen offenen Zervikalkanal abzugrenzen. Die zusätzliche sonographische Diagnostik bringt den endgültigen Beweis für einen Abortus incompletus bzw. completus. Die Nachkürettage muß erfolgen, da nach der 6. Woche p.m. ein kompletter Abort die Ausnahme ist. Zurückgebliebene Trophoblastreste können Blutungen und intrauterinen Infektionen Vorschub leisten.

6.4 Fieberhafte Fehlgeburt (Abortus febrilis)

Beim fieberhaften Abort ist die Infektion auf den Uterus begrenzt. Die Adnexe sind palpatorisch unauffällig, nur der Uterus ist auf Druck und Schmerz empfindlich. Vom Standpunkt des Abortgeschehens handelt es sich mindestens um einen Abortus incipiens, dessen Ausstoßung forciert werden muß.

In der Regel wird eine sofortige antibiotische parenterale *Therapie* in Verbindung mit Antikoagulanzien (3×5000 IE Heparin s.c. für 24 Stunden) begonnen. Eine Kürettage ist als Primärtherapie nur bei stärkeren Blutungen indiziert. Stehen Blutungen nicht im Vordergrund, sollte die Kürettage frühestens nach 24 Stunden oder – besser – nach Entfieberung durchgeführt werden. Die Verabfolgung von Antikoagulanzien dient der Prophylaxe einer mit einem septischen Abortgeschehen einhergehenden, lebensbedrohlichen Schocksymptomatik.

6.5 Komplizierte Fehlgeburt (Abortus complicatus)

Mit dem komplizierten Abortgeschehen ist eine Infektion verbunden, die die Uterusgrenze überschritten und mindestens die Adnexe befallen hat.

An der Regel, die Komplikationen zunächst zu behandeln und den Abort zu vernachlässigen, hat sich in den vergangenen Jahren nichts geändert. Hohe parenterale antibiotische und antiphlogistische Therapie ist die Methode der Wahl. Bei Fieber sind Antikoagulanzien in einer Dosierung von 3×5000 IE Heparin s.c. pro 24 Stunden zu verabfolgen. Bei septischen Fieberverläufen und auch nur angedeuteter pelveoperitonitischer Symptomatik muß unter dem Verdacht eines beginnenden septischen Aborts die Heparindosis parenteral in einer Dauerinfusion verabfolgt und auf 30000 IE pro 24 Stunden erhöht werden. Zu groß ist die Gefahr eines septischen Schocks mit irreversiblen Störungen des Gerinnungs- und fibrinolytischen Systems. Der zunächst in der Peripherie stattfindende Verbrauch an Gerinnungspotential setzt eine gesteigerte Fibrinolyse in Gang, die ihrerseits den Gerinnungsprozeß weiter vorantreibt, so daß am Ende dieses in wenigen Minuten bis Stunden ablaufenden Geschehens eine Verbrauchskoagulopathie steht, die Ursache für unstillbare Blutungen, z.B. im Urogenital- oder Magen-Darm-Trakt, ist.

Die mit einem solchen Krankheitsbild eingewiesenen Patientinnen gehören in eine Intensivstation, da nach anästhesiologischer Ansicht eine Intubation und Beatmung durchgeführt werden muß.

Bei diffusen Blutungen als Ausdruck einer Verbrauchskoagulopathie wird heute eine Heparintherapie nicht mehr empfohlen. Vielmehr sollten nach Bestimmung der einzelnen Gerinnungsfaktoren diese gezielt substituiert werden. Die Entleerung des Uterus als Infektionsquelle oder gar die Entfernung des Uterus kann als letzte Möglichkeit zur Rettung der Patientin in Betracht kommen.

7 Diagnostik und Differentialdiagnostik von Fehlgeburten

7.1 Krankheitsbilder bei Fehlgeburten

7.1.1 Drohende Fehlgeburt im I. Trimenon

Vor wenigen Jahren noch war die Diagnostik des Abortus imminens erheblich erschwert. Differentialdiagnostisch konnte weder ein Abortivei noch eine Missed abortion ausgeschlossen werden. Diese Unsicherheit in der klinischen Diagnostik führte oft zu längeren Krankenhausaufenthalten. Dank der Ultraschalltechnik ist eine Lücke in der Diagnostik geschlossen, so daß heute in der 8. Woche p.m. in 80% und in der 9. Woche p.m. in nahezu 100% eine zuverlässige Diagnose möglich ist. Aufgrund der vaginalen Anwendungsmöglichkeit ist heute die Erkennung einer Missed abortion und eines Abortiveies Wochen vor Auftreten einer klinischen Symptomatik möglich.

Unter der Voraussetzung des Nachweises vitaler fetaler Funktionen für die Diagnose Abortus imminens fehlen typische sonographische Kriterien. Da diese Voraussetzung bis zur 8. Woche p.m. auch bei intakter Gravidität nur in 50% gegeben ist, ist die Diagnosestellung „Abortus imminens" bis zu diesem Zeitpunkt nicht immer möglich. Mit Erreichen der 8. Woche gewinnt jedoch die Ultraschalltechnik zunehmende Bedeutung. Der Nachweis oder der Ausschluß eines Abortiveies, einer Missed abortion oder einer Tubargravidität wird dann möglich. Erst jetzt ist die exakte Diagnose Abortus imminens sicher zu stellen.

7.1.2 Abortivei

Sonographisch ist die Amnionhöhle zur Umgebung mehr oder weniger scharf abgegrenzt und entspricht in ihrer Größe der errechneten Gestationswoche. Fetale Anteile sind in ihr jedoch nicht zu erkennen. Die Amnionhöhle ist leer (Abb. 17-10a und b). Auch eine unscharf begrenzte Chorionhöhle und Einblutungen in das Trophoblastgewebe sind Hinweise auf eine nicht intakte Schwangerschaft (Abb. 17-10c). Die Zuverlässigkeit dieser Aussage ist nach der 8. Woche p.m. so groß, daß sich ein weiteres Abwarten erübrigt. Es mag aber ratsam sein, die Diagnose durch einen zweiten Arzt bestätigen zu lassen, oder aber die Untersuchung am nächsten Tag selbst zu wiederholen. Die Patientin kann durch dieses Vorgehen langsam an die Diagnose herangeführt werden, da sie ohnehin bei einer zu schnellen Diagnose dieser Aussage mißtrauisch gegenüberstehen dürfte und der Entschluß zur Kürettage von ihr als voreilig angesehen werden könnte.

7.1.3 Missed abortion

Sonographisch ist die Amnionhöhle noch scharf oder bereits unscharf zur Umgebung hin abgegrenzt. Fetale Anteile sind zu erkennen. Herzaktionen sind jedoch nicht mehr nachweisbar. Die Scheitel-Steiß-Länge entspricht zumeist nicht der Gestationswoche (Abb. 17-11). Häufig fehlen klar umrissene fetale Strukturen. Vielmehr sind amorphe Schallechos nachweisbar (Abb. 17-12). Dieser Untersuchungsbefund sollte vor einer Konsequenz durch einen zweiten Untersucher kontrolliert oder durch den ersten Untersucher am darauffolgenden Tag bestätigt werden.

7.1.4 Tubargravidität

Die Differentialdiagnose uteriner Blutungen im I. Trimenon muß die Tubargravidität einschließen. Gleichzeitig vorhandene einseitige Schmerzen im Unterbauch, die auf eine Tubargravidität hindeuten, werden nicht regelmäßig angegeben. Besonders bei einem protrahiert verlaufenden Tubarabort fehlt häufig die charakteristische peritoneale Schmerzsymptomatik, so daß selbst die gynäkologische Untersuchung keine sichere Aussage treffen kann.

Auch die sonographische Untersuchung kann den Arzt auf eine falsche Fährte lenken, da Blutkoagel als echofreie Zone im Cavum uteri (Abb. 17-13) und das dezidual umgewandelte Endometrium (Abb. 17-14) eine intrauterine Amnionhöhle vortäuschen können.

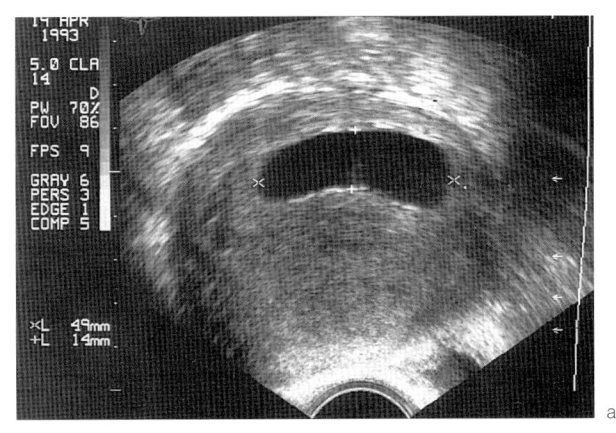

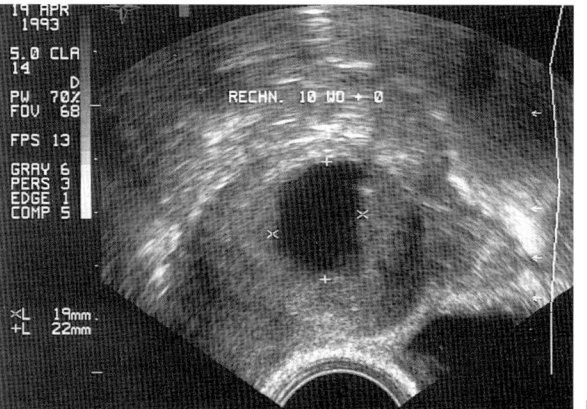

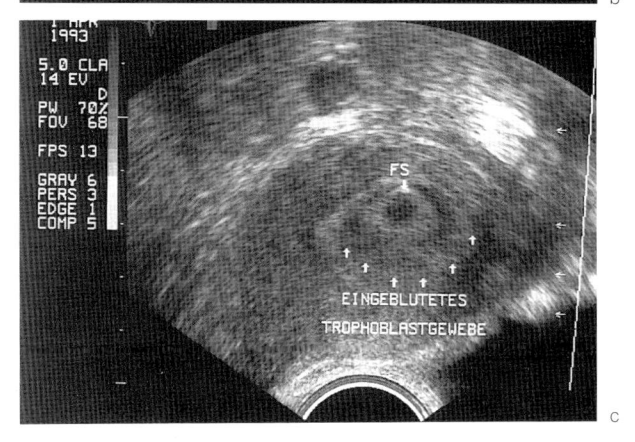

Abb. 17-10 Vaginalsonographische Aufnahmen von Abortivfrüchten.
a) leere, gut abgrenzbare Amnionhöhle (49×14 mm) in der 10. Schwangerschaftswoche (Longitudinalschnitt)
b) entrundete, leere Amnionhöhle (19×22 mm) in der 10. Schwangerschaftswoche (Querschnitt)
c) eingeblutetes Trophoblastgewebe in einem unscharf begrenzten Fruchtsack der 8. Schwangerschaftswoche

Um einen Amnionsack läßt sich aber häufig eine kranzförmige echodichte Zone ausmachen, die dem Trophoblastgewebe entspricht. Bei einem Blutkoagel fehlen diese Kriterien.

17 Fehlgeburt

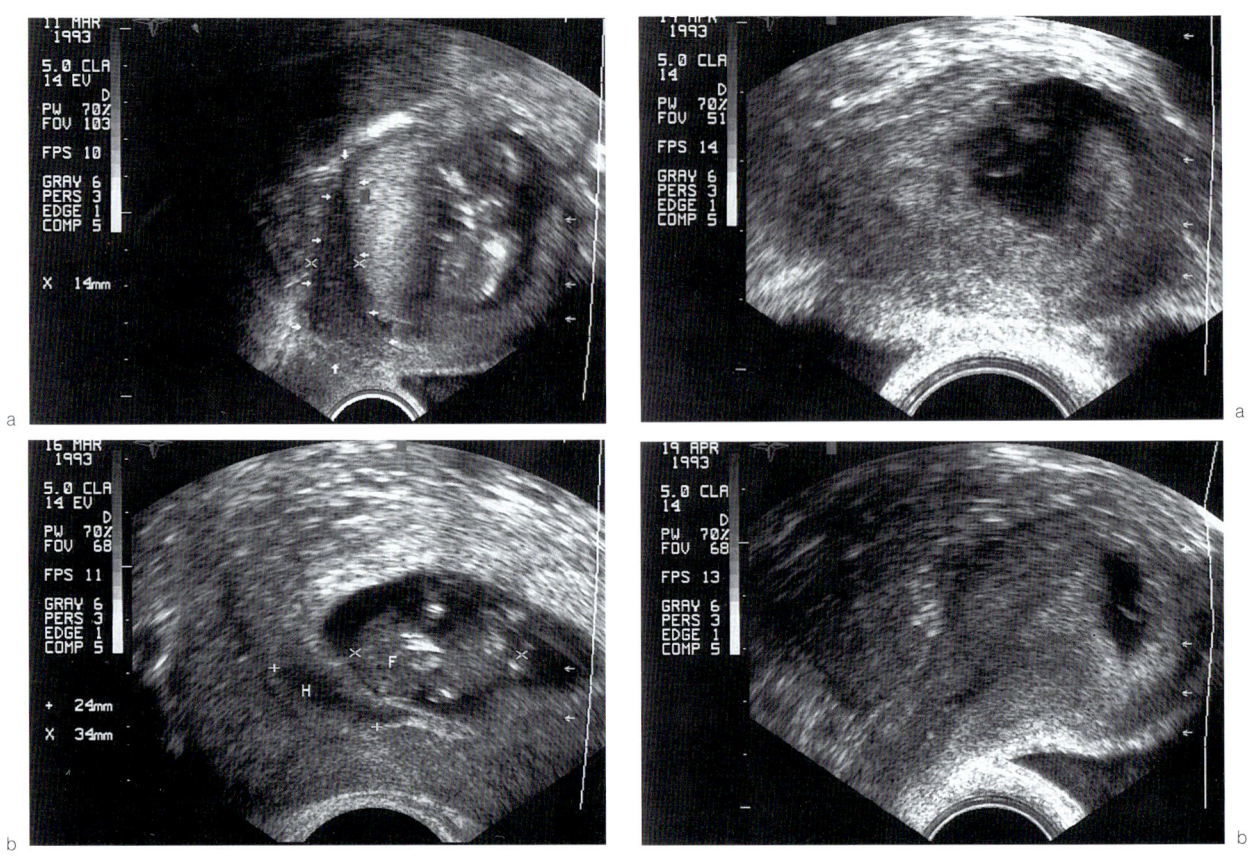

Abb. 17-11 Missed abortion der 11. Schwangerschaftswoche bei retroplazentarem Hämatom (H; 24×14 mm) und Feten (F) ohne Herzaktionen bei noch zeitgerechter Scheitel-Steiß-Länge (34 mm).
a) Longitudinalschnitt, b) Querschnitt
(Originalaufnahme: E. Weiß, Städtische Kliniken Wiesbaden)

Abb. 17-12 Missed abortion der 9. Schwangerschaftswoche mit entrundeter Eihöhle und amorphen Echos.
a) Sagittalschnitt, b) Longitudinalschnitt

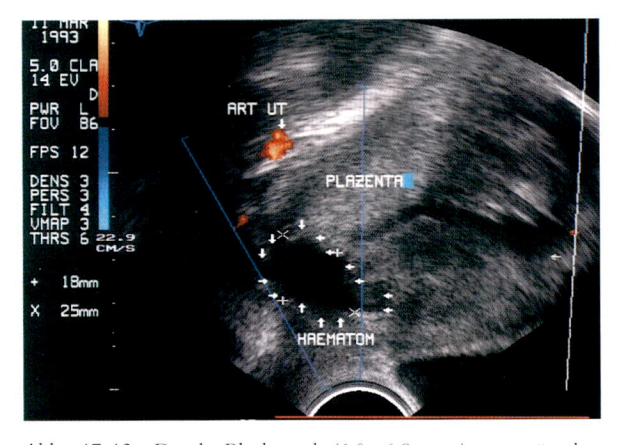

Abb. 17-13 Durch Blutkoagel (6,0×6,9 mm) vorgetäuschte Amnionhöhle bei sonst leerem Uterus.
(Originalaufnahme: E. Weiß, Städtische Kliniken Wiesbaden)

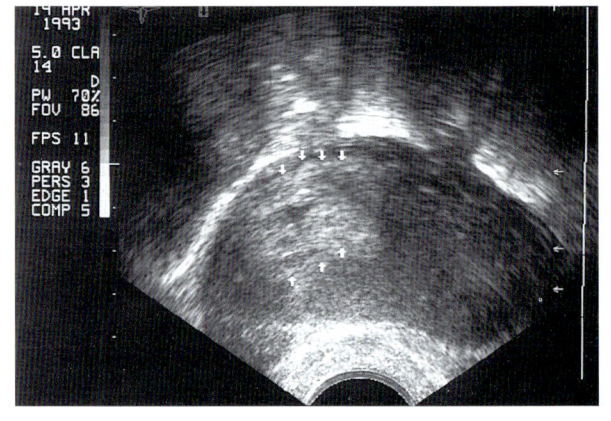

Abb. 17-14 Ausgeprägte deziduale Reaktion mit Einblutung.
(Originalaufnahme: E. Weiß, Städtische Kliniken Wiesbaden)

Bei jeder Ultraschalluntersuchung ist es somit unerläßlich, bei fehlendem Nachweis einer intakten intrauterinen Gravidität die Tuben gesondert zu beurteilen.

Dabei kann zunächst, wenn auch nicht regelmäßig, unmittelbar neben dem Uterus eine 0,5 bis 2 cm große echoarme Zone ausgemacht werden, die sich nicht allzu scharf von der Umgebung abhebt. Der sonographische Nachweis einer intakten Tubargravidität (siehe Kap. 18, Abschnitt 4.5.1) gelingt jedoch nicht in jedem Fall, so daß sie mittels der Ultraschalltechnik nur dann auszuschließen ist, wenn eindeutig intrauterine fetale Strukturen in einer gesicherten Amnionhöhle nachgewiesen werden können.

Vorhandene oder gar steigende Beta-hCG-Werte im Serum können bei fehlenden Zeichen einer intrauterinen Gravidität ein Hinweiszeichen für eine Tubargravidität sein.

Die weitere Diagnostik oder der Ausschluß einer Tubargravidität bedarf einer klinischen stationären Aufnahme. Die Punktion des retrouterinen Raums und als weiterer Schritt die Laparoskopie stehen dann im Vordergrund. Fehlt jegliche Schmerzsymptomatik, erbringt die gynäkologische Untersuchung keinerlei pathologische Befunde im Bereich der Adnexe, ist im Cavum uteri sonographisch eine Amnionhöhle nicht zu erkennen, dann können eine Abrasio und die histologische Untersuchung des Abradates eine hilfreiche Stütze sein. Der Nachweis von Dezidua ohne Eiteile, verknüpft mit dem Bild des Arias-Stella-Phänomens, ist ein wichtiges Indiz für eine Extrauteringravidität. Diese histologischen Kriterien, verbunden mit nicht rückläufigen Beta-hCG-Serumspiegeln, sollten dann aber Indikation zur weiteren laparoskopischen Abklärung sein (siehe auch Kap. 18).

7.1.5 Unvollständige bzw. vollständige Fehlgeburt

Die Diagnose „Abortus incompletus" kann sonographisch zuverlässig gestellt werden, was durch Nachkürettagen und histologische Untersuchungen des Materials bestätigt wird. Beim Abortus incompletus sind entlang der Wandung des Cavum uteri Reste fetaler Strukturen zu erkennen. Organisierte Blutkoagel können gelegentlich ähnliche Echomuster hervorrufen und zurückgebliebenes Plazentagewebe vortäuschen.

Bei der Diagnose „Abortus completus" ist sehr oft in der Mitte einer leeren Uterushöhle eine schmale Echolinie zu erkennen. Bei 39% der Frauen, die kurze Zeit nach der sonographischen Diagnose „Abortus completus" einer Kürettage zugeführt wurden, konnte die Diagnose auch histologisch bestätigt werden [23].

7.1.6 Drohende Fehlgeburt im II. Trimenon

Die Differentialdiagnose der drohenden Fehlgeburt im II. Trimenon erfordert keinen Aufwand.

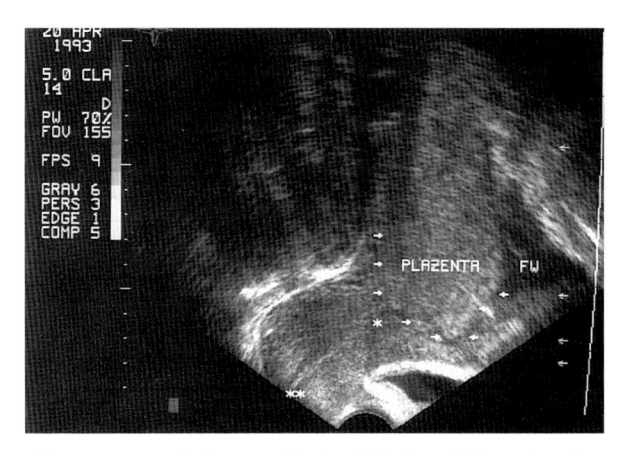

Abb. 17-15 Vaginalsonographisches Bild einer tiefsitzenden Hinterwandplazenta der 19. Schwangerschaftswoche, die zu diesem Zeitpunkt noch über den inneren Muttermund nach vorn reicht. ** Zervikalkanal, → Begrenzung der Plazenta, FW Fruchtwasser

Bei *Blutungen,* die mit fortschreitender Schwangerschaft immer seltener Leitsymptom einer Fehlgeburt sind, kann die Sonographie möglicherweise einen „tiefen Sitz" der Plazenta erkennen lassen (Abb. 17-15), der Ursache für eine Blutung insbesondere dann sein kann, wenn gleichzeitig Kontraktionen nachweisbar sind. Portioveränderungen als Blutungsursache werden durch Spekulumeinstellung identifiziert oder ausgeschlossen. Eine Ektopie der Portio, die auf Berührung blutet, kann die Ausschlußdiagnose einer Blutung ex utero erschweren. Sistiert jedoch die Blutung nach Ätzung der Portio, z.B. mit Albothyl®, kann angenommen werden, daß die von der Patientin bemerkte Blutung nicht Ausdruck von Fehlgeburtsbestrebungen ist.

Abortbestrebungen im II. Trimenon mit dem Leitsymptom *Kontraktionen* müssen aber die Frage nach einer Zervixverschlußinsuffizienz mit den entsprechenden Konsequenzen aufwerfen.

7.2 Diagnostische Methoden bei Fehlgeburten

7.2.1 Sonographische Kriterien

Die Ultraschalltechnik hat eine Entwicklung erfahren, die es heute ermöglicht, in der 8. Woche p.m. mit dem B-Bildverfahren in nahezu jeder Schwangerschaft fetale Herzaktionen nachzuweisen. In einer Kombination des A- und B-Bildverfahrens mit der Lokalisation fetaler Herzbewegungen und deren Registrierung in der sog. Time-motion-Technik ist der Nachweis von

Tabelle 17-6 Wachstumstabelle für den mittleren Chorionhöhlendurchmesser (CHD), die Scheitel-Steiß-Länge (SSL) und den biparietalen Durchmesser (BPD) im I. Trimenon. Vaginalsonographische Daten; Streuung (5.–95. Perzentile) für CHD: ± 10,5 mm, SSL: ± 7,8 mm, BPD: ± 3,7 mm (nach Rempen [59])

SSW + Tag	CHD (mm)	SSL (mm)	BPD (mm)	SSW + Tag	CHD (mm)	SSL (mm)	BPD (mm)
4 + 0	–	–	–	9 + 0	36,6	24,6	10,7
4 + 1	–	–	–	9 + 1	37,6	25,8	11,2
4 + 2	–	–	–	9 + 2	38,5	27,0	11,6
4 + 3	–	–	–	9 + 3	39,5	28,3	12,1
4 + 4	0,5	–	–	9 + 4	40,4	29,5	12,5
4 + 5	1,8	–	–	9 + 5	41,3	30,7	13,0
4 + 6	3,2	–	–	9 + 6	42,2	32,0	13,4
5 + 0	4,5	–	–	10 + 0	43,1	33,3	13,9
5 + 1	5,8	–	–	10 + 1	44,0	34,6	14,3
5 + 2	7,1	–	–	10 + 2	44,9	35,9	14,8
5 + 3	8,4	–	–	10 + 3	45,7	37,2	15,2
5 + 4	9,7	–	–	10 + 4	46,6	38,5	15,7
5 + 5	10,9	1,2	–	10 + 5	47,4	39,9	16,1
5 + 6	12,2	2,1	–	10 + 6	48,2	41,3	16,5
6 + 0	13,4	3,0	–	11 + 0	49,0	42,6	17,0
6 + 1	14,6	3,8	–	11 + 1	49,8	44,0	17,4
6 + 2	15,9	4,7	2,0	11 + 2	50,6	45,4	17,9
6 + 3	17,1	5,7	2,5	11 + 3	51,4	46,9	18,3
6 + 4	18,3	6,6	3,0	11 + 4	52,1	48,3	18,7
6 + 5	19,4	7,5	3,4	11 + 5	52,9	49,8	19,2
6 + 6	20,6	8,5	3,9	11 + 6	53,6	51,2	19,6
7 + 0	21,7	9,5	4,3	12 + 0	54,3	52,7	20,0
7 + 1	22,9	10,5	4,8	12 + 1	55,1	54,2	20,5
7 + 2	24,0	11,5	5,3	12 + 2	55,8	55,7	20,9
7 + 3	25,1	12,5	5,7	12 + 3	56,4	57,3	21,3
7 + 4	26,2	13,5	6,2	12 + 4	57,1	58,8	21,8
7 + 5	27,3	14,6	6,7	12 + 5	57,8	60,3	22,2
7 + 6	28,4	15,6	7,1	12 + 6	58,4	61,9	22,6
8 + 0	29,5	16,7	7,6	13 + 0	59,1	63,5	23,1
8 + 1	30,5	17,8	8,0	13 + 1	59,7	65,1	23,5
8 + 2	31,6	18,9	8,5	13 + 2	60,3	66,7	23,9
8 + 3	32,6	20,0	8,9				
8 + 4	33,6	21,1	9,4				
8 + 5	34,6	22,3	9,8				
8 + 6	35,6	23,5	10,3				

Herzaktionen schon am 45. Tag p.m. möglich. Diese Tatsache erlaubt heute dem Kliniker, bei Blutungen in den ersten Wochen einer Schwangerschaft eine nicht intakte Gravidität schnell zu diagnostizieren. Vielen Patientinnen erspart diese Diagnostik einen längeren Krankenhausaufenthalt.

Nur bei 33 bis 45 % der Patientinnen mit Blutungen im I. Trimenon kann sonographisch der Nachweis eines lebenden Feten erbracht werden. Bei einem Drittel der Blutungen handelt es sich bei der Erstuntersuchung somit um eine drohende Fehlgeburt, bei zwei Dritteln der Patientinnen mit Blutungen um eine nicht mehr behandlungsfähige, nicht intakte Gravidität. In 11 % handelt es sich dabei um ein Abortivei, in 10 % um eine Missed abortion und in 45 % um einen Abortus incompletus oder gar Abortus completus. Das Fehlen fetaler Herzaktionen Ende der 8. Woche ermöglicht, in 95 % die Diagnose einer Missed abortion zuverlässig zu stellen. Von 128 Patientinnen mit der sonographischen Diagnose „Abortivei" wiesen bei der Nachuntersuchung nach einer Woche nur 4,7 % eine intakte Gravidität auf [23].

Die vaginalsonographische Beurteilung bis zur 8. Woche muß die Form, die Größe und das Volumen des Fruchtsacks berücksichtigen. Tabelle 17-6 zeigt die Ultraschallmeßdaten der verschiedenen Fruchtsackdurchmesser in Abhängigkeit vom Schwangerschaftsalter. Nach der 7. Woche sind Herzaktionen, und ab etwa der 9. Woche sind fetale Bewegungen nachweisbar, so daß ab diesem Zeitpunkt die vaginale

Sonographie das sicherste und schnellste Verfahren zur Identifizierung einer nicht intakten Gravidität ist. Der Nachweis einer nicht zeitgerechten Entwicklung bedarf der Beurteilung der Scheitel-Steiß-Länge des Feten, die nach der 7. Woche der zuverlässigste Parameter ist [59] (siehe auch Bd. 4, Kap. 12). Die Streubreite dieses Parameters ist klein; sie beträgt bis zur 14. Woche ± 3 Tage. Häufig kann der Nachweis einer zeitgerechten Entwicklung erst durch eine Kontrolluntersuchung erbracht werden, wobei aufgrund der geringen Streubreite die Kontrolle nach wenigen Tagen, spätestens aber nach einer Woche, erfolgen kann. Die Normalverteilung für die Scheitel-Steiß-Länge kann als Referenz dienen (Tab. 17-6). Beachtung verlangt auch der Vergleich der Scheitel-Steiß-Länge mit der Größe der Amnionhöhle, der ab der 8. Woche p.m. Hinweise für das Fehlen eines Längenwachstums bringen kann. Kontrollsonographien sind angezeigt, wenn sehr früh (in der 7. bis 8. Woche) der Verdacht einer Missed abortion geäußert wird.

Die mit der Sonographie einhergehende Möglichkeit einer frühzeitigen Erkennung und Eliminierung einer nicht intakten Schwangerschaft kann der Schwangeren vergebliche hoffnungsvolle Wochen ersparen, da nicht selten zwischen Absterben der Frucht und der ersten klinischen Symptomatik wie Blutungen oder Kontraktionen drei bis sechs Wochen verstreichen können. Der frühe Nachweis einer intakten Schwangerschaft kann andererseits der werdenden Mutter viel Sicherheit bringen, die sich möglicherweise positiv auf den weiteren Schwangerschaftsverlauf auswirken kann.

7.2.2 Endokrine Kriterien

Die hormonellen Parameter besitzen in der Routine so gut wie keine prognostische Aussagekraft (siehe auch Bd. 4, Kap. 15). Allerdings liegen nur wenige Ergebnisse über ihre prognostische Bedeutung bei sonographisch nachweislich lebenden Feten und Blutungen im I. Trimenon vor. Die gleichzeitige Bestimmung der Plasmaspiegel von 17β-Estradiol, Progesteron und hCG erhöht den prognostischen Aussagewert der Sonographie nicht [34]. Die zahlreich publizierten Ergebnisse einer korrekten Voraussage eines Abortes oder einer ausgetragenen Schwangerschaft durch hormonelle Parameter sind sehr pauschal und berücksichtigen oft nicht die Gestationswoche der Blutentnahme oder nicht den Ultraschallbefund.

Progesteron: Liegen die Progesteron-Plasmakonzentrationen in der 6. bis 7. Woche im Normbereich, so werden 93% der Schwangerschaften ausgetragen. Bei Blutungen und nachfolgendem Abort sind bei 62% uteriner Blutungen die Progesteronspiegel erniedrigt. Bei 48% dieser Frauen kann somit mittels des Progesteronspiegels der Abort nicht vorausgesagt werden [62]. Die Relevanz der Progesteronspiegel bis zur 16. Woche p.m. nimmt ab, so daß bei der zunehmenden Zuverlässigkeit der Ultraschalldiagnostik die Progesteron-Plasmakonzentrationen nach der 10. bis 12. Woche keine Bedeutung mehr besitzen.

Estradiol: Die 17β-Estradiolspiegel liegen in der 6. bis 8. Woche p.m. bei Blutungen in 95% im Normbereich, wenn die Schwangerschaft ausgetragen wird. Sie liegen allerdings auch bei 40% im Normbereich, wenn in Kürze der Abort folgt [62]. Normale Estradiol-Plasmakonzentrationen vermögen somit in der 6. bis einschließlich 8. Woche p.m. nur in 60% bei uterinen Blutungen den Abort vorauszusagen.

hCG wird in der Frühschwangerschaft als ein zuverlässiger Parameter für eine prognostische Aussage angesehen [34], während der prognostische Wert des chorialen Gonadotropins von anderen Autoren auch in den ersten Wochen einer Schwangerschaft als gering eingeschätzt wird [62]. In der 6. bis 8. Woche läßt sich anhand der hCG-Spiegel nur in 47% der Abort voraussagen, da nur 47% der hCG-Spiegel bei unmittelbar folgendem Abort erniedrigt sind. In 53% liegen die hCG-Spiegel im Normbereich, obwohl ein Abort folgt. Eine Prognose des Aborts ist somit auch aus den hCG-Serumspiegeln nicht zu erkennen.

17α-Hydroxyprogesteron liegt bei Blutungen in der Frühschwangerschaft mit folgendem Abort in 83% im Normbereich [62].

Schlußfolgerungen

Bei Blutungen in der 6. bis 8. Woche können erniedrigte Plasmaspiegel von hCG, Estradiol, Progesteron und Hydroxyprogesteron auf eine nicht intakte Gravidität hinweisen. *Klinische Konsequenzen verbieten sich*, da die Zuverlässigkeit dieser Parameter hierfür nicht ausreicht. Ein Abwarten ist ohnehin erforderlich, da in der 6. bis 8. Woche keinem Parameter in dieser frühen Zeit eine zuverlässige prognostische Aussage gelingt. Vaginalsonographische Untersuchungen vermitteln nach der 7. Woche in wenigen Minuten einen zuverlässigen direkten Befund. Kontrolluntersuchungen können aber auch zu dieser Zeit noch notwendig werden, wenn ein leerer Amnionsack oder fehlende Herzaktionen nachgewiesen werden. Ab der 8. Schwangerschaftswoche jedoch muß durch die Ultraschalldiagnostik eine sichere Diagnose erreicht werden können.

Der *klinische Gesamtaspekt* darf aber bei aller Technik nicht aus dem Auge verloren werden. Auch zur Diagnostik und zur Differentialdiagnostik der drohenden Fehlgeburt gehört die klinische Untersuchung und hierzu der Arzt, der bei aller Technik möglichst viele Befunde in Einklang zu bringen hat und mit ihnen die therapeutische Konsequenz erarbeiten muß. Nur so sind Fehleinschätzungen zu vermeiden.

8 Therapie der drohenden Fehlgeburt

Die zahlreichen Veröffentlichungen der vergangenen 25 Jahre schaffen wenig Klarheit in der Frage nach der Effektivität einer Therapie des drohenden Aborts. Dieser Umstand liegt einmal in der bis vor wenigen Jahren fehlenden diagnostischen Möglichkeit, bei Blutungen im I. Trimenon einer Schwangerschaft den Abortus imminens von einer Missed abortion und einem Abortivei zu differenzieren. Solange aber keine exakte Differentialdiagnose möglich war, war auch ein Therapieerfolg oder Mißerfolg nicht zu beurteilen. Auch wenn statistisch relativ strenge Maßstäbe angelegt werden [9], bleiben Zweifel einer zuverlässigen Aussage. Des weiteren kann bei Blutungen im I. Trimenon die Bedrohung weder qualifiziert noch quantifiziert werden. Eine Kausaltherapie ist somit im Einzelfall nur ein Zufallsprodukt. Bei der Frage einer Hormontherapie stehen immer wieder ethische Bedenken prospektiven Untersuchungen entgegen.

In einer Zeit, in der die Hormontherapie die Methode der Wahl war, konnte es nicht vertreten werden, eine Frau mit den Symptomen einer drohenden Fehlgeburt dieser Therapie nicht zuzuführen. Heute scheint die Furcht vor Fehlbildungen unter einer Hormontherapie auch bei Ärzten im Vordergrund zu stehen, so daß sich eine prospektive Untersuchungsreihe aus diesen Gründen möglicherweise verbietet.

Zudem wird es allein anhand des geringen Zahlenmaterials schwierig sein, den Nachweis einer effektiven oder ineffektiven Maßnahme statistisch zu sichern. Zu berücksichtigen dabei ist die äußerst niedrige Ausstoßungsrate von 10 % der ursprünglichen Abortusimminens-Fälle, was gleichbedeutend ist mit der hohen Rate von 90 % ausgetragener Schwangerschaften. Die Frage bleibt offen, ob die geringe Ausstoßungsrate überhaupt einer Therapie zuzuschreiben ist.

8.1 Bettruhe

Die älteste, schon in Lehrbüchern des 17. Jahrhunderts zu lesende Therapieempfehlung bei Blutungen in der Frühschwangerschaft besteht aus *Bettruhe*.

Heute wird angenommen, daß sie über eine Steigerung des Herzminutenvolumens zu einer besseren Durchblutung des Uterus und somit der Plazenta führt. Das Herzminutenvolumen kann bislang nur röntgenologisch bestimmt werden, so daß diese Untersuchungen wegen der damit verbundenen Strahlenbelastung nicht wiederholt werden können.

Entsprechende Untersuchungen im II. Trimenon galten ursprünglich der Behandlung der Plazentainsuffizienz. Tatsächlich lag das Geburtsgewicht der Kinder jener Schwangeren, die weitgehend Bettruhe einhielten, deutlich höher als das einer Kontrollgruppe. Prospektive Untersuchungsreihen, in denen die Wirkung der Bettruhe allein auf das Behandlungsergebnis eines Abortus imminens untersucht wird, fehlen, obwohl die Bettruhe noch in einer kürzlich umfangreichen Erörterung nicht nur als eine gefahrlose, sondern auch als die derzeit beste Therapie angesehen wird.

Die Frage der Notwendigkeit der Einhaltung einer Bettruhe beim Abortus imminens ist von wirtschaftlicher Bedeutung, da die Schwangere mit Blutungen im I. und II. Trimenon häufig nicht nur arbeitsunfähig ist, sondern auch einer stationären Behandlung zugeführt wird. Eine prospektive Untersuchungsreihe zur Klärung dieser Frage verbietet sich aus ethischen Gründen.

8.2 Hormontherapie

8.2.1 Mögliche Wirkmechanismen

Für die Verabfolgung von Gestagenen mit oder ohne Östrogene zur Behandlung des Abortus imminens gibt es bis heute letztendlich keine theoretisch-wissenschaftliche Basis. Die bislang publizierten Untersuchungsergebnisse halten vorwiegend wegen eines inhomogenen Patientengutes einer strengen statistischen Überprüfung nicht stand. Eine Applikation von Hormonen ist allerdings nur dann eine Therapie, wenn durch sie weniger Abortus-imminens-Fälle abortieren. Dieser

Nachweis kann auch heute nicht erbracht werden, da in allen prospektiven Untersuchungsreihen das Abortivei und die Missed abortion nicht eliminiert sind.

Die Grundlage einer Hormontherapie kann zunächst eine *Substitution* einer insuffizienten Produktion im Corpus luteum graviditatis bis zur 10. Woche oder in der Plazenta sein. Die in diesem Zeitraum beginnende Produktion von Estradiol und Progesteron ist auch sehr gering, so daß durch exogene Zufuhr dieser Hormone das Soll ausgeglichen werden kann. Mit zunehmender Hormonproduktion in der Plazenta nach der 10. Woche werden jedoch Blutspiegel erreicht, deren Substitution durch exogene Zufuhr nicht erreichbar ist. Es wird deswegen die Möglichkeit einer Stimulation der plazentaren hCG-Produktion durch Allylestrenol (z. B. Gestanon®) diskutiert. Ein Beweis für diese Hypothese liegt bis heute nicht vor.

Der Einfluß einer exogenen Hormonzufuhr auf verschiedene endogene biochemische Parameter beim Menschen kann heute weder bewiesen noch ausgeschlossen werden, da sich In-vivo-Experimente ausschließen. Eine Ausnahme bildet die Möglichkeit der Luteektomie und der anschließenden Substitution mit Östrogenen und Gestagenen in den ersten Tagen einer Amenorrhö. Während 17β-Estradiol den „Spontanabort" nach Luteektomie nicht verhindern konnte, ließ sich die Schwangerschaft durch Progesteronapplikation bei allen und durch Applikation von 17α-Hydroxyprogesteroncaproat bei 75% der Frauen sieben Tage ohne jegliche Ausstoßungssymptomatik halten.

Da während der Schwangerschaft 20- bis 50mal mehr Progesteron als 17α-Hydroxyprogesteron gebildet wird, besitzt das letztere Steroid bei der Erhaltung einer Schwangerschaft keine entscheidende physiologische Bedeutung, zumal eine pharmakologische Wirksamkeit erst in einer fünffach höheren Dosierung als beim Progesteron einsetzt. Auffallend sind die unter 5 ng/ml liegenden Progesteron-Plasmaspiegel, wenn nach Injektion von 17α-Hydroxyprogesteroncaproat ein Abort eintritt. Bei den Frauen, bei denen nach Luteektomie unter 17α-Hydroxyprogesteroncaproat innerhalb von sieben Tagen eine Ausstoßung des Schwangerschaftsprodukts ausblieb, betragen die Progesteron-Serumspiegel mehr als 5 ng/ml. Warum der Progesteronspiegel bei den Patientinnen, bei denen es nicht zur Ausstoßung kommt, über diesem Mittelwert liegt, bleibt jedoch unklar. Klinisch scheint jedoch nicht nur Progesteron, sondern auch 17α-Hydroxyprogesteroncaproat in einer Dosierung von 1 g täglich eine schwangerschaftserhaltende Wirkung in den ersten 20 Tagen einer Schwangerschaft zu besitzen.

Die Applikation von Östrogenen und Gestagenen in den folgenden Wochen des I. Trimenons wird immer wieder als eine Möglichkeit der Therapie des Abortus imminens angesehen, ohne allerdings den Nachweis für diese These führen zu können. Es sind Einwände in statistischer Hinsicht, die die Ergebnisse einschränken. Auch wenn nicht alle statistischen Kriterien berücksichtigt werden, sind einige Publikationen zu erwähnen, denen prospektive Studien zugrunde liegen. Einen Therapieerfolg nach einer alleinigen Progesteronapplikation können einige Autoren nicht nachweisen [25, 76].

Zahlreiche Publikationen liegen über die Applikationen oraler gestagenwirksamer Präparate wie Allylestrenol vor.

Eine statistisch sehr sorgfältige Studie wurde 1980 publiziert, bei der allerdings das Kriterium der Eliminierung von Abortiveiern und Fällen mit Missed abortion nicht berücksichtigt wird [9]. Das Lebensalter hatte in dieser Studie keinen Einfluß auf den Behandlungserfolg, wobei die Homogenität der verglichenen Gruppen statistisch gesichert war. Die Zahl vorausgegangener Aborte besaß für einen nur möglichen Therapieerfolg ebenfalls keine Bedeutung, wobei diese statistische Aussage durch die Homogenität der beiden verglichenen Patientengruppen gut begründet ist. Zu erwähnen ist die Abhängigkeit des Therapieerfolgs vom Gestationsalter, da sich bei dem Vergleich der Erfolgsrate einer Allylestrenoltherapie bis zur 9. Woche mit jener nach der 10. Schwangerschaftswoche eine Differenz von 18% errechnet, die bei Durchführung statistischer Testverfahren signifikant ist ($p < 0,05$). Trotz dieses auffälligen Befundes müssen diese Ergebnisse in einer unabhängigen Studie überprüft werden [9].

Die mögliche Wirkungsweise von Allylestrenol ist bis heute ungeklärt.

8.2.2 Zur Teratogenität der Östrogene und Gestagene

Die Berichte über eine mögliche teratogene Wirkung von Östrogen- und Gestagenkombinationen in der frühen Schwangerschaft führten zu einer nachträglichen Überprüfung einer prospektiven Studie der Jahre 1966 bis 1978, in der 11468 Kinder interviewter Mütter geboren wurden [57].

432 Mütter (3,8%) nahmen in der Schwangerschaft Hormone ein. 47 Kinder dieser Mütter (10,8%) wiesen größere und kleinere Fehlbildungen auf, während die Fehlbildungsrate der Kinder, deren Mütter keine Hormone in der Schwangerschaft einnahmen oder appliziert bekamen, 7,7% betrug. Die statistische Signifikanz dieser Differenz ist mit einem Wert von $p < 0,02$ noch gegeben. 29 dieser 47 Kinder waren während ihrer Fetalzeit Östrogenen ausgesetzt. Drei dieser Kinder (10,3%) wiesen Fehlbildungen auf. 274 Mütter hatten ein Gestagen in der Schwangerschaft erhalten. Bei 35 Kindern dieser Mütter sind Fehlbildungen nachzuweisen. 100 Kinder waren Medikamenten in einer Dosierung zur Schwangerschaftserhaltung ausgesetzt. Acht dieser Kinder wiesen Fehlbildungen auf. Auffallend sind Fehlbildungen des Herzens und der Blutgefäße (Hämangiome). Nach Einnahme von Allylestrenol hatten 2 von 21 Kindern Hämangiome. Auf 1000 Geburten werden 16,8 größere Fehlbildungen erwartet; beobachtet wurden aber 21 nach Hormontherapie in der Frühschwangerschaft. Bei 11036 Neugeborenen werden 430 Fehlbildungen erwartet, wenn die Mütter keiner Hormontherapie unterzogen worden sind. 426 Fehlbildungen wurden aber tatsächlich beobachtet. 19,8 kleinere Veränderungen wie Hämangiome, Nävi, Nabelhernien, Hypospadien werden nach Hormonapplikation der Mütter erwartet, 26 aber beobachtet. Ohne Hormonapplikation werden 505 erwartet, aber nur 499 beobachtet.

Nach Harlap liegt das Risiko größerer Fehlbildungen um 26% und kleinerer Veränderungen um 33% höher, wenn die Schwangeren einer Hormonapplikation in den frühen Gestationswochen ausgesetzt waren [30]. Im Gegensatz dazu ist in einer sorgfältigen retrospektiven Ausarbeitung der prospektiven DFG-Studie aus den Jahren 1964 bis 1976 in einer Matched-pairs-Analyse keine statistisch signifikante Differenz im Auftreten größerer Fehlbildungen zwischen einer Kontrollgruppe und einer Gruppe nach Proluton®- und Proluton-Depot®-Applikation zu errechnen [52a].

Auch treten in der DFG-Studie keine speziellen Fehlbildungen gehäuft auf. Eingeschränkt wird der statistische Nachweis eines fehlenden Unterschieds durch die geringe Zahl an Fehlbildungen. Während der ersten Wochen hatten 661 Schwangere ein Östrogen-Gestagen-Gemisch kurzfristig und 520 Schwangere über einen längeren Zeitraum Proluton® oder Proluton-Depot® erhalten. Die Fehlbildungsrate beträgt in der DFG-Studie nach alleiniger Proluton®-Applikation bei 320 Neugeborenen 1,25% und in der Matched-pairs-Kontrollgruppe 1,87%.

In einer weiteren Studie [42] ist ebenfalls nach Applikation von Progesteron von 17α-Hydroxyprogesteron keine erhöhte Fehlbildungsrate auszumachen. Bei 150 Kindern, deren Mütter Proluton-Depot® in der Frühschwangerschaft erhalten haben, war eine Fehlbildung (0,7%) zu erkennen im Vergleich zu 2,0% in der Kontrollgruppe bei einer Fehlbildungsrate aller Neugeborenen von 2,17% [78].

Allylestrenol wurde in der Analyse der DFG nicht gesondert untersucht. Nach der Einnahme von Allylestrenol werden Hämangiome beschrieben. Diese Patientinnen erhielten jedoch ein weiteres Hormonpräparat in der Schwangerschaft. Eine erhöhte Fehlbildungsrate nach Allylestrenol ist bis heute nicht nachgewiesen.

Es wird empfohlen, Medroxyprogesteronacetat und Norethisteron während der Schwangerschaft nicht zu verabfolgen. Diese Präparate verfügen zudem über eine luteolytische Aktivität und sind für die Behandlung einer Corpus-luteum-Insuffizienz nicht geeignet, so daß sie weder unmittelbar nach der Konzeption noch zu einem späteren Zeitpunkt verabfolgt werden sollen.

9 Prognose der drohenden Fehlgeburt

9.1 Risiken nach drohender Fehlgeburt

Spätabort

Nach Blutungen zwischen der 5. und 8. Woche p.m. treten 39% mehr Spätaborte als erwartet auf, was einer Spätabortrate in der 16. Woche von 3,4% entspricht. Bei Blutungen zwischen der 9. und 12. Woche p.m. hingegen liegt die Wahrscheinlichkeit eines Spätabortes um 135% höher als erwartet (4,7% gegenüber 2%) [45].

Frühgeburt

Überzufällig häufig treten Frühgeburten auf (10%), wenn im I. und II. Trimenon der Schwangerschaft eine drohende Fehlgeburt vorgelegen hat [45]. Dies sind 70% mehr Frühgeburten, wenn von einer Frühgeburtsrate von 6% ausgegangen wird. Bei einer Analyse der Ergebnisse ist die Frühgeburtsrate schon nach leichten Blutungen, nach stärkeren Blutungen jedoch auf das vierfache erhöht [6].

Perinatale Mortalität

Die durchschnittliche perinatale Mortalität in der Bundesrepublik Deutschland lag im Jahr 1989 zwischen 0,6 und 0,8%. Nach jenen Schwangerschaften, in denen im I. und II. Trimenon ein Abortus imminens vorgelegen hat, war die perinatale Mortalität mit 2,86% deutlich erhöht [6, 45]. Die perinatale Mortalität war zudem abhängig vom Zeitpunkt des Blutungseintritts; bei Blutungen im I. Trimenon lag sie bei 1,5%, nach Blutungen zwischen der 21. und 28. Woche betrug sie 3,7%. Die perinatale Mortalität ist in diesen Fällen durch die hohe Frühgeburtenrate belastet.

Wachstumsretardierung

Nach größeren Blutungen im I. und II. Trimenon findet sich eine dreifach höhere Inzidenz einer Wachstumsretardierung am errechneten Termin. Die Dauer der Blutungen hat keinen weiteren Einfluß auf die Häufigkeit und Intensität von Wachstumsretardierungen [6].

Reduzierung der Risiken durch Hormone

Die Therapie des Abortus imminens mit parenteralen und/oder oralen Gestagenen hat keinen Einfluß auf die späteren Risiken, wenn es sich um schwere Blutungen im I. und II. Trimenon gehandelt hat. Die erhöhten Risiken nach leichten Blutungen im I. und

II. Trimenon sind jedoch nach Hormontherapie nicht mehr nachweisbar [6].

Fehlbildungen

Ein Zusammenhang zwischen angeborenen Fehlbildungen und vorausgegangenem Abortus imminens wird nicht beobachtet [45]. Auch bei einer Analyse nach leichten und schweren Blutungen im I. und II. Trimenon [6] findet sich keine erhöhte Fehlbildungsrate. Sogar nach stärkeren Blutungen im I. Trimenon wird keine erhöhte Fehlbildungsrate beobachtet. Die häufiger vorkommenden Fehlbildungen nach stärkeren Blutungen im II. Trimenon sind eher Ursache als Folge der Blutungen.

9.2 Prognosebeurteilung bei drohender Fehlgeburt

9.2.1 Sonographische Kriterien

Von den drohenden Fehlgeburten enden 5 bis 15% trotz unauffälligem Ultraschallbefund bis zur 10. Woche p.m. in den späteren Wochen als Fehlgeburt. Eine Analyse ursächlicher Zusammenhänge dieser Fehlgeburten fehlt. Es ist also damit zu rechnen, daß diese 10% späterer Fehlgeburten durch die Ultraschalltechnik nicht vorausgesagt werden können. Eine günstige Prognose hat der drohende Abort, bei dem in der 8. Woche p.m. ein Amnionsack normaler Größe gemessen (Abb. 17-16) und normaler Form gesehen werden kann sowie der Nachweis fetaler Herzaktionen gelingt. Prognostisch ist Vorsicht geboten bei unscharf abgegrenzter Amnionhöhle und kleineren Abmessungen desselben, als es der Norm entspricht, sowie bei einem Dottersackdurchmesser, der größer als die Scheitel-Steiß-Länge des Feten mißt. Nach der 7. Woche sind vaginalsonographisch bei guter Prognose (Abortrate 10%) fetale Strukturen mit Herzaktionen zu erkennen; die Scheitel-Steiß-Länge entspricht der Norm. Fehlen diese Kriterien spätestens in der 9. Woche, ist die Prognose schlecht (Abortrate 90%). Eine prognostische Voraussage ist noch zuverlässiger möglich, wenn eine Ultraschall-Kontrolluntersuchung in wenigen Tagen erfolgt. Bei Nachweis embryonaler Strukturen, die in der Vaginalsonographie ab der 7. Woche erkennbar sind, sind fehlende Herzaktionen ein sicheres Zeichen für eine Missed abortion.

9.2.2 Endokrine Kriterien

Wenige Informationen liegen über die Wertigkeit verschiedener Hormonparameter bei klinischer Symptomatik eines Abortus imminens und sonographisch nachgewiesener intakter Intrauteringravidität vor [20, 55, 82]. Die Mehrzahl der Publikationen berücksichtigt nicht den sonographischen Befund, da die Daten noch vor der Ultraschallära erhoben wurden. Bei der Beurteilung einer möglichen Bedeutung eines hormonalen Parameters ist aber gerade der Nachweis eines lebenden Feten von grundsätzlicher Bedeutung, da bei 50 bis 60% aller Blutungen im I. Trimenon eine intakte Gravidität bei der ersten Ultraschalluntersuchung nicht mehr festgestellt werden kann. In jenen Arbeiten, in denen der Ultraschallbefund bei der Beurteilung der Wertigkeit eines endokrinen Parameters im Plasma der Schwangeren keine Berücksichtigung findet, kann somit die Wertigkeit dieses Parameters nur für die Gruppe ausgetragener Schwangerschaften zuverlässig beurteilt werden.

hCG, hPL, Progesteron, Estradiol und Estriol sind die am häufigsten untersuchten Parameter. Bei der Erörterung der Wertigkeit mütterlicher Plasmawerte dieser Proteo- und Steroidhormone muß das Gesta-

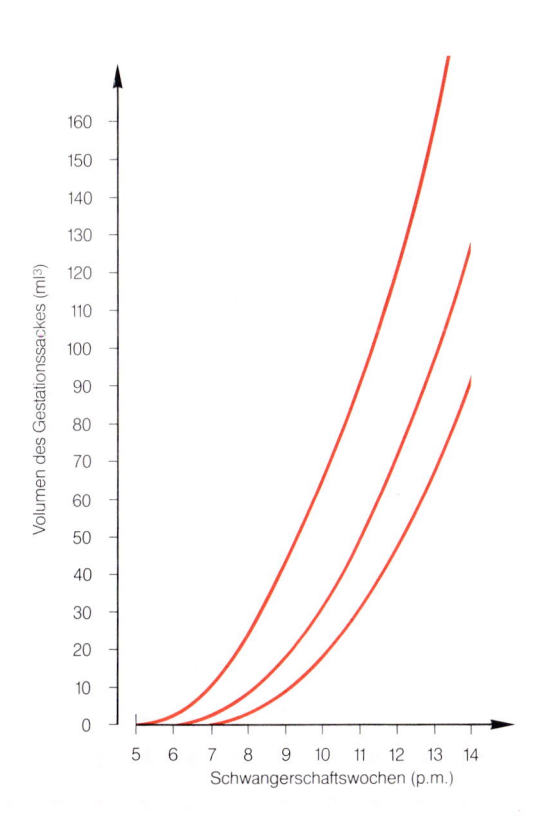

Abb. 17-16 Mittleres Volumen der Amnionhöhle aus 319 Einzelbestimmungen (nach Robinson [60]).

tionsalter Berücksichtigung finden, da die sehr früh einsetzende hCG-Produktion und die damit verbundenen hCG-Serum-Spiegel bis zur 10. Woche eine andere Bewertung erfahren müssen als Estradiol und Progesteron, deren Produktion in der 7. bis 8. Woche einsetzt, aber erst allmählich zunimmt. Estriol, dessen Produktion in der 9. bis 10. Woche einsetzt, kann schon aus diesen Gründen vor der 10. Woche p.m. kaum eine Bedeutung besitzen. hPL-Plasmaspiegel erreichen erst nach der 10. Woche meßbare Werte, so daß sich dieser Parameter für die Diagnostik und für eine prognostische Aussage bis zu diesem Zeitpunkt nicht eignet. Das schwangerschaftsspezifische Beta-1-Glykoprotein (SP1) ist in seinem Verhalten ähnlich dem des hPL. Man muß annehmen, daß auch dieses Hormon sich in der Frühschwangerschaft für eine prognostische Aussage nicht eignet, wenn auch ein abschließendes Urteil aufgrund der fehlenden zuverlässigen Daten noch aussteht. (Siehe auch Bd. 4, Kap. 15, Abschnitt 3.2)

Abortus imminens mit sonographischem Nachweis eines lebenden Feten und komplikationslosem weiterem Verlauf

In 59% dieser drohenden Fehlgeburten liegen die Plasmakonzentrationen für hCG, für Estradiol und für Progesteron im Normbereich. 41% weisen einen pathologisch erniedrigten Wert eines dieser drei Parameter auf. In 16% liegen zwei Parameter und nur in 3,3% alle drei Hormonplasmaspiegel im pathologischen Bereich. Der Vergleich einzelner Parameter ergibt beim Abortus imminens mit lebendem Feten bis zur 14. Woche für Estradiol in 6%, für hCG in 11%, für Estriol in 25% und für Progesteron in 28% pathologisch erniedrigte Plasmaspiegel [20, 62]. hCG-Plasmakonzentrationen von mindestens 10^4 IE/l werden bei normaler Schwangerschaft zwischen der 6. und 14. Woche p.m. beobachtet. Sie unterscheiden sich nicht von jenen beim Abortus imminens. In 97% erreichen die hCG-Spiegel Werte über 2×10^4 IE/l [55]. Frühere Publikationen ohne Ultraschalldiagnostik berichten über normale hCG-Spiegel in 88 bis 96% des drohenden Abortes [62].

hPL ist vor der 10. Woche der hCG-Bestimmung unterlegen. Nach der 10. Woche wird dieses Proteohormon als gleichwertiger Parameter zum hCG angesehen [62]. Nach Meinung anderer Autoren sei hPL erst nach der 13. Woche für eine Diagnostik und prognostische Aussage beim Abortus imminens geeignet [8], da erstmals zu diesem Zeitpunkt signifikant erniedrigte Serumspiegel nachgewiesen werden können.

Abortus imminens mit sonographischem Nachweis eines lebenden Feten und späterem Eintritt eines Abortes

17β-Estradiol-Plasmaspiegel liegen in 33%, hCG-Konzentrationen im Serum in 13% und Estriol-Blutspiegel in 11% unter der Norm. Progesteron-Plasmakonzentrationen zeigen hingegen keine Abweichung von der Norm. Die Zuverlässigkeit der Voraussage eines Abortes liegt für Estradiol somit bei 67%, für hCG bei 58% und für Progesteron bei 57% [20, 73]. Je mehr Zeit zwischen der Blutentnahme zur Bestimmung eines Hormons und dem Abortereignis verstreicht, um so weniger zuverlässig muß jeder Parameter sein, da zwischen der Symptomatik eines Abortus imminens mit noch lebendem Feten und des zu dieser Zeit erhobenen Hormonbefunds einerseits und dem Abortgeschehen andererseits kein Zusammenhang zu bestehen braucht.

Abortivei (sonographischer Nachweis)

Die Plasmaspiegel von 17β-Estradiol, von Progesteron, von Estriol und von hCG weisen in der 4. bis 6. Woche keine Abweichungen von der Norm auf. In der 7. bis 8. Woche liegen 17β-Estradiol und Progesteron-Plasmakonzentrationen unter den Werten der 4. bis 6. Woche, jedoch noch im Normbereich, obwohl bei komplikationslosem Schwangerschaftsverlauf die Plasmakonzentrationen beider Parameter deutlich ansteigen. In der 9. bis 10. Woche wird der Abfall für Estradiol und Progesteron im Plasma der Mutter noch deutlicher. Die Werte erreichen aber auch in dieser Zeit noch nicht den pathologischen Bereich. Erst zum Zeitpunkt des Auftretens einer klinischen Symptomatik, z.B. Blutungen, sei es vier bis sechs Wochen nach ultraschalldiagnostiziertem Abortivei, liegen die hCG-Spiegel in 75%, jene von Progesteron in 90% und die von Estradiol in 100% unter der Norm. Eine klinische Relevanz besitzen diese Werte jedoch nicht, da einige Wochen früher die klinische Diagnose eines Abortiveies durch Ultraschall gesichert worden war.

Missed abortion (sonographischer Nachweis)

Vor Eintritt einer klinischen Symptomatik liegen die Konzentrationen für hCG in 32%, für Estradiol in 55% und für Progesteron in 23% der Fälle unter der Norm. Wenn alle drei Parameter gleichzeitig bestimmt werden, liegt mindestens einer davon bei 65% der Frauen im pathologischen Bereich [20]. Bei Blutungseintritt liegt das hCG in 70 bis 82% im Plasma der Frauen unter 10^4 IE/l, Estradiol in 84% und Progesteron in 79% unter der Norm. Unter Berücksichtigung aller drei Parameter liegt mindestens eines dieser Hormone bei 96% der Frauen im pathologischen Bereich. Der kritische Spiegel für Progesteron scheint nach der 9. bis 10. Woche bei 10 ng/ml zu liegen.

9.2.3 Die Wertigkeit der Sonographie in Relation zu den endokrinen Parametern

Mit zunehmender Verfeinerung der Ultraschalltechnik wurde das Auflösungsvermögen dieser Methode und damit die Spezifität und die Genauigkeit in den vergangenen Jahren immer höher. Die Möglichkeit einer schnellen Diagnose erspart in über 90% eine zusätzliche Bestimmung verschiedener Hormonparameter, zumal diese auch im Hinblick auf eine zuverlässige prognostische Aussage immer mehr an Bedeutung verlieren. In jenen Fällen, in denen die Ultraschalldiagnostik nach der 9. Woche fetale Herzaktionen nicht nachweisen kann, ist ohnehin eine endokrine Diagnostik nicht indiziert.

Während die Sonographie biometrische Parameter zu definieren versucht, die einen Ist-Zustand beschreiben, können biochemische Parameter möglicherweise unmittelbar qualitativer und quantitativer Ausdruck einer bestimmten Funktion sein. Während im Vitalitätsnachweis des Feten die Sonographie das Alles-oder-Nichts-Prinzip praktiziert, sollten biochemische Parameter in der Lage sein, diffizile Funktionsabläufe zu schildern und Abweichungen von der Norm zu diagnostizieren und zu definieren. Leider ist diese Annahme bei der Diagnostik der Fehlgeburten hypothetisch, da die Zuverlässigkeit und die Empfindlichkeit der bislang bekannten biochemischen Parameter zu gering sind.

Eine Ausnahme macht die Bestimmung des hCG im mütterlichen Serum in den ersten vier bis fünf Wochen p.m. Die Empfindlichkeit dieses Parameters erlaubt schon neun Tage nach der Konzeption und noch vor Abschluß des Nidationsvorgangs, den Nachweis einer Schwangerschaft zu führen. Eine klinische Relevanz besitzt dieser Parameter in dieser Zeit jedoch nicht, da die Ausstoßung des Schwangerschaftsprodukts kurz nach der Nidation keine klinische Konsequenz nach sich zieht. Zumeist handelt es sich hierbei um einen Abortus completus, der einer Therapie nicht bedarf. Normale hCG-Blutspiegel zwischen der 6. und 7. Woche p.m. können Hinweise auf eine reguläre Frühentwicklung geben, ein Umstand, der zur psychischen Stabilisierung der Schwangeren beitragen kann. In dieser Zeit ist die Aussagekraft der Ultraschalldiagnostik nicht immer eindeutig. Ein Abortivei ist weder mit der Ultraschalltechnik noch mit der Bestimmung des hCG im mütterlichen Serum in diesen beiden Wochen nachzuweisen oder auszuschließen.

Mit zunehmender Schwangerschaftsdauer nimmt die Zuverlässigkeit der Ultraschalltechnik sehr rasch zu (Tab. 17-7), so daß ab der 7. bis 8. Woche p.m. der Ultraschall für den Nachweis einer intakten Gravidität als zuverlässig angesehen werden muß. Sind zu diesem Zeitpunkt fetale Strukturen erkennbar und die Scheitel-Steiß-Länge meßbar, Herzaktionen in der Vaginalsonographie aber nicht darstellbar, so ist die Zuverlässigkeit einer nicht intakten Gravidität über 95%. Da 80 bis 90% der bei der bis zur 12. Woche erfolgten sonographischen Erstuntersuchung diagnostizierten drohenden Fehlgeburten nicht abortieren [20], ist die zusätzliche hormonelle Diagnostik auch in diesen Fällen und in dieser Zeit von untergeordneter Bedeutung. Ein einzelner hormoneller Parameter reicht zudem für eine aussagekräftige Diagnose und Prognose nicht aus, da ein Viertel bis ein Fünftel dieser Patientinnen vor der 10. Woche mindestens einen pathologischen Wert eines der vier hormonellen Parameter (17β-Estradiol, Progesteron, Estriol und hCG) aufweisen. Andererseits sind normale Plasmaspiegel aller vier Parameter auch bei günstiger Prognose nur selten vorhanden. Die Bestimmung endokriner Parameter scheint, wenn überhaupt, aus diesem Grund nur dann sinnvoll, wenn alle vier Parameter gleichzeitig erfaßt werden, da bei günstiger Prognose des Abortes imminens mindestens zwei davon im Normbereich liegen sollten [20].

Bei den 5 bis 15% der Frauen, bei denen es bei sonographischem Nachweis eines lebenden Feten zu einem späteren Zeitpunkt zu einem Abort kommt, liegt der Plasmaspiegel für 17β-Estradiol in einem Drittel der Fälle im pathologischen Bereich. In nur 10% der Fälle

Tabelle 17-7 Sonographische Kriterien in der Frühschwangerschaft 6. bis 12. Woche post menstruationem

6. Woche	Fruchtsack (Sitz, Abgrenzung, Abmessungen, Volumen), Dottersack
7. Woche	Fruchtsack, Herzaktionen, Dottersack
8. Woche	Fruchtsack, Herzaktionen, Scheitel-Steiß-Länge
9. Woche	Fruchtsack, Herzaktionen, Scheitel-Steiß-Länge, Kindsbewegung zum Teil vorhanden
10. Woche	Fruchtsack, Herzaktionen, Scheitel-Steiß-Länge, Kindsbewegung
11. Woche	Fruchtsack, Herzaktionen, Scheitel-Steiß-Länge, Kindsbewegung
12. Woche	Fruchtsack, Herzaktionen, Scheitel-Steiß-Länge, Kindsbewegung, biparietaler Durchmesser

finden sich pathologisch erniedrigte Plasmakonzentrationen von Estriol und hCG, während Progesteronkonzentrationen im mütterlichen Blut keine Abweichungen von der Norm aufweisen. Aus diesen Zahlen erwächst kaum die Notwendigkeit einer Bestimmung dieser vier Hormone, da sie keine klinische Relevanz in der täglichen Routine nach heutiger Kenntnis besitzen und der große finanzielle Aufwand gerechtfertigt zu sein scheint.

Auch wenn 89 bis 95% der Frauen zum Zeitpunkt der Blutung und folgendem Abort pathologisch erniedrigte Plasmaspiegel von 17β-Estradiol und hCG aufweisen, ist die Diagnostik nur wenig hilfreich, da die Ultraschalldiagnostik früher, schneller und billiger eine nicht intakte Gravidität (Missed abortion, Abortivei) verifizieren kann. Pathologische Plasmaspiegel für 17β-Estradiol, Estriol, Progesteron und hCG können zudem vor der 10. Woche keinem Kliniker als Indikation zur Kürettage gelten, wenn im Ultraschallbild möglicherweise fetale Herzaktionen nachweisbar sind. Sie können allerdings die mittels Ultraschall gewonnene Diagnose einer nicht intakten Gravidität bestätigen. Wie weit der Kliniker auf diese Parameter zurückgreifen muß, hängt aber nicht zuletzt von seiner Erfahrung und seinem Können und von den technischen Möglichkeiten der Ultraschallgeräte ab.

Die Erörterung der Zuverlässigkeit endokriner Parameter impliziert die Frage nach der Ursache der erniedrigten Plasmaspiegel. Ist der Abfall der Plasmaspiegel Ausdruck einer ursächlichen Störung oder nur Folge einer primär nicht hormonalen Funktionseinschränkung? Diese Fragen sind bis heute nicht beantwortet und bedürfen weiterer wissenschaftlicher Bearbeitung.

10 Besondere Aspekte des habituellen Abortes

Ein habitueller Abort liegt definitionsgemäß vor, wenn mehr als drei Schwangerschaften in unmittelbarer Folge vor der 28. Woche p.m. enden. Die Wahrscheinlichkeit eines erneuten Abortes nach drei vorausgegangenen Fehlgeburten beträgt im Mittel 54,3% [36]. Habituelle Aborte erleiden jedoch nur 4 bis 8% der Frauen.

10.1 Ätiologie des habituellen Abortes

Ätiologische Überlegungen müssen unterscheiden zwischen einem Abort durch Abortivei und dem durch Missed abortion.

Aus der Aufschlüsselung in Abschnitt 5 wird verständlich, daß beim habituellen Abortivei und bei habitueller Missed abortion vorwiegend *genetische Ursachen* eine Rolle spielen. Sie werden bei den Eltern mit habituellen Aborten in 6,2%, bei den Müttern in 3,6% und bei den Vätern in 2,6% nachgewiesen. Es handelt sich dann zumeist um eine balancierte Translokation, um perizentrische Inversionen, um chromosomale Varianten oder Mosaikbilder im X-Chromosom [75]. Die Diskrepanz zwischen der niedrigen Inzidenz genetischer Befunde bei den Eltern und der 50 bis 60% hohen Wahrscheinlichkeit chromosomaler Aberrationen beim Feten (Tab. 17-8) kann drei Gründe haben:

– Chromosomale Aberrationen entstehen während der Meiosis oder Mitosis der Eizelle oder des Spermatozoons.
– Die genetischen Irrtümer sind durch exogene Noxen hervorgerufen.

Tabelle 17-8 Genetische Strukturen bei wiederholtem Abort (Zusammenfassung aus fünf Studien, nach [7])

1. Abort \ 2. Abort	normaler Chromosomensatz	Monosomie X	Trisomie	Polyploidie	gesamt
normaler Chromosomensatz	55	2	6	5	68
Monosomie X	5	1	4	1	11
Trisomie	8	1	24	1	34
Polyploidie	4	1	4	1	10
gesamt	72	5	38	8	123

– Veränderungen an den elterlichen Chromosomen sind vorhanden, aber der Nachweis dieser Veränderungen ist mit den heute zur Verfügung stehenden Methoden nicht möglich.

Bekannte Ursachen für wiederholte „Irrtümer" in der Meiosis oder Mitosis sind das mütterliche oder das väterliche Alter [38].

Infektionen der Schwangeren sind in der Regel nicht Ursache für habituelle Aborte. Sind genetische Defekte im Abortmaterial jedoch nicht vorhanden, müssen Infektionen als Ursache ausgeschlossen werden (Toxoplasmose, Listeriose, Infektionen durch Chlamydien, Ureaplasmen, Herpes-genitalis-Virus). Serologische Befunde sind zum Ausschluß einer Toxoplasmose allerdings nicht brauchbar, da sie sich beim habituellen Abort nicht unterscheiden von jenen beim sporadisch auftretenden. Bei 6% der habituellen Aborte finden sich im Endometrium und im Menstrualblut immunfluoreszenzmikroskopisch Antikörper bei serologisch auffälligem Befund. Die Behandlung mit Sulfonamiden und Folsäure (siehe Abschnitt 5.6, Toxoplasmose) führt in allen Fällen zum Verschwinden der Parasiten im Endometrium und im Menstrualblut. Die fluoreszenzmikroskopische Untersuchung des Endometriums ist somit zum Ausschluß einer Toxoplasmainfektion unerläßlich.

Beim gut eingestellten insulinpflichtigen *Diabetes mellitus* der Schwangeren ist die Aborthäufigkeit nicht erhöht. Zwei und mehr Aborte in Folge werden beim Diabetes mellitus in 10,6% beobachtet. Diese prozentuale Häufigkeit unterscheidet sich nicht von der einer Kontrollgruppe mit 9,1%.

Die Plasmaspiegel von *Thyroxin* und *thyroxinbindendem Globulin* sind in der Schwangerschaft erhöht, während die Trijodthyroninaufnahme erniedrigt ist. In einer regelrechten Gravidität sind diese typischen Veränderungen in der 7. bis 8. Woche nachweisbar, während bei einem habituellen Abortgeschehen ohne Ausstoßung diese Werte erst in der 14. bis 15. Woche beobachtet werden. In den Schwangerschaften hingegen, die wieder zum Abort führen, erreichen diese Spiegel bis zur Ausstoßung diese erhöhten Werte nicht. Bei einer Anamnese mit zwei vorausgegangenen Aborten sind somit in der nächsten Gravidität zwischen der 8. und 9. Woche p.m. Thyroxin, Trijodthyronin und thyroxinbindendes Globulin im Serum der Schwangeren zu bestimmen [81].

Indirekte Anhaltspunkte liegen über die Möglichkeit einer *Corpus-luteum-Insuffizienz* als Ursache für ein habituelles Abortgeschehen vor [65]. Nach habituellen Aborten sind innerhalb von sechs Monaten in 30% erniedrigte Progesteronspiegel im Serum zu finden. Beim Abortus imminens weisen Schwangere mit vorausgegangenem Abort signifikant niedrigere Progesteron-Plasmaspiegel auf. Schwangere mit drohendem Abort, aber ohne einen Abort in der Anamnese, haben normale Progesteron-Plasmakonzentrationen. Signifikant niedrigere Progesteron-Plasmaspiegel werden auch bei Frauen mit habituellen Aborten in der Lutealphase eines menstruellen Zyklus nachgewiesen [40, 68].

Immunologische Faktoren: Hypothesen, die immunologische Ursachen postulieren, setzen für eine ausgetragene Schwangerschaft die spezifische Erkennung des Trophoblasten mit nachfolgender Bildung schützender oder blockierender Faktoren durch den mütterlichen Organismus voraus [27] (siehe auch Kap. 2 und Bd. 5).

Diese *spezifische Erkennung* könnte ermöglicht werden durch nicht kompatible Antigene im HLA-System, das auf Chromosom 6 kodiert ist. Die wichtigsten Genorte sind die HL-Antigene A, B und C, deren Produkte als sog. Klasse-I-Antigene auf fast allen Körperzellen exprimiert werden, und die HL-Antigene DR, DQ und DP, deren Produkte als Klasse-II-Antigene auf B-Lymphozyten, auf Monozyten und auf aktivierten T-Lymphozyten nachweisbar sind. Die neuesten Untersuchungen aus deutschen Zentren erbrachten jedoch beim habituellen Abort keine erhöhte Übereinstimmung der HL-Antigene A, B und C im mütterlichen und väterlichen Organismus [36, 50]. Vielmehr fand sich bei fertilen Paaren ein HLA-Sharing (Übereinstimmung der HL-Antigene) von mehr als vier Merkmalen. Auch spricht gegen die Bedeutung des HLA-Sharing beim habituellen Abort die Tatsache, daß der Trophoblast diese typischen Antigene nicht exprimieren kann. Bei einer Zusammenfassung aller Literaturdaten ergibt sich bei Paaren mit habituellen Aborten allerdings immer noch eine statistisch signifikant erhöhte Übereinstimmung der HL-Antigene B und DR.

Eine weitere mögliche Erklärung für das Ausbleiben einer immunologischen Abstoßungsreaktion könnten auch übereinstimmende Trophoblast- und Lymphozytenantigene sein (TLX = Trophoblast-Lymphozyt-Kreuzreaktionssystem).

Anatomische Ursachen des Uterus für habituelle Aborte sind die angeborenen Hemmungsfehlbildungen und die erworbenen Veränderungen, wie die Zervixinsuffizienz und Synechien im Cavum uteri.

10.2 Diagnostisches Vorgehen beim habituellen Abort

Die Diagnostik sollte schon beim zweiten Abort in Folge einsetzen. Grundlage aller Überlegungen muß die morphologische und genetische Untersuchung des Abortmaterials sein. Findet sich ein pathologischer Karyotyp, sollte die genetische Untersuchung beider Elternteile angeschlossen werden, die bei Nachweis genetischer Veränderungen die Wiederholungsgefahr weiter präzisieren kann. Finden sich keine Anhaltspunkte für genetische Ursachen, müssen Infektionen, Stoffwechsel und endokrine Erkrankungen ausgeschlossen werden. Der Nachweis regelrechter anatomischer Verhältnisse im Bereich des Genitaltraktes durch Hysteroskopie und Hysterosalpingographie muß erbracht werden. Nicht zuletzt muß in der Anamnese durch gezielte Fragen nach Beruf, nach Arbeitsplatz, nach Lebensgewohnheiten, nach Wohnsitz und Nähe zu Industrieansiedlungen auf Umweltfaktoren geachtet werden.

10.3 Therapie des habituellen Abortes

10.3.1 Immuntherapie

Grundlage einer Immuntherapie beim habituellen Abort ist die aktive Immunisierung der Frau mit Lymphozyten des Partners [4] oder mit TLX-differenten Lymphozyten von Drittspendern [73]. Die passive Immunisierung der Schwangeren mit polyvalenten Globulinen [53] scheint ein weiteres vielversprechendes Therapiekonzept zu sein, da in dem verabreichten gepoolten Plasma blockierende Antikörper direkt verfügbar sind.

Bei der *aktiven Immunisierung* werden der Frau intradermal Lymphozyten des Ehemannes vier Wochen vor der Schwangerschaft injiziert. Die Injektionen werden ein- oder zweimal nach Eintritt einer Schwangerschaft zumeist in Abständen von vier Wochen wiederholt. Bei der *passiven Immunisierung* werden polyvalente Immunglobuline aus einem großen Spenderpool möglichst in der 6. oder 7. Schwangerschaftswoche bei Nachweis kindlicher Herzaktionen der Schwangeren intravenös injiziert. Initial werden 30 g (0,5 bis 0,6 g/kg Körpergewicht) langsam infundiert und die Therapie mit 20 g (0,3 bis 0,4 g/kg Körpergewicht) bis zur 25. Woche alle drei Wochen wiederholt.

Nach einer aktiven oder passiven Immunisierung werden im Mittel 75% der Schwangerschaften ausgetragen. Wird die Wahrscheinlichkeit eines Austragens einer Schwangerschaft nach drei habituellen Aborten ohne jegliche Therapie von 45% berücksichtigt, dürfte die Erfolgsrate einer Immuntherapie bei ca. 30% liegen, die aber in Frage gestellt werden, da bei einer Randomisierung mit einer Kontrollgruppe kein Effekt der Immuntherapie nachgewiesen werden konnte (mündliche Mitteilung von D. Krebs). Schwerwiegende Komplikationen wurden bislang nicht beschrieben.

Risiken: Die Gefahr der Übertragung von Infektionskrankheiten bei der *aktiven Immunisierung* kann durch sorgfältige Diagnostik vermindert, aber nicht vermieden werden. Da das Zytomegalievirus (CMV) durch Lymphozyten übertragen wird, eine Reinfektion mit kindlichen Spätschäden möglich ist, muß bei CMV-positivem Partner auf eine Immuntherapie mit Partnerlymphozyten verzichtet werden. Bei einem Durchseuchungsgrad von ca. 40% betrifft dies einen sehr großen Teil der Paare. Bei der *passiven Immunisierung* kann die Übertragung viraler Infektionen (Zytomegalie, Hepatitis B, Hepatitis Non-A, Non-B, HIV) weitestgehend vermieden werden, da sich Immunglobuline sicherer als zelluläre Blutbestandteile sterilisieren lassen. Fremdeiweißreaktionen (Kopf- und Gliederschmerzen, Temperaturerhöhung) treten ausschließlich während oder nach der Erstinfusion, allerdings in 25% auf. Eine anaphylaktische Reaktion bei Frauen mit IgG-Mangel setzt vor einer derartigen Therapie die quantitative Bestimmung der Immunglobuline voraus.

Über *diagnostische Voraussetzungen* für eine Immuntherapie gibt es kein einheitliches Konzept. Die HLA-Typisierung beider Partner wird vor einer Therapie grundsätzlich vorgenommen, obwohl sie kein Ausschlußkriterium ist. Zur Bestimmung blockierender Faktoren im Serum kommen unterschiedliche Methoden zur Anwendung, z.B. gemischte Lymphozytenkultur oder Erythrozyten-Rosetten-Inhibitionstest. Im letzteren Test werden blockierende Antikörper im Serum angenommen, wenn die Hemmung der Rosettenbildung mindestens 20% beträgt. Indikation zur Immuntherapie ist in den meisten Zentren das antepartale Fehlen lymphozytotoxischer Antikörper.

10.3.2 Totaler Muttermundverschluß

Zur Vermeidung habitueller Aborte, deren Ursache möglicherweise aufsteigende Infektionen sind, propagiert Saling [64] den totalen Muttermundverschluß.

Wie seine Ergebnisse von 41 Frauen zeigen, kommt es nach dem prophylaktischen totalen Muttermundverschluß in signifikant höheren Prozentsätzen zum Austragen der Frucht.

Dieses Kollektiv wurde jetzt auf 113 Patientinnen erweitert. Vor dem totalen Muttermundverschluß beobachtete er in diesem Kollektiv 389 gewünschte Schwangerschaften. Nur 101 Kinder (26%) wurden lebend geboren. Von diesen Kindern starben aber 35 noch kurz nach der Geburt. Damit lag die Chance eines überlebenden Kindes in diesem Kollektiv bei 17%. Nach Durchführung des totalen Muttermundverschlusses als prophylaktische Maßnahme wurden bei denselben Patientinnen 132 Schwangerschaften mit 94 lebenden und auch überlebenden Kindern beobachtet. Damit erhöhte sich die Chance auf ein gesundes Kind auf rund 71%.

Literatur*

1. Allen, N. C., C. M. Herbert, W. S. Maxson et al.: Intrauterine insemination: a critical review. Fertil. and Steril. 44 (1985) 569.
2. Axelsson, G., R. Rylander: Use of questionnaires in occupational studies of pregnancy outcome. Ann. acad. Med (Singapore) 13 (1984) 327–330.
3.* Becker, M. J.: Placental and abortion pathology. In: Berry, G. L. (ed.): Paediatric Pathology, p. 33. Springer, Berlin–Heidelberg–New York 1981.
4. Beer, A. E., J. F. Quebbeman, J. W. T. Ayers, R. F. Hainis: Major histocompatibility complex antigens, maternal and paternal immune responses and chronic habitual abortions in humans. Amer. J. Obstet. Gynec. 141 (1981) 987.
5. Behrmann, S. J.: Artificial insemination. Fertil. and Steril. 10 (1959) 248.
6. Berkowitz, G., S. Harlap, G. J. Beck, D. H. Freeman, M. Bara: Early gestational bleeding and pregnancy outcome. A multivariable analysis. Int. J. Epidem. 12 (1983) 165–173.
7.* Berle, P.: Fehlgeburt. In: Krebs, D. (Hrsg.): Reproduktion – Störungen in der Frühgravidität. Klinik der Frauenheilkunde und Geburtshilfe, 2. Aufl., Bd. 3. Urban & Schwarzenberg, München–Wien–Baltimore 1985.
8. Berle, P., K. Behnke: Besitzt die mütterliche HPL-Serumkonzentration beim Abortus imminens eine prognostische Aussage? Z. Geburtsh. Perinat. 181 (1977) 211.
9. Berle, P., M. Budenz, J. Michaelis: Besitzt die Hormontherapie bei der Behandlung des Abortus imminens noch eine Berechtigung? Z. Geburtsh. Perinat. 184 (1980) 353.
10.* Berle, P., E. Weiss: Spontanabortrate in Abhängigkeit des Zeitpunktes des fetalen Vitalitätsnachweises. Geburtsh. u. Frauenheilk. 50 (1990) 959–963.
11. Bisauti, L., F. Bonetti, F. Caramaschi et al.: Experiences from the accident of Seveso. Ann. Morphol. Acad. Sci. Hung. 28 (1980) 139–157.
12. Boué, J., A. Boué, D. Lazar: Retrospective and prospective epidemiological studies of 1500 karyotyped spontaneous abortions. Teratology 12 (1975) 11.
13. Bresnihan, B., R. R. Grigor, M. Oliver et al.: Immunological mechanism for spontaneous abortion in systemic lupus erythematosus. Lancet II (1977) 1205.
14. Burchell, R. C., F. M. Creed, D. Racoulpour, M. Whitcomb: Vascular anatomy of the human uterus and pregnancy wastage. Brit. J. Obstet. Gynaec. 85 (1978) 698.
15. Chang, L. W., P. R. Wade, J. G. Pounds, K. R. Reuhl: Prenatal and neonatal toxicology and pathology of heavy metals. Advanc. Pharmacol. Chemother. 17 (1980) 195–231.
16. Cohen, J., J. de Mouzon: IVF results in Europe. Abstracts, VIth World Congress on In Vitro Fertilisation and Alternate Assisted Reproduction, Jerusalem 1989.
17. Corson, S. L.: Factors affecting donor artificial inseminations success rates. Fertil. and Steril. 33 (1980) 415.
18. Crooke, A. C., Eleftheriades, P. V. Betrand: Induction of ovulation with human gonadotropins: factors affecting ovulation, pregnancy and complication. Hormones 1 (1970) 46.
19.* Dericks-Tan, J. S. E., H. D. Taubert: Die laboranalytische Früherkennung von Störungen der ersten Schwangerschaftshälfte. In: Rugna, D. A. D. (Hrsg.): Festschrift Prof. Dr. Otto Käser. Schwabe, Basel–Stuttgart 1983.
20. Dessaive, R., de Hertogh, K. Thomas: Correlation between chromosomal levels and ultrasound in patients with threatened abortion. Gynaec. obstet. Invest. 14 (1982) 65.
21.* Diedrich, K., L. Wildt: Neue Wege in Diagnostik und Therapie der weiblichen Sterilität. Enke, Stuttgart 1987.
22.* Drumm, J. E.: The value of ultrasonography in the management of first trimester haemorrhage. In: Studd, J. (ed.): Progress in Obstetrics and Gynaecology. Churchill Livingstone, Edinburgh–London–Melbourne–New York 1981.
23. Edmonds, L. D., C. E. Anderson, J. W. Flynt, L. M. James: Congenital central nervous system malformations and vinyl chloride monomer exposure. A community study. Teratology 17 (1978) 137–142.
24. Ehrhardt, W.: Experiences with the employment of women exposed to carbon disulphide. In: International Symposium on Toxicology of Carbon Disulphide, Prague 1966, p. 240. Excerpta Medica Foundation, Amsterdam.
25. Fujikura, T., L. A. Froehlich, S. G. Driscoll: A simplified anatomic classification of abortions. Amer. J. Obstet. Gynec. 95 (1966) 902.
26. Goldzieher, J. W.: Double blind trial of a progestin in habitual abortion. J. Amer. Med. Ass. 188 (1984) 651.
27.* Grosse-Wilde, H., U. Kulen: Immundiagnostik und -therapie des habituellen Aborts. Gynäkologe 21 (1988) 249–261.
28. Hansson, E., S. Jansa, H. Wade, B. Källen, E. Östlund: Pregnancy outcome for women working in laboratories in some of the pharmaceutical industries in Sweden. Scand J. Work Environ. Hlth 6 (1980) 131–134.
29. Harlap, S., P. H. Shiono: Alcohol, smoking and incidence of spontaneous abortions in the first and second trimester. Lancet (1980) 173.
30. Harlap, S., P. H. Shiono, S. Ramcharan: A life table of spontaneous abortions and the effects of age, parity, and other variables. In: Human Embryonic and Fetal Death. Academic Press, London–New York 1980.
31. Hassold, T., N. Chen. J. Funkouser et al.: A cytogenetic study of 1000 spontaneous abortions. Ann. Hum. Genet. Lond. 44 (1980) 1951.
32.* Hehrmann, R.: Schilddrüsenerkrankungen in der Schwangerschaft. Therapiewoche 37 (1987) 1854–1862.
33. Hemminki, K., P. Kyyrönen: Spontaneous abortions and reproductive selection mechanisms in rubber and leather industry in Finland. Brit. J. industr. Med. 1982.
34. Hemminki, K., P. Kyyrönen, M. L. Lindbohm: Spontaneous abortions and malformations in the offspring of nurses exposed to anaesthetic gases, cytostatic drugs, and other potential hazards in hospitals, based on registered information of outcome. J. Epidem. comm. Hlth 39 (1985) 141–147.
35. Hertig, A. T.: Human Trophoblast 167. Thomas, Springfield/Ill. 1968.
36. Hinney, B., H. Neumeyer: Immuntherapie zur Abortprophylaxe. Geburtsh. u. Frauenheilk. 51 (1991) 15–22.
37. Hofmann, A.: MAK-Werte und Schwangerschaft. Gynäkologe 24 (1991) 265–270.
38. Hook, E. B.: Rates of chromosomal abnormalities at different maternal ages. Obstet. and Gynec. 58 (1981) 282.
39. Hook, E. B., P. K. Cross: Spontaneous abortion and subsequent Down syndrome livebirth. Hum. Genet. 64 (1983) 267.
40. Horta, J. L. H., J. G. Fernandez, B. S. de Leon, V. Cortes-Calligos: Direct evidence of luteal insufficiency in women with habitual abortion. Obstet. and Gynec. 49 (1977) 705.
41. Hunt, V. R.: Work and the Health of Women. CRC Press, Boca Raton 1980.
41a. Jansen, R. P. S.: Spontaneous abortion incidence in the treatment of infertility. Amer. J. Obstet. Gynec. 143 (1982) 451.
41b. Jawert, C. T.: Spontaneous and habitual abortion McGraw-Hill, New York 1957.
42. Jones, H. W. jr.: Progesterone, progestins and fetal development. Fertil. and Steril. 30 (1978) 16.
43. Keller, P. J., J. Schmid: Die placentotrope Wirkung synthetischer Gestagene. Schweiz. Z. Gynäk. Geburtsh. 3 (1972) 450.

*Übersichtsarbeiten

44. Koenig, U. D.: Immunologie der Schwangerschaft und des Abortes. Gynäk. Prax. 6 (1982) 15.
45.* Koller, S.: Risikofaktoren der Schwangerschaft. Springer, Berlin–Heidelberg–New York–Tokio 1983.
46.* Läpple, M.: Berufliche Faktoren bei Spontanaborten. Zbl. Gynäk. 112 (1990) 457–466.
47. Lancaster, P. A. L.: IVF and GIFT Pregnancies, Australia and New Zealand. NPSU, Sydney 1988.
48. Lauritzen, J. G.: Ätiology of spontaneous abortions. A cytogenetic and epidemiological study of 288 abortuses and their parents. Acta obstet. gynaec. scand. (Suppl.) 52 (1976) 1.
49. Mall, F. B., A. W. Mayer: Studies of abortions: survey of the pathological ova in Carnegie Embryological Collection. Contr. Embryol. Carnegie Inst. 12 (1921).
50. Mallmann, P.: Gegenwärtiger Stand einer Immuntherapie habitueller Aborte in Deutschland. Fertilität 5 (1989) 121–124.
51. McDonald, A. D., R. Cobe, J. Lavoie: Spontaneous abortion in women employed in plastics manufacture. Amer. J. int. Med. 14 (1988) 9–14.
52.* Meden, H., W. Rath: Die Bedeutung der Schilddrüsenerkrankungen in Gynäkologie und Geburtshilfe. Gynäk. Prax. 12 (1988) 419–428.
52a. Michaelis, J., H. Michaelis, E. Glück, S. Kolber: Prospective study of suspected associations between certain drugs administered during early pregnancy and congenital malformation. Teratology 27 (1983) 57.
53. Mueller-Eckhardt, G., O. Heine: Prävention habitueller Aborte mit intravenös verabreichten polyvalenten Immunglobulinen. Gynäkologe 23 (1990) 160–163.
54. Müntefering, H., K. Becker, E. Schleiermacher, E. Kessel: Korrelation zwischen morphologischen und zytologischen Befunden bei Spontanaborten. Verh. dtsch. Ges. Pathol. 66 (1982) 372.
55. Nagatoshi, S., K. Yamajy, T. Takagi, Y. Chiba, O. Tanizawa: Re-evaluation of measurements of maternal serum HCG, HPL and progesterone as prognostic markers of abortion in early pregnancy. Gynaecology 9 (1983) 49.
56. Nordström, S., L. Beckmann, I. Nodenson: Occupational and environmental risks in and around a smelter in northern Sweden. V. Spontaneous abortions among female employees and decreased birth weight in their offspring. VI. Congenital malformations. Hereditas (Lund) 90 (1979) 291–296 bzw. 297–300.
57. Prywes, R., M. A. Davies: Birth defects and oestrogens, progesterone in pregnancy. Lancet II (1975) 683.
58. Queck, M., P. Berle: Spontanabort nach vaginaler Blutung und intakter Frühgravidität. Eine Ursachenanalyse. Geburtsh. u. Frauenheilk. 52 (1992) 553.
59. Rempen, A. Biometrie in der Frühgravidität (I. Trimenon). Gynäk. und Geburtsh. 1 (1991) 23–28.
60. Robinson, H. P.: Detection of fetal heart movement in first trimester of pregnancy using pulsed ultrasound. Brit. med. J. 4 (1972) 466–468.
61. Rock, J. A., H. A. Zacur: The clinical management of repeated early pregnancy wastage. Fertil. and Steril. 39 (1983) 123.
62.* Runnebaum, B., J. Gerhard: Diagnostische und prognostische Bedeutung von Hormonbestimmungen in der ersten Schwangerschaftshälfte. Gynäkologe 16 (1983) 155.
63. Rushton, D.: Examination of products of conception from previable human pregnancies. J. clin. Pathol. 34 (1981) 819.
64. Saling, E.: Der frühe totale operative Muttermundverschluß bei anamnestischem Abort- und Frühgeburtsrisiko. Gynäkologe 17 (1984) 225–227.
65. Shing, K. Yip., May, L. Sung: Plasma progesterone in women with a history of recurrent early abortions. Fertil. and Steril. 28 (1977) 151.
66. Shumlina, A. V.: Menstrual and child-bearing functions of female workers occupationally exposed to the effects of formaldehyde. Prof. Gig. Zabol. 19 (1975) 18–21.
67. Simpson, J. L.: What causes chromosomal abnormalities and gene mutations? Concept. Obstet and Gynaec. 17 (1981) 99.
68. Skyip, S. K., M. L. Sung: Plasma progesterone in women with a history of recurrent early abortions. Fertil. and Steril. 28 (1977) 151.
69. Spence, A. A., R. P. Knill-Jones: Is there a health hazard in anaesthetic practice? Brit. J. Anaesth. 50 (1978) 713–719.
70. Stavsic, V., E. Bogaart, M. van Bronet-Yager et al.: Evaluation of hormones and enzymes modifications during administration of allylestrenol. Rev. Med. Brux. 35 (1979) 447.
71. Stopelli, J., G. Dico, P. Mulia, M. Virdis, R. Orru: Prognostic value of HCG, progesterone, 17β-estradiol and the echoscopic examination in threatened abortion during the first trimester. Clin. exp. Obstet. Gynec. 8 (1981) 11.
72. Suoka et al.: Biochemical consideration of human early pregnancy factor (EPF). In: Yoshinaga, K., T. Mori (ed.): Development of Preimplantation. Embryos and Their Environment, pp. 317–329. Liss, New York 1989.
73. Tapanainen, J., J. Huktaniemi: Plasma HCG levels in patients with bleeding in the first and second trimester of pregnancy. Brit. J. Obstet. Gynaec. 86 (1979) 343.
74. Taylor, C., P. K. Faulk: Prevention of recurrent abortion with leucocyte transfusions. Lancet II (1981) 68.
75. Tho, S. P. T., R. H. Reindollar, P. G. McDonough: Recurrent abortion. Obstet. gynec. Annu. 12 (1983) 259–281.
76. Tognoni, G., L. Ferrario, M. Inzalaco, P. G. Crosignani: Controlled clinical trial: medical practice, the case for progestogens in threatened abortions. In: Benadiano (ed.): Progestogens in Therapy. Raven Press, New York 1983.
77. Vaisman, A. J.: Working conditions in surgery and their effects on the health of anaethesiologists. Eksp. Khir. Anestiziol. 3 (1967) 44–49.
78. Varma, T. R., J. Morsman: Evaluation of the use of Proluton Depot in early pregnancy. Int. J. Gynaec. Obstet. 20 (1982) 13.
79. Weil, R. J., C. Tupper: Personality, life situation and communication: a study of habitual abortion. Psychosom. Med. 22 (1961) 148.
80. Wiedemann, R., M. Korell, K. Strowitzki, H. Hepp: Schwangerschaftsverlauf nach In-vitro-Fertilisation und Embryotransfer. Z. Geburtsh. Perinat. 194 (1990) 1.
81. Winikoff, D., M. Malinek: The predictive value of thyroid profiles in habitual abortion. Brit. J. Obstet. Gynaec. 82 (1975) 760.
81a. Wright, A. D., A. Pollock, H. O. Nicholson, K. G. Taylor, S. Betts: Spontaneous abortion and diabetes mellitus. Postgrad. med. J. 59 (1983) 295–298.
82. Yuen, B. H., J. E. Livingstone, B. J. Poland, B. K. Wittmann, L. Sy, W. Cannon: Human chorionic gonadotrophin, estradiol, progesteron, prolactin and B-scan ultrasound monitoring of complications in early pregnancy. Obstet. and Gynec. 57 (1981) 27.

18 Extrauteringravidität

C. Pape

Inhalt

1 Epidemiologie der Extrauteringravidität 352

2 Definition des Begriffs Extrauteringravidität und ihrer verschiedenen Lokalisationen 352

3 Ätiologie der Extrauteringravidität ... 354
3.1 Physiologische und pathologische Veränderungen der Eileiter und ihre mögliche Bedeutung für die Entstehung einer Tubargravidität 354
3.2 Angeborene Anomalien der Eileiter in der Histogenese der Extrauteringravidität 354
3.3 Endometriose und Tubargravidität ... 354
3.4 Entzündliche Genitalerkrankungen und Extrauteringravidität 355
3.5 Appendizitis und Extrauteringravidität 355
3.6 Extrauteringravidität unter mechanischer oder hormoneller Kontrazeption und nach exogener Hormonbehandlung 356
3.7 Extrauteringravidität nach Sterilisation 357

4 Klinik und Symptomatologie der Extrauteringravidität 358
4.1 Klinische Symptomatik bei intakter Tubargravidität 358
4.2 Klinische Symptomatik bei gestörter Tubargravidität 359
4.3 Klinische Verlaufsform und Differentialdiagnose 360

4.3.1 Intakte Tubargravidität 360
4.3.2 Tubarruptur 360
4.3.3 Tubarabort 361
4.4 Klinik und Symptomatologie der interstitiellen, der ovariellen und der primär abdominalen Gravidität 361
4.5 Diagnostische Hilfsmethoden 363
4.5.1 Ultraschalldiagnostik und Röntgenmethoden 363
4.5.2 Histologische Endometriumdiagnostik. 365
4.5.3 Immunologische Schwangerschaftsreaktionen 365
4.5.4 Endoskopische Untersuchungsverfahren 367

5 Schicksal der Extrauteringravidität 368
5.1 Spontane Rückbildung 368
5.2 Austragung 368
5.3 Entwicklung einer sekundären abdominalen Gravidität 368
5.4 Extrauteringravidität nach Uterusexstirpation 370
5.5 Wiederholungsrisiko nach Extrauteringravidität 370
5.6 Seltene Verlaufsformen der Extrauteringravidität 370

6 Therapie der Extrauteringravidität 371
6.1 Operative Behandlungsmethoden 371
6.2 Medikamentöse Behandlungsmethoden 373
6.3 Begleitmaßnahmen 374

1 Epidemiologie der Extrauteringravidität

Die *Inzidenz* extrauteriner Graviditäten hat in den letzten Jahrzehnten weltweit eine deutliche Steigerung erfahren [48, 56, 67]. Demographische Faktoren sind sicherlich nur teilweise für den Anstieg der Morbidität um den Faktor von ca. 2 innerhalb weniger Dezennien verantwortlich. Auch die Verschiebung des Verhältnisses ektopischer zu intrauterinen Schwangerschaften kann nicht allein durch Veränderungen der Populationen erklärt werden. Anerkannte und statistisch belegbare Risikofaktoren sind höheres Alter [48, 67], operativ gesetzte Tubenschäden, vor allem aber postinflammatorische Folgeschäden an den Adnexen unter besonderer Berücksichtigung der gonorrhoischen Infektion, wie auch der Gebrauch hormoneller und mechanischer Kontrazeptiva.

In einer umfangreichen, retrospektiven skandinavischen Studie aus den Jahren 1960 bis 1975 konnte an einer definierten Population von 15 bis 39 Jahre alten Frauen festgestellt werden, daß die Rate ektoper Schwangerschaften – üblicherweise bezogen auf 1000 diagnostizierte Konzeptionen – von 5,8‰ (1960–1969), auf 11,1‰ (1975–1979) anstieg. Die Rate ektoper Schwangerschaften pro 1000 eingetretener Konzeptionen stieg mit zunehmendem Alter von 4,1‰ in der Gruppe der Teenager auf 6,9‰ in der Altersgruppe zwischen 20 und 29 und schließlich auf 12,9‰ in der Gruppe der 30- bis 39jährigen Patientinnen [67]. Amerikanische Statistiken (1970 bis 1978) belegen ebenfalls einen Anstieg der Morbiditätsrate von 4,5 auf 9,4‰ [48].

Hat sich auch die Prognose der Erkrankung im Laufe der vergangenen Jahrzehnte durch effektivere Diagnostik und Therapie erheblich gebessert, zeigen statistische Erhebungen doch, daß es trotz Einsatz moderner Diagnostik und therapeutischer Hilfen in einem Teil der Fälle noch nicht gelungen, den tödlichen Ausgang zu verhindern. Unter den *Todesfällen* stellt der Verblutungstod infolge Ruptur mit 69,7 % den zahlenmäßig größten Anteil der Todesursachen neben anderen Störungen wie Ileus (14,5 %), Peritonitis (4,0 %), Lungenembolie (5,3 %) und anderen Ursachen (6,5 %) dar [45].

Amerikanische Berichte über ein Zahlenmaterial von über 1000 Extrauteringraviditäten belegen eine Mortalität an Extrauteringraviditäten von 0,8‰ [8]. Andere Autoren berichten über Mortalitätsraten von 2 und 4‰. Eine ergänzende ostdeutsche Analyse aus den Jahren 1962 bis 1970 nennt 0,17 bzw. 0,43 Todesfälle auf 10 000 Geburten.

2 Definition des Begriffs Extrauteringravidität und ihrer verschiedenen Lokalisationen

Die befruchtete Eizelle verweilt nur drei bis vier Tage in der Tube, bevor sie den intramuralen Abschnitt passiert und sich im Blastozystenstadium implantiert. Während der Tubenpassage wird das Ei etappenweise befördert, wobei es beim Kaninchen und Schaf und wahrscheinlich auch beim Menschen den mittleren ampullären Tubenabschnitt – also den Ort der Befruchtung – bereits zwei Stunden nach Ovulation erreicht. Für die zweite, etwa gleich lange Teilstrecke benötigt das Ei zwei bis drei Tage. Treibende Kräfte sind der Flimmerschlag der Zilien und die Tubenperistaltik, deren Wirkung von Größe und Gewicht des zu befördernden Objekts abhängt (siehe auch Kap. 1).

Das implantationsreife Ei kann sich an jeder Stelle des inneren Genitale und auch in der Bauchhöhle definitiv ansiedeln. Abbildung 18-1 zeigt eine schematische Übersicht über die dabei möglichen Implantationsstellen: interstitiell, isthmisch, ampullär, infundibulär am Ovar, in der freien Bauchhöhle.

Die *intrauterinen Implantationsmöglichkeiten* sind:

– normale Implantationsstelle einer Intrauteringravidität
– sog. anguläre Gravidität
– zervikale Gravidität

Faßt man alle Implantationsstellen außer der normalen Insertion im Uterus und der zervikalen Gravidität zusammen, so sprechen wir von einer *ektopen Gravidität*, wobei die in der Abbildung mit Ziffern gekennzeichneten Standorte als *Extrauteringravidität* bezeichnet und nur diese im Rahmen der folgenden Ausführung besprochen werden.

Unter den Extrauteringraviditäten stehen die *tubaren Graviditäten* zahlenmäßig an erster Stelle (siehe auch Kap. 8). Häufigste Lokalisation ist die Pars ampullaris der Tube; ihr folgt die Pars isthmica. Größere Sammelstatistiken konnten 47,2 % ampulläre und 21,8 % isthmische Graviditäten nachweisen. Neuere Arbeiten

Abb. 18-1 Lokalisationen der extrauterinen Gravidität.
1 = interstitielle Gravidität
2 = isthmische Gravidität
3 = ampulläre Gravidität
4 = infundibuläre Gravidität
5 = Ovarialgravidität
6 = Abdominalgravidität
A = normale Implantationsstelle einer Intrauteringravidität
B = sog. anguläre Gravidität
C = sog. zervikale Gravidität

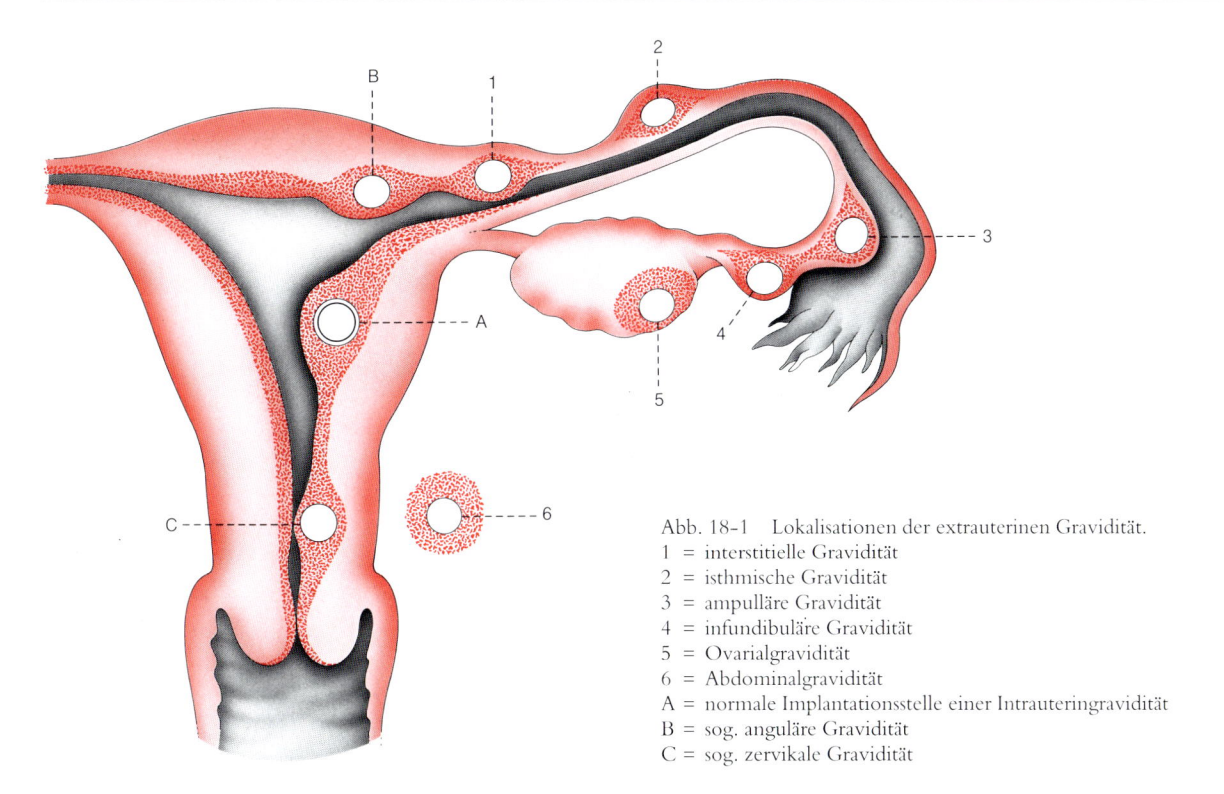

zeigen eine prozentuale Verteilung von 62,9 % ampullärer, 14,4 % isthmischer und 13,6 % tubarer Graviditäten in mittleren Anteilen des Eileiters [13, 56].

Der klinische Verlauf der Extrauteringraviditäten wird weitgehend von den *anatomischen Gegebenheiten* am Ort der definitiven Implantation bestimmt und modifiziert. Bei den Tubargraviditäten ist die Pars ampullaris mit einer Länge von 7 bis 8 cm sehr gut beweglich und dehnbar; ihr Durchmesser beträgt hier 6 bis 7 mm. Relative Weite und Dehnbarkeit gerade dieses Tubenabschnitts ermöglichen gegebenenfalls einen Insertionswechsel des Eies von innen nach außen. Die Nidation liegt meistens am freien Rand (antimesenterial) der Tube; das Ei kann sich in die Tubenwand oder in eine Falte der Tubenschleimhaut einnisten. Die Chorionzotten der Extrauteringravidität (Abb. 18-2) weisen den gleichen anatomischen Aufbau wie bei regelrechter intrauteriner Implantation auf. Es besteht ein zweireihiger Schichtenbau der Zottenepithelien mit Langhans-Zellen und Synzytium; niemals konnten abortive Zottenstrukturen nachgewiesen werden. Allerdings fehlt der Tube eine das ganze Kavum auskleidende Dezidua.

Die *Implantation außerhalb des Ostiums* auf den Fimbrien des ampullären Tubenendes ist ein sehr seltenes Ereignis. Die Nidation erfolgt hier meistens an der voluminösen Fimbrie des Lig. tuboovaricum, also in einem schon außerhalb der Schwangerschaft stark vaskularisierten Tubenabschnitt. Der isthmische Tubenanteil ist 3 bis 4 cm lang, seine Wand schwer dehnbar; die lichte Weite des Lumens beträgt hier nur 3 bis 4 mm. Dieser anatomische Umstand beschleunigt die frühzeitige Ruptur.

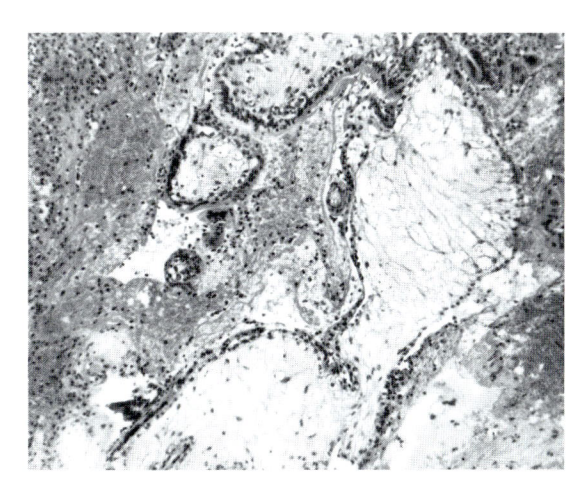

Abb. 18-2 Junge, teils hydropische Zotten einer Tubargravidität. Der Epithelbelag ist zweireihig, die Schwangerschaftsdezidua in der Umgebung leukozytär durchsetzt (HE, 100fache Vergrößerung).

In den meisten Fällen von Eileiterschwangerschaft kommt es schon in den ersten Wochen zur *spontanen Unterbrechung*, falls das Ei nicht bereits kurz nach der Implantation ohne faßbare klinische Symptomatik untergeht. Über die klinischen Verlaufsformen bei anderen Formen der Extrauteringravidität siehe die Abschnitte 4 und 5.

3 Ätiologie der Extrauteringravidität

3.1 Physiologische und pathologische Veränderungen der Eileiter und ihre mögliche Bedeutung für die Entstehung einer Tubargravidität

Der *normale und ungestörte Ablauf des Eitransports* durch die Tube ist an folgende morphologische Voraussetzungen geknüpft:

– eine gesunde Tubenwand mit normaler Peristaltik
– normaler Zilienbesatz der Tubenschleimhaut
– normal konfiguriertes Tubenlumen mit morphologisch intakter Schleimhaut

Morphologische Veränderungen und funktionelle *Störungen am Eileiter* können über vorübergehende oder dauernde Beeinträchtigung des Eitransportes zur Extrauteringravidität führen. Zahlenmäßige Verringerung des tubaren Zilienbesatzes scheint infolge Erschwerung des mechanischen Transportes eine erhöhte Rate extrauteriner Graviditäten zu bedingen [65].

Die Tube führt neben peristaltisch-antiperistaltischen Kontraktionen eine Art von Pendelbewegung aus, die durch alternierende, rhythmische Verengung benachbarter Tubensegmente entsteht und den Tubeninhalt durchmischt. Diese Bewegungen werden durch ein kompliziertes System autochthoner gefäßgebundener und subperitonealer Muskulatur gesteuert. Zilienaktivität und Muskelbewegungen werden humoral kontrolliert, wobei körpereigene Peptide und biogene Amine sowie exogen und endogen zugeführte Hormone durch Änderung des Sympathiko- oder Parasympathikotonus die Tubenmotilität im Sinne der Beschleunigung oder Verlangsamung beeinflussen können [53].

3.2 Angeborene Anomalien der Eileiter in der Histogenese der Extrauteringravidität

Entwicklungsanomalien der Tuben können Extrauteringraviditäten auslösen oder begünstigen. Sie können in der sog. Kolonisation des proximalen Tubenabschnittes bestehen, worunter ein Ersatz des ortsständigen Tubenepithels durch Endometrium – mitunter mit Polypenbildung – verstanden wird. In anderen Fällen kann eine knotige Myomatose oder die Ausbildung ringförmiger, hyperplastischer Muskulatur [67] das Lumen verengen. Schließlich kann eine Adenomyomatose der Kanälchen gegeben sein. Daneben kommen als angeborene Anomalien Divertikel in Form eines netzförmigen, miteinander anastomosierenden Kanälchensystems der Tube, sog. akzessorische Pavillons der ampullären Region oder die Anlage von zwei Tuben vor, die sich dann später vereinigen und selbständig in den Uterus einmünden.

Allen diesen Veränderungen ist gemeinsam, daß sie sicherlich im klinischen wie pathologisch-anatomischen Alltag selten diagnostiziert werden, da die routinemäßige histologische Aufarbeitung von Operationsmaterial solche Befunde selten erfaßt. Einzelne kasuistische Beiträge zu angeborenen Anomalien der Eileiter berichten über Schwangerschaften in einer heterotopen Tube bei völliger anatomischer Trennung vom übrigen inneren Genitale [20] oder von einer Tubargravidität bei Uterus bicornis und segmentalem Fehlen der Tuba uterina.

3.3 Endometriose und Tubargravidität

Die Endometriose der Tuben als Gewebeheterotopie lokalisiert sich überwiegend in den interstitiellen Eileiteranteilen, seltener in den isthmischen Tubenanteilen und ist im freien Anteil des Eileiters sehr selten (siehe auch Bd. 8). Tubare Endometrioseherde stehen in direktem Kontakt mit dem uterinen Endometrium; oft handelt es sich um eine Überwanderung des Epithels. Das tubare Endometrium reagiert zyklisch und synchron wie die Uterusschleimhaut und führt zu einer konsekutiven Verengung oder gar einem Verschluß des Lumens, wobei eine Polypenbildung bei Tubenendometriose durch die Organperistaltik noch gefördert wird. Findet sich in seltenen Fällen eine Endometriose im beweglichen Tubenanteil, kommt es nahezu immer zum Verschluß des abdominalen Ostiums.

Räumlich abzutrennen von der Endometriose der Pars interstitialis ist die sog. Salpingitis (besser: Salpingiosis) isthmica nodosa. Beide Veränderungen rufen knötchenförmige, livide Verdickungen der Tube hervor und haben eine reaktive muskuläre Hyperplasie der Umgebung zur Folge. Das makroskopische Bild der Knötchen ist bei beiden Erkrankungen gleich; erst die histologische Untersuchung bringt Klarheit. In einer retrospektiven Studie von 100 Fällen tubarer Gravidität fanden sich 27% mit der Begleiterkrankung Salpingitis isthmica nodosa, so daß eine signifikante Assoziation zwischen Tubargravidität und endometriotischen Veränderungen als gesichert gilt [36] (siehe auch Bd. 8).

3.4 Entzündliche Genitalerkrankungen und Extrauteringravidität

Mechanische Hindernisse für den tubaren Eitransport werden in den meisten Fällen durch erworbene pathologisch-anatomische Veränderungen hervorgerufen. Im Vordergrund stehen frischentzündliche und postinflammatorische Veränderungen der Tube, meist als Folgen abgelaufener spezifischer oder unspezifischer Infektionen [56, 67, 92] (siehe auch Bd. 8). Selbst im Verlauf einer akuten oder subakuten Salpingitis kann es noch zu einer Konzeption kommen.

Die *wichtigsten Erreger* entzündlicher Veränderungen sind – neben den üblichen Wundinfektionserregern Streptokokken und Staphylokokken – die Gonokokken. Wenn auch die Inzidenz der gonorrhoischen Genitalinfektionen insgesamt geringer geworden ist, ist die Rate der durch Entzündung bedingten Tubargraviditäten sogar angestiegen. Dies ist möglicherweise Folge der modernen antibiotischen und antiinflammatorischen Sofortbehandlung der Adnexitiden, die ohne Tubenverschluß ausheilen. Allerdings steigt die Rate entzündlich bedingter tubarer Sterilitäten proportional mit der Anzahl entzündlicher Schübe an.

Eine signifikante Korrelation besteht zwischen ektoper Gravidität und *Gonorrhö*. In 160 Fällen ektoper Graviditäten hatten immerhin 39 Patientinnen eine entzündliche Genitalerkrankung in der Anamnese, davon 8% eine bereits vorangegangene ektope Schwangerschaft.

Histologisch ist die akute und subakute Salpingitis durch ödematöse Schleimhautfalten, lymphozytäre und leukozytäre Infiltrate und Ausbildung reaktiver Kapillarsprossen gekennzeichnet. Nach Abheilung verbleiben Adhäsionen (Synechien) zwischen den Falten der Tubenschleimhaut, die ein relatives oder absolutes Hindernis für den Eitransport darstellen. Daneben finden sich als postentzündliche Residuen Divertikelbildungen, in denen es häufig zur Implantation des Eies kommt.

Die von zahlreichen Autoren angegebenen Zahlen zur Häufigkeit der *Tubargravidität nach durchgemachter Salpingitis* schwanken in hohem Maße. Dies ist sicherlich darauf zurückzuführen, daß makroskopisch an den entfernten Tuben (Operationspräparaten) außer der Gravidität nichts Auffälliges diagnostiziert wird, und erst eine systematische mikroskopische Untersuchung anderer Tubenabschnitte die postinflammatorischen Veränderungen nachweisen könnte.

Die Kombination von *seltenen Genitalinfektionen* wie der Bilharziose oder Schistosomiasis und Extrauteringravidität gehört in unseren Breiten zu den größten Seltenheiten. Die Tuberkulose der Tuben als Ursache einer ektopen Schwangerschaft ist mit dem allgemeinen Rückgang der genitalen Manifestation deutlich geringer geworden. In der vortuberkulostatischen Ära war eine Tubargravidität bei noch bestehender florider Genitaltuberkulose außerordentlich selten. Von 145 Fällen behandelter Tubentuberkulose bekamen 30 im weiteren Verlauf eine Tubargravidität. Zu den Seltenheiten dürfte eine ausgetragene intraligamentäre Schwangerschaft bei florider tuberkulöser Salpingitis gehören.

3.5 Appendizitis und Extrauteringravidität

Nicht zweifelsfrei zu beantworten ist, ob eine akute oder subakute Appendizitis Ursache einer Tubargravidität sein kann. Sicherlich kann die akute Appendizitis per continuitatem eine rechtsseitige Salpingitis mit begünstigenden anatomischen Spätfolgen auslösen. Das zeitliche Zusammentreffen beider Krankheitsbilder – Appendizitis und Tubargravidität – gehört allerdings zu den extremen Seltenheiten.

Kontrovers wird die Frage diskutiert, ob eine ektope Schwangerschaft eine entzündliche Reaktion der

Appendix auslösen oder umgekehrt eine präexistente Appendizitis fortgeleitet auf die Tube übergreifen kann. So ist die kasuistische Beobachtung einer Tubargravidität bei gleichzeitig bestehender retrozökal gelegener, gangränöser Appendizitis sicherlich ein rein zufälliges Ereignis [37]. Die Frage, ob eine vorausgegangene Appendektomie zu einer rechtsseitigen ektopen Schwangerschaft prädisponieren könne, wird von amerikanischen Autoren verneint.

3.6 Extrauteringravidität unter mechanischer oder hormoneller Kontrazeption und nach exogener Hormonbehandlung

Mechanische Kontrazeption

Unter den mechanisch wirksamen Kontrazeptiva ist das *Scheidendiaphragma* (Mensinga-Pessar) weltweit im Gebrauch. Seine antikonzeptionelle Wirksamkeit – mit oder ohne gleichzeitigem Einsatz spermizider Medikamente – schwankt mit einem Pearl-Index von 2,4 bis 20 allerdings innerhalb weiter Grenzen [62]. Die Rate extrauteriner Schwangerschaften ist erwartungsgemäß nicht höher als in einem Vergleichskollektiv gesunder Frauen.

Unter den mechanisch wirksamen, *intrauterinen Verhütungsmitteln* sind Spiralenmodelle mit oder ohne Kupferumwicklung seit Jahren gebräuchlich. Mögliche Zusammenhänge zwischen der Anwendung von Intrauterinpessaren und erhöhten Raten extrauteriner Schwangerschaften wurden erstmals 1965 offenbar, als Lippes über eine Rate von 17% ektoper Graviditäten bei 23 Patientinnen berichtete, die mit einem Lippes-Loop in situ konzipiert hatten. Weitere ähnlich lautende Berichte folgten, z.B. über 588 Schwangerschaften mit einem Intrauterinpessar in situ, unter denen sich 4,4% ektope Graviditäten befanden, oder eine Rate von 4,1% ektoper Graviditäten bei 2822 Konzeptionen [62].

Die Vielzahl verwendeter *IUP-Modelle* unterschiedlicher Baumuster erschwert den interindividuellen statistischen Vergleich. Der zweite Typ heute verwendeter Intrauterinpessare benutzt ein Progesterondepot als zusätzliche, auf die Uterusschleimhaut wirkende, hormonell aktive Substanz. So wurde das Progestasert®-Intrauterinpessar unter der Fragestellung nach der Inzidenz von Extrauteringraviditäten über längere Zeit geprüft. Obwohl die Rate ektoper Schwangerschaften in der Progestasert®-Gruppe mit 16,3% von 184 Schwangerschaften deutlich höher ist, bedarf es noch größerer Datenunterlagen, um endgültige Schlüsse zu ziehen.

Immerhin zeigen die vorliegenden Zahlen über die Häufigkeit ektoper Graviditäten im Zusammenhang mit der Anwendung gebräuchlicher Typen von Intrauterinspiralen, daß eine Schwangerschaft bei liegendem Intrauterinpessar sich mit höherer Wahrscheinlichkeit extrauterin entwickelt als ohne mechanische intrauterine Kontrazeption. Die Häufigkeit der Entwicklung einer ektopen *Schwangerschaft bei liegendem Intrauterinpessar* scheint mit längerer intrauteriner Verweildauer zuzunehmen (Tab. 18-1). Zudem machen zahlreiche klinische Studien eine kausale Beziehung zwischen dem Gebrauch von Intrauterinpessaren und der Entstehung aszendierender genitaler Infektionen – insbesondere bei Nulliparae – [56] wahrscheinlich.

Hormonelle Kontrazeption

Bei den gebräuchlichen *Kombinations- und Sequentialpräparaten* zur hormonellen Empfängnisverhütung sind bei korrekter Einnahme extra- wie intrauterine Schwangerschaften nur außerordentlich selten. Alles deutet darauf hin, daß die Rate ektoper Graviditäten bei den Versagern der oralen Antikonzeption nicht über das Normalmaß erhöht ist. Auch zeigen Daten von sieben umfangreichen Studien über die Fertilität nach Absetzen von Ovulationshemmern, daß an-

Tabelle 18-1 Rate ektoper Schwangerschaften (in %) in Abhängigkeit von der intrauterinen Verweildauer eines IUP (modifiziert nach Tatum und Schmidt [62])

Liegedauer	1–2 Monate	13–24 Monate	> 25 Monate	Gesamt
Tatum et al. (1977)	1,6	3,0	7,3	2,6
Jain (1976)	0,78	1,3	3,97	1,45
Vessey (1976)	2,6	3,6	26,1 (!)	8,9

Tabelle 18-2 Extrauteringraviditäten (in % aller Schwangerschaften) während Gebrauch und nach Absetzen von Ovulationshemmern (modifiziert nach Tatum und Schmidt [62])

	Zahl der Graviditäten	ektope Graviditäten
Kombinationspräparate	139	0%
nach Absetzen von Kombinationspräparaten	8597	17 (0,2%)

schließend keine Prädisposition für das Entstehen extrauteriner Schwangerschaften gegeben ist (Tab. 18-2).

Im Gegensatz zu den Kombinations- und Sequentialtypen oraler Kontrazeptiva verhindert die sog. *Minipille* keinesfalls immer die Ovulation. Schon aus diesem Grunde müßte eine höhere Inzidenz ektoper Graviditäten erwartet werden. Berichte aus 18 verschiedenen Studien unter Benutzung neun verschiedener Typen progesteronenthaltender Minipillen zeigen, daß die Chance, daß eine ungeplante Schwangerschaft unter Einnahme der Minipille zu einer Extrauteringravidität wird, signifikant größer ist als in einer normalen (ungeschützten) Population zu erwarten wäre [62].

Ausgiebige klinische Erfahrungen ließen sich für den Gebrauch von Medroxyprogesteronacetat für die Langzeitantikonzeption gewinnen *(Dreimonatsspritze)*. Obwohl hier lediglich 1,3% aller Schwangerschaften extrauterin waren, ist die Gesamtzahl zu gering, um einen begünstigenden Einfluß auf dem Entstehen einer Extrauteringravidität statistisch zu sichern. Auch nach Absetzen der Medroxyprogesteronacetatapplikation wurde in der Folgezeit keine höhere Rate extrauteriner Schwangerschaften beobachtet.

Hormonelle Follikelstimulation und Ovulationsauslösung

In einer Beobachtungsreihe an 193 Schwangerschaften nach Gonadotropinstimulation und Ovulationsauslösung mit Choriongonadotropinen wurde eine Gesamtrate von 3,1% Extrauteringraviditäten beobachtet [38]. Überstieg die urinäre Östrogenausscheidung Werte von 200 μg pro 24 Stunden am Tag nach hormoneller Ovulationsauslösung, schnellte die Rate der extrauterinen Graviditäten auf 10% empor. Möglicherweise sind Polyovulationen mit sukzessivem tubarem Transport der ovulierten Eier hier eine Erklärungsmöglichkeit.

3.7 Extrauteringravidität nach Sterilisation

Definitive Methoden der Kontrazeption bei der Frau durch Verfahren der Sterilisation haben weltweit zunehmend an Popularität gewonnen. Das methodische Vorgehen (siehe auch Bd. 9) und das notwendige Instrumentarium wurden in den letzten Jahren erheblich verfeinert. Bezüglich der Verfahren der operativen Sterilisation beschränken wir unsere Betrachtung hier auf die Entstehung extrauteriner Schwangerschaften bei den Sterilisationsversagern.

Das Risiko der Entwicklung einer Extrauteringravidität ist bei allen temporären Methoden mechanischer oder hormoneller Kontrazeption wie auch bei den operativen Verfahren zur dauerhaften Unfruchtbarmachung so unterschiedlich hoch, daß kaum der Versuch unternommen werden darf, im Individualfall die Wahrscheinlichkeit zu kalkulieren. Erfolg und Fehlerrate jeder Methode werden durch zusätzliche Variable, wie der methodenspezifischen Fehlerrate selbst, der Erfahrung des Klinikers und auch der Fähigkeit des Patienten, ärztliche Anordnungen zu befolgen, maßgeblich mitgeprägt [24, 39, 57].

Die Sterilisationsverfahren wurden nach der Art des Zugangs zur Peritonealhöhle (transabdominal, transvaginal) katalogisiert. Zusätzlich erfolgte Aufschlüsselung danach, ob das operative Verfahren unter den Bedingungen der Laparotomie oder laparoskopisch vorgenommen wurde und ob die Methode die Kontinuität der Tuba uterina unterbrach (scharfe Durchtrennung, Kauterisation oder Koagulation, Ligatur, Gebrauch von Clips und Ringen oder Kombinationsmöglichkeiten von diesen).

Transperitoneale Sterilisation

Daten über die Ergebnisse des transabdominalen, transvaginalen und des laparoskopischen Vorgehens sind in Tabelle 18-3 aufgeführt. Es besteht eine große Schwankungsbreite in der Rate ektoper Schwangerschaften im Gesamtmaterial zwischen 0 und 42% (!). Die tabellarische Zusammenstellung legt nahe, beweist jedoch nicht, daß die Sterilisation auf transvaginalem Wege mit einem niedrigeren Risiko der konsekutiven Extrauteringravidität behaftet ist, als eine der anderen hier vorgestellten Methoden. Tubendissektion und -ligatur via Kolpotomie hat den Vorteil geringerer Schmerzhaftigkeit gegenüber dem transabdominalen Vorgehen.

Der Verschluß der Tuba uterina durch Plazierung komprimierender *Clips* hat gegenüber der konventionellen Dissektion, Kauterisation oder Ligatur der Tube gewisse Vorteile. Ihre Befürworter betonen, daß eine erhöhte Chance der Reversibilität besteht und postoperative Nachblutungen zu den Seltenheiten gehören. Obwohl Schwangerschaften im Gefolge jedes dieser Verfahren und bei jedem der angebotenen Typen von Clips berichtet werden, liegt die Gesamtinzidenz ektoper Graviditäten bei einem Kollektiv von 2899 Frauen mit 4,4% (bezogen auf die eingetretenen Schwangerschaften) ungewöhnlich niedrig. Faßt man alle Methoden zusammen, findet sich eine Gesamtrate

Tabelle 18-3 Ektope Graviditäten (in % aller Graviditäten) nach Tubensterilisation (modifiziert nach Tatum und Schmidt [62])

Operations- verfahren	n	Methoden- versager	technische Versager	unbekannte Ursachen	Summe der Graviditäten (ektope Grav. in %)
transabdominal	9092	12 (25%)*	8 (0,0%)	45 (22,2%)	65 (20%)
transvaginal	8190	6 (0,0%)	1 (0,0%)	28 (3,6%)	35 (2,9%)
Laparoskopie					
– Koagulation und Dissektion	12806	10 (70%)	39 (2,6%)	6 (0,0%)	55 (14,5%)
– alleinige Koagulation	5724	6 (66,7%)	7 (28,6%)	1 (0,0%)	14 (42,9%)

* Die Prozentzahlen beziehen sich auf den Anteil der ektopen Graviditäten bei allen eingetretenen Schwangerschaften.

von 15,9 % ektoper Graviditäten auf 1000 Schwangerschaften nach Tubensterilisation [62].

Transuterine Sterilisation

Blockierung der intramuralen Tubenabschnitte durch hysteroskopisch dirigierte Fulguration vermeidet den intraperitonealen Eingriff [34]. Das inzwischen methodisch ausgereifte Verfahren besitzt allerdings den Nachteil eines aufwendigen und teuren Instrumentariums. Zusätzlich ist diese Technik der Tubensterilisation mit einer relativ hohen Versagerquote belastet. Unter 1687 derart sterilisierten Patientinnen traten postoperativ insgesamt 73 Schwangerschaften auf, davon 20,6 % extrauterine Graviditäten. Kommt es zur Extrauteringravidität, ist diese häufig gerade im interstitiellen Tubenteil angesiedelt mit entsprechend dramatischem klinischem Verlauf.

4 Klinik und Symptomatologie der Extrauteringravidität

4.1 Klinische Symptomatik bei intakter Tubargravidität

Im Frühstadium der noch intakten Tubargravidität besteht eine zirkumskripte, längliche Auftreibung der befallenen Tube mit livider Verfärbung (Abb. 18-3). Falls initial überhaupt Beschwerden bestehen, können allgemeine und lokale Symptome unterschieden werden.

Allgemeinsymptome sind die einer jungen Gravidität mit Ziehen in der Brust und morgendlicher Übelkeit bis hin zum Erbrechen. In den meisten Fällen sind diese sog. Schwangerschaftsbeschwerden bei bestehender Tubargravidität weniger intensiv als bei intrauteriner Schwangerschaft.

Lokal erfolgt durch Auftreibung der Tube eine Dehnung der Wandung und das Auftreten von Schmerzen. Diese werden als bohrend oder stechend empfunden, sind meist intermittierend, können jedoch auch kolikartigen Charakter annehmen. In der überwiegenden Zahl der Fälle kann die Patientin die Schmerzsensationen auf die befallene Seite lokalisieren.

Eine weitere wichtige anamnestische Angabe und gleichzeitig Symptom sind *Blutungsanomalien*, am häufigsten in Form von Metrorrhagien oder eine kurzfristige sekundäre Amenorrhö [13]. Häufigkeitsangaben schwanken bei den einzelnen Autoren in weiten Gren-

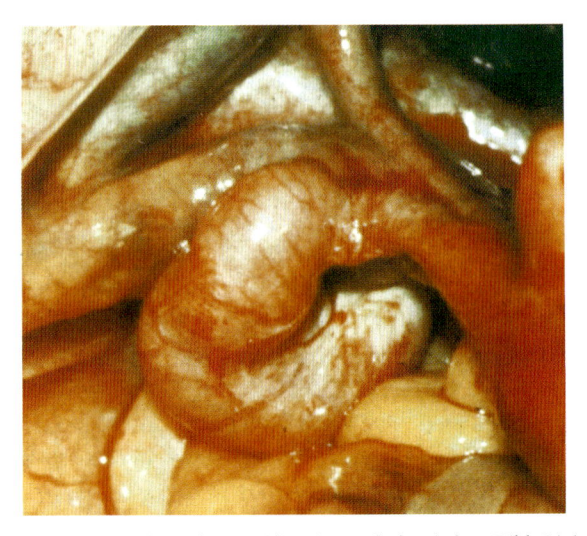

Abb. 18-3 Frühe Tubargravidität im endoskopischen Bild: Lividität und spindelförmige Auftreibung des Organs.
(Original: H. J. Lindemann, Hamburg)

zen. In vielen Fällen besteht der menstruelle Zyklus weiter, wobei eine als Menstruation interpretierte Blutung bereits in die Zeit der Entwicklung der Extrauteringravidität fällt. In vielen Fällen einer kurzfristigen, sekundären Amenorrhö können sich atypische, menometrorrhagische Blutungen anschließen. Eine völlig unauffällige Regelanamnese bildet die verschwindend geringe Ausnahme.

4.2 Klinische Symptomatik bei gestörter Tubargravidität

Die klinischen Symptome sind unter Berücksichtigung der zugrundeliegenden anatomischen Verhältnisse in Intensität, Art und zeitlicher Abfolge des Auftretens unterschiedlich.

Tubarruptur bei gestörter Tubargravidität

Erfolgt eine Störung der Tubargravidität durch Ruptur (Abb. 18-4), tritt plötzliche heftige Blutung in die freie Bauchhöhle ein. Diese wird dann besonders kräftig sein, wenn das Schwangerschaftsprodukt am gefäßführenden Ansatz der Mesosalpinx seine Insertion gefunden hat. Unter Usurierung des Ramus tubarius der A. uterina erfolgt eine plötzliche, profuse Blutung. Der klinische Verlauf ist dramatisch. Die Ruptur tritt meistens spontan ein, selten kann eine schwere körperliche Anstrengung oder mechanische Traumatisierung (gynäkologische Untersuchung!) unmittelbar vorausgegangen sein.

Man findet eine blasse, kollaptische Patientin mit kalten Extremitäten. Lufthunger, erhebliche motorische Unruhe und Angst beherrschen das Bild. Wenn eine Trübung des Sensoriums noch nicht eingetreten ist, klagt die Patientin über heftigste Schmerzen im gesamten Abdominalbereich. Als Folge einer schweren zerebralen Minderdurchblutung kann es in Ausnahmefällen zu vorübergehender Amaurose kommen. Sog. Schulterschmerz ist meistens vorhanden oder wird auf gezieltes Befragen angegeben. Dieser wird nicht – wie bei intakter Tubargravidität – über die sympathischen Nervenfasern übertragen, sondern kommt durch die Reizung der das Zwerchfell innervierenden Fasern des N. phrenicus zustande. Die Reizung wird durch die Ansammlung von Blut in abdomine unterhalb der Zwerchfellkuppeln ausgelöst. In schweren Fällen ist der Blutdruck auf nicht mehr meßbare Werte abgesunken und ein peripherer Puls nicht palpabel.

Tubarabort bei gestörter Tubargravidität

Bei ampullärer Lokalisation, die in nahezu zwei Dritteln aller Tubargraviditäten vorliegt, erfolgt die Beendigung der Schwangerschaft in den meisten Fällen durch den sog. tubaren Abort.

Pathologie: Nach erfolgtem innerem Kapselaufbruch kommt es zur Ausbildung einer Hämatosalpinx und schließlich zur *Blutung ins Abdomen* durch das abdominale Tubenostium. Da diese Blutung nicht vehement ist, bildet sich zunächst ein intratubares Hämatom, welches durch seinen mechanischen Druck auf die geöffneten Gefäße die Blutung zumindest vorübergehend immer wieder zum Sistieren bringt und den Blutaustritt in die umgebende freie Bauchhöhle nur schrittweise erfolgen läßt. In einem geringen Prozentsatz entwickelt sich auch auf der kontralateralen Seite – möglicherweise reflexbedingt – eine Hämatosalpinx.

Die rezidivierende Blutung aus dem Fimbrientrichter führt zur Ausbildung einer schalenartigen peritubaren *Hämatozele* mit nachfolgender Entwicklung auch einer retrouterinen Hämatozele. Selbstverständlich kann auch beim inneren Kapselaufbruch die Blutung so stark sein, daß ein klinisch ähnliches, dramatisches Krankheitsbild wie bei Tubarruptur resultiert. Die Hämatozelenbildung erfolgt in der Regel im Douglas-Raum; bestehen jedoch Adhäsionen im kleinen Becken oder in der Bauchhöhle, so kann sich an jeder anderen Stelle in abdomine eine zirkumskripte Hämatozele ausbilden. Eine sekundäre, bakterielle Infektion der Hämatozele gibt zu entzündlichen Komplikationen Anlaß.

Symptome

Meistens erfolgt bereits kurze Zeit nach den ersten Symptomen des Fruchtkapselaufbruchs eine *vaginale*

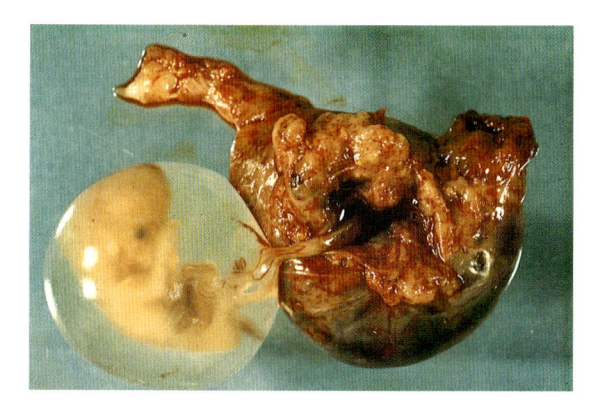

Abb. 18-4 Rupturierte Tubargravidität.

Blutung. Diese ist hormonell ausgelöst und entspricht einer Entzugsblutung, d. h., nach dem Absterben des funktionsfähigen Trophoblasten und nach funktionellem Zusammenbruch des Corpus luteum graviditatis wird die Decidua graviditatis aus dem Uterus abgestoßen. Bleibt ein Teil des Trophoblasten noch im funktionellen Zusammenhang mit der Insertionsstelle in der Tube, kann diese Blutung auch ganz ausbleiben. Bei der vaginalen Blutung kann es zum Abgang von Deziduastücken oder gar zum kompletten Abgang des voluminösen Dezidualsacks kommen und ein spontaner kompletter intrauteriner Abort vorgetäuscht werden. Da der Tubarabort infolge der immer wieder sistierenden Blutungen oft unter geringeren Allgemeinsymptomen verläuft, entwickeln sich eine Reihe von Veränderungen, die letztendlich zur richtigen Diagnose und therapeutischen Maßnahmen führen.

Selten können ein resorptiver Ikterus und eine positive Urobilinogenausscheidung im Harn beobachtet werden. Die Blutsenkung ist bei größeren Hämatozelen mäßig erhöht. Als Zeichen der protrahierten intraperitonealen Blutung kann eine reaktive Vermehrung der Retikulozyten und eine relative Thrombopenie als Zeichen des peripheren Verbrauches beobachtet werden. Unmittelbar nach dem Auftreten einer schweren intraperitonealen Blutung gibt die Erythrozytenzahl noch keinen verläßlichen Hinweis auf die Gesamtstärke des Blutverlustes. Die Körpertemperatur ist bei bereits gestörter Tubargravidität (Tubarabort) öfter subfebril.

Anamnese: Die genau erhobene Anamnese ergibt bisweilen schon Verdachtsmomente auf das Vorliegen einer Extrauteringravidität (früher durchgemachte Adnexitiden mit länger dauernder konservativer Behandlung, Extrauteringravidität in der Vorgeschichte, Zustand nach operativen Adnexeingriffen, hormonelle oder mechanische Kontrazeption). Patientinnen, die schon längere Zeit wegen Sterilität in ärztlicher Betreuung standen, erkranken häufiger an Tubargravidität. Viele Patientinnen glauben an eine Schwangerschaft, da neben einer kurzfristigen Amenorrhö Spannung in den Brüsten und morgendliche Übelkeit bestehen [13].

4.3 Klinische Verlaufsform und Differentialdiagnose

4.3.1 Intakte Tubargravidität

Die *klinische Untersuchung* beginnt mit der Palpation des Abdomens, zunächst auf der als schmerzfrei angegebenen Seite. Die Spekulumuntersuchung zeigt in typischen Fällen eine livide Verfärbung von Scheide und Portio, die bimanuelle Tastuntersuchung eine nur angedeutete Vergrößerung und Auflockerung des Uterus. Auf der betroffenen Seite ist neben dem Uterus eine länglich gestaltete, zylinderförmige, weiche, druckschmerzhafte Geschwulst tastbar. Selten liegt die gravide Tube in Höhe des Fundus; meist reicht sie mit ihrem unteren Ende an der Seite des Uterus nach abwärts und kann oft seitlich im Douglas-Raum palpiert werden. Da die Frucht bei intakter Tubargravidität noch lebt, besteht noch keine vaginale Blutung.

Differentialdiagnostisch sollte ein zystisches Corpus luteum graviditatis ausgeschlossen werden. Ein solches zystentragendes Ovar liegt oft in Fundushöhe. Man hat bei der Palpation den Eindruck einer prall-elastischen, runden Resistenz. Palpatorische Irrtümer kommen in einem hohen Prozentsatz vor: Gerade jene Fälle, bei denen überhaupt kein Palpationsbefund zu erheben ist, bieten besondere diagnostische Schwierigkeiten. Es handelt sich oft um ganz junge, meist im uterusnahen, isthmischen Teil der Tube angesiedelte, manchmal Erbsgröße nicht überschreitende Tubargraviditäten, die sich dem palpatorischen Nachweis entziehen. In diesen Fällen besteht die dringende Indikation zum Einsatz weiterführender diagnostischer, bei diskrepanten Befunden neben dem Ultraschall insbesondere endoskopischer Untersuchungsmethoden.

4.3.2 Tubarruptur

Endet die Tubargravidität mit einer Ruptur, dann besteht ein so akutes Krankheitsbild, daß nach Erhebung des Palpationsbefundes ohne irgendwelche weitere Untersuchung eine *sofortige Intervention* geboten ist.

Klinik: Die Palpation des bei größerem Blutverlust aufgetriebenen Abdomens ergibt in solchen Fällen eine diffuse Schmerzhaftigkeit insbesondere des Unterbauches. Bisweilen ist perkutorisch eine Flankendämpfung nachweisbar. Gegenüber der Perforationsperitonitis fehlen meist der Brechreiz, die fieberhaften Temperaturen und die Leukozytose.

Mitentscheidend für die Vermutungsdiagnose ist oft der *vaginale Befund:* das auffälligste Symptom ist die enorme Schmerzhaftigkeit und Vorwölbung des Douglas-Raumes. Bei der geringsten passiven Bewegung der Zervix werden starke Schmerzen geäußert (Portioschiebeschmerz). Ein weiterer Palpationsbefund ist dann in der Regel ohne Narkose nicht zu erheben.

Ein mechanischer oder paralytischer Ileus läßt sich *differentialdiagnostisch* durch Anamnese und röntgenologische Zusatzuntersuchung (Spiegelbildung) ausschließen. Laboratoriumsbefunde haben im akuten Stadium der schweren intraabdominalen Blutung keinerlei diagnostischen Wert, ja sie können adäquate und schnelle Behandlung in bedrohlicher Weise verzögern.

Differentialdiagnostisch ist als Blutungsquelle auch ein rupturiertes Corpus luteum graviditatis denkbar und möglich; in der praktisch-klinischen Diagnostik kommt diesem jedoch keine weitere Bedeutung zu, da die Abklärung durch Endoskopie und nachfolgende Operation in beiden Fällen dringend angezeigt ist.

4.3.3 Tubarabort

Klinik: Beim Tubarabort äußern die Patientinnen meist streng einseitig lokalisierte, intermittierend auftretende, kolikartige *Schmerzen*, die durch die Entwicklung der peritubaren Hämatozele ausgelöst werden. Sistiert die Blutung, treten die Schmerzen bis zum nächsten Blutungsrezidiv wieder klinisch in den Hintergrund. Die im Douglas-Raum gelegene Hämatozele macht sich bisweilen in Form von Druckgefühl und Tenesmen bemerkbar. Weichen Hämatozelen infolge von Adhäsionen im Douglas-Raum an andere Stellen der Peritonealhöhle aus, so werden Schmerzsensationen unter Umständen an atypischen Stellen im Mittel- oder Oberbauch geäußert. Die *vaginale Untersuchung* zeigt im typischen Fall der retrouterinen Hämatozele eine ausgeprägte, mehr oder weniger weiche, unscharf begrenzte schmerzhafte Resistenz.

Bei Vorliegen eines solchen Tastbefundes ist die klinische Diagnose eines Tubarabortes relativ wahrscheinlich. Diese wird durch die *Douglas-Punktion* erhärtet. Die Beschaffenheit der bei Douglas-Punktion aspirierten Flüssigkeit ist für die Diagnosestellung mitentscheidend. Typisch ist die Aspiration von teils altem, dunklem Blut mit kleinen Koageln; hellrotes Blut wird im hochakuten Stadium einer Tubarruptur oder bei Verletzung eines Gefäßes aspiriert. Seröshämorrhagische oder eitrige Flüssigkeit charakterisiert das Vorliegen einer genitalen Entzündung. In seltenen Ausnahmefällen kann klare Flüssigkeit entweder aus einer Ovarialzyste aspiriert werden oder – noch seltener – aus dem anpunktierten Fruchtsack. Negative Punktionsresultate können durch Adhäsionen im entzündlich verödeten Douglas-Raum bedingt sein. Negative Punktionsergebnisse beim tubaren Abort können auch dadurch zustande kommen, daß eine Tubargravidität mit Insertion am Ansatz der Mesosalpinx zwischen die Blätter des Lig. latum perforiert und das so entstandene Hämatom sich retroperitoneal bisweilen bis an das Nierenlager hin ausbreitet. Die korrekte Diagnose ist dann erst intraoperativ zu stellen.

Differentialdiagnostische Schwierigkeiten ergeben sich, wenn es bei gestörter früher Intrauteringravidität auch zu einem tubaren Reflux von Blut in die Bauchhöhle kommt und der Entschluß zur Laparotomie voreilig und nur aufgrund des positiven Punktats gefaßt wird. Von großer praktischer Bedeutung ist die Differentialdiagnose zwischen Tubargravidität oder Tubarabort gegenüber einem entzündlichen Adnextumor, eventuell mit begleitender Pelveoperitonitis. Klinisch muß nicht immer eine Anämie im Vordergrund stehen. Die sekundäre Amenorrhö ist auch bei entzündlichen genitalen Affektionen nicht selten. Häufiger bestehen auch hier unregelmäßige, meno-metrorrhagische Blutungsstörungen infolge einer begleitenden Endometritis. Kolikartige Schmerzen im Bereich der Eileiter kommen auch einseitig bei akuter Salpingitis vor. Die stark beschleunigte Senkung, die Leukozytose sowie die meist fieberhaften Temperaturen bieten jedoch gute Möglichkeiten differentialdiagnostischer Abgrenzung. Leichter ist die Differentialdiagnose zwischen einer Corpus-luteum-Zyste und einer Tubargravidität. Gemeinsam ist beiden Erkrankungen die kurzfristige sekundäre Amenorrhö. Entscheidend ist oft der Palpationsbefund.

Klinisch bedeutsam ist die *Trennung einer intakten intrauterinen von einer tubaren Gravidität*. Ist der palpable Tumor links oder rechts vom Uterus gelegen und der Uterus nur gering aufgelockert und kaum vergrößert, so wird sich in den meisten Fällen der Verdacht auf eine Extrauteringravidität erhärten.

Das außerordentlich seltene primäre *Chorionepitheliom* der Tube (75 Fälle in der Weltliteratur) bietet unter Umständen große differentialdiagnostische Schwierigkeiten. Vom klinischen Standpunkt besteht in der Symptomatologie kein Unterschied gegenüber einem gewöhnlichen Tubarabort.

4.4 Klinik und Symptomatologie der interstitiellen, der ovariellen und der primär abdominalen Gravidität

Interstitielle Gravidität

Die sog. interstitielle Gravidität rechnet zwar noch zu den tubaren Graviditäten, nimmt jedoch durch die speziellen anatomischen Verhältnisse – die Beschaffenheit des intramuralen Tubenabschnittes – klinisch und verlaufsmäßig eine Sonderstellung ein. Anatomische Gegebenheiten modifizieren Symptomatik, Diagnostik und Verlauf dieser Form der ektopen Gravidität gegenüber der ampullären und isthmischen Lokalisation ganz wesentlich. Ihre Häufigkeit liegt bei nur etwa 1 % aller Tubargraviditäten.

Der interstitielle Tubenabschnitt hat eine Länge von ca. 1 cm mit einer lichten Weite von 0,8 bis 1 mm. Er ist häufig gestreckt, und die Tube bildet einen Bogen gegen den oberen Teil des Uterushorns (Abb. 18-5). Häufiger findet man in dieser Region als ätiologisch auslösenden oder begünstigenden Faktor eine präexistente Endometriose. Das befruchtete Ei kann sich an verschiedenen Stellen des interstitiellen Tubenanteils implantieren, so am Übergang der Tube in den Uterus als Graviditas tubo-uterina oder im mittleren Teil des interstitiellen Tubenteils als tubo-interstitielle Schwangerschaft im engeren Sinne oder schließlich lateral im interstitiellen Abschnitt der Tube.

Das *Absterben* des Schwangerschaftsproduktes erfolgt bei interstitieller Gravidität *später* als bei anderen Lokalisationen. Der Grund ist, daß die Implantationsstelle des Eies von einem dicken, blutreichen und auch dehnbaren Muskelmantel umgeben ist. Durch das starke adaptive Wachstum der Muskulatur wird eine frühere Beendigung der Gravidität zunächst verhindert. Auch vaginale Blutungen als frühe Warnzeichen treten später auf. Abdominale Beschwerden sind auch zu Beginn infolge der Dehnbarkeit des Muskelmantels noch gering. Erst kurz vor der Ruptur treten Blutungen in die Muskulatur und kurz vor der Katastrophe Schmerzsensationen auf. *Die Diagnose wird präoperativ fast nie gestellt.*

Eine solche Lokalisation wird immer dann angenommen werden müssen, wenn neben dem Uterus kein umschriebener Tumor zu tasten ist, wie bei typischer Tubargravidität in den peripheren Abschnitten. Bei bestehender interstitieller Gravidität wird das Uterushorn hervorgehoben und der Uterus zur Gegenseite verlagert (Ruge-Siemon-Zeichen).

Differentialdiagnostisch ist die interstitielle Gravidität von der normalen intrauterinen Gravidität abzugrenzen. Dies ist bei noch sehr junger Schwangerschaft anfänglich fast unmöglich. Von den diagnostischen Hilfsmethoden versprechen hier allein die endoskopischen Verfahren weitere lokalisatorische Aufschlüsse.

Die *Unterbrechung* der interstitiellen Gravidität erfolgt meist erst im zweiten bis dritten Monat der Gestation. Bei tubouteriner Gravidität kann das Ei in die Uterushöhle wandern und schließlich als uteriner Abort per vias naturales abgehen. Die Plazenta kann dabei mit einem Teil noch am uterinen Ende des interstitiellen Tubenteils hängenbleiben, so daß eine intrauterine Gravidität im Tubenwinkel vorgetäuscht wird. Auch können Fetus und Plazenta in den Uterus gelangen und hier bis zum Ende ausgetragen werden (anguläre Schwangerschaft). Bei Sitz der Schwangerschaft im mittleren und lateralen Teil des interstitiellen Tubenabschnitts erfolgt die Beendigung der Gravidität jedoch in der Regel durch fulminante Ruptur ohne wesentliche Prodromi.

Komplikationen: Aufgrund des Gefäßreichtums der Implantationsstelle ist die Blutung von Beginn an außerordentlich stark und der lebensrettende Eingriff, der meist in einer Keilresektion besteht, ist sofort durchzuführen.

Ein seltenes Ereignis ist die Perforation zwischen die Blätter des Lig. latum, wobei es zur Entwicklung einer sekundären abdominalen Gravidität kommen kann. Eine rasche Vergrößerung einer interstitiellen Gravidität kann ausnahmsweise durch ein akutes Hydramnion entstehen. Eine zweite Möglichkeit des abnorm raschen Wachstums ist die Zwillingsschwangerschaft im interstitiellen Tubenteil.

Ovarialgravidität

Die Ovarialgravidität ist ein außerordentlich seltenes Ereignis mit einer Häufigkeit zwischen 0,7 und 1,07 % aller Formen ektopischer Graviditäten [13]; dies entspricht einem Verhältnis von 25 000 bis 40 000 normaler Schwangerschaften auf eine Ovarialgravidität.

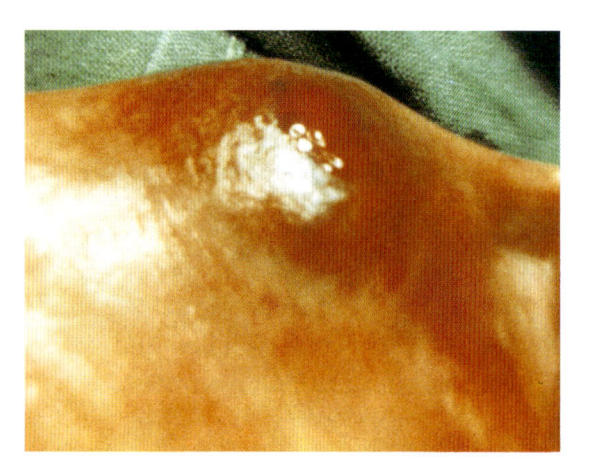

Abb. 18-5 Frühe interstitielle Gravidität mit diskreter, lividverfärbter Auftreibung des interstitiellen Tubenteils.
(Original: H. J. Lindemann, Hamburg)

Hinzu kommt, daß bei vielen Fällen von „Ovarialgravidität" nicht die strengen Maßstäbe angelegt werden, die zur definitionsgemäßen Beurteilung erforderlich sind. Zur morphologischen Diagnosesicherung einer Ovarialgravidität müssen folgende *anatomischen Voraussetzungen* gegeben sein:

- Die zugehörige Tube muß intakt sein.
- Der Fruchtsack muß die Stelle des Ovars einnehmen.
- Der Fruchtsack muß über das Lig. ovarii proprium mit dem Uterus in Verbindung stehen.
- Im Fruchtsack muß histologisch Ovarialgewebe nachweisbar sein.

In vielen Fällen wird die eine oder andere dieser morphologischen Voraussetzungen am Operationspräparat infolge starker lokaler Blutung nach stattgehabter Ruptur nicht mehr sicher zu belegen sein.

Schwierigkeiten bereitet die Klärung der *Implantationsursache*. Möglicherweise kommt es zur Ausstoßung des Eies und dann zur Befruchtung, wobei das befruchtete Ei sich anschließend in dem Follikel bzw. Corpus luteum implantiert (follikuläre Implantation), oder das Ei gelangt in die tieferen Ovarialschichten (juxtafollikuläre Implantation). Häufiger scheint aber eine subkortikale oder kortikale Implantation des Trophoblasten zu sein. Ätiologisch scheinen für die kortikalen Implantationsformen die nicht seltenen Endometrioseherde des Ovars von Bedeutung zu sein; so wurden in 120 Fällen von Ovarialgravidität gleichzeitig bestehende ovarielle Endometrioseherde nachgewiesen.

In vielen Fällen bietet die Diagnose einer Ovarialgravidität nicht nur präoperativ große Schwierigkeiten; auch nach Eröffnung der Bauchhöhle können sich makroskopisch *differentialdiagnostische* Probleme gegenüber einer geplatzten endometroiden Zyste des Ovars ergeben. Die Ruptur der Ovarialgravidität erfolgt durchschnittlich später als bei tubarem Sitz der Schwangerschaft. Der mögliche Grund ist die größere Resistenz des Ovarialgewebes und die lokale, günstigere Gefäßversorgung.

Primär abdominelle Gravidität

Ein befruchtetes Ei kann sich in Form einer sog. primären abdominalen Gravidität grundsätzlich an jeder Stelle des parietalen und viszeralen Peritoneums implantieren. Unterstützt wird die Eieinbettung durch etwa vorhandene Endometrioseherde. Die Diagnose einer primären Abdominalgravidität ist nur in Frühfällen möglich. In weiter fortgeschrittenen Stadien ist die Möglichkeit, ja Wahrscheinlichkeit, daß es sich um eine sekundäre abdominale Implantation nach vorausgegangener Nidation beispielsweise in der Tube, speziell im infundibulären Teil handelt, nie auszuschließen (siehe auch Abschnitt 5).

Die Diagnose einer „primären Bauchhöhlenschwangerschaft" darf nach operativer Eröffnung der Leibeshöhle nur nach Erfüllung folgender *anatomischer Voraussetzungen* gestellt werden:

- Nachweis von normalen Tuben und Ovarien
- Fehlen einer uteroperitonealen Fistel
- Beschränkung auf die Peritonealoberfläche

Die Befruchtung kommt bei primärer Bauchhöhlenschwangerschaft wahrscheinlich dadurch zustande, daß das Ei nach seinem Follikelsprung in der freien Bauchhöhle durch nachfolgende Spermatozoen imprägniert wird [63].

Die *Bedeutung* der primären Abdominalgravidität liegt in ihrer extremen Seltenheit und in dem Problem der erschwerten Diagnostik bei fortgeschrittenem Gestationsalter. Für den Kliniker und den in der Praxis stehenden Arzt ist die Tatsache von Wichtigkeit, daß kleinste ektopische Schwangerschaftsherde zu schweren intraabdominellen Blutungen führen können. Intraoperativ ist die systematische Suche nach der Blutungsquelle vorzunehmen und gegebenenfalls nach selteneren intraabdominalen Lokalisationsmöglichkeiten zu fahnden. In Einzelfällen wurde eine primäre hepatische Abdominalgravidität mit Entwicklung eines Lithopädion [54] oder gar eine lienale Implantation beobachtet [57].

4.5 Diagnostische Hilfsmethoden

4.5.1 Ultraschalldiagnostik und Röntgenmethoden

Bereits 1969 haben Kobayashi und Mitarbeiter den Einsatz der Ultraschalldiagnostik zur Früherkennung der Extrauteringravidität prophezeiht [30]. Nach den sprunghaften technischen Fortschritten auf dem Gebiet der Ultrasonographie in den letzten Jahren, verbunden mit einer Verbesserung des Bildauflösungsvermögens, ist die Sonographie heute aus dem Gesamtkonzept diagnostischer Hilfsmethoden bei Verdacht auf Extrauteringravidität nicht mehr wegzudenken [2].

Mit den heute verwendeten Real-time-Ultraschallgeräten ist es möglich, ab der 7. Schwangerschaftswoche zuverlässig die fetale Herzaktion nachzuweisen.

Der Nachweis der intrauterinen Schwangerschaft gelingt heute frühestmöglich ab der 5., spätestens 6. Schwangerschaftswoche. Die diagnostische Treffsicherheit der transabdominalen Methode allein reicht heute so weit, daß ausschließlich abdominalsonographisch in 70 bis 92% eine Extrauteringravidität nachgewiesen werden kann [52, 56]. Auch bei der vaginalsonographischen Untersuchungsmethode [7] wird mit einer Sensitivität von 80% eine hohe Nachweisrate erreicht (siehe auch Bd. 4, Kap. 12).

Die direkten oder indirekten *sonographischen Hinweiszeichen für eine Extrauteringravidität* sind [49]:

- ein vergrößerter oder ein gering aufgelockerter Uterus
- der direkte Nachweis der Extrauteringravidität im Adnexbereich (Abb. 18-6 und 18-7), gegebenenfalls einschließlich fetaler Herzaktionen
- der Nachweis einer peritubaren und/oder retrouterinen Hämatozele

Auf die besondere Bedeutung des sonographischen Nachweises einer *Flüssigkeitsansammlung* im Douglas-Raum weisen mehrere Autoren hin [7, 56]. Nachdem bereits vor 15 Jahren bei der Ultraschalldiagnostik der Extrauteringravidität Treffsicherheiten von nahezu 75% erzielt werden konnten [30], soll mit hochauflösenden Ultraschallgeräten der neuen Generation bis zu 99,5% der Extrauteringraviditäten sonographisch darstellbar sein (!), sicherlich abhängig von der individuellen Übung des Untersuchers und ein wünschenswertes Ziel [44].

Ein sog. *pseudogestationaler Sack* stellt sich sonographisch in 10 bis 20% der Fälle dar, so daß für die defi-

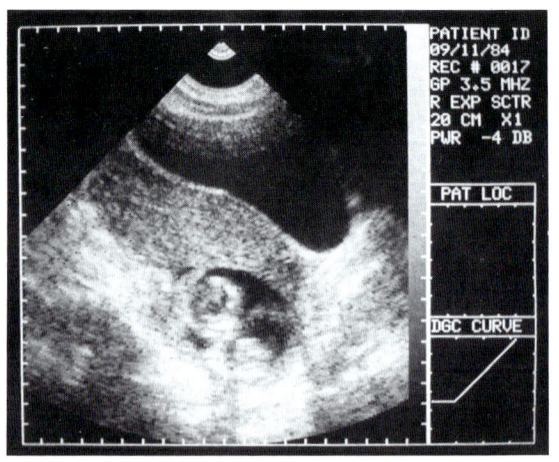

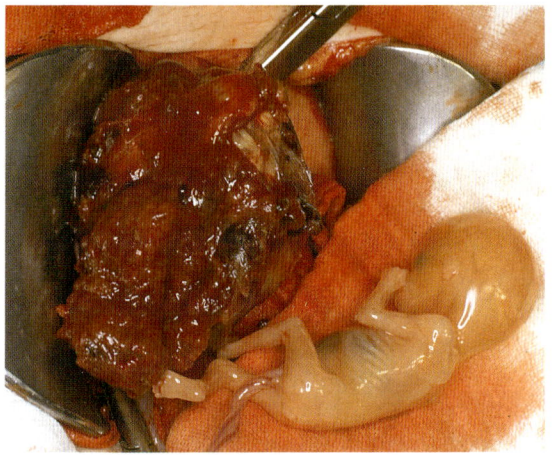

Abb. 18-7 Tubargravidität der 14. Schwangerschaftswoche. a) abdominalsonographischer Befund, b) Operationssitus

nitive Diagnose einer intakten intrauterinen Schwangerschaft die zusätzliche Demonstration fetaler Herzaktion innerhalb des Fruchtsackes erforderlich ist. Der pseudogestationale Sack entspricht einer Blutansammlung innerhalb des hyperplastischen Endometriums bzw. der Dezidua. Er konzentriert sich immer in das Zentrum des Cavum uteri und kann daher vom Fruchtsack einer frühen intrauterinen Schwangerschaft (exzentrische Lokalisation) unterschieden werden. Sonographisch stellt sich die frühe intrauterine Schwangerschaft oft durch eine Doppelkontur entsprechend der Decidua capsularis und parietalis dar [56].

Eine „negative" Ultraschalluntersuchung schließt eine Extrauteringravidität keineswegs aus, vielmehr sollten der Schwangerschaftsnachweis mit Labormethoden und gegebenenfalls die histologischen Untersuchungsergebnisse des Kürettements zusätzlich zum anamnestischen und klinischen Befund herangezogen werden.

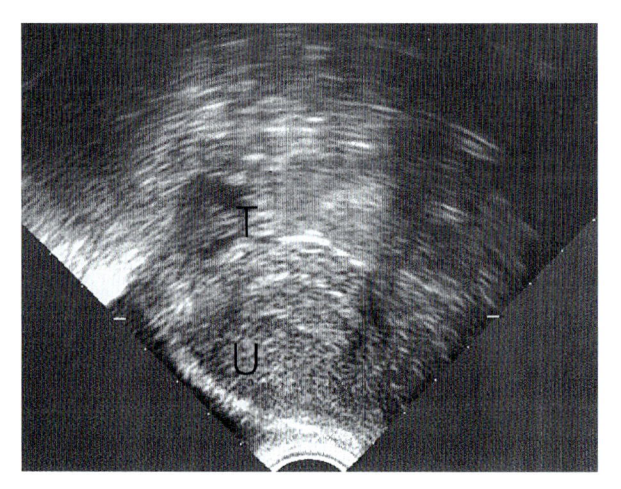

Abb. 18-6 Vaginalsonogramm einer Frühgravidität (Tubargravidität) der 7./8. Schwangerschaftswoche; Herzaktionen in vivo positiv. U = Uterus, T = gravide Tube mit Fruchthöhle.

4.5.2 Histologische Endometriumdiagnostik

Die histologische Untersuchung von Endometrium zum *Nachweis von Schwangerschaftsdezidua* kann entweder an spontan abgegangenen Schleimhautpartien, an dem in toto ausgestoßenen Dezidualsack oder – noch aussagekräftiger – durch Gewinn von Schleimhaut durch Kürettage des Uteruskavums vorgenommen werden. Die Kürettage setzt allerdings eine schon vorhandene uterine Blutung und das sonographisch nachgewiesene Fehlen einer Fruchthöhle voraus, da sonst eine möglicherweise bestehende intrauterine Frühgravidität unterbrochen würde.

Decidua graviditatis läßt sich bei bestehender Extrauteringravidität im Kürettement allerdings nicht regelmäßig finden. Häufigkeitsangaben schwanken zwischen 19 und 70%. Der Aussagewert der diagnostischen Kürettage zur Abklärung einer Tubargravidität ist also keineswegs einheitlich und repräsentativ; das Fehlen von Schwangerschaftsdezidua schließt das Vorliegen einer Extrauteringravidität keinesfalls aus. Schwangerschaftsdezidua bildet sich unter der hormonellen Aktivität des Schwangerschaftsgelbkörpers. Von der zweiten Woche nach der Nidation an beginnt sich zunächst Decidua spongiosa umzuwandeln. Nach dem Absterben des Schwangerschaftsproduktes kommt es zur morphologischen Rückbildung mit fibrinoiden Nekrosen und leukozytärer Demarkierung.

Die *intrauterine Schwangerschaft* ist bei inkompletten Aborten im allgemeinen gegen eine Extrauteringravidität durch den Nachweis chorialer Zellelemente abzugrenzen. Unter 122 systematisch untersuchten Fällen von „Dezidua ohne choriale Anteile" wurden in 20,5% eine Tubargravidität, in 44,3% ein kompletter intrauteriner Abort und in 31,1% eine Zyklusanomalie ohne Nachweis einer Schwangerschaft festgestellt.

Die histologische Untersuchung des Endometriums auf deziduale Veränderungen ist jedoch eine wertvolle Untersuchungsmethode, wenn alle Faktoren berücksichtigt werden, welche den Nachweis von Dezidua im histologischen Schnitt *verhindern* können: In der 5. bis 6. Woche nach Beginn der letzten Periode ist die Dezidua morphologisch noch nicht voll ausgereift, und je länger eine genitale Blutung im Zusammenhang mit einer gestörten Extrauteringravidität angedauert hat, desto größer ist die Möglichkeit ihrer vollständigen Abblutung und Zerstörung. Die prämenstruelle Hypertrophie des Endometriums ist häufig so ausgeprägt, daß sie das Vorliegen von Schwangerschaftsdezidua vortäuschen kann. Hier zeigen die endometrialen Stromazellen in der Regel jedoch nur eine abortive deziduale Transformation, und die glanduläre Hypertrophie ist weniger ausgeprägt.

Das von *Arias-Stella* beschriebene Phänomen an den endometrialen Drüsenzellen entsteht durch erhöhte, protrahierte Progesteronwirkung und ist beweisend für das Vorliegen eines Trophoblasten intra- oder extrauteriner Lokalisation (Abb. 18-8). Der hormonell ausgelöste Entstehungsmechanismus des *Arias-Stella-Phänomens* ist auch tierexperimentell erwiesen und wird auch bei Blasenmolen und Chorionepitheliomen gefunden [41]. Charakteristisch sind die hyperplastischen Kerne mit oft bizarren und monströsen Formen, herdförmigen Mitosen und einem Verlust der Kernpolarität. Auffällig ist die starke Vakuolisierung des Zytoplasmas. Solche Zellen können sich auch in routinemäßig entnommenen Vaginal-Smears wiederfinden [30] und ohne Kenntnis der Anamnese den zytologischen Untersucher zum Fehlurteil und den Kliniker zu fatalen therapeutischen Konsequenzen veranlassen.

In allen Verdachtsfällen von Extrauteringravidität, die durch klinische Untersuchungen allein nicht geklärt werden können, sind jedoch unter Berücksichtigung der Leistungsgrenzen und Fehlerquellen Endometriumuntersuchungen empfehlenswert und haben ihren festen Stellenwert im diagnostischen Gesamtkonzept.

4.5.3 Immunologische Schwangerschaftsreaktionen

Die Diagnostik der Extrauteringravidität stellt den Kliniker oft vor erhebliche Probleme, wenn Anamnese, Verlauf und Symptomatik keine charakteristischen Merkmale aufweisen und ein Adnexprozeß z.B. entzündlicher Genese nicht ausgeschlossen werden kann

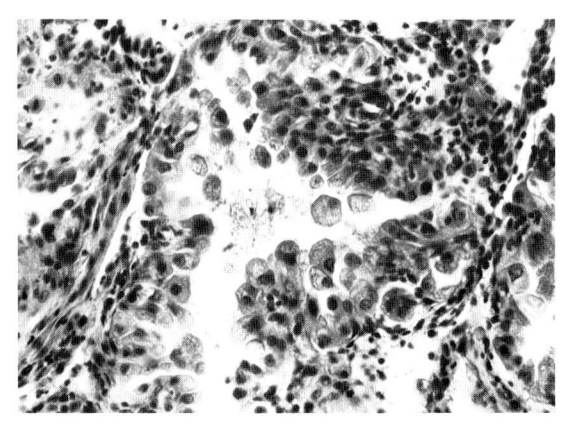

Abb. 18-8 Arias-Stella-Phänomen der endometrialen Drüsenzellen (HE, 100fache Vergrößerung).

[13]. Gerade im Fall der Tubargravidität erfordert der heute mögliche Einsatz hochleistungsfähiger rekonstruktiver operativer Maßnahmen an einer schwangeren Tube eine umgehende, verläßliche und möglichst frühzeitige Diagnosestellung, bevor es zu irreversiblen Tubenschäden kommt, die eine komplette Entfernung des Organs anläßlich der operativen Intervention erforderlich machen (siehe auch Abschnitt 6).

Erleichtert wird die Frühdiagnose der Extrauteringravidität durch den Nachweis *biochemischer Marker der Trophoblastaktivität*. Als Sekretionsprodukte des Trophoblasten lassen sich heute im Serum und Urin Schwangerer das Choriongonadotropin (hCG), das humane plazentare Laktogen (hPL) und neuerdings eine Gruppe von plazentaspezifischen Proteinen (SP 1, PAPP-A und PP 5) in unterschiedlichen Konzentrationen nachweisen (siehe auch Bd. 4, Kap. 4 und 15) [2]. Da die ektopische Gravidität häufig zu einem sehr frühen Zeitpunkt – mit noch geringer hormonaler Trophoblastaktivität – oder zu einem späteren Zeitpunkt, wenn bereits eine nachhaltige Störung der Schwangerschaft eingetreten ist, zur Diagnostik ansteht, sind Empfindlichkeit der Nachweismethoden, frühes zeitliches Auftreten des gesuchten schwangerschaftsspezifischen Markers im mütterlichen Organismus nach eingetretener Konzeption und schnelle Verfügbarkeit und Ablesbarkeit des Untersuchungsergebnisses wichtige Forderungen.

Schwangerschaftstests zum Nachweis von hCG im Urin (Latex-Agglutinations- und Hämagglutinationstests) sind bei Fällen von ektoper Schwangerschaft (Empfindlichkeits- bzw. Nachweisbarkeitsgrenze für hCG bei mehr als 1000 IE/l) nur in etwa 50% der Fälle reaktiv [51, 52]. Agglutinationsverfahren (meist als Hämagglutinationshemmtests) haben den Vorteil sofortiger Durchführbarkeit und Ablesbarkeit, erreichen ihre Ansprechschwelle jedoch erst bei Aktivitäten, die bei regelrecht lokalisierter, intrauteriner Schwangerschaft 40 bis 42 Tage post menstruationem physiologisch erreicht werden und zudem den bekannten Tagesschwankungen der Hormonausscheidung unterliegen. Bei ektoper Gravidität liegt die hCG-Aktivität zum Zeitpunkt klinischer Auffälligkeiten häufig unter 1000 IE/l. Mit der Einführung neuer, hochempfindlicher enzymkolorimetrischer Tests mit einer Ansprechschwelle von 75 IE/l konnte die diagnostische Zuverlässigkeit bei der Extrauteringravidität auf nahezu 100% angehoben werden [19]. Hier steht das Ergebnis sofort oder innerhalb von zwei Stunden zur Verfügung.

Der *radioimmunologische Nachweis der Beta-Untereinheit des hCG im Serum* stellte eine wertvolle, ergänzende Methode zur Bestimmung von Choriongonadotropin unter Ausschluß von Kreuzreaktionen mit hypophysärem LH dar. Auf den Wert dieser Methode zur Frühdiagnostik ektoper Graviditäten wird besonders hingewiesen. Sie bietet den Vorteil einer noch größeren Empfindlichkeit (Ansprechschwelle 3 IE/l), ist aber labortechnisch und zeitlich aufwendiger und nicht überall verfügbar. Die Bestimmungsdauer beträgt zwischen 2 und 24 Stunden. Immerhin ist ein Schwangerschaftsnachweis im Serum bereits wenige Tage nach der Implantation durch den hochsensitiven Radioimmunoassay (RIA) oder durch einen Radiorezeptorassay (RRA) möglich geworden [54]. Longitudinalstudien [27] zeigten Möglichkeiten der Unterscheidung zwischen normaler intrauteriner und ektoper Schwangerschaft durch radioimmunologische Verlaufskontrollen des Beta-hCG und dessen Anstiegsraten in einem 48-Stunden-Intervall auf, die eine hohe differentialdiagnostische Treffsicherheit erreichten.

Das schwangerschaftsspezifische Beta-1-Glykoprotein (SP 1) ist etwa 10 bis 20 Tage nach der Implantation im Serum der Schwangeren nachweisbar [7, 54, 61]. Der Synzytiotrophoblast kann als möglicher Syntheseort von SP 1 angesehen werden, das Protein ist als Marker der Trophoblastaktivität anerkannt. Auf die Möglichkeit, bei ektopen Schwangerschaften neben der hCG-Bestimmung auch die enzymimmunologische bzw. radioimmunologische Bestimmung von SP 1 als Ergänzung zu verwenden, haben verschiedene Autoren hingewiesen [4, 54, 61]. Die enzymimmunologische Bestimmung im mütterlichen Serum erlaubt einen sicheren und spezifischen Nachweis einer Schwangerschaft bereits zehn Tage nach der Implantation. Die Bestimmungsdauer beträgt maximal fünf Stunden, wobei der Nachweis im Serum keinen tageszeitlich bedingten Konzentrationsschwankungen unterliegt und Kreuzreaktionen mit anderen Proteinen nicht bekannt sind [29]. Der frühestmögliche Zeitpunkt, zu dem SP 1 im mütterlichen Blut bei intakter intrauteriner Schwangerschaft nachgewiesen werden kann, ist mit ausbleibender Menstruationsblutung bei regelrechtem 28tägigem Zyklus gegeben.

Der Nachweis des schwangerschaftsspezifischen Beta-1-Glykoproteins wurde verschiedentlich als Ergänzung [4] oder als Ersatz für die gleichfalls empfindliche radioimmunologische Bestimmung der Beta-hCG-Werte eingesetzt. Die enzymimmunologische Bestimmung ist wegen ihrer leichten Praktikabilität, des geringeren Laboraufwands, der längeren Haltbarkeit des Diagnostik-Kits und der relativ kurzen Bestimmungsdauer günstiger.

Die Bestimmung von SP 1 und hCG mit empfindlichen Methoden ist deswegen von hoher klinischer Bedeutung, weil sie auch den *sicheren Schwangerschaftsausschluß* erlaubt. Die Möglichkeit, durch Titerbestimmung und Verlaufskontrollen extra- und intrauterine Schwangerschaft laborchemisch abzugrenzen, wird allerdings von zahlreichen Autoren divergent beurteilt. Zumindest aber erlaubt der biochemische Schwangerschaftsnachweis zunächst, Krankheitsbilder wie Adnexitis, Ovarialtumoren und schwangerschaftsunabhängige Metrorrhagien wie auch andere unklare Unterbauchbeschwerden labormäßig auszusondern.

Zwischen den radioimmunologisch bestimmten Beta-hCG-Werten und dem Beta-1-Glykoprotein besteht nach zahlreichen übereinstimmenden Mitteilungen eine hohe Konkordanz [12]. Mit Hilfe des Beta-hCG-RIA-Tests konnte in 96% aller Extrauteringraviditäten die Gravidität nachgewiesen werden. Auch die SP-1-Bestimmung zeigt nur 6 bzw. 4% falsch-negative Resultate. Die Kombination von Beta-hCG- und SP-1-Nachweis machte den Schwangerschaftsnachweis in allen Fällen ektoper Gravidität möglich [12]. Der Vorteil der enzymimmunologischen Untersuchungsmethode im Vergleich zu den radioimmunologischen Bestimmungsverfahren ist vor allem in der wesentlich kürzeren Untersuchungsdauer zu sehen und in der Tatsache, daß ein Isotopenlabor nicht erforderlich ist.

4.5.4 Endoskopische Untersuchungsverfahren

Invasive diagnostische Verfahren zur definitiven Abklärung einer Extrauteringravidität stehen am Ende der Skala aus anamnestischen Erhebungen, klinischen Befunden sowie laborchemischen und sonographischen Daten. Die relativ einfach durchzuführende *Douglas-Punktion* erlaubt in nahezu 80% der Fälle das Erhärten der Vermutungsdiagnose „Extrauteringravidität". Die Anwesenheit koagulierten Blutes im Aspirat weist zwar eine stattgehabte intraabdominelle Blutung, nicht jedoch ihren genauen Ursprung nach. Nahezu ebenso unspezifisch ist das Verfahren der *Peritoneallavage*, über das mehrere außereuropäische Autoren berichten und das sich hierzulande in der praktischen Diagnostik der Extrauteringravidität kaum etablieren konnte [47, 66].

Der Einsatz der *Laparoskopie* ist insbesondere bei Verläufen mit unklarer Symptomatik oder nach negativen oder zweifelhaftem Ergebnis der Douglas-Punktion zwingend erforderlich. Eine der Hauptindikationen für die Laparoskopie ist der dringende Verdacht auf ektope Schwangerschaft, vornehmlich auf frühe intakte Tubargravidität und alte, nicht erkannte rupturierte Tubargraviditäten, die resorbiert werden und klinisch häufig unter dem unscharfen Krankheitsbild einer „chronisch-rezidivierenden Adnexitis" rubriziert werden und verlaufen. Bei der Diagnose und Differentialdiagnose der Extrauteringravidität mit einer methodischen Treffsicherheit von nahezu 100% [16, 31] ist sie so leistungsfähig, daß nach Meinung vieler Autoren diese Indikation allein genügt, um den Einsatz der Laparoskopie in der Gynäkologie voll zu rechtfertigen [16]. Konnten vor der Ära der Laparoskopie nicht mehr als 6 bis 8% aller Extrauteringraviditäten als noch intakte Tubargraviditäten diagnostiziert und behandelt werden, so haben Kliniken, die sich routinemäßig der laparoskopischen Untersuchungsmethode bedienen, die Rate endoskopisch entdeckter, noch intakter Extrauteringraviditäten bis auf 25% steigern können. Ein Viertel aller Patientinnen konnte somit noch vor Ruptur der Gravidität operiert und gegebenenfalls rekonstruktiven tubenchirurgischen Verfahren zugeführt werden, ohne daß durch die Tubarruptur eine plötzliche lebensbedrohliche Blutung eingetreten oder durch schwere anatomische Zerstörungen des Eileiters tubenerhaltendes Vorgehen nicht mehr möglich war.

Die *Kuldoskopie (Douglasskopie)* hat vornehmlich in den USA eine große Rolle gespielt, wird jedoch dort wie hier zugunsten der laparoskopischen Untersuchungsverfahren mehr und mehr verlassen. Die diagnostische und therapeutische Überlegenheit der Laparoskopie gegenüber der Kuldoskopie ist inzwischen allgemein akzeptiert. Die Originalmethode in Knie-Ellenbogen-Lage nach Decker und ihre Modifikation in Steinschnittlage nach Palmer, die zuerst von TeLinde versucht wurde, sind klinisch gangbare Alternativen. Die Vorteile der diagnostischen Douglas-Punktion, die in gleicher Sitzung vorgenommen werden kann, werden – verglichen mit der Laparoskopie – durch den größeren personellen Aufwand und die meist schlechtere Übersicht über das innere Genitale aufgehoben. Bei der Untersuchung in Steinschnittlage bedarf es der Anlage eines Pneumoperitoneums und der Elevation des Uterus mit einem Pertubationstubus [21]. Eine extreme Beckenhochlagerung ist erforderlich, die bei längerdauernder Untersuchung anästhesiologische und hämodynamische Probleme aufwirft. Zusätzlich ist die Möglichkeit, unter Sicht mit dem Douglasskop operative Eingriffe vorzunehmen, äußerst limitiert.

5 Schicksal der Extrauteringravidität

5.1 Spontane Rückbildung

Das Schicksal der ektopen Gravidität ist unterschiedlich. In wenigen, zahlenmäßig nicht erfaßbaren Fällen können sich nach Absterben des Schwangerschaftsproduktes wieder völlig normale anatomische Verhältnisse einstellen, ohne daß die Symptome den Verdacht auf eine ektope Gravidität erweckt hätten. Trotz der großen Dunkelziffer stellt die spontane Rückbildung einer Extrauteringravidität eine Seltenheit dar. So ist die Zerstörung des Insertionsbettes durch einen äußeren oder inneren Fruchtkapselaufbruch in den ersten Wochen die Regel. Die Weiterentwicklung des jungen Eies an Ort und Stelle wird von den anatomischen Gegebenheiten geprägt. Hierbei hält der distale, ampulläre Teil der Tube einer Zerstörung offenbar länger stand als der enge isthmische Abschnitt.

5.2 Austragung

Nur in wenigen Ausnahmefällen wird eine Tubargravidität ausgetragen (Abb. 18-9). Die exakte Diagnose kann klinisch und pathologisch-anatomisch nur dann gestellt werden, wenn die komplette Exstirpation des fetalen Sackes und des gesamten Schwangerschaftsproduktes durch die einfache Salpingektomie möglich ist, weder makroskopisch noch mikroskopisch der Verdacht einer stattgehabten Ruptur vorliegt, im Inneren des Eisacks noch Tubenepithelien bzw. Zilien nachweisbar sind und sich in der Wand des Fruchtsacks glatte Muskulatur an zahlreichen Stellen nachweisen läßt. Die wesentliche Feststellung ist dabei, daß der Fetus und die Plazenta von der Tube so umschlossen sind, daß kein anderes intraperitoneales Organ in die Formation einbezogen ist.

Unerläßliche *Vorbedingung* für eine solche Weiterentwicklung der Frucht im Eileiter ist die mesenteriale Plazentation, also die Entwicklung der Plazenta nach der Mesosalpinx hin, wodurch es zu optimaler Blutversorgung und zur muskulären Hypertrophie des Eileiters mit geringerer Gefahr der vorzeitigen Ruptur kommt.

Klinisches Bild und Symptomatik der ausgetragenen Tubargravidität sind keineswegs typisch oder einheitlich. Die Diagnose wird in den wenigsten Fällen präoperativ gestellt. Aus begreiflichen anatomischen Gründen besteht eine hohe mütterliche und eine noch höhere kindliche Mortalität.

5.3 Entwicklung einer sekundären abdominalen Gravidität

Die meisten Bauchhöhlenschwangerschaften entstehen sekundär, d. h. das primär in der Tube implantierte Ei wechselt sekundär seine Implantationsstelle. Als Entstehungsmechanismus kommt auch die sekundäre Implantation nach Tubarabort und Tubarruptur oder nach Ruptur einer isthmischen Gravidität in Frage. Der Wechsel muß während der weiteren Fruchtentwicklung erfolgen, da das vorhandene Ernährungsgebiet im Bereich der primären Implantationsstelle die Ernährung des Schwangerschaftsproduktes nicht mehr sicherstellt. Man nimmt an, daß das Ei z.B. nach einem äußeren oder inneren Kapselaufbruch seine Vitalität beibehält und sich am Peritoneum, am Ligamentum latum, an der Serosa des Darms oder an anderen Stellen des Peritoneums neu implantiert.

Zweifellos ist die Vitalität des Eies abhängig vom Zustand des Schwangerschaftsprodukts und von der Ausdehnung der zur Zeit der Ruptur stattgehabten Blutung. Für den Entstehungsmechanismus der Mehrzahl aller sekundären Bauchhöhlenschwangerschaften gilt aber auch das Konzept von Novak, der nur die Reimplantation des Trophoblasten per continuitatem anerkennt. Die Plazenta bleibt auch dann, wenn das Schwangerschaftsprodukt durch die Perforation ausge-

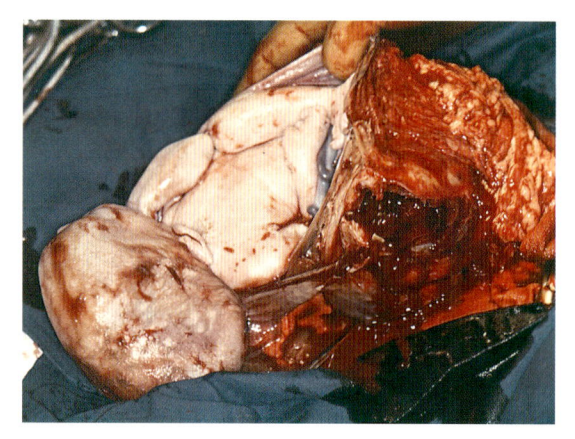

Abb. 18-9 Ausgetragene Tubargravidität.

stoßen wurde, mit einem Teil an der primären Implantationsstelle hängen. Bei einer Tubarruptur oder einem Tubarabort ist dies der ampulläre Teil der Tube, bei einer geplatzten interstitiellen Gravidität die Perforationsstelle. Die freiliegenden Zotten beginnen nun distal der Rupturstelle weiterzuwachsen, und schließlich liegt die ganze Plazenta distal der ursprünglichen Rupturstelle. Nach pathologisch-anatomischen Gesichtspunkten werden hierbei drei *Stadien* unterschieden:

- das Stadium vor der Ruptur, in dem sich das intakte Ei an der Stelle der ursprünglichen Implantation befindet
- das Stadium der Ruptur mit Änderung der Position des Eies, aber noch nicht gestörter plazentarer Verbindung
- das Stadium der allmählichen, vollständigen Trennung der Plazenta vom Mutterboden

Ein klassisches Beispiel ist die Entstehung der *intraligamentären Schwangerschaft*. Es erfolgt eine Tubarruptur im Bereich der Ansatzlinie der Mesosalpinx; das Ei kommt zwischen den beiden Blättern des Lig. latum zu liegen, und die Plazentation entwickelt sich sukzessive immer mehr ins Lig. latum hinein. Zum Schluß resultiert eine vollständige anatomische Trennung von Plazenta und Tube. Die intraligamentäre Schwangerschaft ist ein außerordentlich seltenes Ereignis mit einer Häufigkeit von 1 auf ca. 400 tubare Graviditäten. Primärer Sitz kann die Tube oder das Ovar gewesen sein, oder es hat sich um eine primär-interstitielle Schwangerschaft gehandelt. Mit fortschreitender Gravidität entwickelt sich allmählich ein großer „Tumor" zwischen den Blättern des Lig. latum. Die vaginale Untersuchung bei fortgeschrittener Schwangerschaft ergibt eine meist lateralwärts oder symphysenwärts dislozierte Zervix und ein meist verengtes oder obliteriertes Scheidengewölbe. Die Diagnose der intraligamentären Schwangerschaft wurde präoperativ noch nie gestellt, jedoch ist zu erwarten, daß mit Fortschritten der Ultraschalldiagnostik dieses außerordentlich seltene Krankheitsbild häufiger präoperativ vorausgesagt werden kann.

Die *Symptomatologie* sekundärer Bauchhöhlenschwangerschaften ist außerordentlich vielgestaltig. Dies ist Ursache häufig gestellter Fehldiagnosen. Entsprechend dem Entstehungsmechanismus erfolgt eine Ruptur des primären Nidationsorgans; das Ei siedelt sich dann in der Nachbarschaft an. Dieses Ereignis geht mit bisweilen außerordentlich geringer klinischer Symptomatik einher. Nach einigen Tagen nimmt die Schwangerschaft einen zunächst symptomlosen Verlauf. Die mit der Ruptur gleichzeitig eingetretene, inkonstante, meist schwache genitale Blutung sistiert nach neu erfolgter Implantation des Eies, wenn Trophoblast und Corpus luteum keine wesentlichen Funktionseinbußen erlitten haben. Charakteristische Symptome sind Schmerzattacken in den höheren Schwangerschaftsmonaten, die extragenital nicht erklärbar sind; schmerzhafte Kindsbewegungen mit peritonealen Reizerscheinungen, da die Frucht von dem empfindlichen Peritoneum nur durch eine dünne Wand getrennt ist; gegebenenfalls Obstipation im Wechsel mit Diarrhöen und Erbrechen; Schlaflosigkeit; starke Beeinträchtigung des Allgemeinbefindens und des Ernährungszustandes. Symptome können jedoch auch völlig fehlen.

Pathognomonisch ist bei allen fortgeschrittenen Abdominalgraviditäten die *konstante Lage und Stellung der Frucht*, die sich fast immer in Querlage befindet. Besonders auffallend ist die deutliche Tastbarkeit der kleinen Kindsteile. Als Verdachtsmomente können die Palpation des etwa faustgroßen Uterus (!), der als Ovarialtumor fehlgedeutet werden kann, und eine meist symphysen- oder sakralwärts gerichtete, deutliche Verlagerung der Zervix diagnostisch weiterhelfen. Bei weiter bestehendem Verdacht könnte die digitale oder instrumentelle Austastung des Kavums eingesetzt werden – ein sicherlich nicht unproblematisches Vorgehen. Die Röntgenaufnahme (bei begründetem Verdacht auf Abdominalgravidität) und heute die Ultraschalluntersuchung gehören zu den wichtigsten diagnostischen Hilfsmitteln; sie weisen die meist exzentrische Lage des Fetus nach. Beweisend sind das Fehlen des Uterusschattens um den Fetus sowie die ungewöhnliche Klarheit der fetalen Weichteile und mütterliche intestinale Gasschatten oberhalb des Feten.

Nur etwa ein Viertel der Kinder bei weit fortgeschrittener Bauchhöhlenschwangerschaft kommt lebend zur Welt. Von diesen hat etwa ein Drittel größere oder kleinere *körperliche Stigmata* (Klumpfüße, Verschiebung der Kopfknochen, schiefe Gesichtsform, Schiefhals, Gelenkschädigungen und Deformierung), bedingt durch die abnormale Lage der Frucht und durch den Druck der Umgebung als Folge der geringeren Fruchtwassermenge. Ungefähr die Hälfte der lebend geborenen und lebensfähigen Kinder überlebt acht Tage und mehr.

Kommt es präpartal zum *Absterben der Frucht*, können sich verschiedene pathologisch-anatomische Veränderungen ereignen:

– Mumifikation durch Entwässerung sowie Austrocknungsprozesse
– Ausbildung eines Lithopädion durch die Aufnahme von Kalk; gegebenenfalls können auch die Eihüllen verkalken
– Vereiterung oder Verjauchung der Frucht infolge von Digestionsvorgängen und sekundärer Infektion

Therapeutisch wäre der günstigste Zeitpunkt für die Operation der sekundären Bauchhöhlenschwangerschaft die Zeit der Implantation, wenn stärkere Symptome die Patientin veranlaßt haben, den Arzt aufzusuchen. Jede diagnostizierte Abdominalgravidität sollte sofort operiert werden, da die operativ-technischen Schwierigkeiten mit fortschreitender Gravidität zunehmen. Ein Versuch, in solchen Fällen das Kind bis zur Lebensfähigkeit heranreifen zu lassen, ist mit Rücksicht auf die zu erwartende Fehlbildungshäufung und auf die täglich größer werdende mütterliche Lebensgefahr als Fehler zu bezeichnen. Die Durchführung der Operation stellt den Operateur vor bisweilen schwierige technische Probleme. Die Operation ist leichter bei schon abgestorbenem Kind, da regressive Veränderungen in der Plazenta deren Lösung gefahrloser machen und das Risiko einer massiven, nicht stillbaren Blutung geringer ist. Die Operation ist am schwierigsten und gefährlichsten bei noch lebendem Kind am Ende der Tragzeit, da die Plazenta sich noch in voller Funktion befindet und ihr Stromgebiet sich häufig auf das Beckenperitoneum, den Uterus, das Lig. latum, das Mesenterium der benachbarten Darmschlingen oder auch auf andere Organe erstreckt. Unstillbare Blutungen sind oft Folge von Lösungsversuchen, eine Blutstillung durch Ligatur ist häufig nicht möglich. Der *Verblutungstod der Mutter* stellt somit die Haupttodesursache dar. Therapeutisch kommt alternativ das Belassen der Plazenta mit Drainage oder ein späteres individuelles Vorgehen je nach Befund in Frage. Aus den genannten Gründen besteht eine außerordentlich hohe perinatale Mortalität von 90 % und eine mütterliche Mortalität von 18 %.

5.4 Extrauteringravidität nach Uterusexstirpation

Jede dieser kasuistischen Mitteilungen hat Seltenheitswert [22]. Nach dem Studium der Literatur lassen sich zwei Gruppen unterscheiden:

– Die Extrauteringravidität bestand bereits vor der Hysterektomie. Während der Hysterektomie wurden die Adnexe nicht genau inspiziert, wobei die zum Operationszeitpunkt schon bestehende junge Tubargravidität übersehen wurde.
– Die Extrauteringravidität trat lange Zeit nach Totalexstirpation oder suprazervikalen Exstirpation des Uterus auf. In aller Regel bestand eine unnatürliche Verbindung (Fadenfistel) zwischen Vagina und Zervixstumpf oder Tube, welche die Konzeption ermöglichte.

5.5 Wiederholungsrisiko nach Extrauteringravidität

Analog mit der Zunahme der Extrauteringravidität im allgemeinen stieg in den letzten Jahren auch die Zahl der rezidivierenden Extrauteringraviditäten an, sicherlich mitbedingt durch die antibiotische und antiinflammatorische Behandlung akuter und rezidivierender Adnexitiden sowie durch die anatomischen Folgen rekonstruktiver und anderer operativer Eingriffe an den Adnexen.

Das erneute Auftreten einer Extrauteringravidität ist ein keineswegs seltenes Ereignis (8,5 bis 11,1 %). Das Rezidiv trat im Durchschnitt 43,8 Monate später mit einer Schwankungsbreite von 6 bis 192 Monaten auf [50].

Neben einmaliger Wiederholung einer Extrauteringravidität wird im Schrifttum von zwei und mehrmaligen Rezidiven berichtet, wobei häufig normale intrauterine Schwangerschaften dazwischengeschaltet sein können.

Die Ursachen der Wiederholung einer Extrauteringravidität sind meistens dieselben anatomischen Veränderungen der Eileiter, die schon zur ersten Tubargravidität geführt haben [21]. Die Rezidivhäufigkeit ist für die kontralaterale Tube ähnlich hoch wie für die ipsilaterale Tube nach organerhaltender Operation der ersten Tubargravidität [26, 56].

5.6 Seltene Verlaufsformen der Extrauteringravidität

Das Auftreten einer *bilateralen Tubargravidität* gehört zu den außerordentlichen Seltenheiten. Sie wurde in der Weltliteratur weniger als 100mal beschrieben und nahezu ausnahmslos erst intraoperativ bzw. pathologisch-anatomisch diagnostiziert [3]. Japanische Autoren berichten über eine tubare Vierlingsgravidität als kasuistischen Beitrag [18].

Das Zusammentreffen von *gleichzeitiger intra- und*

extrauteriner Schwangerschaft gehört ebenfalls zu den außerordentlichen Seltenheiten. Die *Diagnose* wird präoperativ nur in etwa 10% aller Fälle richtig gestellt. Die intrauterine Gravidität wird nur in etwa der Hälfte der Fälle ausgetragen, während die Tubargravidität nur in seltenen Fällen bis zum Ende geführt wird [23]. Die kindliche Mortalität der intrauterin gelegenen Früchte beträgt dabei nahezu 50%. Beide Schwangerschaften können simultan entstehen, oder die intrauterine Gravidität später dazukommen. Meist kommt es zuerst zur Tubargravidität. Dies ist ohne weiteres möglich, da nach dem häufigen frühen Absterben der Tubargravidität das Corpus luteum sich zurückbildet und ein neuer ovulatorischer Zyklus beginnen kann. Die Wahl der *Therapie* läßt keine starren Schemata zu. Novak hat vorgeschlagen, bei lebendem intrauterinem Kind zuerst die Kaiserschnittentbindung durchzuführen und erst dann die operative Entfernung der intraperitoneal gelegenen Frucht anzuschließen. Dies scheint in geeigneten Fällen die Methode der Wahl zu sein.

Ein seltenes, jedoch fatales Ereignis stellt die Entwicklung eines *primären Chorionkarzinoms* in der Tube dar. Die adäquate Therapie besteht hier in der operativen Intervention und gegebenenfalls postoperativen chemotherapeutischen Nachbehandlung (siehe auch Bd. 11, Kap. 8).

6 Therapie der Extrauteringravidität

Trotz aller Fortschritte der modernen Gynäkologie und ihres diagnostischen Arsenals (der endoskopischen Verfahren, der serologisch-immunologischen Diagnosemethoden und der Ultraschalluntersuchung) bleibt die ektope Schwangerschaft weiterhin eine diagnostische und therapeutische Herausforderung. Diagnosesicherung und Wahl des adäquaten Behandlungsverfahrens bedürfen eines individualisierenden Vorgehens. Hochempfindliche Labormethoden und leistungsfähige endoskopische Untersuchung ermöglichen heute in zunehmendem Maße die zeitliche Vorverlegung der Therapie in ein Stadium der Extrauteringravidität, in dem infolge Ruptur irreparable Schäden an den Tuben noch nicht eingetreten sind. War früher die Salpingektomie nahezu ausschließliches Verfahren der Wahl, häufen sich Veröffentlichungen über tubenerhaltende Operationsverfahren bei Extrauteringravidität [5, 6, 41, 46, 55]. Grunderfordernis für eine zahlenmäßig breitere Anwendung konservierender (tubenerhaltender) Operationsverfahren war die Entwicklung geeigneter mikrochirurgischer und endoskopischer Operationstechniken [46]; daneben stehen gegenwärtig Verfahren der medikamentösen Beeinflussung der Extrauteringravidität in Erprobung und sind Gegenstand zahlreicher klinischer Studien [25].

6.1 Operative Behandlungsmethoden

Therapeutisches *Grundprinzip bei konservierender Behandlung* der Extrauteringravidität ist die schonende und komplette Entfernung des Schwangerschaftsproduktes bei (größtmöglicher) Erhaltung des Eileiters (siehe auch Kap. 8). Die Patientin sollte sich im fortpflanzungsfähigen Alter befinden und weitere Kinder wünschen. Die Tubenwand sollte noch nicht rupturiert sein oder es sollte ein unkomplizierter Tubarabort vorliegen.

Bei stärkergradiger Blutung und dadurch ausgelöstem schlechtem Allgemeinzustand der Patientin hat die *Blutstillung* Vorrang vor der Durchführung eines konservierenden Eingriffs.

Im akuten Stadium der rupturierten Tubargravidität mit meist massiver intraabdomineller Blutung stehen die anästhesiologischen Probleme der *Kreislaufstützung* und des Blutersatzes ganz im Vordergrund. In Notfällen kann – entsprechende apparative Ausstattung vorausgesetzt – gelegentlich auch die Autotransfusion als Ultima ratio eingesetzt werden [40].

Gebräuchlich sind eine Reihe verschiedener chirurgisch-operativer *Techniken der konservierenden Tubenchirurgie*, die je nach Lokalisation der Tubenschwangerschaft zur Anwendung kommen (Tab. 18-4) [46].

Das in der Ampulla tubae implantierte Ei läßt sich intraoperativ häufig *digital exprimieren (milkout)*, wobei eine longitudinale Spaltung der antimesenterialen Tubenwand die Hämostase erleichtert und höhere Gewähr für Vollständigkeit der Ausräumung ergibt. Entscheidend wichtig ist die vollständige Ausräumung plazentaren Gewebes und eine ausreichende Hämostase an der plazentaren Haftstelle, die durch Elektrokoagulation oder lokale Injektion einer verdünnten Octapressinlösung (Por-8) erzielt werden kann. Die

Tabelle 18-4 Sitz der Tubargravidität und Operationsverfahren (nach Pellicer et al. [46])

	Interstitium	Isthmus	Ampulle	Infundibulum
	Uterotubare Implantation	Salpingotomie	milkout	milkout
Operationstechnik	Tubokornuale Anastomose	Segmentale Resektion mit Anastomose	Salpingotomie	
		Segmentale Exzision	Segmentale Resektion mit Anastomose	

Tabelle 18-5 Ergebnisse tubenkonservierender Chirurgie (nach Pellicer et al. [46])

Autor	Jahr	Anzahl	Intrauteringravidität (%)	Extrauteringravidität (%)
Topkins	1956	6	50	33
Wexler	1956	79	29	4
Vehaskari	1960	88	49	16
Skulj	1964	94	25	1
Timonen	1967	240	38	15,7
Jarvinen	1972	41	18	7
Stromme	1973	37	20	19
Giana	1978	51	33	7,8
Bukowsky	1979		55	7
De Cherney	1979		40	12
Janecek	1981	17	59	12
De Cherney	1982	15	53	20
Langer	1982	54	80	12
Eigene Ergebnisse kontralaterale Tube	1988	32	63	25
fehlte oder war verschlossen	1988	18	50	17

Rezidivrate nach Ausmassieren des Trophoblasten aus der Ampulla tubae (milkout) ist allerdings mit 24 % relativ hoch [5], weshalb diese Operationstechnik nur mit Vorbehalt empfohlen werden kann.

Die *Salpingotomie* ist bei intakter Tubargravidität ampullärer oder isthmischer Lokalisation indiziert. Das schwangerschaftstragende Tubensegment wird überwiegend antimesenterial in einer Länge von 5 bis 10 mm mit der monopolaren Mikroelektrode eröffnet, das Schwangerschaftsprodukt exprimiert oder abgesaugt und die Tube unter mikrochirurgischen Kautelen zweischichtig oder lediglich einschichtig durch fortlaufende Naht von Endosalpinx und Serosarändern verschlossen. Als mögliche Komplikationen können auch hier Nachblutungen am ursprünglichen Implantationsort noch Tage nach dem operativen Eingriff auftreten. Die intraoperative Hämostase wird – wie bei der digitalen Expression – durch lokale Injektion verdünnter Octapressinlösung (Por-8) erleichtert. Prognostisch ungünstig – gemessen an der Rezidivrate – sind die Spätergebnisse nach reiner Salpingotomie [31], da trotz Exstirpation der ektopen Schwangerschaft der Tubenabschnitt, der aufgrund seiner pathologisch-anatomischen Veränderung zur Tubargravidität geführt hat, in situ verblieben ist.

Die *segmentale Resektion* mit anschließender Anastomose ist bei intakter isthmischer Gravidität indiziert. Der Eileiter wird mit zwei Klemmen beidseits des Fruchtsackes gefaßt, die Tube mit der monopolaren Elektrode disseziert, die beiden gesunden Tubenabschnitte auf Durchgängigkeit geprüft und anschließend einschichtig (seromuskulär) unter atraumatischen Kautelen reanastomosiert.

Die *partielle Exzision* des schwangerschaftstragenden Tubenabschnittes kann bei der Mehrzahl der Fälle rupturierter Tubargraviditäten und auch bei noch intakter Tubargravidität angewandt werden. Sie ermöglicht in einer zweiten Sitzung die sekundäre Reanastomosierung unter mikrochirurgischen Bedingungen.

Die Technik der *Exstirpation des graviden Tubenabschnittes* mit anschließender Reimplantation wurde für die seltenen Fälle von interstitieller Tubargravidität angewandt. Heute ist diese Technik fast vollständig zugunsten der tubokornualen mikrochirurgischen Anastomose verlassen worden [46].

Pelviskopisch können bei Tubargravidität inzwischen [41] folgende Operationen mit guten Erfolgen durchgeführt werden:

– die endoskopische Salpingektomie
– die Inzision der Tube mit Entfernung des Schwangerschaftsproduktes und konsekutiver Naht (Salpingotomie)
– die Entleerung der Tube vom Fimbrientrichter aus (bei ampullärem Sitz) mit Spülung (selten). Technisch wird durch Injektion verdünnter 0,5 %iger Por-8®-Lösung in den Mesosalpinx- und Antimesosalpinxbereich lokale Blutleere erzielt, die Endokoagulation, nachfolgende Tubenexision mit der Mikroschere, die Extraktion des Schwangerschaftsproduktes und die abschließende Naht durchgeführt [41].

Obligatorisch bei allen tubenerhaltenden Operationsverfahren ist die konsequente postoperative *Kontrolle der Beta-hCG-Spiegel* über 14 Tage zur Erkennung eventuell belassener Plazentareste [41, 46].

Ergebnisse

Zahlreiche Statistiken berichten über intrauterine Schwangerschaftsraten zwischen 20 und 60% nach tubenerhaltender Operation sowie über Rezidivraten zwischen 4 und 33% (Tab. 18-5) [46], wobei die Inhomogenität der Kollektive keine Verallgemeinerung zuläßt. Über die zahlenmäßig nicht zu vernachlässigenden Rezidivraten bei tubenerhaltender Operation sollte die Patientin nach Möglichkeit präoperativ aufgeklärt werden.

6.2 Medikamentöse Behandlungsmethoden

Methotrexat

Bereits 1982 berichteten japanische Autoren kasuistisch über konservative, medikamentöse Behandlung endoskopisch gesicherter, noch nicht rupturierter Tubargraviditäten mit dem Folsäureantagonisten Methotrexat, der in Gesamtdosen von 60 bis 300 mg (!) systemisch gegeben wurde. In allen Fällen wurde eine komplette Remission erzielt. Therapiekontrolle erfolgte durch fortlaufende quantitative Bestimmung der hCG-Ausscheidung im Urin bis zu deren Verschwinden; das Behandlungsergebnis wurde durch hysterosalpingographische Kontrollen überprüft [42, 43, 60].

Feichtinger und Mitarbeiter applizierten Dosen von 10 bis 50 mg Methotrexat direkt in den Fruchtsack mittels vaginalsonographisch dirigierter direkter Injektion [15]. Stovall und Mitarbeiter berichteten über gute Erfolge bei 100 Patientinnen mit einer unrupturierten Extrauteringravidität mit einem Durchmesser bis 3,5 cm durch eine alternierende Gabe von Methotrexat und Citrovorumfaktor. Methotrexat wurde in einer Dosis von 1,0 mg/kg Körpergewicht intramuskulär und am nächsten Tag Citrovorumfaktor 0,1 mg/kg Körpergewicht verabreicht [58, 59]. Von den 100 behandelten Patientinnen war die Behandlung in 96% erfolgreich. Siebzehn Patientinnen erhielten nur eine einzige Methotrexat- und Citrovorumdosis. Zwei Dosen waren bei 38 (39,6%) erforderlich; 22 (22,9%) erhielten dreimal Methotrexat plus Citrovorumfaktor, und nur 19 der Patientinnen benötigten eine vierte Dosis. Die Verträglichkeit wurde als gut bezeichnet. Eine spätere Hysterosalpingographie bei 58 der Patientinnen ergab in 84,5% eine offene Tube auf der befallenen Seite. In dieser Gruppe von 58 Patientinnen wurden 37 Schwangerschaften beobachtet, von denen 31 (89,2%) intrauterin und nur vier erneut extrauterin implantiert waren.

Dieselbe Autorengruppe untersuchte auch die Wirksamkeit einer einmaligen Methotrexatgabe ohne Citrovorumfaktor [58]. Von 31 Patientinnen, die Methotrexat (50 mg/m² i.m.) erhielten, konnten 30 nachbeobachtet werden. Die Extrauterinschwangerschaften waren noch nicht rupturiert und maßen bis zu 3,5 cm im Durchmesser. Die hCG-Spiegel betrugen 130 bis 16700 IE/ml (Mittelwert 4558). Alle Patientinnen zeigten einen weiteren hCG-Anstieg für die ersten drei Tage nach der Methotrexatinjektion. Ab dem siebten Tag nahmen alle hCG-Spiegel ab. Die Behandlung war bei 29 der 30 Patientinnen erfolgreich ohne irgendwelche Nebeneffekte und ohne Gabe einer zweiten Dosis.

Zu den Vorteilen des Verfahrens rechnen die Ersparnis der Laparotomie, eine nur kurze stationäre Behandlungsdauer und eine möglicherweise im Vergleich zum operativen Vorgehen verbesserte Fertilität. Zu den Nachteilen rechnen toxische Nebenwirkungen des Folsäureantagonisten und die naheliegende Befürchtung, daß das Zytostatikum karzinogen und gegebenenfalls bei den Nachkommen teratogen wirken könnte [116]. Der Eileiter kann auch noch unter der Behandlung rupturieren und muß dann entfernt werden; die Versagerquote liegt immerhin bei 10 bis 20%.

Actinomycin

Über die zytostatische Behandlung einer interstitiellen Gravidität mit Actinomycin D liegt nur ein (erfolgreicher) kasuistischer Bericht vor [1].

Hormon- und hCG-Antagonisten

Das Antiprogesteron RU 486 wurde von einer Pariser Arbeitsgruppe [45] 28 Patientinnen vier Tage lang in einer Dosis von 200 mg täglich zum Zwecke der Luteolyse oral verabreicht. Am sechsten bis siebten Tag danach wurde das Schwangerschaftsprodukt laparoskopisch entfernt und histologisch untersucht. Bei 26 Patientinnen war es zu einer „Rückbildung", bei zwei jedoch zu einer „Progression" der Extrauteringravidität gekommen. Im selben Krankengut wurden danach acht intrauterine und zwei extrauterine Schwangerschaften beobachtet.

Aufgrund der geringen Fallzahlen scheint dieses therapeutische Konzept und seine Praktikabilität und Verläßlichkeit noch einer Überprüfung bedürftig zu sein. Ähnliches gilt für erste klinische Versuche der immunologischen Beeinflussung der Tubargravidität durch Verabreichung *monoklonaler Anti-hCG-Antikörper* bei Extrauteringravidität [17].

Prostaglandine

Lindblom und Mitarbeiter [33] berichteten 1987 erstmals über den Versuch, die intakte Tubargravidität durch lokale Injektion von 0,5 bis 1,5 mg Prostaglandin $F_{2\alpha}$ zu therapieren. Eine Wiener Arbeitsgruppe hat jetzt die Ergebnisse einer multizentrischen, prospektiven Studie vorgelegt [9, 10, 11].

Die Tubargravidität wurde durch lokale Injektion von 7,5 bis 10 mg Prostaglandin E_2 unter laparoskopischer Sicht und Injektion weiterer 2,5 mg in das Corpus luteum graviditatis behandelt. Zusätzlich wurden am ersten und zweiten postoperativen Tag 500 µg Prostaglandin E_2 systemisch verabreicht. Bei 81% der insgesamt 71 behandelten Patientinnen war die Behandlung erfolgreich; 21 Patienten (19%) mußten nachoperiert werden. Ein Beta-hCG-Ausgangswert unter 2500 mIE/ml erhöhte die Erfolgsrate auf 88%. In der Prostaglandingruppe zeigten nur 2 von 24 Hysterosalpingogrammen später Tubenverschlüsse, in einer Gruppe konventionell operierter Patientinnen drei von acht nachkontrollierten Frauen. Die Prostaglandinbehandlung von Tubargraviditäten scheint nach Meinung der Autoren bei einem niedrigen initialen Beta-hCG-Wert (unter 2500 mIE/ml) besonders günstige Resultate hinsichtlich der postoperativen Morbidität sowie hinsichtlich späterer Fertilität zu ergeben.

In ähnliche Richtung deuten erste Befunde von Lang und Mitarbeitern [32], die durch kombinierte systemische und lokale Prostaglandin-Behandlung nach dem gleichen Rezept 13 von 15 Patientinnen erfolgreich behandeln konnten.

Die Vorteile des Behandlungsverfahrens liegen in der Vermeidung der Laparotomien und der erheblichen Verkürzung des Krankenhausaufenthaltes.

Kritisch muß angemerkt werden, daß die in den Fruchtsack applizierte, relativ hohe Prostaglandindosis bei der schwangerschaftsbedingt vermehrt durchbluteten Tube schnell resorbiert wird und zu generalisierten Nebenwirkungen führen kann. Bei intravasaler Applikation muß dabei unter anderem mit lebensbedrohlichen Schockreaktionen gerechnet werden [15, 35].

Schwere, vital bedrohliche Zwischenfälle wie Lungenödem, Laryngospasmus und kardiale Arrhythmien, die von der Wiener Arbeitsgruppe bei der Anwendung von Prostaglandinen mitgeteilt wurden, wurden ursächlich auf die zusätzliche *intraovarielle* Injektion von Prostaglandin $F_{2\alpha}$ zurückgeführt. Auf eine zusätzliche medikamentöse Induktion einer Luteolyse mit Hilfe hochdosierter konjugierter Östrogene (25 mg) wurde auch in der letzten Version der neuen Methode nicht verzichtet [10]. Die der Laparoskopie folgende mehrtägige, systemische Nachbehandlung mit dem Prostaglandin-E_2-Derivat Sulproston® ist zwar weniger risikoreich, aber durch Nebenwirkungen wie Nausea und Erbrechen höchst unangenehm. Immerhin liegt bei restriktiver Anwendung der Methode (hCG-Werte unter 2500 IE) die Häufigkeit notwendiger Zweiteingriffe – in der Regel die Laparotomie – wegen persistierender oder gar ansteigender hCG-Werte oder eines intratubaren Hämatoms bei nur etwa 15 % [10].

Glukose

Ein im wesentlichen nebenwirkungsfreies neues therapeutisches Konzept scheint die laparoskopisch gesteuerte Injektion hyperosmolarer Glukoselösung direkt in die Tubargravidität zu sein [32, 64].

In einer prospektiven, randomisierten Studie von Lang und Mitarbeitern wurden 10 bis 20 ml einer 50%igen Glukoselösung unter laparoskopischer Sicht in die aufgetriebene Tube injiziert. Ein Teil der Flüssigkeit konnte beim Austritt durch das Fimbrienende der Tube beobachtet werden. Es folgt ein minutiöses Follow-up der Patienten durch Beta-hCG-Kontrollen. Sieben von acht Patienten wurden einer Hysterosalpingographie unterworfen mit normaler Konfiguration und Durchgängigkeit der so behandelten Tube.

Hyperosmolare Glukoselösung als schädigendes Agens wirkt wahrscheinlich über eine osmotische Dehydratation der Zellen. Der Rückgang der subjektiven Schmerzsymptomatik unmittelbar nach Applikation der Glukoselösung beruht möglicherweise auf einer Verringerung der Wandspannung. Die Glukoseinstillation könnte eine billige und risikoarme Alternative zur konservativen, lokalen Behandlung nicht rupturierter tubarer Graviditäten werden.

6.3 Begleitmaßnahmen

Im zeitlichen Zusammenhang mit einer ektopen Schwangerschaft kann fetomaternale Transfusion und damit *Sensibilisierung rhesus-negativer Frauen* eintreten [21]. Über die Menge des hierbei in den maternen Kreislauf übergetretenen Blutes gibt es nur wenige kasuistische Berichte [14], wobei versucht wurde, die Menge des fetalen Blutes nach der Methode von Kleihauer und Betke zu quantifizieren [14].

Das Risiko, daß eine ektope Schwangerschaft zur Rhesussensibilisierung führt, ist zahlenmäßig bisher kaum zu erfassen gewesen. Setzt man es in bezug zum Immunisierungsrisiko beim intrauterinen Abort gleicher Gestationsdauer, kann es zwischen 0 und 9 % betragen [21].

Bis zum Vorliegen größerer, vergleichbarer Studien ist daher die routinemäßige Anwendung von Anti-D-Gammaglobulin auch in Fällen von Extrauteringravidität bei rhesus-negativen Frauen zu fordern.

Literatur

1. Altaras, M., I. Cohen, M. Corboda, I. Ben-Nun, N. Ben-Aderet: Treatment of an interstitial pregnancy with actinomycin D. Case report. Brit. J. Obstet. Gynaec. 95 (1988) 1321.
2. Baumann, R.: Aktuelles diagnostisches Vorgehen bei Verdacht auf Extrauteringravidität. Gynäkologe 24 (1991) 47.
3. Beck, R.: Über extrauterine Zwillingsschwangerschaft. Beobachtung einer bilateralen Tubargravidität und Literaturübersicht. Zbl. Gynäk. 104 (1983) 1622.
4. Braunstein, G. D., R. H. Asch: Predictive value analysis of measurements of human chorionic gonadotropin, pregnancy specific beta-1-glycoprotein, placental lactogen and cystine amino peptidase for the diagnosis of ectopic pregnancy. Fertil. and Steril. 39 (1983) 62.
5. Brosens, I., W. Boeckx, S. Gordts, G. Vasquenz: Funktionserhaltende Operationen bei Ovarialendometriose, Tubenschwangerschaft und Tubenokklusion. Gynäkologe 13 (1980) 153.
6. De Cherney, A. H., R. Romero, F. Naftolin: Surgical management of unruptured ectopic pregnancy. Fertil. and Steril. 33 (1981) 21.

7. De Crespigny, L.: Demonstration of ectopic pregnancy by transvaginal ultrasound. Brit. J. Obstet. Gynaec. 95 (1988) 1253.
8. Dorfmann, S. F.: Deaths from ectopic pregnancy, United States, 1979 to 1980. Obstet. and Gynec. 62 (1983) 334.
9. Egarter, C., R. Fitz, P. Husslein: Neue Behandlungsmethode der Tubargravidität durch Prostaglandin $F_{2\alpha}$ und E_2. Arch. Gynec. 245 (1989) 413.
10. Egarter, C., R. Fitz, J. Spona et al.: Behandlung der Eileiterschwangerschaft mit Prostaglandinen: eine Multizenterstudie. Geburtsh. u. Frauenheilk. 49 (1989) 808.
11. Egarter, C., P. Husslein: Behandlung der Tubargravidität durch lokale und systemische Applikation von Prostaglandin. Erste Erfahrungen. Geburtsh. u. Frauenheilk. 48 (1988) 361.
12. Eiermann, W.: Erfahrungen mit dem schwangerschaftsspezifischen beta-1-glycoprotein (SP 1) bei der Diagnostik der Extrauteringravidität im Vergleich zum HCG-Nachweis. Gynäkologe 16 (1983) 173.
13. Elser, H., D. Leis, W. Eiermann, W. Albrich, N. Lindenauer, E. Spindler: Anamnese und Befunde bei 501 Frauen mit der Aufnahmediagnose „Extrauteringravidität". Geburtsh. u. Frauenheilk. 41 (1981) 556.
14. Faber, B. L., A. A. Visser, M. V. Giesteira: Die Kleihauer-Betke-toets in gevalle van verdagte ektopiese swangerskap. S. Afr. med. J. 59 (1981) 715.
15. Feichtinger, W., P. Kemeter: Treatment of unruptured ectopic pregnancy by needling of sac and injection of methotrexate or PG E_2 under transvaginal sonography control. Report of 10 cases. Arch.Gynec. 246 (1989) 85.
16. Frangenheim, H.: Die Laparoskopie in der Gynäkologie, Chirurgie und Pädiatrie, 3. Aufl. Thieme, Stuttgart–New York 1977.
17. Frydman, R., H. Fernandez, F. Troalen, P. Ghillani, J. D. Rainhorn, D. Bellet: Phase I clinical trial of monoclonal anti-human chorionic gonadotropin antibody in women with an ectopic pregnancy. Fertil. and Steril. 52 (1989) 734.
18. Fujii, S., C. Ban, H. Okamura, T. Nishimura: Unilateral tubal quadruplet pregnancy. Amer. J. Obstet. Gynec. 141 (1981) 840.
19. Gloning, K. P., E. Kuss: Ektope Gravidität: diagnostische Zuverlässigkeit eines neuen HCG-Tests (Neo-Prognosticon). Geburtsh. u. Frauenheilk. 42 (1982) 871.
20. Granat, M., S. Evron, D. Navot: Pregnancy in heterotopic fallopian tube and unilateral ovarian hyperstimulation. Acta obstet. gynaec. scand. 60 (1981) 215.
21. Grimes, D. A., F. H. Geary jr., R. A. Hatcher: Rh immunoglobin utilization after ectopic pregnancy. Amer. J. Obstet. Gynec. 140 (1981) 246.
22. Heidenreich, W., R. Hartge, W. Burkert: Tubargravidität nach Hysterektomie. Geburtsh. u. Frauenheilk. 43 (1983) 245.
23. Hohlweg-Majert, P., G. Heck, H. H. Thiele, E. Noack: Eine ausgetragene intra- und extrauterine Zwillingsschwangerschaft mit lebenden Kindern. Geburtsh. u. Frauenheilk. 41 (1981) 297.
24. Hughes, G. J.: Ectopic pregnancy after sterilization. Med. J. Aust. 1 (1980) 275.
25. Husslein, P.: Neue Tendenzen in der Therapie der Extrauteringravidität. Gynäkologe 24 (1991) 52.
26. Jaenicke, F., M. Kruck: Fertilität nach tubenerhaltender und ablativer Chirurgie der Tubargravidität – eine retrospektive Analyse von 491 Fällen. Arch. Gynec. 245 (1989) 430.
27. Kadar, W., B. v. Caldwell, R. Romero: A method of screening for ectopic pregnancy an its indications. Obstet. and Gynec. 58 (1981) 162.
28. Kjer, J. J., K. Eldon: The diagnostic value of the Arias-Stella phenomenon. Zbl. Gynäk. 104 (1982) 753.
29. Klopper, A.: The new placental proteins. Ric. Clin. Lab. 12 (1982) 241.
30. Kobayashi, T. K., T. Fujimoto, H. Okamoto, K. Harami, M. Yuasa: Cytologic evaluation of atypical cells in cervicovaginal smears from women with tubal pregnancies. Acta cytol. (Baltimore) 27 (1983) 28.
31. Künzig, H. J., G. Nittner, E. Seitz: Tubargravidität: aktuelle Aspekte in Diagnostik u. Therapie. Geburtsh. u. Frauenheilk. 43 (1983) 658.
32. Lang, P. F., P. A. Weiss, H. O. Mayer, J. G. Haas, W. Hoenigl: Conservative treatment of ectopic pregnancy with local injection of hyperosmolar glucose solution or prostaglandin-F_2-alpha: a prospecitve randomised study. Lancet 336 (1990) 78.
33. Lindblom, B., B. Källfelt, M. Hahlin, L. Hamberger: Local prostaglandin $F_{2\alpha}$-injection for termination of ectopic pregnancy. Lancet I (1987) 776.
34. Lindemann, H.-J.: Atlas der Hysteroskopie. Fischer, Stuttgart 1980.
35. Lippert, T. H., K. Korte, J. Dietl: Über die Risiken einer Prostaglandin-Behandlung der Tubargravidität. Geburtsh. u. Frauenheilk. 50 (1990) 738.
36. Majmudar, B., P. H. Henderson, E. Semple: Salpingitis isthmica nodosa: a high-risk factor for tubal pregnancy. Obstet. and Gynec. 62 (1983) 73.
37. Mathelier, A. C.: Tubal pregnancy coexisting with retrocecal gangrenous appendicitis. A case report. J. reprod. Med. 28 (1983) 45.
38. McBain, J. C., J. H. Evans, R. J. Pepperell, H. P. Robinson, M. A. Smith, J. B. Brown: An unexpectedly high rate of ectopic pregnancy following the induction of ovulation with human pituitary and chorionic gonadotrophin. Brit. J. Obstet. Gynaec. 87 (1980) 5.
39. Meirik, O., K. G. Nygren: Ectopic pregnancy and IUDs: incidence, risk rate and predisposing factors. Acta obstet. gynaec. scand. 59 (1980) 425.
40. Merrill, B. S., D. L. Mitts, W. Rogers, P. C. Weinberg: Autotransfusion: intraoperative use in ruptured ectopic pregnancy. J. reprod. Med. 24 (1980) 14.
41. Mettler, L., K. Semm: Diagnostik and konservierende Behandlung der Tubargravidität per pelviskopiam im Vergleich zur Laparotomie. Geburtsh. u. Frauenheilk. 47 (1987) 717.
42. Miyazaki, V.: Non-surgical therapy of ectopic pregnancy. Hokkaido Igaku Zasshi 58 (1983) 132.
43. Miyazaki, V., V. Shiina, N. Wake et al.: Studies on non-surgical therapy of tubal pregnancy. Nippon Sanka Fujinka Gakkai Zasshi 35 (1983) 489.
44. Müller, E., W. Leucht: Ultraschalldiagnostik bei ektopen Schwangerschaften. Ultraschall 2 (1981) 158.
45. Paris, F. X., J. Henry-Suchet, L. Tesquier et al.: Effect d'un antiprogesterone (RU 486) sur la grossesse extra-uterine. Rev. Franç. Gynec. Obstet. 81 (1986) 607.
46. Pellicer, A., F. Bonilla-Musoles, J. Inthraphuvasak: Konservierende Chirurgie der Adnexe. In: Inthraphuvasak, I., A. Pellicer, F. Bonilla-Musoles, V. Friedberg (Hrsg.): Mikrochirurgie des Eileiters. Physiologie, Pathologie und Operationstechnik. Schattauer, Stuttgart–New York 1990.
47. Roberts, M. R., K. Jackimczyk, J. Marx, P. Rosen: Diagnosis of ruptured ectopic pregnancy with peritoneal lavage. Ann. emerg. Med. 11 (1982) 556.
48. Rubin, G. L., H. B. Peterson, S. F. Dorfman et al.: Ectopic pregnancy in the United States 1970 through 1978. J. Amer. med. Ass. 249 (1983) 1725.
49. Schillinger, H.: Atlas der Ultraschalldiagnostik in der Schwangerschaft. Schattauer, Stuttgart–New York 1984.
50. Schindler, A. E., J. Duderstadt: Tubargravidität und Tubargravidität-Rezidiv. Fortschr. Med. 98 (1980) 1374.
51. Schmidt, W., K. Klinga, K. Neudeck, B. Runnebaum, F. Kubli: Die ektopische Schwangerschaft: Wertigkeit der Serum-Beta-hCG- und Beta-1-Glykoprotein-(SP-1)-Bestimmung. Geburtsh. u. Frauenheilk. 43 (1983) 664.
52. Schmidt, W., M. Zalounis, D. Heberling, L. Garoff, B. Run-

nebaum, F. Kubli: Wertigkeit verschiedener Untersuchungsmethoden bei der präoperativen Abklärung der Extrauteringravidität. Geburtsh. u. Frauenheilk. 41 (1981) 829.
53. Schumacher, G. F. B.: Sekrete des weiblichen Genitaltraktes. In: Kaiser, R., G. F. B. Schumacher (Hrsg.): Menschliche Fortpflanzung – Fertilität – Sterilität – Kontrazeption, S. 70. Thieme, Stuttgart–New York 1981.
54. Seppälä, M., P. Venesmaa, E. M. Rutanen: Pregnancy-specific beta-1-gylcoprotein in ectopic pregnancy. Amer. J. Obstet. Gynec. 136 (1980) 189.
55. Siegler, A. M., C. F. Wang, C. Westoff: Management of unruptured tubal pregnancy. Obstet. gynec. Survey 36 (1981) 599.
56. Stabile, I., J. G. Grudzinskas: Ectopic pregnancy: a review of incidence, etiology and diagnostic aspects. Obstet. gynec. Survey 45 (1990) 335.
57. De Stefano, F., H. B. Peterson, P. M. Layde, G. L. Rubin: Risk of ectopic pregnancy following tubal sterilization. Obstet. and Gynec. 60 (1982) 326.
58. Stovall, T. G., F. W. Ling, L. A. Gray: Single-dose methotrexate for treatment of ectopic pregnancy. Obstet. and Gynec. 77 (1991) 754–757.
59. Stovall, T. G., F. W. Ling, L. A. Gray, S. A. Carson, J. E. Buster: Methotrexate treatment of unruptured ectopic pregnancy: a report of 100 cases. Obstet. and Gynec. 77 (1991) 749–753.
60. Tanaka, T., H. Hayashi, T. Kutsuzawa, S. Fujimoto, K. Ichinoe: Treatment of interstitial ectopic pregnancy with methotrexate: report of a successful case. Fertil. and Steril. 37 (1982) 851.
61. Tatra, G., S. Olak, F. Nasr: SP-1 and beta-HCG bei Verdacht auf ektopische Gravidität. Geburtsh. u. Frauenheilk. 41 (1981) 359.
62. Tatum, H. J., F. H. Schmidt: Contraceptive and sterilization practices and extrauterine pregnancy: a realistic perspective. Fertil. and Steril. 28 (1977) 407.
63. Tes, M., B. Toth: Zit. nach Halter [29].
64. Thompson, G. R.: Hyperosmolar glucose solution or prostaglandin-F_2 alpha for ectopic pregnancy (letter). Lancet 336 (1990) 685.
65. Vasquez, G., R. M. Winston, I. A. Brosens: Tubal mucosa and ectopic pregnancy. Brit. J. Obstet. Gynaec. 90 (1983) 468.
66. Walton, S. M., J. B. Were: Abdominal paracentesis: a diagnostic aid in ectopic pregnancy. East Afr. Med. J. 56 (1980) 519.
67. Weström, L., L. P. Bengtsson, P. S. Mårdh: Incidence, trends, and risks of ectopic pregnancy in an population of women. Brit. med. J. 282 (1981) 15.

Sachverzeichnis

Sachverzeichnis

Die Zahlenangaben beziehen sich auf Seitenzahlen; **fettgedruckte** Ziffern zeigen die Hauptfundstelle.
Bis auf pharmakologische und fremdsprachliche Termini wird die deutsche Orthographie (z, k statt c) benutzt.

A

AB0-Blutgruppensystem, Fehlgeburt 325
AB-1-Antikörper 78
Abdominalblutungen, Tubarabort 359
Abdominalgravidität s.
  Extrauteringravidität, abdominale
Abdominalschmerzen, Tubarruptur 359
Abortivei 335
– Nachweis, sonographischer 344
Abortrate
– Alkoholkonsum 324–325
– Alter, mütterliches 314
– nach Embryotransfer 330
– Fehlbildungen, uterine 331
– nach Impfungen 328
– nach In-vitro-Fertilisation 330
– nach Insemination, hetero-/homologer 330
– Rauchen 324–325
– Synechien 331
– I. Trimenon 315
– II. Trimenon 315
– Uterus myomatosus 332
– Uterushemmungsfehlbildungen 331
Abort(us)
– s.a. Fehlgeburt
– s.a. Frühabort
– s.a. missed abortion
– s.a. Tubarabort
– Chromosomenaberrationen, Abortmaterial, Befunde 318–319
– – Plazentaveränderungen 319–321
– nach Clomifentherapie 326
– completus 333, 337
– complicatus 334
– Diabetes mellitus 329
– endokrin bedingter 326
– febrilis 334
– nach Gonadotropintherapie 326
– habitueller 346–348
– – Ätiologie 346
– – Autoimmunhyperthyreose 201
– – Corpus-luteum-Insuffizienz 347
– – Diabetes mellitus 347
– – Diagnostik 347–348
– – idiopathischer, HLA-Sharing 71
– – immunologische Faktoren 347
– – Immuntherapie 348
– – Infektionen 347
– – Listeriose 327
– – Muttermundverschluß, totaler 348
– – Therapie 348
– – TLX-Antigene 78
– – Uterusanomalien 132, 137
– HSV-Infektion 328
– Hyperthyreose 199
– imminens 332–333, 335, 337
– – Prognose 342–346
– – Therapie 340–342
– incipiens 333

Abort(us)
– incompletus 333, 337
– infektiös bedingter 326–328
– Myome 140
– psychische Faktoren 329
– subklinischer 313
– Zytomegalieinfektion 328
ABP (androgenbindendes Protein) 35, 37
ACTH-produzierendes Mikroadenom 197
Actinomycin, Extrauteringravidität 373
Addison-Krise 197
– postpartale 203
– Sheehan-Syndrom 198
Addison-Syndrom, Ovarialinsuffizienz, hypergonadotrope 184
Adhäsiolyse 147–148, 150
– blutige 110
– endoskopische 147–148
Adipositas
– Anovulation, chronische 179
– Testosteron 221
Adnexexstirpation, Pelviskopie, operative 108
Adnexitis
– Differentialdiagnose 161
– Endoskopie 106
– Extrauteringravidität 355
– Hysterosalpingographie 145
Adoption 297–309
– Alternativen 308
– anonyme 301
– Auswahl des Adoptivkindes 304
– Bewerbung 302–305
– Familienpflege 308
– Kinder, ältere 304–305
– – ausländische 305
– leibliche Mutter 306–307
– offene 301
– Probleme der Adoptivfamilie 307
– Prüfung der Adoptionsfähigkeit 303
– rechtliche Grundlagen 299–301
– Schwangerschaft, anschließende 307
– Vollzeitpflege 308
Adoptionsbewerber, Motivation 302
Adoptionspflege 303
Adoptionsvermittlung, rechtliche Grundlagen 301–302
Adoptionsvermittlungsstellen 302
Adoptivkind 302–305
adrenogenitales Syndrom (AGS) 201–203
– Hydrocortison 203
– kongenitales 202–203
– Salzverlustsyndrom 203
AGS s. adrenogenitales Syndrom
AIDS, Endoskopie, elektronische 106
Akne
– nach Danazoltherapie 164
– PCO-Syndrom 183
Akromegalie, Hyperprolaktinämie 196

Akrosom 41–42
akrosomale Reaktion 51–52, 74
– Beurteilung 220
– falsche 52
– Komplementfaktoren 75
– Spermaantikörper 75
Alkoholkonsum
– Fehlgeburt 324–325
– Fertilitätsstörungen 211
Allen-Masters-Syndrom 106
– Differentialdiagnose 161
Alloantikörper, TLX-spezifische 79
Alpha-2-Glykoprotein, schwangerschaftsassoziiertes 77
Amenorrhö
– AGS 203
– durch Danazol 163
– nach GnRH-Analoga-Therapie 165
– hypothalamische 174
– Ovarialinsuffizienz, hypergonadotrope 184
– PCO-Syndrom 180
– Prolaktinom 196
– testikuläre Feminisierung 239
– Tubargravidität 359
– Ullrich-Turner-Syndrom 183
Amnionhöhle 64
Amniozentese, AGS 203
androgenbindendes Protein s. ABP
Androgene
– AGS 202
– Ovarien 15
– – Biosynthese 16
Androgenexzeß, AGS 202
Androgenisierung nach Danazoltherapie 164
Androgenmangel 211–212
– Symptomatik 212
Androgenresistenz 226, **239**
– LH 222
Androstendion, Ovarien 15–16
Anorchie 225
– angeborene 227–228
– erworbene 228
– hCG-Test 222
Anorexia nervosa, Amenorrhö, hypothalamische 174
Anosmie, Kallmann-Syndrom 224
Anovulation
– chronische 179–180
– Hyperprolaktinämie 185–186
Antiantikörper AB-2 78
Anti-D-Gammaglobulin, Extrauteringravidität 374
Antigen(e)
– embryonale 78
– prostataspezifisches s. PSA
– Trophoblast-Lymphozyt-kreuzreagierende s. TLX-Antigene
Antigenität
– Blastozyste 78

379

Sachverzeichnis

Antigenität
- Corona-radiata-Zellen 74
- Cumulus oophorus 74
- Embryo, früher 78
- Follikelflüssigkeit 74
- Seminalplasma 72, 73
- Spermatozoen 72
- Trophoblast 79
- Zona pellucida 74

Anti-hCG-Antikörper, monoklonale, Extrauteringravidität 373

Antikörper
- antiidiotypische 78
- komplementbindende 75
- spermatozoenagglutinierende 73–74, 81
- spermatozoenimmobilisierende 74, 81
- spermatozoenzytotoxische 74, 82
- Zervixsekret 74

Antikörperinduktion, Endometriose 160
Antikörpertest, spermatozoentoxischer 82
Anti-Müllerian-Hormon 31
Antiöstrogene 244
Antiprogesteron RU 486, Extrauteringravidität 373
Anti-Spermatozoen-Antikörper, Schüttelphänomen 126
Anti-TPO 201
Anti-Zona-pellucida-Antikörper 81
Appendektomie, Pelviskopie, operative 108
Appendizitis, Extrauteringravidität 355–356
Argon-Ionen-Laser 113
Arias-Stella-Phänomen 365
Aromatasehemmer 244
Arteriosklerose, Fertilitätsstörungen, männliche 233
Asherman-Syndrom 132
- Hysterosalpingographie 145–146
- Hysteroskopie 139
Aspermie 220
- Ejakulation, retrograde 238
Asthenozoospermie 220
Aszites, ovarielles Überstimulationssyndrom 190
Atresie, Follikel s. Follikelatresie
Auslandsadoptionen 305
Autoantikörper gegen Ovarialantigene 82
Autoimmunadrenalitis 204
Autoimmunerkrankungen
- Ovarialinsuffizienz, hypergonadotrope 184
- Schilddrüse 201
Autoimmunhyperthyreose Typ Hashimoto 201
AZF s. Azoospermiefaktor
Azoospermie 220–221
- FSH 222
- Hodenvolumen 212
- Klinefelter-Syndrom 231
- Sertoli-cell-only-Syndrom 230
Azoospermiefaktor (AZF) 224

B

Ballon-Vaginoskop 108
Barr-Körperchen 223, 232
Bartwuchs, Androgenmangel 211
Basaltemperatur, Corpus-luteum-Insuffizienz 178

Basedow-Krankheit 201
Bauchhöhlenschwangerschaft s. Extrauteringravidität, abdominale
Befruchtung s. Fertilisation
Beta-1-Glykoprotein, schwangerschaftsspezifisches s. Schwangerschaftsprotein 1
Beta-1-Makroglobulin, schwangerschaftsassoziiertes 77
Blasenmole 322
Blasensprung, vorzeitiger, Abortus incipiens 333
Blastozyste 64
- Antigenität 78
- MHC-Antigene 79
Blastozystenhöhle 64
Blutstillung s. Hämostase
Blut-Testes-Schranke 34
Blutungen
- Fehlgeburt 338
- vaginale, Tubarabort 360
Blutungsanomalien
- Tubargravidität 358
- uterine, Hysteroskopie 107
Bret/Guillet-Metroplastik 137–138
Bromocriptin, Hyperprolaktinämie 186, 196
Bulbourethraldrüsen 31, 40

C

Candidainfektionen, Fehlgeburt 327
Caput epididymis 40
CASA (computergesteuerte Spermatozoenanalyse) 218
Cauda epididymis 40
Cervix uteri s. Zervix
chemische Noxen, Fehlgeburt 323–324
Chlamydieninfektionen
- Abort, habitueller 347
- Ejakulatuntersuchung 219
- Fehlgeburt 327
Cholesterin, Steroidhormone 15
Chorionepitheliom 361
Choriongonadotropin, humanes s. hCG
Chorionhöhlendurchmesser, Fehlgeburt 338
Chorionkarzinom 213, 235, 371
Chorionzotten 65
Chromopertubation 105, 107
- und Laparoskopie 145
- Wertigkeit 145
Chromosom 6, MHC 71
Chromosomenaberrationen
- endokrin bedingte 326
- Fehlgeburt 316–323
Chromosomenanomalien
- Fertilitätsstörungen, männliche 223
- Klinefelter-Syndrom 232
Climacterium virile 240
Clips, laparoskopische Applikation 109
Clomifen
- Corpus-luteum-Insuffizienz 179
- Dysmukorrhö 179
- Fehlgeburt 326
- Hyperprolaktinämie 186
- Ovarialfunktion, Stimulation 187, 189
- Ovarialinsuffizienz, hypogonadotrope 175
- Ovarialkarzinom 189
- PCO-Syndrom 181

Clomifen
- Zyklusvorbehandlung vor der Eizellgewinnung 326
Clomifenkonversion, Ovulationsinduktion 176
CO_2-Hysteroskopie, Historie 104
CO_2-Laser 113
Colitis ulcerosa, Fertilitätsstörungen, männliche 233
computergesteuerte Spermatozoenanalyse s. CASA
Computertomographie, Myome 134
Corona-penetrating-Enzym (CPE) 42, 50
Corona radiata 12, 53
Corona-radiata-Zellen, Antigenität 74
Corpus
- albicans 8
- cavernosum urethrae 31
- haemorrhagicum 8
- luteum 8, 14–15
- – Kontrolle, endokrinologische 27–28
- – Luteolyse 27
- – Progesteronbiosynthese 27
- – Tubargravidität 154
- spongiosum urethrae 31
Corpus-luteum-Insuffizienz 178–179
- Abort, habitueller 347
- Basaltemperatur 178
- Clomifen 179
- Cyclofenil 179
- Endometriumbiopsie 178
- Ethinylestradiol 179
- hCG 179
- Hyperprolaktinämie, latente 186
- Progesteronbestimmung 178
Corpus-luteum-Zyste, rupturierte, Differentialdiagnose 154
Cortisol, Tagesprofil 197
Cowper-Drüsen 31, 40
CPE s. Corona-penetrating-Enzym
Crossing-over 6, 34
Cumulus oophorus 9, 11, 53
- Antigenität 74
- Funktion 54
- Spermatozoenpenetration 53
Cushing-Syndrom
- hypophysäres 197
- PCO-Syndrom 180
Cyclofenil, Corpus-luteum-Insuffizienz 179

D

Danazol
- Endometriose 163–164
- Nebenwirkungen 164
Dehydroepiandrosteron-Sulfat s. DHEA-S
Dekapazitationsfaktor 44, 50
DEXA (dual energy X-ray absorptiometry), Hypogonadismus 215
Dexamethason-Kurztest 197
Dezidua
- EPF 77
- Infiltration, leukozytäre 74
- Leukozyten, Differenzierung 80
- T-Zellen 80
- Veränderungen, immunologische 80–81

DHEA-S (Dehydroepiandrosteron-Sulfat)
– PCO-Syndrom 183
– Sheehan-Syndrom 198
DHT (Dihydrotestosteron),
  Fertilitätsstörungen, männliche 223
Diabetes mellitus
– Abort, habitueller 347
– Fehlgeburt 329
– Fertilitätsstörungen, männliche 233
– juveniler, Ovarialinsuffizienz, hypergonadotrope 184
Diakinese, Spermatozyten 34
Dihydrotestosteron s. DHT
Diktyotän 6, 10
Diplotän 5–6, 10, 14
Doppler-Sonographie, Fertilitätsstörungen, männliche 215
Dottersack
– primärer 64
– primitiver 65
– sekundärer 64
Douglas-Punktion
– Extrauteringravidität 367
– Tubarabort 361
Douglas-Sekret, Endometriose 160
Douglasskopie s. Kuldoskopie
Down-Regulation, Estradiol 26
DPA (dual photon absorptiometry),
  Hypogonadismus 215
Dreimonatsspritze, Extrauteringravidität 357
Ductuli efferentes 31
Ductus epididymis 40
Ductus-deferens-Aplasie 224, 236
Dysfunktion, erektile s. erektile Dysfunktion
Dysmenorrhö
– Myome 140
– Uterusanomalien 132
Dysmukorrhö 126
– nach Clomifentherapie 179
Dyspareunie
– Differentialdiagnose 161
– nach GnRH-Analoga-Therapie 165

E

early pregnancy factor s. EPF
Echoendoskopie, flexible 106
EDPAF (embryo-derived platelet-activating factor) 77
– Embryo 79
– Ovarien 79
Eiaufnahmemechanismus 61
EIFT (embryo intrafallopian transfer) s.
  Embryotransfer, intratubarer
Eileiter s. Tuben
Eileiterschwangerschaft s. Tubargravidität
Eireifungsstörungen, Endometriose 161
Eiüberwanderung, Tubargravidität 154
Eizelle
– befruchtete, Tubentransport 61–62
– Reifebeurteilung 259
– Vorbereitung zur In-vitro-Fertilisation 259
Eizellgewinnung 257–259
– Laparoskopie 253
– pelviskopische 257–258

Eizellgewinnung
– transvaginale, ultraschallgesteuerte 258–259
– Zyklusvorbehandlung 253–256
Ejakulat
– s.a. Seminalplasma
– Kryokonservierung 234–235
Ejakulation
– retrograde **238**
– – Insemination, intrauterine 127
Ejakulatparameter
– Bewertung 220
– Nomenklatur 220
– Normalwerte 220
Ejakulatuntersuchung 215–221
– Agglutinationen 217
– Befundformblatt 216
– biochemische 218
– CASA 218
– Fruktose 218
– Glukosidase 218
– HOS-Test 218
– immunologische 218
– Karenzzeit 217
– MAR-Test 218
– mikrobiologische 219
– mikroskopische 217–218
– Mykoplasmen 219
– physikalische 217
– Qualitätskontrolle 218
– Rundzellen 217
– Spermatozoenkonzentration 217
– Spermatozoenmorphologie 217
– Spermatozoenmotilität 217
– Ureaplasmen 219
– Vitalfärbungen 218
– Zink 218
– Zitrat 218
Ejakulatvolumen 220
Ektoderm 64
Elektrochirurgie
– Blutstillung 111
– unipolare 109
Embryo
– Antigenität 78
– EDPAF 79
– Implantationsvorgang, Entwicklungsstufen 63–64
Embryoblast 64
embryo-derived platelet-activating factor s.
  EDPAF
Embryonalzeit
– FSH 7
– LH 7
– Oogenese 6
Embryonenschutzgesetz 100–101, 271, 274,
– Wortlaut 286–288
Embryonenspende 291
Embryotransfer 189–190, 265–269
– Fehlgeburt 330
– intratubarer 267–269, 284
– intrauteriner 266–267
– Kryokonservierung 271–272, 293
– Patientinnenbehandlung, anschließende 269–271
– Schwangerschaftsrate 274
– Technik 266–269
– Transfervolumen 267
– Zahl der Embryonen 267

Embryotransfer
– Zeitpunkt 265–266
Empty-Sella-Syndrom 197
End-zu-End-Anastomose, Tuben,
  Refertilisationsoperation 149
Endokoagulation 109, 114
Endoligatur 110, 112
Endometriose
– Danazoltherapie 163–164
– Diagnostik 161–162
– Endokoagulation 109
– Extrauteringravidität, abdominale 363
– Fehldiagnosen 161
– Frühabort 161
– Gestagene 163
– GnRH-Analogatherapie 164–165
– Laparotomie 168
– LH-Werte 160
– minimale und Kinderwunsch 166–167
– – Schwangerschaftsrate 167
– Östrogene 164
– Pathophysiologie 160–161
– Pelviskopie 162, 165, 168–169
– – operative 108
– Peritonealflüssigkeit, Interleukine 83
– Prolaktin-Werte 160
– Stadium I 166–168
– Stadium II oder III 168–169
– Stadium IV 169–170
– Sterilität 91, 159–170
– – Therapiekonzepte 165–166
– Tubargravidität 354–355
– Tuben 145
Endometrium
– GM-CSF 80
– Infiltration, leukozytäre 74
– Interferon-alpha 80
– Lymphokine 74
– MAF 74–75, 83
– MIF 74–75, 83
– MSTF 74–75, 83
– Veränderungen, immunologische 80–81
– "One-way-traffic-barrier" 76
Endometriumablation, hysteroskopische 116
Endometriumbiopsie, Corpus-luteum-Insuffizienz 178
Endometriumdiagnostik,
  Extrauteringravidität 365
Endonaht 109–110
Endosalpinx 146
Endoskope, gynäkologische, Typen 104
Endoskopie
– s.a. Hysterektomie
– s.a. Laparoskopie
– s.a. Pelviskopie, operative
– s.a. Vaginoskopie
– Adhäsiolyse 147
– allergische Reaktionen 114
– Bedeutung in der Diagnostik 104
– – in der Therapie 108–116
– Elektrochirurgie, unipolare 109
– elektronische 106
– Endokoagulation 109, 114
– Endoligatur 110, 112
– Endometriose 162
– Endonaht 109–110
– Extrauteringravidität 367

381

Endoskopie
– Fallopiusskopie 106
– Gasembolie 114
– Hämostase 109–111
– Hochfrequenzchirurgie 109–113
– Instrumentarium 109
– Knoten, intraabdomineller 110–111
– Komplikationen 114
– Kontraindikationen 114–115
– Laserchirurgie 113–114
– Laserstrahl, fokussierter 113
– Ligaturmaterial 151
– Messerelektroden 112
– Operationsverfahren, mikrochirurgische bei Tubenveränderungen 147–149
– Präparationstechnik 111–114
– Risiken 114
– Roeder-Schlinge 109–110
– Salpingoskopie 106
– Skalpell, elektrisches 111
– Skalpellelektroden 112
– Tuboskopie 106
– mit Ultraschall, gekoppelt 106
– Verletzungen 114
Entoderm 64
Entzügelungshyperprolaktinämie 196
Eosinophile s. Granulozyten, eosinophile
EPF (early pregnancy factor) 77, 81
– Fehlgeburt 325
Epididymis s. Nebenhoden
Epididymitis 212, **236**
– Sonographie 214
Epididymovasostomie 237
Epispadie 225, **237**
Epoophoron 4
erektile Dysfunktion 225, **238**
Erythrozyten-Rosetten-Inhibitionstest, Abort, habitueller 348
ESchG s. Embryonenschutzgesetz
Estr... s.a. Östr...
Estradiol
– Down-Regulation 26
– Fehlgeburt 339
Ethinylestradiol, Corpus-luteum-Insuffizienz 179
Eunuchoidismus 211
– Anorchie 228
– Kallmann-Syndrom 224
Extrauteringravidität 351–376
– abdominale 363
– – primäre 363
– – sekundäre 362
– – – Absterben der Frucht 369
– – – Entwicklung 368–370
– – – Fruchtwassermenge 369
– – – Mumifikation 370
– – – Symptome 369
– – – Therapie 370
– – – Verblutungstod der Mutter 370
– Actinomycin 373
– Adnexitis 355
– Ätiologie 354–358
– Anti-hCG-Antikörper, monoklonale 373
– Antiprogesteron RU 486 373
– Appendizitis 355–356
– Arias-Stella-Phänomen 365
– Austragung 368
– Blutstillung 371

Extrauteringravidität
– Definitionen 352
– Diagnostik 363–367
– Douglas-Punktion 367
– Douglas-Raum, Flüssigkeitsansammlung 364
– Endometriumdiagnostik, histologische 365
– Endoskopie 367
– Epidemiologie 352
– Exzision, partielle 372
– nach Fimbrioplastik 151
– Follikelstimulation, hormonelle 357
– Genitalinfektionen, entzündliche 355
– Glukoselösung, hyperosmolare 374
– Gonorrhö 355
– Häufigkeit 153
– hCG-Antagonisten 373
– hCG-Bestimmung 366, 372
– Hormontherapie, exogene 356
– hPL 366
– nach Hysterektomie 370
– interstitielle 361–362, 369
– – Ruge-Siemon-Zeichen 362
– intraligamentäre 369
– IUP 356
– Klinik 358–368
– Kontrazeption, hormonelle 356–357
– – mechanische 356
– Kuldoskopie 367
– Laparoskopie 367
– Lig. tuboovaricum 353
– Lokalisationen 352–353
– Methotrexat-Therapie 373
– Mifepriston 373
– Operation 371
– Ovarialgravidität 362–363
– Ovulationsinduktion 357
– PAPP-A 366
– Pelviskopie, operative 108
– Peritoneallavage 367
– PP-5 366
– Prostaglandine 373–374
– pseudogestationaler Sack 364
– Rhesussensibilisierung 374
– Rückbildung, spontane 368
– Salpingektomie 372
– Salpingitis 355
– nach Salpingostomie 151
– Salpingotomie 372
– und Schwangerschaft, intrauterine 371
– Schwangerschaftsdezidua 365
– Schwangerschaftsreaktionen, immunologische 365–367
– SP-1 366
– nach Sterilisation 357–358
– Stigmata, körperliche, fetale 369
– Symptome 358–368
– Therapie 371–374
– Todesfälle 352
– tubare s. Tubargravidität
– Tubenanomalien 354
– Tubenveränderungen, entzündliche 106
– – physio-/pathologische 354
– tubouterine 362
– Ultraschalluntersuchung 363–364
– Ursachen 153–154
– nach Uterusexstirpation 370

Extrauteringravidität
– Verlauf, klinischer 353
– Wiederholungsrisiko 370

F

Fallopiusskopie 106
Familienpflege 308
Farnkrautphänomen, Zervixsekret 121
Fehlbildungen
– Chromosomenaberrationen 321–322
– Fehlgeburt 315–316
– uterine, Abortrate 331
Fehlgeburt 311–349
– s.a. Abort
– s.a. Blasenmole
– s.a. missed abortion
– AB0-Blutgruppensystem 325
– Abortivei 335
– Abruptiones, vorausgegangene 315
– Alkoholkonsum 324–325
– Alter, mütterliches 314
– beginnende 333
– Berufstätigkeit 323
– Blei 323
– Blutungen 338
– Candidainfektionen 327
– chemische Substanzen 323–324
– Chlamydieninfektionen 327
– Chorionhöhlendurchmesser 338
– Chromosomenaberrationen 316–323
– – Abortmaterial, Befunde 318–319
– – Ätiologie 316
– – Alter, elterliches 318
– – Geschlechtsabhängigkeit 317
– – Inzidenz 316
– – Plazentaveränderungen 319–321
– – Veränderungen, embryonale/fetale 321–322
– nach Clomifentherapie 326
– Coendisulfid 323
– Definition 313
– Desinfektionsmittel 323
– Diabetes mellitus 329
– Diagnostik 337–340
– drohende 332–333
– – Allylestrenol 341
– – Bettruhe 340
– – Fehlbildungen 343
– – Fetus, lebender 344
– – Frühgeburt 342
– – Gestagene 341
– – hCG 344
– – Hormontherapie 340–342
– – Kriterien 343, 345–346
– – Östrogene 341
– – Perinatalsterblichkeit 342
– – Prognose 342–343, 345–346
– – Risiken 342
– – Spätabort 342
– – Therapie 340–342
– – I. Trimenon 334
– – II. Trimenon 337
– – Wachstumsretardierung 342
– Einteilung 313
– nach Embryotransfer 330
– endokrine Faktoren 325–326
– EPF 325

Fehlgeburt
- Erkrankungen, mütterliche 328–330
- 17β-Estradiol 339
- Fehlbildungsrate 315–316
- Fehlgeburten, vorausgegangene 314
- Geburten, vorausgegangene, Abstand 315
- Gefäßversorgung, uterine 332
- Gestationsalter 313
- nach Gonadotropintherapie 326
- Häufigkeit 313
- hCG 339
- Herzaktionen, fetale 338
- HLA 325
- Hyperthyreose 329
- Hypothyreose 329
- immunologische Faktoren 325
- Impfungen 328
- nach In-vitro-Fertilisation 330
- Infektionen 326–327, 329
- nach Insemination, hetero-/homologer 330
- Kriterien, endokrine 339
- Kupfer 323
- Listeriose 327
- Lupus erythematodes 328
- Meldepflicht 313
- MIF 325
- Monosomie X 317
- Mykoplasmeninfektionen 327
- Myome 140
- Noxen 323–324
- Parität 314
- Progesteron 339
- psychische Faktoren 329
- Quecksilber 323
- Rauchen 324–325
- Scheitel-Steiß-Länge 339
- Styren 323
- Synechien 331
- Tetraploidie 317
- Toxoplasmose 327
- Triploidie 317
- Trisomien 317
- Tubenfaktor 330
- Ultraschalluntersuchung 337–338
- unvollständige 333, 337
- uterine Faktoren 331–332
- Uterus myomatosus 332
- Vaginalsonographie 338
- Virusinfektionen 328
- vollständige 333, 337
Fekundität 90
Feminisierung, testikuläre 226, **239**
Fertilisation 52–61
- assistierte 244, 263–264
- – Schwangerschaftsverlauf 277
- Cumulus oophorus, Penetration 53–55
- EPF 81
- extrakorporale 259–265
- – der Eizelle in der Kapillare 263
- – – in der Kultur 262–263
- – Berliner Modell 100
- – Kulturmedien 259
- – Vorbereitung der Eizelle 259–260
- – – der Spermatozoen 260–262
- Fusion der vitellinen Membran 56–60
- Immunologie 74–77
- Komplementfaktoren 75

Fertilisation
- kortikale Reaktion 60–61
- Oozyte, Aktivierung 59
- Pflichtberatung, psychosomatische 100
- polysperme 60–61
- Spermaantikörper 75
- Zona pellucida, Penetration 55–56
- Zonareaktion 60–61
- Zytokine 75–76, 83
Fertilität, HLA-Sharing 71
Fertilitätsgene, MHC-assoziierte 72
Fertilitätssprechstunde, paarbezogene 98
Fertilitätsstörungen
- s.a. Infertilität
- männliche 96, 207–246
- – Anamnese 210
- – Androgenmangel 211–212
- – Chemotherapeutika 234
- – DHT 223
- – Diagnostik 210–224
- – – endokrinologische 221–224
- – Ejakulatuntersuchung 215–221
- – Erkrankungen, organische 233
- – FSH 222
- – Geschlechtsdrüsen, akzessorische, Störungen 236–237
- – GnRH-Test 222
- – hCG-Test 221
- – Hodenbiopsie 223
- – Inzidenz 209
- – Krankheitsbilder 224–240
- – LH 222
- – durch Noxen 233
- – Prolaktin 223
- – psychogene 96
- – Radiojodtherapie 233
- – Röntgenstrahlen 233
- – Samenwege, ableitende, Störungen 236-237
- – Therapie 240–246
- – Untersuchungen, apparative 214–215
- – – somatische 212–214
- – – zyto- und molekulargenetische 223–224
- weibliche, Endometriose 161
- – Faktor-XIII-Mangel 78
- – HLA-Kompatibilität 70–71
- – Makrophagen, aktivierte 83
- – Myome 140
Fetalzeit, Oogonien, Entwicklung 5
Fettverteilung, Androgenmangel 211
Fiberendoskopie 106
Fimbriolyse 147
Fimbrioplastik 148, 150–152
- Pelviskopie, operative 108
- Salpingitis 150
- Schwangerschaftsrate 151
- Tubargravidität 155
Follikel
- antraler s. Tertiärfollikel
- Beurteilung 253
- dominanter, LI 22
- – OMI 22
- – Selektion 21–24
- gesprungener 8
- Morphologie 8–14
- präantraler s. Sekundärfollikel
- präovulatorischer 10, 12–14, 253
- – Endokrinologie 24–25

Follikel
- sprungreifer 8
- Steroidgenese 17–19
- Ultraschallausmessung 253
Follikelatresie 29–30
- Stadien 30
Follikelflüssigkeit 28–29
- Alpha-1-Antitrypsin 260
- Antigenität 74
- Eigenschaften, hormonelle 29
- FSH 20
- Inhibin, ovarielles 28
- LH 20
- LI 29
- Mukopolysaccharide 28
- Östrogene 20
- OMI 28
- pH-Wert 28
- Proteine 28
Follikelhöhle 11, 20
Follikelphase, Zervikalsekret 47
Follikelreifung 8, 10
- Endokrinologie 19
- FSH 19–24, 174
- Größe der Eizelle 11
- LH 19–24, 174
- Ovarien 8
- Regulation, nicht-steroidale 23
- – steroidale 19–24
- Stadien 9
- Stimulation 176–177
Follikelreifungsstörungen
- Antikörperinduktion 160
- Douglas-Sekret 160
- Eireifungsstörungen 161
- Endometriose 160
- Fertilisationsstörungen 161
- Immundefekte 160
- Lutealphase, Störungen 160
- Ovarialinsuffizienz 160
Follikelstimulation, hormonelle, Extrauteringravidität 357
follikelstimulierendes Hormon s. FSH
Follikelzellen 5
Follikulogenese s. Follikelreifung
Follikulometrie, PCO-Syndrom 181
Fruchttod
- intrauteriner, Hyperthyreose 199
- – Toxoplasmose 327
Fruchtwasseruntersuchung s. Amniozentese
Frühabort
- s.a. Abort(us)
- Endometriose 161
Frühgeburt
- und Fehlgeburt, Einteilung 313
- Myome 140
Frühschwangerschaft
- gestörte s. Abort(us) imminens
- immunologische Veränderungen 80
- Regulation der Immunantwort 77
FSH (follikelstimulierendes Hormon)
- Embryonalzeit 7
- Fertilitätsstörungen, männliche 221
- Follikelreifung 19–24, 174
- Hypogonadismus, hypogonadotroper, idiopathischer 224
- Klinefelter-Syndrom 232
- Ovarialfunktion, Stimulation 189
- Ovulation 26–27

FSH (follikelstimulierendes Hormon)
- Pasqualini-Syndrom 227
- PCO-Syndrom 181–182
- Sertoli-Zellen 35
- Spermatogenese 36–38
- Steroidgenese, follikuläre 17–19
- Zyklusvorbehandlung vor der Eizellgewinnung 254–255

FSH-Bestimmung, Ovarialinsuffizienz, hypogonadotrope 174
FSH-Mangel, isolierter 227

G

Galaktorrhö 227
- Hyperprolaktinämie 185
- Prolaktinom 196

Galvanokauter 111
Gametenantikörperbildung, Sterilität 81
Gametenspende 291
Gametentransfer 265–269
- intratubarer s. GIFT

Gametogenese 174
Gasembolie, Hyteroskopie 114
Gastmutterschaft 292
Geburt nach Sterilitätsbehandlung 96
Gelbfieberimpfung, Fehlgeburt 328
Genitalinfektionen
- aszendierende, Insemination, intrauterine 126
- Extrauteringravidität 355

Genitaltrakt
- männlicher 30–44
- – Spermatozoentransport 40
- weiblicher, Aufbau und Funktion 4–30

germinal vesicle 6
Geschlecht, indifferentes Stadium 5
Geschlechtsbehaarung, sekundäre, Androgenmangel 211
Geschlechtsorgane, akzessorische, männliche 39–40
Gesichtsfeldbestimmung, Hyperprolaktinämie 185
Gestagene
- Endometriose 163
- Fehlgeburt, drohende 341
- Ovarien, Biosynthese 16
- Teratogenität 341

Gestagentest, Ovarialinsuffizienz, hypogonadotrope 174
Gestose nach Sterilitätsbehandlung 96
GIFT (gamete intrafallopian transfer) 245, 268–269, 284, 286
- Steinschnittlage 268

Glandula(-ae)
- bulbourethrales 31, 40
- urethrales 31, 40
- vesiculosa 39

Glasfaserendoskope 106
Gleithoden 228
Globozoospermie 225, **231**
Glukokortikoide, PCO-Syndrom 183
Glukoselösung, hyperosmolare, Extrauteringravidität 374
GM-CSF (granulocyte/monocyte colony stimulating factor), Endometrium 80
GnRH (Gonadotropin-releasing-Hormon)
- Follikelreifung 19–21

GnRH (Gonadotropin-releasing-Hormon)
- Hoden, Lageanomalien 229
- Hypogonadismus 242
- – hypogonadotroper, idiopathischer 224
- Infertilität, idiopathische 243
- Prader-Labhart-Willi-Syndrom 226
- Spermatogenese 36–38

GnRH-Agonisten
- Ovarialfunktion, Stimulation 189
- Ovarialinsuffizienz, hypergonadotrope 185
- PCO-Syndrom 183

GnRH-Analoga
- Endometriose 164–165
- Myome 141
- Zyklusvorbehandlung vor der Eizellgewinnung 255–256

GnRH-Test
- Fertilitätsstörungen, männliche 222
- Kallmann-Syndrom 224
- Ovarialinsuffizienz, hypogonadotrope 175
- Panhypopituitarismus 226

GnRH-Therapie
- pulsatile, Ovarialinsuffizienz, hypogonadotrope 176
- – PCO-Syndrom 182

Gonaden, indifferente 4
Gonadendysgenesie 225
Gonadokrine, Ovarien 22
Gonadotropine
- exogene, Ovarialinsuffizienz, hypogonadotrope 176
- Fehlgeburt 326
- Hypogonadismus, primärer 222
- Ovarialfunktion, Stimulation 187, 189
- Ovarialkarzinom 189
- Panhypopituitarismus 226
- PCO-Syndrom 182
- Primärfollikel 7
- Spermatogenese 36
- Steroidsynthese, follikuläre 20
- Streoidsynthese, follikuläre 21
- Zyklusvorbehandlung vor der Eizellgewinnung 326

Gonadotropinmangel, isolierter 227
Gonadotropinsekretion, Kontrolle, endokrine 22
Gonorrhö, Extrauteringravidität 355
Graaf-Follikel 8
- präovulatorischer 9

Gradaus-Optik 104
granulocyte/monocyte colony stimulating factor s. GM-CSF
Granulosa-Luteinzellen 27
Granulosazellen 5, 7
- Androgene 16
- Aromataseaktivität 21
- Atresie 29
- Gestagene 16
- Luteinisierung 13–14
- Östrogene 18
- Primärfollikel 9–10
- Tertiärfollikel 8

Granulozyten, eosinophile, Reproduktion 80
Gravidität
- anguläre 352, 362

Gravidität
- ektope s. Extrauteringravidität
- – s. Tubargravidität
- zervikale 352

Gynäkomastie 213, 227
- Klinefelter-Syndrom 231
- Reifenstein-Syndrom 239

H

Hämagglutinationshemmtest, Extrauteringravidität 366
Hämatosalpinx, Tubarabort 359
Hämatozele
- peritubare 359, 361
- retrouterine 359

Hämospermie 217
Hämostase
- Clips, resorbierbare 109
- Elektrochirurgie, unipolare 109
- Endokoagulation 109, 114
- Endoligatur 110, 112
- Endonaht 109–110
- Extrauteringravidität 371
- Laparoskopie 109–111
- Ligaturmaterial 110
- Mikronaht 110
- PDS-Clips 111
- PDS-Faden 110
- Roeder-Schlinge 109–110

hairless women s. testikuläre Feminisierung
Halskettenzeichen, ovarielles Überstimulationssyndrom 191
Hamsteroozyten-Penetrationstest s. HOP-Test
Hashimoto-Thyreoiditis 201
- Ovarialinsuffizienz, hypergonadotrope 184

Haupthistokompatibilitätskomplex s. MHC
hCG (humanes Choriongonadotropin) 77, 81
- Abortivei 344
- Corpus-luteum-Insuffizienz 179
- Embryo 65
- Extrauteringravidität 366, 372
- Fehlgeburt 339, 344
- Hoden, Lageanomalien 229
- Infertilität, idiopathische 242
- Insemination, artifizielle 188
- missed abortion 344
- Nachweismethoden 366
- Ovarialinsuffizienz, hypogonadotrope 176
- Ovulation 26
- PCO-Syndrom 182
- Tubargravidität 154

hCG-Antagonisten, Extrauteringravidität 373
hCG-Test
- Anorchie 228
- Fertilitätsstörungen, männliche 221

Hemi-Zona-Assay 220
Hepatitis, Endoskopie, elektronische 106
Herpes-genitalis-Infektion, Abort, habitueller 347
Herzaktionen, fetale, Fehlgeburt 338
heterologer Ovumpenetrationstest s. HOP-Test

Heterozygotentest, AGS 203
Heuser-Membran 64
HF-Chirurgie s. Hochfrequenzchirurgie
HF-Hämostase s. Hochfrequenzchirurgie, Hämostase
Hirsutismus
– nach Danazoltherapie 164
– PCO-Syndrom 180, 183
HLA (human leukocyte antigens) 71
– Abort, habitueller 347
– Fehlgeburt 325
– Klassen 71
HLA-B-Homozygotie 70, 84
HLA-Genorte 71
HLA-Haplotypen, Infertilität 70
HLA-Heterozygotie 70
HLA-Sharing
– Abort, habitueller 71, 347
– Reproduktion 71–72, 83
– Sterilität 71
HLA-Typisierung, AGS 203
HLA-Übereinstimmung s. HLA-Sharing
hMG (humanes Menopausengonadotropin)
– Infertilität, idiopathische 242
– Zyklusvorbehandlung vor der Eizellgewinnung 254–255
Hochfrequenzchirurgie 109
– Adhäsiolyse 147
– Eigenschaften 113
– Hämostase 109–110, 114
– Messerelektroden 112
– Schnittwirkung 111
– Skalpellelektroden 112
– Sterilisation 116
Hoden 31–32
– Androgenmangel 211
– Anomalien und Störungen 227–236
– Differenzierung 30
– Entwicklung 30–31
– Lageanomalien 228–229
Hodenbiopsie, Fertilitätsstörungen, männliche 223
Hodenektopie 228
– hCG-Test 221
Hodenfunktionsstörungen, Systematik 225
Hodentumoren 234–235
– Gynäkomastie 213
– Sonographie 214
Hodenvolumen 212
HOP-Test 58, 219
Hormone, Immunsystem, Interaktion 76–77
HOS-Test 218
hPL (humanes Plazentalaktogen) 81
– Embryo 65
– Extrauteringravidität 366
human leukocyte antigen s. HLA
humanes Choriongonadotropin s. hCG
humanes Menopausengonadotropin s. hMG
humanes Plazentalaktogen s. hPL
Hydrocortison, AGS 203
Hydrosalpinx 144, 147
Hydrothorax, ovarielles Überstimulationssyndrom 190
21-Hydroxylasedefekt, AGS 201
17α-Hydroxyprogesteron
– AGS 202
– Fehlgeburt 339
– Ovarien 16

Hyperemesis gravidarum
– Hyperthyreose 199
– nach Sterilitätsbehandlung 96
Hyperinsulinismus, PCO-Syndrom 180
Hyperkortizismus 197
– Fertilitätsstörungen, männliche 233
Hyperöstrogenämie
– Anovulation, chronische 179
– PCO-Syndrom 179
hyperosmotischer Schwelltest s. HOS-Test
Hyperprolaktinämie 185–186, 227
– Akromegalie 196
– Bromocriptintherapie 186
– Clomifen 186
– Gynäkomastie 213
– Hypothyreose 196
– latente 186
– Lisuridtherapie 186
– manifeste 185
– medikamentös bedingte 227
– Metoclopramidtest 186
– Prolaktinom 196
Hyperthekosis 183
Hyperthyreose 199
– Fehlgeburt 329
– Fertilitätsstörungen, männliche 233
Hypöstrogenismus nach GnRH-Analoga-Therapie 165
Hypogonadismus
– männlicher 211
– – GnRH 242
– – hCG-Test 222
– – hypogonadotroper, idiopathischer 224–225
– – Kinderwunsch 242–243
– – Knochenalter 215
– – primärer, Gonadotropine 222
– – sekundärer, LH 222
– – Sonographie, rektale 215
– – Testosteron 241–242
– weiblicher, PCO-Syndrom 182
Hypogonadotropinämie, PCO-Syndrom 182
Hypophysenadenom, Hyperprolaktinämie 227
Hypophyseninsuffizienz
– postpuberale 227
– präpuberale 226
– schwangerschaftsbedingte 197–198
Hypophysentumoren 227
Hypophysitis
– autoimmune, Sheehan-Syndrom 197
– postpartale 198
Hypopituitarismus 225
Hypospadie 213, 225, **237**
– Insemination, intrauterine 127
– perineoskrotale 240
– Reifenstein-Syndrom 239
Hypothalamus-Hypophysen-Gonaden-Achse, AGS 202
Hypothalamus-Hypophysen-Nebennieren-Achse, AGS 202
Hypothyreose 199
– Fehlgeburt 329
– Hyperprolaktinämie 196
– – latente 186
– latente 199
– Prolaktinom 196
– subklinische 199

Hypovolämie, ovarielles Überstimulationssyndrom 190
Hysterektomie
– Endonaht 110
– Extrauteringravidität 370
– Pelviskopie, operative 108
Hysterosalpingographie 107, 145
– Asherman-Syndrom 145–146
– Myome 134–135
– Uterusanomalien 133
– Wertigkeit 145
Hysteroskopie 107–108, 146
– Asherman-Syndrom 139
– Endometriumablation 116
– fadenlose 115
– Gasembolie 114
– Historie 104
– Indikationen, operative 115
– IUP, fadenlose 115
– Lost-IUP 115
– Myomentfernung 135, 141
– Narkose 114
– Sterilisation 115–116
– Synechien, intrauterine 115
– Uterusanomalien 133, 138–139
– – kongenitale 115
– Verletzungen 114
– Wertigkeit 145

I

Idiotypen-Antiidiotypen-Netzwerk-Theorie **77**, 78
– TLX-Antigene 78, 84
IHH s. Hypogonadismus, hypogonadotroper, idiopathischer
Ikterus, Tubarabort 360
Immundefekte, Endometriose 160
Immungenetik
– Reproduktion 70–72
– Sterilität 83–84
Immunglobuline, Spermatozoen 74
Immunhyperthyreose Typ Basedow 201
Immunisierung, Abort, habitueller 348
Immunologie
– Fertilisation 74–77
– Implantation 77–81
– Reproduktion 69–86
– Reproduktionstrakt, männlicher 72–73
– – weiblicher 73–74
Immunotropismus 76, **77**
Immunsystem, Hormone, Interaktion 76–77
Immuntherapie
– Abort, habitueller 348
– Infertilität, weibliche 84
Impfungen, Fehlgeburt 328
Implantation 62–66
– Entwicklungsstufen 63
– follikuläre 363
– Immunologie 65, 77–81
– juxtafollikuläre 363
– Morphologie 63
Impotentia coeundi s. erektile Dysfunktion
Induratio penis plastica 237
Infektionen
– Abort, habitueller 347
– Fehlgeburt 326–327, 329

385

Sachverzeichnis

Infertilität
- s.a. Fertilitätsstörungen
- s.a. Sterilität
- Androgenresistenz 239
- Definition 90
- Diagnostik, allgemeine 92
- Endometriose 91
- Extrauteringravidität 153–157
- HLA-Haplotypen 70
- idiopathische 224
-- Androgene 244
-- Antiöstrogene 244
-- Aromatasehemmer 244
-- GnRH 243
-- hCG/hMG 242
-- Insemination, homologe 245
-- Kallikrein 244
-- Therapie 243–244
- immunologische 237
-- Insemination, homologe 245
--- intrauterine 84
- Peritonealflüssigkeit 82
- TLX-Antigene 78
- Ursachen 90–91
- uterine 92
- weibliche, Immuntherapie 84
- zervikale 91–92
Inhibin
- ovarielles 22
-- Follikelflüssigkeit 28
- Sertoli-Zellen 35, 38
Insemination
- artifizielle 126
- heterogene 126
- heterologe, Fehlgeburt 330
- homologe 126–127, 245
-- Fehlgeburt 330
-- Schwangerschaftsrate 127-128
-- ohne Stimulationsbehandlung 285
- intrauterine, Einschlußkriterien 127
-- Follikelreduktion, selektive 188
-- hCG 188
-- Indikationen 126
-- Infertilität, immunologische 84
-- LH-Anstieg, präovulatorischer 187–188
-- Mehrlingsschwangerschaft 187–188
-- Ovarialfunktion, Stimulation 187
-- Ovulationsinduktion 127
-- Sterilität, immunologische 126
--- männliche 187
-- Terminierung 127
-- Zyklusüberwachung 187–188
- künstliche 99
- subzonale 245
Insler-Zervixindex 121
Insulintoleranztest 197
Interferon-alpha, Endometrium 80
Interferon-gamma, Spermamotilität 75
Interleukin 1 77
Interleukin 2 77
Intrauterinpessar s. IUP
Introitus vaginae, AGS 203
In-vitro-Fertilisation 98, 245
- Abrechnung 286
- Ärzte, berechtigte für Kassenpatienten 285
- Alleinstehende 292–293
- assistierte 263–264

In-vitro-Fertilisation
- Bewertungskriterien 273–274
- Einflußfaktoren 273–274
- Eizellgewinnung 257–259
- Embryotransfer 265–269
- ethische Aspekte 277, 289–295
-- rechtliche Regelungen 294–295
- Fehlgeburt 330
- Forschungsethik 293–294
- Genehmigungspflicht 284
- GIFT 268–269
- Indikationen 250–252
-- medizinische 285
-- juristische Aspekte 281–288
- in der Kapillare 263
- Kryokonservierung 271–272, 293
- in der Kultur 262–265
- Kulturmedien 259
- Mehrlingsschwangerschaft 284
- Ovarialfunktion, Stimulation 189–190
- Partnerschaften, eheliche 290–291
-- nichteheliche 292–293
- Patientin-Arzt-Verhältnis 294
- Richtlinien des Bundesausschusses für Ärzte und Krankenkassen 284–285
- Tubenverschluß 149
- Vorbereitung der Eizelle 259–260
-- der Spermatozoen 260–262
- Zyklusbehandlung vor der Eizellgewinnung 253–256
In-vitro-Penetrationstests, Zervixsekret 125–126
isthmozervikale Insuffizienz, Uterusanomalien 137
IUI s. Insemination, intrauterine
IUP (Intrauterinpessar)
- Extrauteringravidität 356
- fadenlose, Hysteroskopie 115
IvF s. In-vitro-Fertilisation

J

Jansen-Anderson-Intratubal-Transferset 268

K

Kallikrein 244
Kallmann-Syndrom 174, 224–225
Kapazitation 50–52, 74
- akrosomale Reaktion 51–52
- CPE 50
- Mechanismen, molekulare 51–52
- Membranveränderungen 51
- Physiologie 50
- Spermantikörper 75
- Spermatozoenoberfläche 50
- Steuerung, hormonelle 50
Kapillartests, Zervixsekret 125
Kartagener-Syndrom 62, 211, **230**
Karzinomsuche, Hysteroskopie 107
Keimdrüsen, Anlage 4
Keimzellatresie 29
Keimzellen, Atrophie 6
Kerngeschlechtbestimmung 223
- Klinefelter-Syndrom 232
Kinderlosigkeit, psychosoziale Aspekte 93–101

Kinderwunsch
- Arzt-Patient-Beziehung 95
- fixierter 94
- gesunder 95
- Motivation 94
- starker 94–95
- überwertiger 94
- unerfüllter 209
-- Leidensdruck 94–95
-- narzißtische Kränkung 97
Klinefelter-Syndrom 225, **231**
- Azoospermie 222
- Chromosomenanomalien 223, 232
- FSH 222
- Gynäkomastie 213
- Hoden 212
Klitorishypertrophie, AGS 201
Knoten, endoskopischer 110–111
Komplementfaktoren
- Akrosomenreaktion 75
- Fertilisation 75
Kontrazeption
- hormonelle, Extrauteringravidität 356–357
- immunologische 82
- mechanische, Extrauteringravidität 356
Kontrazeptiva, antiandrogenhaltige, PCO-Syndrom 183
Kopfschmerzen, Hyperprolaktinämie 185
kortikale Reaktion, Spermatozoenpenetration 60
Kortikoid-Notfallausweis, AGS 202
Kremer-Test 219
Kryokonservierung
- Ejakulat 234–235
- In-vitro-Fertilisation 271–272, 293
Kryptorchismus **228**
- Anorchie 228
- hCG-Test 221
Kuldoskopie, Extrauteringravidität 367
Kulturmedien, In-vitro-Fertilisation 259

L

Laktationsphase nach Sterilitätsbehandlung 96
Laparoskopie 105–106, 109
- mit Chromopertubation 145
- Dokumentation 105–106
- Eizellgewinnung 253
- Endoskope mit Gradaus-Optiken 104
- Entwicklung 105
- Extrauteringravidität 367
- Glasfaserendoskope, gekoppelt mit Videokameras 106
- Hämostase 109–111
- Indikationen 105
- Instrumentarium 109
- Narkose 114
- Operationsendoskope 104–105
- Sterilität, weibliche 104–105
- Unterbauchschmerzen 147
- Verletzungen 114
Laparotomie
- Endometriose 168
- Myome 140
- Tubargravidität 155
- Uterusanomalien 137

Laserchirurgie 113–114
- Adhäsiolyse 147
- Endometriose 162
- Endometriumablation 116
- Koagulationseffekte 114
- Vor- und Nachteile 113
Laser-Doppler-Spektroskopie, Zervixsekret 122
late-onset adrenale Hyperplasie
- AGS 202
- PCO-Syndrom 180
Latex-Agglutinationstest, Extrauteringravidität 366
Leberzirrhose, Fertilitätsstörungen, männliche 233
Leidensdruck, Kinderwunsch, unerfüllter 94–95
Leistenhoden 228
Leptotän
- Oozyten 5–6
- Spermatozyten 32, 34
Letalgene, MHC-assoziierte 72
Leukozyten, Dezidua, Differenzierung 81
Leydig-Zell-Aplasie 225
Leydig-Zellen 31–32, 35–36
Leydig-Zell-Tumoren 213, 235
LH (luteinisierendes Hormon)
- Androgenresistenz 239
- Embryonalzeit 7
- Endometriose 160
- Fertilitätsstörungen, männliche 221
- Follikelreifung 19–24, 174
- Hypogonadismus, hypogonadotroper, idiopathischer 224
- Klinefelter-Syndrom 232
- Leydig-Zellen 35
- Ovarialfunktion, Stimulation 189
- Ovulation 25
- Pasqualini-Syndrom 227
- PCO-Syndrom 181–182
- Sertoli-Zellen 35
- Spermatogenese 36–38
- Steroidgenese, follikuläre 17–19
- Testosteron 35
LH-Bestimmung, Ovarialinsuffizienz, hypogonadotrope 174
LH-surge inhibiting factor 188
LI (luteinisierender Inhibitor) 22
- Follikelflüssigkeit 28
Ligamentum
- infundibulum pelvicum 7
- ovarii proprium 7
- suspensorium ovarii 7
- tuboovaricum, Extrauteringravidität 353
Liquefizierungsstörungen 237
Listeriose
- Abort, habitueller 347
- Fehlgeburt 327
Lisurid, Hyperprolaktinämie 186
Littré-Drüsen 31, 40
Lobuli testis 32
LUF (luteinizing unruptured follicle)-Syndrom 160
Lumbago, Androgenmangel 211
Lupus erythematodes, Fehlgeburt 328
Lutealphase, Zervixsekret 47
Lutealphasenstörungen
- Endometriose 160

Lutealphasenstörungen
- Uterusanomalien 132
luteinisierender Inhibitor s. LI
luteinisierendes Hormon s. LH
Luteolyse 27
Luteotropine 27
Lymphadenektomie, Pelviskopie, operative 108
Lymphokine, Endometrium 74

M

MAF (makrophagenaktivierender Faktor), Endometrium 74–75, 83
Magnetresonanztomographie
- Fertilitätsstörungen, männliche 215
- Myome 134
major histocompatibility complex s. MHC
MAK (mikrosomale Antikörper) 201
makrophagenaktivierender Faktor s. MAF
makrophagenstimulierender Faktor s. MSTF
Makroprolaktinom 186, 196, 227
- Hyperprolaktinämie 185
Mammakarzinom beim Mann 213
MAR-Test 126, 218, 220
Masernimpfung, Fehlgeburt 328
Mayer-Rokitansky-Küster-Syndrom 132
Mehrlingsschwangerschaft
- nach Gonadotropintherapie 177
- Insemination, intrauterine 187–188
Meiose
- Oozyten 5, 14
- Spermatozyten 33
Membrana granulosa 9–10, **11**
Menometrorrhagie
- Endometriumablation 116
- Myome 139
- Tubargravidität 359
Menopause, prämature 184
Menopausengonadotropin, humanes s. hMG
Menorrhagie, hormonrefraktäre, Endometriumablation 116
Mensinga-Pessar, Extrauteringravidität 356
Menstruationszyklus s. Zyklus
Mesoderm, extraembryonales 64
Messerelektroden 112
Mesterolon 242, 244
Metaphase 14
Metergolin, Hyperprolaktinämie 196
Methotrexat, Extrauteringravidität 373
17α-Methyltestosteron 242
Metoclopramidtest, Hyperprolaktinämie 186
Metroplastik
- nach Bret und Guillet 137–138
- Hysteroskopie, postoperative 108
Metrorrhagie
- Differentialdiagnose 161
- Tubargravidität 358
MHC (major histocompatibility complex) 71
- Fertilitätsgene 72
- Letalgene 72
MHC-Antigene
- Blastozyste 79
- Trophoblast 79
MIF (migrationsinhibierender Faktor)
- Endometrium 74–75, 83

MIF (migrationsinhibierender Faktor)
- Fehlgeburt 325
Mifepriston (RU 486) 157, 373
migrationsinhibierender Faktor s. MIF
Mikrochirurgie, endoskopische, Tubenfunktionsstörungen 147–149
Mikroprolaktinom 186, 196, 227
Miller-Kurzrok-Test 125
Minimalendometriose s. Endometriose, minimale
Minipille, Extrauteringravidität 357
missed abortion 313, **335**
- Nachweis, sonographischer 344
mixed antiglobulin reaction test s. MAR-Test
Monosomie X 317
- Abort, habitueller 346
- Plazentaveränderungen 321
Morbus Basedow-Graves 184
Morbus Crohn, Fertilitätsstörungen, männliche 233
Mosaik-Turner-Syndrom 183
MSTF (makrophagenstimulierender Faktor), Endometrium 74–75, 83
Müller-Gänge 4
- Verschmelzung, unvollständige 135
Mukoviszidose s. zystische Fibrose
Mukus, zervikaler s. Zervixsekret
Mukussurrogat 219
Mumpsimpfung, Fehlgeburt 328
Mundepithel, Bestimmung des Kerngeschlechts 223
Muttermundverschluß, Abort, habitueller 348
Mykoplasmen, Ejakulatuntersuchung 219
Mykoplasmeninfektion, Fehlgeburt 327
Myome 134–135
- Fehlgeburt 332
- GnRH-Analoga 141
- Hysterosalpingographie 134–135
- Hysteroskopie 135, 146
- operative 141
- Laparotomie 140
- Östrogenrezeptoren 141
- Pelviskopie 135, 140
- Sterilität 139–142
- Ultraschalluntersuchung 133–134
- verkalkte 134–135
Myomektomie 140
- Endokoagulation 108–109
Myomenukleation 140
- Hysteroskopie, postoperative 108
- Pelviskopie, operative 108
Myotonia dystrophica, Fertilitätsstörungen, männliche 233

N

Naht, endoskopische 109–110
Naloxon, Ovarialinsuffizienz, hypogonadotrope 178
Naltrexon, Ovarialinsuffizienz, hypogonadotrope 178
Nebenhoden 31, 38–39, 212
- Coating-Protein 39, 42
- Forward-motility-Protein 39, 42
Nebenhodenfunktion, Untersuchungen, biochemische 218

Nebenhodensekret 38–39, 42
Nebennierenhyperplasie, AGS 202
Nebenniereninsuffizienz 203–204
– primäre 204
– sekundäre 204
Neodym-YAG-Laser 113
– Myome 141
Netzresektion, Pelviskopie, operative 108
Niederfrequenzkauter 111
Niereninsuffizienz
– Fertilitätsstörungen, männliche 233
– ovarielles Überstimulationssyndrom 191
Noonan-Syndrom s. Turner-Syndrom, männliches
Normozoospermie 220

O

Östr... s.a. Estr...
17β-Östradiol, Ovarien 16
Östrogene
– Biosynthese 16
– Dysmukorrhö 126
– Eigenschaften, immunologische 76
– Endometriose 164
– Fehlgeburt, drohende 341
– Follikelflüssigkeit 20
– Kapazitation 50
– Ovarialinsuffizienz, hypergonadotrope 185
– Ovarien 16
– Teratogenität 341
– Tertiärfollikel 20
Östrogen-Feedback-Mechanismus, FSH 7
Östrogenmangel, Prolaktinom 196
Östrogenrezeptoren, Myome 141
Östrogentest, Ovarialinsuffizienz, hypogonadotrope 174
Östron, Ovarien 16
Oligoasthenoteratozoospermie 220
Oligomenorrhö
– Hyperprolaktinämie 185
– PCO-Syndrom 180
– Sheehan-Syndrom 197
Oligozoospermie 220
– FSH 222
Oligurie, ovarielles Überstimulationssyndrom 191
OMI (oocyte maturation inhibitor) 22
– Follikelflüssigkeit 22
oocyte maturation inhibitor s. OMI
Oogenese 5–7
– Embryonalzeit 6
– Fetalzeit 5
Oogonien 5
– Wanderungsphase, amöboide 5
Oozyten
– Anzahl 6
– Autoantikörper, ovarielle 81
– Meiose 5, 14
– ovulierende 54
– Primärfollikel 10
Oozytenreifung, Endokrinologie 19
Operationsendoskope 104–105
Orchidometer 212
Orchidopexie 229
Orchitis 225, 231

Osteoporose, Androgenmangel 211
Ovarektomie, Pelviskopie, operative 108
Ovarialendometriom 162
Ovarialfunktion
– Stimulation 186–190
– – IvF/ET 189–190
– – Sterilität, männliche 187
– – Überstimulationssyndrom 190
Ovarialgravidität 362–363
Ovarialinsuffizienz
– Endometriose 160
– hypergonadotrope 183–185
– – Follikelapparat, erhaltener 184
– – GnRH-Agonisten 185
– – Gonadenanlage, gestörte 183
– – Menopause, prämature 184
– – milde 185
– – Östrogene 185
– – relative 184
– – Therapie 184–185
– – Wachstumshormon 185
– hyperprolaktinämische 185–186
– hypogonadotrope 174–178
– – Clomifen 175–176
– – Follikelreifung, Stimulation 176–177
– – FSH-Bestimmung 174
– – Gestagentest 174
– – GnRH-Test 175
– – GnRH-Therapie, pulsatile 176
– – Gonadotropine, exogene 176–177
– – LH-Bestimmung 174
– – Naloxon 178
– – Naltrexon 178
– – Östrogentest 174
– – Ovulationsinduktion durch Clomifenkonversion 176
– – – durch Gonadotropine 176–177
– – Steroidsubstitution 175
– – Streßfaktoren, auslösende 175
– – Wachstumshormon 178
– – Immunologie 81
– – normogonadotrope, normoprolaktinämische 178–183
– Sterilität 173–191
– Tubargravidität 154
Ovarialkarzinom nach Clomifen- und Gonadotropintherapie 189
Ovarialtumoren, Endonaht 110
Ovarialzyste, stielgedrehte, Differentialdiagnose 154
ovarielle Funktionsstörungen s. Ovarialinsuffizienz
ovarielles Überstimulationssyndrom 190–191
– nach Clomifentherapie 181
– Einteilung nach Navot 191
– Hämatokrit 191
– PCO-Syndrom 181, 191
– Risikofaktoren 191
– Therapie 191
Ovarien
– Androgene 15
– Androstendion 15–16
– Autoantikörper gegen Oozyten 81
– EDPAF 79
– 17β-Estradiol 16
– Follikelreifung 8
– Gestagene 16

Ovarien
– Gonadokrine 22
– Hilus 7–8
– 17α-Hydroxyprogesteron 16
– Inhibin 22
– Keimzellenzahl 6
– Morphologie 7–8
– Östrogene 16
– Pregnenolon 16
– Progesteron 16
– Rindenzone 7–8
– Steroidhormone 15–19
– Testosteron 15
Ovariolyse 147
Ovario-Salpingo-Fimbriolyse 150
Oviduktpersistenz 225, **235**
Ovidukt-Repressor-Faktor 4
Ovulation 25–27
– cAMP 25
– FSH 26–27
– hCG 26
– LH 25
– Prostaglandine 26
Ovulationsinduktion
– durch Clomifenkonversion 176
– Extrauteringravidität 357
– durch Gonadotropine, exogene 176–177
– Insemination, intrauterine 127
Ovulationsphase, Zervixsekret 47
Ovumpenetrationstest, heterologer s. HOP-Test

P

Pachytän
– Oozyten 5–6
– Spermatozyten 32, 34
Panhypopituitarismus 226
PAPP-A s. Plasmaprotein A, schwangerschaftsassoziiertes
PAPSI s. Prostaglandinsynthetase-Inhibitor, schwangerschaftsassoziierter
Parallel-Scanner 106
paramesonephrische Gänge s. Wolff-Gänge
Paroophoron 4
Parvisemie 220
Pasqualini-Syndrom 225, **226**
PCO-Syndrom 180–183
– Clomifen 181–182
– DHEA-S 183
– Diagnose 180–181
– Endokrinologie 181
– FSH 182
– GnRH-Therapie, pulsatile 182–183
– hCG 182
– hMG 182
– Hyperprolaktinämie 185
– Kontrazeptiva, antiandrogenhaltige 183
– LH 182
– Morphologie 180
– ovarielles Überstimulationssyndrom 181, 191
– Pathogenese 180
– Pelviskopie, operative 108
– Steroidgenese, follikuläre 18
– Wachstumshormon 182

PDS-Clips, Hämostase 111
Pelveoperitonitis, Differentialdiagnose 361
Pelviskopie 105
– Eizellgewinnung 257
– Myome 135, 140
– operative 108–109
– – Endometriose 162, 165, 168–169
– Uterusanomalien 133
Pendelhoden 228
Penetrationstest, gekreuzter 125
Penis 213
– Androgenmangel 211
– Deformationen 237
penoskrotale Transposition 237
Perforationsperitonitis, Differentialdiagnose 361
Perimetrie s. Gesichtsfeldbestimmung
Peritonealflüssigkeit, Infertilität 82
Peritoneallavage, Extrauteringravidität 367
Peritoneal-Sperm-Migrationstest s. PSM-Test
Pharmako-Kavernosometrie 238
Pharmako-Phalloarteriographie 238
Phimose 213, 225, **238**
Phimosis fimbriae 147
Plasmaprotein A
– schwangerschaftsassoziiertes 81
– schwangerschaftsassoziiertes 77
Platin-Iridium-Niederfrequenzkauter 111
Plazentalaktogen, humanes s. hPL
Plazentapassage, IgG-Antikörper 28
Plazentaprotein 14 81
Plazentaveränderungen
– bei Chromosomenveränderungen 319–321
– – Pathogenese 321
– – Rushton-Einteilung 320
Plazentazotten, hydropische 320
Plexus pampiniformis 229
Pockenimpfung, Fehlgeburt 328
Poliomyelitisimpfung, Fehlgeburt 328
Polkörperchen 13–14
Portioschiebeschmerz, Tubarruptur 360
Postkoitaltest 124–125, 219
Postpartalphase nach Sterilitätsbehandlung 96
Potenzstörungen, Insemination, intrauterine 127
PP-14 s. Plazentaprotein 14
Prader-Labhart-Willi-Syndrom 225, **226**
Präimplantationsphase, Veränderungen, immunologische 80
Präleptotän, Spermatozyten 32–33
präpeniles Skrotum s. Skrotum, präpeniles Pregnenolon
– Leydig-Zellen 36
– Ovarien 16
Primärfollikel 5, **7–10**, 11
– Gonadotropine 7
– Größe 10
– Oozyte 9–10
– Reifung 19
Primordialfollikel s. Primärfollikel
Progesteron
– Abort, habitueller 347
– Fehlgeburt 339
– immunologische Eigenschaften 76
– Ovarien 16

Progesteronbestimmung, Corpus-luteum-Insuffizienz 178
Progesteronbiosynthese, Corpus luteum 27
Prolaktin
– Endometriose 160
– Fertilitätsstörungen, männliche 223
– immunologische Eigenschaften 76–77
Prolaktinom 186
– Bromocriptin-Therapie 196
– Chiasmasyndrom 196
– Differentialdiagnose 196
– Hyperprolaktinämie 185
– Hypothyreose 196
– Sterilität 196
Prolaktinreserve, hypophysäre 186
Prophase, meiotische 5
Prostaglandine
– Abruptio 315
– Extrauteringravidität 373–374
– Ovulation 26
– Seminalplasma 73
– Tubargravidität 157
Prostaglandinsynthetase-Inhibitor, schwangerschaftsassoziierter 77
Prostata 31, 39–40, 213
– Androgenmangel 211
Prostatafunktion, Untersuchungen, biochemische 218
Prostatasekret 40
Prostatitis 236
Protamin 42
Protein(e)
– androgenbindendes s. ABP
– Seminalplasma 73
PSA (prostataspezifisches Antigen) 241
pseudogestationaler Sack, Extrauteringravidität 364
Pseudohermaphroditismus masculinus 225, **235**
Pseudovagina 240
– α-Reduktase-Mangel 240
PSM(Peritoneal-Sperm-Migrations)-Test 49
psychosomatische Aspekte
– Reproduktionsmedizin 98–101
– Sterilitätsbehandlung, erfolglose 97
psychosomatische Pflichtberatung, Befruchtung, künstliche 100
psychosomatische Störungen, Sterilität 95
Pubertas tarda 215, **226**, 228
Pubeshaargrenze, Androgenmangel 211

R

Radioimmunoassay (RIA), hCG, Extrauteringravidität 366
Radiorezeptorassay (RRA), hCG, Extrauteringravidität 366
Rauchen, Fehlgeburt 324–325
Refertilisationsoperationen
– s. Adhäsiolyse
– s. Fimbrioplastik
– s. Salpingostomie
Reifenstein-Syndrom 226, **239**
Renin-Angiotensin-Aldosteron-System, AGS 202
Reproduktion
– Granulozyten, eosinophile 80
– HLA-Sharing 71–72, 83

Reproduktion
– Immungenetik 70–72
– Immunologie 69–86
Reproduktionsmedizin 249–277
– Embryonenschutzgesetz 100–101
– ethische Aspekte 289–295
– juristische Aspekte 281–288
– Mißbrauch und Grenzziehung 99
– psychosomatische Aspekte 98–101
Reproduktionstechniken, moderne s. Reproduktionsmedizin
Reproduktionstrakt
– männlicher, Immunologie 72–73
– weiblicher, Immunantwort gegen Spermatozoen 74–75
– – Immunologie 73–74
Re-Salpingostomie 148
resistant ovary syndrome s. Syndrom der gonadotropinresistenten Ovarien
Rete
– ovarii 8
– testis 31
Rhesussensibilisierung, Extrauteringravidität 374
RIA s. Radioimmunoassay
Roeder-Schlinge 109–110
Roller-ball-Endometriumablation 116
RRA s. Radiorezeptorassay
RU 486 s. Mifepriston
Ruge-Simon-Zeichen, Extrauteringravidität, interstitielle 362

S

Saktosalpinx 147
Salping... s.a. Tuben...
Salpingektomie
– Extrauteringravidität 368, 372
– partielle, Tubargravidität 155
– Pelviskopie, operative 108
Salpingitis 144
– Endoskopie 106
– Extrauteringravidität 355
– Fimbrioplastik 148, 150
– Salpingostomie 148, 150
– Tubargravidität 153
– Tubenwandfibrose 153
Salpingolyse 147, 150
Salpingoneostomie 148
Salpingosis isthmica nodosa 355
Salpingoskopie 106, 146
Salpingostomie 148–152
– Endonaht 110
– Pelviskopie, operative 108
– Salpingitis 150
– Schwangerschaftsrate 151
Salpingotomie
– Extrauteringravidität 372
– lineare, Tubargravidität 155
– Pelviskopie, operative 108
– Tubargravidität 372
Salzverlustsyndrom, AGS 203
Samenblase 39
Samendepositionsstörungen 237–238
Samenplasma s. Seminalplasma
Samenwege
– ableitende, Atresien 236
– – Verschluß, FSH 222

Sachverzeichnis

SAT s. Spermaagglutinationstest
SCA (Seminalplasma-coating-Antigene) 44, 72
Scheidendiaphragma, Extrauteringravidität 356
Scheitel-Steiß-Länge, Fehlgeburt 339
Schilddrüse
– Autoimmunerkrankungen 201
– Funktionsstörungen, endokrine 199
Schilddrüsenszintigraphie 200
Schilddrüsenvolumen 200
Schmierblutungen
– Differentialdiagnose 161
– Tubargravidität 154
Schnittentbindung nach Sterilitätsbehandlung 96
Schüttelphänomen, Anti-Spermatozoen-Antikörper 126
Schwangerschaft, bedrohte s. Abortus imminens
Schwangerschaftsprotein 1 (SP-1) 81
– Extrauteringravidität 366
Schwangerschaftsrate
– nach Salpingostomie 151
– nach Clomifenkonversion 176
– Embryotransfer 267, 274
– nach Fimbrioplastik 151
– GIFT 268
– Insemination, homologe 127–128
– Minimalendometriose 167
– Ovarialfunktion, Stimulation 190
– nach Refertilisationsoperation 151–152
– nach Tubargravidität 155–157
Schwangerschaftsreaktionen, immunologische, Extrauteringravidität 365–367
Schwangerschaftsverlauf
– Fertilisation, assistierte 277
– nach Sterilitätsbehandlung 96
Schwellkörper-Autoinjektions-Therapie s. SKAT
Schwelltest, hyperosmotischer s. HOS-Test
SCMC(Sperm-Cervical-Mucus-Contact)-Test 126
SCO-Syndrom s. Sertoli-cell-only-Syndrom
Seborrhö nach Danazoltherapie 164
Sekundärfollikel 8–10, **11**
– Endokrinologie 19–20
– Größe 10
Seminalplasma 40, 43–44
– s.a. Ejakulat
– Antigenität **72**, 73
– Bestandteile 44
– Prostaglandine 73
– Proteine 73
– TLX-Antigene 73
Seminalplasma-coating-Antigene (SCA) 44, 72
Seminome 235
Sertoli-cell-Faktor 35
Sertoli-cell-only-Syndrom 230
– durch Chemotherapeutika 234
– fokales 230
– FSH 222
– komplettes 230
– Orchitis 231
Sertoli-Zellen 31–32, 34–35
– FSH 35

Sertoli-Zellen
– Inhibin 35, 38
– LH 34
Sertoli-Zell-Tumoren 235
Sexualhormon-bindendes Globulin s. SHGB
Sheehan-Syndrom 174, **197**
SHGB (Sexualhormon bindendes Globulin), Fertilitätsstörungen, männliche 221
SHGB (Sexualhormon-bindendes Globulin) 37
Sialyltransferase, Zervixsekret 121
Sims-Huhner-Test s. Postkoitaltest
single potential analysis of cavernous electric activity s. SPACE
SIT s. Spermatozoen-Immobilisationstest
Skalpell, elektrisches 111
Skalpellelektroden 112
SKAT (Schwellkörper-Autoinjektions-Therapie) 238
Skrotum, präpeniles 226, **239**
Sonographie s. Ultraschalluntersuchung
SP-1 s. Schwangerschaftsprotein 1
SPACE (single potential analysis of cavernous electric activity) 238
Speicheltestosteron, Fertilitätsstörungen, männliche 221
Sperm-Cervical-Mucus-Contact-Test s. SCMC-Test
Spermaagglutinationstest (SAT) 82
Spermatiden 33
Spermatogenese 32–34
– Ablauf 32
– ABP 37
– FSH 36–38
– GnRH 36
– Gonadotropine 36
– Kontrolle, endokrine 36–38
– SHBG 37
Spermatogonien 32–33
Spermatozele, alloplastische 237
Spermatozoen 33, 41–43
– Agglutination 217
– Akrosom 41–42
– Antigenität 72
– Biochemie 42
– CASA 218
– Corona-penetrating-Enzym 42
– Dyneinarme 41, 43
– HOS-Test 218
– Immunglobuline 74
– In-vitro-Fertilisation, Vorbereitung zur 260–262
– Konzentration 217
– Kopf 41
– Metabolismus 42–43
– Mikroinjektion **245**
– – Globozoospermie 231
– Morphologie 217, 220
– motile, Selektion durch Glaswollfiltration 262
– – – durch Swim-up 262
– Motilität 42–43, 217, 220
– Nebenhoden 38–39
– Nukleus 42
– Plasmamembran 42
– Qualitätskontrolle 218
– Reproduktionstrakt, weiblicher, Immunantwort 74–75
– Schwanz 41

Spermatozoen
– seminalplasmafreie, Konzentration im Kulturmedium 262
– Struktur 41
– Vitalfärbungen 218
– Vitalität 220
– Zervixschleim, Funktion 123
spermatozoenagglutinierende Antikörper s.u. Antikörper
Spermatozoenanalyse, computergesteuerte s. CASA
Spermatozoenantikörper 74, 237
– Fertilisation 75
– Zervixsekret 81
Spermatozoenautoantikörper beim Mann 72–73
Spermatozoen-Eizell-Interaktion 74
– Komplementreaktion 75
– Spermantikörper 75
Spermatozoenfunktionstests 219
Spermatozoen-Immobilisationstest (SIT) 82
Spermatozoenmigration 123–124
Spermatozoenmotilität 42–43, 217, 220, 262
– Interferon-gamma 75
– Kapillartest 125
– Mixed-Antiglobulin-Reaktionstest 126
– Objektträgertest 125
– Penetrationstest, gekreuzter 125
– SCMC-Test 126
– Tumornekrosefaktor 75
Spermatozoen-Mukus-Penetrationstest 219
Spermatozoenpenetration 56–60
– vitelline Reaktion 60
Spermatozoentransport
– Genitaltrakt, männlicher 40
– – weiblicher 45–66
– Phasen 124
– Tuben 49–50
– Uterus 49
– Vagina 45–46
– Zervikalkanal 46–49
Spermatozyten
– Meiose 33
– primäre 33
– sekundäre 33
Spermatozytogenese 33–34
Spermiation 34
Split-Ejakulat 245
Sterilisation
– Extrauteringravidität 357–358
– hysteroskopische 115–116
– transperitoneale, Extrauteringravidität 357
– transuterine, Extrauteringravidität 358
Sterilität
– s.a. Infertilität
– Definition 90
– Fallopiuskopie 106
– funktionelle, passagere 95
– Gametenantikörperbildung 81
– HLA-B-Homozygotie 70, 84
– HLA-Sharing 71
– Hysterosalpingographie 107
– Hysteroskopie 107–108
– idiopathische 276
– – Insemination, intrauterine 126
– Immungenetik 83–84
– Immunologie 81–84

Sterilität
- immunologische, Insemination, intrauterine 126
- – Penetrationstest, gekreuzter 125
- – Postkoitaltest 125
- – Therapie 126–128
- Laparoskopie 105
- männliche, andrologisch bedingte 275
- – Ovarialfunktion, Stimulation 187
- Myome 139–142
- Paarbetreuung, ganzheitliche 97–98
- Pelviskopie 105
- – operative 108–109
- primäre 90
- Projektion 95
- psychosomatische Störungen 95
- Salpingoskopie 106
- sekundäre 90
- Tuboskopie 106
- Untersuchungen, psychosoziale 95–97
- Ursachen 90–91
- Uterusanomalien 132, 135–139
- Vaginoskopie 108
- Verarbeitungsstrategien 95
- Verleugnung 95
- weibliche, Cushing-Syndrom, hypophysäres 197
- – Diagnostik, endoskopische 103–108
- – Endometriose 159–170
- – Hypophysenerkrankungen 196–198
- – Hypophyseninsuffizienz, schwangerschaftsbedingte 197–198
- – Laparoskopie 104–105
- – Nebennierenerkrankungen 201–204
- – Ovarialinsuffizienz 173–191
- – Prolaktinom 196
- – Schilddrüsenerkrankungen 199–201
- – tubare 275
- – Tubenfaktor 143–158
- – Ursachen 90, 251–253
- – uteriner Faktor 131–142
- – Voruntersuchungen 251–253
- – Zervixfaktor 119–129
- zervikale, Insemination, intrauterine 126

Sterilitätsbehandlung
- erfolglose, psychosomatische Aspekte 97
- Geburt 96
- Postpartalphase 96
- Schwangerschaftsverlauf 96

Steroidhormone
- Androstendion 15–16
- Cholesterin 15
- follikuläre Genese 20–24
- – Zweizell- und Zweigonadotropinkonzept 17, 21
- immunologische Eigenschaften 76–77
- ovarielle 15–19
- – Biosynthese 16
- Pregnenolon 16
- Progesteron 16

Steroidsubstitution, Ovarialinsuffizienz, hypogonadotrope 174–175
Stillperiode s. Laktationsphase
Stimmbruch, Androgenmangel 211
Stirnhaargrenze, Androgenmangel 211
Struma 200

STT s. Antikörpertest, spermatozoentoxischer
Subfertilität, andrologische 127
Suppressorzellen 80
Swyer-Syndrom 184
Syndrom
- der gonadotropinresistenten Ovarien 184
- der immotilen Zilien 225, **230**
- der infertilen Männer 239
- der polyzystischen Ovarien s. PCO-Syndrom
- des präpenilen Skrotums **226**, 239
Synechien, intrauterine, Hysteroskopie 115
Synzytiotrophoblast 64
- TA_1-Antigen 79

T

Teratokarzinom 213
Teratozoospermie 220
Tertiärfollikel 8–12
- Endokrinologie 20–24
- Größe 10
- Östrogene 20
- Steroidgenese 18
testikuläre Feminisierung 226, **239**
Testis s. Hoden
Testosteron
- Androgenresistenz 239
- Biosynthese 36
- Fertilitätsstörungen, männliche 221
- freies 221
- Hypogonadismus 241–242
- LH 35
- Ovarien 15
- Schwankungen, tageszeitliche 36
Testosteronbiosynthese, Enzymdefekte 235–236
Testosteronbuciclat 242
Testosteronenantat 241
Testosteronmangel 211–212
Testosteronmembranen 242
Testosteronundecanoat 241, 244
Tetraploidie 317
- Plazentaveränderungen 321
Theca
- externa 10–12
- interna 10–12
Theka-Luteinzellen 27
Thekazellen
- Androgene 16
- Aromataseaktivität 21
- Atresie 29
- Gestagene 16
- Östrogene 18
Thermographie, Fertilitätsstörungen, männliche 215
Thermokoagulation s. Endokoagulation
Thermoport 215
Thromboembolie, ovarielles Überstimulationssyndrom 191
thyreoidale Peroxidase s. TPO
Thyreoiditis, postpartale 201
Thyreostatika, Hypothyreose, fetale 199
Titanium-Clips 109
TLX (Trophoblast-Lymphozyten-Kreuzreaktion) 347

TLX-Antigene
- Abort, habitueller 78
- Infertilität 78
- Seminalplasma 73
TLX-differente Lymphozyten, Abort, habitueller 348
Tokolyse, Abortus incipiens 333
Toxoplasmose
- Abort, habitueller 347
- Fehlgeburt 327
TPO (thyreoidale Peroxidase) 201
TRAK (TSH-Rezeptorantikörper) 201
Transferbesteck, intratubares, transvaginales 269
Transferkatheter 266
TRH-Test 199
Triploidie 317
- Plazentaveränderungen 321
Trisomie 2, Plazentaveränderungen 321
Trisomie 3, Plazentaveränderungen 321
Trisomie 13, Zyklopie 321
Trisomie 16 318
Trisomie 21 318
Trisomien 317
- Abort, habitueller 346
- Alter, mütterliches 318
- – väterliches 318
Trophoblast 64, 79
- Antigenität 79
- MHC-Antigene 79
- TA_2-Antigen 79
Trophoblast-Lymphozyten-kreuzreagierende Antigene s. TLX-Antigene
Trophoblast-Lymphozyten-Kreuzreaktion s. TLX
TTS-Testosteron® 242
Tuba uterina 4
Tubarabort 155
- Douglas-Punktion 361
- Symptome 359–360
- Verlaufsform und Differentialdiagnose 361
Tubargravidität 153–157, 335–337, 352–353, 358–361
- Abort 359
- Ätiologie 354
- Anastomose, tubokornuale 372
- ausgetragene 368
- bilaterale 154, 370
- Chorionkarzinom 371
- Corpus luteum 154
- Diagnose 154–155
- Endometriose 354–355
- Fimbrioplastik 155
- Frühkomplikationen 156
- Funktionsstörungen, ovarielle 154
- gestörte, Symptome 359–360
- hCG-Werte 154
- Hysterosalpingographie 145
- intakte, Symptome 358–359
- – Verlaufsform und Differentialdiagnose 360
- Laparotomie 155
- Methotrexat 157
- Mifepriston 157
- milkout 372
- Operationsverfahren 155–156, 372
- Prostaglandine 157
- Rezidivrisiko 156

Tubargravidität
- Salpingektomie 371
- – partielle 155
- – Wiederholungsrisiko 156
- Salpingitis 153
- Salpingotomie 372
- – lineare 155
- Schwangerschaftsrate, postoperative 155–157
- Spätfolgen 156
- Therapie 371–372
- Tuben-Score 152
- Ultraschalluntersuchung 364
- Ursachen 153–154
- Vaginalsonogramm 364
- Vorgehen, exspektatives 156
- – tubenerhaltendes 156

Tubarruptur 154, 359
- Portioschiebeschmerz 360
- Symptome 359
- Verlaufsform und Differentialdiagnose 360–361

Tuben
- Adhäsionen 147
- Eizelle, befruchtete, Transport 61–62
- Endometriose 145
- Operationsprinzipien, mikrochirurgische 144
- Sekretbildung 62
- Spermatozoentransport 49–50

Tuben... s.a. Salping...
Tubenanomalien, Extrauteringravidität 354
Tubendurchgängigkeit
- Chromopertubation 105, 107, 145, 149
- Wiederherstellung, End-zu-End-Anastomose 149
- – Operationsverfahren 150–153

Tubenfaktor
- Fehlgeburt 330
- Sterilität 143–158

Tubenfunktion
- Mukosaschädigungen 146
- Wiederherstellung, operative 145–149

Tuben-Score 151–152
Tubensterilisation 144
Tubenteilresektion s. Salpingektomie, partielle
Tubentuberkulose, Extrauteringravidität 355
Tubenveränderungen
- entzündliche s. Salpingitis
- physio-/pathologische, Extrauteringravidität 354

Tubenverschluß
- Anastomose 152–153
- isthmischer 147
- Myome 140

Tubenwandfibrose, Salpingitis 153
Tuboskopie 106
Tubuli
- recti 31
- seminiferi 31–32, 40

Tumornekrosefaktor, Spermatozoenmotilität 75
Tunica albuginea 40
Turner-Syndrom
- s.a. Ullrich-Turner-Syndrom
- männliches **225**, 232

U

Überstimulationssyndrom, ovarielles s. ovarielles Überstimulationssyndrom
Ullrich-Turner-Syndrom 183
- s.a. Turner-Syndrom
Ultraschalluntersuchung
- s.a. Doppler-Sonographie
- Abortivei 344
- Eizellgewinnung 258
- endoskopische 106
- Extrauteringravidität 363–364
- Fehlgeburt 337–338
- Fertilitätsstörungen, männliche 214
- missed abortion 344
- Myome 133–134
- rektale, Hypogonadismus 215
- Uterusanomalien 133
- vaginale s. Vaginalsonographie
- Varikozele 214

Unterbauchschmerzen, Laparoskopie 147
Unterernährung, Fertilitätsstörungen, männliche 233
Ureaplasmen, Ejakulatuntersuchung 219
Urethraldrüsen 31, 40
Urethramündungen, ektope 237
Urethritis 236
Urkeimzellen 4–5
- Mitose 5
Urnieren 4
Urnierengänge 4
Urnierenkanälchen 4
Urnieren-Leistenband 4
Urobilinogenausscheidung, Tubarabort 360
uteriner Faktor
- Fehlgeburt 331–332
- Sterilität 131–142
Uterus
- arcuatus 135
- bicornis 331
- – unicollis 120, 133, 136
- didelphys 120, 136
- duplex 135, 331
- myomatosus s. Myome
- septus 331
- Spermatozoentransport 49
- subseptus 331

Uterusagenesie 136
Uterusanomalien
- American Fertility Society Classification 136
- angeborene 132
- erworbene 132
- Hysteroskopie 138–139
- Inzidenz 135
- kongenitale, Hysteroskopie 115
- Laparotomie 137
- Metroplastik nach Bret und Guillet 137–138
- Sterilität 135–139

Uterusaplasie 136
Uterusexstirpation s. Hysterektomie
Uterusmyome s. Myome

V

Vagina
- pH-Wert 45, 124
- Spermatozoentransport 45

Vaginalblutungen, Tubarabort 360
Vaginalsonographie
- Fehlgeburt 338
- Tubargravidität 364
Vaginoskopie, Sterilität 108
Valsalva-Versuch, Varikozele 212
Varikozele 212–213, 225, **229**
- Doppler-Sonographie 215
- Sonographie 214
Vasovasostomie 237
Vena-spermatica-Ligatur 229
Verarbeitungsstrategien, Sterilität 95
Vesicula seminalis 31
Vesikulitis 236
Videoendoskopie 106
Virusinfektionen, Fehlgeburt 328
vitelline Membranen, Fusion 56–60
vitelline Reaktion, Spermatozoenpenetration 60
Vollzeitpflege 308

W

Wachstumshormon
- Ovarialinsuffizienz, hypergonadotrope 185
- – hypogonadotrope 178
- PCO-Syndrom 182
Wehentätigkeit, vorzeitige, Myome 140
Wolff-Gänge 4, 31

X

X-Chromosom, Anomalien, strukturelle 184
XX-Mann-Syndrom **225**, 232
XY-Gonadendysgenesie s. Swyer-Syndrom
XYY-Syndrom **225**, 232

Y

Young-Syndrom 211, 225

Z

zervikale Krypten 120
- Spermatozoenspeicherung 123–124
Zervikalkanal 120
- Spermatozoentransport 46–49
- Veränderungen, zyklusbedingte 48
Zervix
- Anatomie 120
- Spermatozoentransport 124
Zervixfaktor, Sterilität, weibliche 119–129
Zervixindex nach Insler 121
Zervixmukus s. Zervixsekret
Zervixsekret 120–123
- Antikörper 74
- Beurteilung, klinische 121–123
- Farnkrautphänomen 121
- Funktion 123
- – in vitro 125–126
- Glukosekonzentration 123
- Kapillartests 125
- Laser-Doppler-Spektroskopie 122
- Menge 121

Zervixsekret
– Objektträgertests 125
– Penetrationstest, gekreuzter 125
– pH-Wert 124
– Postkoitaltest 124–125
– SCMC-Test 126
– Sialyltransferase 121
– Spermatozoenantikörper 81
– Spermatozoenpenetration 46
– Spinnbarkeit 121
– Struktur 47
– Zusammensetzung 121

Zölom, extraembryonales 64–65
Zölomepithel 4
Zona pellucida 11–12
– Antigenität 74
– Spermatozoenpenetration 55–56
Zygotän
– Oozyten 5–6
– Spermatozyten 32, 34
Zygote 14
Zyklopie, Trisomie 13 321
Zyklus, Granulozyten, eosinophile 80

Zyklusbehandlung
– vor der Eizellgewinnung 253–256
– Stimulation mit Clomifen 254
– – mit FSH 254–255
– – mit Gonadotropinen 254
– – – nach GnRH-Analoga-Therapie 255–256
– – mit hMG 254
zystische Fibrose 236
Zytokine, Fertilisation 75–76, 83
Zytotrophoblast 64

Die umfassende Bibliothek
„Klinik der Frauenheilkunde und Geburtshilfe"

Herausgeber der Reihe:
Prof. Dr. K.-H. Wulf, Direktor der Universitätsfrauenklinik Würzburg
Prof. Dr. Schmidt-Matthiesen (emer.), Frankfurt/Main

Aus dem Inhalt:

Band 1: Schneider, Endokrinologie u. Reproduktionsmedizin I. 1994: Grundlagen der gynäkologischen Endokrinologie - Klinik der endokrinologischen Störungen

Band 2: Schneider, Sexualmedizin, Infertilität, Familienplanung. 1989: Sexualmedizin - Bevölkerungsentwicklung und Familienplanung - Kontrazeption

Band 3: Krebs/Schneider, Endokrinologie u. Reproduktionsmedizin III. 1994

Band 4: Künzel/Wulf, Schwangerschaft I. 1992: Morphologie und Physiologie der Schwangerschaft - Beratungen und Untersuchungen in der Schwangerschaft - Überwachung der Schwangerschaft. Pränatale Diagnostik - Entwicklung fetaler Organe. Spezielle Diagnostik und Therapie

Band 5: Künzel/Wulf, Die gestörte Schwangerschaft. 1994: Schwangerschaftsspezifische Störungen - Adaptation und Erkrankungen während der Schwangerschaft

Band 6: Halberstadt, Frühgeburt, Mehrlingsschwangerschaft. 1987: Ätiologie, Pathogenese, Therapie und Komplikationen der drohenden Frühgeburt - Leitung der Frühgeburt - Versorgung der Frühgeborenen - Atemnotsyndrom - Mehrlingsschwangerschaft und -geburt

Band 7/I: Künzel/Wulf, Physiologie u. Pathologie der Geburt I. 1990: Anatomische und physiologische Grundlagen - Geburtsleitung - Operative Entbindungsverfahren - Episiotomie

Band 7/II: Künzel/Wulf, Physiologie u. Pathologie der Geburt II. 1990: Komplikationen und Notsituationen im Verlauf der Geburt - Maßnahmen zur Geburtserleichterung - Intrauteriner Fruchttod - Nachgeburt und Wochenbett - Das Neugeborene

Band 8: Mestwerdt, Gutartige gynäkologische Erkrankungen I. 1988: Gutartige Erkrankungen von Vulva, Vagina, Cervix, Corpus uteri, Tube und Ovar - Gutartige Erkrankungen der Brustdrüse - Geschlechtskrankheiten und HIV-Infektion

Band 9: Beck/Bender, Gutartige gynäkologische Erkrankungen II. 1990: Gynäkologische Urologie, Deszensus und Harninkontinenz - Ausgewählte Kapitel der operativen Gynäkologie - Lumbale und pelvine Schmerzen - Proktologie - Balneotherapie

Band 10: Schmidt-Matthiesen, Allgemeine gynäkologische Onkologie. 1991: Allgemeine Tumorlehre - Methoden der Tumordiagnostik und Tumorsuche (Metastasensuche) - Grundlagen der Tumortherapie - Medizinische und psychologische Nachsorge

Band 11: Schmidt-Matthiesen, Spezielle gynäkologische Onkologie I. 1991: Vorsorge und Früherkennung - Klinik der Organtumoren

Band 12: Schmidt-Matthiesen, Spezielle gynäkologische Onkologie II. 1989: Klinik der gynäkologischen Organmalignome - Immunologie in der gynäkologischen Onkologie - Besondere Aspekte der Behandlung Krebskranker - Behandlung und Betreuung inkurabler Tumorpatienten

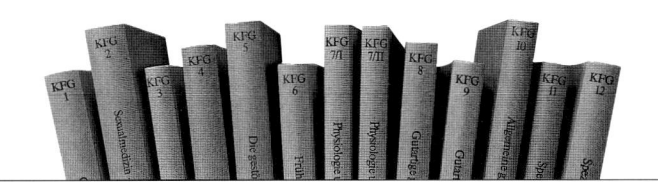

Urban & Schwarzenberg
Verlag für Medizin – München · Wien · Baltimore

(Stand November 1993)